# Hip Joint Restoration

Worldwide Advances in Arthroscopy, Arthroplasty, Osteotomy and Joint Preservation Surgery

# 髋关节修复

## 关节镜、关节置换、截骨与保髋手术国际新进展

原著 ［美］Joseph C. McCarthy

［美］Philip C. Noble

［英］Richard N. Villar

主译 李众利 李春宝 徐 雁 柴 伟

中国科学技术出版社
·北京·

图书在版编目（CIP）数据

髋关节修复：关节镜、关节置换、截骨与保髋手术国际新进展 /（美）约瑟夫·C. 麦卡锡（Joseph C. McCarthy），（美）菲利普·C. 诺布尔（Philip C. Noble），（美）理查德·N. 维拉尔（Richard N. Villar）原著；李众利等主译 . — 北京：中国科学技术出版社，2022.4

书名原文：Hip Joint Restoration:Worldwide Advances in Arthroscopy, Arthroplasty, Osteotomy and Joint Preservation Surgery

ISBN 978-7-5046-9275-7

Ⅰ . ①髋… Ⅱ . ①约… ②菲… ③理… ④李… Ⅲ . ①髋关节置换术 Ⅳ . ① R687.4

中国版本图书馆 CIP 数据核字 (2021) 第 220310 号

著作权合同登记号：01-2021-6238

First published in English under the title

*Hip Joint Restoration*：*Worldwide Advances in Arthroscopy, Arthroplasty, Osteotomy and Joint Preservation Surgery*

Edited by Joseph C. McCarthy, Philip C. Noble, Richard N. Villar

Copyright © Springer Science+Business Media LLC 2017

This edition has been translated and published under licence from Springer Science+Business Media, LLC, part of Springer Nature.

All Rights Reserved.

| | |
|---|---|
| 策划编辑 | 王久红　焦健姿 |
| 责任编辑 | 史慧勤 |
| 文字编辑 | 弥子雯 |
| 装帧设计 | 佳木水轩 |
| 责任印制 | 徐　飞 |

| | |
|---|---|
| 出　　版 | 中国科学技术出版社 |
| 发　　行 | 中国科学技术出版社有限公司发行部 |
| 地　　址 | 北京市海淀区中关村南大街 16 号 |
| 邮　　编 | 100081 |
| 发行电话 | 010-62173865 |
| 传　　真 | 010-62179148 |
| 网　　址 | http://www.cspbooks.com.cn |

| | |
|---|---|
| 开　　本 | 889mm×1194mm　1/16 |
| 字　　数 | 1332 千字 |
| 印　　张 | 51 |
| 版　　次 | 2022 年 4 月第 1 版 |
| 印　　次 | 2022 年 4 月第 1 次印刷 |
| 印　　刷 | 天津翔远印刷有限公司 |
| 书　　号 | ISBN 978-7-5046-9275-7 / R·2927 |
| 定　　价 | 598.00 元 |

（凡购买本社图书，如有缺页、倒页、脱页者，本社发行部负责调换）

# 译校者名单

主　译　李众利　解放军总医院骨科医学部

李春宝　解放军总医院骨科医学部

徐　雁　北京大学第三医院

柴　伟　解放军总医院骨科医学部

副主译　李海鹏　解放军总医院骨科医学部

殷庆丰　山东大学第二医院

沈　超　上海交通大学医学院附属新华医院

欧阳侃　深圳市第二人民医院（深圳大学第一附属医院）

译　者（以姓氏笔画为序）

王　娟　河北医科大学第三医院

王志学　空军军医大学唐都医院

王岩峰　中国医科大学附属第一医院

王晓旭　南华大学附属第二医院

任宁涛　解放军总医院

刘　阳　西安市红会医院

安明扬　解放军总医院

李　虎　北京大学人民医院

李　川　解放军联勤保障部队第九二〇医院

李　伟　滨州医学院附属医院

李　冀　解放军总医院

李安旭　解放军联勤保障部队第九二〇医院

李颖智　吉林大学第二医院

李儒军　北京大学人民医院

杨先腾　贵州省人民医院

肖　凯　解放军总医院

时志斌　西安交通大学第二附属医院

张　晋　北京积水潭医院

张　蔷　首都医科大学附属北京同仁医院

张柏青　解放军总医院医学院

张善星　浙江中医药大学附属第一医院（浙江省中医院）

陈　刚　四川大学华西医院

陈光兴　陆军军医大学第一附属医院（西南医院）

陈星佐　中日友好医院

陈冠宏　山东省单县中心医院

陈敏葵　解放军联勤保障部队第九一〇医院

周阳升　广州市正骨医院

周启航　解放军总医院

郑　萍　厦门大学附属福州第二医院

赵　晨　浙江省人民医院

胡中申　内蒙古通辽市医院

耿　震　山东省立第三医院

钱　驿　国家体育总局运动医学研究所

高　奉　国家体育总局运动医学研究所

郭　斌　山西省阳泉市第三人民医院

唐翔宇　解放军联勤保障部队第九八五医院

陶　可　北京大学人民医院

黄添隆　中南大学湘雅二医院

董江涛　河北医科大学第三医院

董晨辉　解放军联勤保障部队第九四〇医院

程　桯　中国中医科学院望京医院

程　徽　解放军总医院

曾　春　南方医科大学第三附属医院

谢宗刚　苏州大学附属第二医院

谭洪波　解放军联勤保障部队第九二〇医院

薛　静　空军特色医学中心

校　者（以姓氏笔画为序）

王健全　北京大学第三医院

王雪松　北京积水潭医院

张　洪　解放军总医院

陈疾忤　复旦大学附属华山医院

陈继营　解放军总医院

# 内容提要

　　本书引进自世界知名的 Springer 出版社，是一部全面介绍髋关节重建相关技术与进展的实用著作。全书共十六篇 107 章，从髋关节解剖及功能评估、髋关节病理、髋关节影像进展、髋关节疾病的临床治疗及基础研究进展、髋关节术后康复、髋关节镜在全球的发展现状与展望、如何开展髋关节镜临床及教育等方面进行了详细阐述，系统介绍了髋关节各结构的大体解剖及镜下解剖，详细介绍了正常及病理状态下髋关节的生物力学特点、髋关节评估方法及经典评估工具；不仅介绍了髋关节常见疾病的关节镜、开放手术的适应证及各种治疗方法的优势及局限性，还阐述了特殊疾病、特殊患者的处理要点及关键所在。此外，还对近年来发展迅猛的髋关节镜技术的基本操作，以及外科医生如何从接受髋关节技术培训到全面开展高效髋关节镜工作进行了阐述；总结了目前髋关节基础研究的最新进展及全球各地髋关节镜的经验并展望其未来。本书全面系统、结构清晰、内容实用，图文并茂，可作为有志于髋关节研究的医务工作者及相关研究人员的实用指南。

补充说明：书中参考文献条目众多，为方便读者查阅，已将本书参考文献更新至网络，读者可扫描右侧二维码，关注出版社医学官方微信"焦点医学"，后台回复"髋关节修复"，即可获取。

# 译者前言

近年来，保髋技术在国内发展迅速。由于髋关节结构复杂，发病率高、病种繁多，诊疗困难、技术门槛高，一直是骨科专业的重点和难点。如何帮助广大医生加深对髋关节疾病的认识，以拓宽思路，提升技术，是骨科建设的当务之急。

*Hip Joint Restoration: Worldwide Advances in Arthroscopy, Arthroplasty, Osteotomy and Joint Preservation Surgery* 是一部全面系统、内容翔实又深入浅出的髋关节疾病诊疗经典著作，由国际髋关节镜协会（ISHA）发起者及首届主席 Richard N. Villar 倾力打造，从运动医学的角度，以髋关节镜手术诊疗为重点，详细阐明了髋关节功能解剖、临床评估、病理学和影像学表现等相关理论，系统介绍了保守治疗、截骨术、髋关节置换手术及术后康复等新治疗技术。此外，还以综述的形式介绍了全球各国髋关节镜的发展现状，帮助读者全面了解髋关节疾病的诊疗进展。

本书是目前髋关节领域最为详细和全面的著作，可作为髋关节领域的实用教科书。书中所述反映了迄今为止髋关节疾病领域理论研究及诊疗技术的新进展，代表了国际髋关节疾病领域研究的极高水平，且兼具科学性、系统性、权威性和实用性。

由于医学技术及各学科发展迅速，加之中外术语规范及语言表述有所差异，众多译者翻译风格亦有偏好，尽管我们在翻译过程中反复推敲、认真审校，但中文翻译版中仍可能存在一些疏漏及欠妥之处，敬请广大同道及专家指正。

本书内容系统全面，重点突出，可为执行开放手术、关节镜髋关节保留和全关节置换的骨科医生提供有益参考，对国内医师进一步认识髋关节疾病、提高诊疗水平有重要促进作用，可作为骨科医师尤其是运动医学专业、康复理疗师和初入临床的医学生不可多得的案头参考书。在此真诚向广大医生及学者推荐。

解放军总医院第四医学中心骨科医学部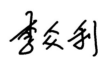

# 原书前言

对于我们这些治疗髋关节疼痛的医生们而言，在过去的 10 年里，髋关节疾病的外科治疗经历了巨大发展。之前无论是专注为终末期髋关节炎提供假体解决方案的关节置换相关图书，还是聚焦微创髋关节镜治疗的相关图书，多数都是技术类相关的内容。然而，髋关节手术已取得长足进步，已不仅仅是骨折固定或关节置换术，对于年轻患者来说也不再仅仅是等到足够的年龄去进行假体置换。21 世纪大多数外科医生的主旨是在尽量减少手术创伤的同时，尽可能地为患者带来利益。要实现这一雄心壮志，既需要了解新的概念和新的操作，又需要开展与之相关的新的培训。

本书的作者认为，髋关节疾病可表现为一系列症状和病变，因此任何全面的著作都必须包括对生物性髋关节和人工髋关节两者的准确诊断和治疗。随着关于髋关节疾病的文献激增，特别是对年轻患者的治疗，笔者认为现在正是对这个问题进行全面论述的好时机。许多人认为，髋关节镜是骨科中发展最快的专业领域。因此，本书的大量篇幅致力于这一领域中确定适合的手术适应证及相关手术技术的知识，以及数量不断增加的外科手术及其术后临床效果。

本书分十六篇，通过与正常生长发育对比的髋关节病理学帮助读者理解相关内容。前面的部分章节主要着重于区分关节外和关节内髋关节疼痛的病因。其中，CT、MRI 和超声等数字成像技术极大提高了我们对关节和关节周围软组织的诊断理解。有时磁共振成像可能会揭示病理学上的并发问题，如关节内游离体并发髋关节骨坏死，或类似的髋臼盂唇撕裂并发外展肌萎缩等。

髋关节疾病的治疗主要包括髋关节截骨术，无论是股骨侧、髋臼侧，还是同时截骨。了解这些手术及其适应证是取得成功的先决条件，尤其对年轻患者而言。当然一些通常继发于骨坏死、肿瘤、创伤或胶原病的年轻患者确实需要全髋关节置换术。书中有几章专门介绍与承重界面、假体选择及外科技术相关的循证医学信息。

提高对疾病认识的一个重要方面就是了解患者经过髋关节镜、截骨术或全关节置换术后的临床效果。而重要的是，国际上提出临床结果评价和生活质量指标的专家也正是本书各章的作者。本书还包含了介绍世界各大洲髋关节镜手术发展和成长的章节，作者均来自这些地区的专家。最后还有专门讨论研究结果和未来发展的内容。信息的稳健性及这些领域的发展为本书包含的知识深度增加了显著意义。

作为一名髋关节外科专科医生从未像现在一样如此令人激动与自豪。本书汇集了许多这一领域的专家，他们每个人都花费了宝贵的时间来撰写他们负责的部分内容。

作为主编，我们非常感谢他们。这些作者是优秀的临床医生、受人尊敬的从业者，但最重要的是，他们还是我们亲密无间的朋友。所以，欢迎更多朋友关注髋关节疾病外科的发展。

本书是在大家共同合作努力下完成的，感谢 Springer 出版集团的 Connie Walsh、Miranda Finch 和 Kristopher Spring 的不懈努力，他们的专业、耐心及对细节的关注是至关重要的。我们也非常感谢我们的同事和 ISHA（国际髋关节镜学会）的成员们，他们作为作者共同参与了这项工作，分享了他们对髋关节疾病的认识和理解。最后，感谢家人给予我们的支持和理解。

Joseph C. McCarthy, MD
Newton, MA, USA

Philip C. Noble, PhD
Houston, TX, USA

Richard N. Villar, BSc(Hons), MA, FRCS
Impington, UK

# 目　录

# 第四篇　成像技术的进展

# 第五篇　髋关节疾病的非关节镜治疗

# 第六篇　关节镜治疗髋部疾病

# 第七篇　特殊髋关节疾病的外科治疗

# 第八篇　特殊患者与疾病

# 第九篇　关节软骨损伤的预防与治疗

# 第十篇　髋关节截骨术

# 第十一篇　关节置换术

# 第十二篇　功能结果

# 第十三篇　髋关节镜检查的全球经验

# 第十四篇　实践管理与教育

# 第十五篇　研究

# 第十六篇　未来发展

# 第一篇 髋关节组织的结构与功能（正常状态与疾病）

## Structure and Function of the Tissues of the Hip（Normal and Diseased）

Richard E. Field 著

# 第 1 章

# 髋关节的系统发育与个体发育
## Development of the Hip: Phylogeny and Ontogeny

Tom Hogervorst　Karl-Philipp Kienle　Moritz Tannast　著

李　川　译　董江涛　校

## 一、概述

从概念上讲，人类髋关节是一个简单的球窝关节，但在功能上它是由股骨、骨盆和腰骶部组成的复杂解剖单元。这个解剖单元在不同种类的动物之间变化很大。人类髋部进化的特征是专有双足步态和脑化（大脑不成比例的增大）。这使得女性骨盆成为有关人类进化这两个最独特特征传达信息的唯一骨骼元素，显示了永久性双足及大脑型婴儿出生的适应性。

发育性髋部疾病可以影响人类髋部的正常形态发育，常见的发育性髋部疾病，如髋关节发育不良、股骨头骨骺滑脱（slipped capital femoral epiphysis，SCFE）以及股骨髋臼撞击征。接下来将回顾有关进化（系统发育）和人类髋部形态发生（个体发育）的内容，这些内容有助于理解髋部形态类型和相关髋部疾病。

## 二、骨骼的进化和运动

矿化组织（牙釉质、牙本质和骨骼）是进化中的重大突破。碳酸钙（$CaCO_3$）是岩石的常见成分，一直存在于海水中，大约在 5 亿年前的寒武纪开始被用作生物体的增强剂[1]。从那时起，化石开始成为证明生命进化的钙化残骸。但根据定义，化石记录并非始终完整，遗传学研究彻底改变了对矿化组织演化的早期认识。例如，一个可

能起源于共同祖先的相关基因家族产生牙齿（牙釉质、牙本质）和骨骼（骨骼细胞外基质）的矿化组织[2]。类似牙齿状结构可能首先演化，然后是牙本质、牙釉质和骨骼的真皮外骨骼[3]。牙齿在进食和捕食中产生了巨大变化，而内骨骼和外骨骼的发育则使运动发生了根本性变化。骨骼可能是外骨骼中附着在牙本质上的附着物[2]。自寒武纪时期令人惊叹的化石记录了可能的人体基本结构（横剖面图）[4, 5]，这些中绝大多数早已灭绝，其余横剖面图（即门和门下水平）出现了惊人的不变性，最近有人提出遗传解释[6]。相比之下，在门内，动物形态发生了惊人的变化。在门的水平上，内骨骼与外骨骼（例如节肢动物）的存在赋予了功能上的重大差异。外骨骼提供力量，使四肢更长，从而增强了保护能力和运动能力。内骨骼优于外骨骼的优点是，它可以释放皮肤，充当感觉和温度调节器官。

在泥盆纪时期（4.15 亿～3.75 亿年前）鳍鳍鱼中，已经发现原始的四足动物身体结构由纵向身体轴和 4 个垂直附肢组成。事实上，它们成对的胸鳍和腹鳍具有今天四肢的形态：1 个近端（股骨和肱骨）和 2 个远端骨（胫骨/腓骨和桡骨/尺骨，图 1-1）。它们的腹鳍可以被解释为原始股骨。一旦"在陆地上"，一系列进一步的发展提高了运动能力，包括耐力和速度。

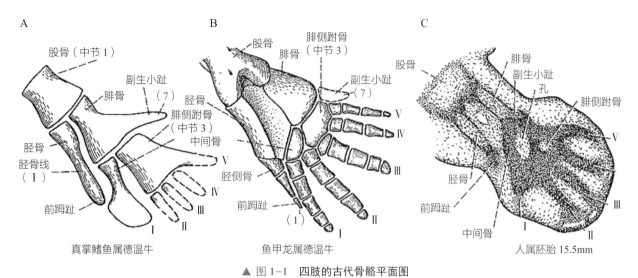

▲ 图 1-1　四肢的古代骨骼平面图
鳞翅目是一种有鳍的鱼，鱼龙就是鱼脚架，可与棘蝾相比（图 1-2）{ 引自参考文献 [81]；Hogervorst T, Bouma HW, de Vos J. Evolution of the hip and pelvis. Acta Orthop Suppl. 2009Aug;80（336）:1–39. 经 Informa Healthcare 许可转载 }

### 三、四足动物步态的进化

陆生生物的进化取决于鳍成对的肢体进化，这些鳍最终可以承受动物自身的重量来对抗其重力（图 1-2）。分子遗传学研究表明，鱼鳍到四肢的进化可以通过相对少量的遗传细微变化来实现[7]，即不需要特殊的过程或遗传机制。两栖动物开始以不规则的步态行走，它们的四肢仍然垂直于身体的长轴，就像鱼类的成对鳍一样。但在陆地上，这就要求身体永远高于附属物的平面，以防止躯干与地面接触（图 1-3）。

垂直的肢体比水平的肢体能承受更重的负荷，因此，垂直的肢体排列能让恐龙长得很大。垂直肢体位置的出现和髋关节的圆形也增加了步幅，而直立姿势的采用使行走与呼吸分离。这增加了耐力，因为跑步不再抵消呼吸[8]。

### 四、哺乳动物的髋关节类型

哺乳动物的髋部形态差异很大。从概念上讲，基于股骨近端凹陷的差异[11]，可以分为 2 种类型的髋关节：髋内翻和圆形髋[9, 10]。凹度是一种复合测量，受股骨头与颈的相对尺寸（头颈比）、股骨头的圆度（球度）以及股骨头相对于颈的位置的影响[12]。凹度决定了髋关节撞击的可能性（髋臼参数

为深度和球度），可以通过角度测量来量化，例如 α[13]、β、γ 和 δ 角[12]，以及线性测量（偏移量）或比率。髋内翻与股骨近端的骨化模式[14]和运动类型有关。具体而言，在髋内翻中可以看到股骨近端的单个融合，而在圆形髋中可以看到转子与上端骨骺分离。通常，在跑步者和跳投者中都可以看到髋内翻，在登山者、两栖动物和游泳者中都可以看到圆形髋（图 1-4，马 / 海象）。在人类（和非人类猿）中，股骨近端的两个骨骺是分离的，即圆形骨化。然而，人类髋关节的某些形态类型似乎与合并附生骨骺[14]的物种的正常形态相似，即髋内翻或"凸轮型"髋关节[15]。

### 五、非人类猿的运动

非人类类人猿有各种各样的运动技能，包括甩臂、攀爬、四足指节行走和两足行走。非人类的类人猿（黑猩猩、倭黑猩猩、大猩猩、长臂猿、猩猩）不会用两足行走[16]，它们的两足行走也不是现代人类所见的真正直立行走。由于脊椎[17]僵硬，非人类类人猿的两足行走需要髋关节和膝盖弯曲，以将躯干置于双脚之上（图 1-5）。因此，非人类类人猿的两足行走需要髋关节伸肌（腘绳肌）和膝关节伸肌（股四头肌）的持续运动。此外，在非人类类人猿中，盆腔翼的方向与冠状面一致。因此，臀中肌

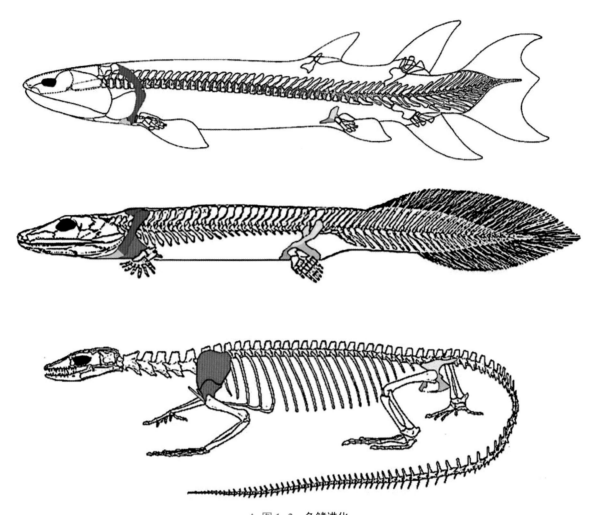

▲ 图 1-2　鱼鳍进化

真鳍鱼（图上），一种化石鱼，长有叶鳍。约 3.8 亿年前被认为是向陆地生命过渡的开始。它没有脖子，胸带（和它的胸鳍）与头骨之间没有骨连接。骨盆骨（黄色、绿色、橙色示）并不是附在脊柱上的。棘螈（一种化石，图中）可以被看作是向陆地生命过渡的另一端，这两块化石之间的时间间隔大约是 1500 万年。肩胛骨（红色）大小增大，胸带不再与颅骨相连。骨盆明显增大，现在通过韧带和肌肉与脊柱相连。现有的蜥蜴（图下）的锁骨（浅蓝色）没有附在脊椎上，使得肩胛骨和脊柱之间活动强度增大。骨盆通过骶髂关节与脊柱骨性连接 [ 引自 Hogervorst T, Bouma HW, de Vos J. Evolution of the hip and pelvis. Acta Orthop Suppl. 2009 Aug;80（336）:1-39. 经 Informa Healthcare 许可转载 ]

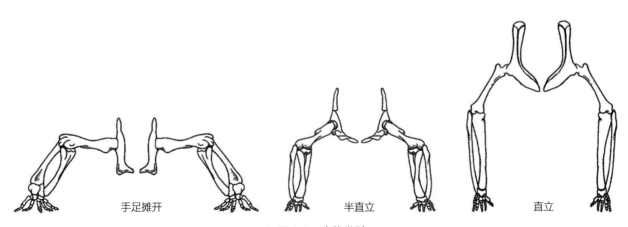

手足摊开　　　　　　　　　　　半直立　　　　　　　　　　　直立

▲ 图 1-3　姿势类型
手足摊开（如爬行动物）、半直立和直立（如小哺乳动物）

A　　　　　　　　　　　　　　B

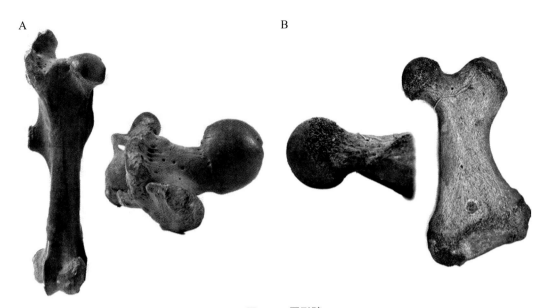

▲ 图 1-4　圆形髋

A. 马适合奔跑的动物的股骨，存在髋内翻；　B. 海象善于游泳的动物的股骨，具有圆形髋

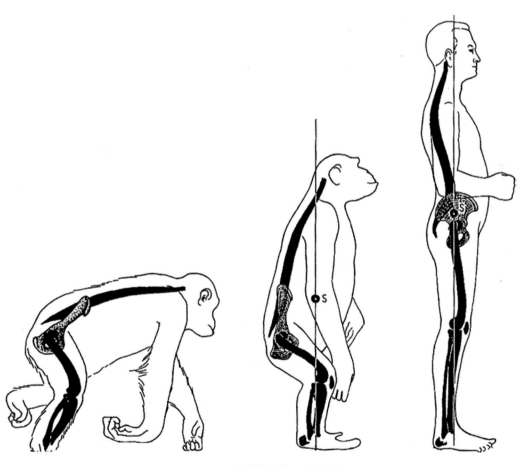

▲ 图 1-5　黑猩猩的髋—曲膝步态

黑猩猩的髋 – 曲膝步态与指关节行走时股骨在髋臼的位置大致相同，处于中间范围 { 引自文献 [82]；Kummer B. Biomechanik: Form und Funktion des Bewegungsapparates. Dt. Ärzte–Verlag 2004. 经德国 Ärzte–Verlag GmbH 许可转载 }

和臀小肌继续作为髋关节伸展肌而不是外展肌发挥作用（图 1-6），因此类人猿倾向于用较少的侧方平衡控制步态[18]。

## 六、早期人类髋关节：祖先

DNA 研究表明，黑猩猩和人类的共同祖先是在 600 万～700 万年前[19]，从进化的角度来看，这成为人类最新的研究。许多四足哺乳动物也可以直立行走（例如熊、猿），但是对于现代人来说，直立行走很快成为唯一的步态类型。腰骶骨盆形态的许多适应性变化都在相对较短的时间内实现[17]。最近 50 年发现的化石表明[10]，特有的双足步态在人类早期进化的 200 万～300 万年之内形成的[20]。与其他大型猿相比，人类的两足步态效率更高，维持人体直立姿势所需的肌肉活动很少[21]。与腰骶骨和骨盆发生的巨大变化相比，早期人类髋关节的变化可以认为是次要的。与非人猿相比，股骨近端的变化反映了两足步态和奔跑负荷的增加（非人猿不会两足行走）。与非人猿相比，人类髋部的股骨颈更粗（头颈比降低，图 1-7），凹度也更小了（图 1-8 和图 1-9）。

## 七、人和猿髋部形态的比较

一项对 375 名北美人（男性和女性、黑人和白人各占一半）尸体股骨的综合研究发现，股骨头颈连接处的凹陷性有相当大的变异性，包括上段（γ 角）和前段（α 角）[12]。流行病学研究主要针对白人人群，其患病率为髋内翻形态类型的 8%～20%[13, 22-27]。尽管这方面的研究较少，但髋臼过深（定义为外侧中心边缘角 > 39°或后壁征象）似乎具有相似的患病率，并且与性别差异相互矛盾[23, 27]。

然而，在不同的种族之间，人类髋关节的形态存在着相当大的差异。虽然与 Toogood 等类似的研究还很缺乏。迄今为止，在许多亚洲人群中[28-32]，即使不是所有非洲人[33, 34]，股骨近端凹陷性低的情况似乎很少见。因此，据推测，"亚洲髋关节"骨关节炎（osteoarthritis，OA）的发生率较

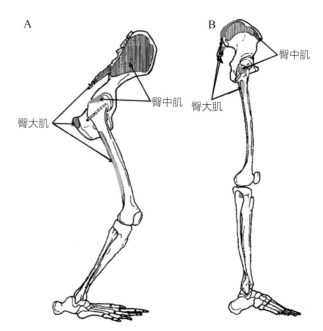

▲ 图 1-6 臀肌起源和插入的重排

A. 大猩猩；B. 人类。红色：臀大肌起源，橙色插入；蓝色：臀肌起源，青色插入 { 引自参考文献 [83]；Hogervorst T, Vereecke E. Evolution of the human hip. Part 2: muscling the double extension. J Hip Preserv Surg.2015;2:3-14. 经 Oxford Journals 许可转载 }

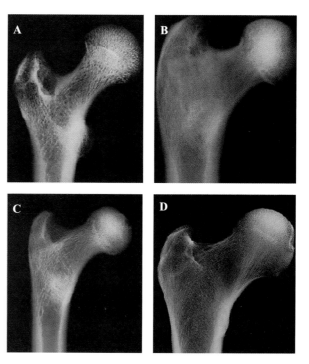

▲ 图 1-7 原始人髋关节头颈部比例（头部最大直径除以最小颈部宽度）的 X 线图

人的髋关节的颈部最粗，可减少偏移和无撞击运动，还要注意猿股骨上颈的皮质骨较厚（经 Lovejoy 2005[15] 许可）。A. 猩猩（1.8）；B. 大猩猩（1.5）；C. 黑猩猩（1.5）；D. 智人（1.35）。前后位视图，不按比例

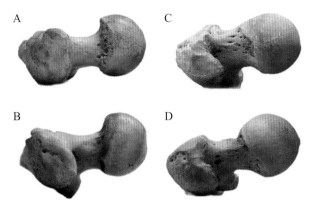

▲ 图 1–8　非人猿和人类的凹性

A. 大猩猩；B. 黑猩猩；C 和 D. 人。非人猿均匀地具有较大的凹度，而且凹面向前比向后更大。有些人的前凹较小（C），有些人的前凹较大（D），但几乎所有人的后凹都较大（C 和 D）。垂直于股骨上颈视图（引自 Fikkers JT, et al. What Ape Proximal Femora Tell Us About Femoroacetabular Impingement: A Comparison. Clin Orthop Relat Res. 2014 Jul 1. 经 Springer 许可转载）

低 [35, 36] 与这种较高的凹度和股骨髋臼撞击综合征（femoroacetabular impingement, FAI）降低有关 [28, 37]。相比之下，非人猿的髋关节形态更为一致，无论是在物种之间还是在性别之间，都没有显著的凹度差异。使用 Toogood 等的精确方法对 210 具尸体的大猩猩股骨（黑猩猩、倭黑猩猩和大猩猩）进行了检测，发现凹陷的变异性要低得多 [38]。非人类猿具有圆形髋（图 1–7 和图 1–9），允许大范围的运动，这对运动能力强的人很有利，尤其对攀登来说。也许在生长过程中增加负荷会导致猕猴的形态发生变化 [39]，就像在人类中一样（见后述）。

　　因此，现代人的髋部形态似乎比非人猿更多变。这种变异性目前尚无完整解释，但很重要的是某些髋关节形态与骨关节炎的发展有关。遗传学和生物力学在髋关节形态学的发展中都发挥着作用 [40]。

## 八、个体发育：人髋关节的生长与发育

　　以上概述的进化论观点可以帮助更好地理解人类髋部生长和发育的几种现象。四足动物有水平的脊椎，腹部和子宫像吊床一样悬挂在脊椎下。但是人类的胎儿位于直立的母亲体内，头很大，腿很长，在妊娠的最后 3 个月，子宫壁倾向于人体臀部

的反曲，利用长股骨抵住突出的髂前上棘 [41, 42]。（类人猿没有突出的髂前棘，头较小，腿较短；发育不良几乎是未知的。）人类的过度弯曲姿势可能是相对髋臼深度的降低 [43, 44] 和随着妊娠的增加股骨前倾的增加 [44-47]，从而导致新生儿 / 婴儿髋关节发育不良 [41]。

　　出生后，人类髋部的伸展和髋部位置的变化可以解释出生后股骨扭转的正常生长发育和髋臼的相对加深 [48]。值得注意的是，在剩余的髋关节寿命中，它的大部分负荷将发生在髋关节延伸的极限附近。人类在步行的时候，在脚趾离开时将髋关节伸展大约 5°，而主动俯卧伸展仅 10°～20° [49, 50]。主动髋屈曲为 120°，走路时屈曲 35°，跑步时屈曲 50° [51]。因此，在两足步态发展过程中，人类髋部运动的负重范围接近其伸展极限。四足动物的体重更接近中端髋屈 [52]。在这个位置上，股骨颈前倾使脊柱更垂直于垂直步态力 [53]。人体（伸展）髋部的位置增加了髋部的剪切力。在青春期，周围骨骺向股骨颈方向延伸（图 1–10）。当前对儿童和青少年（9—17 岁）进行的前瞻性磁共振成像（magnetic resonance imaging，MRI）研究表明，在正常发育过程中，股骨头每个位置的这种延伸几乎相似，这意味着骨骺扭转角不会改变（图 1–10 和图 1–11 [54, 55]）。

　　由于其具有特殊的双足步态，人类髋关节力量的峰值要比同等重量的四足动物高得多，并且这些力量随着跑步或运动而显著增加 [56, 57]。这些因素可能加重了正在生长的髋部承受高负荷，尤其是与黑猩猩相比，人类的生长发育要长 5～6 年 [58, 59]。

　　因此，人类髋部个体发育的特征是特定的机械因素，可以解释为新生儿 / 婴儿髋部发育不良，增加可能诱发股骨头骨骺滑脱或亚临床滑脱，主要是因为骨骺上的剪切力致形态变化 [40]。

## 九、发育性髋关节疾病

　　在正常的生长和发育过程中，人类股骨头在儿童时期呈球形 [48]，但在 12 岁的男孩中股骨头已呈现非球面形态（α 角＞ 60°）（图 1–12 和图 1–13）[60]。骨延伸的不对称变化可减少头颈部交界处的凹陷。

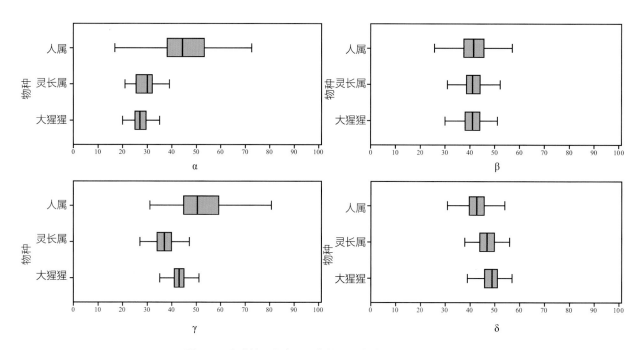

▲ 图 1-9　人类的凹凸度是可变的，非人猿的凹凸度是一致的

引自 Fikkers JT, et al. What Ape Proximal Femora Tell Us About Femoroacetabular Impingement: A Comparison. Clin Orthop Relat Res. 2014 Jul 1. 经 Springer 许可转载

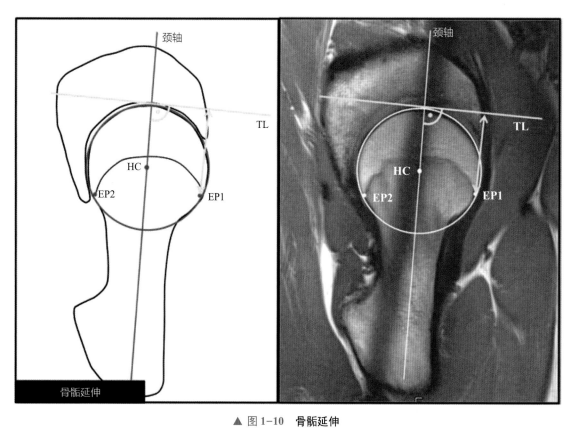

▲ 图 1-10　骨骺延伸
被定义为从股骨颈轴上的正交直线到 EP1 的距离（骨骺延伸最大的点）

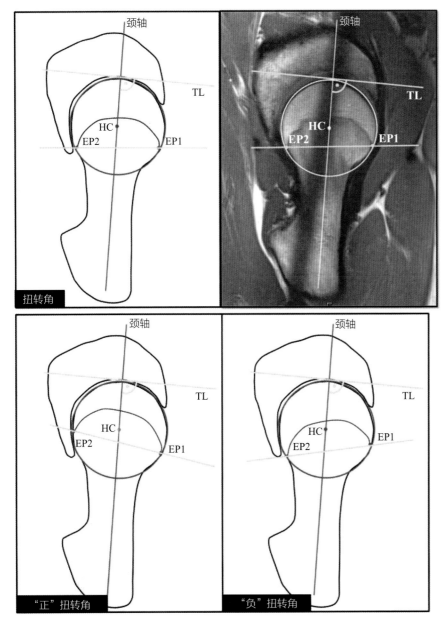

◀ 图 1–11 **骨骺扭转角由两条线定义**
一条线与股骨颈轴正交，另一条线连接 EP1 和 EP2，这是骨骺延伸最大的点

Siebenrock 等在股骨髋臼撞击综合征患者的身上发现了瘢痕的延伸增加，并提示生理生长异常可以解释股骨髋臼撞击综合征患者和对照组股骨头颈偏移的差异[61]。另外，根据尸体股骨骨骺骨倾斜，X 线片和最近的 MRI 观察表明，在青春期的骨骺亚临床滑脱与股骨髋臼撞击综合征的股骨近端形态有关[11, 62, 63]。

没有纵向研究表明负重对儿童或青少年髋部形态的影响。但是，在欧洲人群中进行两项的横向研究发现，在青少年时期通过高强度运动训练进行重复性锻炼，髋关节可能会出现凹陷性降低[60, 64]。有趣的是，这些差异在患有闭合性骨骺的运动员中更为明显，这表明在骨骺闭合后负荷史的持续影响。因此，至少在欧洲人群中，青春期的高强度运动可能与较高的髋内翻类型有关。如上所述，在亚洲人口中还没有进行过类似的研究。但是，由于髋内翻在亚洲人群中可能很少见，因此髋内翻仅作为对高负荷史的适应性反应并不完全充分的解释[40]。也许基因不同可以解释不同的髋关节负重史，研究髋关节与基因关系揭示不同髋关节形态的遗传基础[65, 66]，并且发现大多数骨关节炎易感性的基因似乎与骨骼和软骨的骨骼生成和（或）体内稳态有关[40]。

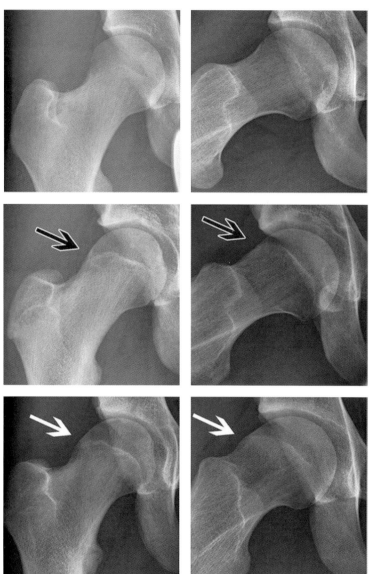

◀ 图 1-12　青少年的骨盆
蛙式前后侧位片（左）显示正常（顶排）和髋内翻（中排和下排）[ 引自 Agricola R, Bessems JH, Ginai AZ, Heijboer MP, van der Heijden RA, Verhaar JA, et al.The Development of Cam-Type Deformity in Adolescent and Young Male Soccer Players.Am J Sports Med. 2012 Mar 13;40( 5 ):1099-1106. 经 SAGE 出版物许可转载 ]

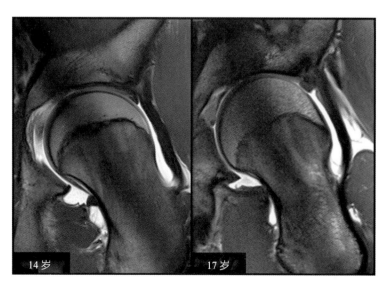

◀ 图 1-13　1 名青少年篮球运动员 3 年内的髋关节内翻发育

　　根据前瞻性 MRI 研究，在正常生长和发育过程中，人类髋臼的顶端在儿童期向后扭转，但在成熟期逐渐前倾（图 1-14）。正常成年人的计算机断层扫描（computed tomography，CT）研究表明，髋臼前倾角在男性中为 22°~24°，在女性中为 19°~25°[67, 68]。在普通人群中，逆行性的患病率约为 5%，而在骨关节炎患者中为 20%[69, 70]。

　　髋臼深度和前倾角决定了股骨头的覆盖范围和髋关节活动范围（图 1-13）。髋关节发育异常和髋臼过度覆盖，无论是局部的（逆行性）还是整体性的（髋臼深裂），都可能产生局部累积（髋臼过深）的机械负荷，从而破坏关节结构并导致骨性关节炎。总之，影响股骨髋臼撞击是否发生有 5 个参数：髋臼的覆盖度和形状、股骨头的球度和形状、股骨颈轴角度。这 5 个参数中的每一个相互之间都有交

互作用。例如，浅髋臼延迟了股骨头与髋臼边缘的撞击。正在新研发的参数，以可视化和量化股骨近端和髋臼的相互作用[71]。

　　研究显示，在男性和女性中，低覆盖率 [ 发育性髋关节发育不良（developmental dysplasia of the hip，DDH）][23, 72] 和高覆盖率（髋臼过深）的患病率差异很小或没有差异[23, 27]。相比之下，这种差异确实存在于不同的种族人群中，亚洲人群中 DDH 的患病率更高[37, 73, 74]，而欧洲或北美人群中的过度覆盖率更高[37]。

　　上述宫腔内机械因素也许有助于解释新生儿 DDH（但显然不能解释其种族差异）。出生后，机械因素（如婴儿包裹时髋关节位置延长）会影响新生儿髋关节发育不良是否得以矫正[75]。但是对于晚期的 DDH，缺乏前瞻性 MRI 研究来记录病因变化。

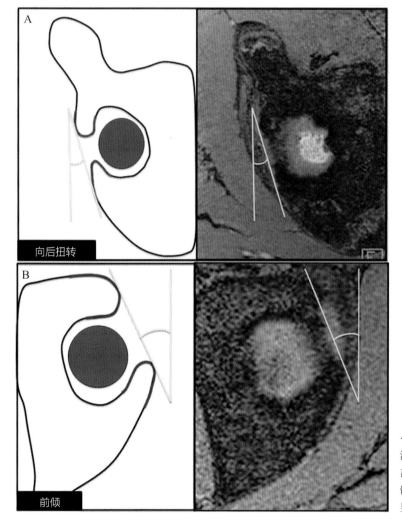

◀ 图 1-14　髋臼在关节的顶端
测量直线矢状线与连接髋臼前后缘的线之间的距离。上图（A）和 MR 图像描绘了一个 7 岁小孩的髋关节；下图（B）和 MR 图像描绘了一个 15 岁男孩的髋关节

个体发育的特征是股骨和髋臼相互作用[76]。在大多数时间里保持婴儿髋关节伸展的习俗（即通过襁褓）比在搬运过程中（即在背带中）髋关节分开（因此处于中心位置）的习俗（即在背带中），髋关节发育不良的发病率要高得多[73]。

由于同样缺乏前瞻性 MRI 研究，因此无法证实髋关节深部的起源。限制推测外展肌[77]、产科因素[78]和性激素[79, 80]或两者之间的共同作用影响髋关节的发育。

## 十、总结

回顾人类髋关节的发展史，并将人类髋关节与其他哺乳动物和大猿进行比较，有助于认识人类髋关节的特殊特征。髋关节的位置从子宫中的过度弯曲位置到晚年明显转移到接近其扩展极限，髋关节也具有非常长的生长和发育时期，并且经常在巨大的负荷下保持外展状态。

目前正在进行的前瞻性 MRI 研究可能证实了先前的观点，即高负荷史可能决定髋关节的最终形态类型。相反，越来越多的证据证明，髋部形态发生发展中遗传因素和机械因素之间存在相互作用。基因大多数可能通过几个或多个基因起作用，每个基因的作用都不大。因此，目前还不知道髋关节的形态形成主要是由遗传因素还是机械因素决定的。既定的髋关节形态是否会导致渐进性骨性关节炎，再次受机械因素（如负荷历史）的影响，但似乎也受其软骨承受机械应力的内在能力的影响。

第2章

# 软骨解剖学
## Anatomy: Cartilage

Veronica Ulici　Antonia F. Chen　Anthony W. M. Cheng　Rocky S. Tuan　著
李　川　译　董江涛　校

## 一、概述

关节软骨是一种水分含量高、无血管、无神经和淋巴的组织，它为关节的平滑运动提供了一个滑动表面，可以分散关节的负荷，并对机械刺激下的形变具有可逆性。关节软骨的组织构成复杂，包括不同软骨层内胶原纤维和软骨细胞的特定方向。软骨细胞动态地重塑其周围的细胞外基质，并从基质接收信号转导，这是维持软骨内稳态所必需的信号传递。从软骨发育到关节软骨功能成熟，这种独特的细胞类型具有多种功能。软骨细胞在长骨生长过程中参与生长板的发育，在关节发育过程中参与关节的形成，并在整个生命周期中参与成熟关节软骨的维持。在关节发育过程中，人们认为关节软骨细胞来源于中胚层的外层；然而，这仍然是一个有争议的话题。最近的研究表明，这些细胞可能起源于中胚层形成的同时出现的早期软骨细胞亚群。由于软骨的无血管性，软骨营养和废物的清除依赖于扩散和液体流动等过程。这种复杂、独特的组织受到从机械刺激到生长因子刺激的多种机制的调节。发育早期出现的功能和结构失调可能导致软骨发育不良等疾病，而后期在软骨维持过程中发生的失调可能导致骨关节炎。在这一章中，将讨论软骨的宏观和微观特征，并将描述形成软骨最终形态的发育机制。此外，将简要介绍关节疾病（如骨关节炎）中软骨的一些结构和生物学变化。

## 二、髋关节软骨的大体解剖

髋关节的骨性解剖由股骨头和髋臼组成，而髋关节的软组织成分则由软骨、韧带、关节囊和滑膜组成。髋关节内的2种主要软骨类型是股骨头、髋臼表面的透明软骨和构成髋臼唇的纤维软骨。

透明软骨是一种光滑的白色组织，覆盖60%～70%的球状股骨头。与髋臼相连的股骨头的所有区域都被透明软骨覆盖，透明软骨延伸过股骨头的赤道。在股骨头上只有一个被称为股骨头凹的中心区域没有关节软骨覆盖，为股骨头韧带的附着处（图2-1）。

关节软骨的厚度在整个股骨头（范围0.8～3.8mm[1-3]）和髋臼（范围1.2～4.8mm[2, 3]）中各不相同。正如预期，股骨头和髋臼的关节软骨厚度在外上侧象限都是最高的。股骨头最薄的区域在中央凹内侧，而最接近髋臼窝的区域为髋臼软骨的最薄处。当从最厚的软骨点到最薄的软骨点，软骨厚度呈同心性减小[4]。透明软骨的功能是提供一个几乎无摩擦的表面（摩擦系数=0.001），在此股骨头可以在髋臼窝内移动[5]和支撑、分配机械负荷[6]。由于其黏弹性的特点，健康的关节软骨在受到机械刺激后，可以在变形后恢复原来的形状[7, 8]。

在骨关节炎存在的情况下，由于组织表面粗糙度的增加，关节表面的摩擦系数与软骨退变的严重

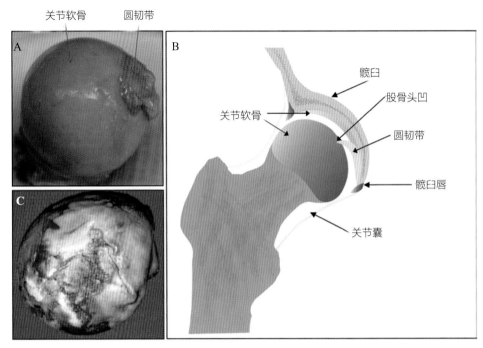

▲ 图 2-1　髋关节

A. 正常健康股骨头软骨表面的外观；B. 髋关节示意图，描绘了关节的主要组成部分：股骨头和髋臼被关节软骨、圆韧带、股骨头凹、髋臼唇和关节囊所覆盖；C. 软骨退行性变表现为软骨结构的纤维化、软骨丢失和变形

程度成正比[9]。大体上，这表现为光滑软骨结构的纤维化和畸形，可能导致股骨头塌陷（图 2-1C）。软骨的丢失也会降低透明软骨的减震能力，导致软骨进一步退化。

## 三、滑膜关节形成

### （一）骨骼发育与滑膜关节形成

当来自侧板中胚层的间充质细胞在骨骼元素的预定位置浓缩并形成骨骼芽基时，肢体的发育开始[10-13]（图 2-2A）。这些凝聚中心的细胞随后分化为软骨细胞（图 2-2B.1），软骨细胞沉积了富含 Ⅱ 型胶原和蛋白聚糖（proteoglycans，PG）的细胞外基质[10, 14]。SOX 转录因子家族的成员是软骨分化所必需的[15, 16]。在凝聚的边缘，细胞扁平并伸长形成软骨膜，随后分化为成骨母细胞前体（图 2-2B.2）[17]。

在下肢中，这些间充质细胞凝聚开始为不间断的 Y 形结构，Y 形结构的近心端臂对应于未来股骨，Y 形结构的两个远心端臂对应于胫骨和腓骨[10, 13]。一旦定义了未来骨骼的形状，关节的形成就开始于

未来关节的位置，建立了一个被称为中间区的间充质细胞高密度区域（图 2-2B.3）[18]。这个区域可以在组织学上和邻近的细胞区分，也可以通过特定的标记物的表达，如生长因子 5（growth differentiation factor 5，GDF5）、转化生长因子 -β（transforming growth factor β，TGF-β）超级家族的成员 GDF5 来区分[19, 20]。中间区被分为 3 层（图 2-2C.1 和 C.3）：中心层 [ 将分解（图 2.2D.1）并最终形成关节腔 ]，中心层两侧的两层高密度细胞，最终成为关节软骨细胞的两个区域，由充满液体的关节腔彼此分离（图 2-2E.1 和 E.2）[21]。关节软骨细胞的起源仍然是一个有争议的问题，虽然许多研究表明它们来自于重新分化为软骨细胞的中间区细胞，但最近的细胞谱系追踪研究表明，它们也可能起源于早期软骨细胞的亚群[19]。

### （二）人类髋关节发育

在本节中将介绍髋关节发育的几个特定阶段作为参考；然而，正如许多作者所描述的那样，人类胚胎关节发育的时间线是非常可变的[22-24]。在一

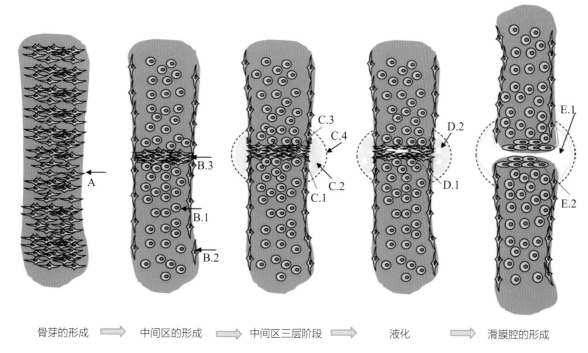

骨芽的形成　➡　中间区的形成　➡　中间区三层阶段　➡　液化　➡　滑膜腔的形成

▲ 图 2-2　一般滑膜关节形成示意图

间充质细胞在未来骨骼元素位置的凝聚（A）；间充质细胞向软骨细胞的分化（B.1）；软骨膜的形成（B.2）；中间区的建立（B.3）。随着进一步的发展，中间区形成了三层：中心层（C.1）和两层高密度的外层（C.3），它们最终将成为关节软骨细胞的两个区域（E.2）。在一般的间充质内，可以观察到未来纤维囊的凝聚（C.4）。在接下来的阶段，中心层（C.1）和滑膜间质（C.2）将开始分解（D.1 和 D.2），形成关节腔。液化过程后，两个未来的关节骨（如股骨和髋臼）将被充满液体的空腔（E.1）分开

个 13mm 的胚胎中，髋部的中间区与关节两侧的软骨及软骨膜相连续。当生长到 14mm 时，关节面形状与它们未来的最终外观相似。关节纤维囊（图 2-2C.4）和滑膜间质（图 2-2C.2）（位于关节囊和囊外软骨膜之间）均来源于关节附近的一般间质[22]。人们认为，囊内结构如圆韧带，是由滑膜间质的凝聚形成的。在生长到 16mm 时，中间区处软骨膜仍然连续，在髋部还不能识别出囊膜结构[22]。Gardner 和 Gray[23] 注意到髋骨和股骨之间的细胞凝聚是形成未来关节囊的第一个迹象。等达到 30mm 时，可以观察到中间区的 3 层，通过组织染色所得到的密度差使中心层与其他两层区别开来（图 2-2C.1）[22-24]。

当人类胚胎长 22～25mm 时，髋臼唇和圆韧带处细胞凝聚[23]。中间层在关节周围与滑膜间质相连，而两外侧软骨生成层与囊内软骨膜连续[22]。在长约 30mm 时，滑膜间质与中间层在内部开始断裂（图 2-2D.1 和 D.2），以便在液化过程中产生关节腔[22, 23]。在 34mm 时，一些研究人员报道髋关节

腔的首次出现[23]，但其他研究人员报道更晚期的情况，例如，Haines 描述了一个已经包围了股骨头的腔，在这个阶段，在滑膜间质内也可以识别出圆韧带[22]。Haines[22] 还观察到胚胎达到 45mm 之前髋关节面两侧完全分离（裂开）（图 2-2E.1 和 E.2）。

## 四、关节软骨的结构和组成

### （一）软骨成分

关节软骨是一种少量、无血管、无神经及淋巴的组织[25]。成熟的关节软骨由软骨细胞维持，软骨细胞是唯一的常驻细胞类型（干细胞祖细胞群除外[26, 27]），约占组织湿重的 5%[28]。

这种高水分组织中的液体占湿重的 60%～80%，含有水和溶解气体、小蛋白质、代谢物和离子[8, 11, 29]。结构大分子占湿重的 20%～40%，表现为胶原蛋白（15%～22%；主要是 II 型胶原，但也包括 IX 和 XI 型胶原）、蛋白聚糖（4%～7%）和其他非胶原

蛋白 [11, 30]。

胶原网络主要负责软骨组织的拉伸强度，而蛋白聚糖为软骨提供对压缩力的弹性抵抗力 [7, 31]。胶原网络与高度硫酸化的蛋白多糖聚集体密切作用，蛋白多糖聚集体由硫酸软骨素、硫酸乙酰肝素和硫酸皮肤素组成的蛋白核心（即聚合蛋白聚糖）、透明质酸和硫酸糖胺聚糖（glycosaminoglycan，GAG）侧链组成 [7, 28, 30]。

（二）带状结构

关节软骨的组成、组织结构、力学性能、细胞形态和细胞功能随深度的变化而变化。从关节面到软骨下骨有 4 个不同的区域：表面区、过渡（中间）区、深层区和钙化软骨区 [29]。浅层是最薄的软骨区（10%～20% 的关节软骨厚度）[32, 33] 由 2 层组成：最接近关节表面的第一层是无细胞的，由一层细纤维物质组成；第二层由扁平软骨细胞组成，其长轴平行于软骨表面。它们的基质富含胶原蛋白、纤维连接蛋白和水，通过番红染色减少可知蛋白多糖含量较低 [29]（图 2-3）。胶原纤维也与关节表面平行排列。

过渡（中间）区（40%～60%）[32, 33] 有球状软骨细胞和由较粗大且组织较少的胶原纤维组成的基质，与表面区相比，蛋白多糖浓度增加，胶原和水浓度降低 [29]。深层区域（30%～40%）[32, 33] 也有圆形软骨细胞，倾向于垂直于关节面排列成柱状（图 2-3）。在所有区域中，深层区水分最少，胶原纤维最大，垂直于关节面，蛋白多糖浓度最高 [29]。

嗜碱性基质的波浪状潮纹线将深层区域与最终区域分开：钙化软骨区。胶原纤维从过渡区域延伸，通过潮纹线直达钙化软骨区（图 2-3）。这个区域通过垂直定向的胶原纤维将关节受到的力从软骨转移到软骨下骨 [34]。软骨细胞被钙化的基质包围，体积小，细胞内有少量细胞器。总的来说，钙化区标志着从软骨到软骨下骨的转变，对连接非钙化软骨和骨很重要 [29, 35]。

软骨下骨与钙化软骨交错，只是纤维没有从钙化区延伸到骨。软骨下骨的皮质部分位于钙化软骨的下方，表现出低孔隙率和低血管性，而软骨下松质骨位于远离皮质骨的位置（图 2-3），其骨小梁方向垂直于皮质软骨下板 [36]。软骨和骨之间的这种物理联系是骨关节炎等退行性疾病发病机制中的一个关键组成部分 [34]。

（三）细胞外结构

细胞外基质的成分和配置也随着与细胞的距离而变化，可分为 3 个区域：细胞周围基质、区域性基质和细胞间基质 [29]。软骨细胞及其细胞周围基质形成软骨素，软骨素是软骨的基本细胞结构单元 [37, 38]。软骨细胞膜似乎附着在周围的基质上，细胞周围基质富含蛋白聚糖（来源于蛋白聚糖、基底膜蛋白聚糖和双糖链蛋白聚糖）、胶原（Ⅵ型非纤维胶原，一种特异性的细胞周围基质）和少量Ⅱ型和Ⅸ型胶原、透明质酸和纤维黏连蛋白 [39, 40]。细胞外基质与软骨细胞之间的相互作用对软骨功能的正常发挥至关重要。细胞周围基质与软骨细胞膜的紧密接触表明，细胞活动受到这些细胞 – 基质相互作用的严格调控 [29, 40, 41]。

下一个区域是包围单个软骨细胞或某些区域软骨细胞群（例如深区的软骨细胞柱）的细胞周围基质的区域性基质 [29, 32]。这个区域含有薄的胶原纤维，似乎黏附在细胞周围基质上。这些纤维以不同的角度相交，与细胞有一定的距离，在每个软骨细胞周围形成纤维网 [29]。

软骨细胞基质大部分由离细胞最远、含有厚胶原纤维的细胞间基质所代表。这些纤维的方向与区域性基质中的不同，因为它们不围绕软骨细胞，但在不同的软骨区中角度不同，将它们的方向从与浅区关节面平行变为与深区垂直 [29]。

（四）软骨细胞基质相互作用

动态的细胞 – 基质相互作用对软骨的生物学功能至关重要。软骨细胞在不同的刺激下不断地重塑其基质，例如邻近环境中的物理和化学变化 [42]。能够触发软骨细胞合成代谢或分解代谢反应的刺激包括机械力（如运动）、生物分子（如细胞因子、局部生长因子、激素）和基质成分 [28]。

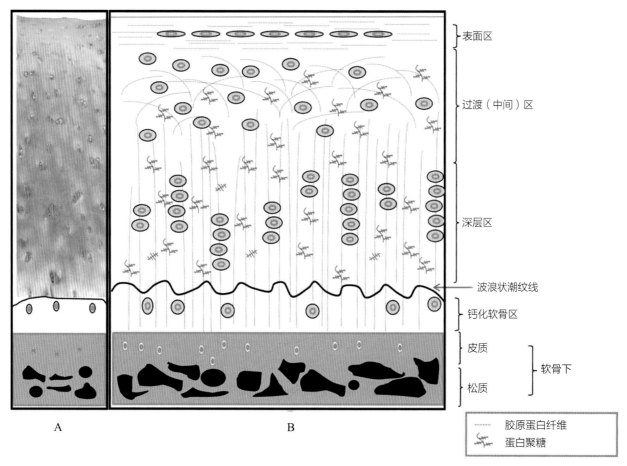

表面区

过渡（中间）区

深层区

波浪状潮纹线

钙化软骨区

皮质

松质

软骨下

A

B

胶原蛋白纤维

蛋白聚糖

▲ 图 2-3 关节软骨结构

A. 34 岁女性股骨头软骨的番红染色；B. 关节软骨示意图。关节软骨从关节面到软骨下由 4 个不同的区域组成：表面区、过渡（中间）区、深层区和钙化软骨区。浅层富含胶原蛋白、纤维连接蛋白和水，但蛋白聚糖含量较低[29]，番红染色减少（A）。波浪状潮纹线将深层区和钙化软骨区分开。胶原纤维从中间区域延伸到钙化软骨区穿过潮纹线，但不延伸到软骨下

　　基质不仅保护软骨细胞免受机械损伤，还为细胞提供调节基因表达的信号转导。细胞外基质分子和软骨细胞之间通过细胞表面受体如整合蛋白直接相互作用，整合蛋白是一个由 α 和 β 亚单位组成的二聚体跨膜黏附受体家族[43, 44]。

　　整合蛋白在细胞与细胞外基质的黏附、软骨细胞分化、存活和基质调节以及调节软骨细胞对多种信号的反应（包括机械负荷）中起着重要作用。这些受体被认为可以与细胞周围基质蛋白相互作用，如Ⅵ型胶原和纤维连接蛋白，后者与软骨细胞中 α5β1 整合蛋白作为其主要受体相互作用[40, 44, 45]。

　　除了整合蛋白外，许多其他跨膜受体介导软骨细胞与基质之间的相互作用，如膜联蛋白（Annexin Ⅴ 或锚定Ⅱ结合Ⅱ型胶原）和透明质酸受体 CD44。

　　在生理条件下，细胞通过维持基质合成和降解之间的调节平衡来响应接收到的信号，这是关节软骨正常功能所必需的[31, 41, 46]。关节软骨中蛋白聚糖的正常蛋白水解转化是由基质金属蛋白酶（matrix metalloproteinases，MMP）如 MMP-3 和蛋白聚糖酶如 ADAMTS 5 维持的。Ⅱ型胶原网络非常稳定，导致其不稳定的因素是胶原酶，如 MMP-1 和 MMP-13[31]。

## 五、软骨代谢

　　与生长板软骨细胞相比，成熟软骨细胞的新陈代谢和增殖速率较低，但它们仍然是动态细胞，能够产生高度组织化的软骨基质，从而产生软骨的独特特性，例如响应机械负荷的可逆变形[7, 41]。

由于缺乏血管，营养、氧气和代谢废物的运输必须通过滑液的扩散和流动（对流）进行[28, 30, 41]。人们相信小分子依赖于扩散运动，而较大的溶质则依赖于对流运动[30]。

间歇性机械负荷是软骨细胞营养的关键。细胞和组织的代谢物在关节受压时从基质中排出，并在负荷逆转时被拉回到基质中[28]。机械负荷通过刺激调节软骨细胞基因表达的机械传导途径对软骨细胞的行为也有影响。一般认为，动态加载可增加软骨基质合成，而静态压力可导致某些基质成分合成减少[28, 46]。

软骨耗氧量远低于其他组织，软骨细胞能够在低氧环境中生存，从关节表面的 6% 氧分压到深区的 2%。所有厌氧代谢所必需的酶都存在于软骨中[24]。软骨细胞不仅能在这种低氧环境中存活，而且能在 5% 氧分压下增加软骨标志物的表达，如 SOX-9、Ⅱ 型胶原和软骨蛋白聚糖，就像在 21% 氧分压下工作一样[45, 47]。

因此，糖酵解是软骨细胞主要能量代谢途径。然而，最近的研究表明线粒体途径也起着重要的作用[45, 48]。尽管成熟软骨细胞中线粒体的数量比其他细胞类型少，但线粒体仍然在软骨内稳态中发挥重要作用，并参与活性氧（reactive oxygen species，ROS）的产生、$Ca^{2+}$ 的摄取和细胞的死亡/存活[45, 48]。

与其他组织相比，关节软骨具有更高的组织内渗透压（350~450mosm/kg，而在滑液中约为 300mosm/kg），这是因为存在高负电荷的硫酸化氨基葡聚糖，吸引阳离子（$Na^+$、$K^+$、$H^+$），从而吸引水化壳相关的水。这种增加的组织渗透压也有助于软骨维持高压缩力的能力[45]。

## 六、软骨退变的代谢变化

在软骨退化过程中，稳态平衡向分解代谢倾斜。蛋白水解酶活性的增加受促炎性细胞因子的调节，如白介素（interleukin，IL）-1β 和肿瘤坏死因子 -α（TNF-α），这些细胞因子已被证明可增加 MMPs（如 MMP-13）的表达，并减少 Ⅱ 型胶原和蛋白聚糖的合成[28, 29, 49, 50]。ROS 也与基质成分的降解有关[29, 41]。另一方面，生长因子如 TGF-β 和胰岛素样生长因子 -1（insulin-like growth factor 1,IGF-1）增加了细胞的合成活性，从而产生大量的软骨基质[28, 31, 41]。这些因子也作用于软骨细胞表面的受体，并触发细胞信号级联，进一步调节基因表达[28]。最后，在与软骨病理学有关的代谢变化中，线粒体途径的失调也起着重要作用[45, 50]。

## 七、结论

尽管有一个普遍的误解，软骨并不是一个静止的组织；它独特的细胞与其基质的相互作用表现为一个动态的过程。组织重塑在软骨稳态中起着重要作用，在骨骼发育过程中和骨关节炎等软骨疾病中更为活跃。尤其值得注意的是，软骨中的这些重塑活动发生在缺氧环境中，没有血管和神经的输入。软骨细胞合成的细胞外基质赋予软骨光滑的外观和近乎无摩擦的特性，并直接促成独特的黏弹性材料特性，使该组织在无损伤和疼痛的基础上能够承受重要的机械力和关节运动。维持关节软骨内环境的稳定依赖于基质合成和降解之间的适当平衡，而基质的恢复对于关节炎等退行性关节疾病的成功治疗至关重要。

致谢：感谢由关节炎基金会博士后奖学金（VU）、骨科研究和教育基金会住院临床医师培训补助金（AFC）、宾夕法尼亚州卫生部、国家卫生研究院（1U18 TR000532）和美国国防部（W81XWH-08-2-0032、W81XWH-10-1-0850 和 W81XWH-14-2-0003）的资助。这一章是为了纪念我们的同事，Anthony W. M. Cheng。

# 第 3 章

# 髋臼盂唇解剖学
## Anatomy: Labrum

Michael L. Nguyen　Marc R. Safran　著
李　川　译　董江涛　校

## 一、概述

髋臼盂唇的角色和重要性已争论多年。然而，最近的研究表明，髋臼盂唇在髋关节中起着许多作用，包括以下方面：①加深关节窝稳定髋关节；②维持关节内负压；③减少软骨变形和分散负荷；④通过保持关节面表面间的关节液来减少摩擦；⑤除疼痛感外，还起到提供本体感觉输入；⑥维持中央腔室内的关节液，以协助软骨营养[1]。这些功能都取决于髋臼盂唇的解剖结构。

此外，髋臼盂唇撕裂是髋关节内疼痛的常见原因，也是髋关节镜最常见的适应证之一。最近的文献详细介绍了髋臼盂唇的大体和组织解剖结构。本章将回顾目前已知的髋臼盂唇的解剖。

## 二、胚胎学

髋臼盂唇附着在一个骨缘上，该骨缘由 3 块骨构成：耻骨、髂骨和坐骨。这 3 块骨的骨化中心开始于妊娠 8 周左右。耻骨骨骺形成髋臼前壁，髂骨骨骺形成上壁的一部分，坐骨骨骺形成后壁。在生长过程中，这些骨向周围扩展，从而加深了髋臼的深度。Y 形软骨内间隙的生长导致髋臼在生长过程中膨胀。髋臼窝的形成与球形股骨头的存在有关[2]。

构成髋臼的 3 块骨头中的每一块都有一个次级的边缘骨骺，其上附着髋臼盂唇。髋臼盂唇自然过渡连接到骨缘。

Cashin 及其同事[3]对胎儿髋关节进行了显微镜观察，发现前后方髋臼盂唇之间存在差异。前方髋臼盂唇 – 软骨连接处有一个边缘突起，为髋臼盂唇向关节内投射。这个突起在髋臼关节面和前方髋臼盂唇之间形成一个隐窝。此外，髋臼盂唇在唇和髋臼关节软骨之间有一个尖锐的过渡，组织学上显示胶原纤维平行于此唇 – 软骨交界处。然而，从后面看，髋臼盂唇与后髋臼的关节软骨是连续的，没有向关节内的投射，同时也显示关节软骨和髋臼盂唇之间的逐渐过渡，垂直的纤维阻断了 2 个结构[3]。

## 三、解剖

髋臼盂唇是一个马蹄形纤维软骨结构，附着在髋臼周围（图 3-1）。前角和后角由横韧带连接，横韧带连接着穹窿下缘。在横切面上，髋臼盂唇呈三角形，与膝半月板相似（图 3-2）。前半部分最宽，上（外侧）第三部分最厚[4]。髋臼盂唇与髋臼关节软骨相连；但是，前后过渡区在过渡上存在差异。前髋臼盂唇 – 软骨连接的转变是锐利和骤然的，纤维的交叉很少，而后髋臼盂唇 – 软骨连接的转变是平滑和渐进的。这是由于髋臼盂唇胶原纤维的方向不同，如上所述[3]，前方纤维与髋臼盂唇 – 软骨连接处平行，后方纤维与髋臼盂唇 – 软骨连接处垂直。一些学者认为，正是这种过渡区的变化导致了前唇撕裂患病率高于后唇撕裂。

在光镜下，髋臼盂唇分为关节囊区和关节区。

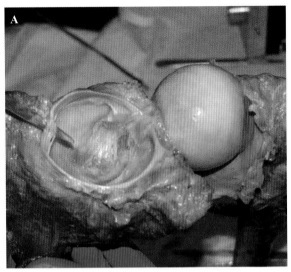

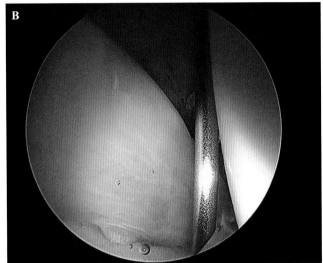

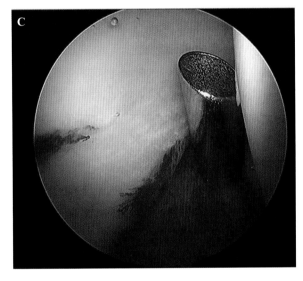

◀ 图 3-1　髋臼盂唇
A. 有退行性变的髋臼盂唇前上裂尸体标本；B. 关节镜下通过前入路看到的前方髋臼盂唇；C. 关节镜下通过前入路看到的后方髋臼盂（由 Marc R. Safran, Redwood City, California 提供）

关节囊区由Ⅰ型、Ⅲ型胶原组成，关节区主要由纤维软骨组成，包含Ⅰ型、Ⅱ型、Ⅲ型胶原[5]。利用扫描电子显微镜观察，可以将髋臼盂唇分为3层。髋臼盂唇最浅的一层是 10μm 宽的胶原纤维网络，没有明显的方向性。表层之下是一个 40μm 宽的板层，由胶原纤维组成，它们以不同的角度相交，比表层更有组织性。最后一层含有大量胶原纤维，这些纤维呈圆周方向排列，该层宽为 200～300μm[5]。

　　髋臼盂唇关节区附着点位于髋臼骨缘（图 3-3）并通过钙化软骨带过渡。在关节囊区，髋臼盂唇仍旧与髋臼相连，但没有钙化软骨带的痕迹。髋关节囊直接附着在髋臼上，与髋臼盂唇的近端相邻。这就形成了一个两者之间的隐窝，范围从前方的 6.6mm 到后方的 7.9mm，由血管化的结缔组织

和脂肪组成。这个隐窝对于髋关节运动可能很重要，因为已经证明，在髋关节镜术后患者中，关节囊和髋臼盂唇之间的疤痕可能是疼痛和活动受限的原因[6]。

## 四、血供

　　髋臼盂唇的血液供应是由臀上动脉和臀下动脉、旋前内侧动脉和旋后外侧动脉以及骨盆内血管系统的分支提供的[7, 8]。主要的血液供应似乎来自于位于髋关节囊和髋臼盂唇关节囊区间的结缔组织[5, 9]（图 3-3）。因此，髋臼盂唇关节囊区的血管明显多于关节区（图 3-4）。

　　与髋臼盂唇相邻的骨似乎也是血液供应的重要来源。免疫组化研究显示，血管起源于髋臼骨与髋

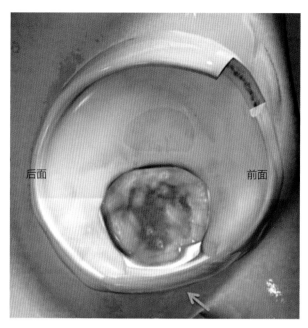

▲ 图 3-2　髋臼盂唇示意图

箭头指向连接髋臼盂唇前后角的髋臼横韧带。切除部分呈三角形（图片由 Marc R. Safran, Redwood City, California 提供）

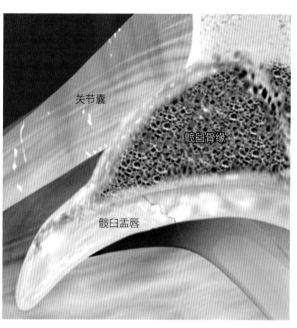

关节囊

髋臼骨缘

髋臼盂唇

▲ 图 3-3　髋臼盂唇和髋臼横截面示意图

髋臼骨缘突入髋臼盂唇。在关节囊和髋臼盂唇之间有结缔组织，为髋臼盂唇关节囊区提供血液供应（图片由 Marc R. Safran, Redwood City,California 提供）

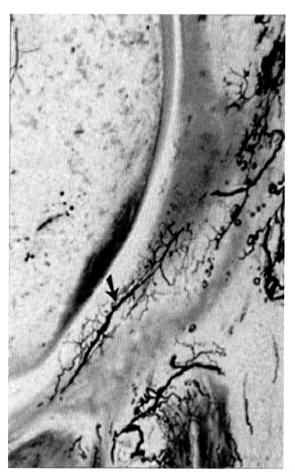

◀ 图 3-4　髋臼盂唇关节囊区血供高倍矢状切面图

引自 Kelly BT et al. Vascularity of the Hip Labrum: A Cadaveric Investigation. Arthroscopy 2005 Jan;21(1):3-11. 经 Elsevier 许可转载

臼盂唇相交处[10]。这些血管似乎是绕着骨附着在髋臼盂唇的周围[4]，这使得与骨相邻的髋臼盂唇组织比周围的髋臼盂唇有更大的血供[9]。这个血管解剖对于唇撕裂的愈合和修复表现出更重要的意义。

## 五、神经分布

有许多神经参与了髋臼盂唇 – 关节囊复合体的神经支配，包括坐骨神经、臀下神经和股神经[8]。然而，髋臼盂唇神经支配的主要来源为股神经和闭孔神经的分支[8]。髋臼盂唇有多种不同的感觉神经末梢，包括 Vater-Pacini、Golgi-Mazzoni、Ruffini、Krause 小体和游离神经末梢[11]。Vater-Pacini、Golgi-Mazzoni、Ruffini 小体是帮助本体感觉的机械感受器。Krause 小体是温度受体。游离神经末梢参与痛觉、触觉和温觉。大多数感受器发现于髋臼盂唇关节区（86%），大量游离神经末梢和机械感受器发现于髋臼盂唇前上部分髋臼盂唇 – 软骨连接处附近[11, 12]。这些神经结构的存在证明髋臼盂唇在痛觉和本体感觉功能中具有重要作用。

## 六、总结

髋臼盂唇结构复杂，血供有限。这种结构对髋臼盂唇的许多功能都很重要。有限的血液供应对髋臼盂唇的愈合和修复有影响，而丰富的神经支配表明，髋臼盂唇除了能够引起疼痛外，还有其他重要的功能。

# 关节囊与滑囊解剖学
## Anatomy: Capsule and Synovium

Richard E. Field　Caroline Blakey　Francesc Malagelada　著
李 川 译 董江涛 校

第4章

## 一、概述

髋关节被一个厚的圆柱形纤维套管包裹。它起源于髋臼的外侧缘，并附着在股骨近端的骺区。由不同的韧带加强，在最大限度的活动中，关节囊的功能是约束髋关节[1-3]并帮助保持关节的整体性[3-5]。滑膜沿着关节面排列，疏松的结缔组织环绕关节表面，支持其血液供应[6]。众所周知，关节囊具有一般运动、本体感觉和痛觉等特性，最近的研究表明，关节囊同时也有助于髋臼内股骨头的稳定[3]，并在关节内的滑液循环中发挥整体作用[7]。

随着以保护关节为主的髋关节手术和髋关节镜的发展，对股骨颈、髋臼缘和棘突以下区域的干预越来越频繁，通过重置或切除囊膜结构有助于此类干预。与关节置换手术一样，关节囊的外科处理是一个备受争议的话题，人们对修复或重建关节囊的必要性有着广泛的看法。了解关节囊的解剖结构、附属结构、血液供应和神经支配对理解这些讨论至关重要，希望能最大限度地减少医源性损伤。

## 二、关节囊起止点

髋关节囊环抱着髋臼边缘，无论是前方还是后方，都紧邻髋臼盂唇的近端附着（图 4-1）。

它将股骨颈围成一个套筒，其远端前方在向上反折之前附着在转子间线，并与骨膜融合[6]。在其后方，关节囊仅覆盖部分股骨颈（图 4-2）。

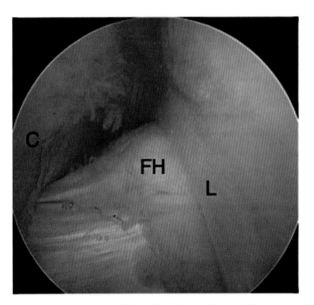

▲ 图 4-1　关节镜下的髋关节中央腔室视图
图示股骨头（FH）、髋臼盂唇（L）和髋关节囊（C）

轮匝带的圆形纤维形成一个自由的拱形边界，仅仅比前面的附着点略高 1cm（图 4-3）。

在反折的囊膜组织内，股骨颈上、下段（Weitbrecht 支持带）出现 2 个滑膜皱褶，覆盖旋股动脉支持带支，为股骨头骨骺供血[8]（图 4-4）。

## 三、关节囊韧带

在关节处有明显的纵行纤维所形成的囊韧带。作为关节囊的加厚物，每个关节囊韧带都来自髋臼的一个组成骨，并与骨一起约束髋部[1,2]。在解剖位置上，囊韧带从骨盆到股骨，从内侧到外侧，

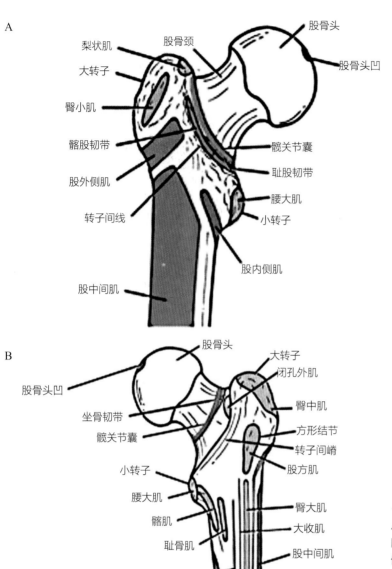

◀ 图 4-2　髋关节囊解剖示意图

A. 股骨近端的前面观，绿色弧线为髋关节囊的附着部位；B. 股骨近端的后面观，绿色弧线为髋关节囊的附着部位 [ 引自 Clinical Anatomy, 2nd edition by Richard Snell. Little, Brown and Company（Inc）1986]

反映了向直立姿势的演变[9]。囊及其韧带都由近端骨附着点、韧带或囊膜物质、远端骨附着点组成，并且两者都包含可以感觉关节运动和移位的神经。

关节囊韧带复合体的前上方由髂股韧带的纵行纤维所主导[10]。耻股韧带对其前下方进行加强，并与髂股韧带外侧附着点处融合。在后方，关节囊大而松弛。由远端结实的轮匝带及较薄的坐股韧带纤维所加强。在其远端附着点，坐股韧带和髂股韧带被薄的囊膜组织分开，彼此不融合。在髋臼切迹处，囊膜纤维与横韧带融合[6, 8]。

髋关节囊的解剖结构通常以钟面来描述。3点钟方向对应前方关节囊，6点钟方向对应下方关节囊（髋臼切迹），9点钟和12点钟方向分别对应后方关节囊和上方关节囊。

## 四、髂股韧带

髂股韧带是人体最强壮的韧带。它位于前方，与股骨颈成一直线，股骨外展时松弛。韧带起自髂前下棘和髋臼边缘之间，距髋臼边缘约3cm[11]，呈扇形于关节前方延伸，大约距最上附着点5cm处，明显地划分为内侧束和外侧束，呈倒置的Y形[11]。外侧束或上束斜穿过关节，可见附着于大转子顶部，略高于转子间线起始部。内侧束或下束垂直向

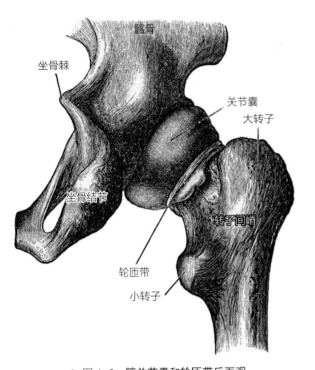

▲ 图 4-3　髋关节囊和轮匝带后面观

引自 Gray, Henry. Anatomy of the Human Body. Philadelphia: Lea & Febiger, 1918; Bartleby.com, 2000. www.bartleby.com/107/. 经许可转载

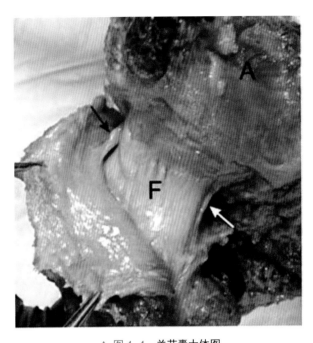

▲ 图 4-4　关节囊大体图

上（黑箭）和下（白箭）支持带褶皱（Weitbrecht 支持带）。A. 髋臼；F. 股骨

下延伸，远端附着于股骨前方小转子水平的细微突起 [11]。在转子间线的水平，髂股韧带的两条束相距 2～3cm，但仍有薄的囊膜组织连接 [2, 11]（图 4-5）。

　　由于躯干的重心位于髋关节旋转中心的后方，髂股韧带提供被动支撑，以保持直立姿势，并减少对主动肌影响的需求。在动态运动中，除了髋关节在中立和外旋之外，髂股韧带被认为是限制髋关节伸展 [1, 2, 8]。

## 五、耻股韧带

　　耻股韧带加强前方和下方关节囊，限制大腿的外旋和外展，特别是在后伸时。其内侧起始于髋臼缘耻骨部、闭孔嵴和耻骨上支之间。韧带在到达髋臼之前位于关节囊外。在髋臼缘处未进入关节囊之前，耻股韧带与坐骨韧带近侧端融合，以加强薄弱的关节囊。韧带呈“吊床”状，垂直于轮匝带，然后在外侧附着处与髂股韧带的外侧纤维束融合（图 4-6）。耻股韧带有时被描述为缺乏骨附着，因为韧带的关节囊部分没有独立的骨附着点。

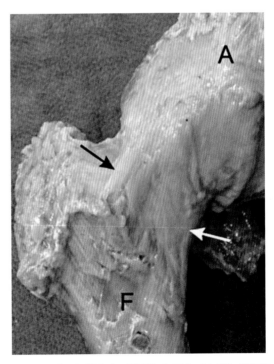

▲ 图 4-5　髂股韧带上束（黑箭）和下束（白箭）前面观

A. 髋臼；F. 股骨 [引自 Wagner et al. Capsular ligaments of the hip. Anatomic, histologic and positional study in cadaveric specimens with MR arthrography. Radiology 2012;263（1）:189-198. 经北美放射学会许可转载 ]

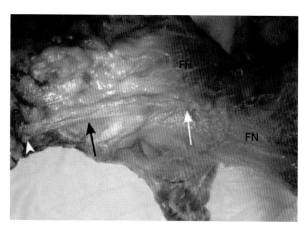

▲ 图 4-6　耻股韧带

韧带起源于囊外（箭头），耻骨闭孔嵴（P）。它穿过髋臼（黑箭）并沿着关节囊的下部走行（白箭）。FH. 股骨头；FN. 股骨颈 [ 引自 Wagner et al. Capsular ligaments of the hip. Anatomic, histologic and positional study in cadaveric specimens with MR arthrography. Radiology 2012;263（1）:189–198. 经北美放射学会许可转载 ]

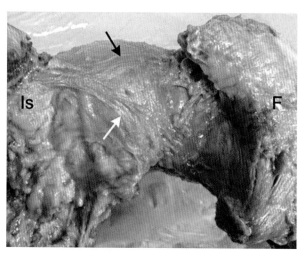

▲ 图 4-7　关节囊后面观

坐骨韧带可分为上( 黑箭 )和下[ 白箭 ]两束。F. 股骨;Is. 坐骨 [ 引自 Wagner et al. Capsular ligaments of the hip. Anatomic, histologic and positional study in cadaveric specimens with MR arthrography. Radiology 2012;263（1）:189–198. 经北美放射学会许可转载 ]

## 六、坐股韧带

坐骨股韧带位于关节后方，但其边界不如髂股韧带或耻股韧带清晰。它呈螺旋状，从髋臼坐骨缘延伸到股骨颈后方大转子根部。坐股韧带在靠近坐骨支根部的髋臼坐骨缘有一个宽的三角形起点[11]。坐股韧带 2 条不同的纤维束已经被描述过，2 条纤维束都从韧带起始处横向外侧延伸[8, 12]（图 4-7）。

上纤维束向外上走，附着于大转子根部，下纤维束向外下走，与轮匝带的下方纤维混合[8]。坐股韧带有助于限制髋关节的内旋和内收，最显著的是屈曲[1, 2]。

## 七、轮匝带

轮匝带（zona orbicularis，ZO）通常被描述为环绕股骨颈的吊索或项圈，构成囊内最窄的区域（图 4-8）。最重要的是，从后面和下面看，这组致密的圆形纤维起到了护环的作用，抵抗髋关节的牵拉[3]。轮匝带很容易从周围腔室看到，这使得它成为关节镜检查的一个有用的标志。

轮匝肌一词起源于拉丁语"orbis"，表示圆形或圆盘状结构。传统上，作者将轮匝带描述为一个

圆形结构，包裹在股骨颈上，起到防止相对更大的股骨头从髋臼内滑出的作用。因此，关节囊可视为沙漏，轮匝带形成峡部。

尽管经典的解剖学教科书[6, 13-15]中有描述，但对轮匝带的解剖学和功能的了解仍然有限。Ito 认为轮匝带有助于髋关节的稳定性，是抑制关节牵拉的主要因素[3]。最近，有人提出轮匝带在关节内的滑液循环中也有作用。有人假设轮匝带是一种类似于波纹管的机制，以单向流动的方式迫使滑液从周围腔室流向中央腔室[7]。当在周围腔室进行髋关节镜检查时，轮匝带为关节镜和器械的引导和定位提供了一个标志[3, 16]。

轮匝带的圆形纤维垂直于关节轴，作为股骨颈周围的吊索，正好位于股骨头的远端。前方纤维与髂股韧带的深层面融合[6, 8]，但轮匝带的主要结构在后方和下方。在其上方，其纤维附着在大转子底部的股骨上，并与坐股韧带上方纤维束的远端附着处融合。然后，轮匝带位于关节囊后方的游离端穿过股骨颈背部，与前下方关节囊的纤维混合[8]。在最近对 25 例正常髋关节进行的 MR 关节造影研究中发现，其中有 18 例（72%）轮匝带为马蹄形，前方部分缺失。有 5 例（20%）形成完整的环，但前

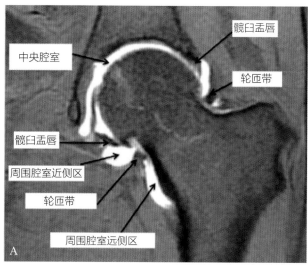
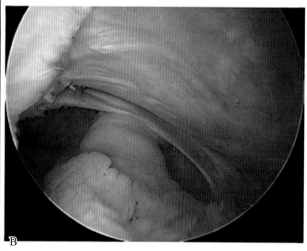

中央腔室
髋臼盂唇
髋臼盂唇
轮匝带
周围腔室近侧区
轮匝带
周围腔室远侧区

▲ 图 4-8　**MR 造影**
A. 髋关节冠状面显示流体室；B. 关节镜下观察轮匝带血液供应

方部分非常薄，只有 2 例（8%）是完全均匀的环。

## 八、血液供应

髋关节囊的血液供应来源于 4 条主要血管，它们从外周和表面进入关节囊[17]。旋股内侧动脉（medial femoral circumflex artery，MFCA）和旋股外侧动脉（lateral femoral circumflex artery，LFCA）的直接关节囊支从囊的股骨面进入，由远及近流经环状关节囊的表层。臀上动脉（superior gluteal artery，SGA）和臀下动脉（inferior gluteal artery，IGA）各发出相应的髋臼上支和髋臼支，其终支为关节囊血管，从近端流向远端[6, 17]。臀动脉在关节囊后方的血液供应中起重要作用。两个系统之间可以找到可变的交通支，在臀小肌和短的外旋肌群下方相吻合[17]。股动脉的进一步分支穿过关节囊，作为支持动脉，供应股骨头。

## 九、髋关节囊的神经分布

尽管解剖学描述可能有所不同，但通常认为髋关节囊由闭孔神经和股方神经的分支支配，股神经、坐骨神经和臀上神经以及闭孔副神经的贡献各不相同[18]。3 种主要的关节神经被提及，包括后关节神经，为髋关节的主要支配神经，另外还有内侧关节神经和股骨头韧带神经。

后关节神经由股方神经终止于相应的肌腹之前分出[19]。这些短的关节分支从主神经干外侧进入闭孔内肌和孖肌，然后沿着髋臼侧附着点进入后关节囊。上、中、下支分别支配关节囊后方、后下方和坐股韧带[19]。

闭孔神经的单个关节支构成内侧关节神经。它偶尔从闭膜管内的主神经干发出，但更常见的是在离开闭膜管时从前支的外侧支发出。内侧关节神经分为 2 个终末支，最终支配关节囊的前内侧和下方[19]。副关节神经支配关节囊的较小部分，大部分来自股神经，也来自臀上神经和副股神经或闭孔神经[18]。

## 十、关节镜视角

髋关节囊韧带不能从关节内清楚识别，但可以从关节镜的角度描述囊韧带的方向（图 4-9）[11, 20]。

利用钟面来描述，髂股韧带在分化为内侧束和外侧束之前，位于 12:45 位置至 3:00 位置。抵达中央腔室内的前外侧和前方关节镜手术入路分别需要穿过髂股韧带的外侧和内侧边界[11, 20]。在外周腔室，髂股韧带的位置可以根据内侧和外侧滑膜皱褶来确定[20]。韧带外侧缘在头颈交界处的外侧滑膜皱褶前方，韧带内侧缘在轮匝带水平处的内侧滑膜皱褶外侧。

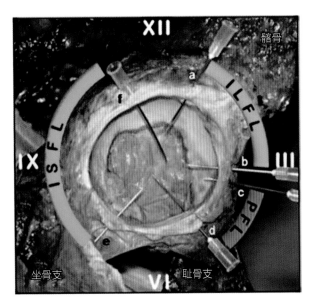

▲ 图 4-9　髋臼窝与囊韧带起始位置（经 **Marc R. Safran** 许可转载）

耻股韧带范围从 3:30 的位置到 5:30 的位置[11]。韧带的外侧缘正好位于容纳腰大肌腱的髋臼隐窝的前面。内侧缘位于穹窿窝与前下髋臼的交界处。在外周腔室，耻股韧带的外侧缘位于轮匝带水平的内

侧滑膜皱褶的外侧[20]。

关节镜后外侧入路可探及坐股韧带上 / 外侧束边缘，且仅在外侧滑膜皱褶后方可见。韧带通常位于 7:45 的位置到 10:30 的位置，因此在髋臼最后下角可发现下 / 内侧束边缘。

直立姿势和双足步态的采用导致了骨盆在股骨头上的延伸，并使股骨头的前部相对裸露和缺少支撑。暴露的股骨头前部由关节囊和髂股韧带包裹和支持。囊外有髂包膜肌和髂腰肌腱。Babst 等[21] 报道称，髋关节发育不良患者的髂包膜肥大，表明随着骨约束的减少，前部软组织结构对髋关节稳定性的重要性越来越大。Blakey 等[22] 确定慢性关节囊损伤的个体失去了关节外旋时的正常弹性回缩力，并使用 MR 显示韧带外侧附着处变薄、髂股韧带衰弱 [ 最明显的是最大外旋（60°）] 和完全外旋时的松弛状态。为应对这种松弛状态，一些以缩紧关节囊为目的的方法得到推荐，其中包括热收缩[23] 和折叠缝合[24-26]。关节囊扩大术的临床研究正在进行中。

# 髋部肌肉的基本功能与临床应用

## Fundamental and Clinical Considerations of the Muscles of the Hip

**第 5 章**

Donald Anthony Neumann **著**

王晓旭 程 程 **译** 曾 春 **校**

## 一、概述

本章将综述髋部肌肉的功能，重点是在力线基础上理解肌肉的功能。讨论部分将重点介绍在特定时间髋部位置如何影响某些髋部肌肉的扭矩和最终动作，还将讨论髋部肌肉功能的机械力学方面，例如，肌肉收缩产生的力如何影响髋部及其关节周围组织的应力。本章将为指导护理髋关节镜手术后患者的医师和康复专家提供基础知识。

## 二、髋部肌肉功能基础

### （一）描述髋部的肌肉功能

髋关节允许 3 个自由度的运动。实际上，跨过髋部的所有肌肉都能够至少在有限的程度上通过贯穿 3 个基本运动平面的独特路径旋转股骨和（或）骨盆。为了简化和标准化这些运动学描述，习惯上分别针对 3 个运动平面描述肌肉动作的旋转方向[1]。对于每个平面，肌肉的旋转动作是根据其力线相对于关节旋转轴的方向来定义的。髋部的这些轴被定义为内—外轴线的屈伸矢状面运动，前后轴线用于外展和内收的冠状面运动，垂直（纵向）用于内外旋转的水平平面运动。图 5-1 说明了矢状面内几条肌肉的作用力线，该数据基于 Dostal 等[2, 3]的研究。使用肌肉动作的直线模型，这是一些研究者使用的方法[4-6]。在图 5-1 中观察到，穿过关节内—外侧旋转轴的肌肉的力线是潜在的屈肌（例如突出的股

直肌）。相反，在同一轴后方通过的肌肉力量线（例如臀大肌）是潜在的伸肌。其他肌肉的作用也可以用类似的方式来看待冠状面（作为外展肌或内收肌）和水平面（内旋肌或外旋肌）。

图 5-1 表示肌肉的潜在功能，同样重要的是，它表示了肌肉的相对力臂长度（杠杆作用），可用来为特定动作产生扭矩。表 5-1[3] 中列出了用于生成图 5-1 的原始数据。例如，该表显示臀大肌有一个 4.6cm 的力臂用于外展，一个 2.1cm 的力臂用于外旋，而 0.7cm 的力矩臂用于内收。重要的是要意识到图 5-1 中的力线和力矩臂仅适用于解剖位置。一旦髋部移出解剖位置，影响肌肉动作以及扭矩的因素就会发生很大变化。这些变化部分地解释了为什么最大力量测量值以及在某些情况下甚至是肌肉的动作也随髋关节位置而变化的原因，这一点将在本章稍后进行详细讨论。根据文献中发表的数据以及对尸体和骨骼模型的观察，将髋部肌肉指定为给定动作的主要或次要肌肉（表 5-2）[1]。由于诸如小横截面面积或力臂长度或与之几乎平行的力线之类的变量，某些肌肉仅具有产生特定动作的辅助能力。

### （二）髋部肌肉的功能与扭矩的产生

尽管图 5-1 所示可用于评估给定平面内肌肉的潜在作用，但它缺乏信息来权威地给定平面内肌肉的相对扭矩潜能排名。肌肉动作描述了关节在被

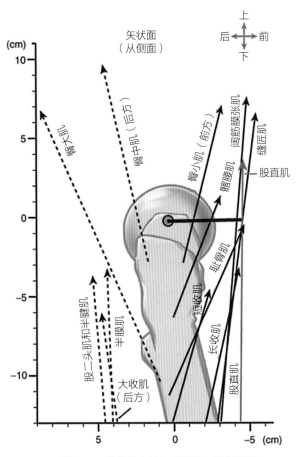

▲ 图 5-1　髋部肌肉的矢状平面力线侧视图

旋转轴（绿圆）通过股骨头定向于内外侧方向。实线箭表示屈肌，虚线箭表示伸肌。股直肌作用的内部力臂以粗黑线显示，起始于旋转轴。为清楚起见，未显示所有肌肉。力线未按比例绘制，因此，未表示肌肉的相对力量潜力（引自 Neumann DA: Kinesiology of the Musculoskeletal System: Foundations for Physical Rehabilitation, second edition, 2010. 经 Elsevier Limited 许可转载）

神经系统激活后的潜在旋转方向，而肌肉扭矩则描述了动作的"强度"。扭矩或力矩是力的旋转表达。肌肉扭矩可以由平面内的肌肉力量（以牛顿或磅为单位）和肌肉相关的力臂长度（以厘米或英寸为单位）的乘积来估算。当估计潜在的扭矩输出或肌肉力量时，力和力臂的变量都同等重要。尽管图 5-1 展示了肌肉的可能动作和相对力矩臂长，但并未指示肌肉的实际作用力，图中使用的箭不是矢量，并且没有按比例绘制。箭的方向仅代表收缩拉力的假定线性方向，而不代表其幅度。估计肌肉的力量需要其他信息，例如其横截面积、垂角和相对神经控制作用[7]。

本章中提供的许多示例都显示了解剖位置的

肌肉力线图（仅限于三个主平面）如何为临床医师提供了一个框架，使他们可以对髋部的肌肉功能进行有价值的推断。例如，考虑如何根据髋部的力线的位置和距离来推测髋部肌肉的相对扭矩潜力，知道髋关节的位置（即旋转轴的位置）以及肌肉的附着力，就可以在任何平面上将其可视化。例如，图 5-2A 显示在髋关节处于解剖位置的情况下，梨状肌和闭孔外肌在水平面内的动作。这两种肌肉都是典型的髋关节外旋器。在解剖位置，梨状肌位置良好，可向外旋转股骨。然而，因闭孔外肌作用力直接穿过旋转轴缺少力臂，因此无法产生旋转作用。图 5-2A 还显示在所示情况下，闭孔外肌的活动将主要增加髋关节压力。

图 5-2B 通过评估臀肌中间纤维使股骨在水平面内绕垂直旋转轴（描绘为蓝针）旋转的可能性进一步说明了这种推理。由于肌肉总力的这一部分基本上平行于垂直旋转轴，因此无法在水平面上产生扭矩。然而，将股骨远离解剖位置会极大地改变生物力学。例如，将髋部屈曲至 100°，会在肌肉和旋转轴之间形成近乎垂直的交点（"跟随"股骨干的屈曲位置）。在屈曲位置，臀中肌的肌肉纤维确实可能在内旋股骨。分析肌肉在解剖位置之外的动作是充分了解肌肉功能潜力的一种非常有用的方法。该主题是本章中反复出现的。

## 三、髋部肌肉动作的功能考虑

### （一）涉及髋关节屈曲的肌肉相互作用

髋屈肌在行走、跑步和爬山过程中具有推进下肢的双重作用，即屈髋和稳定整个躯干和骨盆的矢状面方向位置。后者通常对臀部屈肌的"反向动作"要求更高，但往往被低估。例如，考虑一个健康的人直立坐在无靠背的凳子上，同时抵抗来自前方的剧烈推动，这有可能使上半身无法控制地翻倒。防止这种事故的主要肌肉抵抗力，是来源于髋部屈肌的强力收缩，尤其是一端止于股骨的髂腰肌的收缩。当然，腹部肌肉会收缩以帮助稳定上身，使其免受此类干扰，但是这些肌肉仅在上躯干和骨盆之间施加屈曲扭矩。由于腹肌不附着在股骨上，因此

表 5-1 来源于矢状面、水平面和冠状面的动作的髋部肌肉的力臂数据（cm）

| 肌 肉 | 矢状面 | 水平面 | 冠状面 |
|---|---|---|---|
| 短收肌 | F: 2.1 | IR: 0.5 | Ad: 7.6 |
| 长收肌 | F: 4.1 | IR: 0.7 | Ad: 7.1 |
| 大收肌（前头） | E: 1.5 | ER: 0.2 | Ad: 6.9 |
| 大收肌（后头） | E: 5.8 | IR: 0.4 | Ad: 3.4 |
| 股二头肌 | E: 5.4 | ER: 0.6 | Ad: 1.9 |
| 下孖肌 | E: 0.4 | ER: 3.3 | Ad: 0.9 |
| 上孖肌 | E: 0.3 | ER: 3.1 | Ab: 0.1 |
| 臀大肌 | E: 4.6 | ER: 2.1 | Ad: 0.7 |
| 臀中肌（前束） | E: 0.8 | IR: 2.3 | Ab: 6.7 |
| 臀中肌（中间束） | E: 1.4 | IR: 0.1 | Ab: 6.0 |
| 臀中肌（后束） | E: 1.9 | ER: 2.4 | Ab: 4.3 |
| 臀小肌（前束） | F: 1.0 | IR: 1.7 | Ab: 5.8 |
| 臀小肌（中间束） | F: 0.2 | ER: 0.3 | Ab: 5.3 |
| 臀小肌（后束） | E: 0.3 | ER: 1.4 | Ab:3.9 |
| 股薄肌 | F: 1.3 | ER: 0.3 | Ad: 7.1 |
| 髂腰肌 | F: 1.8 | IR: 0.5 | Ab: 0.7 |
| 闭孔外肌 | F: 0.7 | ER: 0.4 | Ad: 2.4 |
| 闭孔内肌 | E: 0.3 | ER: 3.2 | Ad: 0.7 |
| 耻骨肌 | F: 3.6 | IR: 1.0 | Ad: 3.2 |
| 梨状肌 | E: 0.1 | ER: 3.1 | Ab: 2.1 |
| 股方肌 | E: 0.2 | ER: 3.4 | Ad: 4.4 |
| 股直肌 | F: 4.3 | ER: 0.2 | Ab: 2.3 |
| 缝匠肌 | F: 4.0 | ER: 0.3 | Ab: 3.7 |
| 半膜肌 | E: 4.6 | IR: 0.3 | Ad: 0.4 |
| 半腱肌 | E: 5.6 | IR: 0.5 | Ad: 0.9 |
| 阔筋膜张肌 | F: 3.9 | 0.0 | Ab: 5.2 |

F. 屈曲；E. 伸展；IR. 内旋；ER. 外旋；Ab. 外展；Ad. 内收
以上结果均基于一具男性尸体标本的解剖定位，原始数据引自 Dostal et al [3]

表 5-2　按主要动作或次要动作列出的臀部六个肌肉群 [a]

| 屈 肌 | 伸 肌 | 外旋肌 | 内旋肌 | 内收肌 | 外展肌 |
|---|---|---|---|---|---|
| **主 要** | | | | | |
| 髂腰肌 | 臀大肌 | 臀大肌 | | 耻骨肌 | 臀中肌（所有纤维） |
| 缝匠肌 | 大收肌（后头） | 梨状肌 | | 长收肌 | 臀小肌（所有纤维） |
| 阔筋膜张肌 | 股二头肌（长头） | 闭孔内肌 | 不适用 | 股薄肌 | |
| 股直肌 | 半腱肌 | 上孖肌 | | 短收肌 | 阔筋膜张肌 |
| 长收肌 | 半膜肌 | 下孖肌 | | 大收肌（前头和后头） | |
| 耻骨肌 | | 股方肌 | | | |
| **次 要** | | | | | |
| 短收肌 | 臀中肌（中后束） | 臀中肌（后束） | 臀小肌（前束） | 股二头肌 | 梨状肌 |
| 股薄肌 | | 臀小肌（后束） | 臀中肌（前束） | （长头） | 缝匠肌 |
| | | 闭孔外肌 | 阔筋膜张肌 | 臀大肌（后束） | |
| | 大收肌（前头） | 缝匠肌 | 长收肌 | 股方肌 | 股直肌 |
| 臀小肌（前束） | | 股二头肌（长头） | 短收肌 | | |
| | | | 耻骨肌 | 闭孔外肌 | |
| | | | 大收肌（后头） | | |

a. 每个动作都假设肌肉从解剖位置收缩。当这些肌肉中的几个在解剖位置之外被激活时，它们可能具有不同的作用

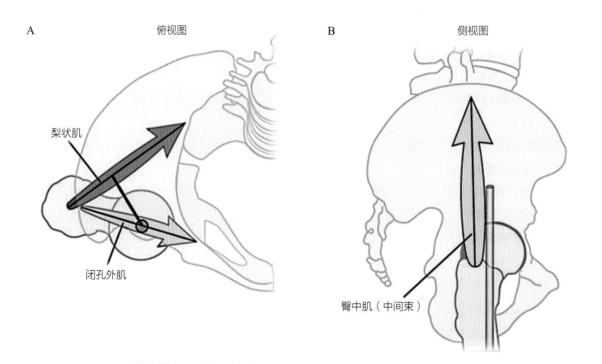

▲ 图 5-2　用大箭头描绘了三个肌肉产生的力，每个力都考虑到了股骨在水平面上向外旋转的能力
旋转轴显示为蓝色，力臂显示为粗黑线，始于旋转轴。A. 显示了梨状肌和闭孔外肌的假定力线的俯视图；B. 显示臀中肌的侧视图

不会有屈髋作用。

对髋屈肌的大量需求可能是其相对较大的潜在扭矩的原因。在髋部的六个肌肉群中（3 个运动平面 × 每个平面 2 个方向），只有髋部伸肌比屈肌产生更大的扭矩。最有力或动力学影响的髋屈肌是髂腰肌，这是由髂肌和腰大肌两部分组成的厚实肌肉。

在行走过程中，髂腰肌在迈步阶段最活跃，因为它跨过髋关节、骶髂关节、腰骶关节，以及腰椎内的所有关节产生力量。在这期间髂腰肌在股骨头前部的关节接触力中起最大的作用[8]。

腰大肌是为整个躯干提供垂直稳定性的理想选择[9]。更具体地说，Hu 等的一项研究支持了肌肉在稳定腰椎中的主导作用，他分析了 17 名健康人士在单腿（右侧）抵抗直腿抬高中，髂肌和腰大肌在运动过程中的双侧细线肌电图活动，结果显示右侧髂骨有较强的同侧激活（如预期的那样），而腰大肌则显示出强而一致的双侧激活[10]。在这种情况下，右腰大肌直接导致了髋部屈曲，而左腰肌大概阻止了腰椎向右侧向屈曲。

髂腰肌穿过股骨头的前部并稍向内侧，最终附着在小转子上。在这条路径中，当肌肉经过耻骨上交界处时，它会向后偏转 35°～40°。因此，该交界处提供了一个悬伸以使腰肌的远侧部分与股骨头隔开，从而在处于完全伸展位置时增加了肌肉弯曲的杠杆作用。当髋部屈曲至 90° 时，力矩臂会进一步增大，这可以补偿明显缩短后的肌肉的力量损失[11]。有趣的是，Neumann 和 Garceau 的尸体研究表明，腰大肌的远端附着在髂筋膜中可能有助于控制和稳定髂腰大肌远端相对于髋关节的位置。Garceau 认为，腰大肌远端附着于髂筋膜有助于控制并稳定髂腰肌远端相对于髋关节的位置[12]。

髂腰肌远端附着的具体解剖具有重要的临床和手术意义，特别是当肌腱与"内源性弹响髋"综合征相关时[13]。在通往其股骨附着的途中，髂腰肌形成一个宽的肌腱组织（musculotendinous unit，MTU），位于耻骨上和髂骨上缘交界处的外侧。

MTU 内侧部分通常是肌腱，而外侧部分是肌肉。大体解剖清楚地显示一些肌肉纤维与髋关节前囊混合。这些肌肉纤维可以代表独特的肌肉，被称为髂囊肌[14, 15]。虽然 MTU 主要附着在小转子上，但髂骨外侧的大部分纤维仍保持肌肉状态，并插入小转子的前侧以及略低于它的位置[16]。Blomberg 等研究显示在小转子水平，MTU 由 60% 的肌腱和 40% 的肌纤维组成[17]。因此，在这个水平上做一个十字切开术来释放髂腰肌肌腱，这样仍然可以保留 40% 的肌肉远端附着的完整性。这种解剖安排可能解释为什么在小转子水平上进行的十字切开往往在运动员中产生优异的结果。减少摩擦撞击的来源，同时保留足够的肌肉纤维，以防止长期的髋关节屈曲无力。

髋屈肌动作的完整讨论必须包括腹肌的骨盆稳定功能。通常，在中等强度到高强度的髋部屈曲动作中，腹部肌肉会被强烈激活。通过进行直腿抬举运动很容易证明这种肌肉协同作用。较浅的腹部肌肉（腹直肌、内外斜肌）必须产生足够大的后骨盆后倾力，以抵消髋屈肌向前骨盆倾斜❶的强大潜力。这种肌肉关系在图 5-3A 中显示了代表性的腹肌和髋屈肌之间的关系。腹部肌肉防止骨盆前倾的程度取决于活动的严格程度（例如，抬起一只或两只腿）和被激活的肌肉产生的相对力[18]。除了稳定骨盆外，腹部肌肉还通过增加腹内压和增加胸腰椎筋膜内的张力来帮助稳定整个腰骶部[19, 20]。

如果腹肌没有充分稳定骨盆，髋屈肌的收缩会无意中使骨盆绕股骨头向前倾斜（即短弧形髋屈曲）（图 5-3B），骨盆前部过度倾斜通常会加剧腰椎前凸。对于患有前方股骨髋臼撞击或下腰部问题（例如前腰椎滑脱或腰椎骨关节退化）的人，这可能会产生不好的情况。如果是慢性的，图 5-3B 中的腹部无力可能导致髋屈肌挛缩，易受此损伤影响的肌肉不仅限于图示中的髂腰肌和股直肌。任何髋屈肌挛缩（原发或继发）都可能导致骨盆前倾过度和腰椎前凸过大。

---

❶ 骨盆倾斜被定义为骨盆相对于两个股骨头的短弧（矢状面）旋转，倾斜的方向是根据髂骨嵴上的一个点的运动方向来命名的

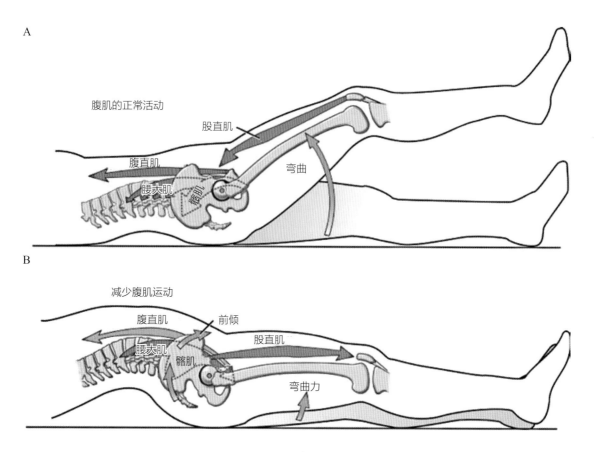

▲ 图 5-3　腹肌的运动

图说明具有代表性的腹部肌肉（腹直肌）与髂腰肌和股直肌之间的协同作用，同时进行了直腿抬高。A. 腹部肌肉的充分激活与髋关节屈肌的强力向下牵拉相抗，防止骨盆前倾；B. 随着腹部肌肉的激活减少，髋关节屈肌的收缩显示出了骨盆的明显前倾 – 增加腰椎前凸。腹部肌肉的收缩减少是由较浅的红色表示（引自 Neumann DA:Kinesiology of the Musculoskeletal System: Foundations for Physical Rehabilitation, second edition, 2010. 经 Elsevier Limited 许可转载）

### （二）涉及髋关节伸展的肌肉相互作用

　　与所有其他肌肉组相比，髋部伸肌在髋部产生最大的等长力矩[21, 22]。当髋部处于解剖位置时，大收肌的后束具有产生髋关节伸展力矩的最大力矩臂[3]。臀大肌和大收肌在所有主要伸肌中都具有最大的横截面积，这表明这些肌肉有可能在髋部产生最大的峰值伸展力[23]。

　　髋关节屈伸时，髋伸肌最能发挥其功能，例如当人从椅子或深蹲开始抬起时。当髋部弯曲时，肌肉会伸长，因此会产生相当大的力[5, 24, 25]。此外，如将要描述的，在髋部显著弯曲的情况下，许多内收肌产生延伸扭矩，从而辅助初级髋伸肌。

　　髋和膝伸肌同时收缩的协同作用产生了下肢许多功能性运动膝关节。例如图 5-4 所示的跳跃、爬山或冲刺的伸展阶段，髋关节和膝关节的联合伸展部分受两个关节的单关节和多关节肌肉之间的协同作用控制。图 5-4 显示涉及单关节臀大肌和双关节半腱肌（代表肌腱）和股四头肌的肌肉相互作用的例子。收缩的股四头肌产生的主动膝关节伸直扭矩使膝关节伸直，并根据需要伸直激活的腘绳肌。正如经典的肌肉力量速度曲线所示的那样，强力拉长（或拉伸）同时被驱动收缩的肌肉自然会增加每一级的力量[7]。因此，图 5-4 所示的髋和膝联合伸展运动自然会增强半腱肌的髋伸展潜力。此外，主动收缩的臀大肌伸展髋部，以此伸展活动的股直肌，从而增强其协助巨大肌肉伸展膝关节的能力。在髋部和膝关节的几个伸肌之间形成了动态动力学联系。由于这些肌肉之间的功能相互依赖性，任何一块肌肉的无力可能会导致联合运动的整体功能性

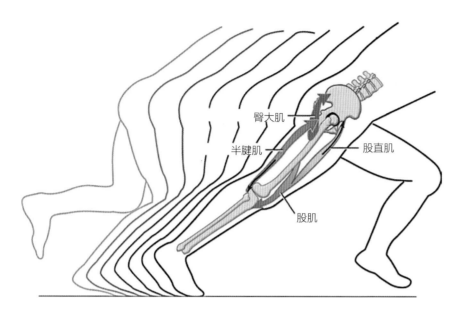

◀ 图 5-4　选定的单关节和双关节肌肉在臀部和膝关节处的动作
在短跑开始时它们同时被激活以伸展臀部和膝关节。细长的黑箭示拉伸的双关节肌肉（引自 Neumann DA: Kinesiology of the Musculoskeletal System: Foundations for Physical Rehabilitation, second edition, 2010. 经 Elsevier Limited 许可转载）

无力。例如，从坐姿站立所需的髋和膝关节伸展运动，股四头肌的弱点可以表示为髋部伸展减弱，而臀大肌（或内收肌）的弱点可以表示为膝部伸展减弱。从物理疗法的角度来看，通常要合乎逻辑的是，要进行创造性的强化锻炼，以同时抵抗髋部和膝伸肌。此外，鼓励患者激活臀部伸肌以帮助膝关节伸展可能会减少对四头肌的需求。如果想减轻股四头肌为基础的压迫造成的髌股关节疼痛，这种策略可能会很有用。

上述关系进一步阐明关节肌肉的巨大自然力量潜力的重要性，如臀大肌和内收肌。在有力的髋部和膝关节伸展运动期间，上述髋关节伸肌必须产生一个髋关节伸肌扭矩，大大超过由激活的股直肌产生的髋关节屈曲扭矩。功能性净髋关节伸肌扭矩是活动性股直肌产生的髋关节伸展扭矩和髋部屈曲扭矩之间的差。例如，减弱的臀大肌将直接降低髋部伸展扭矩，但由于不能充分对抗股直肌产生的髋部屈曲扭矩，因此会间接降低髋部伸展扭矩。这种关系增强了作为臀部最强肌肉的伸肌的功能重要性。

在躯干保持相对静止的情况下，髋关节伸肌和腹肌的收缩起着力偶的作用，使骨盆向后倾斜（图 5-5）。如前所述，骨盆的后倾运动实际上是短弧双侧（股骨在股骨上）髋关节伸展运动。假设躯干在此动作期间保持直立，则腰椎必须稍微扭转其矢状面曲率，从而减少其自然的脊柱前弯曲线。

当直立站立、大腿静止时，骨盆完全后倾斜会增加大多数髋关节囊韧带和髋屈肌的张力，这些组织如果拉紧，会限制骨盆后倾的末端范围。理论上，腹肌的收缩（起图 5-5 示的短弧髋关节伸肌的作用）可以帮助其他髋关节伸肌伸长（拉伸）拉紧髋关节囊或髋屈肌，例如，拉伸收紧的股直肌的经典方法。在拉伸的基础上，在保持膝盖弯曲的同时，用手将臀部拉到完全伸展，通过包括腹部和臀大肌的强联合激活，转化为更有效的拉伸，可能最大限度地主动激活髋部伸肌（包括腹肌），由此可能有助于放松或抑制拮抗（并收紧）的髋屈肌。

实现髋部的近乎完全伸展具有重要的功能或生理益处，例如增加直立站立的肌肉效率，髋部完全或几乎完全伸展时，人的重心线稍微向后穿过旋转关节的纵向（或垂直）旋转轴❶的内侧 – 外侧轴。这些肌肉的力线如图 5-6 所示。临床力量测试研究表明，与髋部其他肌肉相比，内旋和外旋肌产生的最大扭矩排名相对较低，比主要屈伸肌组少 55%，比外展肌和内收肌组少 35%。考虑到重力对垂直方

---

❶　髋关节旋转的纵轴被定义为从股骨头延伸到膝关节中心，由于颈轴的角度和股骨轻微的前弯曲，这个轴的大部分位于股骨轴的稍后一点

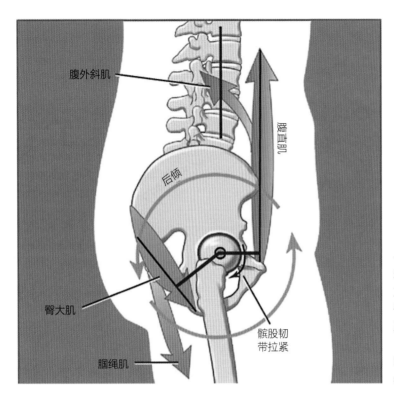

◀ 图 5-5　典型的髋部伸肌（臀大肌和腘绳肌）和腹肌（腹直肌和外斜腹肌）之间的力偶

直立时使骨盆向后倾斜。黑线示每个肌肉群的力矩臂，请注意由此导致的腰椎前凸减少。髋关节的伸展延伸髂股韧带（显示为股骨头前的短弯箭）（引自 Neumann DA:Kinesiology of the Musculoskeletal System: Foundations for Physical Rehabilitation, second edition, 2010. 经 Elsevier Limited 许可转载）

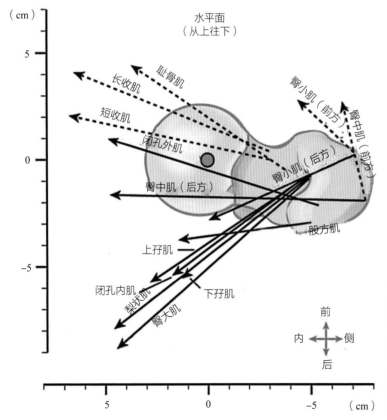

◀ 图 5-6　横穿髋部肌肉的水平面力线

旋转的纵轴（蓝圈）沿上下方向穿过股骨头。实箭表示外旋肌，虚箭表示内旋肌。为了清楚起见，并未显示所有肌肉。力线未按比例绘制，因此不表示肌肉的相对力潜力（引自 Neumann DA: Kinesiology of the Musculoskeletal System: Foundations for Physical Rehabilitation, second edition, 2010. 经 Elsevier Limited 许可转载）

向的物体在水平面中具有相对较低的惯性矩的运动的影响最小，因此内旋肌和外旋肌显然不需要像其他髋部肌肉一样强壮。

髋关节的主要外旋肌是臀大肌和 6 个"短"外部旋转肌中的五个（表 5-2），如图 5-6 所示，闭孔外肌的外侧被归入第二级旋转肌，因为其作用力线靠近旋转的纵向轴线，因此杠杆作用有限。最主要的外旋肌是臀大肌，约占所有髋部肌肉组织总横截面积的16%。由于臀大肌在解剖位置从前平面定向约 45°，其力的约 71%（正弦 45°）在水平面内，因此对外旋扭矩有很大贡献[2]。髋部旋转的纵轴定义为从股骨头到膝关节中心。由于颈轴角度和股骨略微向前弯曲，因此该轴的大部分在股骨干轴后方延伸。

除梨状肌外，其余的短外旋肌具有接近水平力线，例如，图 5-8 中的股四头肌的力线，这种方向可将收缩力有效地传递给外旋扭矩。此外，以大致类似于肱骨盂肱关节处的水平方向的冈下肌和小圆肌的方式，髋部的短外旋肌可能提供了髋部后稳定性的重要元素。有趣的是，全髋关节置换术的后路手术方法必定会切穿至少部分的髋关节后囊，可能会破坏几条短的外旋肌腱。研究表明，在确保对后囊和外旋转肌腱进行精心修复的情况下，采用后路人工关节置换术后髋关节脱位的发生率显著降低[26-29]。这些肌肉的外科手术重要性近来激发了学界对这些肌肉进行详细的解剖研究[30, 31]。

通过躯干和骨盆相对于固定的下肢的旋转活动，可以很好地表达髋关节外旋肌的功能潜力。例如，右股骨在体重负荷且保持相对固定的情况下，右外旋肌的收缩会使骨盆前侧旋转，并使躯干向左旋转——朝着与固定的右股骨相反的方向。固定肢体并"切开"到另一侧（负重髋关节的外旋转）是跑步时突然改变方向的自然方法。臀大肌是一种有效的伸肌和外旋肌，其独特设计旨在执行这种潜在强大而有用的活动。

与外旋肌不同，内旋髋部的肌肉比水平方向更垂直，因此位置较差，无法使髋部仅围绕旋转的纵向轴旋转。因此，表 5-2 仅列出了次级内旋肌，包括臀小肌和臀中肌的前纤维，以及阔筋膜张肌、长

内收肌、直肌、短内收肌和内收肌的后头部[3, 32]。尽管其中没有一块肌肉能够单独产生非常有效的内旋，但是它们的共同作用可以产生日常用途所需的髋部内旋扭矩。例如，在步态的站立阶段，内旋肌会在水平面内（相对于股骨）旋转骨盆。例如，右髋关节的骨盆旋转是明显的左向前旋转，因此，右内旋肌为对侧（左）摆动的肢体提供一些动力。在快步走时，对内旋肌的要求更大，以增加对侧下肢的步长。有趣的是，许多内旋肌也可以作为外展肌，例如臀小肌、臀中肌和阔筋膜张肌。从骨盆—股骨的角度看，这些肌肉产生的扭矩至少有两个不同的目的：驱动刚描述的骨盆—股骨旋转的一部分，并在步行的单肢支撑阶段提供冠状面的稳定性。

虽然阔筋膜张肌通常被描述为髋关节的内旋器[33, 34]，但表 5-1 显示，这种肌肉在水平面上没有旋转的矩臂[3]。但限于解剖位置，它对应于肌肉的近似垂直对齐。如果将髋关节从解剖位置外旋到功能上更有意义的姿势，则筋膜张肌将被扭曲成更倾斜的方向，从而至少为内旋留出一些力矩。因此，应该严格从解剖位置评估任何肌肉的动作。在分析中，有些肌肉在解剖位置上具有最小的动作潜力，但当髋关节在解剖位置外移动时，则具有接近最大的动作潜力。

计算机模型和生物力学研究表明，髋关节在矢状平面中的位置可能会明显改变，并且在某些情况下，会"扭转"整个某些髋部旋转肌（或部分）的水平面动作。考虑一些肌肉的现象，例如梨状肌、臀小肌的后束和臀大肌的前束。不同的研究方向提供了证据，这些"外旋肌"会扭转其旋转动作，并在髋部明显弯曲时变成内旋肌[3, 6, 32]。更加极端的髋关节位置将肌肉的力线的一部分转移到髋关节纵向旋转轴的"内旋"侧，可以通过骨架模型和设计用来模拟肌肉力线的绳子将梨状肌这个概念形象化。Delp 等的文献报道梨状肌在 0° 屈曲时具有 2.9cm的外旋转力矩臂，但在 90° 屈曲度时具有 1.4cm 的内旋转力矩臂[32]。推测梨状肌在关节角度大于 90°屈曲时的旋转反转可能有助于证明将全髋屈曲和外旋结合起来拉伸该肌肉的传统做法是正确的。如果

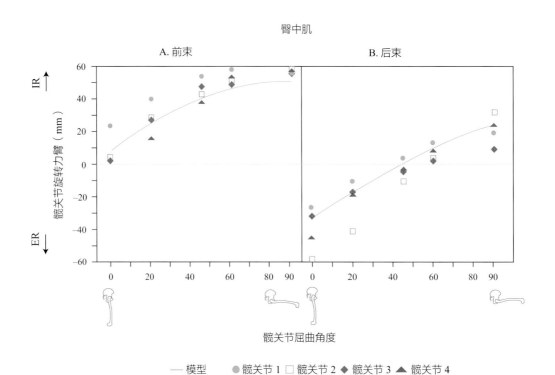

▲ 图 5-7　两组臀中肌纤维的水平面旋转力矩臂（mm）

绘制为髋关节屈曲（度）的函数（IR. 内旋力臂；ER. 外旋力臂）。水平轴上的 0° 弯曲角度标志着髋关节的解剖位置（引自 Neumann DA: Kinesiology of the Hip: A Focus on Muscular Actions. J Orthop Sports Phys Ther. 2010, 40: 82-94；经许可转载，引自 Journal of Orthopaedic & Sports Physical Therapy. ）。最初由 Delp 等发布的数据，使用了四个髋关节样本和一个计算机模型[32]

梨状肌实际上是髋关节接近完全屈曲时的内旋肌，被动的外旋确实是一种合理的方法来有效地伸展这块肌肉。

　　生物力学研究还分析了髋关节位置对内旋肌的影响，尽管尚未显示髋关节屈曲的位置实际上会逆转任何内旋肌的动作（如部分外旋肌的情况），但该位置的确会显著增加这些肌肉的力矩以产生内旋扭矩[3, 32, 35]。当臀部从 0° 弯曲到 90° 时，Delp 和他的同事专门研究了臀中段肌选定纤维的内旋力矩臂[32]。如图 5-7A 所示，前纤维在屈曲 0° 时仅是边缘的内旋肌，但在 90° 屈曲时显示出内旋杠杆增加了 8 倍。如此巨大的杠杆作用预计不会转化为实际内旋扭矩生产的同样大的增长。许多内旋肌在髋关节屈曲 90° 时过短，可能会在生理上降低肌肉的整体力量产生潜能。然而，针对健康受试者的临床强度测试研究报道显示，与伸展相比，髋部屈曲时的最大作用力内旋扭矩大 33%～50%[36-38]。这种内旋力矩的增加可能是由于某些内旋肌（如图 5-7A 所

示的臀中肌前纤维）的杠杆作用增加，或者由于一些传统外旋肌（如梨状肌）的旋转作用逆转，或者如图 5-7B 所示，臀中肌的后部纤维。不管精确的机制如何，都有足够的证据得出结论，屈曲髋关节会增加髋关节内旋扭矩的产生。关于在一些脑瘫患者中观察到的过度内旋和弯曲（"下蹲"）步态模式的文献中，已经描述了髋关节屈曲更大的内旋扭矩偏倚的临床意义[32, 39]。由于髋关节伸肌控制不力或无力，典型的髋关节屈曲姿势会放大髋关节许多肌肉的内旋扭矩潜能[32, 40, 41]。通过更大程度地激活髋关节伸肌可以更好地控制这种步态。

　　在神经系统健康的人中，已经描述了外旋肌的精细和无法解释的肌无力，通常合并了髋外展肌的相对无力。这种无力可能与慢性膝前痛的发病机制有关，特别是青春期女性的髌股关节[42-47]。这种关联的一个基本前提是，在负重活动过程中，髋部外旋肌和外展肌的力量减弱或控制不足，会导致膝关节过度外翻。这种姿势可能会导致髌骨相对于股骨

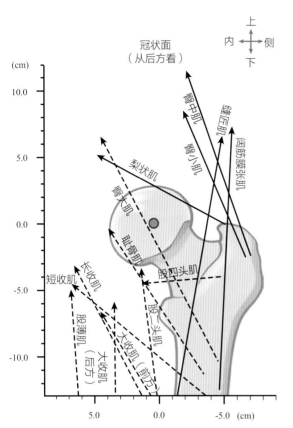

**▲ 图 5-8　穿过髋关节的肌肉的冠状面作用力线后视图**
旋转轴（紫圈）经股骨头前后方向。外展肌用实箭表示，内收肌用虚箭表示。为清楚起见，并未显示所有肌肉。作用力线未按比例绘制，因此，不表示肌肉的相对作用力（引自 Neumann DA: Kinesiology of the Musculoskeletal System: Foundations for Physical Rehabilitation, second edition, 2010. 经 Elsevier Limited 许可转载）

的异常对齐，反之亦然 [48]。

## 四、内收肌的实用功能

作为髋关节的主要内收肌，耻骨肌、长收肌、股薄肌、短收肌和大收肌（前头和后头）均具有相当大的杠杆作用，平均约 6cm（表 5-1）[3]。主要内收肌的力线如图 5-8 所示。在最大的努力下，健康人的髋关节内收扭矩仅超过外展扭矩的 4%~7%[49, 50]。尽管这两个肌肉群的力量能力相似，但对它们的功能需求却大不相同。

内收肌的整体功能是复杂的，尚未得到充分认识。肌肉显然不止将股骨拉近身体中线。这些肌肉通常在两侧活动，以控制臀部的多平面运动，通常涉及骨盆在股骨上移动，而在其他时候则以相反的

方式移动，例如一名女足球运动员在用右腿踢球到中心偏左时牢固地将左腿放下（图 5-9）。收缩的右内收肌能够弯曲，内收并在内旋右髋（相对于骨盆股骨），以使球向所需方向加速。作为这种踢腿动作的一部分，左内收肌收缩的方式是将骨盆朝固定髋关节和内旋的方向拉动（在固定的股骨上）。尽管可以通过左内收肌的收缩来驱动这种股骨盆上运动，但是可以通过左髋外展肌的偏心激活（制动作用）来实现对运动的附加控制。踢足球时髋外展肌无力可能会使膝关节出现更大的外翻损伤，理论上这会增加前交叉韧带的非接触式损伤风险 [51]。

除了髋关节内收肌更明显的额面作用外，这些肌肉还可以在矢状面上作为屈肌或伸肌起作用，具体取决于髋关节的角度 [3, 52]。无论髋关节位置如何，内收肌，特别是后头部，都是臀部的主要伸肌，类似于肌腱。但是，在相当伸展的解剖位置上，大多数其他内收肌都可以屈曲（表 5-1）。但是，如果髋部明显弯曲，则大多数内收肌的力量线（内收肌除外）似乎与髋关节旋转的内侧 - 外侧轴的伸肌（后）侧交叉，从而获得了作为髋关节伸肌的杠杆作用。

由于矢状面中每个内收肌的力线与其他内收肌的力线不同，因此无法将髋部的特定角度确定为屈肌与伸肌动作的单个反转点。这种功能上的过渡可以指定为一个范围，该范围涵盖矢状面运动的 40°~90°[2, 3, 5, 6]。可以通过使用代表特定内收肌力线的一串绳子从侧面观察骨骼模型，大致估算出任一内收肌（矢状骨除外）的矢状面动作的逆转。例如，当对短内收肌采用这种方法时，观察者向作者表明，肌肉的力线将在大约 40° 屈曲时与旋转的内外侧轴相交。在这一点上，内收肌短肌将具有零杠杆来弯曲或延伸。但是，在髋部夹角大于或小于 40° 时，肌肉将获得杠杆作用，将股骨旋转回 40° 位置，其"中性"点产生矢状面扭矩。从功能上讲，大多数内收肌的双向矢状面转矩电位可用于促进周期性活动，例如短跑、骑自行车或深蹲等。当髋部明显弯曲时，内收肌似乎已准备好增强其他伸肌。相反，当髋部接近完全伸展时，这些相同的内收肌会通过机械方式准备以加强其他髋

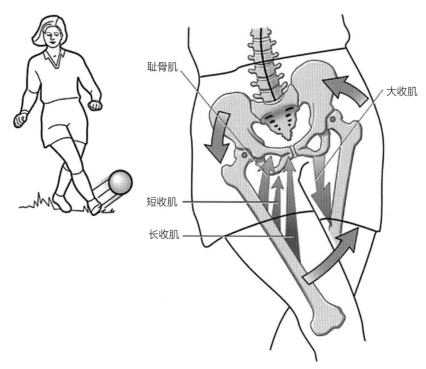

耻骨肌

大收肌

短收肌

长收肌

▲ 图 5-9　踢足球时内收肌的双向动作

左大收肌主动产生骨盆对股骨（髋）内收。几条右侧内收肌主动收缩产生股骨 - 骨盆（髋）需要的内收扭矩以增加球速（引自 Neumann DA: Kinesiology of the Musculoskeletal System: Foundations for Physical Rehabilitation, second edition, 2010. 经 Elsevier Limited 许可转载）

屈肌。进一步的研究，例如由 Delp 等 [32] 和 Arnold 等 [24, 40, 53] 发表的研究，需要来更仔细地定义整个矢状面内收肌的屈伸杠杆。

　　内收肌在矢状面内的双向作用还有助于解释髋关节屈曲和伸展的极端如何分别影响这些肌肉的紧绷性。在许多可能的示例中，在瑜伽中使用的盘腿坐姿通常是不希望的，圆滑的下背部姿势。此位置的双侧外展成分会在内收肌中产生明显的被动张力，尤其是如果它们自然绷紧时。由于盘腿坐法也需要相当大的髋部屈曲，因此伸展的内收肌中被动张力的增加会在臀部产生被动的髋部伸展扭矩，通常会导致腰椎弯曲和骨盆向后倾斜。回想一下，骨盆的后倾基本上是相对于股骨的髋关节延伸。盘腿坐在几个枕头上可以减少髋部弯曲，从而减少内收肌的被动伸肌成分。通过这种简单的调整，在盘腿坐着时，腰椎就不会变圆或者变得更加前凸。

　　最后，考虑内收肌如何充当髋关节的次要旋转肌。这些肌肉在股骨的后部附着在细线肌上，并向内向上延伸以附着在骨盆的下侧。乍看之下，如果

关节处于解剖位置，可能会期望内收肌有助于髋关节的外旋。但是，应尽量向远端弯曲股骨干，以使粗隆线位于绕髋关节旋转的垂直轴前面。内收力的水平分量因此应在内部使臀部旋转。事实上，研究表明，大多数内收肌在髋关节处于或接近解剖位置时会产生适度的内旋扭矩 [3, 35, 54]。

　　总之，内收肌最显著的功能特征之一是它们通过同心和偏心激活在所有三个平面上产生扭矩的能力，经常在大范围的股骨和骨盆运动中对这些肌肉施加几乎恒定的生物力学需求，这可能部分解释了它们对拉伤的较高敏感性。

## 五、髋关节外展机制

　　根据组合肌肉尺寸和力矩臂长度，主要的髋外展肌是臀中肌、臀小肌和阔筋膜张肌 [2, 55]。表 5-2 列出了几个二级外展肌。臀中肌和臀小肌拥有最重要的杠杆作用来外展髋关节，主要基于它们在股骨大转子上的外侧位置附着（图 5-8）。

　　臀中肌由三部分组成，最大的后部附着在股骨

大转子后上方[56]。根据解剖学和肌电图的研究，臀中肌的肌腹分成三组功能纤维：前、中、后，每一组都有一个不同的力矩臂来外展髋关节（表5-1）[3, 57]。所有纤维都有助于外展，在解剖位置，前纤维也产生轻微的内旋，后纤维产生伸展和外旋。如本章前面所述，臀中肌作为水平面旋转肌肉的力量甚至作用都会随着髋关节在矢状面屈曲或伸展的程度而改变[24]。

臀小肌分为外侧和内侧两部分，外侧主要附着在股骨大转子前外侧[56]，较小的内侧部分附着在髋关节前上关节囊[56, 58, 59]。这两束腱性组织可以在髋关节运动极限时使关节囊回缩，从而防止关节囊撞击。

与臀中肌一样，臀小肌扇形的肌腹也被描述为拥有三组功能不同的纤维[3, 32]。除去所有肌纤维都产生外展作用以外，臀小肌前纤维还有助于内旋，特别是当髋关节屈曲时。一些研究表明，臀小肌的后纤维也起着次级别的外旋作用[3, 57]。

当髋关节外展40°时，在关节近端活动范围内，产生1/3扭矩和10°内收，肌肉接近完全伸展[60]。传统的手动肌肉测试程序通过完全外展以测试髋外展肌的“强度”，这是一个值得商榷的方法，不仅因为完全外展位置使髋关节处于如此不利的形态，还因为在这个极限位置保持这样的外展角度和力量，髋关节几乎没有功能需求。另一方面在内收10°情况下肌肉须在步态的最关键临界状态强烈收缩运动。略微内收的姿势通常对应身体处于步态中的单肢支撑阶段，即这些肌肉被最大程度用以维持髋部正前方稳定。在步态周期中，当对侧肢体离开地面时，髋部所受外力（重力）导致负重肢体的髋关节内收扭矩显著增加[61]。髋关节外展是一个产生外展扭矩的姿势，维持骨盆相对于股骨的稳定。在单肢支撑期间，外展肌肉的这种稳定功能是正常和高效步态的重要组成部分。因为摆动肢体上的骨盆功能在大多数单肢支撑步态阶段略微下降，所以髋外展肌在其被激活的大多数关键期间都是偏心活动的。

在站立步态阶段髋臼和股骨头之间产生的大部分压力由髋外展肌产生。在站立阶段由臀肌产生髋

臼内向上和略向前内侧的压力[8]，这恰好是覆盖有最厚关节软骨的髋臼区域[62]。

通过了解跷跷板的简单机制，可以很好理解髋关节外展机制在行走姿势阶段的重要性（图5-10）[7, 63]。图5-10中，右髋外展力（hip abductor force，HAF）的力矩臂（D）约为与体重（body weight，BW）相关力矩臂（$D_1$）长度的一半[64]。这需要髋关节外展肌产生大约2倍于体重的力，以在单侧站立时实现前方和平面稳定性。髋臼不仅通过髋外展肌的力量而且通过体重的重力下拉到股骨头上。如图5-10所示，这两个力的总和大约等于2.5倍的全身重量。值得注意的是，这种关节力约2/3是由髋外展肌产生的。为了维持在站立时一个肢体上实现静态平衡，向下定向的力通常被相同幅度的关节反作用力（图5-10中）抵消，是与肌肉力几乎相反的方向。根据Inman的早期经典作品，关节反作用力与垂直方向成角15°左右，角度受髋关节外展肌力线的直接影响[65]。

图5-10中描述的假设一个肢体静止不动，在运动步态期间，髋关节反作用力（joint reaction force，JRF）变得高于图5-10中估计的关节反作用力，因为地面反作用力较高并且外展肌相对于股骨头减速和骨盆旋转。髋关节压力在行走时达到体重的3~5倍，主要归因于髋外展肌作用被激活[7, 66-68]。在跑步或上下楼梯时可以增加到体重的6倍[69]。

在健康髋关节上述肌肉具有重要生理功能，例如稳定髋臼内的股骨头并为儿童的正常生长发育和髋关节的最终形状提供帮助。由于健康关节具备固有的完整软骨表面和骨小梁耐压特征，整个生命周期中大多数髋关节通常具有良好的耐受性。

尽管健康髋关节的对位在X线片上可能看起来相对接近和一致，但在行走期间只有约35%的髋臼软骨表面与股骨头接触[70]。因此通过髋部的较大自然压力可能潜在产生较大关节应力（每单位面积的力）。患有退行性关节炎的髋关节可能甚至具有小于35%的髋臼—软骨接触面积，从而可能对软骨下骨产生非常大且破坏性的应力。这种情况可以加速髋关节骨性关节炎的整体退变过程。

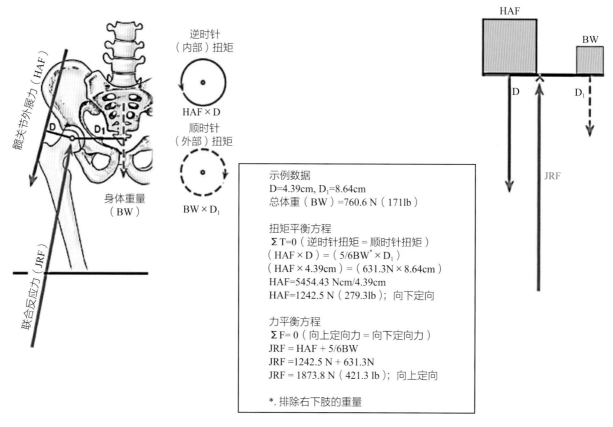

示例数据
D=4.39cm, D₁=8.64cm
总体重（BW）=760.6 N（171lb）

扭矩平衡方程
∑T=0（逆时针扭矩 = 顺时针扭矩）
（HAF×D）=（5/6BW* × D₁）
（HAF×4.39cm）=（631.3N×8.64cm）
HAF=5454.43 Ncm/4.39cm
HAF=1242.5 N（279.3lb）；向下定向

力平衡方程
∑F=0（向上定向力 = 向下定向力）
JRF = HAF + 5/6BW
JRF=1242.5 N + 631.3N
JRF = 1873.8 N（421.3 lb）；向上定向

*. 排除右下肢的重量

▲ 图 5-10　仅一个肢体站立的髋外展力（HAF）需求的平面图

左侧图示假设骨盆和躯干在右髋部周围处于静态平衡状态。逆时针（内部）扭矩（实线圆）等于髋外展力（HAF）乘以其力矩臂（D）；顺时针（外部）扭矩（虚线圆）是体重（BW）乘以其力矩臂的乘积（D₁）。因为假设系统处于平衡状态，所以扭矩的大小相等且方向相反：HAF×D=BW×D₁。

跷跷板模型（右）进一步简化了主要动力学事件。髋关节反作用力（JRF）被引导通过跷跷板（髋关节）的支点。框中的样本数据用于扭矩和力平衡方程。这些方程估算一个肢体站立所需的 HAF 和 JRF 的近似大小。为了简化计算假设所有力都在垂直方向上起作用。该假设在结果中引入了适度的误差（引自 Neumann DA: Kinesiology of the Musculoskeletal System: Foundations for Physical Rehabilitation, second edition, 2010. 经 Elsevier Limited 许可转载）

在不稳定、疼痛或退化的髋关节中，减少髋外展肌产生的力变得至关重要，手术和其他治疗工作中通常考虑图 5-10 中阐释的基本原理，例如在手术中保持外展肌的长力臂是重要的，髋关节疼痛的肥胖患者会有一个生物力学上的原因来减轻体重，这些可以更全面地从疼痛步态（"Trendelenberg"）中理解[60]。图 5-10 相关的生物力学原则，可以进一步作为很多"关节保护"的指导原则，这些原则指导建议患者，减轻髋关节压力的同时仍可以进行常规日常活动[71, 72]，例如，在行走时必须携带单侧手持重物（例如加重桶），则应将重物携带至受影响髋部同侧[73]。当在受影响髋部对侧使用手杖时，手杖可以减少外展肌力并因此减少髋关节受

力[74, 75]。如果添加受试者左侧手（对侧）的手杖力，则可在图 5-10 中所见，手杖的力具有相当大的力矩臂，在右髋（站立）产生显著的逆时针扭矩，手杖产生的扭矩与右髋外展肌自然产生的相同旋转方向上起作用，以提供关节面支撑，来自对侧手杖的扭矩将部分替代外展肌扭矩，凭借其长力矩臂，适度的手杖力可以有效地减少外展肌力量从而减少总关节反作用力[76]。测量结果表明，全髋关节置换术后行走站立阶段，占体重 10% 的"中度和舒适"手杖力可使髋关节外展肌的肌电图水平降低 31%[75]。

在髋关节镜术后，需要关注臀肌和其他髋外展肌的长期和短期状态。从长期来看，髋关节镜术后持续外展肌无力可引起继发问题，如果术后不能表

现正常功能性髋关节外展运动，会因为对髋关节外展肌力控制不良，步行变得费力且效率低下。此外髋关节外展肌无力或控制不良与膝关节过度外翻负荷有关[77-80]，这可能导致进一步的问题发生，比如非接触性前交叉韧带（anterior cruciate ligament, ACL）损伤或髌股关节疼痛，特别是女性[51, 81-83]。在短期内，髋关节外展活动可直接影响关节软骨、盂唇、关节囊、股骨近端等的术后应力。为了帮助建立安全有效的髋关节外展运动进展方案，Philippon 及其同事使用肌电图细电极记录臀中肌的激活状态，在 10 名健康受试者中进行了 13 次常见运动测试[84]。图 5-11 显示了本研究结果中的一个分组结果，突出了所有运动中臀肌肌电图激活峰值和平均值的连续性。原始论文提供了这里无法充分涵盖的其他有价值的细节。重要的一点是，臀肌明显活跃参与髋关节外展以外的运动，例如抵抗髋关

节伸展和俯卧位足跟挤压（髋关节外旋）。临床关注的还有双腿和单腿负重状态时对臀肌（包括关节）需求的显著差异。

## 六、总结

髋关节通过许多肌肉协同作用，以控制身体这一重要区域的运动和稳定。单一肌肉的潜在作用可以通过考虑肌肉相对于髋部旋转轴的力线来理解。已考虑 3 个主要运动平面中每个实例。使用机械方法评估肌肉功能可以帮助解释为什么许多髋关节的肌肉动作和扭矩会根据髋关节的位置而变化。了解髋关节肌肉收缩在解剖学位置的运动学和动力学是指导髋关节镜后康复过程的重要因素。

感谢 Paul Andrew、Lauren Miller、Luke Garceau 和 Martha Jerme 编写本章时所做的认真回顾或其他技术或研究协助。

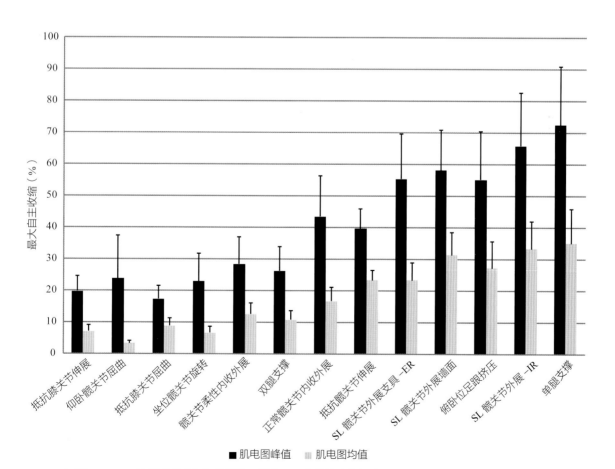

▲ 图 5-11 13 次髋关节康复训练期间，臀中肌肌电图的峰值与均值（最大自主收缩）及其标准误差

来自 10 名健康受试者的同心收缩数据。ER. 外旋；IR. 内旋；SL. 侧卧（引自 Philippon MJ 等[9]）

# 第 6 章

# 圆韧带解剖学及其结构与功能
## Ligamentum Teres: Anatomy, Structure and Function

Alexandra Dimitrakopoulou　Richard N. Villar　著

王晓旭　程　程　译　曾　春　校

## 一、概述

股骨头韧带，常被称为圆韧带，是公认的髋关节疼痛的来源之一[1,2]。近年来，随着外科技术和影像学方法的改进，人们对圆韧带病理学的认识有所提高。然而，它在解剖学、生物力学和损伤机制中的作用尚不十分明确，仍存在争议。

## 二、解剖与胚胎学

胎龄 55—60 天，体长 20～25mm 时，形成圆韧带。韧带出现在中间的密度增加区域，即它将在完全成形的关节中占据的位置。由原始成纤维细胞组成，卵状核与横韧带融合。韧带的长度和宽度增加，并随着股骨的增长而变得位置更加内收[3]。在宫内的最后 4 个月，韧带的组成从主要的细胞结构变化为成熟的纤维组织。

圆韧带是一条扁平状锥形纤维带，从髋臼窝后下缘起与横韧带融合，后下部附着在股骨头中心（头中央凹），髋臼附着物由两束纤维组成，当它靠近并插入股骨头中央凹时，这些纤维逐渐地转变成一条圆韧带。

韧带周围有一个管状滑膜鞘，将闭孔动脉的前支包裹在股骨头和脂肪组织。滑膜在髋臼窝底部变宽，在横韧带下方延伸[4]。因此，圆韧带被认为是滑膜外组织，尽管它位于囊内（图 6-1）。圆韧带在成人中的总长度是 30～35mm。Walker[5] 在 140 个

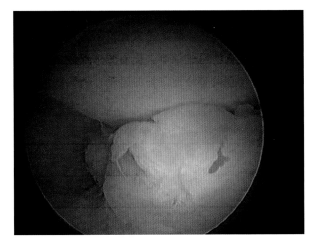

▲ 图 6-1　圆韧带囊肿

12 周至足月期间正常胎儿尸检解剖中发现韧带的形状是可变的，主要的形状是长度超过宽度的线性结构，他注意到在胎儿期，圆韧带的长度在髋关节发育中增长最快，从 12 周到足月增加了 5 倍，随着年龄的增长，韧带也变得更加坚固。根据影像学测量[6]，完整圆韧带近端的平均宽度为 4.38mm，中端的平均宽度为 3.5mm，远端的平均宽度为 2.7mm，全长 27.7mm。韧带的近端有两束是最常见情况。

同时，在髋关节发育不良中，韧带被描述为细长和肥大[7]。

## 三、组织学与结构

圆韧带由具备厚度，组织良好，平行纤维的 I 型、III 型和 V 型胶原蛋白组成。免疫组化对韧带

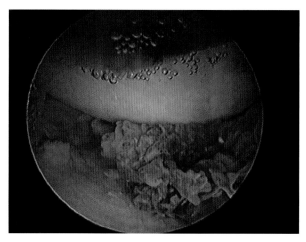

▲ 图 6-2　髋臼滑膜炎性增生

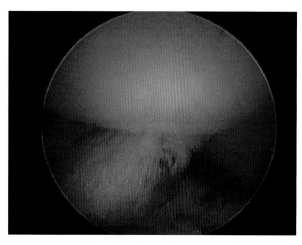

▲ 图 6-3　关节镜图像显示圆韧带在内收、屈曲和外旋时与腿一起拉紧

的分析揭示了用于传递疼痛和炎症信息的游离神经末梢（Ⅳa 型）存在（图 6-2）；韧带也可能在髋关节的伤害感受和本体感受中起作用[8]。对游离神经末梢发生率的定量测量表明与年龄无关[8]。由于其特殊的结构，已有文献描述韧带巨细胞瘤发生[9]。

## 四、圆韧带的功能与作用

圆韧带的明确功能尚不十分清楚。传统上它被认为是一个残余物，没有重要生物力学功能和不明确的血供。然而最近更多的研究试图说明其作用。

圆韧带提供了一组血供，有助于股骨头下方的血管形成，也有人提出圆韧带有类似"挡风玻璃雨刷器"的功能，在关节运动时将滑液扩散到关节内[1]。

圆韧带在内收屈曲和外旋时紧张（图 6-3），外展屈曲时松弛[10]。Walker[5] 测试了胎儿髋关节的活动性，他发现韧带的长度限制股骨头移位到髋臼后缘以外，韧带的最大运动发生在髋关节屈曲、内收和外旋。Martin 等[11] 用生物力学模型研究圆韧带在髋关节稳定性中的作用，他们发现，90° 屈曲外旋（蹲位）和 20° 伸展内旋（站立时一条腿在另一条腿后面交叉）使韧带处于最大张力，认为韧带可能在髋臼功能不全患者下蹲或站立交叉双腿时起到髋臼稳定作用。

Kivlan 等[12] 在人体模拟蹲姿过程中对圆韧带功能进行了测试，他们的结论是圆韧带起着吊带作用，防止股骨头在屈曲和外展时发生半脱位，当关节囊

结构不稳时，为髋关节提供稳定性[12]，当囊韧带处于张力状态时为伸展提供稳定，当囊韧带松弛时为屈曲和外旋提供稳定[11]。韧带与股骨头限制髋外展内收和内外旋转运动，起到球弦模型样的作用[13]。

韧带的保存和转移可作为小儿髋关节脱位和开放手术复位后再脱位的稳定条件，并似乎提供了额外的稳定性以防止重复脱位[14]。

这位资深作者在工作中曾遇到许多重大创伤、体育活动、髋关节发育不良和股髋撞击的韧带病变患者。抬举重物甚至购物时发生的髋关节损伤，大多数患者的损伤机制是伸展髋关节向外旋转，韧带在这个位置收紧处于危险之中，当囊状结构松弛时可能起到吊带作用并为髋关节提供稳定性，这在髋关节发育不良和舞蹈运动员中比较常见。

## 五、结论

由于髋关节镜水平的进步，近年来对圆韧带作用的认识有所增加。它被公认为髋关节疼痛和机械症状的持续来源。圆韧带有助于股骨头近端的血供形成，并提供本体感受和可能的伤害感受。其胶原型纤维结构被认为是一种坚固的结构，并且已经证明当存在骨质缺损（髋臼功能不全，髋关节发育不良）或韧带不稳定（韧带松弛）时，它作为吊带的功能在髋部稳定中起到作用。

然而，我们的知识仍然有限，应该对损伤的解剖学，生物力学和损伤机制进行更多的研究。

# 第7章

# 人体髋关节的功能力学
## Functional Mechanics of the Human Hip

Philip C. Noble　Maureen K. Dwyer　Mohammed S. Gobba　Joshua D. Harris　著

耿　震　译　董晨辉　校

## 一、概述

髋关节可以使上半身和下肢之间形成相对角度，这对于保持直立姿势和正常行走都至关重要。身体的大部分重量由髋关节支撑，特别是在单腿站立时，控制髋关节的肌肉相对更靠近关节的中心。因此，作用于股骨头和髋臼的力是相当大的，这对骨骼健康和肌肉骨骼功能均有重要的意义 [1, 2]。在过去的数百年里，出现了一个正式的研究领域——肌肉骨骼生物力学，这为我们理解髋关节做出了宝贵的贡献。这包括用于评估髋关节功能和了解其病理状态的新方法，保髋和重建髋的替代手术方案，以及在体内测量关节力和力矩方法的新进展。科学原理在髋关节研究中的应用也对影响髋关节运动的形态学因素有了深入认识，包括获得性异常（如创伤后畸形、Perthes 病、股骨头骨骺滑脱）、发育性异常 [ 如先天性髋关节脱位（congenital dislocation of the hip，CDH）和发育性髋关节发育不良 ]，以及不明原因的畸形（如股骨头颈交界区的凸轮畸形和髋臼缘的钳夹畸形）。持续深入的关于关节囊、盂唇和股骨髋臼撞击征的生物力学研究将进一步减少被定义为 "特发性" 髋关节病的患者比例。

最近从临床和放射学研究中获得的许多知识已经证实，髋关节症状甚至关节退行性变并不是由解剖学或骨形态异常所直接决定的 [3-6]。事实上，通过尸体标本的详细分析证实，结构异常性疾病和软组织损伤远比有症状的髋关节功能缺陷更为常见 [7-9]。这一观察结果引导去研究髋关节在运动、假期或生活方式中的功能需求与髋关节无症状的运动能力之间的相互关系。在本章中，将讨论在正常关节以及关节存在结构和病理异常的情况下，对髋关节功能的外部需求以及通过关节分散负荷的机制。

## 二、作用于髋关节的力

在功能活动中，股骨头与髋臼负重面之间形成的接触力的大小和方向主要是由稳定髋关节并产生运动所需的肌肉力量所决定的。使用置入测量装置的髋关节假体收集的数据表明，从步行时的 2.1～4.3 倍体重 [10-13]，上楼梯时 2.3～5.5 倍体重 [10-12]，到意外摔倒时的超过 8 倍体重，髋关节的力变化很大 [11, 14]（图 7-1 和图 7-2，表 7-1）。

在步态周期的站立相，施加在股骨头的净（合）力方向指向外侧和下方。随着步态周期中足跟着地时变为指向后方，足尖离地时变为指向前方。尽管在行走中关节反作用力的主要部分沿股骨干向下引导，峰值范围在 1.4～4.1 BW，但在内—外方向（0.4～1.7 BW）和前—后方向也观察到相当大的力（0.2～1.0 BW），尤其是在步态周期中最大屈曲位时或在单腿和双腿支撑的过渡期时。在日常活动中，股骨近端产生的扭转力和剪切力也很显著，并随活动而变化 [11-13, 15, 16]。例如，在上楼梯过程

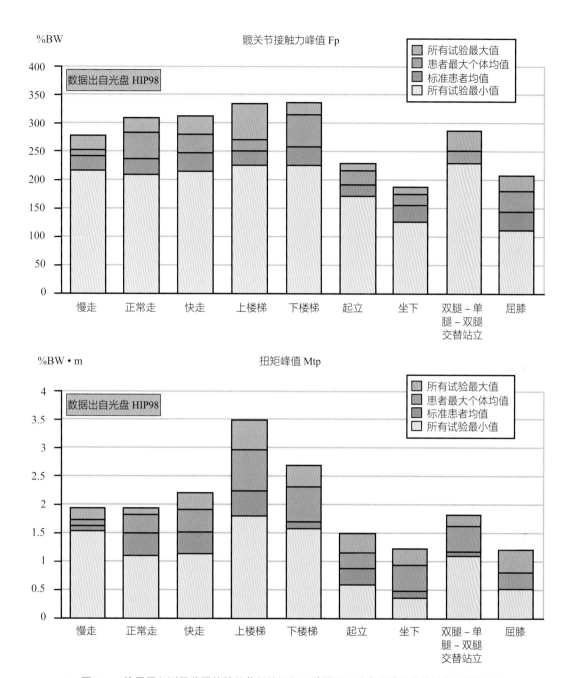

▲ 图 7-1　使用置入测量装置的髋关节假体记录 9 种不同活动中的髋关节接触力和扭矩数据

上图为髋关节接触力数据，下图为扭矩数据。髋接触力以体重百分比（%BW）为单位，力矩以体重百分比 × 每个受试者的身高（%BW·m）为单位（引自 Stal et al., Biomechanics of the Natural Hip Joint, In: Surgery of the Hip, D.J. Berry and J.R. Lieberman, eds. Volume 2. 2013, pp 5-13. 经 Elsevier 许可转载，© 2013 版权所有）

中，前 - 后向部分的关节应力达到了额状面负荷的 20%～25%[12]，而峰值扭矩和第一峰值接触力分别降低了 18% 和 14%[16]。相比之下，在下楼梯和行走时所记录的轴向扭矩大小相近 [11, 12, 17]。

关节反作用力的大小及其相对于骨骼的方向受到许多因素的影响，包括受试个体的特定活动方式、年龄、性别、身高、体重和步速 [17-21]，以及周围环境因素，如鞋袜的材质和活动场地表面的性质 [22, 23]。在本章中，将对关于髋关节的力学环境、正常功能下的髋关节运动学、组织在限制关节运动中的作用，以及病理状态下（如股骨髋臼撞击征、髋关节发育不良、慢性髋关节松弛）髋关节的力学

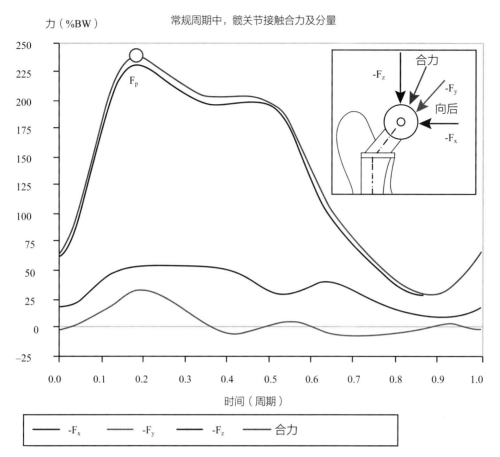

▲ 图 7-2　在一个常规的步态周期中，从足跟着地开始，髋关节接触力及其分量的典型变化

引自 Stal et al., Biomechanics of the Natural Hip Joint, In: Surgery of the Hip, D.J. Berry and J.R. Lieberman, eds. Volume 2. 2013, pp 5-13. 经 Elsevier 许可转载，©2013 版权所有

表 7-1　伯格曼和同事利用置入测量装置的髋关节假体进行的不同研究中所报道的关节反作用力峰值汇总

| 活动方式 | 典型峰值力（BW） | 患者数 | 术后时间（个月） | 参考文献 |
|---|---|---|---|---|
| 步行，慢速 | 1.6～4.1 | 9 | 1～30 | [10, 11] |
| 步行，正常速度 | 2.1～3.3 | 6 | 1～31 | [10] |
| 步行，快速 | 1.8～4.3 | 7 | 2～30 | [10, 11] |
| 慢跑 / 跑 | 4.3～5.0 | 2 | 6～30 | [10, 11, 21] |
| 上楼梯 | 1.5～5.5 | 8 | 6～33 | [11] |
| 下楼梯 | 1.6～5.1 | 7 | 6～30 | [11] |
| 站起 | 1.8～2.2 | 4 | 11～31 | [10] |
| 坐下 | 1.5～2.0 | 4 | 11～31 | [10] |
| 站立 / 双腿 – 单腿 – 单腿着力时 | 2.2～3.7 | 3 | 11～14 | [10] |
| 屈膝 | 1.2～1.8 | 3 | 11～14 | [10] |
| 跌倒 | 7.2～8.7 | 2 | 4～18 | [12] |

特征的最新资料进行综述。

解剖研究中退行性改变常见的部位[26, 27]。

## 三、髋关节的负荷转移

关节面的一致性使得接触力在负荷过程中分布得更加均匀[24, 25]。在轻负荷下，关节面之间的接触仅限于月状面的前部和后部。随着负荷的增加会使得接触范围变大，可延伸到关节的上部、前部和后部[25, 26]。研究表明，关节接触面积在个体之间存在很大差异，并且随着关节角度和负荷的变化而变化[24-26]。在对步态周期中的摆动相终末和足跟着地时的观察发现，当在关节负荷较低的屈髋时，关节接触面积最小。关节接触面积随着步态进行到站立相而增加，在髋后伸的终末时达到峰值[24]。在步态周期中，髋臼最大压力3.3MPa出现在站立中期，位于髋臼上部和后外侧顶部。需要更大运动范围的活动会减少关节接触面积，并导致更大的髋臼压力。在站立和坐位时，记录到的最大压力为9～15MPa，位于股骨头顶点和髋臼的上部、后部，这也是尸体

## 四、正常髋关节的运动学

髋关节是由髋臼凹部与股骨头凸部连接组成的杵臼关节。尽管其坚韧的关节囊限制了过度的运动，并防止完全脱位，髋关节仍具有很大的活动度[28]。髋关节运动度在矢状面上最大，因为股骨围绕左右轴屈伸[29]。当膝关节屈曲时，髋关节主动屈曲可达到的角度最大，为110°～120°；而由于腘绳肌张力的影响，膝关节伸直时，主动屈髋角度为90°[2, 29-31]。对于白种人，单平面运动的标准角度为：屈曲120°，伸展20°，外展45°，内收30°，内外旋40°[32-35]（表7-2和表7-3）。在习惯于长时间下蹲的非西方受试者中，深蹲时观察到髋关节屈曲角度为130°，在盘腿交叉时的屈髋角度为90°～100°；髋外旋角度在深蹲时为5°～36°，而盘腿交叉坐姿时则为35°～60°；髋关节外展角度范围在深蹲时为10°～30°，在盘腿交叉坐时为40°～45°[36-39]。

表 7-2　不同性别、种族群体在 25—39 岁年龄段与 60—74 岁年龄段的关节平均活动范围的差异

| 运　动 | 所有受试者 | 白人男性 | 白人女性 | 黑人男性 | 黑人女性 |
|---|---|---|---|---|---|
| 髋关节屈曲 | | | | | |
| 25—39 岁 | 122° | 123° | 123° | 115° | 116° |
| 60—74 岁 | 118° | 118° | 119° | 118° | 106° |
| 髋关节伸展 | | | | | |
| 25—39 岁 | 22° | 22° | 22° | 19° | 17° |
| 60—74 岁 | 17° | 17° | 16° | 16° | 12° |
| 髋关节外展 | | | | | |
| 25—39 岁 | 44° | 46° | 44° | 41° | 38° |
| 60—74 岁 | 39° | 39° | 40° | 38° | 37° |
| 髋关节内旋 | | | | | |
| 25—39 岁 | 33° | 34° | 33° | 32° | 27° |
| 60—74 岁 | 30° | 31° | 29° | 27° | 25° |
| 髋关节外旋 | | | | | |
| 25—39 岁 | 34° | 33° | 36° | 32° | 32° |
| 60—74 岁 | 29° | 27° | 32° | 27° | 28° |

引自 Roac et al[34]

表 7-3　髋关节功能活动范围

| 运　动 | 蹲（足跟着地） | 蹲（足跟离地） | 跪（足背伸） | 跪（足跖屈） | 盘腿交叉坐 |
|---|---|---|---|---|---|
| 屈曲 | 95.4° ± 26.2° | 91.3° ± 17.1° | 73.9° ± 29.4° | 58.8° ± 9.7° | 85.4° ± 34.2° |
| 外展 | 28.2° ± 13.9° | 31.7° ± 11.2° | 25.3° ± 15.3° | 27.6° ± 12.5° | 36.5° ± 15.0° |
| 外旋 | 25.7° ± 11.8° | 33.7° ± 12.7° | 28.1° ± 12.8° | 34.0° ± 14.9° | 40.3° ± 18.4° |

所有数值以均值 ± 标准差表示（引自 Hemmerich et al [36]）

## 五、限制髋关节活动范围的组织

三维关节运动的限度是由关节骨—软组织间的碰撞和股骨—骨盆间连接结构的被动约束之间的复杂相互作用决定的 [40]。髋关节囊韧带在限制关节活动范围中的作用最大，其次是髋臼盂唇。关节周围的肌肉有助于对运动的被动约束。计算机模拟显示，骨性撞击（例如前外侧头颈交界区与髋臼缘的毗邻）主要有助于限制屈曲、内收、屈曲并内收、屈曲并内收及内旋。软组织碰撞限制外展及合并屈曲的外展。同时软组织的约束在关节屈曲的中间范围限制伸展及内收 [41]。

### （一）关节面

股骨头和髋臼的骨软骨面通常被认为是真正的球形的，而实际上，两者在颈轴方向上都更为狭长，形成"蛋状"形态（通常称为"贝壳状"）[28]。股骨头形成球体的 2/3，在髋臼施加最大负荷的部位变得更为平坦 [42, 43]，而髋臼的直径略小于股骨头 [44]。髋臼覆盖股骨头约 170°，在下部不完整 [45]。缺乏绝对一致性的关节对合允许关节面之间的滚动和滑动，从而在保持关节固有稳定性的同时提供了极大的灵活性 [28]。这种形态结构也允许下肢摆放在可同时需要屈或伸、外展或内收及内旋或外旋的位置上。

### （二）髋关节囊及韧带

在外展和内收的过程中，关节的稳定性是由髋关节囊（囊韧带和轮匝肌）的被动约束来维持的，同时关节囊也能防止髋关节在极度运动负荷时出现脱位 [41, 46, 47]。关节囊是由三条独立的韧带：髂股韧带、

耻股韧带（股弓状韧带）和坐股韧带，组成的复杂结构。髂股韧带，又称毕格罗 Y 形韧带，位于关节前方，限制关节的后伸和外旋 [48-51]。耻股韧带有助于限制外展和外旋。最后，坐股韧带在屈髋中限制内旋和内收 [48, 49]。坐股韧带是关节囊韧带中最薄弱的韧带，这使得髋关节容易发生后脱位 [52]。此外，轮匝带通过稳定股骨在关节囊中的轴向位置，起到防止完全脱位的作用。轮匝带是关节囊的环形增厚，包绕着股骨颈，似乎可以防止股骨头脱离关节 [53, 54]。

### （三）髋臼盂唇

髋臼盂唇是髋臼骨边缘纤维软骨的延伸，具有特殊的结构特征，加深了髋臼窝的有效深度，并显著增加了关节的抗脱位能力。在力学方面，盂唇组织具有高度的各向异性，在圆周方向上具有优势刚度 [55]，并且随着性别、解剖位置和髋关节退变状态的不同而有着显著的变化 [56, 57]。

在正常髋关节，盂唇对股骨头的直接机械支持作用较小；然而随着髋臼发育不良程度的增加，重量逐渐向关节面外围转移，盂唇和关节囊的作用变得更加重要 [58, 59]。过去 10 年里的研究充分显示，盂唇最主要的功能不是增大髋关节的负重面，而是与股骨头的关节面形成兼容的密封结构 [60-62]。在外科手术中，当进行髋关节牵引或脱位时，很容易观察到盂唇封闭髋关节中央间室的能力（图 7-3）。此外，实验室研究表明，这种吸引现象增加了关节的稳定性，并使关节负荷更均匀地分布在关节表面（图 7-4 和图 7-5）[63-65]。计算机模拟和体外实验 [62, 64, 66] 表明，在负重过程中，盂唇控制着关节液流出的速度，这使在股骨和髋臼之间保留着一层关节液，从

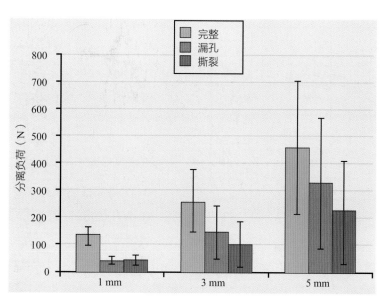

▲ 图 7-3 在盂唇完整、漏孔、切开模拟全层撕裂时，使股骨相对于髋臼边缘产生分离 **1mm**、**3mm** 和 **5mm** 所需的平均负荷

引自 Stal et al., Biomechanics of the Natural Hip Joint, In: Surgery of the Hip, D.J. Berry and J.R. Lieberman, eds. Volume 2. 2013, pp 5–13. 经 Elsevier 许可转载，©2013 版权所有

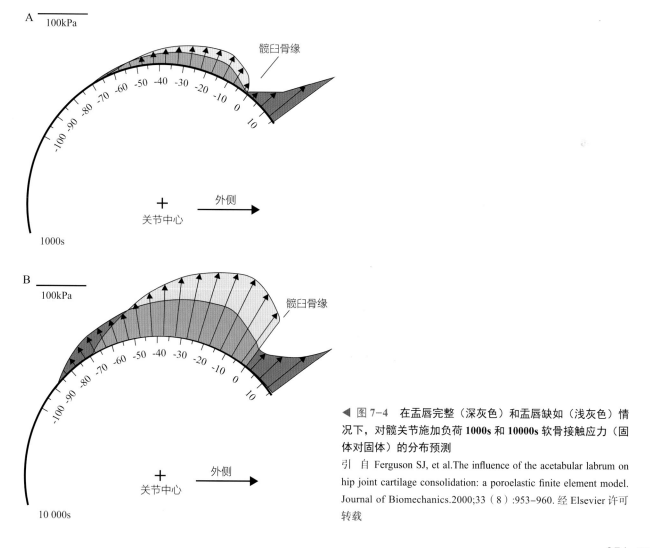

◀ 图 7-4 在盂唇完整（深灰色）和盂唇缺如（浅灰色）情况下，对髋关节施加负荷 **1000s** 和 **10000s** 软骨接触应力（固体对固体）的分布预测

引自 Ferguson SJ, et al.The influence of the acetabular labrum on hip joint cartilage consolidation: a poroelastic finite element model. Journal of Biomechanics.2000;33（8）:953–960. 经 Elsevier 许可转载

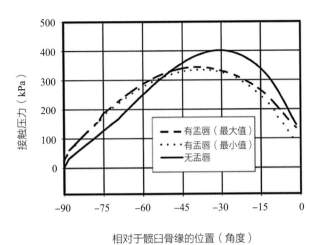

▲ 图 7-5　在有及没有完整盂唇的情况下，对髋关节施加负荷后 10 000s，总接触压力（关节液压力加固体接触应力）的变化预测

虚线和点状线表示的是接触压力的最大值和最小值，其对应有限元模型中盂唇的假定力学特性的极限值 [ 引自 Ferguson SJ, et al.The influence of the acetabular labrum on hip joint cartilage consolidation: a poroelastic finite element model.Journal of Biomechanics.2000;33（8）:953-960. 经 Elsevier 许可转载 ]

而防止在运动负荷过程中关节表面的直接接触。如果盂唇不能发挥这一功能，软骨基质内的张力就会大大增加。研究显示，在切除盂唇后，随着内部关节液位置的变化，负荷下软骨的硬化率增加了40%[62]。这导致软骨层内应力和骨—软骨交界处软骨下剪切力的急剧增加，从而增加了软骨分层的风险[62]。

由于外伤或病理改变对盂唇造成的损害，会破坏盂唇的密封功能，导致股骨头偏离正常的生理位置。这使得关节应力峰值随着负荷向髋臼边缘的转移而增加，潜在的导致软骨加速侵蚀和骨关节炎的早期发病。通过这些因素的综合作用，盂唇撕裂主要发生在前象限，导致髋关节不稳，以及分水岭性的盂唇损伤，最终导致关节退行性疾病[60, 61, 67, 68]。

在中老年个体中，盂唇病变主要是由于伴随衰老发生的退行性改变而引起的，在尸体标本中观察到的病变的高发生率就证明了这一点[68, 69]。在较年轻、主要从事体育活动的个体中，盂唇病变的原因被认为是反复的微创伤，尤其是在高强度运动时或在运动范围极限时肢体负荷的情况下[70-72]。在盂

唇损伤患者中，经常发现股骨头—颈交界处前侧增生，导致凸轮型股骨髋臼撞击综合征[73-75]。在这些病例中，有人猜测盂唇损伤的机制是：在关节正常运动范围的极限，前侧增生的股骨头颈交界区于盂唇下方的强行通过。由于这种情况而引起反复的异常负荷，被认为是导致软骨—盂唇交界处产生拉伸负荷并形成"分水岭性"损伤的原因。

Dy 等提出了另一种假设[76]，他的研究团队表明，在没有撞击的情况下，前盂唇内可以产生较大的拉伸张力。在这一新颖的实验负荷与有限元分析相结合的方法中，当通过收紧关节囊来扭转或旋转髋关节时，在盂唇与髋臼缘交界区检测到了最大张力。

盂唇损伤的发生也可继发于髂腰肌肌腱压缩力和剪切力的刺激[77]。在这种情况下，与股骨髋臼撞击征相比，损伤部位常位于更前内侧[78]。对髂腰肌撞击的认识促使保髋外科医师修复这些非股骨髋臼撞击引起的盂唇损伤，并处理其诱因，是髂腰肌肌腱或是髂前下棘和腰大肌间沟[77, 79]。

### （四）圆韧带

圆韧带在稳定髋关节方面的潜在作用仍然是一个有争议的话题[80, 81]。尽管缺乏科学数据证实该结构在增强髋关节稳定性方面的作用，但有报道称部分患者在修复圆韧带急性破裂后髋关节症状得到了缓解[82]。众所周知，髋关节在内收、屈曲和外旋时，圆韧带是紧绷的，在这个姿势髋关节是最不稳定的，这表明圆韧带在髋关节稳定方面的潜在作用[83, 84]（图 7-6 和图 7-7）。在发育性髋关节发育不良和股骨头外侧低覆盖（外侧中心边缘角—髋臼倾斜角）的患者中，圆韧带撕裂的风险显著增加。因此，圆韧带的撕裂可继发于髋臼覆盖不足引起的微不稳。在非创伤性微不稳（如过度活动综合征引起的韧带松弛）患者中，圆韧带撕裂的风险是增加的[85]。然而，圆韧带的撕裂也可引起微不稳。圆韧带病变的外科治疗包括清理和重建[86-88]。这两种技术均可在关节镜下进行，短期的临床结果是有效的，使患者缓解疼痛、改善功能和恢复运动[87, 88]。

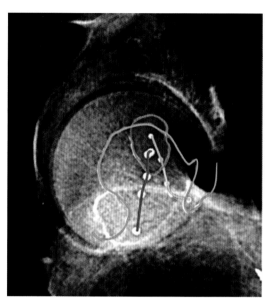

▲ 图 7-6　试验性髋关节的 X 线图

可见不透射线的球状物被植入圆韧带的前束和后束植入的金属丝标定了髋臼关节面的内边缘（绿色）和股骨头凹（红色）。在此图中，髋关节处于屈曲 90° 并最大外旋位，使得圆韧带后束受到拉力负荷

但仍需要进一步的临床和生物力学研究来明确成人圆韧带对髋关节稳定的重要性。

## 六、关节运动中的病理性障碍

### （一）股骨髋臼撞击综合征

像任何其他关节一样，髋关节可以在任何方向上自由旋转（即外展－内收、屈－伸和内－外旋），直到受到以下任一因素的限制。

• 关节周围软组织的紧缩（主要是关节囊和囊外韧带，但也包括周围的肌肉组织）。

• 相对关节面（即股骨和骨盆）之间的直接接触。

在正常髋关节，这些限制因素的相对作用是随着股骨和骨盆的相对位置而变化的。然而，对于大多数运动来说，关节的运动主要取决于关节囊的松弛程度，一旦韧带结构变得紧绷，关节运动就会停止[48, 89]。对于某些运动，如屈曲和内旋，在韧带紧张度变得明显之前就会产生运动阻力。在这些运动中，接触可发生在骨表面之间（即通过骨对骨的碰撞），也可在运动弧将股骨头带至其球面边缘时，曲率半径增大，如果试图进一步旋转，则会产生凸

轮制动效应。

这些相互作用对理解正常髋关节运动学很重要，同时对理解病理骨形态在软骨－盂唇退变和骨关节病进展中的作用也至关重要。已知影响关节运动，特别是屈曲和内旋的髋关节特征性畸形包括儿童髋关节股骨头骨骺滑脱[90]，非球面性股骨头、前外侧头颈交界区关节面变平或增生（"枪柄样畸形"[91]），以及髋臼边缘过度增生的深髋臼。长期以来，人们一直认为股骨头骨骺滑脱患者屈曲/内旋减少的机制是股骨头相对于股骨颈的向后移位（"滑脱"），从而导致头颈交界区前偏心距的缩小。这使得股骨颈在屈曲时更靠近髋臼前缘，而在后伸时更远离，导致功能运动弧的改变，进而反复撞击损伤髋臼边缘[92, 93]。

伴随髋关节中股骨头形状或髋臼深度发生的形态改变，两种截然不同的股骨髋臼撞击征被普遍认知，分别为"凸轮型"和"钳夹型"撞击[53]（图 7-8 至图 7-10）。第一种形式（"凸轮型"）发生于股骨头在髋臼内旋转至头颈交界区的增生部分与髋臼缘接触并压迫盂唇时[94-96]。盂唇的强制压迫扩张会导致软骨－盂唇交界处的应力集中，在此处，相对坚硬的软骨下板表面附着软骨与较柔韧的盂唇交会。随着横断面过大的股骨头和头颈交界区对于前方髋臼的反复碰撞，可发生相应的病理变化，包括髋臼软骨下囊肿、软骨面纤维化和裂开，以及软骨与软骨下骨的分层[97]。最终，股骨头或头颈交界区内也可发生囊肿改变。

Kubiak–Langer 等[98] 利用计算机模拟髋关节运动对股骨髋臼撞击综合征中因头颈交界区异常而引起的髋关节运动功能范围的缩小进行了广泛的研究。利用 CT 重建获得的患者特异性髋关节模型证实，股骨髋臼撞击综合征患者在屈曲、外展和 90° 屈曲并内旋时髋关节运动范围显著丢失（表 7-4）。Ferguson 和同事利用正常和病变关节的三维计算机模型，结合头颈交界区（α 角）和股骨头覆盖（中心边缘角）的形态学变化，研究了股骨髋臼撞击综合征在组织水平上的病理机制[99]（图 7-11 和图 7-12）。在这项研究中模拟了

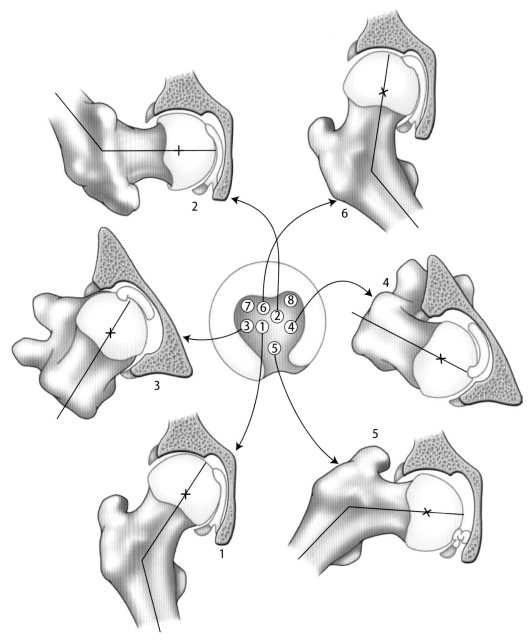

▲ 图 7-7    髋关节处于围绕关节运动范围的八种不同姿势时，股骨、圆韧带和髋臼底相对位置的图示

步行和由坐到站活动中，髋关节的功能负荷对关节软组织内产生应力的影响。预测到的应力分布会随着活动的变化而变化。在行走过程中，关节软骨内的冯·米塞斯应力随着中心边缘角的减小而逐渐增加，但不受凸轮型股骨髋臼撞击综合征的影响（图 7-12）。此外，在中心边缘角<23°的模拟测试中，峰值应力仅>4Mpa。相反，在站到坐活动中，正常髋关节的峰值应力则<2.5MPa，中心边缘角的变化对其影响很小，除非在股骨头极度包绕的情况下（中心边缘角 =40°）。在股骨髋臼撞击综合征病例中，测算出的应力要高得多，当 α 角和中心边缘角之和>90° 时，预测峰值应力将超过5MPa；在几乎所有中心边缘角为 30° 或更大的模拟中，应力均超过了 10MPa。这些预测与股骨髋臼撞击综合征关节退变进程中的临床观察结果具有很好的相关性，包括髋臼缘软骨缺损的进展、髋臼软骨全层分层以及软骨 - 盂唇交界区盂唇的分离[100]（图 7-11）。

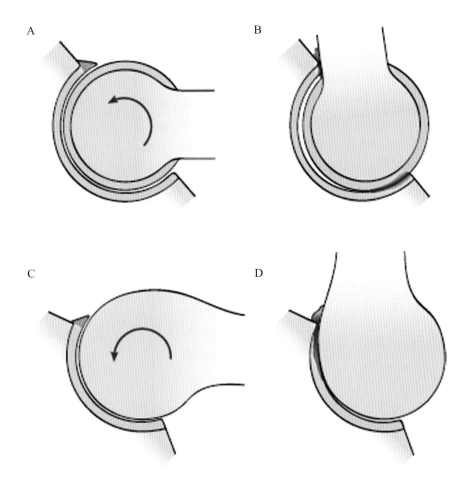

▲ 图 7-8　**Ganz** 和同事提出的与股骨髋臼撞击征相关的关节损伤的病理机制示意图 [71,90,92-95]

"钳夹型撞击"（A 和 B）发生在股骨头被髋臼缘"过度覆盖"，导致极度运动时的直接撞击而损伤盂唇和关节的病例。当头颈交界区股骨头过度增大而无法容纳入髋臼，通常在屈曲和内旋时就会发生"凸轮样撞击"（C 和 D）。试图强行进一步屈髋或旋转会导致髋臼过度填充和软骨 – 盂唇分离 [92]（引自 Stal et al.,Biomechanics of the Natural Hip Joint,In:Surgery of the Hip,D.J.Berry and J.R.Lieberman,eds. Volume 2.2013,pp 5–13. 经 Elsevier 许可转载，©2013 版权所有）

## （二）股骨和髋臼发育异常

有限元分析表明，股骨和髋臼的形态和方位的细微变化会对骨、软骨和软组织之间的负荷分布产生重要的干扰。这就解释了继发性重塑的发生，关节运动学的偏差，进而"微不稳"，以及最终导致骨关节炎这一过程 [101]。髋关节发育异常就是这种病理 – 力学进程的例证，其髋臼浅导致了股骨头的覆盖减少，同时伴有更倾向竖直的负重面。这导致了接触应力升高，盂唇和髋关节囊的高负荷，以及过早的关节退变 [100, 102, 103]。

已经采用多种计算机模拟和实验方法研究了髋臼发育不良对接触压力的影响。Genda 和同事 [19] 提出了一种方法，利用髋关节的三维参数模型，探究经典解剖学参数对髋关节反作用力计算值的影响。这些参数包括中心边缘角、Sharp 角、股骨头直径、外展肌的牵拉方向、大转子和股骨头中心。一个有趣的发现是，在典型髋关节发育不良（即小中心边缘角）的情况下，当外展肌的作用线在纵向 10° 范围内时，模拟预测的关节压力峰值将超过 6MPa。这相当于使用相同分析方法预测的正常女性髋关节峰值压力的四倍。Tsumura 等 [104] 使用患者特异性的 CT 重建研究报道了相同的结果。在此研究中，预测的正常髋臼边缘的峰值压力为 2.5MPa，而髋臼发育不良病例为 5.3MPa。

其他学者，包括 Hadley 等 [105] 和 Russell 等 [102]，

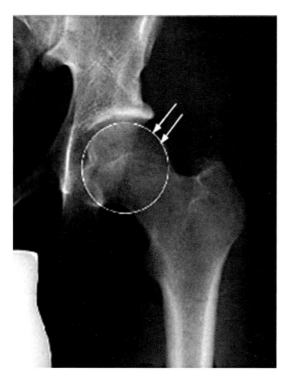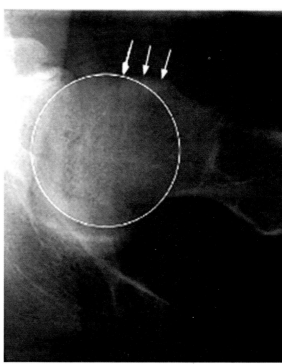

▲ 图 7-9　具有"手枪柄样"特征的凸轮撞击型髋关节的 X 线表现

在前后位和侧位片上都可以发现，股骨头的非球形部分超出了最匹配股骨头圆形轮廓的范围（见箭头）（引自 Stal et al.,Biomechanics of the Natural Hip Joint,In:Surgery of the Hip,D.J.Berry and J.R.Lieberman,eds.Volume 2.2013，pp 5-13. 经 Elsevier 许可转载，©2013 版权所有）

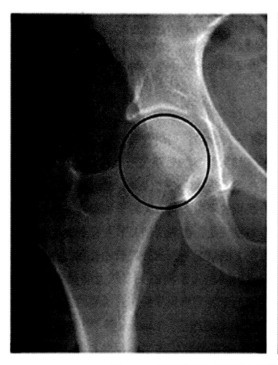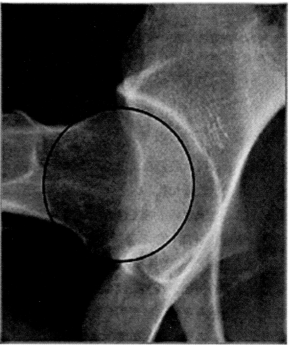

▲ 图 7-10　继发于髋臼盂唇骨化的髋臼过深合并钳夹型撞击的髋关节 X 线表现

股骨头在前后位和侧位均呈球形（引自 Stal et al.,Biomechanics of the Natural Hip Joint,In:Surgery of the Hip,D.J.Berry and J.R.Lieberman,eds. Volume 2.2013，pp 5-13. 经 Elsevier 许可转载，©2013 版权所有）

表 7-4 计算机模拟预测的正常人群与 FAI 患者骨软骨成形术前后的髋关节运动对照

| 参　数 | 正常髋关节 | FAI 髋关节（术前） | P 值（正常 vs.FAI） | FAI 髋关节（术后） | P 值（术前 vs. 术后） |
|---|---|---|---|---|---|
| 屈曲 | $122.0° ± 16.3°$ | $105.2° ± 12.2$ | < 0.0001 | $125.4° ± 9.7°$ | < 0.0001 |
| 后伸 | $56.5° ± 20.1°$ | $61.1° ± 31.8°$ | 0.751 | $71.1° ± 26.4°$ | 0.051 |
| 外展 | $63.3° ± 10.9°$ | $51.7° ± 12.2°$ | < 0.0001 | $63.6° ± 7.5°$ | 0.0001 |
| 内收 | $32.7° ± 12.3°$ | $34.6° ± 12.3°$ | 0.927 | $35.8° ± 15.3°$ | 0.262 |
| 内旋（90° 屈曲） | $35.2° ± 6.9°$ | $11.1° ± 6.9°$ | < 0.001 | $35.8° ± 15.3°$ | 0.002 |
| 外旋（90° 屈曲） | $102.5° ± 14.2°$ | $83.0° ± 33.7°$ | 0.194 | $93.9° ± 32.7°$ | 0.327 |

所有值均以平均值 ± 标准差表示，FAI. 股骨髋臼撞击综合征（引自 Kubiak–Langer 等 [98]）

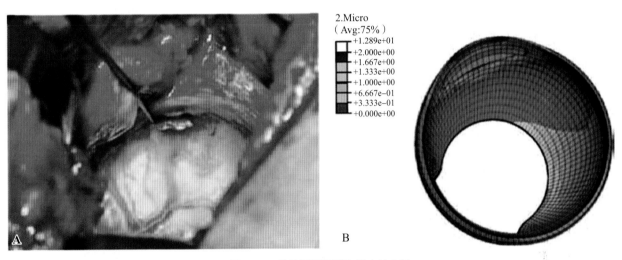

▲ 图 7-11　凸轮型股骨髋臼撞击综合征

A. 凸轮型撞击病例中前上盂唇撕裂的术中所见；B. 计算机模拟严重凸轮型撞击髋关节（$\alpha = 80°$）深度屈曲时，预测的髋臼缘冯·米塞斯应力分布（由站到坐，图左侧为前方）[ 引自 Chegini, S., et al.The effects of impingement and dysplasia on stress distributions in the hip joint during sitting and walking: a finite element analysis.J Orthop Res,2009.27(2):p.195–201. 经 John Wiley 和 Sons 许可转载 ]

研究了对关节软骨模拟加载一生中累积压力的影响。在正常髋关节和发育不良髋关节之间，累积压力存在显著差异，提示慢性超负荷是骨关节炎软骨退变的病理-力学机制。Russell 及其同事 [102] 还强调，除了大体形态上的差异，骨骼微小的不规则性也能够导致局部压力升高。随后的计算模型进一步深入研究了关节形态，每日负荷以及软骨接触压力和应力之间的关系 [106-108]（图 7-13 和图 7-14）。

软组织损伤和退行性变是髋臼边缘局灶性超负荷不可避免的结果，是髋关节发育不良自然过程的一部分 [92, 94, 103]。正如计算机模型预测的那样 [98]，随着股骨头脱位的进展，盂唇作为外围结构承担了髋臼的部分负重功能，盂唇内会产生高剪切应力和拉

应力，导致盂唇增生和最终损伤，通常是在前上象限内 [103]。临床观察已经证实了髋臼缘局灶性超负荷与软骨退变和盂唇破裂之间的因果关系 [103, 109, 110]。研究观察到 80% 的髋关节发育不良患者的前方软骨变薄，与股骨头的向前和向上移位有关 [111]。最终，关节周围的软组织不足以替代具有良好外侧覆盖的合适髋臼所提供的稳定性；因此，髋臼矫形手术通常是为了试图延长发育不良髋关节的使用寿命 [112, 113]。

（三）微不稳

有些髋关节 X 线检查正常，活动范围增大的患者，在没有股骨髋臼撞击的放射学证据的情况

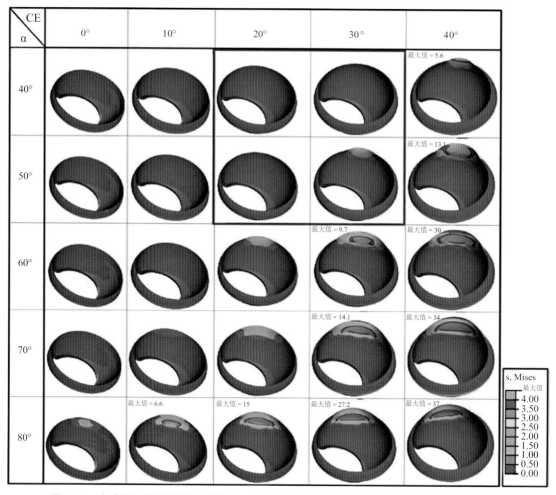

▲ 图 7-12　在模拟各种几何形态的关节中，由站到坐时髋臼软骨内的 **von Mises** 应力的分布（**MPa**）
蓝色方框中为被认为正常的关节 [ 引自 Chegini, S., et al.The effects of impingement and dysplasia on stress distributions in the hip joint during sitting and walking: a finite element analysis.J Orthop Res,2009.27（2）:p.195–201. 经 John Wiley & Sons 许可转载 ]

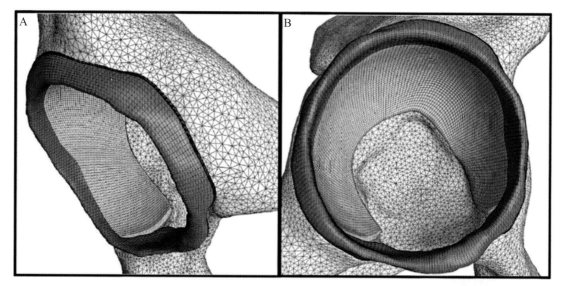

▲ 图 7-13　**Henak** 及其同事 [107] 使用有限元网格模拟了不同程度的髋关节发育不良和股骨髋臼撞击综合征髋关节的负荷转移情况
骨性骨盆（白色）、髋臼软骨（黄色）和盂唇（红色）分别标示 [ 引自 Henak, C. R., et al.Role of the acetabular labrum in load support across the hip joint.Journal of Biomechanics,2011;44（12）: 2201–2206. 经 Elsevier 许可转载 ]

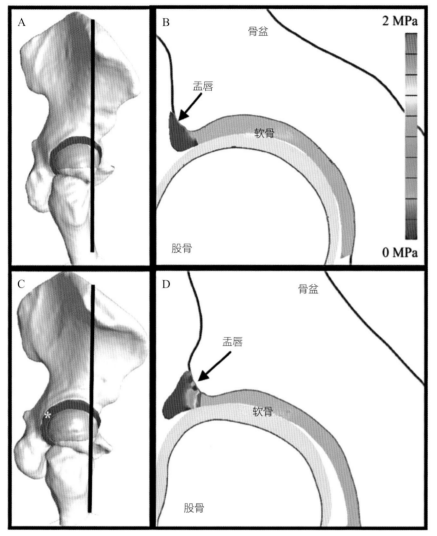

◀ 图 7-14 行走（足跟着地）时负荷转移使前上盂唇内产生的内应力预测值

此实验对正常髋关节（A 和 B）和发育不良髋关节（C 和 D）进行了分析。B 和 D 中所描述的应力是沿 A 和 C 中黑线所取的垂直面计算出来的，该垂直面对应于盂唇最大偏移的大致位置 [ 引自 Henak, C. R.,et al.Role of the acetabular labrum in load support across the hip joint.Journal of Biomechanics,2011;44（12）:2201-2206. 经 Elsevier 许可转载 ]

下，仍会有关节不稳的感觉。在这些病例中，关节过度活动是常见的症状，伴有 Beighton 和（或）Brighton 评分升高[114, 115]。舞者、芭蕾舞者、花样滑冰选手、瑜伽教练、啦啦队长、武术家和体操运动员普遍存在运动度增加和潜在微不稳的情况，这往往是进行其运动的先决条件[116]。在一组 59 名职业芭蕾舞演员群体中，只有 1 名髋关节存在凸轮样畸形的证据。而通过 MRI 发现一些其他类型的髋关节异常，原因是其舞蹈活动中涉及的极度运动产生了动态的"钳夹"机制。此外，在"劈叉"姿势时，所有髋关节都是半脱位的（平均 2.1mm）。与对照组相比，芭蕾组的肌肉骨骼异常包括更高发生率的髋臼软骨损伤（多数为上方）、盂唇撕裂（多数为后上到前上）和股骨颈上部大量的滑囊疝窝。尽管

骨畸形的发生率相对较低，但仍有 60% 的舞者报告有腹股沟疼痛，但仅限于跳舞时[117]。此外，当每位舞者采用古典芭蕾舞中要求最高的姿势时，髋臼内股骨头的平均平移范围为 0.93～6.35mm[118]。

医源性微不稳可以发生在关节镜下行髋关节囊切开术但未行关节囊关闭术的患者[119, 120]。这一结论与四项尸体生物力学研究的结果一致（表 7-5），表明了髂股韧带对正常髋关节力学结构完整性的重要意义。在每一项研究中，切开髂股韧带均增加了髋关节的外旋、后伸和前平移，而韧带完整状态和修复状态之间没有差异。移位明显的髋关节全脱位是微不稳的终末表现。行手术过后，就会发生不稳定并逐渐出现不同程度的加重。有系列文献报道 9 例关节镜术后致医源性髋关节脱位[121-128]。由于文

表 7–5　髋关节囊韧带对髋关节稳定性和运动范围影响的尸体研究

| 研究项目 | 试验设计 | 作　用 |
|---|---|---|
| Bayne 等（2014）[128] | 尸体生物力学 – 运动跟踪 | 关节囊切开后，中立位时远端、外侧、前方的移位增加 |
| | | 关节囊切开后，屈曲时远端、内侧、后方的移位增加 |
| | | 关节囊切开后，中立位移位增加，屈曲位旋转增加 |
| | | 在最大屈曲位，关节囊切开比关节囊完整的旋转增加 |
| Myers 等（2011）[50] | 尸体生物力学 – 荧光透视 | 髂股韧带切断后外旋增加（增加 12.9°）（$P < 0.0001$） |
| | | 髂股韧带切断后前方移位增加（增加 1.8mm）（$P < 0.001$） |
| | | 完整 / 修复状态下的外旋或前移无差异 |
| Martin 等（2008）[48] | 尸体生物力学 – 运动追踪 | 松解髂股韧带内外侧束可最大限度地增加外旋 |
| | | 松解外侧束使屈曲及中立位时移动增加 |
| | | 松解外侧束也使内旋增大，主要是后伸时 |
| Hewitt 等（2002）[46] | 尸体生物力学 – 失效负荷 | 髂股韧带比坐股韧带更强壮 |
| | | 髂股韧带比坐股韧带更坚韧 |
| | | 使髂股韧带断裂的拉伸负荷比坐股韧带更大 |

章发表的偏倚，这可能严重低估了髋关节镜术后不稳定的实际发生率。因此，为了避免在保髋手术中出现轻微或显著不稳定，大多数学者建议避免以下操作：不做修复的关节囊大范围切除术、盂唇切除术（与修复或再固定相比）、结构发育异常时激进的髋臼成形术（臼缘切除术），以及关节囊全范围的松解术。

微不稳的存在并不能自动排除其他伴随的关节内和关节外疾病。事实上，可能是轻微的不稳定增加了一些髋关节结构的负荷，包括盂唇、关节软骨和软骨下骨、圆韧带、髂腰肌肌腱、髂胫束、髋外展肌和其余的正常关节囊。即使是传统的股骨髋臼撞击征患者，由于失去了真正的球窝式结构，也会存在轻微的潜在微不稳，从而导致前方撬动越过臼缘（支点），继而出现后方不稳定。

此外，还可能出现以下情况。

- 髋臼过度前倾会导致髋关节前方不稳定和髋臼后缘撞击。
- 髋臼过度后倾会导致前方撞击和后方不稳定。
- 股骨过度前倾会导致髋关节前方不稳定和髋臼后缘撞击。
- 股骨过度后倾会导致前方撞击和后方不稳定。

## 七、总结

本章展示了在过去的半个世纪里，肌肉骨骼生物力学对理解髋关节有多大的贡献。在本书中记录的进展现在已经把我们引向了转化生物力学的黎明。通过计算机和影像技术的诸多进步，加之对髋关节病理学的深入了解，使这种转变成为可能。这一领域的研究焦点已从对髋关节力的理论预测转变到直接测量，以及从对应力与骨关节炎可能相关性的推测转变到使用患者特异性有限元模型对个体髋关节组织应力的预测。

同时，随着临床医师和科学家对影响关节健康的常见疾病，尤其是股骨髋臼撞击综合征的深入研究，使得对髋关节退变病理力学机制及保髋治疗策略的研究手段得到了更多的应用。这条途径具有制订个性化治疗方案的潜力，就像过去几十年里医学物理学改变了放射疗法实践一样。

"转化生物力学"已经初见端倪，具体包括以下几个方面。

- 针对患者和活动特异性的髋关节力学响应模型。
- 基于生物力学危险因素的个体患者发生髋骨关节炎的风险预测。
- 不稳定性和组织松弛在髋骨关节炎病因学中的作用。
- 决定关节稳定性的硬组织和软组织之间的相互作用，及其对关节健康和退变力学生物学的影响。

笔者邀请每一位读者参与这一旅程，并为其最终成功做出贡献！

# 第二篇　髋关节功能的临床评估

## Clinical Evaluation of Hip Function

Allston J. Stubbs　著

# 第8章

# 正常髋关节功能
## Function of the Normal Hip

Michael R. Torry　Michael J. Decker　Jeffrey C. Cowley　David Keeley　Thomas W. Kernozek　Kevin B. Shelburne　著

耿　震 译 董晨辉 校

## 一、概述

骨、韧带和肌肉肌腱这些局部解剖结构，构成了特征性的髋关节并控制其活动。本章的目的是回顾关于支撑髋关节骨和韧带的功能研究，以及与髋关节功能相关的神经肌肉控制策略这两方面的文献，还将重点关注在行走过程中髋关节稳定性和灵活性相关的神经肌肉控制，因为与步态相关的研究代表着髋关节功能最大的知识体系。此外，本章将介绍与运动人群髋部损伤密切相关的几种体育活动的运动学和动力学。

## 二、稳定髋关节的骨性结构

成人髋关节是由股骨和髋臼骨组成的球窝型可活动关节。该关节骨结构的匹配性很大程度体现了其独特的稳定性。这些骨性结构的以下 3 个指标对于髋关节的稳定性以及盂唇和关节软骨的保护很重要：①合适的股骨头 – 颈偏心距；②髋臼和股骨前倾角；③股骨头的髋臼覆盖率。

髋关节的正常功能需要股骨头相对股骨颈存在偏心距，以实现全范围的关节运动，且不会在股骨和髋臼之间发生撞击。偏心距的减小被认为是股骨髋臼撞击的原因之一[1]。同样，髋关节的过度屈曲（伴有或不伴有股骨外旋）会使股骨头—颈交界区与盂唇接触，从而也导致撞击[1-3]。骨性异常，例如大股骨头，可以弥补头颈交界区的偏心距减小，

有助于关节的稳定[4]。

髋臼前倾角和股骨前倾角的范围存在着很大的差异，这些范围在个体从出生到骨骼成熟期间都会发生变化。髋臼的正常前倾对于保持与股骨头的正常关系至关重要。根据 Murray（1993）[5-8] 的测量结果，髋臼的前倾角范围在 15°~42°，理想范围为 15°~20°。股骨的前倾角对于维持髋关节的正常力学也很重要，而且股骨的前倾角随着年龄的增长而减小。婴儿的平均股骨前倾角为 31°，到 8 岁时可能减少了约 5°，到青春期后期可能进一步减少 5°~10°[9]。由于关节稳定性和股骨头的覆盖都取决于股骨和髋臼的相对方向，因此必须考虑股骨前倾和髋臼前倾的联合作用。McKibbin 不稳定性指数就是以股骨和髋臼前倾角之和为基础的[10]。当夹角之和大于 60° 时，该指数预示着临床上关节高度不稳定，而小于 20° 则为低度不稳定。髋臼的股骨头覆盖率也可以通过放射线片进行测量。正常的中心边缘角据报道为 30°[11-14]。发育不良与骨关节炎的早期发病具有相关性，并且中心边缘角小于 20° 与髋臼方向异常、股骨头覆盖率低、关节内反常的负荷转移相关联[11-18]。

## 三、经韧带结构获得的髋关节稳定性

髋关节囊是由一系列韧带组成的，这些韧带具有不同的功能和解剖特点。髋关节 5 条主要的韧带是髂股韧带（包括外侧束和内侧束）、耻股韧带、

坐股韧带、股骨头圆韧带和轮匝带[19-21]。

由于在活体内应力检测方面的技术限制，以上韧带在髋关节动态（甚至静态）活动期间对其力学的影响罕有报道。然而随着技术的进步，越来越多的信息显示，这些韧带在限制旋转以及与髋关节其他结构协同运动中发挥着促进作用。Myers 等[19] 就此进行的尸体研究表明，髂股韧带在限制股骨外旋和前移方面发挥了重要作用，而髋臼盂唇起着次要的稳定作用。

### 四、经神经力学获得的髋关节稳定性

在髋臼内保持合适的股骨头位置和负重区域是正常髋关节功能的最重要特征。为了实现这一点并与韧带结构协同作用，髋关节周围的肌肉通过在各种髋关节运动中调节其固有刚度特性来起到力调节器的作用。该神经肌肉控制策略从激活单根纤维开始，并逐渐改变整块肌肉的力学性能。这些潜在的机制是以运动单元激活、纤维募集、肌肉主动 - 被动生理构成、主动 - 被动长度 - 张力、力 - 速度特性及肌肉内部和外部纤维反馈回路的时间 / 空间的汇总为基础的[22-28]。其中，由于关节周围大而呈羽状的肌肉，特定肌肉（即骨骼肌结构）内肌纤维的物理排列在髋关节具有非常重要的力学意义。这是因为肌肉生成力的能力与其生理横截面积（physiological cross-sectional area，PCSA）成正比，而其总传导距离则取决于其纤维长度。在 Torry 等[29] 的综述中，对髋关节周围许多较大肌肉的力学特征进行了充分的描述。

### 五、个体髋部肌肉对步态和髋关节动力学作用的评价

传统的步态分析技术可供研究各种病理学变化下的髋关节，并生成体内髋关节力和净肌力矩。图 8-1 和图 8-2 展示了年轻健康男性步态周期中典型的髋关节反作用力和髋关节力矩。通常，髋关节经历的是一种直立双峰型的关节反作用力负荷模式，其特征是两个明显的峰值，范围从 4～8 倍体重不等，第一个峰值出现在足跟着地后，再次出

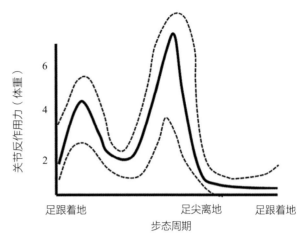

▲ 图 8-1 以自选速度行走的 12 名健康大学生男性髋关节反作用力的时间标准化竖曲线

引自 Mathew P and Torry MR (2014). The Effects of Opedix (TM) Knee Support System on Lower Extremity Biomechanics During Walking and Jogging, Master's Thesis, Illinois State University[30]

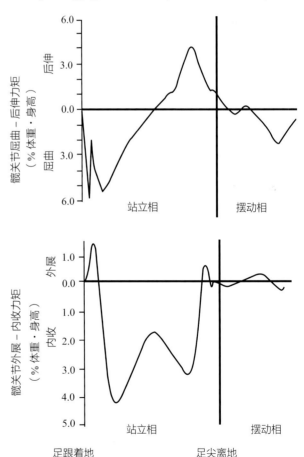

▲ 图 8-2 12 名健康的大学生男性以自选速度行走时矢状面（屈 - 伸）和额状面（内收 - 外展）髋关节外力矩的时间标准化分布图

引自 Mathew P and Torry MR (2014). The Effects of Opedix (TM) Knee Support System on Lower Extremity Biomechanics During Walking and Jogging, Master's Thesis, Illinois State University[30]

现是在足尖离地前[30]。图 8-2 显示了步态中矢状面（屈 – 伸）和额状面（内收 – 外展）的典型髋关节外力矩分布。除外足跟着地后即刻，额状面髋关节力矩以外部内收扭矩为主导，表现为双峰模式，其峰值为 3%～4% 体重 × 身高（%BW·ht）。矢状面力矩在足跟着地后出现外部屈肌扭矩峰值（5%～6%BW·ht），并持续到站立中间期的 50%（足部平放期），然后过渡为外部伸肌扭矩，在足尖离地前达到峰值[30]。

但是，如果没有适当的假设（获得相同数量的未知数和方程式）或采用优化方案，这些力矩不能分解为对运动起作用或决定关节负荷的单个肌肉。优化方法假设肌肉间力的分布是通过应用客观功能（通常基于肌肉的物理特性，如生理横截面积）来实现的。精密复杂的模型通过"包裹功能"利用更准确的肌肉路径，以更好地反映解剖结构周围的肌肉运动轨迹，并为整体肌肉复杂几何结构中的单个肌肉束提供了更具体的纤维长度参数[31-35]。

Anderson 和 Pandy（2003）开发了一种肌肉模型，其包括选定的髋部肌肉组织来分析完整的步态周期[36]。该模型包含 54 块独立的肌肉，估算了每块肌肉对步态支撑相的作用。肌肉产生支撑的潜力是通过其每单位肌肉力对垂直地面反作用力的贡献来描述的。在髋部肌肉中，臀中肌、臀大肌和臀小肌在支撑相的前 0%～30% 提供了大部分的力量（图 8-3 和图 8-4）。从足部平放期到对侧足尖刚离地后（例如 10%～50% 支撑相），臀大肌和臀中肌 / 小肌后部对垂直地面反作用力的贡献显著。在骨骼结构对抗重力的帮助下，臀中肌 / 小肌前部和后部在支撑相中期几乎产生了所有的力。臀中肌 / 小肌后部在整个支撑相中期都提供力量，而臀中肌 / 小肌前部仅在支撑相中期结束时起作用（图 8-4）。这表明臀中肌和臀小肌的作用很大程度上取决于身体姿势[36]。

最近，Correa 和 Pandy[34] 的研究描述了行走过程中髋关节内负荷分布以及个体肌力、重力、来自同侧和对侧髋关节的离心力（即由关节速度产生的力）的相对作用。他们的研究结果表明（在健康、未受伤的髋关节中），肌肉是髋关节接触力的主要因素，重力和离心力的共同作用占比不到总接触力的 5%（图 8-5）。臀中肌、臀大肌、髂腰肌和腘绳肌这四组跨越髋关节的肌肉对髋关节接触力的贡献最大（图 8-6）。

关节软骨的独特之处在于其能够接收和分散关节间的接触负荷。Harris 等（2012）在一个完整步行周期及上、下楼梯活动中的 5 个独立时间点，对髋臼软骨的接触部位、接触应力和接触面积进行了估算（图 8-7）[37]。峰值应力的范围从行走过程中足跟着地的（7.5±2）MPa 到下楼梯过程中足跟着地的（8.6±3）MPa 不等（图 8-7）。所有活动的平均接触面积为髋臼软骨表面积的 34%。这些研究者表示，尽管不同活动的髋臼软骨接触部位不同，但个体在每种活动中髋臼软骨的平均接触面积是相似的。研究数据还显示，股骨和髋臼软骨相对较小的不一致对接触应力有很大的影响，这说明在日常生活活动中，健康髋关节的软骨接触应力存在很大的个体间差异。然而，任何单一个人的软骨负荷在多种不同运动和外部负荷需求中都表现出非常低的差异性[37]。

## 六、髋部肌肉组织的肌电图

肌电图（electromyography，EMG）是一种常用于检测肌肉电输入（刺激）的技术。有大量文献报道了在步行、爬楼梯及各种体育运动时髋部肌肉肌电图的激活现象。鉴于篇幅有限，为保证数据内容的完整性，下面只介绍步行时髋部肌肉的肌电图特征。虽然肌电图研究在确定肌肉激活的部位和时间方面很有价值，但值得注意的是，肌电图不能表示出肌肉产生的力的大小。这一局限在很大程度上强调了计算机建模技术的重要性。该技术可以更好地理解髋关节功能性活动中的力学特性、与髋关节稳定相关的力学特性、骨几何形态的影响以及稳定髋关节所需的实际肌肉力这些问题。然而，肌电图的应用对于为这些模型提供合适的肌肉激活模式的起始和结束是至关重要的，这样这些模型就可以在其最优化流程中识别和"募集"正确顺序和数量的肌肉。

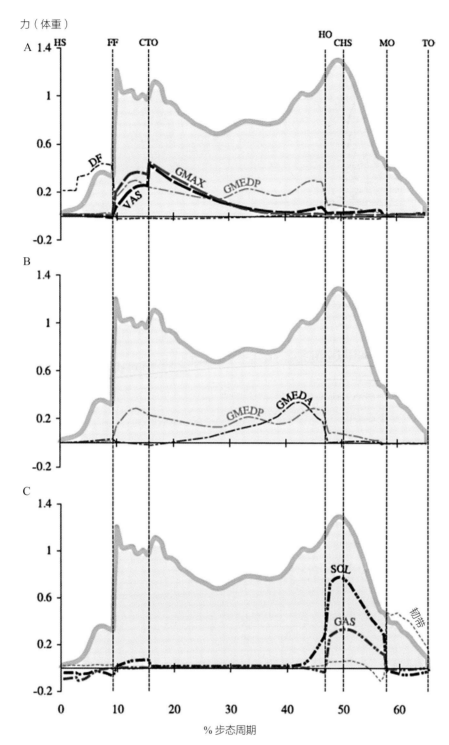

▲ 图 8-3  在步态周期中，从足跟着地到足尖离地单一肌肉对支撑的贡献

支撑用灰色阴影区域表示，即垂直地面反作用力。臀大肌在站立相早期对支撑力贡献最大；臀中肌 / 臀小肌后部在整个站立相都作用显著。在站立相后期，对维持支撑作用最大的是臀中肌 / 臀小肌前部。在整个站立相中，骨骼重力的被动阻力都小于体重的 50%，这表明在步态中肌肉是身体支撑最重要的决定因素。在步态周期中，与其他肌肉相比，髋部臀大肌对身体支撑力的贡献最大，其次是股中间肌、外侧肌和内侧肌、臀中肌 / 臀小肌和比目鱼肌 / 腓肠肌。遗憾的是，较小的髋部肌肉如耻骨肌、梨状肌、上孖肌和下孖肌、闭孔内肌和闭孔外肌的力学作用没有包括在这个模型中。DF. 踝背屈肌；GMAX. 臀大肌内侧和外侧部分；VAS. 股中间肌、外侧肌和内侧肌；GMEDA. 臀中肌 / 臀小肌前部；GMEDP. 臀中肌 / 臀小肌后部；SOL. 比目鱼肌；GAS. 腓肠肌；HS. 足跟着地；FF. 足部平放；CTO. 对侧足尖离地；HO. 足跟离地；CHS. 对侧足跟着地；MO. 跖骨离地；TO. 足尖离地 [ 引自 Anderson, F. C. and M. G. Pandy（2003）. Individual muscle contributions to support in normal walking. *Gait & Posture* 17（2）：159–169. 经 Elsevier 许可转载 ]

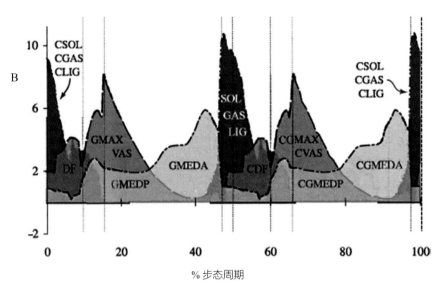

▲ 图 8-4　各肌群对步行模型中质心净垂直加速度的作用

只有与地面接触的肢体的肌肉才对质心的垂直加速度有增进作用。CDF. 对侧肢体的背屈肌；CSOL. 对侧肢体的比目鱼肌；CGAS. 对侧腓肠肌；CLIG. 对侧肢体的韧带；CGMAX. 对侧臀大肌；CGMEDA. 对侧臀中肌 / 臀小肌前部；CGMEDP. 对侧臀中肌 / 臀小肌后部；GMAX 臀大肌内侧和外侧部分；VAS. 股中间肌、外侧和内侧肌；GMEDA. 臀中肌 / 臀小肌前部；GMEDP. 臀中肌 / 臀小肌后部；SOL. 比目鱼肌；GAS. 腓肠肌 [ 引自 Anderson, F. C. and M. G. Pandy（2003）.Individual muscle contributions to support in normal walking.*Gait & Posture* 17（2）:159–169. 经 Elsevier 许可转载 ]

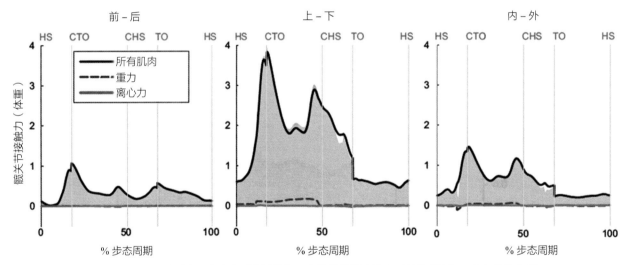

▲ 图 8-5　肌肉重力和离心力对作用于髋臼上的髋关节接触力（以体重计）三个部分的作用

正向力分别指向前方、上方和内侧。步态周期分为两个阶段，以同侧足跟着地为起始，包含对侧足尖离地（CTO），到对侧足跟着地（CHS）为分界，继续到再一次同侧足跟着地（HS）。灰色区域表示总（合）接触力。数据显示，髋部肌肉是髋关节接触力的主要因素，重力和离心力的共同作用不到总接触力的 5%[ 引自 Correa TA et al.Contributions of individual muscles to hip joint contact force in normal walking.J Biomech.2010 May 28;43（8）:1618–1622. 经 Elsevier 许可转载 ]

## （一）髋部深层肌肉

在对髋关节肌肉的研究中，由于深层肌肉组织（耻骨肌、梨状肌、上孖肌和下孖肌、闭孔内肌和外肌）不易接近，其作用常常被忽视[38, 39]。这些肌肉常常被称为髋关节的"旋转袖"肌肉，在犬模型中的许多研究都支持其在髋关节运动中的"微调"作用[40]。然而，与盂肱关节不同，人类髋关节被认为是一个更稳定的关节，因为其骨几何结构需要更少的肌肉稳定性。为此，许多作者提出，这些深部肌肉的横截面积小，加之力臂短（例如在步态周期

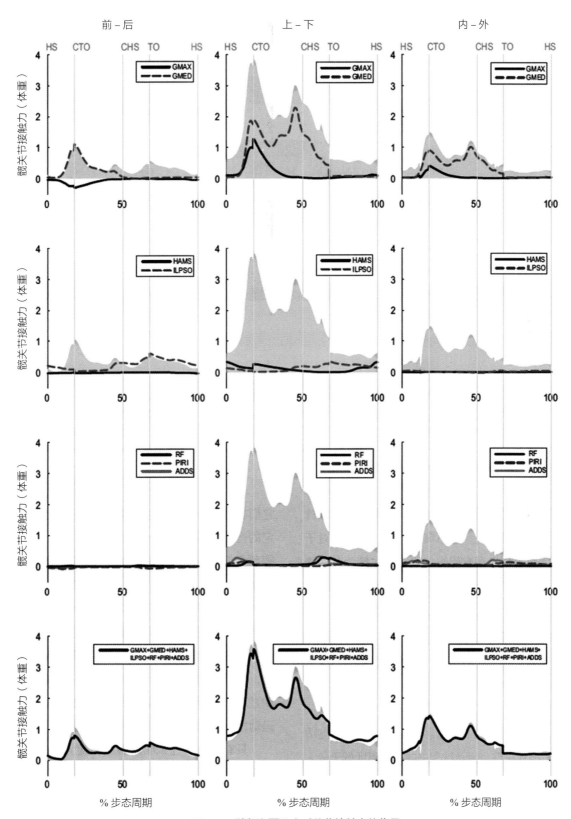

▲ 图 8-6　髋部主要肌肉对关节接触力的作用

灰色区域代表作用在髋臼上的总（合）接触力（以体重计），由 3 个部分组成，分别指向前方、上方和内侧。HAMS. 内外侧腘绳肌群；GMAX. 臀大肌；GMED. 臀中肌和臀小肌；ILPSO. 髂腰肌；RF. 股直肌；PIRI. 梨状肌；ADDS. 大收肌、长收肌和短收肌 [ 引自 Correa TA et al.Contributions of individual muscles to hip joint contact force in normal walking.J Biomech.2010 May 28;43（8）:1618–1622. 经 Elsevier 许可转载 ]

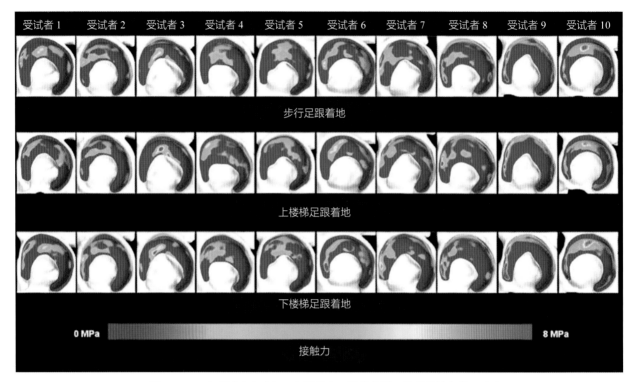

▲ 图 8-7　10 名受试者在步行、上楼梯和下楼梯中髋臼软骨接触部位和应力

左侧为前方。比较每个受试者在同一列图中的应力位置和大小可以看出，其在所有活动中的峰值应力位置都趋于相似。一般情况下，各活动中的峰值应力随着关节反作用力的增大而略有增加。不同人群的应力变化表现出高度的可变性 [ 引自 Harris MD, Anderson AE, Henak CR, Ellis BJ, Peters CL, and Weiss JA. Finite element prediction of cartilage contact stresses in normal human hips. J Orthop Res. 2012 Jul;30（7）:1133-1139. 经 John Wiley & Sons 许可转载 ]

站立相耻骨肌力臂估测不到 9mm），不足以对维持髋关节稳定提供任何"有意义"的力。然而，对于耻骨肌功能的临床观察使得这块肌肉在髋关节功能中的作用，比人们从它的小尺寸和短力臂中所能确定的更为重要。计算机研究结果与健康人步行时的肌电图结果非常符合 [41]。在足跟着地中到足尖离地中，耻骨肌存在中度的激活，一定程度地限制股骨外展，同时有助于股骨内旋。在摆动相，这块肌肉也表现出了一些轻度的激活 [42]。

Shelburne 等检测了蹲起运动时梨状肌的肌电活动，并确定其在整个运动过程中的激活程度低于最大自主收缩（maximal voluntary contraction，MVC）的 25%。这一激活数据与随后的相同运动中梨状肌力的计算结果非常吻合，该结果小于最大肌力的 25%[43]。

### （二）髂腰肌

髂腰肌由 2 个主要部分（髂肌和腰大肌）组成，它们有各自独立的神经支配，使每一部分在任何指定的运动中可以实现选择性激活。最近，Philippon 等研究证明某些髋关节力量 / 康复训练增加了髂腰肌的激活，因此会潜在地加重髋关节屈肌肌腱炎 [44]。具体来说，髂腰肌峰值激活范围为 3%～48% 最大自主收缩，而其通常激活范围为 1%～18% 的最大自主收缩。仰卧位髋屈曲，靠墙侧卧位髋外展，侧卧位髋外展伴外旋，以及髋关节蚌式开合运动显示出中等程度的髂腰肌激活（20%）。而其他的运动检测显示出轻微的髂腰肌激活 [44]。

只有少数研究试图对髂肌和腰大肌的作用进行界定和区分 [45, 46]。因此，针对这部分肌肉的肌电图数据存在一些争论，部分原因是技术差异，以及由于该肌肉的位置和其羽状形态，其肌电图的检测有一定的难度。Andersson 等的研究发现在大腿最大程度外展时，腰大肌和髂肌都存在激活；但在放松站立或整体躯干于髋关节向前屈曲 30° 时，两肌均

未发现激活。Andersson 等的结论是髂肌主要稳定髋部和骨盆；而在对侧施加较重负荷时，腰大肌有助于在额状面稳定腰椎[45]。

### （三）髂肌

对髂肌肌电图的检测试验显示，在"仰卧起坐"髋关节屈曲的整个过程中，髂肌都有显著的激活[46]。然而，LaBan 等的文章称，在髋关节屈曲初始 30° 中，髂肌几乎没有激活表现；但他们在"屈膝平卧"的仰卧起坐中发现了髂肌的激活[47]。

### （四）腰大肌

通常，腰大肌的直接记录与髂肌相似。其在放松站立时有轻微的激活，在髋屈曲姿势时有强烈的激活[45]。此外，在髋外展和外旋时存在轻到中度的激活（取决于髋关节屈曲的程度）。在大多数髋内旋姿势中没有激活，在其他大多数涉及大腿的姿势中，也几乎没有激活表现[45, 46]。Nachemson 的研究结论是，腰大肌在维持直立姿势中起着重要的作用[48]。

### （五）臀大肌

Karlsson 和 Jonsson 的研究显示，在髋关节后伸、外旋、大腿屈曲 90° 位抵抗强大阻力下髋外展，以及在保持大腿外展同时抗阻内收时，臀大肌处于激活状态[49]。Joseph 和 Williams 的研究表明，臀大肌并非重要的姿势肌，但在躯干前屈和弯腰触趾姿势直起身时，表现出了中度的激活[50]。

### （六）臀中肌和臀小肌

Joseph 和 Williams 的发现表明，在放松站立时臀中肌和臀小肌处于静息状态，这一发现证实了在大腿外展和伴有内旋时，这些外展肌避免出现 Trendelenburg 征[51]。臀中肌和臀小肌在内旋中的这些作用也被 Greenlaw 的研究证实，他报道了在每个步行周期中臀中肌的三相激活和臀小肌的两相激活[51]。Shelburne 等对下蹲时臀中肌进行肌电图检测，发现在整个运动过程中，其激活程度低于最大自主收缩的 25%[43]。这种程度的激活与相同运动中臀中肌力的估计值很大程度上相符合，其结果小于其最

大肌力的 25%[43, 52]。

Philippon 等使用内置肌电图对进行 13 组康复训练的受试者做臀中肌激活度的检测，结果显示臀中肌激活峰值范围为 16%～73% 最大自主收缩，其通常激活范围为 3%～35% 最大自主收缩[44]。单腿桥、俯卧足跟靠拢和侧卧髋外展伴有靠墙内旋或伴外旋这些动作，都发现有最大峰值的臀中肌激活（50% 最大自主收缩）。除了对抗屈膝和终末伸膝运动显示出轻度的臀中肌激活（< 20% 最大自主收缩）外，所有其他的运动均显示出中等程度的激活（21%～50% 最大自主收缩）[44]。

### （七）阔筋膜张肌

Wheatley 和 Jahnke[53]、Carlsoo 和 Fohlin[54] 以及 Goto 等[55] 研究表明，在髋关节屈曲、内旋和外展期间阔筋膜张肌存在中度的激活。Greenlaw 指出，阔筋膜张肌在步行中每跨一步的激活都是两相的[51]。在骑自行车运动中，这块肌肉表现出激活状态。当主要由髋关节屈曲使得车踏板上行时，则表现出了最大程度的阔筋膜张肌激活[56]。

### （八）髋关节内收肌群

Greenlaw 在快速和慢速运动中，以不同姿势和不同运动方式进行肌电图检测[51]。单腿站立时，支撑腿的内收肌是保持静止的，而大腿内旋时髋内收肌则激活。在行走过程中，大收肌的两部分有明显的差异；上束具有单纯内收的作用，在整个步态周期中都处于激活状态；而短收肌和长收肌则呈现为三相激活，主要峰值出现在足尖离地时[51]。

## 七、髋部力量评估

髋部力量的客观评估通常使用以下两种方法之一：手持式测力仪或等速肌力测试仪。手持式测力仪是一种廉价且临床可行的髋部力量测量方法。许多使用等长肌力的研究已应用了各种测力仪的稳定技术，以得到更多可复制性的数据[57, 58]。等速设备也可以用来评估髋部力量。这种设备可以很大程度上把个体限制在特定的测试姿势，同时允许进行特定的关节运动。

在髋关节屈曲为 25°～130° 时，髋关节等长屈曲肌力显示是下降的；在接近解剖学姿势时，肌力达到最大值 [59, 60]。在站立状态下进行等速肌力测试时，髋部伸肌群比其他平面产生的峰值扭矩更大。髋关节外展肌和内收肌产生的扭矩比屈肌和伸肌要更小。Murray 和 Sepic 研究证明，当髋关节外展时，外展肌力与内收肌力相比是下降的 [61]。根据计算机断层成像测量，髋外展肌的横截面积比膝伸肌缩小了约 25%，但由于其更长的力臂和更好的牵拉角度而产生了相当大的力 [62]。髋关节内外旋肌力通常在髋关节和膝关节屈曲 90° 的姿势进行测试。在这个姿势下，髋关节内旋肌比外旋肌产生的力更大 [63, 64]。

髋部力量似乎根据性别和年龄的不同而有所区别。年轻人似乎比老年人具有更高的承受疲劳能力，男性力量似乎比女性更强 [61, 65]。关于髋关节力量不对称的研究在很大程度上尚无定论，其中一些研究显示了差异，而另一些则没有 [66, 67]。其中一些研究提示力量不对称与运动人群的损伤有关 [68]。

## 八、髋关节的运动专项动作

许多最近的研究采用了不同的方法来研究髋关节生物力学，特别是在全髋关节置换方面 [69-71]。然而，关于正常髋关节或损伤的非关节炎髋关节的功能和病理学的文献存在明显的空缺。因此，在接下来的章节中，将通过提供特定运动中髋关节生物力学的相关基本资料，来帮助大家理解这些损伤是如何影响运动员髋关节功能的。为了进行比较，表 8-1 提供了男性在日常生活的一般活动中髋关节的角度值。值得注意的是，大多数进行髋关节镜检查的运动员都存在复合性损伤，包括髋臼盂唇、关节囊结构和软骨表面的损伤。为了明确具体的损伤顺序和其因果模式，还需要在性能评估方面进行进一步的研究。

### （一）高尔夫

在高尔夫手的下挥杆过程中，从动肢的髋关节在轴向负荷的作用下被迫外旋。这个动作有将股骨头推向前方的倾向，久而久之可导致前方关节囊松

弛并累及髂股韧带 [29]。这可导致股骨头在髋臼内的移位增加并导致不稳定。随之而来的是盂唇撕裂，特别是在髋臼前上方负重区的位置 [72]。盂唇具有生理密封的功能，可维持关节内负压，使股骨头在髋臼内保持稳定。盂唇损伤范围的进一步扩大会危及密封功能，在负荷增加情况下进一步增加股骨头的平移 [73, 74]。

### （二）跆拳道

在武术中，特别是跆拳道，一个好的踢腿动作达到的高度可以远高于运动员的头顶。另外，一个规范的跆拳道侧踢可使支撑腿发生 90° 的外旋。支撑腿必须承受很大的负荷，同时另一条腿完成踢腿动作。Kim 等研究了跆拳道中回旋踢的目标距离对站立侧（枢轴）髋关节、躯干和骨盆的影响 [75]。他们的研究称，随着"目标距离"在高度上的增加，骨盆后倾、骨盆旋转峰值、髋关节过伸峰值和内旋峰值都是增加的。与高尔夫球的机制相似，支撑腿（非踢腿侧）的被迫外旋和轴向负荷会导致前方关节囊松弛和髂股韧带的拉伸延长。据推测，股骨头在髋臼内平移的增加会导致盂唇和软骨的损伤。

### （三）芭蕾舞

优秀的芭蕾舞演员和花样滑冰运动员在他们的常规动作中经常使髋关节承受极度的旋转运动。一些运动员在这些运动中表现出色，归因于其髋部反复旋转和局部关节囊松弛所导致的不稳定。对芭蕾舞者（和花样滑冰运动员）进行髋关节镜手术检查，发现关节囊松弛伴有盂唇撕裂的现象非常普遍 [76]。

### （四）跑步

虽然大多数髋关节不稳的病例发生在需要过度

表 8-1　日常生活中一般活动中的髋关节三维运动学（°）

|  | 矢状面 | 冠状面 | 横断面 |
|---|---|---|---|
| 蹲 | 122 | 28 | 26 |
| 上楼梯 | 67 | 16 | 18 |
| 从椅子上起身 | 104 | 20 | 17 |

表内数据为 33 名健康男性的平均数据 [100]

轴向旋转的运动中，但跑步者也会出现轻微的髋关节前方不稳定[77]。优秀长跑运动员的髋关节反复的过度伸展可使前方关节囊和髂股韧带拉伸延长。由此产生的微不稳会轻微地增加股骨头的位移，并在反复的刺激下导致盂唇和软骨损伤。在跑步过程中，当脚接触地面时，股骨相对于骨盆处于外展位置，从而产生对臀中肌和阔筋膜张肌的偏心负荷[78]。随着跑步支撑相的进行，这些肌肉的收缩是保持髋关节内收的必要因素。因此，认为臀中肌无力可导致大腿控制力下降，表现为髋关节外展和股骨内旋的增大。这些变化会使跑步者易于罹患多种病症，包括髂胫束综合征和髌股关节痛[78-80]。

### （五）跳跃和落地

对落地动作力学机制的兴趣很大程度上源于对前交叉韧带非接触性损伤病因学研究的热衷。Chaudhari 和 Andriacchi 使用髋关节模型研究表明，髋关节的刚度会影响单腿落地时膝关节的外翻偏移[81]。

### （六）棒球和垒球

对于棒球投手来说，了解髋部的运动模式至关重要。因为投球时产生的力会随着身体（从下肢开始）的放松而增强。在投球过程中，腰-骨盆-髋复合体的一个最主要功能是协助产生一个最大极限的能量通过躯干传递到投掷臂。这样一来，其下肢的这种高重复性动作，会导致髋关节退变和盂唇损伤[82-85]。在做这些动作时，影响髋关节完整性的因素包括年龄、髋关节运动范围、身体负荷水平及体重指数[85-87]。在投球过程中，后腿内收肌的收缩也可使骨盆稳定并延长步幅。髋部外展肌足够充分的激活有助于延长步幅并降低受伤风险[88]。遗憾的是，髋外展肌的薄弱可能导致动力链的功能障碍，从而导致髋关节结构的负荷增加[89-91]。此外，从动髋关节无力和（或）僵硬可能会影响整个动力链，导致腰椎前凸增加和肩部的过度运动[91, 92]。被动侧髋关节在冠状面和横断面的运动范围似乎与球速以及躯干和骨盆的异常运动有关。

### 九、冬季运动中的髋关节功能

在任何运动中，识别损伤机制对于损伤的治疗和预防都非常重要。但是冬季运动的比赛场地和环境极大地阻碍了运动学数据的获取，尤其是动力学数据的获取。因此，阐述冬季运动中髋关节功能的规范资料非常有限。但近年来，对提高认识的迫切需求、人造冰的进步以及数据采集技术的发展，都使对这方面的理解得到了提升[93, 94]。

### （一）滑冰和冰球

滑冰与一些典型的髋关节过度使用性损伤有关。冰球运动员存在相当高的股骨髋臼撞击综合征发病率[93]。滑冰者容易受到股髋撞击损伤的原因被认为是在蹬冰阶段结束时髋关节的后伸伴外展、外旋，或在摆动阶段髋关节的大幅度屈曲伴内旋。此外，在蹬离冰面时髋关节快速的外展和后伸被认为是急慢性腹股沟损伤的一个潜在原因。由于冰上曲棍球运动员腹股沟损伤的普遍性，使得一些人使用"曲棍球疝"一词来形容此类损伤[95]。但是应当谨慎下达此诊断，因为股骨髋臼撞击综合征的早期阶段可能会被误诊为腹股沟损伤，从而出现治疗不当[95]。

### （二）越野滑雪

在越野滑雪者中未发现高概率的髋关节过度使用性损伤。据报道，越野滑雪者中 2/3 的髋关节过度使用性损伤是其他形式训练所导致的[96]。尽管如此，越野滑雪中使用的推进技术包括强力的髋关节后伸、外展和外旋，都可能导致过度使用性损伤。股骨大转子滑囊炎是越野滑雪者最常见的过度使用性损伤之一[96]。另外，将滑雪板固定在腿上会产生较大的扭转力臂，特别是在遇到意外情况时，容易导致旋转性损伤。髋关节急性旋转性损伤在越野和高山滑雪中较为常见[97]。对于全髋关节置换患者，越野滑雪被认为是一项合适的运动[98]。但是，该结论是基于步行中垂直关节力的对照得出的，故需要强调的是，这些结论可能仅反映了正常情况下的滑雪。意外的情况可能会使髋部承受非常不同的力量。关于越野滑雪额状面和横断面的运动学特征没有很充分的文献记载。髋关节的内外侧和前后的力也都没有进行充分阐述。由于在越野滑雪中手臂的重要作用以及所使用的多种滑雪技术的不同，滑雪者的数据可能也很难通用归纳[99]。尽管如此，滑雪的三维运动学和动力学数据仍将有助于了解体内的损伤机制。

## 十、总结

髋关节是下肢最稳定却又灵活的关节之一。它依赖于运动过程中骨、韧带和肌肉控制策略的复合作用，在功能性和运动性职能中，它往往受躯干和下肢姿势的影响。在负重运动过程中，肌肉对支撑的作用对于髋关节功能至关重要，从而对软骨和软组织结构产生巨大的负荷和应力。由于更大强度的负荷加上更极度的姿势，体育运动所产生的负荷被认为具有更高的致伤风险。即使技术上有了进步，但在实验室中阐述人体内髋关节的运动特征还是有明显的差别的，这使得从运动研究中归纳结果非常困难。下一步仍然需要基于工程学的研究和数据来支持和（或）建立通用、可靠、有效的标准来测量、阐述和报道髋关节在体内的三维运动特征。

# 髋关节功能评估的预后工具
## Outcome Instruments for Assessment of Hip Function

Simon W. Young　Marc R. Safran　著
安明扬　陈光兴　译　董晨辉　校

第9章

## 一、概述

近来骨关节炎患者一直是成人骨科诊断和治疗的主要焦点。因此，针对这一以老年为主的患者群体，制订了髋关节的结果测量方法（参照过去，在有些情况下是有效的）。其中包括 Harris 髋关节评分（Harris hip score，HHS；在美国常用）[1]、Merle d'Aubigné–Postel 髋关节评分（在欧洲常用）[2]、髋关节障碍和骨关节炎结果评分（hip disability and osteoarthritis outcome score，HOOS）[3, 4] 及牛津髋关节评分（the Oxford hip score，OHS）[5]。这些工具主要用于评估全髋关节置换术（total hip replacement，THR）后的临床结果。此外，更通用的健康测量方法，如简明表格 36（short form 36，SF–36）[6] 和疾病特异性测量方法，如 WOMAC（Western Ontario and McMaster Universities Osteoarthritis Index）功能评分[7] 已被广泛使用。

随着诊断方法的进步，非关节炎性疾病如股骨髋臼撞击综合征在年轻人群中的认知度越来越高，这与关节镜技术迅速发展的趋势相吻合，髋关节镜的目的是为了治疗这些疾病。这引起了人们对主要影响活跃的年轻人和中年人的髋关节疾病的兴趣。因此，人们对更新的评分系统越来越感兴趣，这些评分系统旨在更准确地反映这些患者在非手术或手术治疗前后的功能状态。最重要的一点是在研究的相同患者组中开发和验证一份调查问卷。也就是说，设计用来评估患有非关节炎性的髋关节疾病的年轻活跃患者的结果问卷需要在这一组中前瞻性地开发和验证。若使用评估髋关节炎或髋关节置换术后老年患者的功能状态的关节炎性髋关节评分并不是科学有效的，而且可能会歪曲结果。

在 2010 年的一项综述中，Safran 和 Hariri[8] 注意到文献中报道的至少 41 个髋关节结果评分（HOSS），其中只有 18 个接受过可靠性、有效性和反应性的正式心理评估测试。最近，在平均年龄小于 50 岁的患者中评估了 5 份患者自评量表（patient–reported outcome，PRO）问卷，包括改良 Harris 髋关节评分（modified Harris hip score，mHHS）[9]、HOOS、非关节炎髋关节评分（nonarthritic hip score，NAHS）[10]、哥本哈根髋关节和腹股沟结果评分（Copenhagen hip and groin outcome score，HAGOS）[11] 以及国际髋关节结果工具（international hip outcome tool，iHOT）[12]。虽然髋关节结果评分（hip outcome score，HOS）和 NAHS 在年轻、活跃的非关节炎髋关节问题的患者中是经过验证的，但这些问题是从其他问题和临床医师的经验和专业知识中衍生出来的。HAGOS 和 iHOT 是前瞻性地为年轻患者出现非关节炎髋关节问题时设计的结果工具，使用了最科学严谨的方法，包括患者的意见。

## 二、基于临床和患者的结果工具

第一次结果评估分数是在没有标准化方法的情

况下制订的，并且是基于临床人员意见产生的。因此，症状组或临床评估参数的相对权重受制于创建者在确定包含哪些项目或临床测量时的偏见，因此其内容与对患者重要的内容没有直接联系。Martin 调查了 150 名髋关节疾病的患者和他们的外科医师，询问他们认为哪些因素与他们的髋关节疼痛和功能有关 [13]。他发现，患者和外科医师对与症状、功能限制和职业相关的不同项目的重要性评价存在显著差异。同样，医师对非关节炎髋部疼痛和身体状况的评估可能与患者自己的意见有明显差异，特别是当患者的总体满意度较低时 [14]。因此，基于临床医师的评估工具可能不能准确反映患者对治疗后效果的看法。

PRO 问卷现在被认为是评估肌肉骨骼状况的金标准，在这一点上，患者的观点和与健康相关的生活质量是最重要的 [15]。PRO 问卷的开发和验证涉及大量的心理评估测试，基于共识的健康评估工具选择标准（Consensus–based standards for the selection of health measurement instruments，COSMIN）倡议已经建立了指导方针 [15-17]。通常，在 3 个领域评估一些测量属性：可靠性、效度和灵敏度 [15]。可靠性指的是状态没有改变的患者的分数可重复性的程度，这可以在几种情况下进行检验：使用同一问卷中的不同项目进行重测（内部一致性），随时间推移（重测），由不同的检查者在相同的场合（观察者间）重测，以及由同一检查者在不同的情况下（观察者内）重测。

效度指的是量表评估事物的程度。效度评估通常有几种形式，包括内容效度（问卷中的题目对有关内容或行为范围取样的适当性和相符性）、结构效度（与理论假设一致的情况下与其他评估的分数的一致性）、准则效度（与"金标准"相关的分数的一致性），以及跨文化效度（翻译或改编的版本反映了原始问卷的程度）。最后，灵敏度指的是问卷随着时间的推移检测临床重要变化的能力。

因此，现代结果工具侧重于 PRO 问卷数据，以获取患者自己的疼痛和功能状态的评估。理想情况下，这些工具是由对于患者来说最重要的评估因素

组成 [12]。这些因素的相对重要性在不同的患者群体中会有所不同；因此，PRO 问卷的心理属性只与特定的目标人群和使用它的环境有关 [18]。这些工具通常还有一个额外的优势，那就是它们不需要训练有素的医护人员来管理（由医护人员管理的问卷可能会带来偏见）。此外，地板和天花板效应（达到最低或最高分的受访者数量）将根据目标人群的平均功能状况而有所不同。因此，在老年患者（通常接受髋关节置换术）和年轻患者（通常接受髋关节镜检查）的手术后使用不同的评估工具是合乎逻辑的。

## 三、常用的老年患者髋关节预后评分

### （一）Harris 髋关节评分（可查阅 www. orthopaedicscores.com）

HHS 于 1969 年在一项创伤性关节炎的研究中被引入 [1]。这是一份基于临床医师的问卷，内容包括疼痛（1 项，0～44 分）、功能（7 项，0～47 分）、无畸形（1 项，4 分）和活动范围（2 项，5 分），总分为 100 分。总分 < 70 被认为是较差的结果；70～80 被认为是一般的结果，80～90 被认为是较好的结果，90～100 被认为是优秀的结果 [19]。这是美国使用最广泛的髋关节预后评估方法 [8]。最初的版本描述了制订分数的逻辑，但没有使用任何经过验证结果的方法。疼痛和功能被认为是最重要的手术指标，因此占的权重最多（100 分中有 91 分）。HHS 由医疗保健的专业人员管理。HHS 在研究全髋关节置换术（total hip arthroplasty，THA）结果方面显示出较高的效度和可靠性，并且与 WOMAC 和 SF–36 在疼痛和功能领域有很强的相关性 [20, 21]。HHS 还与最初的 Merle d'Aubigné–Postel 评分和 Matta 等后来对该评分的修改相关联 [22, 23]。天花板效应仍然是 HHS 的一个忧虑，特别是在更年轻、更活跃的患者中。也就是说，许多年轻患者的得分很高，因为他们的功能更好，或者处于得分的顶端，尽管可能没有患者想要的那么好。Wamper 回顾了 1 年内所有使用 HHS 的论文 [24]，在 59 项研究中有 31 项报道不可接受的天花板效应。所有研究（n=6667 名患者）的汇集数据显示，天花板效应为

20%，显著限制了其有效性。HHS 的主要优点是它在骨科文献中的广泛使用，允许在不同研究之间进行比较。

（二）Merle d'Aubigné–Postel 评分（可查阅 www.ncbi.nlm.nih.gov/pmc/articles/PMC2600978）

1954 年，Merle d'Aubigné–Postel[2] 报道了一种基于临床医师的结果工具，用于评估一组接受髋关节置换术的患者的预后。痛域、行走能力和活动范围的得分从 0～6。将疼痛和行走能力的分数相加，然后将其分为非常好、良好、中等、一般和差五个等级。这些等级通常根据活动度评分减去 1～2 个等级进行调整，以给出最终的临床等级。其他人则将其转换为总分，对这 3 个域给予同等的权重[23]。1986 年提出的髋臼骨折后的改良法是基于与原始评分和个人评分相同的成分，但在语言和分级上略有不同[22]。与 HHS 一样，Merle d'Aubigné–Postel 评分的主要优势在于它的广泛使用（主要是在欧洲）。它已经被证明与 HHS 相关，但比 HHS 的预后评估略显消极[25]，并且在天花板效应方面也遇到了同样的问题[23, 26]。

（三）牛津髋关节评分（可查阅 phi.uhce.ox.ac.uk/ox_scores.php）

OHS 于 1996 年被引入[27]，其评分系统在 2007 年稍作修改[5]。OHS 涵盖两个领域：与日常活动（如行走、穿衣和睡眠）相关的髋部疼痛（6 项）和功能（6 项）。问卷的问题来源于对髋关节骨关节炎患者的访谈。每个问题的得分从 0～4（从最差到最好），给出的总分在 0～48，其中 48 代表最佳预后。OHS 已经显示出与 HHS[28] 的高度相关性，并且比 SF–36 和 WOMAC[19, 29–31] 对变化的敏感性更强。它适合作为邮递问卷，因此在大型注册的研究中得到了广泛的使用[32–34]。

（四）髋关节功能障碍与骨关节炎评分（可查阅 www.koos.nu）

HOOS 于 2003 年被推出，包括 40 个项目，涵盖五个领域：疼痛（10 项）、症状（5 项）、日常生活活动（activities of daily living，ADL）（17 项）、运动 / 娱乐功能（4 项）和与髋关节相关的生活质量（4 项）。2008 年推出了一个简短的关于身体功能的调查问卷——HOOS–PS[35]。本问卷是为患有髋部疾病的中老年人开发的，包括 WOMAC 问题的完整和原始格式，可以计算分数。在文献检索和患者访谈[3] 之后，选择其他项目，以提高其与髋关节的相关性，以及与活跃的患者的相关性。每个项目都包含一个李克特量表和一个从 5 个子量表中计算的标准化的分数，0（最差）～100（最好）管理髋关节骨关节炎患者后在运动子量表中报道地板效应[19]，在患者全髋关节置换术后 6 个月在多种子量表中报道天花板效应有效性在与 OHS 和 SF–36 的比较中得到了验证。据报道，在骨关节炎患者中，HOOS 既可靠又能反映变化[3, 4, 36, 37]。

## 四、年轻患者常用的髋关节预后评分

（一）改良的 Harris 髋关节评分 [可查阅 www.isha.net/education-training（章末附件 1）]

2000 年，Byrd 和 Jones 提出了一个经过修改的患者自我报告的 HHS（mHHS），目的是更好地评估髋关节镜检查患者，减少天花板效应[19]。mHHS 包含 8 个问题，涵盖 3 个领域：疼痛、功能和日常生活能力。原始表格的分数从 0（极端症状）～100（无症状）[20]。研究发现在接受关节镜下盂唇切除的患者中 mHSS 分数与简明表格 36（SF–36）的分数具有相关性。然而，mHHS 源自关节炎髋关节评分，其作者承认它是评估髋关节镜患者群体的"不完美的工具"[19]。在这种群体中运用仍然缺乏共识[7]。尽管如此，它是髋关节镜手术后最常用的结果评分。

（二）非关节炎髋关节评分 [可查阅 www.isha.net/education-training（章末附件 2）]

2003 年推出的 100 分，20 个问题的 NAHS 旨在区分患有髋部疼痛但在平片上没有明显病理表现的高度活跃的年轻患者[10]。它涵盖 4 个领域：疼痛、机械症状（例如抓住/绞锁）、身体功能和活动水平（侧重于更高要求的活动，如慢跑和急停或旋转运动）。这是一份患者自填式问卷，有 10 个 NAHS 问题直接从 WOMAC 指数中衡量疼痛和功能，其余 10 个问题是根据患者采访和医疗保健服务方的意见制订的。关节炎评估问卷中问题的使用受到了批评[8]。Christensen 在 108 名没有关节炎放射学证据的患者中将 NAHS 与 SF-12 和 HHS 进行了关联，发现它具有可重复性，内部一致[10]，已被广泛用于髋关节镜检查的结果研究[38]。

### （三）髋关节结果评分 [ 可查阅 www.isha.net/education-training（章末附件 3）]

HOS 是为了评估髋关节镜对年轻活动性患者盂唇撕裂的治疗效果而开发的，于 2006 年推出[39]。它由医师和理疗师制作的 28 个李克特风格的项目组成，涵盖两个功能领域：日常生活活动（19 个项目）和运动（9 个项目）。日常生活活动包括穿上袜子和鞋子、爬楼梯以及更苛刻的活动，比如下蹲和在受累的腿上扭转/旋转。运动分量表评估执行特定活动的能力，如跑步 1 英里、快速起止和急停/侧向移动。HOS 是自行管理的，每个分量表产生总分，由 0～100 分不等，分数越高，表示功能水平越高。如果该活动疑似受到另一种疾病（例如背痛）的限制，它就允许被研究者记录为"不适用"，这消除了其他结果工具的一个共同缺陷。HOS 已经在接受髋关节镜检查的个人和那些有盂唇撕裂（有或没有关节镜检查）的人中得到了验证[39, 40]。它与 SF-36 的身体功能评分相关，并且在描述髋关节镜检查结果的几个适应证中显得可靠和灵敏[41]。

### （四）哥本哈根髋关节和腹股沟预后评分 [ 可查阅 www.koos.nu（章末附件 4）]

Hagos 于 2011 年推出[11]，由 37 个问题组成，涵盖 6 个领域：疼痛、症状、日常生活中的身体功能、运动和娱乐中的身体功能、参与体育活动以及髋部和（或）腹股沟相关的生活质量。这个工具是为年轻的髋部疼痛患者开发的，使用了 HOOS 和 HOS 中的内容，专家和患者访谈后对其进行了修

改。每个问题都按 Likert 量表回答，每个分量表分别从 0（最差）～100（最好）进行评分。在丹麦对 101 名患者的临床研究中用 HAGOS 量表进行了评估；根据 Cosmin 指南对效度、可靠性和灵敏度进行了评估，证明是可靠的[11]。

### （五）国际髋关节结果工具 [ 可查阅 www.isha.net/education-training（章末附件 5 和附件 6）]

iHOT-33 是 2012 年推出的作为多中心关节镜髋关节结果研究网络（Multicenter Arthroscopic Hip Outcomes Research Network，MAHORN）的合作成果。它由 33 个项目组成，涵盖 4 个领域：症状和功能限制、体育和娱乐活动、与工作相关的问题，以及社会、情感和生活方式的问题[12]。这个工具是为年轻、活跃的有髋关节疾病的患者开发的。问卷问题是通过迭代过程产生的，在这个过程中，患者对各种因素的相对重要性进行排名，以确保其内容反映患者关注的问题。每个问题都在视觉模拟量表上回答，并计算总分，范围从 0（最差）～100（最好）。iHOT-33 已被证明是可靠的，具有内容和结构效度，并且似乎对临床变化高度敏感[12]。12 项简短表格 iHOT-12，也被证明在效度、可靠性和灵敏度方面具有相似的特征，尽管它的长度要短得多[42]。然而，有特定诊断的患者往往在相似的领域内得分相似，但与 33 项问卷的其他诊断不同，因此两个版本都有实用价值。目前正在验证 iHOT-33 是否可以用于辅助髋部或腹股沟疼痛患者的诊断[8]。

## 五、工具的选择

为给定的临床情况中选择特定的工具取决于许多因素，包括研究人群的人口统计数据、疾病进程和有利的结果领域（表 9-1）。基于患者的工具往往更容易使用，因为它们通常不需要训练有素的人员来管理；然而，基于临床医师的旧版工具在文献中仍然被广泛使用，因为它们简化了与其他研究的比较。2008 年，Riddle 回顾了自 2000 年以来发表的 85 项针对髋关节患者的随机试验，发现至少使用了 20 种不同的髋关节结果评估方法[43]。在衡

表 9-1　常见的髋关节结果评估

| 工　具 | 目标人群 | 优　点 | 缺　点 |
|---|---|---|---|
| Harris 髋关节评分（HHS） | 髋关节炎患者 | 在文献中广泛应用 | 基于临床 |
| | | 在髋关节置换术疗效研究中具有高效度和可靠性 | 需要专业医疗保健人员管理 |
| | | | 天花板效应，特别是在年轻患者中 |
| Merle d'Aubigné-Postel 评分 | 髋关节镜患者 | 在文献中广泛应用，特别是欧洲 | 基于临床 |
| | | | 天花板效应 |
| 牛津髋关节评分（OHS） | 髋关节炎患者 | 管理简单 | 天花板效应 |
| | | 在注册中心广泛应用 | |
| | | 对变化敏感 | |
| 髋关节障碍和骨关节炎结果评分（HOOS） | 髋关节炎患者 | 引入 WOMAC 问题 | 年轻患者具有地板效应和天花板效应 |
| | | 对关节炎患者的变化敏感可靠 | |
| 改良 Harris 髋关节评分（mHHS） | 年轻的髋关节疾病患者 | 髋关节镜术后最常报道的评分 | 源自髋关节炎评分 |
| | | | 有效性未被证实 |
| 非关节炎髋关节炎评分（NHS） | 年轻的髋关节疾病患者 | 可重复性和内部一致性 | 50% 的问题是源自髋关节炎评分 |
| 髋关节结果评分（HOS） | 年轻的髋关节疾病患者 | 在髋关节镜检查人群中得到验证 | 未被广泛应用 |
| | | 可以排除不适用的问题 | |
| 哥本哈根髋关节和腹股沟预后评分（HAGOS） | 年轻的髋关节疾病患者 | 在目标人群中确认的效度、可靠性和灵敏度 | 在欧洲以外没有广泛使用 |
| 国际髋关节结果工具（iHOT） | 年轻的髋关节疾病患者 | 强大的问题开发流程 | 没有广泛应用 |
| | | 在目标人群中确认的效度、可靠性和灵敏度 | |
| | | 得到髋关节镜专家的广泛支持 | |

量全髋关节置换术结果的试验中，52% 的研究者采用 HHS，13% 采用 WOMAC，12% 采用 Merle d'Aubigné-Postel 评分，6% 采用 SF-36，4% 采用 OHS。2013 年，Hetaimish 回顾了 29 名接受针对股骨髋臼撞击综合征治疗的患者的研究，发现 45% 的人使用 mHHS，28% 的人使用 NAHS，14% 的人使用 WOMAC，分别有 10% 的人使用 HHS、HOS 和 SF-12[38]。

不同量表结果的差异性使得研究之间的比较变得困难，最近的一些文献综述已经比较了不同的工具，并就它们的使用提出了建议。2010 年，Thorborg 等回顾了 12 例髋关节 PRO 问卷，包括关节炎和非关节炎[11]。他们得出结论，HOOS 是评估手术或非手术治疗的髋关节炎患者的推荐工具，HOS 是评估接受髋关节镜检查的患者的推荐工具。2011 年，Lodhia 比较了股骨髋臼撞击综合征和髋关节盂唇疾病的 PRO 工具的临床证据，比较了 HOS、NAHS 和 WOMAC[44]。他们的结论是，HOS 是目前在这群人中被证明最可靠的工具。同年，Tijssen 回顾了髋关节镜检查患者 PRO 工具的心理测量学证据，比较了 mHHS、NAHS 和 HOS[45]。他们得出结论，没有确凿证据支持一种工具优于另一种，因此建议使用 NAHS 和 HOS 的组合。但应注意的是，这些评价早于 HAGOS 和 iHOT 评分的引入，这两种评分都经过了更严格的发展过程，旨在最大限度地提高其在该患者群体中的效用。特别是，国际关节镜专家（MAHORN）广泛网络开发的 iHOT 系统似乎有可能确保其在评估髋关节病变的年轻患者时得到广泛接受。更多地使用这些制订和验证更严格的评分，并与其他评分进行比较，将确定哪种可能是长期使用的最佳工具。简洁的评分形式（如 iHOT-12）对那些想要测量患者结果的忙碌医生提供了明显的便利，而较复杂的体系（如 iHOT-33）适合了解患者病因，并进行深入研究。在骨性关节炎患者中，HHS 的优势使其使用更具可持续性，尽管这可能会与以患者为中心的 PRO 结合使用，后者具有更好的心理测量特性（如 HOOS）。

## 六、利益冲突

所有 ICMJE 针对作者和临床骨科以及相关研究编辑和董事会成员的利益冲突表都已在出版物中存档，并可根据要求查看。

附件 1

姓名_____　　　　日期_____

### 改良 Harris 髋关节评分

请回答下列符合你的髋关节的问题：

**疼痛：**

□没有 / 可以忽略

□时有隐痛，不影响活动

□轻度疼痛，日常生活不受影响，普通运动后疼痛，可使用阿司匹林 / 布洛芬 / 泰诺

□疼痛可忍受，活动受到一些限制，但仍能正常工作，可能偶尔需要服用比阿司匹林药效更强的止痛药物

□显著，严重受限

□完全残疾

**功能：步态**　　　　　　　　　**功能活动**

肢体　　　　　　　　　　　　　　楼梯

□无　　　　　　　　　　　　　　□正常上下楼

□轻　　　　　　　　　　　　　　□需要扶手

□中度　　　　　　　　　　　　　□其他方式

□严重　　　　　　　　　　　　　□不能上楼

□不能行走

**行走支持**　　　　　　　　　　**袜子 / 鞋子**

□不需要　　　　　　　　　　　　□可轻松完成

□长途行走时需要手杖　　　　　　□有困难

□大多数行走时需手杖　　　　　　□不能完成

□需单拐

□双手杖

□双拐

□不能行走

**远距离行走**　　　　　　　　　**坐**

□无限制　　　　　　　　　　　　□可在任何椅子上坐 1h

□ 6 个街区　　　　　　　　　　　□可在高位椅子上坐 30min

□ 2～3 个街区　　　　　　　　　□不能在椅子上坐 30min

□只能在室内活动　　　　　　　　**公共交通**

□只能在床上或椅子上活动　　　　□可以乘坐交通工具

　　　　　　　　　　　　　　　　□不能乘坐交通工具

　　　　　　　　　　　　　　　　（例如公共汽车或者飞机）

**内部使用**

分数_____

首字母_____

附件 2

髋关节非关节炎评分

**指导**：您将要进行下列 5 个问题的评估，问题关注您最近经历的髋部疼痛的程度。请圈出过去 48h 内最准确反映您疼痛程度的情况的答案。

**问题**：您有多疼？

1. 走平路？　　　　□4 无　□3 轻度　□2 中等　□1 重度　□0 严重
2. 上楼或下楼？　　□4 无　□3 轻度　□2 中等　□1 重度　□0 严重
3. 夜间躺在床上？　□4 无　□3 轻度　□2 中等　□1 重度　□0 严重
4. 坐下或躺下？　　□4 无　□3 轻度　□2 中等　□1 重度　□0 严重
5. 站立？　　　　　□4 无　□3 轻度　□2 中等　□1 重度　□0 严重

**指导**：您将要进行下列 4 个问题的评估，问题关注您最近的髋部症状。请圈出过去 48h 内最准确反映您的症状的答案。

**问题**：您有什么症状？

1. 髋关节黏滞感或绞锁？　□4 无　□3 轻度　□2 中等　□1 严重　□0 极端
2. 打软腿？　　　　　　　□4 无　□3 轻度　□2 中等　□1 严重　□0 极端
3. 髋关节僵硬？　　　　　□4 无　□3 轻度　□2 中等　□1 严重　□0 极端
4. 髋关节活动受限？　　　□4 无　□3 轻度　□2 中等　□1 严重　□0 极端

**指导**：您将要进行下列 5 个问题的评估，问题关注您躯体功能。请圈出过去 48h 内最准确反映因为髋部疼痛的答案。

**问题**：您的困难程度？

1. 下楼？　　□4 无　□3 轻度　□2 中等　□1 严重　□0 极端
2. 上楼？　　□4 无　□3 轻度　□2 中等　□1 严重　□0 极端
3. 起立？　　□4 无　□3 轻度　□2 中等　□1 严重　□0 极端
4. 穿袜子？　□4 无　□3 轻度　□2 中等　□1 严重　□0 极端
5. 起床？　　□4 无　□3 轻度　□2 中等　□1 严重　□0 极端

**指导**：您将要进行下列 4 个问题的评估，问题关注您参加某种活动的能力。请圈出过去 1 个月内最准确反映因为髋部疼痛的困难的答案。如果您没有参加某种活动，请估计您参加这项活动时会遇到多大的问题。

**问题**：当您参加活动时，您的髋关节给您带来了多大的困难？

1. 对冲刺或剪切的高强度运动（例如，足球、篮球、网球和有氧运动）

　　　　　　　　　　　　　　　　□4 无　□3 轻度　□2 中等　□1 严重　□0 极端

2. 低强度运动（例如，高尔夫和保龄球）　□4 无　□3 轻度　□2 中等　□1 严重　□0 极端

3. 慢跑　　　　　　　　　　　　　　　□4 无　□3 轻度　□2 中等　□1 严重　□0 极端

4. 散步　　　　　　　　　　　　　　　□4 无　□3 轻度　□2 中等　□1 严重　□0 极端

（引自 Christensen, C.P.,Althausen P.L.,Mittleman M.A., Lee, J.–A.&McCarthy, J.C.（2003）The nonarthritic hip score: reliable and validated. Clinical Orthopaedics and Related Research,（406）75–83.）

附件 3

## 髋关节结果评分（HOS）
### 自理能力量表

请回答每个问题，选出 1 周内最符合您的情况的答案。如果在问题中的活动是因为髋关节外的原因，标注不适用（N/A）。

| | 完全没问题 | 轻度困难 | 重度困难 | 非常困难 | 无法完成 | 不适用 |
|---|---|---|---|---|---|---|
| 站立 15min | ☐ | ☐ | ☐ | ☐ | ☐ | ☐ |
| 上下普通汽车 | ☐ | ☐ | ☐ | ☐ | ☐ | ☐ |
| 穿袜子和鞋子 | ☐ | ☐ | ☐ | ☐ | ☐ | ☐ |
| 上坡 | ☐ | ☐ | ☐ | ☐ | ☐ | ☐ |
| 下坡 | ☐ | ☐ | ☐ | ☐ | ☐ | ☐ |
| 上楼梯 | ☐ | ☐ | ☐ | ☐ | ☐ | ☐ |
| 下楼梯 | ☐ | ☐ | ☐ | ☐ | ☐ | ☐ |
| 上下路牙 | ☐ | ☐ | ☐ | ☐ | ☐ | ☐ |
| 深蹲 | ☐ | ☐ | ☐ | ☐ | ☐ | ☐ |
| 进出浴盆 | ☐ | ☐ | ☐ | ☐ | ☐ | ☐ |
| 坐 15min | ☐ | ☐ | ☐ | ☐ | ☐ | ☐ |
| 刚开始步行 | ☐ | ☐ | ☐ | ☐ | ☐ | ☐ |
| 步行 10min | ☐ | ☐ | ☐ | ☐ | ☐ | ☐ |
| 步行 15min 或更久 | ☐ | ☐ | ☐ | ☐ | ☐ | ☐ |

附件 4

因为您的髋关节的问题，下列情况您有多大的麻烦？

| | 完全没问题 | 轻度困难 | 重度困难 | 非常困难 | 无法完成 | 不适用 |
|---|---|---|---|---|---|---|
| 扭动 / 旋转患侧 | ☐ | ☐ | ☐ | ☐ | ☐ | ☐ |
| 在床上翻身 | ☐ | ☐ | ☐ | ☐ | ☐ | ☐ |
| 轻到中度的工作（站立，步行） | ☐ | ☐ | ☐ | ☐ | ☐ | ☐ |
| 重度工作（推 / 拉，爬，负重） | ☐ | ☐ | ☐ | ☐ | ☐ | ☐ |
| 娱乐活动 | ☐ | ☐ | ☐ | ☐ | ☐ | ☐ |

您如何给您日常活动时的功能水平评级？从 0～100 分，100 分是在您髋关节疾病之前的水平，0 分是不能进行任何日常活动

☐☐☐ .0%

附件 5

## 髋关节结果评分（HOS）
### 运动量表

因为您的髋关节的问题，下列情况您有多大程度的困难？

| | 完全没问题 | 轻度困难 | 重度困难 | 非常困难 | 无法完成 | 不适用 |
|---|---|---|---|---|---|---|
| 跑 1 英里 | □ | □ | □ | □ | □ | □ |
| 跳 | □ | □ | □ | □ | □ | □ |
| 上下路牙 | □ | □ | □ | □ | □ | □ |
| 着陆 | □ | □ | □ | □ | □ | □ |
| 起跑急停 | □ | □ | □ | □ | □ | □ |
| 变向 / 横向移动 | □ | □ | □ | □ | □ | □ |
| 低影响的活动，如快走 | □ | □ | □ | □ | □ | □ |
| 正常技术能够进行的活动 | □ | □ | □ | □ | □ | □ |
| 参加喜欢的运动 | □ | □ | □ | □ | □ | □ |

您如何给您日常活动时的功能水平评级？从 0~100 分，100 分是在您髋关节疾病之前的水平，0 分是不能进行任何日常活动

□□□ .0%

您如何对您最近的功能水平评级？
□正常　　　□几乎正常　　　□不正常　　　□十分异常

附件 6

## HAGOS
### 关于髋关节或腹股沟问题的问卷

调查日期_____　　出生日期_____

姓名_____

**指导：** 这份问卷是了解您髋关节和（或）腹股沟的情况。请根据您 1 周内的情况回答问题。这些信息可以帮助我们追踪您的感觉和您能够进行日常活动的程度。

在每题合适的答案的方框中画钩，每个问题选一个答案。如果问题与您不相关，或在 1 周内没有经历，请做出您的 "最佳猜测"，为了使答案更准确。

### 症状

这些问题应该根据您 1 周内的髋关节和（或）腹股沟的症状和困难回答。

S1 您是否感到您的髋关节和（或）腹股沟不舒服？

□从不　　　　□很少　　　　□有时　　　　□经常　　　　□总是

S2 您是否听到您的髋关节和（或）腹股沟弹响或其他类型的噪音？

□从不　　　　□很少　　　　□有时　　　　□经常　　　　□总是

S3 您的腿向外伸展有困难吗？

□无　　　　□轻度　　　　□中度　　　　□重度　　　　□严重

S4 当您行走时迈步是否有困难？

□无　　　　□轻度　　　　□中度　　　　□重度　　　　□严重

S5 您的髋关节和（或）腹股沟是否有突然阵痛 / 刺痛？

□从不　　　　□很少　　　　□有时　　　　□经常　　　　□总是

### 僵硬

下列问题关注您 1 周内髋关节和（或）腹股沟僵硬程度。僵硬是一种在您随意移动您的髋关节和（或）腹股沟时的限制或阻碍感

S6 在您早晨醒来后您的髋关节和（或）腹股沟僵硬有多严重？

□无　　　　□轻度　　　　□中度　　　　□重度　　　　□严重

S7 在当天下午或晚上您的髋关节和（或）腹股沟在坐下，躺下或休息后僵硬有多严重？

□无　　　　□轻度　　　　□中度　　　　□重度　　　　□严重

**疼痛**

P1 您的髋关节疼痛的频率？

□从不 □每月 □每周 □每天 □总是

P2 您的疼痛不在髋关节和（或）腹股沟区域，但是您认为可能和它们有关的频率？

□从不 □每月 □每周 □每天 □总是

下列问题关注您 1 周内髋关节和（或）腹股沟疼痛的程度。下列活动时您的髋关节和（或）腹股沟疼痛的程度？

P3 完全伸髋

□无 □轻度 □中度 □重度 □严重

P4 完全屈髋

□无 □轻度 □中度 □重度 □严重

P5 上下楼时

□无 □轻度 □中度 □重度 □严重

P6 夜晚躺在床上时（疼痛打断您的睡眠）

□无 □轻度 □中度 □重度 □严重

P7 坐下或躺下

□无 □轻度 □中度 □重度 □严重

下列问题关注您 1 周内髋关节和（或）腹股沟疼痛的程度。下列活动时您的髋关节和（或）腹股沟疼痛的程度？

P8 站立时

□无 □轻度 □中度 □重度 □严重

P9 在硬表面上行走（沥青、混凝土等）

□无 □轻度 □中度 □重度 □严重

P10 在不平坦地面上行走

□无 □轻度 □中度 □重度 □严重

**躯体功能，日常生活**

下列问题关注您的躯体功能。请指出在过去 1 周内下列每个活动由于您髋关节和（或）腹股沟的问题引起的困难程度。

A1 上楼

□无 □轻度 □中度 □重度 □严重

A2 弯腰，例如捡地上的物体

□无 □轻度 □中度 □重度 □严重

A3 进出汽车

□无 □轻度 □中度 □重度 □严重

A4 躺在床上（翻转或长时间维持相同的髋关节位置）

□无 □轻度 □中度 □重度 □严重

A5 沉重的家务（拖地、吸尘、搬重箱子等）

☐无　　　　☐轻度　　　　☐中度　　　　☐重度　　　　☐严重

## 功能，运动和娱乐活动

下述问题关注您参加高强度的运动时的躯体功能。在每个问题答案的方框中画钩。如果问题与您不相关，或在 1 周内没有经历，为了使答案更准确，请做出您的"最佳猜测"。答案应该是您过去 1 周经历的下列活动中由于髋关节和（或）腹股沟问题引起的困难程度。

SP1 下蹲

☐无　　　　☐轻度　　　　☐中度　　　　☐重度　　　　☐严重

SP2 跑步

☐无　　　　☐轻度　　　　☐中度　　　　☐重度　　　　☐严重

SP3 用承重的腿扭动／旋转

☐无　　　　☐轻度　　　　☐中度　　　　☐重度　　　　☐严重

SP4 在不平路面上行走

☐无　　　　☐轻度　　　　☐中度　　　　☐重度　　　　☐严重

SP5 尽可能快跑

☐无　　　　☐轻度　　　　☐中度　　　　☐重度　　　　☐严重

SP6 把腿有力地向前和（或）向外伸，例如，踢、滑冰等。

☐无　　　　☐轻度　　　　☐中度　　　　☐重度　　　　☐严重

SP7 突然爆发性移动包括快速跑腿，例如，加速、减速、改变方向等。

☐无　　　　☐轻度　　　　☐中度　　　　☐重度　　　　☐严重

SP8 将腿伸到外侧的情况（例如，将腿尽可能远离身体）

☐无　　　　☐轻度　　　　☐中度　　　　☐重度　　　　☐严重

## 参加体育活动

下列问题是关于您参加喜欢的体育活动的能力。体育活动包括运动和其他形式的活动（让您有些喘气）。当您回答问题是考虑 1 周内因髋关节和（或）腹股沟的问题而影响参加体育活动的能力。

PA1 只要您愿意就可以参加您喜欢的体育活动吗?

☐总是　　　　☐经常　　　　☐有时　　　　☐很少　　　　☐从不

PA2 您能够以正常水平参加喜欢的体育运动吗?

☐总是　　　　☐经常　　　　☐有时　　　　☐很少　　　　☐从不

## 生活质量

Q1 您意识到您的髋关节和腹股沟问题的频率是多少?

☐从不　　　　☐每月　　　　☐每周　　　　☐每天　　　　☐持续

Q2 您曾为了避免活动对髋关节和（或）腹股沟造成的潜在损害而调整生活方式吗?

☐没有　　　　☐轻度　　　　☐中度　　　　☐重度　　　　☐完全

Q3 您的髋关节和（或）腹股沟问题有多严重?

☐无　　　　☐轻度　　　　☐中度　　　　☐重度　　　　☐严重

Q4 您的髋关节和（或）腹股沟影响您的负面情绪吗？

□没有　　　　□很少　　　　□有时　　　　□经常　　　　□总是

Q5 您因为髋关节和（或）腹股沟问题感到生活质量受限吗？

□没有　　　　□很少　　　　□有时　　　　□经常　　　　□总是

**非常感谢您完成了本问卷的全部问题**

附件 7

## 国际髋关节结果工具（iHOT-33）

**iHOT³³**

**国际髋关节结果工具**

| 姓名 | 这项调查是哪侧髋关节？如果我们问您尤其是哪侧髋，请做出标记。或者标记出最重的一侧 |
| 出生日期 | □左侧 |
| 调查日期 | □右侧 |

适用于年轻、活跃的髋关节患者的生活质量问卷

### 说明

- 这些问题是关于您可能经历的髋关节问题，这些问题如何影响您的生活和情感。
- 请在每个问题下面用斜线标出严重程度

  **建议：如果您没有运动，想象一下如果您尝试的话，髋关节会感觉如何**

  - 如果您在最左边标斜线表明您感觉受损十分严重，例如

    □受损严重　　　　　　　　□完全没问题

  - 如果您在最右边标斜线表明您感觉完全没有问题，例如

    □受损严重　　　　　　　　□完全没问题

  - 如果标记在线的中间表明您是中度功能障碍，或者是介于受损严重和完全没问题中间。如果末端的描述准确反映您的情况，在线的末端做标记是很重要的

请回答 1 个月内您的典型情况

### 第 1 部分　症状和功能受限

下列问题是关于您可能经历的髋关节症状和日常活动的髋关节功能。请考虑上个月内大多数情况下您的感觉，并做出相应的答案。

Q01 您的髋 / 腹股沟疼痛的频率？

　　□持续　　　　　　　　　　□从不

Q02 休息后髋关节严重程度

　　□非常严重　　　　　　　　□完全没有

Q03 长距离行走的困难程度

　　□非常困难　　　　　　　　□无困难

Q04 坐下时疼痛程度

　　□非常严重　　　　　　　　□无疼痛

Q05 长时间站立不适程度

　　□非常严重　　　　　　　　□无困难

Q06 上下楼的困难程度

　　□非常困难　　　　　　　　　　　　　□无困难

Q07 在不平地面行走时的困难程度

　　□非常困难　　　　　　　　　　　　　□无困难

Q08 患侧卧位的困难程度

　　□非常困难　　　　　　　　　　　　　□无困难

Q09 跨过障碍物时困难程度

　　□非常困难　　　　　　　　　　　　　□无困难

Q10 上下楼梯时的困难程度

　　□非常困难　　　　　　　　　　　　　□无困难

Q11 坐位起立时的困难程度

　　□非常困难　　　　　　　　　　　　　□无困难

Q12 步幅较大时的不适程度

　　□非常不适　　　　　　　　　　　　　□无不适

Q13 进出汽车时的困难程度

　　□非常困难　　　　　　　　　　　　　□无困难

Q14 髋关节摩擦，打软或弹响所致的不便程度

　　□非常不便　　　　　　　　　　　　　□无不便

Q15 穿脱鞋袜时的困难程度

　　□非常困难　　　　　　　　　　　　　□无困难

Q16 髋部 / 腹股沟区疼痛程度

　　□非常疼痛　　　　　　　　　　　　　□无疼痛

## 第 2 部分　运动和娱乐活动

下列问题是关于您参加运动和娱乐活动时髋关节情况。请考虑上个月内大多数情况下您的感觉，并选出相应的答案。

Q17 您对能够维持期望的健康水平的能力的担心程度

　　□十分担心　　　　　　　　　　　　　□无担心

Q18 活动后髋关节疼痛程度

　　□十分疼痛　　　　　　　　　　　　　□无疼痛

Q19 对参加运动或娱乐活动后髋关节疼痛会加剧的担心程度

　　□非常担心　　　　　　　　　　　　　□无担心

Q20 因为不参加运动和娱乐活动而引起的生活质量下降程度

　　□非常严重　　　　　　　　　　　　　□无下降

Q21 在运动或娱乐活动中对急停转向的担心程度

　　□我运动时无这种动作

　　□非常担心　　　　　　　　　　　　　□无担心

Q22 在运动和娱乐活动中表现水平下降的程度

□非常严重　　　　　　　　　　　　□无下降

## 第 3 部分　工作相关的问题

下列问题关系到与您工作相关的髋关节的问题，请您考虑 1 个月内大多数情况下您的感受，并选出相应的答案。

□因为我的髋关节，我没有工作（请跳过）

□因为髋关节外的原因而没有工作（请跳过）

Q23 您在推、拉、搬运重物时的困难程度

　　□在我的工作中没有类似动作

　　□非常严重　　　　　　　　　　□无困难

Q24 下蹲的困难程度

　　□非常严重　　　　　　　　　　□无困难

Q25 您对工作会使髋关节加重的担心程度

　　□非常担心　　　　　　　　　　□无担心

Q26 在工作中因为髋关节活动减少会给您带来多大问题

　　□非常严重　　　　　　　　　　□无困难

## 第 4 部分　社会，情感和生活方式

下列问题是关于您可能感到与您髋关节问题有关的社会、情感和生活方式，请考虑 1 个月内大多数情况下您的感受，并选出相应的答案。

Q27 髋关节问题给您带来的挫败感

　　□非常严重　　　　　　　　　　□无

Q28 髋关节影响性生活的程度

　　□这与我无关

　　□非常严重　　　　　　　　　　□无影响

Q29 髋关节问题对注意力的分散程度

　　□非常严重　　　　　　　　　　□无分散

Q30 髋关节问题给您造成的压力

　　□非常严重　　　　　　　　　　□无压力

Q31 髋关节问题给您带来的失落感

　　□非常严重　　　　　　　　　　□无影响

Q32 由于髋关节问题对抱孩子的担心

　　□我不存在这个问题

　　□非常严重　　　　　　　　　　□不担心

Q33 您有多少时间会关注髋关节障碍

　　□持续关注　　　　　　　　　　□不关注

附件 8

## 国际髋关节结果工具（iHOT-12）

iHOT¹²

国际髋关节
结果工具

姓名

出生日期

今天日期

这项调查是哪侧髋关节？
如果我们问您尤其是哪侧
髋，请做出标记。或者标记
出最重的一侧
□左侧
□右侧

适用于年轻、活跃的髋关节患者的生活质量问卷

## 说明

• 这些问题是关于您可能经历的髋关节问题，这些问题如何影响您的生活和情感。

• 请在每个问题下面用斜线标出严重程度

　– 如果您在最左边标斜线表明您感觉受损十分严重，例如

　　□受损严重　　　　　　　　　　　　□完全没问题

　– 如果您在最右边标斜线表明您感觉完全没有问题，例如

　　□受损严重　　　　　　　　　　　　□完全没问题

> 建议：如果您没有运动，想象一下如果您尝试的话，髋关节会感觉如何

　– 如果标记在线的中间表明您是中度功能障碍，或者是介于受损严重和完全没问题中间。如果末端的描述准确反映您的情况，在线的末端做标记是很重要的请回答 1 个月内您的典型情况

Q1 您的髋关节 / 腹股沟疼痛情况

　　□非常严重　　　　　　　　　　　　□无痛

Q2 上下楼的困难程度

　　□非常困难　　　　　　　　　　　　□无困难

Q3 长距离行走的困难程度

　　□非常困难　　　　　　　　　　　　□无困难

Q4 髋关节摩擦，打软或弹响所致的不便程度

　　□非常不便　　　　　　　　　　　　□无不便

Q5 您在推、拉、搬运重物时的困难程度

　　□非常严重　　　　　　　　　　　　□无困难

Q6 在运动或娱乐活动中对急停转向的担心程度

　　□非常担心　　　　　　　　　　　　□无担心

Q7 您运动后的疼痛情况

　　□十分严重　　　　　　　　　　　　□无痛

Q8 由于髋关节问题对抱孩子的担心

　　　　□非常担心　　　　　　　　　　□不担心

Q09 髋关节影响性生活的程度

　　　　□这与我无关

　　　　□非常严重　　　　　　　　　　□无影响

Q10 您有多少时间会关注髋关节障碍

　　　　□持续关心　　　　　　　　　　□不关心

Q11 您对能够维持期望的健康水平的能力的担心程度

　　　　□十分担心　　　　　　　　　　□无担心

Q12 髋关节问题对注意力的分散程度

　　　　□非常严重　　　　　　　　　　□无分散

# 步态分析
## Gait Analysis

Maureen K. Dwyer 著

安明扬 译 董晨辉 校

# 第 10 章

## 一、概述

步态分析的基本目标是评估一个人的功能情况，并确定由于损伤或疾病过程对关节功能造成的损害的状态和影响。在步态过程中对髋关节的综合评估应包括关节运动、关节力和神经肌肉功能。运动学包括研究步态中关节的角运动或平移运动，并通过使用三维运动分析系统进行测量。运动学是对作用在关节上以创建运动的力和力矩的度量。步态过程中遇到的力包括重力、肌肉收缩和关节静态结构产生的被动张力。直接测量作用在完整关节上的力是不可能的；因此，力的估计通常是基于负荷平台测量的足部／地面力，结合在步态中测量的肌肉大小、形状和活动模式的解剖学来评估。肌电图是用来测量产生肌肉收缩的肌电信号，可以提供单个肌肉激活的幅度和时间的信息。测量关节运动学和运动学参数以及神经肌肉功能有助于检测通过临床试验无法识别的损伤。从这些分析中获得的数据可以用来制订有针对性的治疗策略，并指导适当的康复计划来解决持续性损害问题。提高对髋关节生物力学和神经肌肉功能的认识，将持续改善关节病理状况的诊断和治疗。

## 二、步态周期

步态周期包括从一只脚接触地面到同一只脚再次接触地面的时间，包括站立和摆动两个阶段。步行步态包括双腿支撑和单腿支撑两个阶段，其中单腿支撑占站立相的 80%。双腿支撑所花费的时间随着步态速度的增加而减少[1]。站立阶段从脚最初的接触开始，占步态周期的 60%，而摆动阶段从负重肢体的脚趾离开地面开始。为了更好地分离和识别运动和力的模式，步态周期可以进一步分解为 8 个不同的阶段，包括首次着地、承重反应、站立中期、足跟离地、足趾离地、摆动初期、摆动中期和摆动末期（图 10-1）[1-3]。

首次着地构成步态的承重阶段，占步态周期的前 10%。承重反应和中间站立代表步态的单腿站立阶段，出现在步态周期的 10%～50%，而未承重阶段（包括足跟离地和足趾离地）占站立期的最后 10%（占步态周期的 50%～60%）[2, 3]。承重和卸重阶段代表了步态的两个双腿支撑阶段。后 40% 的步态周期构成了步态的摆动阶段，在此期间腿向前推进。在摆动初期中（步态周期的 62%～75%），腿向前加速，而在摆动晚期中（步态周期的 87%～100%），腿开始减速，为肢体与地面的首次着地做准备[3]。

通过测量步态的时间和空间参数，可以对步行功能进行量化评估。常规报道的参数包括步长、步幅、节奏、步速和单腿着地时间。步长被定义为从一只脚的首次着地到另一只脚的首次着地的距离，而步长是从一只脚的首次着地到同一只脚的随后着地的距离[2, 3]。步速是步长除以完成步幅所需的时

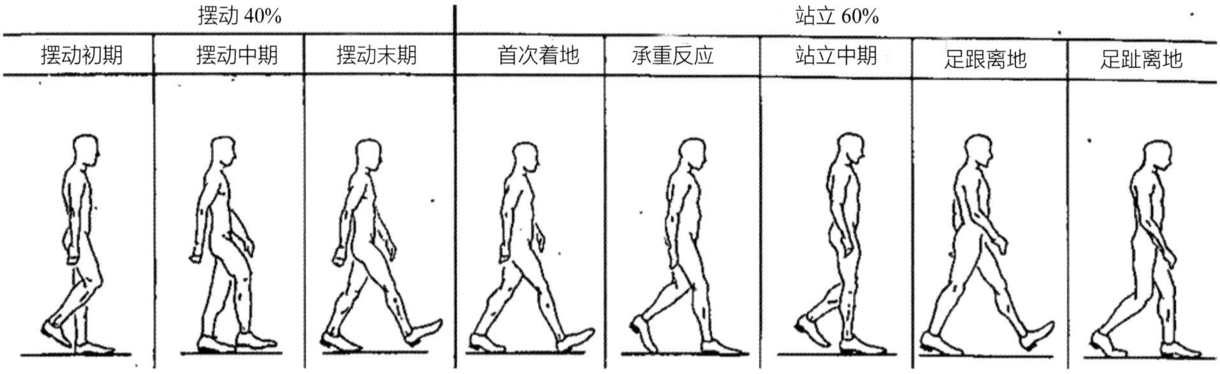

▲ 图 10-1 正常的步态周期

引自 Orthopedic Physical Assessment, 2nd Ed., Magee D, Chapter 14: Gait Assessment, p564–565. 经 Elsevier Ltd 许可转载

间，以 m/s 或每小时英里数表示[1]。量化步态的时空特征可以为研究髋关节病变对正常功能的影响提供重要信息。

（一）运动学

对步态中髋关节运动的综合运动学分析包括测量所有三个平面上的关节旋转。最大的运动弧线出现在矢状面，在步态中促进腿部向前移动。在从伸展 10° 到屈曲 30° 的步态周期中，髋关节通过 40° 的全矢状面运动旋转[1-3]。最大髋关节屈曲（30°～35°）在摆动阶段达到，约占步态周期的 85%。大腿在首次着地时弯曲约 20°，髋关节开始伸展，在步态周期的 27% 达到矢状面的中立位置[3]。髋关节最大伸展（10°）出现在站立阶段结束时，刚好足趾离开之前。

在整个步态周期中，冠状面和横截面的总运动量最小。在这两个平面上，髋关节在首次着地时处于中立位置，然后在站立期进入内收和内旋，在承重反应结束时达到两种运动的最大值（5°～10°）[3, 4]。此后，髋关节开始外展和外旋，在摆动阶段开始时达到峰值（3°～5°）[2, 3]。在整个步态周期内，整个横截面运动为 8°～10°[3, 4]。在这些平面上的运动有助于肢体的稳定和在行走过程中吸收施加在关节上的外力。

（二）动力学

髋关节在进行功能活动时所受到的力对关节的健康和使用寿命起着重要作用。使用有应变计的假体可以有效测量髋关节反作用力。据报道，在步态过程中，力的峰值可达到体重的 200%～480%，步速越快，观察到的峰值越高[5-8]。大部分关节接触力的峰值出现在上方，并且在每个步态周期中出现两个峰值（图 10-2）[3]。当对侧脚离开地面时，第一个峰值出现在承重反应和站立中期之间大约 15% 的步态周期，而第二个峰值出现在站立末期刚好在对侧脚跟着地之前。这两个峰值的相对大小随行走速度、跖屈肌活动、所穿鞋的类型和行走的路面的差异而有很大变化，但这两个峰值被描述为一项经典研究报道的峰值载荷，第一个峰值为 240% 体重，第二个峰值为 237% 体重[9]。由于几乎所有直接测量步态中髋关节力都是在髋关节炎患者假体植入后进行的，这些测量与正常髋关节或得关节炎前的髋关节的相关性尚未完全确立。然而，仪器化假体可以为使用步态分析研究得出的数据分析模型的验证提供一个基础。

计算模型可用于通过运动分析获得的测量结果，如关节位置、地面反作用力（ground reaction forces，GRF）、节段质量、肌肉形状和惯性特性来估计动态活动期间的关节力[10]。地面反作用力是在步态站立期作用于身体的力[1]，可分为垂直力和剪切力，其中剪切力施加在中外侧和前后方向。动态优化步态分析根据肌力、重力和离心力的具体作用来描述地面反作用力[11-13]。基于这些模型，肌肉收缩是髋关节接触力的主要贡献者，在站立时肌肉收缩贡献了关节反作用力的 50%～95%，地面反作用

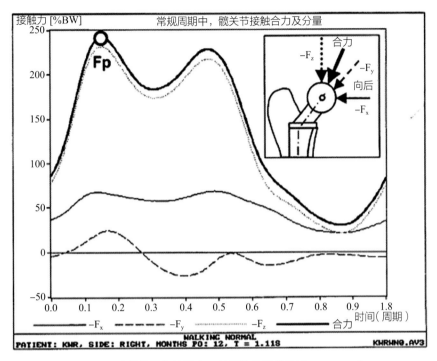

▲ 图 10-2　个体的髋部接触力 F 的平均值及其分量 −$F_x$、−$F_y$ 和 −$F_z$
最大值为峰值力 $F_p$（引自 Journal of Biomechanics, 34, Bergmann G, Deuretzbacher G, Heller M, Graichen F, Rohlmann A, Strauss J, Duda G, Hip contact forces and gait patterns from routine activities, 859–871, 2001. 经 Elsevier Ltd 许可转载）

力和离心力的作用很小（图 10-3）[11]。髂腰肌是关节力的前、后部分的主要贡献者，而臀中肌对上、内侧部分的贡献最大。对垂直地面反作用力的检查显示在步态过程中主要贡献的是从髋伸肌和外展肌到肢体承重肌[12]。在第一个合力峰中，臀肌和腘绳肌的作用占大部分，而在第二个合力峰中，臀中肌起主要作用。利用计算模型得到数据评估，最大关节接触力估计在 200%～430%BW，与活体测量的数值相似[11, 14]。

（三）肌肉活动

　　肌肉收缩推动肢体向前，提供稳定性，并抵消肢体在步态过程中遇到的外力。肢体加速发生在摆动阶段，髋屈肌的主要作用是帮助推动肢体向前[3]。如上所述，在站立期，肌肉对支撑起主要作用[12]，髋伸肌和外展肌提供的输入最多[3, 12, 15]。促进髋伸展的肌肉收缩是在摆动后期开始的。股二头肌的长头、大收肌和臀大肌的下部在足部开始着地和承重反应期的早期达到肌电活动的峰值，并在步态周期的 10% 左右停止活动[3, 15]。当肢体开始伸展时，这些肌肉的激活有助于降低髋关节屈曲的速度；它也在受力期间为髋关节提供支撑[15]。

　　髋部外展肌在步态过程中也观察到类似的激活模式[3, 15-17]。这些肌肉在摆动末期时被激活，在承重反应期，臀中肌、臀小肌和臀肌上部的肌电振幅峰值出现[3, 15-17]。对臀中肌和臀小肌各节段的肌内肌电分析显示，步态过程中存在双相活动，在步态周期的前 20% 出现第一次爆发，在 20%～60% 出现第二次爆发[16, 17]。臀中肌的三个节段在 2 次爆发中都表现出相似的激活强度；然而，与前段相比，肌肉的前段和中段的肌肉激活高峰期出现得更早[17]。相反，在臀小肌的 2 个节段之间，观察到峰值激活水平具有差异，在第一次爆发时，后段产生的激活水平高于前段。对于臀小肌的两次爆发，前段开始激活的时间也晚于后段[16]。这些主要外展肌的相位活动表明，这些肌肉在步态过程中执行独立、互补的功能。结合各肌肉的解剖定位，这些激活模式提示，单肢承重时，臀小肌和臀中肌后部主要起稳定髋臼股骨头的作用，而臀中肌的中部和前部则起到提供髋关节冠状面和骨盆稳定的

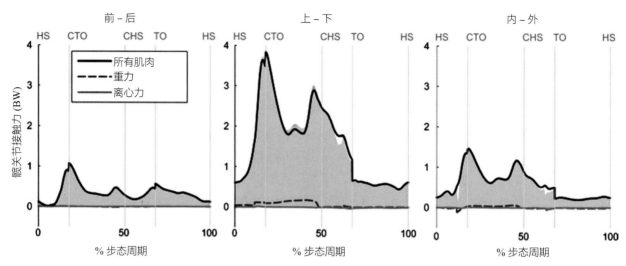

▲ 图 10-3　肌力、重力和离心力对模型中计算髋关节接触力的三个分量的贡献

显示的力是作用在模型中髋臼上的力。阴影区域表示沿三个坐标方向作用的总接触力。所有接触力都在股骨参考系中指定的，并按体重（BW）进行标准化。离心力和韧带（未显示）对总接触力的贡献很小。以下步态周期标志由细垂直线划分：脚跟着地（HS）、对侧脚趾离地（CTO）、对侧脚跟着地（CHS）和脚趾离地（TO）。正面力量指向前方、上方和内侧；负面力量指向后面、下方和侧面 [ 引自 Journal of Biomechanics, 43（8）, Correa TA, Crossley KM, Kim HJ, Pandy MG, Contributions of individual muscles to hip joint contact force in normal walking, 1618–1622, 2010. 经 Elsevier Ltd 许可转载 ]

作用 [16-18]。

## 三、与髋关节疾病相关的步态改变

### （一）术前步态

髋关节内病变患者的步态缺乏全面的生物力学和神经肌肉检查，股骨髋臼撞击征患者的一系列分析也是受限的。与对照组相比，股骨髋臼撞击征患者的步速和步频降低，但步长在步态过程中保持不变 [19]。这些患者的步态模式中最常见的变化是在步态的站立期出现髋关节屈曲角度反转（图 10-4）[19, 20]。股骨髋臼撞击征患者不是从站立期开始的屈膝到站立结束时的伸展的正常平稳过渡，而是表现出反转，即随着步态周期的进展，膝关节屈曲平均增加 1.5° [20]。在 30% 的步态试验中，发现 45% 的患者存在矢状面运动的反转模式 [20]。髋关节骨关节炎患者在步态站立期的矢状面也观察到类似的运动不连续现象 [21]。53% 的骨关节炎患者表现出髋关节屈曲反转，这发生在 65% 的试验中，平均屈曲幅度为 1.3° [21]。这种模式的存在发现与该队列中关节疾病的存在和严重程度有关。这些发现表明，运动功能、关节形态和关节疾病之间可能存在联系，但这

种关系的确切性质需要进一步分析。

研究表明，与对照组相比，股骨髋臼撞击综合征患者在步态过程中髋关节运动在矢状面和冠状面都有所减少 [19, 22]。矢状面运动变化最大的是近站立末期的伸髋（图 10-5）[19, 22]。与对照组相比，股骨髋臼撞击综合征患者在站立末期时髋关节伸展平均减少 5°（分别为 7.4° ± 6.7° 和 12.0° ± 7.2°）[19]。肌肉骨骼建模显示，髋关节受力峰值的前部分量出现在髋关节伸展最大处，约占步态周期的 50% [13]。髋关节最大伸展度数的增加与关节反作用力的前部分量较大相关，髋部最大伸展仅增加 2°，关节反作用力的前部分量就增加了 24% [13]。在髋关节伸展峰值时，对髋部力量的前后分量贡献最大的肌肉是臀中肌的前部、髂肌和腰大肌。然而，目前尚不清楚股骨髋臼撞击综合征是否会改变步态中这些肌肉的激活水平。因此，虽然观察到股骨髋臼撞击综合征患者在步态过程中髋关节伸展的减少可能是一种解除髋关节前部负荷的代偿策略，但需要对步态中关节运动、关节力和髋关节神经肌肉功能之间的相互作用进行更全面的分析，以充分理解这种关系。

对于股骨髋臼撞击综合征患者在步态过程中

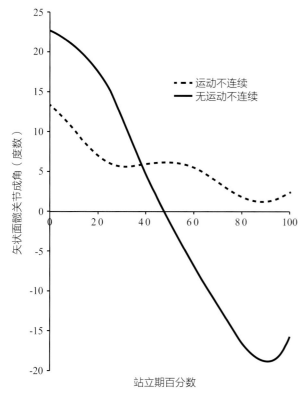

▲ 图 10-4　髋关节骨关节炎组的两名代表性受试者在步行过程中的矢状面髋关节运动（髋关节屈曲为正，伸展为负）
引自 Journal of Biomechanics, 45（8）, Foucher KC, Schlink BR, Shakoor N, Wimmer MA, Sagittal plane hip motion reversals during walking are associated with disease severity and poorer function in subjects with hip osteoarthritis, 1360–1365, 2012. 经 Elsevier Ltd 许可转载

髋关节冠状面运动的改变，存在相互矛盾的结果。Kennedy 等报道在步态过程中，髋关节冠状面的总运动减少[22]，在摆动初期髋关节最大外展程度降低，并且在整个摆动阶段，患肢保持在更内收的位置（图 10-6）。相反，Hunt 和他的同事在步态的站立阶段观察到髋关节峰值内收角降低，在整个站立阶段髋关节保持在更外展的位置[19]。这两项研究结果之间的不一致可能是测试不同人群导致的。Kennedy 等仅检查凸轮型股骨髋臼撞击综合征患者，而 Hunt 和同事们同时测试凸轮型股骨髋臼撞击综合征和钳夹型股骨髋臼撞击综合征以及混合型股骨髋臼撞击综合征。关节结构的不同类型的形态学改变是否以及如何导致关节功能的改变还有待观察。虽然股骨髋臼撞击综合征患者髋关节外展活动范围已明显减少[23, 24]，但在步态（2°～5°）[22]中观察到的髋关节最大外展角度远低于报道的这些患者主动外展活动的最大范围，约为 50°[23, 24]。因此，在股骨髋臼撞击综合征患者中观察到的冠状面运动减少不太可能是骨性撞击的结果。因此，运动量的减少很可能是神经肌肉对步态的作用改变的结果；然而，如果没有伴随的肌电数据，就不能确定对冠状面运动改变的具体作用。

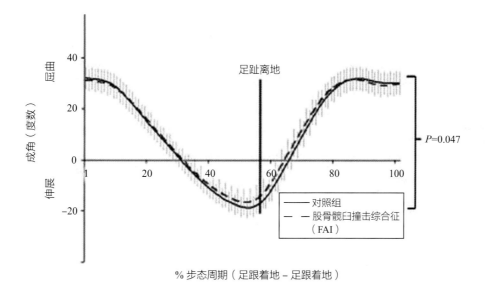

▲ 图 10-5　水平步态中股骨髋臼撞击综合征组和对照组的平均值（± 标准差）矢状面成角曲线图
股骨髋臼撞击综合征组全髋关节矢状位活动度呈下降趋势（P=0.047）[ 引自 Gait & Posture, 30（1）, Kennedy MJ, Lamontagne M, Beaulé PE, Femoroacetabular impingement alters hip and pelvic biomechanics during gait: Walking biomechanics of FAI, 41–44, 2009. 经 Elsevier Ltd 许可转载 ]

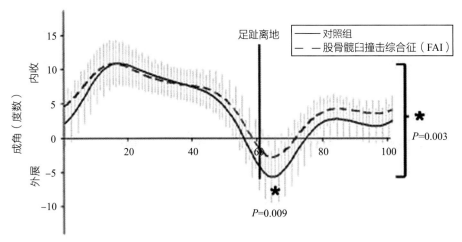

▲ 图 10-6　水平步态中股骨髋臼撞击综合征组和对照组的平均（± 标准差）髋关节冠状面成角曲线图

股骨髋臼撞击综合征组髋关节外展峰值程度降低（$P$=0.009），总髋关节冠状面总活动度降低（$P$=0.003）。*. 表明差异有统计学意义 [ 引自 Gait & Posture, 30（1）, Kennedy MJ, Lamontagne M, Beaulé PE, Femoroacetabular impingement alters hip and pelvic biomechanics during gait: Walking biomechanics of FAI, 41–44, 2009. 经 Elsevier Ltd 许可转载 ]

也有文章称股骨髋臼撞击综合征患者在步态过程中有髋关节动力学的改变。而 Kennedy 等表明，股骨髋臼撞击综合征对步态过程中任何方向的关节力矩峰值都没有影响[22]，Hunt 及其同事观察到站立早期的屈曲力矩和站立末期的外旋力矩的峰值减少[19]。外部关节力矩要求相反方向的内部关节力矩相等才能产生平衡。因此，峰值屈曲力矩和外旋力矩的减少表明了一种补偿策略，该策略将限制所需的内旋和伸肌的作用。考虑到关节反作用力前后分量的主要构成部分是臀中肌和髂腰肌的前部，在内旋时两者都是活跃的，因此站立时外部最大外旋力矩的减少可能又是一种降低髋关节前部力的代偿模式。在内旋时，臀中肌和髂腰肌均处于活动状态，因此，减少站立末期时的最大外旋力矩可能又是一种降低髋关节前关节力的代偿模式。如果没有证据表明在步态过程中通过收集肌电改变了肌肉激活模式，就不能确定外部关节力矩减少的确切原因。

（二）术后步态

据报道，股骨髋臼撞击综合征患者手术介入后步态的生物力学指标发生了变化[20, 25]。对于绝大多数患者来说，术后步态站立阶段的髋关节屈曲反转是不存在的[20]。2 名患者确实存在运动中断；然而，这些患者的反转发生率和程度都有所降低[20]。与股骨髋臼撞击综合征患者手术前的值相比，手术干预后步态运动模式的具体变化存在相互矛盾的证据。虽然在平均术后 21 个月接受测试的患者没有观察到髋关节冠状面或矢状面运动的差异[25]，但据报道，股骨髋臼撞击综合征患者在术后 1 年的髋关节总矢状面运动略有增加[20]。总矢状面运动的增加是由于髋关节最大屈曲角较术前增加（22.7° vs. 19.9°）[20]。Brisson 等研究中的最大髋关节屈曲值术前大于 30°，属于步态时髋关节屈曲峰值的正常范围，可能是术后髋关节屈曲无明显变化的原因[25]。两项研究在髋关节屈曲角峰值方面的巨大差异可能是由于不同人群研究的结果。当 Brisson 和他的同事检查患有单独的凸轮型股骨髋臼撞击综合征的患者时[25]，Rylander 等检测钳夹型和混合型股骨髋臼撞击综合征患者[20]。尽管与术前值相比，术后髋关节屈曲运动峰值没有改变，但 Brisson 及其同事确实注意到，与对照受试者相比，矢状面总运动持续减少[25]。与 Kennedy 等的术前研究结果相似，大部分矢状面运动的减少是由于髋关节最大伸展角度的减少。与术前措施相比，股骨髋臼撞击综合征患者手术后在步态过程中的总冠状面运动保持不变[20, 25]，活动范围与对照受试者相比仍然减小[25]。股骨髋臼撞击综合征患者术后步态的运动学变量改善不明显，这表明术前制订的减轻疼痛的补偿策略持续存在。考虑到患者的关节运动学、关节形态学和关节疾病之间存在的联系，需要适当的术后康复计划，重点是纠正术前和术后的损害，以保护关节的健康。

股骨髋臼撞击综合征患者在步态过程中的髋关节力矩峰值与手术前相比没有差异[20, 25]，但术后的外展力矩和内旋力矩的峰值与对照组相比显著降低[25]。髋关节外展和内旋力矩峰值出现在步态周期的大约 10%，相当于对侧肢体的脚趾离地。这种对侧肢体突然卸载将体重力向量内侧移至髋关节中心[3]，同时需要产生一个外展力矩来稳定骨盆。因此，在这些患者中观察到的髋关节冠状面运动的减少，可能是一种通过降低肌肉的力矩臂来降低髋关节外展肌所需的力量以抵消体重力量的策略。据报道，股骨髋臼撞击综合征患者髋关节外展肌力量减弱[26]，术后患者在步态过程中观察到的冠状面运动学和运动学变量的改变可能提示该肌群持续虚弱。然而，在没有术后患者伴随的肌电图和肌力测量的情况下，这仍然是一种猜测。

虽然有关髋关节内疾病患者步态生物力学的知识日渐丰富，但目前的证据仅为股骨髋臼撞击综合征患者提供了有限的信息。未来的工作需要扩大对步态中髋关节的生物力学和神经肌肉分析，包括非形态学引起的髋关节疼痛和损伤的人群。此外，识别改变的运动学模式对理解损伤的生物力学很重要，了解与这些运动学改变相关的神经肌肉变化对于制订适当的治疗方案以恢复正常步态模式是必不可少的。考虑到股骨髋臼撞击综合征患者在步态过程中观察到的改变也在晚期髋关节疾病患者中也观察到，解决手术前和术后的功能障碍可能对这些患者具有保护作用。

# 髋关节痛的评估
## Evaluation of the Painful Hip

Joshua A. Tuck　Michael A. Flaherty　Brian D. Busconi　著

张善星　译　薛　静　校

## 一、概述

对于骨科医师来讲，髋关节是较难检查的关节之一。髋关节疾病的临床表现变异较大且容易混淆，再优秀的医师也需要详细地询问病史及体格检查才能给予精确诊断。虽然难度较大，但通过仔细思索结合详细检查可以鉴别绝大多数髋关节病变。股骨髋臼撞击综合征、股骨头骨骺滑脱、髋关节发育不良、盂唇撕裂等髋关节病变可以诱发髋关节骨关节炎[1-5]，因此，对这些高风险患者进行早期诊断非常重要。

许多病变都可表现为髋关节痛，判断髋关节痛是来源于髋关节中央间室或是来源于外周间室、联合结构、髋周韧带及肌肉组织、腰椎、膝关节、骶髂关节、泌尿生殖系统、下腹部等部位是非常具有挑战性的。因此，在髋关节进行详细检查时务必要同时对背部[6]、大腿、膝关节、腹部等进行检查。

部分髋关节疾病在很长一段时间未被发现，导致患者适应性代偿如姿势和步态改变，以及骨盆和脊柱倾斜。这些代偿常常能提醒医师该患者可能有髋关节疾病。

## 二、病史

详细询问病史是评估髋关节疾病的关键，需了解症状发作时的情况并记录所有受伤史[7]。让患者定位疼痛的部位便于我们进行快速鉴别诊断，一般将髋部疼痛区分为前方腹股沟区疼痛（关节内病变多见）、前正中区疼痛（提示耻骨联合、耻骨痛或内收肌异常）、髋关节外侧疼痛（髋关节外周间室多见）和髋关节后方疼痛（图11-1）。

髋关节前方腹股沟区疼痛是髋关节及髋关节前方肌肉异常的典型表现。常见关节内的原因包括关节退变、盂唇撕裂、髋臼软骨瓣状撕裂、撞击综合征、渗出、无菌性坏死、游离体、滑膜软骨瘤病、关节囊内恶性肿瘤以及某些滑膜病变等。腹股沟区疼痛常常在做扭转动作和上下楼梯及斜面时加重[8]。髋部疼痛性绞索也很常见，尤其是在从屈曲位置到伸展位置（例如从坐位抬起）时。股骨髋臼撞击综合征患者大多在微小损伤后逐渐出现腹股沟区间歇性疼痛，体育活动或长时间步行症状加重[9]。

其他引起前方腹股沟区疼痛的原因还有髂腰肌弹响、屈髋肌肉拉伤以及骨盆前方和股骨近端应力骨折。主动收缩或者被动拉伸引起疼痛表明有肌肉撕裂或者肌腱病。参与新兵训练以及近期常规训练明显增加者应注意是否有股骨颈应力骨折的存在[10, 11]。前方骨盆环应力骨折与骨质脆性增加有关，常见于骨质疏松、类风湿性关节炎、慢性肾功能障碍及其他代谢性骨病[12]。

髋关节外侧疼痛可能是由大转子周围病变引起，如滑囊炎、外展肌肌腱撕裂、髂胫（iliotibial, IT）束异常、神经源性股痛[13]。潜在的关节发育不良和结构性不稳会继发外展肌疲劳，表现为与关节

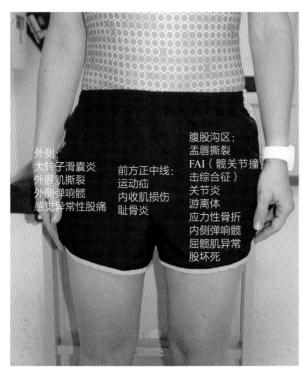

外侧：
大转子滑囊炎
外展肌撕裂
外侧弹响髋
感觉异常性股痛

前方正中线：
运动疝
内收肌损伤
耻骨炎

腹股沟区：
盂唇撕裂
FAI（髋关节撞击综合征）
关节炎
游离体
应力性骨折
内侧弹响髋
屈髋肌异常
股坏死

▲ 图 11-1　不同疼痛区域常见的疾病

内病变类似的髋关节外侧疼痛和力弱。

髋关节后方疼痛可能是髋关节疾病引起的，但也常常由腰骶椎、骶髂关节等臀区外的结构导致[14]。因为髋关节疾病几乎不会向头端放射，所以询问是否有腰痛非常重要。如果患者存在腰痛，则需要对患者进行完整的神经系统检查，尤其注意疼痛的皮区分布以及是否有运动和感觉功能缺失。疼痛性质有助于判断疼痛的来源，当疼痛是分散和模糊而非局部且确切时，表明疼痛来源于臀区外。髋关节后方坐骨结节处疼痛多和腘绳肌近端肌腱病或者坐骨结节滑囊炎有关。如同时有受伤史和局部瘀斑，则应怀疑腘绳肌近端撕裂[15]。此外，臀大肌拉伤、坐骨股骨撞击综合征以及梨状肌综合征等局部疾病也会导致髋关节后方疼痛。

询问患者何时感到疼痛非常重要，可以帮助鉴别是静态还是动态的问题，判断是否和有些特殊的姿势有关等。长时间屈髋或者久坐后髋关节不适常常与前方股骨髋臼撞击征有关。症状的发作频率、严重程度以及加重或者缓解的因素等也非常重要。部分髋关节病变能产生放射痛，如闭孔神经前支受到刺激时疼痛会向远端放射至膝关节[16]。下肢和腹

股沟疼痛或髋关节内旋受限一般可以明确是髋关节疾病而非来源于腰椎疾病[17]。

在临床医师对患者进行检查时，患者可能已经接受相关的治疗。因此，充分了解患者之前的治疗过程非常重要，要询问患者之前的治疗方案是否有效及症状缓解的程度。一般患者通常会尝试冷疗、热疗、拉伸练习、口服药物、运动疗法或者注射治疗，如果患者接受过注射治疗，则需要询问患者注射治疗的操作者、成分、部位、注射方法以及注射治疗后的反应。

医师询问一般病史时要了解是否当前或者曾经有饮酒、口服激素、吸烟等可能诱发股骨头坏死的情况[18]。对患者的特殊生活方式或者习惯进行评估有助于了解危险因素和患者的最终期望，体力劳动或者参与体育比赛等患者不同的首要诉求会影响最终治疗方案的制订。

全面的系统回顾非常重要，特别是胃肠、肾脏、泌尿生殖、妇产以及神经系统等。发热、寒战、盗汗以及消瘦等症状表示患者有感染或恶性肿瘤的可能。此外，还应特别询问患者是否有恶性肿瘤、凝血障碍、炎症性疾病等系统性疾病以及这些疾病的家族史。多种凝血和代谢异常已经被证明会影响股骨头的血供[19]。

一些评价工具常常被用来进一步评估髋关节功能，这些量表会评估患者重返职业生涯的能力、主观感受的症状程度、精神状态以及社会需求。如 HHS 可以评价髋关节骨折或者人工髋关节置换患者的髋关节功能水平[20, 21]。这些评价工具有上限效应[22]，并不适用于年轻的患者。因此，MAHORN 小组发展了一个新的评价工具——iHOT-33）[23]，使之更适合年轻、活动能力好的患者的髋关节疾病。同时该组织还发展了一个只有 1/3 内容的缩减版本 iHOT-12，并已经证明其有效性和可靠性[24]（图 11-2）。

最后，要充分认识到有许多非骨科疾病也可以表现为髋关节痛，如疝气、转移瘤、睾丸肿瘤、输尿管绞痛、尿路感染（urinary tract infections, UTI）、阴囊积水、精索静脉曲张、卵巢囊肿、盆腔炎（pelvic inflammatory disease, PID）、子宫内膜异

国际髋关节结果工具（iHOT-12）

## iHOT¹²

### 国际髋关节结果工具

| 姓名 | |
| --- | --- |
| 出生日期 | |
| 今天日期 | |

这项调查是哪侧髋关节？如果我们问您尤其是哪侧髋，请做出标记。或者标记出最重的一侧
□左侧
□右侧

适用于年轻、活跃的髋关节患者的生活质量问卷

**说明**

- 这些问题是关于您可能经历的髋关节问题，这些问题如何影响您的生活和情感。
- 请在每个问题下面用斜线标出严重程度
  - 如果您在最左边标斜线表明您感觉受损十分严重，例如
    □受损严重　　　　　　　　　　　　　□完全没问题
  - 如果您在最右边标斜线表明您感觉完全没有问题，例如
    □受损严重　　　　　　　　　　　　　□完全没问题

**建议**：如果您没有运动，想象一下如果您尝试的话，髋关节会感觉如何

  - 如果标记在线的中间表明您是中度功能障碍，或者是介于受损严重和完全没问题中间。如果末端的描述准确反映您的情况，在线的末端做标记是很重要的，请回答 1 个月以内您的典型情况

Q1 您的髋关节 / 腹股沟疼痛情况
　　□非常严重　　　　　　　　　　　　□无痛

Q2 上下楼的困难程度
　　□非常困难　　　　　　　　　　　　□无困难

Q3 长距离行走的困难程度
　　□非常困难　　　　　　　　　　　　□无困难

Q4 髋关节摩擦，打软或弹响所致的不便程度
　　□非常不便　　　　　　　　　　　　□无不便

Q5 您在推、拉、搬运重物时的困难程度
　　□非常严重　　　　　　　　　　　　□无困难

Q6 在运动或娱乐活动中对急停转向的担心程度
　　□非常担心　　　　　　　　　　　　□无担心

Q7 您运动后的疼痛情况
　　□十分严重　　　　　　　　　　　　□无痛

▲ 图 11-2　由 MAHORN 小组开发的 iHOT-12

Q8 由于髋关节问题对抱孩子的担心

　　□非常担心　　　　　　　　　　□不担心

Q9 髋关节影响性生活的程度

　　□这与我无关

　　□非常严重　　　　　　　　　　□无影响

Q10 您有多少时间会关注髋关节障碍

　　□持续关心　　　　　　　　　　□不关心

Q11 您对能够维持期望的健康水平的能力的担心程度

　　□十分担心　　　　　　　　　　□无担心

Q12 髋关节问题对注意力的分散程度

　　□非常严重　　　　　　　　　　□无分散

▲ 图 11-2（续）　由 **MAHORN** 小组开发的 iHOT-12

位症、大肠肿瘤、炎症性肠病（inflammatory bowel disease，IBD）以及憩室炎等。

### 三、体格检查

髋关节体格检查应结构完整。面对每一个患者时，都首先获得其生命体征。当急性髋关节疼痛患者出现发热时，特别是儿童患者，应进一步检查以排除感染的可能[25]。检查生命体征之后对患者进行步态分析、视诊、触诊、关节活动度及力量评估，最后进行特殊检查。检查骨骼肌肉系统时需囊括受累关节的近端和远端的关节，因此在进行髋关节检查时应对腰部及膝关节进行详细检查[26]。进行体格检查时患者应穿着合适的服装，具有一定的舒适度且不影响关节活动度（rangeof motion，ROM）。遵循标准化的流程可避免让患者反复变换体位（站立、仰卧等）而增加其不必要的不适以及浪费临床医师的时间。表 11-1 列出了患者在不同体位时最常用的检查项目。

髋关节的体格检查项目很多。经验丰富的临床医师会根据病史情况更关注那些与鉴别诊断相关的检查。一般而言，医师一开始会对患者进行基础检查，然后再进行更有针对性的特殊检查以获得初步诊断。

#### （一）站立位检查

步态测试应在走廊进行，这样至少可以从患者

的前面和后面看到 3～4 步的长度[27]。痛觉步态的特征是受累肢体的站立相时间缩短，表现为受累肢体站立地面的时间仅能保证对侧肢体快速摆动后再次站立，这种步态可以使患者通过缩短受累肢体的负重时间来减轻疼痛。髋关节疼痛的患者往往表现为典型的髋关节痛步态[28]，这种步态的特点是在受累髋关节单足站立相时，其上身会向疼痛的髋关节偏移（图 11-3A），通过将上身弯向患侧髋关节，关节受到的反向作用力会减弱，继而减轻疼痛（图 11-4），而 Trendelenburg 步态则是外展肌力减弱导致的（图 11-3B）。临床上，臀中肌和臀小肌力弱不足以保持骨盆保持水平，患侧下肢在站立相时骨盆会向对侧倾斜，因此，与髋关节步态表现为对侧半骨盆抬高不同，Trendelenburg 步态的特征是对侧半骨盆下降。

此时也是行单腿站立检查测试核心力学及下肢力量的合适时机。患者站立时双脚与肩同宽，然后对侧的腿向前抬起至屈髋 45°、屈膝 45°，并保持此姿势 6s。此项检查可以对全身整体情况及平衡性进行评估。

腰椎管狭窄症患者行走时步态缓慢、步幅缩短、腰椎前屈，这是一种自适应的机制，可将行走过程中出现的腰段硬膜外压力降至最低[29]。

下肢不等长（limb length discrepancy，LLD）

表 11-1　各体位体格检查内容

| 站立位 | 仰卧位 | 侧卧位 | 俯卧位 |
| --- | --- | --- | --- |
| 步态 | 触诊 | 触诊 | 触诊 |
| 骨盆和脊柱力线 | 活动度 | Ober 试验 | 关节活动度 |
| 身体习性 | 下肢滚动试验 | 侧缘撞击试验 | 股骨前倾角 |
| Trendelenburg 试验 | 下肢长度 | 屈曲、内收和内旋测试 | 力量 |
| 触诊 | 屈曲、内收和内旋试验 | 活动性梨状肌试验 | Ely 试验 |
| 力量 | 动态内 / 外旋撞击试验 | 力量 | |
| | 屈髋外展外旋 | | |
| | 后缘撞击试验 | | |
| | 直腿抬高试验 | | |
| | 直腿抬高抗阻试验 | | |
| | 托马斯试验 | | |
| | 德莱曼征 | | |
| | 力量 | | |
| | 耻骨联合区 | | |
| | 下腹部 | | |

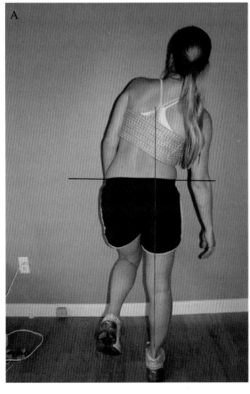
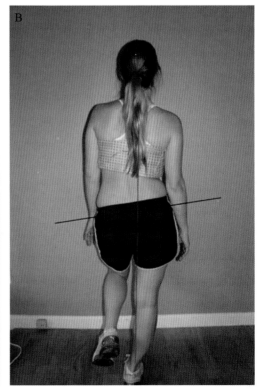

▲ 图 11-3　**A.** 髋痛步态。患者通过将上半身中心移向患侧来减少髋关节的反作用力（红线），而骨盆维持水平（黑线）。
**B.** Trendelenburg 步态，右侧肌无力。未受影响的左侧骨盆下垂导致骨盆倾斜（黑线）

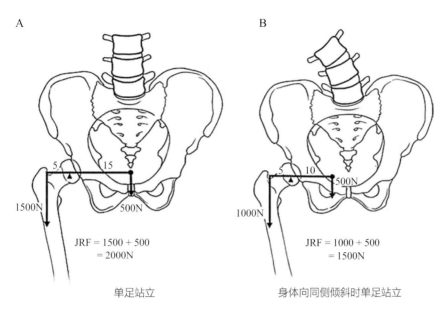

▲ 图 11-4 无外力辅助下单足站立时髋关节示意图

A. 假设从髋关节到外展肌的距离为 5cm，从髋关节到身体重心的距离为 15cm。如果身体的重量是 500N，则外展肌必须施加 1500N 的力才能保持静态平衡。( 髋关节力矩之和必须等于 0，例如：1500 N × 5cm＝500 N × 15cm )。此患者髋关节的反作用力是外展肌张力和体重的总和，即 2000N。B. 当患者上半身向患侧倾斜时，身体重心向同侧偏移，髋关节到重心的距离缩小到 10cm，此时外展肌只需要 1000N 就可以维持骨盆静态平衡：1000N × 5cm ＝ 500N × 10cm。因此，上半身倾斜后髋关节的反作用力减少到 1500N[ 引自 Lim MR, Huang RC, Wu A et al. Evaluation of the Elderly Patient with an Abnormal Gait. © 2007 American Academy of Orthopaedic Surgeons 版权所有 . 转载自 the Journal of the American Academy of Orthopaedic Surgeons, Volume 15（2），pp. 107-117.]

导致骨盆在冠状面产生倾斜[30-32]。Friberg[33] 认为，当下肢不等长时，肢体较长侧的髋关节产生内翻使得股骨头负重区域面积减小，继而产生髋关节病。Rothenberg 等[34] 通过研究认为，坐骨神经痛更容易发生在肢体较长的一侧，而转子滑囊炎更容易发生在下肢较短的一侧。在站立位时检查骨盆倾斜角可以对下肢不等长进行评估[35, 36]。通过测量髂嵴的高度来评估骨盆倾斜程度（图 11-5）：正常人双侧髂嵴最高点连线应与地平面平行，利用水平仪对倾斜程度进行测量。此外，还可以在下肢较短的一侧足下加垫适量木板或者垫片直至骨盆恢复水平，通过测量垫片的高度来评估下肢不等长的程度。

Byrd[37] 首先描述了 C 字征（图 11-6），他注意到当要求关节内病变的患者指出髋关节疼痛部位时，患者总是用手做一个 "C" 形，顶住大转子，从后外侧向前至腹股沟深处全部抓住。

最后应仔细检查肿块、瘢痕、损伤、创伤、手术史、肌肉体积以及髋和膝对称性等。触诊常常会发现髋关节外来源的疼痛（图 11-7）。应触诊所有

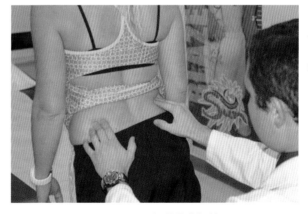

▲ 图 11-5　评估骨盆倾斜

的骨性突起，也应触诊腰椎和骶髂关节。所有骨突部位和腰椎及骶髂关节都应进行触诊，与骨突部位触诊异常相关的疾病见表 11-2。

（二）关节活动度评估

因受到年龄、性别和体重指数等因素的影响，正常的髋关节活动度参考值差异较大[50-52]。很多专家报道 "正常" 的髋关节活动度，但这些报道的差异很大，通常缺乏年龄、性别和其他变量的资

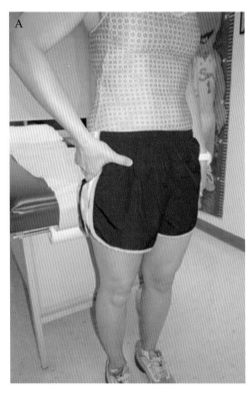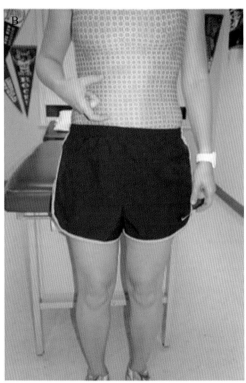

▲ 图 11-6　**Byrd 教授描述的 C 字征现象**
髋关节内病变患者被要求指出疼痛部位时会用手抓住其髋部（A），此时其手的姿势像一个"C"（B）

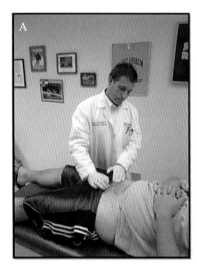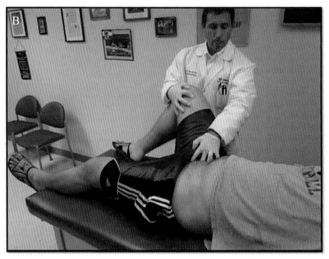

▲ 图 11-7　**触诊**
A. 35 岁曲棍球运动员，患有耻骨炎，行耻骨联合触诊；B. 同时检查髋关节外展肌

料。一般以下范围仅供参考，不应作为绝对值：屈曲 =120°～135°，后伸 =10°～30°，屈髋 90° 时内旋 =25°～40°，屈髋 90° 时外旋 =40°～60°，中立位外展 =45°，中立位内收 =25°。除了评估运动范围外，临床医师还必须评估活动到极限时是否存在疼痛或机械阻挡。评估髋关节活动度时，检查者必须

始终固定住患者的腰椎和骨盆。

　　测量髋关节内旋和外旋可在俯卧位进行，也可在仰卧位或坐姿屈髋 90° 时进行（腿从桌子边缘垂下）[53]（图 11-8）。Simoneau 等 [51] 证明在不同的体位（俯卧和坐姿）测量髋关节内旋及外旋角度的结果是不同的；因此，记录髋关节旋转角度时应

表 11–2　触痛的鉴别诊断

| 触诊部位 | 诊断要点 | 最有可能的诊断 |
| --- | --- | --- |
| 大转子 | 好发于女性 | 伴 / 不伴外展肌撕裂的大转子滑囊炎 [38] |
| | 可能伴有外展肌无力 | |
| 髂前上棘 | 好发于青少年田径运动员、击球手 | 缝匠肌或髂胫束撕脱伤 [39] |
| | 急性发作疼痛 | |
| 髂前上棘内侧 | 大腿前外侧疼痛、麻木、感觉异常 | 股外侧皮神经引起的感觉异常 [40] |
| 髂嵴 | 急性疼痛、瘀斑 | 髋部隆突挫伤（髂嵴挫伤）[41] |
| 髂前下棘 | 骨骼发育不全 | 股直肌撕脱伤 [42] |
| | 骨骼发育过早 | 髂前下棘撞击 |
| 耻骨联合（图 11-6） | 好发于男性 | 耻骨炎 [43] |
| | 好发于足球、曲棍球、橄榄球运动员 | |
| 骶髂关节 | 骶骨底压力试验 | 对于诊断骶髂关节功能障碍价值不高 [44] |
| 坐骨结节 | 成人急性创伤 | 大腿近端肌腱撕裂 [45] |
| | 无急性创伤引起的疼痛 | 坐骨滑囊炎 [46] |
| | 4—12 岁慢性疼痛 | 骨软骨病 [47] |
| | 青少年急性发作 | 坐骨结节顶端撕脱伤 [48] |
| 大转子后方 | 疼痛随着肌肉收缩和久坐而明显，坐骨神经痛症状 | 梨状肌综合征 [49] |

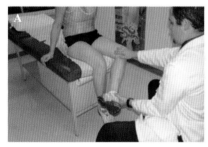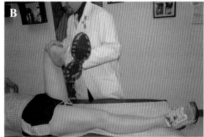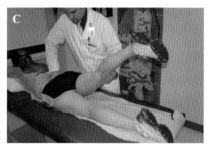

▲ 图 11–8　只要骨盆和腰部维持稳定，关节活动度可以在多种体位下进行测量

A. 坐位：双侧坐骨必须平行贴于床面；B. 仰卧位：检查者可以用手接触患者的腰部来评估腰部及骨盆的对线情况；C. 俯卧位：通过确保两个 ASIS 接触均匀，骨盆稳定在桌子上

同时记录检查时体位。如果将来采用关节活动度来评估治疗结果，则应始终在同一体位进行测量。此外，坐姿屈髋屈膝 90° 时，骨盆与桌面垂直的，此时骨盆是稳定的，这是采用坐姿进行旋转角度测量的优点。

采用俯卧位评估髋关节后伸时，要保证骨盆和髂前上棘稳定在检查床上（图 11-8C）。患者仰卧位时更容易测量髋关节的屈曲范围（图 11-9），此时

应确保骨盆两侧和腰部固定在检查床上。

Nussbaumer 及其同事 [54] 最近对手动量角器在髋关节活动度测量中的应用进行了研究，发现电磁跟踪系统相比，量角器的测量结果会高于髋关节的真实活动度，这可能与测量过程中将相邻部位的活动也包含其中有关，如腰部及骨盆等。然而，他们依然认为手动量角仪在评估髋关节活动度时非常实用。

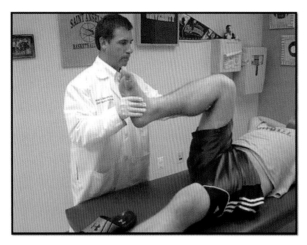

▲ 图 11-9　仰卧位时检查屈曲角度，保证骨盆及腰部平躺于检查床上

Audenaert 及其同事[55] 比较了三组人群的髋关节活动度，包括无症状且无影像学异常者（A 组）、无症状但有股骨髋臼撞击综合征的影像学表现者（B 组）、有股骨髋臼撞击综合征症状且有相应影像学表现者（C 组）。这些研究人员发现这三组患者的内旋活动度（internal rotation, IR）差异有统计学意义：A 组（无症状，无影像学异常）髋关节 IR 为 27.9°；B 组（无症状，有股骨髋臼撞击综合征影像学表现）IR 为 21.1°；C 组（有股骨髋臼撞击综合征症状及影像学表现）IR 为 12.3°。Kubiak-Langer 等[56] 的使用三维 CT 扫描比较股骨髋臼撞击综合征患者和无症状人群的髋关节 IR，他们发现股骨髋臼撞击综合征患者髋关节的屈曲、内收和内旋等活动度均显著减小。

## （三）肌力检查

应在髋关节各个活动平面对肌力进行检查，尽管常常将患侧和对侧肢体进行比较来发现相对轻微的肌力减弱，但最常被使用的仍是 6 度肌力评价法[57]。肌力检查可在不同体位下进行，仰卧位通常适合对屈曲和内收肌力进行测试，而侧卧位最适合评估外展肌肌力，俯卧位更适合对髋后伸肌肌力进行评估。为了诊断精确，检查肌力时使目标肌相对孤立非常重要。例如，在侧位时通过屈膝将臀中肌与阔筋膜张肌（tensor fascia lata, TFL）隔离，其原理在稍后描述 Ober 试验时再加以说明。如果受试肌肉有损伤，则肌力测试会诱发疼痛。

## （四）激发试验

如前所述，髋关节评估中有许多体格检查的操作。Martin 等招募 6 位髋关节外科专家，评估哪些是他们例行检查的项目[27]，结果发现有 18 项检查会经常被使用的（＞40%），其中 3 项为站立位，11 项为仰卧位，3 项为侧卧位，1 项为俯卧位。本章已经讨论过关节活动度、步态分析和骨盆力线等。下面将讨论一些最常用的激发试验。

下肢滚动试验，也称为仰卧被动旋转试验（supine passive rotation test, SPRT）[58]。当髋关节处于屈曲 / 伸展和外展 / 内收中立位时，下肢在被动内旋和外旋之间来回滚动（图 11-10）。一般认为，下肢滚动试验的特殊性在于下肢滚动过程中只有股骨头和髋臼及周围的关节囊之间相对移动[59]。因此，虽然没有强有力证据，但一般认为该试验对髋关节关节内病变的敏感性较弱但特异性较高。

直腿抬高试验（straight leg raise，SLR）也被称为 Lasègue 征。检查时患者仰卧位，检查者维持膝关节完全伸直，被动抬起下肢，如果患者在操作过程中出现坐骨神经疼，则认为直腿抬高试验阳性（图 11-11）。直腿抬高试验长期以来一直用来筛查腰椎神经根性病变。van der Windt 等[60] 在一项基于 Cochrane 数据库的系统回顾研究中发现，直腿抬高试验在腰椎间盘突出症高发的人群中具有较高敏感性但特异性相差较大。一般认为，在普通人群中该试验的敏感性和特异性均较差。

直腿抬高抗阻试验（straight leg raise against resistance，SLRAR）是用来检查髋屈肌的抗阻能力，也被称为 Stinchfield 试验。患者的体位与直腿抬高试验时一样，但在髋关节屈曲 45° 时，检查者的手放在患者下肢并与之对抗，如果发现髋屈无力或产生疼痛，则认为该试验阳性。理论上认为，行该试验检查时疼痛可能是髋屈肌病变或腰大肌与前方盂唇摩擦引起。此外，因为行该检查能在关节表面产生几倍于体重的应力，所以关节内病变也可能引起髋关节疼痛[59]。

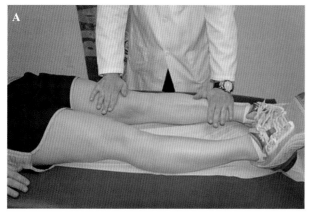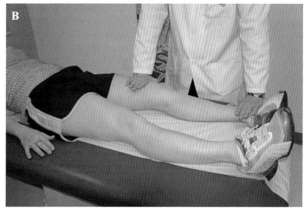

▲ 图 11-10　下肢滚动试验
患者仰卧位，髋关节完全伸直，下肢在完全内旋（A）和完全外旋（B）之间来回滚动

屈曲、内收和内旋试验（flexion, adduction, and internal rotation，FADIR），也称为撞击试验，可在仰卧或侧卧位进行，患者髋关节弯曲 90°，然后内收、内旋髋关节（图 11-12），检查是否有髋关节疼痛，记录髋关节内旋的角度。该检查最初用于检查髋关节发育不良[4]，但目前更多地用于股骨髋臼撞击综合征、盂唇撕裂以及其他关节内病变的诊断。动态内旋撞击试验（dynamic internal rotation impingement test，DIRIT）[61]与之类似，患者髋关节屈曲，同时动态地进行更大范围内旋和内收。当行该检查时髋关节从屈髋内旋体或屈髋外旋位动态地恢复到髋关节伸直的过程中出现疼痛伴咯噔声，则表示 McCarthy 征（McCarthy sign）阳性[62]。

髋关节弹响常常是偶然发现的，病理性弹响反复发作且导致疼痛，可分为关节内侧弹响和关节外侧弹响。对于关节内侧弹响，鉴别弹响是来源于髂腰肌还是关节内疾病比较困难。髋关节内侧弹响的检查方法：将髋关节从屈曲、外展和外旋（flexion, abduction,and external rotation，FABER）转为伸髋、内旋，使髂腰肌肌腱在前方关节囊或耻骨隆起发生一过性嵌顿（图 11-13）[4]。通常情况下，患者更容易自行做特别的动作而诱发弹响。

髋关节外侧弹响常常发生在髂胫束（iliotibial band，ITB）和臀大肌在大转子的汇合处[63]，由于疼痛部位位于关节的外侧且比较表浅，因此髋关节外侧弹响更容易与关节内疾病鉴别。如患者经常述髋关节有半脱位或者有"关节不稳"的感觉，可要求其屈伸髋关节的同时旋转髋关节，此时可以在大

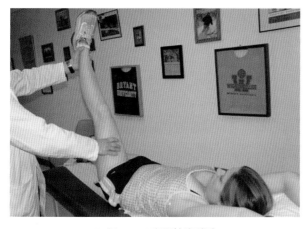

▲ 图 11-11　直腿抬高试验
检查者应询问是否有类似坐骨神经痛的症状。虽不是初衷，但检查者也可以评估腘绳肌的紧张程度

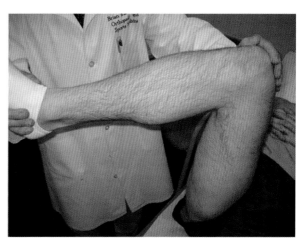

▲ 图 11-12　屈曲、内收、内旋试验，又称为撞击试验

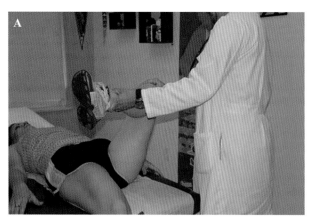 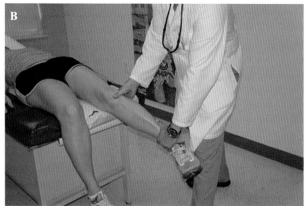

▲ 图 11-13　髋关节内侧（髂腰肌）弹响
可以通过屈髋外展外旋位（FABER）（A）活动到伸髋内旋才引发（B）

转子处看到或者触摸到弹响。还有一些患者在站立位保持骨盆前倾时旋转髋关节也能诱发弹响。有一句常用的教学谚语是"如果你能在房间对面听到它，它通常是髋关节内侧（髂腰肌）弹响，如果你能在房间对面看到它，它通常是髋关节外侧（髂胫束）弹响。"

髋内收试验与 Ober 试验（Ober's test）相似，患者侧卧位，患肢在上，对侧髋关节弯曲为患肢内收留出空间。受检下肢内收后应接触到检查床面记录任何限制或紧度的情况。该试验应分别在 3 个位置进行，以便分别测试阔筋膜张肌、臀中肌和臀大肌（图 11-14）[27]。首先在膝关节和臀髋关节完全伸直的情况测试阔筋膜张肌；接下来，在髋关节伸直，膝关节弯曲 90° 时进行试验测试臀中肌（膝关节弯曲可放松髂胫束并使臀中肌紧张）；最后，患者肩向后倾斜，维持髋关节屈曲但膝关节伸展，同时内收髋关节以拉伸臀大肌。

屈曲、外展和外旋试验或 Patrick 试验起初是用于定位骶髂关节疼痛的，然而，屈曲、外展和外旋试验异常也常常与关节内病变有关，如盂唇撕裂，特别是试验产生的疼痛位于髋关节前方时 [64, 65]。患者处于仰卧位时，髋关节屈曲 45°，然后外展和外旋，使踝关节到达对侧膝关节的水平面（图 11-15），如髋关节后方出现疼痛则视为结果阳性。同样，关节活动度差异也能评估髋关节挛缩和（或）机械阻挡等大体情况。

McCarthy 征：患者仰卧位，与 Thomas 征（Thomas sign）一样，双髋屈曲以消除骨盆前凸，对侧髋关节保持弯曲，患髋完全伸直，先外旋再内旋，如髋关节出现疼痛、绞索的感觉、症状再现或绞锁等则表示 McCarthy 征阳性。

Drehmann 征（Drehmann sign）很早就被认为和股骨头骨骺滑脱有关 [66, 67]。股骨头骨骺滑脱会导致股骨近端解剖形态异常，患者仰卧位时髋关节屈曲时髋关节必须强制性外旋来完成屈髋，称之为 Drehmann 征阳性 [68]（图 11-15）。股骨头骨骺滑脱是导致凸轮型股骨髋臼撞击征的原因之一。Kamegaya 等 [69] 对同时患有股骨髋臼撞击综合征和股骨头骨骺滑脱的患者进行研究发现，Drehmann 征阳性的患者平均 α 角为 85.6°，而 Drehmann 征阴性的患者平均 α 角为 63°，Drehmann 征阳性预示患者的预后更差。

Thomas 试验（Thomas test）用于排除髋关节屈曲挛缩 [70]。多种原因会导致屈髋肌紧张，最常见的是神经性痉挛。检查时，患者仰卧位，臀部在桌子边缘，维持患侧下肢伸直，患者将对侧膝关节抬高并抱着靠向腹部（图 11-16）。如果患侧髋关节被动屈曲后膝关节不能伸直，则说明髂腰肌紧张；如果患侧髋关节被动屈曲后髋关节不能外展，说明阔筋膜张肌紧张；如果患侧髋关节被动屈曲后膝关节强制伸直，说明股直肌紧张。Thomas 试验常常和 Gaenslen 试验混淆，Gaenslen[71] 在 1927 年描述了该

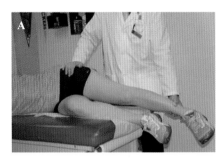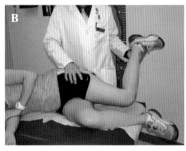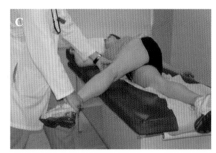

▲ 图 11-14 髋关节被动内收试验

A. 在膝关节和臀髋关节完全伸直的情况测试阔筋膜张肌；B. 在髋关节伸直，膝关节弯曲 90° 时进行试验测试臀中肌（膝关节弯曲可放松髂胫束并使臀中肌紧张）；C. 患者肩向后倾斜，维持髋关节屈曲但膝关节伸展，同时内收髋关节以拉伸臀大肌

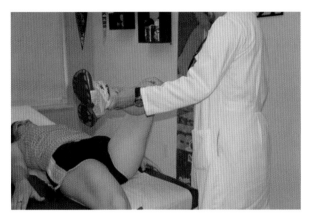

▲ 图 11-15 屈曲、外展、外旋位

当股骨头骨骺滑脱患者屈髋时髋关节会强迫外旋，称为 Drehmann 征

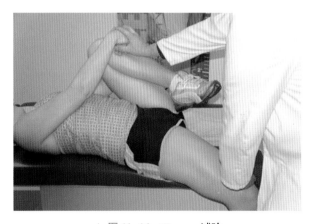

▲ 图 11-16 Thomas 试验

对右侧髋关节行 Thomas 试验时，检查者可以用手检查患者的腰椎和骨盆是否与桌子平直，避免腰部前凸

试验并用于鉴别骶髂关节病变。检查方法和 Thomas 试验类似（卧于床边，对侧屈髋，患侧伸髋并悬于床边），如髋关节后方疼痛，说明有骶髂关节病变。

后缘撞击（posterior rim impingement，PRI）试验，检查时，与 Thomas 试验相似，患者仰卧于检查床边缘，但双侧髋关节都后伸（从检查床边缘自由悬挂）（图 11-17），PRI 试验将髋部后伸以测试髋臼壁和股骨颈的匹配性，如果出现疼痛症状或嵌顿等力学症状，则认为 PRI 试验阳性。

坐骨股骨撞击征是另一种髋部撞击[72]。最初坐骨股骨撞击征是在髋关节置换术后的患者身上发现的，但近年来发现一些未手术的年轻患者也有坐骨股骨撞击征表现[73]。这些患者的小转子和坐骨异常接触，挤压其间的股方肌，造成非典型的臀区及腹股沟疼痛。临床上，如 Johnson 最初对髋关节置换术后的患者描述一样，通过髋关节后伸、内收和外旋进行诱发撞击产生的症状（图 11-18）[74]。

髋关节不稳可能是创伤性事件的后遗症，也可能是由于发育畸形或软组织松弛所致[75]。某些运动会使参与者特别容易发生创伤性髋关节脱位，一旦发生髋关节脱位，应为其进行长期随访，评估是否有髋关节不稳的症状。应调查患者是否有结缔组织疾病的病史和家族史。此外，还应评估患者是否有多发韧带松弛征（signs of generalized ligamentous laxity），包括将拇指指向前臂桡侧的能力、膝关节反曲、肘部和掌指关节过伸，以及主动肩关节脱位或半脱位肩的能力等。为了评估髋关节前方不稳定，可以进行拨号试验（dial test）[76]，检查时患者仰卧位，髋关节屈伸中立位，检查者内旋患侧下肢，然后释放下肢并允许其外旋，如患肢轴平面上从垂直方向被动旋转大于 45° 且缺少机械性止点时，则结果为阳性，一般要对双侧肢体进行对比。

大多数运动性耻骨痛患者在休息时没有任何症

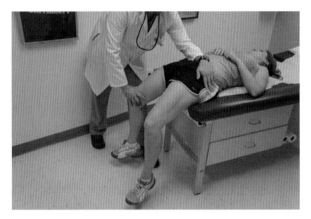

▲ 图 11-17　后缘撞击试验

行后缘撞击试验检查时将骨盆固定于检查床面，避免腰部前凸

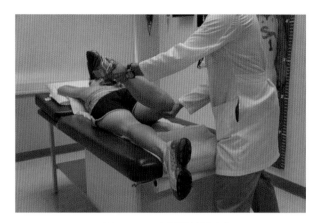

▲ 图 11-18　坐骨股骨撞击征

当髋关节后伸、内收、外旋时，股骨小转子和坐骨之间的股方肌被挤压

状 [77-79]，而且通常不会有压痛性疝气 [80]，因此，只有进行激惹才能获得诊断。与运动性耻骨痛相关的疼痛可放射至内收肌区、会阴、直肌、腹股沟韧带或睾丸区。经常使用的一个激惹操作是让患者做仰卧起坐，同时检查者在腹直肌远端止点处施加压力，如能在检查者手指下区域诱发疼痛则表明检查结果阳性（图 11-19）。

髋关节的体格检查最后还应包含下肢血管和神经系统的检查。髂总动脉闭塞病（Leriche 综合征）[81] 是由于髂总动脉闭塞引起的跛行、勃起障碍和脉弱的三联征。患者还可能述有臀部、髋关节和大腿跛行等不适以及非常剧烈的疼痛，有时伴有无力或伤口延迟愈合等。在双侧腹股沟区的髂动脉或股动脉搏动减弱，有时能听到杂音。踝 - 臂指数能

评价血管状态且不是非常昂贵。下肢神经系统检查可以从前文所述的直腿抬高试验开始，应该包括完整的运动和感觉评估以及深部腱反射。需测试大腿前外侧的感觉是否丧失或增强（感觉障碍或感觉亢进），判断是否存在股前外侧皮神经卡压，通常称为感觉神经异常性大腿痛 [13]。

## 四、总结

尽管医学影像技术进步很大，但大多数涉及髋关节疾病的处理都是基于详细的病史和体格检查的。深思熟虑并运用合理的方法，在大多数情况下获得精确的鉴别诊断。源于髋关节、腰部、下腹部、大腿或膝关节的疾病可能有类似的症状，因此，完整的病史以及体格检查是必不可少的。

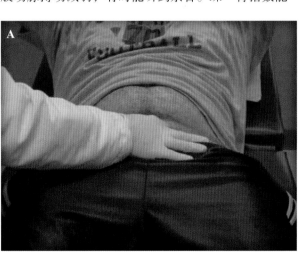
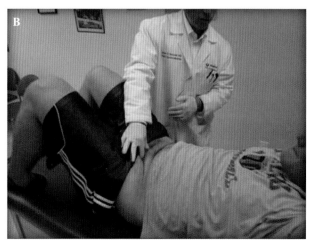

▲ 图 11-19　激惹操作

患者做仰卧起坐时（A），在腹直肌远端止点施加压力（B）

# 髋关节功能评价：病史的重要特征

## Clinical Evaluation of Hip Function: Essential Features in the History

Allston J. Stubbs　　Elizabeth A. Howse　著

张善星　译　薛　静　校

**第12章**

## 一、概述

只有选择合适的患者，髋关节手术才能获得成功[1]。充分了解病史、进行以髋关节为中心的体格检查、进行适合的影像学检查才能对患者的预后做出准确判断[1]，外科医师也才能决定选择何种手术进行干预。手术及技术日新月异，选择合适患者的指导原则也依然是骨科临床实践的基础[1]。本章节将阐述病史在处理患者过程中的关键作用。

## 二、主诉

对髋关节痛患者准确评估的关键是获得明确的主诉和完整病史[1]。主诉可能只是髋关节痛或者包括其他表述如腹股沟痛、臀痛、下肢痛等[1]。记录主诉时务必标明左右[1]，最后，患者主诉要指导未来进一步的调查，如患者病史、体格检查、影像学检查、专科医师的诊疗意见等[1]。

## 三、现病史

患者的现病史是记录患者至专科医师处就诊的主要原因。现病史记录患者的年龄、是否有外伤史、症状的位置及持续时间、诱发症状的特殊动作等[1]。现病史能指导体格检查、影像学检查以及最终的治疗方案。

### （一）患者年龄

患者的年龄决定骨骼的成熟度以及患关节炎的可能性，儿童容易病患生长痛（如髂骨骨骺炎）或者损伤（髂前上棘撕脱），老年患者更容易有骨关节炎的症状[1]。正如格言所述：检查"上、下关节"是检查髋关节时最好的起点[1]。这一准则总是很重要，特别是面对年龄比较极端的患者。记住，儿童在症状定位方面有困难，有明确的证据表明，股骨头骨骺滑脱或 Legg-CalvéPerthes 患者常常主诉膝关节疼痛。显然，当面对儿童患者时，还应该考虑涉及髋关节和周围结构的小儿骨科疾病。与之相反，患者的年龄越大，他们就越有可能患有与髋关节病变相关的腰椎疾病[1]。

### （二）症状的定位

髋关节前方疼痛多与髋关节疾病直接相关，而髋关节外侧或后方疼痛则多与关节外病变相关[1]，但不典型的髋关节疼痛方式也是常见的。根据希尔顿定律（Hilton's law）[2]，带有滑膜的关节与周围组织共享神经支配[1,3]。因此，关节内病变可能呈不典型疼痛模式，例如，髋关节外侧疼痛（即转子滑囊炎）或髋关节后方疼痛（即骶髂关节炎）[1]。其他类型的疼痛模式可能继发于原发性关节病变；而腹股沟痛可能来自闭孔神经，大腿痛可能来自于股神经，臀部痛可能来自坐骨神经[1,3]。最近，C字征为认为是关节内病变的表现：当患者被要用手指出疼痛部位时会将手呈字母"C"的形状环扣于半骨盆外周[1, 4]（图12-1）。

对于那些表现为"髋痛"的疾病，无论是骨科的还是非骨科的疾病，都应对它们的临床表现非常熟悉，这样才能指导逐步发现并确定真正的关节内病变，而不会与其他疾病混淆（表12-1）。对于外科医师来说，询问是否有腰痛和同侧小腿或足部的神经根症状尤其重要。应该确定腰部和神经根症状与半骨盆交感的关系[1]，明确是否有必要对腰椎进行进一步检查[1]。

### （三）发病情况

根据经验，大多数髋关节疼患者认为没有明确的外伤，但是都表示是在数月或者数年的过程中偶然发病的（框12-1）[1]。如患者述有外伤史，则需明确损伤的能量高低以及外伤的类型[1]。低能量损伤通常包含运动比赛时的扭转动作，这可能导致盂唇撕裂、髋臼软骨瓣状损伤和游离体等[5, 6]。关节脱位等高能量损伤则比较容易导致相关部位骨折或者股骨头缺血性坏死[1]。

虽然活动不是髋关节疾病的直接诱因，但在

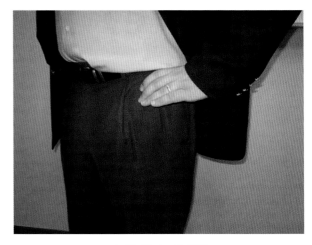

▲ 图 12-1 C 字征
患者用手指示疼痛部位时拇指向后、余 4 指向前呈 C 字形

髋关节疼痛症状的形成过程中，某些活动与关节内疾病有确切的关系[1]。要了解患者完整的病史，包括患者所进行的运动 / 活动类型，以及活动的激烈程度和持续的年数。检查者将进一步了解髋关节承受的压力类型，运动员常常遭受巨大的冲击力，特别是髋关节周围[7, 8]。此外，持续重复某些动作会使得髋关节受到反复轻微创伤称之为过度使用性损伤[7, 9]。如患者有高要求活动史且髋关节疼痛，骨科医师应怀疑疼痛来源于髋关节内的病变[1]。熟悉

### 表 12-1 髋关节周围疼痛的原因[5]

| 关节内 | 关节外 | 有相似髋部症状的其他疾病 |
| --- | --- | --- |
| 盂唇撕裂 | 髂腰肌腱炎 | 运动性耻骨痛 |
| 游离体 | 髂胫束 | 运动性疝气 |
| 股骨髋臼撞击综合征 | 臀中肌或臀小肌 | 耻骨炎 |
| 关节囊松弛 | 大转子滑囊炎 | 子宫内膜异位症 |
| 圆韧带撕裂 | 应力性骨折 | 隐睾症 |
| 软骨损伤 | 内收肌劳损 | 睾丸扭转 |
| 粘连性关节囊炎 | 梨状肌综合征 | 腹股沟疝 |
| 化脓性关节炎 | 骶髂关节病变 | 核心肌群损伤 |
| 色素沉着绒毛结节性滑膜炎 | 股骨头骨骺滑脱 | 耻骨痛综合征 |
| 骨关节炎 | — | 脊椎滑脱 |
| 缺血性坏死 | — | — |
| 儿童股骨头缺血性坏死 | — | — |

---

**框 12-1　髋关节的风险：软骨唇功能障碍的原因**
- 股骨异常扭转
- 髋臼截骨术
- 成人骨发育不良
- 年龄
- 股骨髋臼关节撞击综合征
- 脱位 / 半脱位
- 医源性损伤
- 髂腰肌撞击
- 儿童股骨头缺血性坏死
- 塌陷性缺血性骨坏死
- 股骨头骨骺滑脱

---

各种活动的类型、如何进行以及如何释放多余的力、髋关节旋转等知识，便于鉴别出那些对髋关节和周围结构造成损伤的创伤。例如，跑步和跳跃会导致髋关节受到超过患者体重 5 倍的应力[8, 10]。此外，在斜坡表面跑步可能会导致关节外的疼痛源，如大转子滑囊炎[11]。参加有身体接触的运动如冰球、武术、美式足球和棒球的运动员更容易发生症状性股骨髋臼撞击综合征。

大多数患者因疼痛而就医。一些患者可能还会述有其他的力学症状，如嵌顿、绞锁或弹响等[1]。单纯力学症状本身不需要手术甚至医疗干预，但如果伴有疼痛症状时则应进一步检查。应记录引发疼痛的活动（例如主动髋关节环转）以及任何可以听到的弹响，关注是否存在髂腰肌、髂胫束、圆韧带病变以及滑囊炎[1, 10, 12]。最后，髋关节僵硬可能提示骨关节炎[3]。

### （四）刺激性活动

然后，检查者应确定哪些特定活动会因引发患者的症状[1]。建议记录日常生活中的活动（比如坐着、乘车、走路、跑步）或晚上是否会感到疼痛[1]。坐着比走路更痛可能意味着患髋有骨关节炎前期病变如股骨髋臼撞击征，而骨关节炎患者在走路时可能比坐着时更痛[1]。交叉腿或旋转困难表示可能有不稳定的盂唇软骨撕裂或关节软骨瓣状损伤[1]。如症状与特殊的撞击活动有关表明可能有应力性骨折[1]。夜间疼痛可能预示着重度骨关节炎或肿瘤等更严重的疾病[1]。显然，确定患者何时出现

症状有助于检查者缩小差异，并阐明应进行哪些额外的诊断测试。上述问题应询问每位患者，显然，了解患者何时会出现症状将有助于缩小鉴别诊断的范围并明确进一步做哪些检查。此外，和所有的医疗面谈一样，有必要问一个开放性的问题，比如"你什么时候会感到疼痛？""你的髋关节什么时候最困扰你？"。虽然这些问题可能的诊断价值有限，但它们确实很重要，不仅仅因为这样能让患者感觉到被倾听的感觉，而且有助于明确对患者进行治疗的最终目标。对于有活动相关性疼痛的患者，应明确并记录患者的活动水平受到影响的程度[1]。这一事实可以被记录为患者因髋关节疼痛而无法完成的特定动作[1]。这些患者的表述有助于在跟患者沟通时更加明确患者的实际期望包括术后康复和重返运动的能力，因此，对于使患者获得满意至关重要。

### （五）特殊注意点

现病史最后应排除和髋关节痛相似的疾病。如 Valsalva 动作（Valsalva maneuver）会导致疼痛加重，应怀疑骨盆前方是否有典型的或者不典型的疝[1]。对于男性患者，重点排除性腺病疾病如隐睾，其会增加睾丸癌的风险[1]。对于女性患者，骨科医师应了解症状是否随月经而波动，因为这是子宫内膜异位症的征兆[1]。如女性患者的病史，包括女性运动员三联征（闭经、饮食不良和骨密度降低），应警惕应力性骨折的存在[1]。

## 四、既往史

现病史时最后应记录患者患髋既往的治疗过程，自然而然地过渡到对药物或者手术史（无论是否相关）进行讨论以及症候学和手术风险方面的沟通。

### （一）先前的非手术治疗

在去看骨科医师之前，许多患者已经接受过其他医疗专业人员的治疗，应详细记录先前治疗的过程和患者对这些治疗的反应[1]。常见的非手术治疗方法包括抗炎药物、麻醉药、注射剂和运动疗法等[1]。许多患者在考虑手术之前都会接受理疗、整

脊和按摩疗法等以缓解髋关节疼痛。骨科医师应注意这些治疗对患者髋关节疼痛症状的影响，因为这些信息可以有助于更了解患者的关节内病变情况，比如，高强度拉伸训练或强化训练可能会加重软骨撕裂[1]。

髋关节注射的部位（关节内或关节外）、具体的药物以及早期和后期的效果等都应该详细记录。还应询问患者关节注射是否在透视或超声引导下进行[1]。对髋部进行注射既可能缓解症状还能协助诊断[1]。患有慢性髋关节疼痛的患者经常已经在不同的部位接受过多次类固醇药物注射：大转子滑囊、腰椎或同侧骶髂关节[1]。鉴于髋关节病、疼痛以及偶发的周围组织的病变（可能是代偿导致的继发损伤）非常复杂，对于患者对注射疗法的反应的理解也是相当复杂的。Kivlan 等研究证明，有软骨损伤的患者比没有软骨损伤的患者经过关节注射后症状缓解更明显，尽管本质上来讲关节内注射对于盂唇损伤是没有治疗作用的。此外，关节外病变不会改变患者对关节内注射的反应[13]。

### （二）先前的手术治疗

有时患者的主诉并不能让临床医师立即关注到髋关节的疾病，因此记录先前的解决疼痛的干预措施非常重要。对于当前的髋关节，手术可能是为了解决"hip mimikers"问题。当这些手术对于当前的主述只有很小甚至几乎没有明显的缓解和改善，特别是"髋关节"症状在手术干预发生前已经存在，则应高度怀疑是否是真正髋关节疾病的原因。例如，性交时伴有髋关节疼痛的性交困难或"髋关节不稳"可能不是性腺的关系而是关节内软骨病变所致[1]。有时候女性患者的髋关节疼痛被归因为妇科疾病（子宫内膜异位症），因此卵巢切除术或子宫切除术治疗后症状并没有缓解[1]。有时候手术后未能达到预期效果可能是手术只解决疼痛的部分原因，这种情况在通过手术治疗的"运动性耻骨痛"或核心肌群损伤（core muscle injury, CMI）患者中看到。核心肌群损伤和股骨髋臼撞击综合征都与反复的微创伤有关，特别是反复踢腿、扭转和高速旋转等动作。虽然这些病变可以单独发生，但它们常常共存[8, 14, 15]。手术后症状部分缓解意味着患者最初的表现可能为"运动髋三联征"，包括盂唇撕裂、内收肌拉伤和股直肌拉伤[8]。

对于曾接受手术的髋关节，区分疼痛是来源于关节内还是易混淆疾病常常是复杂的。小儿疾病的后遗症导致髋关节解剖异常、外伤后产生且动力髋螺钉（dynamic hip screw, DHS）未处理的游离体，以及之前的手术未能（完全）解决疼痛症状等，这些患者往往需要进行额外的手术或者翻修手术。检查者应根据病变的类型、严重程度以及患者的预期等来决定未来的治疗方案（关节镜或关节置换）。

### （三）既往病史和社会史

既往病史能提供比单纯的围手术期风险更多的信息，许多髋关节疾病确实如此，在骨坏死患者中尤其如此。例如，哮喘和慢性阻塞性肺疾病（chronic obstructive pulmoriary disease, COPD）患者不仅有需要插管的风险，而且通常有类固醇使用史，从而增加了发生股骨头缺血性坏死的风险。如患者出于医疗或者虚荣心的原因服用类固醇，应怀疑是否有骨坏死。骨坏死还是镰状细胞疾病等血红蛋白病的常见并发症之一。过量饮酒也被认为是导致缺血性坏死（avascular necrosis, AVN）的原因，且对于所有接受髋关节手术的患者来说具有重大考量，因为过量饮酒可能预示患者术后依从性差从而导致手术失败[3]。

## 五、家族史

最后，患者的病史应以与之相关的家族性信息结束[1]。偶有患者会报告一级亲属在较低年龄接受髋关节置换术的情况[1]。虽然目前对髋关节骨关节炎的遗传学了解甚少，但情况不会总是这样[1]。骨科医师应该认识到遗传危险因素可能在前关节炎性的髋关节病发病中起一定作用[1]。家族史通常不会给检查者提供太多的信息，但是如果患者表示其有一名家属患有胶原蛋白异常性疾病（如 Ehlers-

Danlos 综合征 )，则可能解释了患者为什么主诉髋关节不稳。

## 六、结论

在髋关节的术前评估中，获得完整的病史非常重要。患者的病史及详细的体格检查和专门的影像学评价决定了采用何种适合的手术干预，还是需要进一步询问病史。建议通过患者主导的髋关节结果量化评价来优化病史记采集过程。

# 第 13 章

# 临床检查中至关重要的发现
## Essential Findings in the Clinical Exam

Hal David Martin　Ian James Palmer　Munif Hatem　著

张善星　译　薛　静　校

## 一、概述

随着对髋关节生理及病理状态的认识不断提高，髋关节的体格检查也不断发展。临床上一些无症状患者的髋关节影像结果常出现异常表现，因此其诊断的意义则往往取决于病史和体格检查。通过对髋关节的四个层次：骨与软骨、关节囊、肌腱和神经血管层进行结构化的体格检查，使得诊断更准确和具体[1]。而髋关节的第五层次——运动链，代表着髋部和其他部位肌肉骨骼结构之间的联系，对于治疗方案的选择相当重要。因此为消除国际差异，体格检查的相关术语需要有所统一。本章介绍了髋关节临床评估的标准化方法，从而为"照出"髋关节病变的"影子"提供"背景"。

## 二、病史

在对髋关节进行查体之前，首先要获得患者全面的病史信息，包括患者发病时间、有无创伤史及损伤机制。而疼痛的特征和是否有关节弹响声将有助于鉴别是关节内还是关节外的问题，同时需要鉴别脊柱、腹部和下肢病变引起的相关症状，特别是膝痛。另外还必须了解患者既往的会诊记录、手术记录、创伤史、是否有儿童或青少年髋关节疾病、同侧膝关节疾病、炎症性关节炎的相关病史以及骨坏死的危险因素，明确患者迄今为止的接受的治疗情况及限制性因素。

了解患者是否参与运动和其他活动，不仅可以帮助确定损伤的类型，还可以根据患者的目标和期望来选择治疗方案。在治疗上同样要考虑患者的精神问题，目前心理评估已被证实对心脏和癌症治疗有帮助，由于髋关节在日常生活的所起的关键作用，因此心理评估在复杂的髋关节疾病中也是必需的。

临床上常用的髋关节疼痛和功能评分项目包括 HHS、mHHS 或下列经过验证的评估量表：WOMAC、NAHS、iHOT-33 和 iHOT-12。表 13-1 为完整的病史回顾。

## 三、髋关节的体格检查

首先嘱患者着宽松衣服以方便查体及保持患者舒适。标准统一的体格检查能快速有效地筛查髋关节、背部、腹部、神经血管和神经系统疾病，以及排查是否有其他疾病与髋关节病变并存。标准化地书面记录体格检查结果，尤其是在进行第一次完整的髋关节功能评估时，有助于保证记录的准确性和缜密性。虽然每项体格检查评估都有特定的执行方法，但是检查结果同样取决于检查者的经验和效率。MAHORN 通用测试是多层次髋关节评估的核心[2]。体格检查标准化能增强其可靠性[3]，最有效的体位检查顺序首先是站立位，然后依次是坐位、仰卧位和侧卧位，最后是俯卧位[4]（表 13-2）。

**表 13-1　完整回顾患者病史**

由一名助手记录　　VAS（视觉模拟疼痛评分）　　AVN（股骨头缺血性坏死）　　ONFH（股骨头坏死）　　ADL（日常生活活动）

姓名：_____　　出生年月：_____　　年龄：_____

职业：_____　　介绍人：_____

主诉：　　　左髋　　　　右髋　　　　其他主诉：_____

**现病史：**

- 发病日期_____
- 疼痛部位_____
- 创伤 / 非创伤_____
- 损伤机制_____
- 关节弹响 / 交锁_____
- 是否膝部疼痛_____是否背痛_____
- 是否曾被诊断为 AVN/ONFH？

　饮酒史_____吸烟史_____激素使用史_____其他_____

- 是否有炎症性关节炎的病史_____

- 休息时疼痛（VAS0-10）_____
- 活动时疼痛（VAS0-10）_____
- 疼痛上午 / 下午_____
- 疼痛加重原因_____
- 疼痛减轻原因_____

**迄今治疗措施**

休息　　　　冰敷　　　　热敷　　　　非甾体抗炎药服用_____

物理疗法_____　　　　注射治疗_____

外科治疗_____　　　　支撑（手杖、拐杖）_____

捏脊按摩_____　　　　矫形支具_____

**迄今相关检测**

MRI　　　MRI 造影　　　X 线　　　实验室检查　　　生物学测定　　　咨询_____

既往创伤史_____

**限制因素**

- 坐　　　　　　　　　保持坐姿最长时间
- 进出浴缸　　　　　　体育活动　　　　　　　日常生活活动
- 进出小汽车　　　　　上下楼梯　　　　　　　家务活
- 慢跑　　　　　　　　工作

**功能评分**

HHSm_____iHOT-33_____

**其他症状**

- 脊柱骶髂疾病　　　　　膝关节疾病　　　　　　麻木
- 夜间疼痛　　　　　　　泌尿系统疾病　　　　　腹痛

参与的运动或活动：_____

治疗期望：_____

系统回顾：_____

表 13–2　髋关节体格检查——填表

身高：_____ 体重：_____ 体温：_____ 呼吸：_____

脉搏：_____ 血压：_____

## 站立位查体

- 两侧肩高：　　　　　　　　相等　　　　　　　　不相等
- 髂嵴高度：　　　　　　　　相等　　　　　　　　不相等
- 主动弯腰：　　　　　　　　腰椎屈曲度_____
- 脊柱：　　　　直

　　　　　　　　侧弯：　　　　结构性　　　　　　非结构性
- 前凸：　　　　正常　　　　　增加　　　　　　　椎旁肌肉痉挛
- 松弛测试：　　小拇指　　　　拇指　　　　　　　肘关节　　　　　　膝关节　　　　　　脊柱
- 步态：　　　　正常　　　　　减痛步态　　　　　外展肌缺陷（Trendelenburg）步态

　　　　　　　　骨盆扭结　　　手臂异常摆动　　　短步步长

　　足角：　　　正常　　　　　过度外旋　　　　　过度内旋
- 单腿站立试验（Trendelenburg 试验）：右：_____ 左：_____

## 坐位查体

- 循环系统：　　　　　　　足背动脉_____　　　胫后动脉_____
- 皮肤：_____
- 淋巴系统：淋巴结肿大　　　　无淋巴结肿大　　　　凹陷性水肿：1+ 2+
- 神经系统：

　　感觉：_____

　　运动神经：_____ 深反射：_____ 跟腱反射_____ 膝反射_____
- 直腿抬高试验：右_____ 左_____
- 关节活动度：　　　　内旋：右_____ 左_____ 外旋：右_____ 左_____
- 后部疼痛测试：

　　触诊：　　坐骨结节（IT）外侧　　　　腘绳肌腱起点　　　　坐骨结节内侧

　　坐位梨状肌拉伸试验_____

　　主动屈膝抗阻力测试：　　　30°_____ 90°_____

## 仰卧位查体

- 腿长：　　右：_____cm　　左：_____cm　　　　等长 / 不等长
- 触诊：

　　　　腹部：　　　　　　　　触痛　　　　　　　　无触痛

　　　　耻骨联合、内收肌：　　触痛　　　　　　　　无触痛

　　　　内收肌结节：　　　　　触痛　　　　　　　　无触痛

- 活动度：　　　　　右髋：　　　　　　　　　　　　左髋：

| | | | | | | | | | | | |
|---|---|---|---|---|---|---|---|---|---|---|---|
| 外展： | 10 | 20 | 30 | 45 | 50 | | 10 | 20 | 30 | 45 | 50 |
| 内收： | 0 | 10 | 20 | 30 | | | 0 | 10 | 20 | 30 | |
| 屈曲： | 80 | 100 | 110 | 120 | 130 | 140 | 80 | 100 | 110 | 120 | 130 | 140 |

- 髋关节屈曲挛缩试验（Thomas 试验）：　　　　右 + −　　　　左 + −
- 屈曲外展外旋试验（Patrick 试验）：　　　　　右 + −　　　　左 + −
- 动态内旋冲击试验（DIRI）：　　　　　　　　右 + −　　　　左 + −
- 动态外旋撞击试验（DEXRIT）：　　　　　　　右 + −　　　　左 + −

（续表）

|  | | |
| --- | --- | --- |
| 　　后缘撞击试验： | 右 + − | 左 + − |
| 　　恐惧试验： | 右 + − | 左 + − |
| • 后跟叩击试验： | 右 + − | 左 + − |
| • 直腿抬高抗阻试验（Stitchfield 试验）： | 右 + − | 左 + − |
| • 仰卧被动旋转测试（滚筒试验）： | 右 + − | 左 + − |
| • 拨号试验： | 右 + − | 左 + − |

**仰卧位查体**

• 触诊：

| 腹股沟区： | 触痛 | 无触痛 | 梨状肌： | 触痛 | 无触痛 |
| --- | --- | --- | --- | --- | --- |
| 骶髂关节： | 触痛 | 无触痛 | 坐骨神经： | 触痛 | 无触痛 |
| 臀大肌起点： | 触痛 | 无触痛 | 阔筋膜张肌： | 触痛 | 无触痛 |
| 大转子： | 触痛 | 无触痛 | | | |

• 外展肌肌力：伸直下肢_____　　臀大肌_____　　臀中肌_____

• 阔筋膜张肌挛缩试验：　　　　　　分级（1-3）_____

• 臀中肌挛缩试验：　　　　　　　　分级（1-3）_____

• 臀大肌挛缩试验：　　　　　　　　分级（1-3）_____

| • 屈曲、内收和内旋测试： | 右 + − | 左 + − |
| --- | --- | --- |
| • 侧缘撞击试验： | 右 + − | 左 + − |
| • 恐惧试验： | 右 + − | 左 + − |

• 后部疼痛测试：

　　活动性梨状肌试验_____　　坐骨股骨撞击试验_____

**仰卧位查体**

• 腰椎过伸试验：

• 股骨前倾角测试：_____前倾角估计值

| • 股直肌挛缩试验（Ely 试验）： | 右 + − | 左 + − |
| --- | --- | --- |

**髋关节弹响测试：**

　　外侧弹响检查　　　　　　　　　　髂腰肌腱弹响试验

## （一）站立位查体

保持站立位，嘱患者用一根手指指出疼痛部位，这可以帮助指导接下来的查体。不同部位的疼痛提示的信息也不同，腹股沟区域的疼痛往往提示关节内存在问题，而以大腿外侧为主的疼痛可能与关节内或关节外病变有关，也可以两者并存。C 字征则是髋关节内疼痛患者的一个特征性体征[5]，患者示意疼痛部位时一般手握成 C 字形，置于大转子上方，拇指放在大转子后侧，手指伸向腹股沟。当我们对关节后上方疼痛进行评估时则需区分是髋部还是背部引起的疼痛。分别记录肩峰和髂嵴的高度用来评估双下肢长度差异（图 13-1A 和 B），然后通过在较短侧脚下放置增高木块以矫正差异。为评估腰椎功能是否正常，嘱患者进行躯干侧弯和前屈，这里需要区分结构性和非结构性脊柱侧凸，同时记录躯干屈曲程度（图 13-1C 和 D），还要评估身体习性和关节松弛程度（图 13-1E）。

患者步态异常通常也助于评估髋关节病变。嘱患者于走廊间完成 6～8 步完整的跨步，观察评价行走时足前进角（foot progression angle）、骨盆旋转的角度、站姿和步长。下列异常步态可能与髋关

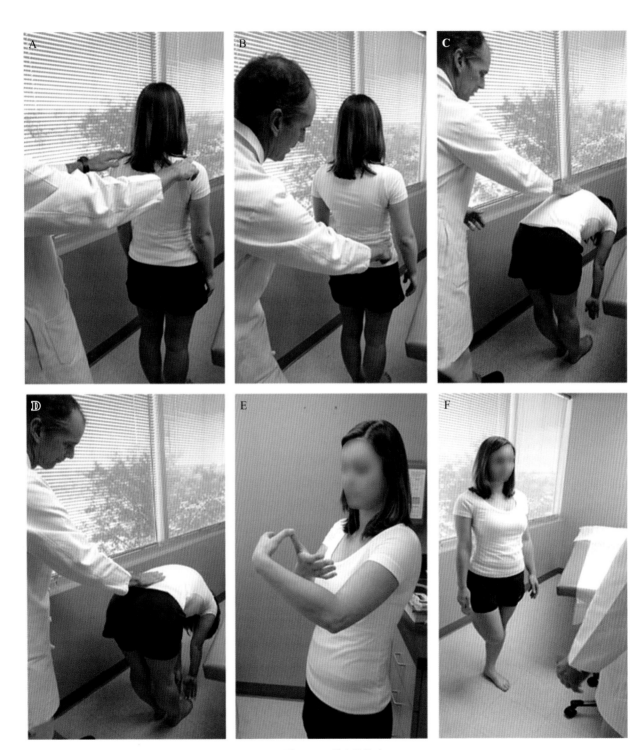

▲ 图 13-1　站立位检查

A 和 B. 站立位下患者髋关节呈负重状态，检查肩部和髂嵴的高度；C. 患者躯干前倾时，触摸脊椎的排列；D. 完全屈曲状态下记录屈曲度；E. 拇指松弛度；F. 双侧分别进行单腿站立试验，检查者从患者的身前、身后观察，患者保持屈髋、屈膝 45°，并维持 6s

节病变有关：Winking 步态（骨盆在轴面过度旋转）、外展肌障碍步态（Trendelenburg 步态或外展肌步态）、止痛步态（患侧站立相缩短）、短腿步态（肩部向下肢较短侧落下）。

除了身体特性和步态评估外，在髋关节站立位查体时还需进行双侧单腿独立试验（Trendelenburg 试验），首先检查正常侧，以建立基线（图 13-1F）。如果承重侧的外展肌无力或本体感觉神经受损，骨盆将向非承重侧倾斜或向承重侧（患侧）移动超过 2cm。患侧单足站立测试时，承重侧（患侧）的躯干则会倾斜。对于运动人群而言，此查体可以在运动状态下进行。

### （二）坐位查体

髋关节坐位查体包括全面的血管、淋巴和神经检查。基本的检查是必要的，即使是健康的个人，检查胫后动脉搏动，记录肢体是否肿胀，观察皮肤情况。神经评估则包括肢体感觉、运动功能、膝及跟腱深反射。神经评估还包括直腿抬高试验，通过被动抬高患者下肢，使之至完全伸展状态，以此排查神经根性症状。

患者坐位时也可以评估髋关节的旋转功能（图 13-2A 和 B）。韧带功能、骨盆位置和不同的测量方法都可能会导致不同体位（坐位、俯卧位、仰卧位）下测量的髋关节旋转值不同，差值达到 10°。关节活动度有种族特异性，且随着年龄的增长而减小。充分的髋关节内旋对于评价髋关节功能十分重要，在正常步态的中间站立阶段，应至少有 10° 的内旋[6]，而小于 20° 是异常的（正常关节活动度见图 13-3。）内旋角度增大或外旋角度减小都可能提示股骨过度前倾。相反，外旋角度增大而内旋角度减小提示股骨过度后倾。

对于关节外髋后方疼痛的患者，一些查体也需要在坐位下进行。以坐骨结节作为触诊标志物，坐骨上外侧（坐骨神经开口处）疼痛提示臀深肌群综合征[7]；坐骨外侧疼痛提示坐骨神经管综合征；在坐骨处疼痛，一般为大腿肌腱病变；坐骨内侧疼痛提示阴部神经卡压。坐位梨状肌拉伸试验是将髋关节屈曲至 90°[8]（图 13-2C）。如髋关节后方梨状肌或者外旋肌群水平处疼痛则表示检查结果阳性，提示有坐骨神经卡压。坐位梨状肌拉伸试验与梨状肌伸展试验（侧卧位检查）相结合，对内镜确诊的坐骨神经卡压的敏感性为 91%，特异性为 80%[8]。主动屈膝试验是比较膝关节在屈曲 30° 和 90° 时抗阻屈膝的力量，以此判断腘绳肌近端肌腱是否有病变。

### （三）仰卧位查体

仰卧位查体从测量下肢长度开始，然后进行腹部触诊，并记录是否有触痛。一般内收肌结节压痛提示内收肌肌腱炎。运动性疝气 / 运动性耻骨痛是一种隐匿性的、难以鉴别的疝，应与内收肌肌腱炎相鉴别。

仰卧位时还可以检查髋关节的被动活动范围。首先评估髋关节被动外展和内收下的活动度，之后，将双膝贴近胸前，记髋关节屈曲活动度（图 13-3A）。其间要关注骨盆的位置，因为患者可能会在屈曲过程中因疼痛中止，而最终的运动范围主要

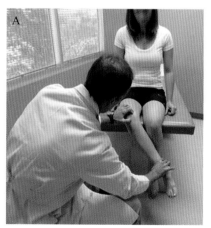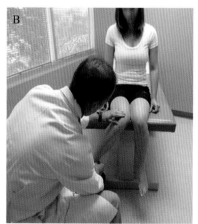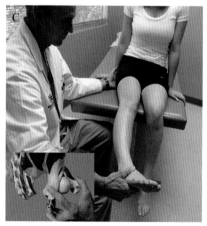

▲ 图 13-2　坐位旋转活动度和梨状肌拉伸试验

髋外旋（A）、髋内旋（B）观察内外旋范围。对被动内外旋活动需双侧对比。坐位时，坐骨与桌面垂直，这使得髋关节屈曲 90° 下足够稳定。因此坐位时精确测量旋转活动度的最佳体位。梨状肌拉伸试验（C），患者坐位下，将膝盖伸直，检查者将患者髋关节被动内收 90°，同时用示指触摸坐骨结节外侧 1cm 处及坐骨神经切迹近端部位

表 13-3　正常髋关节活动范围

| 运动范围评估 | 区间（°） | 异常范围（°） |
| --- | --- | --- |
| 坐位下内旋 | 20～35 | ＜ 20 |
| 坐位下外旋 | 30～45 | ＜ 30 |
| 扩展内旋 | 20～35 | ＜ 20 |
| 扩展外旋 | 30～45 | ＜ 30 |
| 仰卧位下屈髋 | 100～110 | ＜ 100 |
| 内收 | 20～30 | ＜ 20 |
| 外展 | 45 | ＜ 45 |

依靠骨盆的旋转代偿。在该位置下完成髋关节屈曲挛缩试验（托马斯试验）[9]（图 13-3B），要注意的是在关节过度松弛或腰椎过度曲度的患者中会出现假阴性结果。

屈曲、外展、外旋试验，通常称为 Patrick 试验[9]，可检查髋关节或骶髂关节疾病（图 13-3C），一般表现为同侧或对侧骶髂关节不适。如诱发髋关节疼痛提示可能与后方股骨髋臼撞击、韧带损伤或股骨转子处疾病有关。

评估股骨髋臼匹配性的检查较多，一般行屈曲、内收、内旋试验来排查股骨髋臼撞击、不稳定或关节内病变等[10]。McCarthy 等曾描述了动态评估股骨髋臼匹配性的方法以及与盂唇的关系[11]。

动态内旋撞击试验（dynamic internal rotatory impingement test，DIRI）[2] 是呈宽弧形将髋关节内收内旋，以测试股骨与髋臼前缘的匹配性（图 13-4A 和 B）。引起髋臼撞击的屈曲程度取决于骨盆前倾和股骨前倾的程度，若患者在此过程中主诉疼痛，则提示查体阳性。对于髋关节后方不稳定的患者，DIRI 试验检查也可能阳性。

动态外旋撞击试验（dynamic external rotatory impingement test，DEXRIT）[2] 是将髋关节呈宽弧形外展外旋（图 13-4C），DEXRIT 可造成髋关节外上方和后方撞击，以产生疼痛，但这种阳性结果也会出现在髋关节前下不稳、髋臼前下发育不良、圆韧带撕裂和关节囊松弛的病例中。DXRIT 和 DIRI 也可以在术中用来评估股骨头与髋臼的匹配性。

髋关节后缘撞击试验用来评估髋臼后壁与股骨颈是否匹配（图 13-4D）。嘱患者伸直下肢，使髋关节呈外展、外旋状态，造成髋臼后方撞击或前路不稳并诱发症状。

其他有用的查体方式也可在仰卧位进行：隐匿性骨折的跟部撞击试验（图 13-5A）、直腿抬高抗阻试验或 Stinchfield 试验[9]（用于排查腰肌病变）（图 13-5B）、仰卧被动旋转试验（图 13-5C）。拨号试验是对仰卧被动旋转试验的改进，目的是评估髂股韧带是否松弛，方法是将患肢内旋，然后释放患肢并使其外旋。如果足部外旋角度相对于垂直方向大于 45°，则该试验为阳性[12]。

（四）侧卧位查体

侧卧位检查时应首先检查患者的对侧，主要触

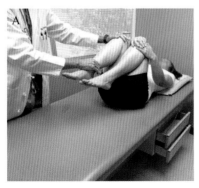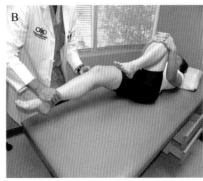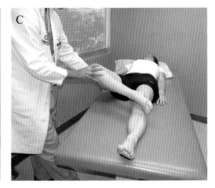

▲ 图 13-3　仰卧位、髋关节屈曲挛缩试验和 FABER 试验

A. 仰卧位。保持患者的对侧下肢完全屈曲，使得骨盆保持水平，维持骨盆零设定点。B. 髋关节屈曲挛缩试验。当患者握住对侧下肢保持完全屈曲状态（腰椎的零设定点）时，被动外展需检查一侧髋关节（避免髋关节末端伸展），使得髋关节处于屈曲挛缩状态。C. 屈曲、外展外旋（FABER）试验。使患者屈膝 90°，并保持外旋、外展，将同侧踝关节置于对侧腿膝盖的远端

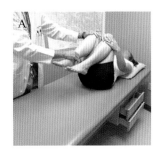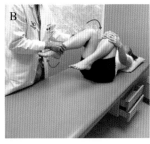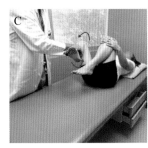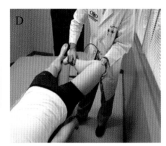

▲ 图 13-4　股骨髋臼匹配性测试

A. 患者仰卧位，检查者指导患者将健侧屈膝 90° 以上，从而建立了骨盆零设定点，消除了腰椎前凸；B.DIRI：将需检查的髋关节屈曲 90° 或以上，被动内收和内旋患者髋关节呈宽弧形；C.DEXRIT：保持髋关节屈曲 90° 或以上，被动外展和外旋患者髋关节呈弧线；D. 后缘撞击试验。患者躺在检查台边缘，患肢自由下垂，同时握住对侧下肢保持完全屈曲状态。然后患侧髋部完全伸直、外展和外旋

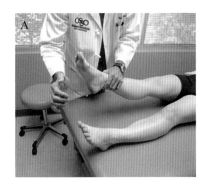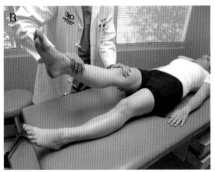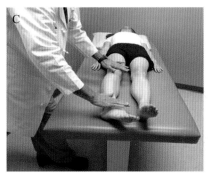

▲ 图 13-5　仰卧位的附加测试

A. 足跟叩击试验是通过快速叩击患者足后跟，排查患肢是否有创伤或应力性骨折；B. 直腿抬高抗阻力测试，用于评估髋屈肌和腰大肌肌力。由于腰大肌对盂唇的应力，该试验同样可用于评估腰大肌撞击和关节内刺激。C. 被动仰卧位旋转试验（PSRT）包括股骨的被动内旋（如图所示）和外旋，下肢处于伸直状态。双侧对比评估是否有关节囊松弛、滑膜炎或关节积液

诊骶髂上区、骶髂（sacroiliac，SI）关节、臀大肌起始点、梨状肌和坐骨神经出口等区域。对股骨大转子的前方、外侧、后上和后侧几处进行触诊。臀小肌止于大转子前方，臀中肌止于股骨大转子后上方和外侧，大转子滑囊位于大转子后方。

对于髋关节外侧有异常的患者，应在侧卧位测试患者的肌力，患者侧卧位下主动外展髋关节以完成对抗阻力测试。臀中肌肌力测试应在膝关节屈曲的状态下进行，因为屈曲膝关节可以缓解臀大肌对髂胫束的约束。而总的外展肌力测试需膝关节伸直情况下进行，臀大肌肌力测试还需要患者外展、后伸髋关节。

髋关节系列被动内收试验（类似于 Ober 试验[9]）需将下肢分别处于以下三个体位——后伸位（阔筋膜张肌紧张试验）（图 13-6A）、中立位（臀中肌紧张试验）（图 13-6B）、前屈位（臀大肌紧张试验）（图

13-6C）的情况下进行测试。侧卧位下也可测试股骨和髋臼的匹配度。被动行 FADIR 试验（图 13-7A），记录此过程中患者的主诉症状和撞击的程度。FADIR 试验一般是作为仰卧位检查的重要部分。

外侧缘撞击试验需将髋关节被动外展和外旋（图 13-7B），如激发患者疼痛则为阳性，这是由于髋关节前路不稳或后方撞击造成的。但如果患者有恐惧状态或前方疼痛，表明髋关节不稳定。在侧卧位（图 13-7C）下也可进行恐惧测试，对前下方不稳定的髋关节予向前的推力将股骨头前下半脱位[13]。除滑囊和圆韧带外，这项检查对检测髋臼前下方发育不良也很有帮助。

侧卧位也可用于关节外髋关节后方疼痛的检查。通过主动梨状肌试验筛查是否有坐骨神经卡压[8]（图 13-8A），在梨状肌和闭孔内肌 /gemelli 复合体（piriformis and obturator internus/gemelli complex）

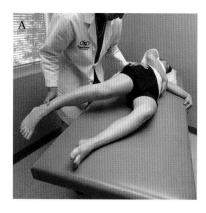
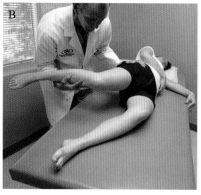
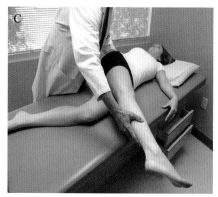

▲ 图 13-6　被动内收测试

A. 阔筋膜张肌挛缩试验：保持膝关节处于伸直状态，检查者被动地将髋关节伸展，然后内收；B. 臀中肌挛缩试验则是在屈膝的情况下进行的，以此排除臀大肌对髂胫束的牵制作用。检查者将患者髋关节向检查台水平面方向内收；C. 臀大肌挛缩试验是在患者同侧肩膀向检查台旋转的情况下进行，待查侧下肢伸直膝关节，检查者被动地使髋关节屈曲、内收

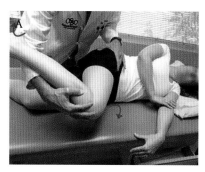
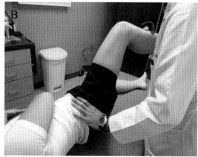
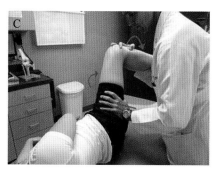

▲ 图 13-7　侧卧位股骨髋臼匹配性测试

A. 屈曲、内收内旋测试。侧卧位下，检查者将患者髋关节处于屈曲、内收和内旋状态，同时用手扶住髋关节上方。B. 侧缘撞击试验。检查员用一只胳膊托住患者小腿，用另一只手扶住髋关节。当髋关节外旋时，患侧髋关节在持续外展的过程中被动地从屈曲到伸直状态呈宽弧线。C. 恐惧测试。检查者将外旋外展的髋关节从屈曲变为伸展状态。用另一只手对股骨近端施加力，以造成股骨头前下半脱位

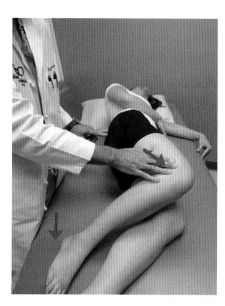
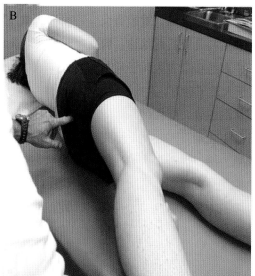
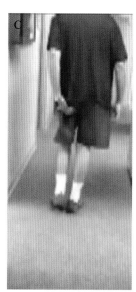

▲ 图 13-8　侧卧位髋关节后外侧疼痛评估

A. 主动梨状肌试验。患者侧卧位，检查者触摸梨状肌，嘱患者足跟抵住检查台，迫使髋关节外旋，同时主动外展和外旋以抵抗阻力。B. 被动伸展内收髋关节，以造成小粗隆和坐骨之间的撞击；C. 患者大步行走时由于坐骨与股骨之间的撞击产生疼痛，患者会用手抓扶臀部后方

收缩过程中，坐骨神经受到压迫出现疼痛视为检查结果阳性。小转子和坐骨之间撞击会产生髋后方疼痛，测试方法是被动伸展髋关节，在髋关节内收的情况下患者产生疼痛，并在后伸时外展髋关节可缓解疼痛（图 13-8B 和 C）。这种情况也发生在坐骨 – 股骨撞击步态测试中，患者常在大步行走时用手扶住坐骨外侧的髋关节后部，并减小步幅来缓解疼痛。

### （五）俯卧位检查

股骨前倾角试验，也称为 Craig 试验[9]，使检查者获悉患者的股骨的前倾和后倾情况，正常情况下，股骨前倾角为 10°～20°（图 13-9A）。股直肌紧张试验（Ely 试验）也在俯卧位下进行（图 13-9B）。

### （六）髋关节弹响试验

髂腰肌腱弹响试验——风扇试验（患者以髋近端为支点像风扇一样旋转髋关节），可以用来帮助判断髂腰肌弹响存在于股骨头上方还是其他位置。通常情况下，弹响会随着腹部收缩而减弱。在

FABER 试验后做伸髋动作，可判断髂腰肌腱是否在髂耻粗隆处发生弹响。

外侧弹响试验——嘱患者站立位时扭转髋关节，做转呼啦圈动作，或侧卧位下行自行车试验[14]，可以帮助区分髂胫束是从大转子向内还是向外半脱位。行自行车试验时，患者侧卧位，患侧在上，检查员观察患者踩自行车的动作并监测髂胫束的情况，检查外侧弹响髋。

## 四、总结

随着对解剖学和生物力学认识的不断发展，髋关节结构化体格检查可用于检查髋痛患者的骨、关节囊盂唇、肌腱和神经血管[1]。髋关节的所有层次都需通过这一系列的检查进行评估，其中 16 检查可评估骨软骨层，13 个可用于评估关节囊盂唇层，11 个可用于评估肌腱层，7 个可用于神经血管层，5 个可用于评估髋关节运动链。16 个 / 组操作对一个以上的层次进行评估。在诊断和制订治疗方案时，应该综合考虑每个患者的所有 5 个层次，以便彻底和全面地诊断并制订完整的治疗方案。

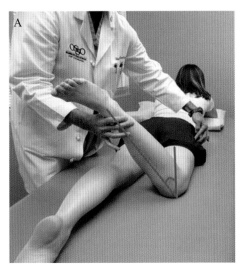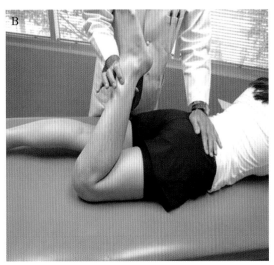

▲ 图 13-9　股骨前倾角和股直肌挛缩试验

A. 股骨前倾角测试。嘱患者膝关节屈曲 90°，检查者用一只手触摸患者大粗隆，一手握住踝部旋转下肢，使大粗隆侧面突出，观察胫骨轴线与髋垂直线之间的夹角。B. 股直肌收缩试验。下肢向臀大肌方向屈曲。若骨盆抬高或膝关节屈曲活动受限都提示股直肌挛缩

# 第三篇　髋关节病变

## Hip Pathology

**Brian D. Busconi**　著

# 髋关节骨关节炎
## Osteoarthritis of the Hip

Matthew A. Popa    Victor M. Goldberg    Glenn D. Wera    著

董晨辉 **译** 薛 静 **校**

## 一、概述

在过去 50 年中，原发性髋关节骨关节炎的概念经历了戏剧性的演变，逐渐发展成涉及遗传学、生物学、流行病学以及解剖学的动态研究领域。就病史而言，原发 / 特发髋关节骨关节炎多发于成年期，但罕见于 40 岁之前。这是由于软骨及软骨下骨的未确定性异常所致，且这些异常与髋关节的正常生长发育相互叠加[1]。其临床表现为透明软骨纤维化及退化，并伴有滑膜炎、韧带松弛、肌肉无力以及骨关节周围病变[2]。过去认为原发髋关节骨关节炎是一种不可避免的慢性退行性疾病，而目前普遍认为该病涉及一个动态修复过程，修复结果各异，其中包括组织结构的长期微小病变。

髋关节病的已知病因有很多，包括原发性骨关节炎、炎性关节炎，以及继发于其他疾病的退变（框 14-1）。此外，在某些情况下，缺血性坏死与骨关节炎的相互影响可能难以区分。当排除其他病因时，对原发髋关节骨关节炎采取的是排除性诊断。其表现为髋关节软骨退变，且在没有其他明显影响的情况下，髋关节其他组织也出现伴随性病变。由于未出现明显的解剖异常和任何相关并发症，在 55 岁以上的个体中发现的大多数髋关节炎病例被归为"原发性"或"特发性"骨关节炎。年龄、遗传史是髋关节骨关节炎发病的主要危险因素，且多见于女性[3]。而骨密度增加、肥胖及关节松弛也可能诱

> **框 14-1  髋关节炎的常见病因**
> - 原发性 / 特发性骨关节炎
> - 炎性关节炎（如类风湿性关节炎、银屑病性关节炎、狼疮）
> - 结晶性关节炎（如痛风、假性痛风）
> - 外伤
> - 骨坏死
> - 脓毒症
> - 发育不良
> - 骨骼发育不良（多发性骨骺发育不良、迟发性脊椎骨骺发育不良）
> - 酶紊乱（戈谢病）
> - 神经性关节炎（Charcot 关节病）
> - 儿童髋关节疾病（如股骨头骨骺滑脱、儿童股骨头缺血性坏死）
> - Paget 病
> - 血色素沉着症
> - 减压病

发骨关节炎[3, 4]。某些个体特有的髋关节解剖结构使他们易患髋关节骨关节炎。在许多髋关节退行性疾病患者中，已经观察到细微的形态学差异，这实际上可能是该病的诱因。其中一种形态变异即股骨髋臼撞击综合征。它预示着许多"特发性"骨关节炎实际上是继发于髋关节解剖结构的细微病变。此外，越来越多的证据表明，在欧洲人群中，遗传因素对髋关节疾病的遗传力影响极大，这表明与其他关节的关节炎性退变相比，髋关节骨关节炎是一种独特的疾病[5]。本章旨在描述与原发性髋关节骨关节炎相关的流行病学、遗传学、病理解剖学及生物学因素。

## 二、流行病学与经济负担

由于临床表现与影像学证据存在差异，明确人群中髋关节骨关节炎真实患病率的困难在于特定个体是否患有关节炎。多项研究曾试图量化髋关节骨关节炎的患病率，但目前尚无标准可用。影像学定义涉及某种形式的影像学评估系统，其中最常用的是 Kellgren–Lawrence 分级量表[6]（框 14-2）。

自述原则是利用患者向研究人员自述先前诊断为骨关节炎的病史。骨关节炎的症状定义除影像学证据外，还考虑患者出现的关节相关症状。Pereira 等为了解膝关节、手关节及髋关节骨关节炎在患病率和发病率估值方面的差异而进行了一项系统性研究，该研究发现当根据影像学定义确诊时，骨关节炎的发病率更高[7]。而根据自述原则或症状定义确诊的骨关节炎发病率估值相似。

不同国家间髋关节骨关节炎的发病率存在相当大的差异。在许多欧洲国家或在美国等欧洲人口占比较大的国家中，发病率较高。而在许多非洲和亚洲国家中，髋关节骨关节炎的发病率明显偏低。影像学调查显示，中国香港的原发性髋关节骨关节炎发病率为 0.4%，南非为 0.5%，印度仅为 0.1%[5]。当根据影像学定义确诊时，日本[8]和中国内地[9]的发病率为 1%。相比之下，影像学证据表明英国有 7.0% 的患者患有髋关节骨关节炎，且另一项研究显示欧洲患者的总体发病率为 4.0%[5]。这一比率是牙买加人[10]、非洲黑人以及美国印第安人（2%）[5]的 2 倍。根据症状定义，土耳其（1%）[11]、希腊（0.9%）[12]

和意大利（1.6%）[13]的髋关节骨关节炎发病率较低。

结合症状标准和影像学证据，研究发现，美国[14]、法国[15]和西班牙[16]的髋关节骨关节炎发病率估值分别为 3%、5% 和 7.4%。当使用自述原则时，荷兰[17]的发病率为 9.7%。而这些数据并未在非欧裔美国人中观测到。与欧裔白人相比，居住在美国的华裔、非裔、日裔或西班牙裔因原发性髋关节骨关节炎接受髋关节置换术的概率较低，但因其他髋关节疾病导致的髋关节置换率则与欧裔白人相当。骨坏死在亚洲和非洲人群中更为常见[18, 19]，而发育不良则成为日本人群中髋关节骨关节炎最常见的病因[20]。尽管种族间存在差异，但性别间髋关节骨关节炎的发病率似乎并不存在显著差异[21]。

髋关节骨关节炎是一种造成巨大社会经济负担的疾病。仅在美国，患有关节炎或出现其他慢性肌肉骨骼关节症状的老年人预计将从 2005 年的 2140 万增加到 2030 年的 4110 万[22]。由于许多发达国家的老年人口在总人口中所占的比例较高，因此，由髋关节骨关节炎产生的医疗费用预计将相应增加。2009 年，Bitton 估计髋关节骨关节炎的直接医疗费用每年可能超过 1000 亿美元，间接费用则可能高出直接费用 1.5 倍[23]。美国疾病控制与预防中心的国家医院出院数据库显示，2010 年，美国实施了超过 330 000 例初次全髋关节置换术。到 2030 年，这一数字预计将达到 572000 例[24]。目前，每位患者接受全髋关节置换术的直接医疗总费用接近 100 000 美元[25]，很明显，治疗髋关节骨关节炎造成的经济问题将继续对医疗体系产生深远影响。

## 三、髋关节骨关节炎的遗传影响

髋关节骨关节炎似乎明显受到遗传因素的影响。针对家族和双胞胎的研究表明，50%～60% 的原发性骨关节炎源自遗传[26]。这些研究结果同一项关于英国孪生姐妹的研究中，基于影像学表现所估计的膝关节和手关节骨关节炎的遗传率相似，为 39%～65%[27]。遗传因素对软骨体积的影响，髋关节骨关节炎相对风险的增加以及兄弟姐妹对全髋关节置换术的需求，已经在许多研究中得到证实[28, 29]。

**框 14-2　Kellgren–Lawrence 分级量表**

| 级别 | 影像学特征 |
| --- | --- |
| 0 | 无骨关节炎特征 |
| 1 | 可疑：怀疑存在骨赘或关节间隙可疑变窄 |
| 2 | 轻度：明确出现轻度骨赘，关节间隙轻到中度狭窄 |
| 3 | 中度：明确出现中度骨赘，关节间隙狭窄 > 50% |
| 4 | 重度：关节间隙严重受损，出现软骨下骨囊肿及硬化 |

骨关节炎多因素病因学的遗传基础，至少在一定程度上已经确立，但致病基因的鉴定仍是一个在进行的过程。目前，已发现两个基因——Ⅱ型碘化甲状腺原氨酸脱碘酶（deiodinase iodothyronine type 2，DIO2）和生长分化因子 5（growth differentiation factor 5，GDF5），与髋关节骨关节炎相关[30-32]。具体而言，与每个基因相关的单核苷酸多态性（single nucleotide polymorphism，SNP）已显示出髋关节骨关节炎发病优势比的增加。DIO2 与白种人患病风险增加相关，而 GDF5 则与亚洲人群髋关节骨关节炎的进展有关[31]。候选基因关联研究已经确定了许多其他与骨关节炎相关的潜在基因，包括 asporin 蛋白（ASPN）、人卷曲同源相关蛋白（FRZB）和Ⅱ型前列腺素内过氧化物合酶（PTGS2）[31]。其中部分基因，包括 GDF5 和 ASPN，参与了骨形态发生蛋白信号通路的形成。DIO2 在甲状腺通路中编码一种胞内酶，且与特定的髋关节结构有关，会导致髋关节几何结构不理想[33]。

## 四、病理解剖

股骨髋臼撞击综合征理论最早是 20 世纪 60 年代 Murry 在其著作中建立的。他最初提出，髋关节骨关节炎的进展与先前无法识别的髋臼发育不良，或被其称之为"倾斜畸形"的股骨近端轻微畸形有关[34]。在髋关节骨关节炎患者中，他发现有 37% 的女性发育异常，74% 的男性股骨头发生倾斜[34]。因此，他得出的结论是，90% 的髋关节骨关节炎继发于这些畸形[35]。他的理论被南非的 Solomon 和美国的 Harris 所接受并推广。Harris 认为，大多数被诊断为原发性或特发性髋关节骨关节炎的病例实际上是继发于轻度发育异常[1]。近年来，随着 Ganz 等的进一步描述，股骨髋臼撞击综合征作为有关许多个体原发性髋关节骨关节炎进展的理论，已经获得了广泛认可。

长期以来，严重畸形已被视为髋关节骨关节炎进展的原因。"明显的"畸形，例如严重创伤所致、股骨头骨骺滑脱、儿童股骨头缺血性坏死（Legg-Calve-Perthes）病、发育性发育不良和其他继发性

骨关节炎（如炎性疾病、感染、骨坏死）不包括在股骨髋臼撞击综合征理论当中。严重畸形会导致接触面积减少，继而造成髋关节软骨局部超负荷。随后，接触应力的增加会导致软骨退化。Murry 的研究表明，髋关节骨关节炎可能继发于骨骼成熟前发生的轻微、有时无法识别的畸形。这种轻微畸形使关节保持贴合，并引发另一种关节炎症。尸体解剖研究证实，某些股骨几何结构与髋臼磨损和髋关节炎相关[36]。

股骨髋臼撞击综合征描述的形态学轻微异常出现在髋关节的髋臼和股骨侧。当出现在髋臼时，称为钳夹型股骨髋臼撞击综合征，而凸轮型股骨髋臼撞击综合征则出现在股骨。单纯的钳夹型撞击或凸轮型撞击可能存在，但更常见的是混合畸形，表现为关节的每个面都出现轻微异常。髋臼畸形多见于女性，而股骨病变则男性多发。在生命周期中，钳夹型畸形通常比凸轮型股骨髋臼撞击综合征发展和显现得晚，且主要影响 30—40 岁的女性[35]。而凸轮型股骨髋臼撞击综合征往往多发于 30 多岁爱好运动的男性[35]。

在撞击中，由于病理性髋关节畸形程度轻微，因此，多年来由其引起的股骨髋臼撞击综合征解剖学细微差别，在很大程度上并未被注意到。而定义 X 线片上的"正常"和"异常"解剖结构则显得至关重要。评估髋关节撞击时最常用的 X 线片包括骨盆正位（前后位）片、髋关节蛙式侧位片及水平侧位片。此外，45° 或 90°Dunn 位片和假斜位片可用于辅助评估。Dunn 位即患者仰卧于 X 线检查台，将有症状的髋关节屈曲至 45° 或 90° 并外展 20°，同时保持中立位旋转[37]（图 14-1）。

股骨髋臼撞击综合征股骨解剖的影像学评估主要是评价股骨头球形度。股骨头颈交界前上部呈非球形，是凸轮撞击中最常见的解剖学变异。而这种非球形是通过测量 α 角进行量化的。该角由 2 条线构成：①股骨头中心与股骨颈中心之间的直线；②以偏离股骨颈的股骨头半径画圆，股骨头中心与该圆同股骨头颈交界处骨质的交点之间的直线[38]（图 14-2）。通过 X 线片和 MRI 测量 α 角的研究显

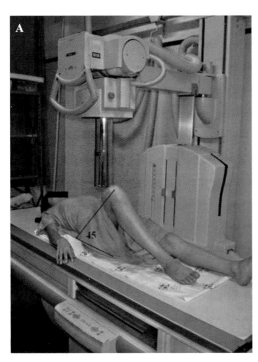
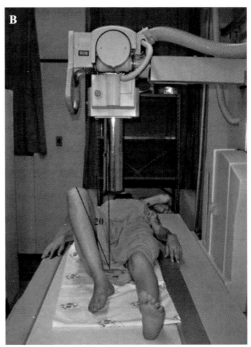

▲ 图 14-1 **Dunn 位**

Dunn 位即患者将有症状的髋关节屈曲 45° 或 90°，外展 20° 且保持中位旋转。光束位于髋关节中心（引自 Barros HJM et al. Femoral head–neck junction deformity is related to osteoarthritis of the hip. Clin Orthop Relat Res 2010;468:1923. 经 Springer 许可转载）

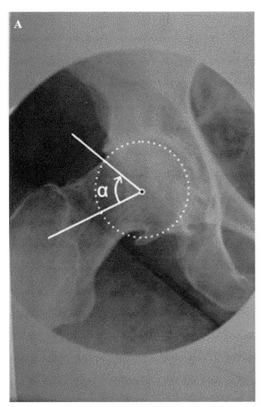
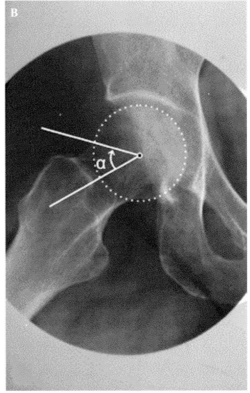

▲ 图 14-2 **α 角**

α 角即由股骨颈轴和连接股骨头中心与股骨头颈交界偏离球形股骨头的点之间的直线所构成的角。A. 患有严重骨关节炎的右髋关节，α 角增大；B. 正常右髋关节，α 角正常（引自 Barros HJM et al. Femoral head–neck junction deformity is related to osteoarthritis of the hip. Clin Orthop Relat Res 2010;468:1923. 经 Springer 许可转载）

示，出现股骨髋臼撞击综合征症状的患者 α 角均有增大。股骨髋臼撞击综合征患者的 α 角通常大于70°，而对照组患者则稳定在 50° 及以下[38, 39]。基于研究结果的一致性，建议将 55° 的 α 角作为股骨髋臼撞击综合征的诊断指标。Beaule 表示，患有凸轮型股骨髋臼撞击综合征且 α 角≥65° 的患者发生髋臼软骨严重受损的风险增加[40]。α 角是全髋关节置换术进展风险的独立预测因子。经过 20 多年的长期病例对照，接受全髋关节置换术的患者（中位 α 角为 62.4°）凸轮畸形发生率高于对照组（中位 α 角为 45.8°）[41]。在凸轮型股骨髋臼撞击综合征患者中，股骨头前缘 α 角最大，后缘最小[42]。屈曲 45° 或 90°Dunn 位片及水平髋关节内旋位片评估股骨头颈非球形度最佳[39]。

髋臼形态的测定对于股骨髋臼撞击综合征的诊断和治疗必不可少。产生撞击的主要髋臼变异包括髋臼后倾、髋臼过深及髋臼内突。髋臼后倾，尤其是颅侧髋臼后倾，意味着髋臼上部的髋臼前缘位于髋臼后缘的外侧。髋臼过深，髋臼窝底与骨盆正位片上的髂坐线接触或重叠。髋臼内突是指股骨头与髂坐线重叠。由于髋臼的三维结构复杂，因此很难在标准骨盆正位片上对其进行评估。计算机断层扫描（computed tomography，CT）是测定髋臼后倾最准确的方法。在骨盆正位片上，可通过出现"交叉征"预测髋臼后倾。当髋臼前缘最近端出现在后缘外侧时，即出现"交叉征"，呈"8"字形，而髋臼后倾的交叉程度高于此水平[43]（图 14-3）。已证实，交叉征能可靠地预测 4° 以内的颅侧髋臼后倾[44]。

当髋臼局部（例如髋臼后倾）或整体（例如髋臼过深或髋臼内突）过度覆盖股骨头时，则会产生钳夹撞击（图 14-4A 和 B）。这种异常覆盖会导致髋臼边缘随着某些髋关节运动而对股骨头颈交界处产生线性冲击。随着髋臼边缘的持续撞击，首先受损的部位是盂唇[45]，最初可见内部隐裂和囊肿形成[35]。由于盂唇结构内神经丰富，其损伤是钳夹型股骨髋臼撞击综合征疼痛的最初原因。这可能是钳夹型股骨髋臼撞击综合征的比凸轮型症状更明显的原因。随着时间推移，一种对冲性损伤机制随着股

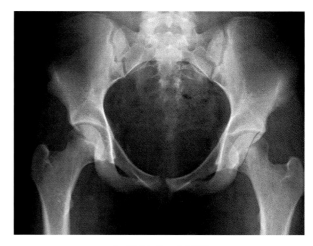

▲ 图 14-3　交叉征

标准骨盆正位片可见交叉征，髋臼前壁（虚线）与髋臼后壁（实线）于髋臼中部相交，而非于髋臼上外侧缘相交。髋臼前缘与后缘呈现的这种关系提示髋臼后倾（引自 Grissom L, Harcke HT, Thacker M. Imaging in the surgical management of developmental dislocation of the hip. Clin Orthop Relat Res 2008;466:793. 经 Springer 许可转载）

骨从髋臼过度覆盖中撬出而发展起来，这种覆盖会导致后下侧或中央骨关节炎的发展[35]。后下软骨损伤则是钳夹型股骨髋臼撞击综合征患者磁共振关节造影的特征表现[42]。

股骨头的非球形后伸是在凸轮型股骨髋臼撞击综合征中发现的畸形（图 14-4C 和 D）。这种非球形后伸最常见于股骨头颈交界处的前外侧，一般在常规骨盆正位 X 线片上看不到。据观察，此种畸形是最常见的一种股骨头骨骺异常[45]。长期研究表明，凸轮病变存在多种病因，即轻度股骨头骨骺滑脱、Perthes 病、多发性骨骺发育不良和脊椎骨骺发育不良[1, 35, 46-48]。凸轮型撞击过程有别于钳夹型撞击过程。早期，侵入髋臼软骨和盂唇的股骨病灶多半未受到影响。由于减少了盂唇的磨损，导致症状不太明显，但该过程比钳夹型撞击更具破坏性。Tannast 等表示，早期软骨盂唇损伤的典型部位位于髋臼前上象限[49]。最终，该部位软骨和软骨下骨退化，会导致盂唇撕裂或撕脱。

关于股骨髋臼撞击综合征是否是原发性髋关节骨关节炎的主要病因，仍然存在很大的不确定性。髋关节撞击的遗传学与流行病学可能与髋关节骨关节炎相似，这是由于股骨髋臼撞击综合征患者的兄

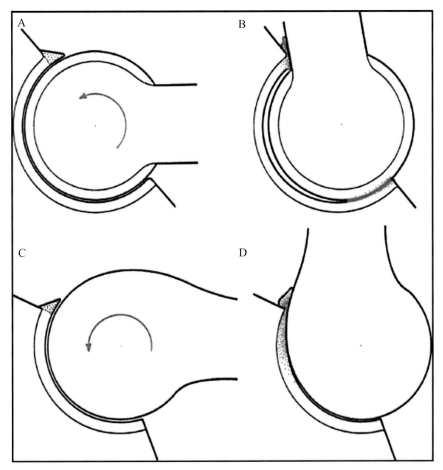

▲ 图 14-4　股骨髋臼撞击综合征的关节损伤机制示意图

A. 股骨头髋臼过度覆盖致使髋臼边缘对股骨头颈交界处形成线性冲击，常导致早期盂唇损伤。髋臼中股骨头固定基座长期受力，有时会导致髋臼后下部 "对侧" 区域软骨损伤。B. 凸轮型股骨髋臼撞击综合征中，非球形股骨头（C）由于髋关节屈曲和内旋而被迫进入髋臼（D）。早期损伤最初发生在髋臼软骨上，而盂唇往往可以免受损伤 [ 引自 Ganz R et al. The etiology of osteoarthritis of the hip: an integrated mechanical concept. Clin Orthop Relat Res 2008;466（2）:268. 经 Springer 许可转载 ]

弟姐妹相同病变的发生率更高。原发性髋关节骨关节炎发病率较低的人群，例如日本患者和中国患者，股骨髋臼撞击综合征发病率也较低[20]。股骨髋臼撞击综合征在病程中的致病性尚不明确。一些研究表明，在同一亚群中，股骨髋臼撞击综合征的发病率不一定与髋关节病的发病率增加有关。一项关于希腊中年患者的长期研究发现，经过 19 年的随访，仅 18% 的股骨髋臼撞击综合征患者出现髋关节骨关节炎[50]。总体而言，日本人的中心边缘角远小于英国人，且发育不良的发生率也高得多[8]，但日本的原发性骨关节炎发病率却低得多。同样，股骨头骨骺滑脱发病率较高的黑人和波利尼西亚人并未展现出与白种人相同的原发性髋关节骨关节炎发病率[51]。

## 五、髋关节骨关节炎生物学

人们不再单纯地从机械论的观点看待骨关节炎的病程，即由软骨持续、进行性 "磨损和撕裂" 而导致关节退变。骨、软骨和其他关节周围组织的生物学及生化发展过程在骨关节炎进展中起重要作用。原发性骨关节炎相关分子的作用机制研究发现已成为重点。

### （一）关节软骨生物学

关节软骨中所见的退行性病变，部分是由软骨细胞活化引起的[52]，且最初发生在距离关节表面最近的层，那里剪切应力最大[53]。机械和炎性因子通过刺激活化 B 细胞的核因子 κ 轻链增强子（nuclear factor kappa-light-chain-enhancer of activated B cells，NF-κB）和应激丝裂原活化蛋白激酶（mitogen-activated protein kinase，MAPK）途径诱导软骨细胞活化[54]。该过程会促进细胞增殖以及基质蛋白和基质降解酶的合成。作用于软骨和软骨下骨的机械刺激会诱导产生降解酶合成信号。这些酶包括 MMP 和 ADAMTS 蛋白酶（含血小板凝血酶敏感蛋白基序的去整合蛋白和金属蛋白酶，也称为蛋白聚糖酶），它们会导致不可逆的胶原蛋白基质降解[54]。在小鼠手术模型中，去除 ADAMTS-5- 基因的小鼠未发现患有骨关节炎，这表明基质蛋白聚糖降解和消耗的重要性[55]。

据证实，无翅型小鼠乳房肿瘤病毒整合（Wnt）途径会影响软骨和软骨骼对骨关节炎进展的促进作用。Wnt 蛋白是骨骼和软骨组织胚胎发育与维持的重要成分。同时，该蛋白家族在骨关节炎进展中也起着重要作用。通过 Frizzled 受体激活 Wnt 信号通路可能会导致基质破坏，而针对此过程的抑制剂可能具有保护作用[54]。Wnt 诱导的信号通路蛋白 -1（Wnt-induced signaling protein-1，WISP-1）过度表达会促进 MMP 和蛋白聚糖酶的表达，从而导致小鼠膝关节软骨细胞外基质损伤[56]。

## （二）骨生物学

虽然骨关节炎通常被认为是一种主要由关节软骨病变引起的疾病，但软骨基质的改变实际上可能是继发于由多种生长因子和信号分子复杂相互作用所致的骨微环境变化。由于应对压力时，骨质更易发生改变，因此骨关节炎进展中骨质病变往往先于软骨病变[54]。随着关节炎病程的发展，软骨下皮质骨在早期就发生硬化，且伴随机械应力增加。这种骨质反应可能会导致硬化蛋白下调，而硬化蛋白是 Wnt 信号通路的抑制剂[57]。最终，硬化的软骨下骨实际上导致深层骨小梁的骨密度降低[58]。

成骨细胞的分子调控对骨量、骨的结构和功能存在影响，且可能与骨关节炎的发病过程有关。那些能够提高成骨细胞活性并增加骨量的生长因子，

如 IGF-1，可能会刺激骨赘的形成[59]。这些生长因子的作用可以解释患关节炎的关节周围骨密度较高的现象[2]。这种成骨细胞活性异常会对骨重塑和维持软骨基质正常产生负面影响。据观测，许多蛋白质出现了表达水平的改变，其中包括细胞核因子 -κB 受体活化因子（RANK）配体、骨保护蛋白、组织蛋白酶 K 及 MMP9，这些改变可能对骨质和软骨稳态均具产生不利影响[60]。当与软骨培养物共同孵育时，发现骨关节炎患者骨质中的成骨细胞具有调节新陈代谢的能力，而非关节炎疾病患者的成骨细胞则不具备这种能力[61]。

Wnt 途径和组织生长因子 β（tissue growth factor-β，TFG-β）途径是目前重点研究的两种信号通路。研究表明，Wnt 相关分子与骨关节炎的进展密切相关，这是由于 Wnt 差异表达与软骨受损有关[62]。另外，Wnt 信号的增加会诱导 MMP 的表达，从而促进软骨分解代谢[63]。Wnt 分子还会影响骨组织，且可能与骨硬化及患关节炎的关节周围所见的骨赘形成有关[2]。

至少存在 4 条 Wnt 信号通路。Wnt/β- 连环蛋白途径始于 β- 连环蛋白在细胞质中的积累，随后转移至细胞核，并激活多种转录因子[64]。该途径是 Wnt 蛋白家族被研究最多的途径，因此对于骨生物学而言，显得尤为重要。

Wnt 相关蛋白的表达发生改变，可能会对髋关节骨关节炎中骨重塑的改变和降解酶的产生存在影响[2, 64]。组织生长因子 β 信号通路在成骨细胞的发育和功能发挥中起着重要作用，而且在骨关节炎患者的骨质中也发现了组织生长因子 β 分子的差异表达[65]。组织生长因子 β、骨形态发生蛋白 2（bonemorphogenetic protein 2，BMP-2）及其他生长因子的产生与骨赘形成有关[66, 67]。虽然这些途径的整体功能尚未明确，但所涉及的分子为骨关节炎的治疗和预防提供了潜在的治疗靶标。

## （三）滑膜生物学

滑膜炎常继发于炎性关节炎和骨关节炎，可能出现于骨关节炎早期，但其发病率会随着病程进展

而增加[68, 69]。有证据表明滑膜炎与关节疼痛的症状密切相关[68, 70, 71]。有充分的证据表明滑膜炎对骨关节炎的进展存在影响。一项基于 514 名膝关节疼痛但缺乏影像学证据的膝关节骨关节炎患者的研究发现，根据 MRI 检查结果，关节积液和滑膜炎的出现与软骨侵蚀的进展有关[72]。骨关节炎中，关节细胞外基质的退变通过激活各种促炎机制（包括 Toll 样受体和补体级联反应）使滑膜炎症加重[73]。这些信号通路及与关节炎症相关的趋化因子和细胞因子是作为骨关节炎治疗的潜在靶标而进行研究的热点主题。

## 六、结论

髋关节骨关节炎目前被视为一种需从多方面考虑的疾病，由生物学、遗传学和解剖学因素复杂作用所致。随着对此动态过程的理解不断加深，人们意识到对于各因素所扮演角色的认识仍不完整。对股骨髋臼撞击综合征手术治疗的后续研究表明，如果处理得当，可实现关节保留，但还需要进行更多的长期研究。针对特定基因或分子信号通路的药物治疗尚不可用。目前，髋关节骨关节炎唯一确定的治疗方法是关节置换术，此手术在该病发展很长时间后才出现。随着发现有关髋关节骨关节炎的新信息，这种复杂疾病的治疗和预防范式都将不断发生转变。

# 第 15 章

# 髋部疾病的病因：股骨髋臼撞击综合征和畸形

## Hip Disease Etiologies: FAI and Dysmorphias

Xavier Flecher　Sebastien Parratte　Jean-Noel Argenson　著

董晨辉　译　薛　静　校

## 一、概述

在 20 世纪 80 年代初期，年轻人接受全髋关节置换术的效果长期不佳，从而促进了关节保留术的发展，且取得良好早期预后效果[1, 2]。但随着髋关节置换术的最新发展，自现代髋关节镜检查及微创方法问世以来，保守治疗就越来越具有争议性。因此，与以往任何时候相比更重要的是，骨外科医师要意识到大多数影响髋关节并导致其退变的力学相关性疾病都可以通过手术成功治愈。

## 二、髋关节发育不良

该病临床表现通常很明显。多好发于年轻女性，表现为髋关节疼痛、失稳及跛行，偶见下肢短缩。疼痛部位常位于腹股沟处，但也偶见于大转子上方、臀区或膝关节周围。非甾体类抗炎药可用于临时镇痛，症状持续时间可能超过 1 年。检查者须对患者下肢活动范围进行评估。若存在过度前倾的情况，伸展与屈曲时的内旋角度可能高于正常水平（30°）。然而，与正常髋关节相比，髋关节疼痛时其内旋和自由屈曲（最大为 110°）通常受限。有时候，盂唇撕裂可根据患者感觉到的关节内机械性弹响、爆裂声或关节绞锁而诊断。临床表现为当髋关节屈曲、内收和内旋引起腹股沟疼痛，撞击试验呈阳性。但确诊仍需进行影像学检查。

### （一）前后位定量测量

每名患者均须接受相同的影像学评估，其中包括骨盆前后位片、由 Lequesne 和 de Sèze 提出的假斜位片[3]、骨盆侧位片及通过下肢内收确定髋关节正确位置后的动态髋关节正位片。

这些 X 线片可用于股骨头缺损及其程度、关节对合关系及骨关节炎的评估，同时也可使用 CT 扫描评估股骨颈前倾和髋臼前倾。

此外，磁共振关节造影可辅助排除关节内病变，例如盂唇撕裂和轻度软骨损伤[4, 5]。

### （二）结构评估（图 15-1）

#### 1. 外侧中心边缘角

该角是指穿过股骨头中心的两条连线之间形成的夹角，其中一条延伸至髋臼外侧边缘（A），另一条垂直于泪滴基线（B）。成年人的正常中心边缘角 > 25°，若角度超过 40°，表示可能存在钳夹型撞击[6]。

#### 2. Tönnis 角

该角是指穿过平行于股骨头中心线（泪滴基线）与穿过髋臼内侧边缘连线相交形成的角。正常值为 0°～10°，若该角度 < 0°，表示存在撞击风险；若角度 > 10°，则表示关节结构不稳定[7]。

#### 3. Shenton 线不连续

正常 Shenton 线为一光滑连续弧形曲线，连接股骨颈内下缘与闭孔上缘，常用于观测股骨与骨盆的关系，确定股骨头与髋臼的对位情况，从而判断

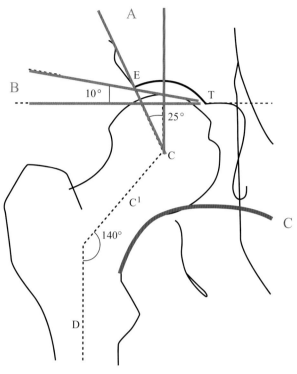

▲ 图 15-1 髋关节发育不良的影像学测量
A. 外侧中心边缘角；B. Tönnis 角；C. Shenton 线

它们是否以光滑弧形曲线对位。如果该曲线"中断" > 5mm，则称为 Shenton 线不连续[8]。Shenton 线不连续常伴随髋关节半脱位或脱位。

### （三）髋臼前倾—后倾

根据 Reynolds 等的描述，髋臼前后倾常通过髋关节前后位片进行估测[9]（图 15-2）。图中三个点分别是："T"代表髋臼顶外侧，"B"代表后角，"U"代表泪滴。髋臼前壁用"T-U"线表示，后壁用"T-B"线表示；在正常的髋臼上，这两条线不会交叉形成三角形。若髋臼过度前倾，则这两条线呈 O 形；而髋臼过度后倾时，则呈 X 形或出现交叉征。

### （四）假斜位定量测量：前方前倾角

前方前倾角（anterior center edge angle，ACEA）用于评估股骨头前方覆盖和诊断关节前方的骨性关节液（图 15-3）。前方前倾角是通过假斜位投影图像测量，是由股骨头中心作一垂直线后，经过股骨头的中心和髋臼的最外侧缘作一直线，两直线的夹

角即为前方前倾角。前方前倾角 < 20° 则表示关节结构不稳定[10]。

根据髋关节学组分类，临界 DDH 的外侧前倾角（lateral center edge，LCE）或髋关节前缘对股骨头覆盖角（vertical center anterior，VCA）范围在 21º～25º，重度则为 5º～20º，极重度低于 5º。

### （五）关节对合关系

关节对合关系的研究是根据术侧影像，评估 S/FH 比值（S 即完全投影的髋臼表面；FH 即 1/2 投影的股骨头表面），并通过外展位重新从中心进行投影，将其分为良性、中性或恶性三类（图 15-4）。

Von Rosen 视觉评分[12]可对关节对合关系进行视觉分类。它同时适用于 Von Rosen 位和标准站立前后位拍摄的影像。

- 优——髋臼与股骨头的曲度几乎相同，且关节间隙明显可见。
- 良——髋臼与股骨头曲度不同，但关节间隙明显可见。
- 中——部分关节间隙出现变窄。
- 差——部分关节间隙出现消失。

### （六）骨关节炎评估

#### 1. 关节间隙宽度

关节间隙宽度是指股骨头与髋臼之间的最小距离[13]，该距离通常为 3～5mm。若间隙 < 3mm，或小于对侧髋关节间隙，则从影像学角度患有骨性关节炎。

#### 2. Tönnis 分型

Tönnis 分型可用于评估骨关节炎[11]。（0 级：表现为无骨关节炎症状；1 级：表现为硬化区变宽，且出现轻度骨赘；2 级：表现为关节间隙与囊肿中度丧失；3 级：表现为关节间隙小于 1mm。）

#### 3. 股骨髋臼撞击综合征

1968 年，Carlioz 等首先对该病进行了描述[14]，随后 Ganz 等在发现髋臼周围截骨术过度移位和前侧位过度矫正后加以确认[15]。Reinhold Ganz 将其定义为"股骨头颈部与髋臼边缘反复异常接触，导致的盂唇和软骨损伤"，自此股骨髋臼撞击综合征

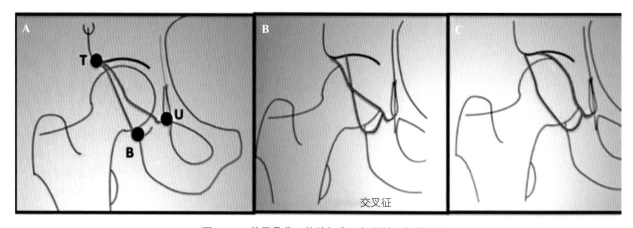

▲ 图 15-2　基于骨盆正位片与交叉征的髋臼倾斜评估

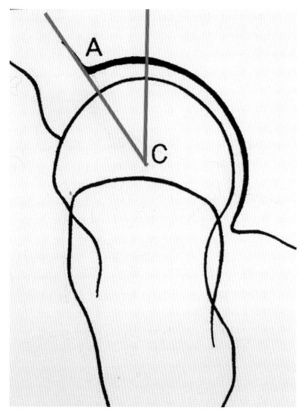

▲ 图 15-3　髋关节侧位图像上测量的前方中心边缘角

的概念得以普及。股骨髋臼撞击综合征或许是导致年轻人髋关节骨关节炎进展的主要病因之一。这种特殊的解剖结构在年轻患者早期发生骨关节炎起主要作用已得到普遍认可。这种会导致年轻人髋关节疼痛的疾病，是退行性关节炎早发的起源。Beck 等[16] 与 Ganz 等[17] 认为，股骨髋臼撞击综合征或许是导致"原发性"髋关节骨性关节炎的主要病因。

## （七）临床诊断

目前学者广泛认为髋关节撞击是运动员、青少年及成年人髋关节疼痛的常见病因。若不及时治疗，则会造成盂唇和关节软骨损伤，并可能导致髋关节骨性关节炎。股骨髋臼撞击综合征患者常述有前外侧髋关节疼痛，多见于腹股沟处，较少见于外侧或臀区。患者多表现为渐进性疼痛加重，且常于髋关节前外侧呈 C 字形疼痛区，类似于示指与拇指弯曲时的形状，也称为 C 字征[18]。髋关节旋转时，疼痛加剧，尤其是在患侧。通常加剧疼痛的活动包括久坐、前倾、上下车及体育运动中的旋转动作。

当髋关节屈曲 90° 后但内旋范围小于 20° 时，从解剖学角度而言，考虑存在罹患骨关节炎的倾向；髋关节屈曲、内收及内旋时出现疼痛有助于疾病的确诊。然而，考虑到软骨和盂唇病变的进展，须将这种动态的解剖学倾向与患者反复髋关节微损伤刺激性活动相结合（图 15-5）。因此，高水平运动员是最高危的易患人群。

## （八）病因学

股骨髋臼撞击综合征可能与儿童时期髋关节疾病有关，例如，Legg-Calve-Perthes（LCP）综合征病、股骨头骨骺滑脱和早期骨盆或股骨骨折[19]。尽管存在相关性，但大多数股骨髋臼撞击综合征的致病原因尚未明确[20]。理论上，发育过程中作用于股骨头和（或）髋臼骨骺的异常应力可能对于股骨髋臼撞击综合征的发病起关键作用。发育过程中，诸

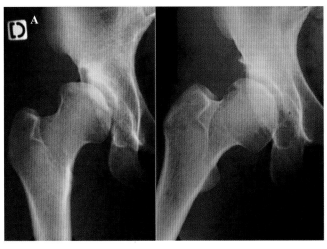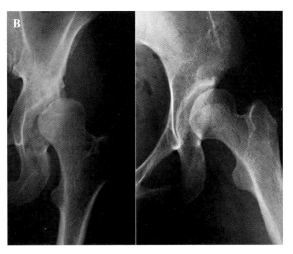

▲ 图 15-4　关节对合关系视觉分类
A. 优；B. 中

如体操、舞蹈和高强度体育活动是股骨髋臼撞击综合征的潜在来源。

### 1. 儿童股骨头缺血性坏死（Legg-Calve-Perthes disease，LCPD）

LCPD 是髋关节骨软骨炎的一种形式，会导致股骨头血流中断。这种供血不足会导致股骨头一定程度的塌陷，且可能造成髋臼表面的继发性病变（图 15-6）。该病的特征是由特发性股骨头骨骺缺血性坏死导致靠近髋关节的股骨头供血障碍。理论上，不考虑旋股内侧动脉替代的时间，该疾病部分表现为股骨头韧带动脉狭窄或过早闭塞；旋股内侧动脉则是股骨头血供的主要来源。

尽管 LCPD 的病因尚不明确，但据了解，与流向关节的血流量减少相关。目前，已发现该病致病因素众多，包括遗传、创伤、内分泌、炎症、营养及循环血流动力学的改变等[21]。风险因素包括但不限于发育不良和失衡、出生体重不足、骨骼发育迟缓、身材矮小、系统性激素变化及经济指数落后[22]。遗传学似乎并非决定性因素。尽管未得到证实，但有人认为，缺乏具有抗凝特性的凝血因子可能会导致向关节供血的血管阻塞。也有人认为缺乏同样作为血液抗凝剂的蛋白质 C 和蛋白质 S，则可能导致股骨头韧带动脉中血栓形成，从而阻碍股骨头的血液供应。然而，目前尚无经得起专业推敲的证据证明此理论。

### 2. 股骨头骨骺滑脱（slipped capital femoral epiphysis，SCFE）

股骨头骨骺滑脱是指由股骨上端生长性骺板骨折而导致的上覆骨骺滑脱（图 15-7），多见于成长期儿童，即 8 岁至青少年后期，是青春期最常见的髋关节疾病。

该病的诊断须临床可疑症状结合影像学检查共同完成。20%～50% 的 SCFE 在初次就诊时被漏诊或误诊[23]。原因在于其常见症状为膝关节疼痛，实际上疼痛却由髋关节引起。那么，通常膝关节就成为最初的受检关节，但却发现一切正常。因此，该病需要对骨盆进行 X 线检查（包括前后位及蛙式侧位）。与股骨轴相连的股骨头外观类似于"融化的冰淇淋蛋卷筒"。该病的严重程度则可用 Southwick 角来衡量[24]。

Southwick 角有助于确定股骨头骨骺滑脱病例所需的校正量。其被定义为 A、B 两线之间的夹角，其中 A 线沿股骨干方向延伸，B 线与连接滑脱骨骺边缘的 C 线垂直[25]。

骨骺 - 干骺端偏心距是指沿骨骺前缘所画的一条平行于股骨颈的线与沿干骺近端前缘所画的一条同样平行于股骨颈线之间的距离[26]。

### 3. 辅助临床检查

股骨髋臼撞击综合征的诊断标准，常规放射成像包括两种 X 线片，即骨盆正位片和股骨近端水平

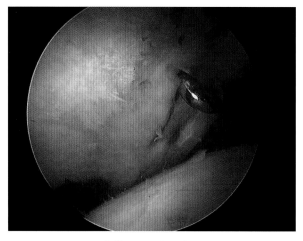

▲ 图 15-5 关节镜下与凸轮型病变有关的盂唇撕裂

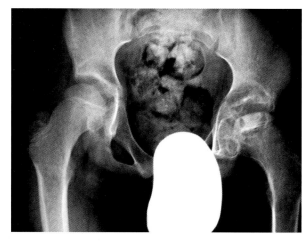

▲ 图 15-6 LCP 综合征（左髋关节）

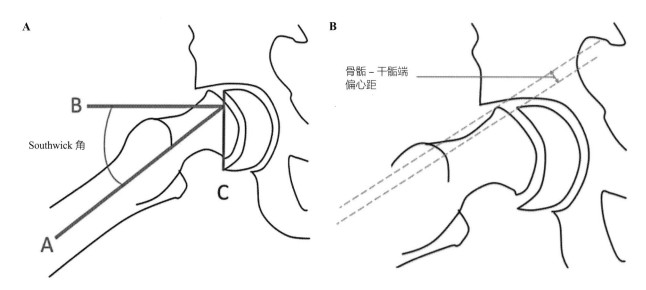

▲ 图 15-7 带有 Southwick 角的股骨头骨骺滑脱与骨骺 - 干骺端偏心距
A. 股骨头骨骺滑脱；B. 骨骺 - 干骺端偏心距

侧位片[27]。Dunn/Rippstein 位片可用于替代水平侧位片，当髋关节屈曲 45° 时，更利于显示股骨头颈交界处前缘的病理形态[28]。对于骨盆正位片，患者采用仰卧位，双腿内旋 15°，以补偿股骨前倾，并更好地显示股骨外侧头颈交界处的骨质[29]。胶片对焦距离为 1.2m；中心光束指向髂前上棘与耻骨联合上缘连线的中点（图 15-4）。放射技师能够很容易且重复触摸到此点[30, 31]。相应地，股骨近端的水平侧位片则是在腿部内旋，胶片对焦距离为 1.2m，且中心光束指向腹股沟时拍摄的[32]。若不满足正确的患者体位及精确的影像学技术等先决条件，则须对 X 线片进行慎重说明。X 线检查可以识别解剖异常，

但无法了解盂唇或软骨病变。其应遵循一项严格且可复制的规程以控制骨盆倾斜及旋转[33]。耻骨联合与尾骨尖端（即骨盆倾斜）之间的距离应为 1～3cm，且尾骨尖端应与耻骨联合保持一致（即骨盆旋转程度较低）。

查找凸轮型股骨髋臼撞击综合征股骨形态异常的主要辅助临床检查必须包括以下特定髋关节影像学投影：水平侧位、蛙式侧位和 Dunn 位（屈曲 90° 和 45°）。当患者取仰卧位，髋关节屈曲 45° 并外展，外旋 30°，即可拍摄固定角度的蛙式侧位片。

4. 股骨侧因素

凸轮病变造成曲率半径增大与股骨前缘凹度减

小（图 15-8）。在屈曲过程中，这种解剖学倾向对前外侧髋臼造成过度刺激，从而导致软骨分层和盂唇损伤（图 15-5）。

髋关节变形表现为特征性"手枪柄"[34]，其反映出导致撞击的头颈交界处的特性曲线。这种发生于头颈交界处的畸形可通过测量 α 角实现量化。该项评估须通过磁共振关节造影和三维重建来完成，因为这是公认的评估金标准。

5. α 角

α 角（图 15-9）是经过股骨头中心的两条线之间的夹角。其中，一条线穿过股骨颈中心向外延伸，另一条线则穿过股骨头半径与中心向股骨头开始失去圆度的点作直线。若 α 角超过 55°，则表示存在凸轮型撞击[35]。

6. 股骨头颈偏心比

股骨头颈偏心比（图 15-9）即图中 a 线与 b 线之间的距离除以股骨头直径（c 线）所得的比值。a 线延伸穿过股骨颈最前缘，而 b 线则延伸穿过股骨头最前缘[36]。这两条线均平行于股骨颈长轴。若偏心比＜0.17，则表示可能存在凸轮畸形。

7. 髋臼侧因素

髋臼过度覆盖，在女性中更为常见，常发生于髋臼前上缘，形成"钳夹型"病变，并导致盂唇被"夹"在髋臼边缘与股骨头颈交界处前缘之间。钳

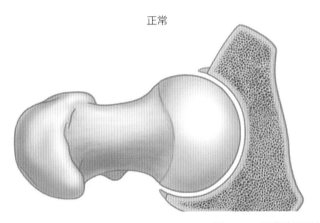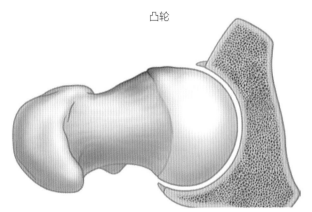

▲ 图 15-8　正常头颈连结处（左）与凸轮效应（右）

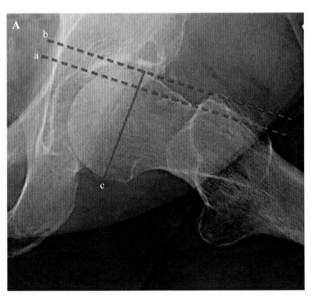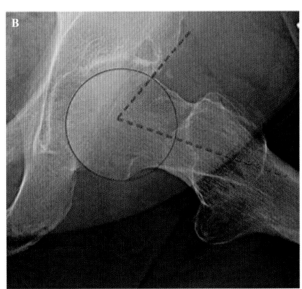

▲ 图 15-9　α 角与股骨头颈偏心比
A. α 角；B. 股骨头颈偏心比

夹型撞击通常继发于：①髋臼后倾（髋臼窝向后旋转）；②髋臼过深（髋臼窝过深）；③髋臼内突（一种股骨头伸入骨盆的情况）。

### 8. 交叉征

骨盆倾斜度正常的髋关节，其前、后缘应在髋臼边缘重合。如图 15-8 所示，交叉征呈阳性。这是由髋臼前壁外侧突出于髋臼后侧所致（图 15-2）[9]。

### 9. 坐骨棘征

坐骨棘征可反映髋臼后倾 [37]。影像学可见坐骨棘处突入骨盆腔，位于 Kohler 线内侧。

### 10. 后壁征

若髋臼后壁位于股骨头中心的内侧，则髋关节呈后壁征阳性。

## 三、结论

尽管现代保守性髋关节手术的最新成果使外科医师与患者均对手术更有信心，但在年轻人中广泛调查非骨关节炎导致的髋关节疼痛显得越来越重要。遇到无法鉴别的腹股沟、髋关节外侧或臀部疼痛时，应及早进行简单且可重复的临床检查。其中包括进行普通 X 线检查，以有助于在骨关节炎发生前诊断出退行性髋关节疾病。最后，保守性手术治疗的适应证取决于评估盂唇与软骨病变情况，关节内成像技术、骨科医师的专业知识以及患者的教育程度都应考虑在内。

# 髋关节滑膜病变
## Synovial Pathology of the Hip

Thierry Boyer　Virginie Legre-Boyer　**著**
董晨辉　**译**　薛　静　**校**

髋关节内滑膜病变的差异性很大，对某些特定疾病的诊断和治疗往往很困难。

## 一、营养不良性滑膜炎或假性滑膜肿瘤

### （一）滑膜软骨瘤病

这种常见良性疾病的特征是软骨性结节（软骨瘤）的形成，并在关节内（骨软骨瘤）或滑膜鞘（极少数情况）中发生继发性骨化，常见于髋关节和膝关节。滑膜软骨瘤病既可以表现为典型原始形式，也可以继发表现为更独特的形式。

### （二）原发性软骨瘤病

原发性软骨瘤病常见于年轻男性，且由滑膜化生所致。该过程导致软骨瘤分离并转化为蒂，且在关节腔中形成游离体。病变组织可生长并骨化为骨软骨瘤。该病多发于单侧关节。

### （三）临床表现

该病进展缓慢，起初无明显症状，后期出现相应临床症状。软骨瘤倾向于占据关节凹处，并导致少量间歇性症状。随后，伴随关节活动引起疼痛及活动受限。特征症状如下。

- 间歇性机械疼痛，有时伴有关节积液。此类关节液（可通过超声进行）的特征是白细胞计数少于 2000 个 /ml。
- 更常见的症状是由关节内游离体在关节活动

时间隙变窄而出现"绞锁"而疼痛。
- 后期，软骨瘤病（骨化体形成）导致关节僵硬及活动范围丧失。
- 临床检查往往显示髋关节前部疼痛和活动受限，尤其是在屈曲、内收和内旋时更为明显。在某些情况下，临床表现可能与股骨髋臼撞击征相似 [1]。

### （四）临床辅助检查

- 无生物学异常。
- 由于软骨瘤易出现钙化或骨化，导致骨软骨瘤病易于诊断。

通常，X 线片可提示多个关节内不透射线的增生结构，此类颗粒往往具有相似的尺寸（骨软骨瘤）。但是，当软骨瘤未骨化时，X 线片可能显示无异常，从而导致诊断更加困难。在这种情况下，可辅助诊断的其他间接体征包括：与健康侧相比，股骨关节间隙增大 [2] 或滑膜反射区出现骨侵蚀 [2]。通过 MRI 扫描有时还可检测到与多种软骨瘤和滑膜增厚相关的关节周围密度增高。在后期，可见继发性骨关节炎。

### （五）诊断性影像学

- CT 关节造影（图 16-1）是诊断软骨瘤病的最佳检查方法，常用于在普通 X 线片的基础上，观察患有慢性机械性髋关节疼痛的年轻患者关节内的游离体。CT 关节造影能够定位

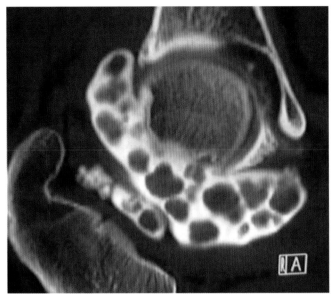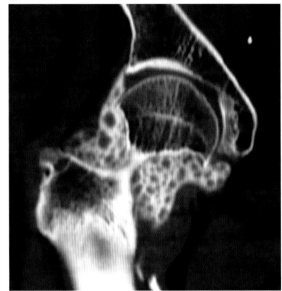

▲ 图 16-1　CT 关节造影

被造影剂包围的游离软骨瘤，并指导最终的治疗方法。射线可透过的物体（软骨）在对比图像中显示为椭圆形或圆形的空间多面体。部分骨化的软骨瘤显示为中心不透 X 线，但软骨周围外壳可透 X 线的独特游离体。当滑膜细胞活化时，滑膜增厚且呈不规则状。在病程初期，软骨瘤进入关节腔之前，由于只能发现非特异性增生性滑膜炎，诊断更为困难。随着病情的发展，CT 关节造影可用于跟踪相关骨软骨退变，并检测关节囊的回缩，从而辅助治疗。未骨化软骨瘤的单纯 CT 检查不显影，且不足以对软骨瘤病做出评估。

- 由于存在中度、弥散性且不稳定的吸收，骨扫描在整个软骨瘤病的病程中几乎没有发挥作用。

- 当软骨瘤病以软骨结节的形式存在时，单独的 MRI 检查（未进行关节造影）难以对其做出明确诊断，原因在于软骨瘤在进行 $T_1$ 和 $T_2$ 扫描时，会表现出类似于滑膜和滑液的信号[3]。

- 非钙化性软骨瘤在 $T_1$ 处具有中间信号，在 $T_2$ 中的信号与积液相同（或略高）。总体而言，积液的异质性有时有助于明确诊断。

- 骨软骨瘤的信号存在较大差异。若部分骨化，它们则会以点状结节或玫瑰花结的形式出现，并在 $T_1$ 和 $T_2$ 相出现中心低信号。若严重骨化，则 $T_1$ 和 $T_2$ 扫描显示结节低强度信号，边缘出现最强滑膜信号，尤其是在 $T_2$ 相；在这个阶段，X 线平片也可观测到骨软骨瘤。

- 通过静脉注射钆元素，临床医师有时能观察到增生性滑膜（如果其活化且血管形成良好），这有助于软骨瘤的检测。

- 在软骨瘤游离的情况下，一旦造影剂在整个关节间隙中扩散，可显示关节液中软骨瘤的倒像，磁共振关节造影上可能观察到游离体。

- MRI 可特异性显示骨侵蚀区及患病程度，并可检测到骨髓扩张，作为病情轻度恶化的标志。

- 然而，MRI 可能会无法诊断或低估患病程度。因此，必要时，髋关节镜检查仍然是明确诊断和治疗骨软骨瘤的金标准。

1. 关节镜

关节镜检查在 CT 关节造影尚无定论的情况下，可起到诊断作用并纠正误诊。在关节镜下探查"未知原因的"关节疼痛病例时，软骨瘤病往往是意外发现[4]。关节镜检查可通过显示关节内软骨瘤（图 16-2 至图 16-4），无论是作为关节内的游离体，以

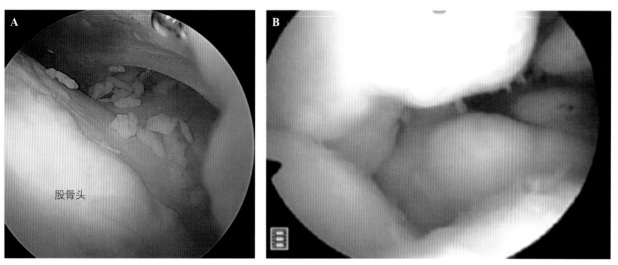

▲ 图 16-2　外周间室中的游离体（A）和米粒形软骨瘤（B）巨型软骨瘤

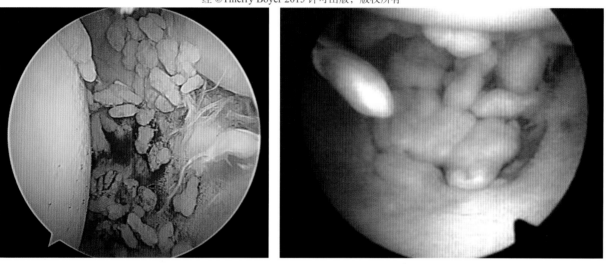

▲ 图 16-3　游离体（中央间室）

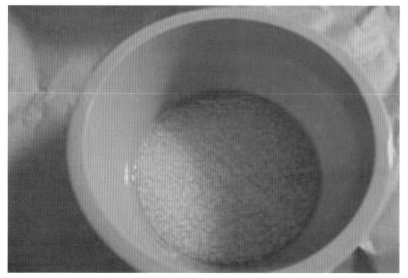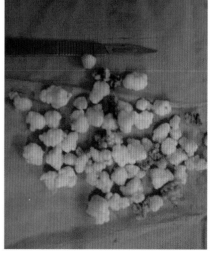

▲ 图 16-4　手术取出的游离体

带蒂形式（图 16-5）还是以嵌入形式（图 16-6）存在，均可对这种病变立即做出诊断。此外，这 3 种类型的软骨瘤可以同时存在。关节镜还可以显示滑膜增厚，它是骨软骨瘤发展阶段的明确标志。最后，关节镜还可用于游离体的切除。

2. 病理学

关节软骨瘤的肉眼观非常独特，常以多个小软骨颗粒的形式出现，它们由活化的软骨细胞簇组成，并由透明软骨基质包围。活化滑膜的组织学表现为软骨样化生，并由浸润于软骨样基质中的岛状软骨组织组成。但化生区域周围的滑膜可能并无异常，这说明了使用关节镜取多个样本的重要性。

滑膜化生分为 3 个发展阶段[5]。

- 假性成纤维细胞的内膜下增生，可分化为能够分泌软骨黏液的软骨母细胞和软骨基质前体。
- 随着逐渐成熟，软骨母细胞形成了结节状软骨细胞团（软骨瘤）。
- 软骨瘤可形成滑膜蒂，并脱落在关节腔内。无相关的滑膜炎。非典型细胞存在于活化的软骨母细胞中并不少见，可能会导致与软骨肉瘤难以区分。

3. 进化

滑膜软骨瘤病的临床过程具有偶发性，会出现不同的临床表现。但观察到的解剖学变化遵循米尔格莱姆所描述的三个阶段[5]。

- 阶段 I：滑膜内软骨瘤（嵌入滑膜内），牢固附着或与蒂相连。
- 阶段 II：游离软骨瘤及滑膜内软骨瘤同时出现。
- 阶段 III：游离软骨瘤并伴有滑膜失活。

在前两个阶段中，滑膜仍然可产生滑液，但治疗后存在复发的风险。然而，滑膜软骨瘤似乎能够自然吸收。在阶段 III 中，单纯摘出游离体常有助于治疗。后期，该病将发展为继发性骨关节炎。滑膜软骨瘤病的发展有转化为肉瘤的可能性，因此，有必要进行深入的研究[6]。

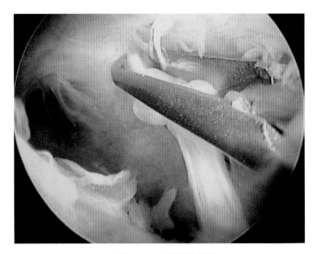

▲ 图 16-5　带蒂软骨瘤

（六）软骨瘤病的特殊类型

- 髋关节脱钙型软骨瘤病，即股骨头、颈及髋臼呈局部放射性脱钙[7]。此型软骨瘤病与复杂性区域疼痛综合征（complex regional pain syndrome，CRPS）的区别在于其进化期更长，骨轮廓未见模糊，少见或未见放射性核素吸收，且 MRI 检查未见局部骨水肿。
- 髋关节伸缩型软骨瘤病，假性囊炎[8]。由于滑膜中嵌有小软骨瘤，故出现重度关节僵硬，且此型软骨瘤病往往难以治愈。
- 髋关节侵蚀性假囊型软骨瘤病，多发于滑膜反折区，（股骨颈）出现大面积侵蚀。这些侵蚀可类似骨囊肿，并随滑膜化生肿块与下层骨之间产生的压力而出现。据观察，髋关节处还可见僵硬型软骨瘤病（图 16-6）[8]。在此类型中，骨软骨瘤会嵌入滑膜内。
- 股骨凹窝的填充：在此类型中，骨软骨瘤（煎饼状）结节会填充股骨凹窝（图 16-7）。在最后的阶段中，若"煎饼状"结节完全骨化，成像时可变为骨赘。

（七）治疗

治疗方法取决于软骨瘤病造成的临床影响、软骨瘤的位置及该病的发展阶段。无症状时，不进行治疗。有症状时，治疗包括在已行或未行滑膜切除

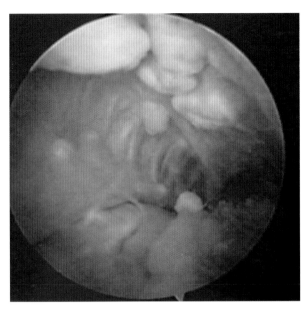

▲ 图 16-6　嵌入式软骨瘤

术两种情况下进行软骨瘤切除。在滑膜活化（阶段Ⅰ和阶段Ⅱ）时，行滑膜切除术的决定具有争议性，原因在于有发生关节强直的风险。

当骨软骨瘤体积过大[4]，处于关节外或嵌入过深时，无法通过关节镜检查进行取出，则应行开放性切除术。

关节镜下切除软骨瘤与骨软骨瘤的预后已在一些刊物[4, 9-12]中得以分析，其中包括一项涉及 120 个病例的个案研究[13]。

关节镜技术包括使用套管与大号鳄齿形抓钳切除游离体（图 16-8）。首先，采取无牵引[14, 15]外周入路。通过前外侧入路引入关节镜，并通过另一入路（有时需要 3 个入路）抓取游离体。这些入路的部位取决于（骨）软骨瘤在影像检查中的定位。建议使用带有 30° 和 70° 镜头的关节镜设备，以尽可能彻底地实施关节腔清理术。所有情况下，均可采取中心入路切除游离体（若影像检查显示有）或恢复间室正常状态。

如下器械可有助于治疗：长曲形器械[16]和柔性气管导管[17]。

若软骨瘤嵌入滑膜中无法取出，则可行部分滑膜切除术。对 111 例患者经关节镜治疗随访平均 78 个月[13]。56% 的病例疗效为良或优。最终一次随访中，17% 的患者接受了全髋关节置换术[13]。

关节镜检查可作为治疗髋关节软骨瘤病的基础。该病复发率较高[11-13]，在 147 例患者中，有 18 例至少接受过再次关节镜手术。开放性滑膜切除术的复发率较低[18, 19]，但代价是术后髋关节疾病发病率较高，且进行继发性关节置换术的概率较高。

### （八）继发性骨软骨瘤病

继发性骨软骨瘤病常继发于非滑膜骨关节区域

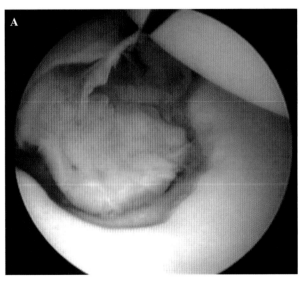
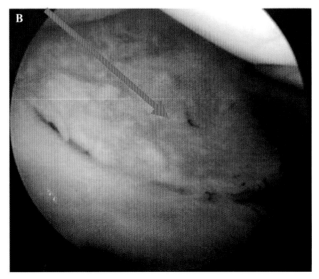

▲ 图 16-7　煎饼状结节（凹窝）

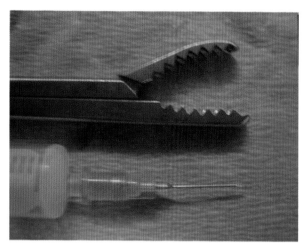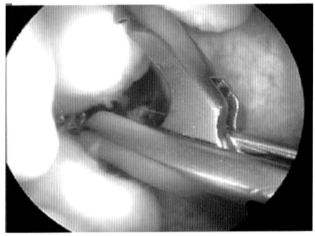

▲ 图 16-8　大号抓钳

的软骨或骨碎片的脱落而发病。这些碎片可在滑液中骨化和生长，并被滑膜捕获包裹[20]。此病的滑膜组织学特征与原发性骨软骨瘤病的不同之处在于，其滑膜可能是炎性的，且在捕获的骨软骨瘤周围表现出巨噬细胞反应。这种情况下，滑膜既不产生软骨瘤，也不化生。

继发性骨软骨瘤病和原发性骨软骨瘤病截然不同。前者多见于老年患者，其临床症状取决于患者的原发性关节病，关节内游离体较大，数量较少（一般不超过 5 个），形状大小不一，且多骨化。而其治疗取决于关节病的发展阶段。在晚期骨关节炎的病例中，去除游离体通常是无效的。

### （九）绒毛结节性滑膜炎

这种良性滑膜增生通常是从关节滑膜发展而来的。就频率而言，色素沉着绒毛结节性滑膜炎（pigmentation villonodular synovitis，PVNS）最常见于膝关节，其次是髋关节[21, 22]，往往是单侧关节多发。PVNS 常见于年轻人。所有关节的总年发病率大约为 1.8/100 万人[22]，由于使用先进成像技术（即 MRI）改善了检测水平，否则这一数据可能会更高[23-25]。该病有两种分型：弥漫型和局限型，两者在临床表现、影像学表现及治疗方面存在很大差异。

#### 1. 临床表现

通常，PVNS 的发展非常缓慢，其症状远在确诊前就已出现。早期临床症状一般较轻，且为间歇性，而后逐渐表现为持续症状。

若出现进行性单侧机械性关节疼痛，须考虑 PVNS 诊断。偶见关节绞锁或卡顿。

#### 2. 临床形式

某些类型的 PVNS 具有误导性临床表现。

• 当带蒂结节表现类似于游离体时，局限型 PVNS（肿瘤样）会导致疼痛、绞锁或卡顿等关节机械性不适。

• 假性败血症性 VNS 已被描述为一种高度炎症性单侧关节炎，其临床表现包括发热、红细胞沉降率（erythrocyte sedimentation rate，ESR）升高、C 反应蛋白（C-reactive protein，CRP）水平偏高及化脓性积液。无菌液体和滑膜活检有助于无菌性关节炎的确诊。这种假性败血症型 VNS 可能是带蒂肿瘤样病灶扭转导致的急性坏死所致，这一点可通过坏死片段的组织学分析证明[22]。

#### 3. 临床辅助检查

• 生物学表现正常，且无炎症综合征（罕见的肿瘤样病灶坏死除外）。

• 膝关节平片显示正常。但可检测到弥漫型 VNS 的某些表征。晚期，PVNS 的破坏性会导致骨质侵蚀或形成多发性骨损伤，通常可通过位于关节表面的硬化边界来识别[23]。当结节位于关节周围滑膜反折区（股骨颈）时，提示存在滑膜疾病。此位置将其与位于承重区的骨关节炎病变加以区分。关节间隙正常，未见关节内钙化或异物。在一项关于 58 例髋关节 PVNS 患者的研究中，95% 的病例观察到骨关节损伤的影像学表现。62% 的病变提示 PVNS（侵蚀、囊肿）。其中，16% 的病变类似于骨关节炎（关节间隙狭窄和骨赘形成），14% 的病变类似于风湿性疾病（关节间隙狭窄和侵蚀）[23]。

- CT 关节造影对 PVNS 的诊断价值很小。可观察到不规则的异质性关节腔，关节腔可见多个绒毛增生和（或）滑膜结节；然而，这些表现并不具有特异性。与关节腔连通的骨质侵蚀清晰可见。在 CT 切片上观察到的自发性高密度，与含铁血黄素沉积有关。尽管绒毛可能会与软骨瘤发生混淆，但没有游离体可以将 PVNS 与滑膜软骨瘤病区分开来。

- MRI 是目前最好的检查方法，原因在于其提供了良好的诊断方法，并加深了人们对于滑膜扩张的了解，同时，它还可以检测到 X 线片无法显示的骨质损伤。$T_1$、$T_2$ 序列（尤其是 $T_1$）与钆元素的结合对于全面分析病理性滑膜，并区分其与邻近的滑液是必不可少的[24]。可以检测具有固有磁性的含铁血黄素沉积是 MRI 成像的特有特征，而且这个特征对于 PVNS 具有特异性。

提示典型弥漫型关节 PVNS 的表现如下。

- 增生性多发性滑膜病变在 $T_1$ 处显示低信号，注射钆之后 $T_2$ 处显示高信号。在注射钆后的 $T_1$ 序列上，绒毛和 PVNS 区域与滑液（未被钆修饰）形成对比。

- 在 $T_1$ 和 $T_2$ 扫描中，含铁血黄素沉积表现为位于滑膜肿块中面积较小的低信号区，并未被钆增强。这些沉积物在增强对比度的梯度回波序列上更为明显。这一表现强烈提示患 PVNS。二水焦磷酸钙盐（calcium pyrophosphate dihydrate deposition，CPPD）沉积物会出现相同信号，以鉴别诊断慢性关节出血（血友病、滑膜血管瘤）。

- $T_1$ 和 $T_2$ 扫描上的高信号区可能与滑膜增生有关。它对应泡沫细胞（巨噬细胞）的存在[25]。

- 早期影像学时期，MRI 用于检测骨侵蚀。侵蚀区域周围可见骨髓水肿。

- 关节内局限型 VNS（肿瘤样病变）表现为圆形肿块，$T_1$ 呈等信号，快速自旋回波（纤维化）呈低信号，$T_2$ 呈高信号，低信号含铁血黄素沉积低于弥漫型。注射钆可使肿瘤样病变增强。

关节镜检查可显示 PVNS 的特征性外观，且能进行组织学确认。

- 在弥漫型 VNS 中，滑膜增厚主要呈绒毛状和（或）结节状。滑膜呈赭色或棕色（图 16-9），常伴有红/棕色特征性出血点。然而，病变的程度不能很好地通过关节镜进行评估（尤其是后部病变）。

- 局限型 PVNS（图 16-10）呈典型的赭色结节状，结实牢固、无柄或通常带蒂，有时因出血而被染色，着色鲜艳。

- 这些病理状况可通过关节镜下滑膜活检诊断。显微镜检查显示绒毛增生和（或）血管增生的结节状滑膜，其中含有巨噬细胞、泡沫细胞（黄瘤细胞）的细胞浸润及数量不同的多

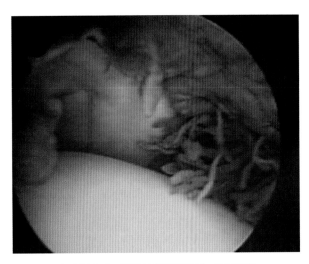

▲ 图 16-9　绒毛结节性滑膜炎（弥漫型）

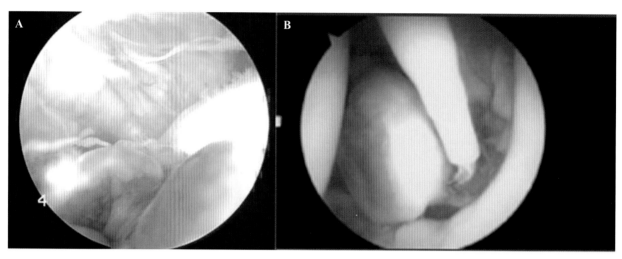

▲ 图 16-10　局限型绒毛结节性滑膜炎
A. 外周；B. 中心（经 Thierry Boyer 许可转载，© 2015 版权所有）

核巨细胞。一些细胞含有颜色鲜明的铁沉积物（含铁血黄素）。

**4. 病理生理学**

PVNS 的病因尚不明确。

- 有人提出与慢性炎症相关的滑膜增生是对关节血肿和反复创伤反应所致[26]。然而，血友病性关节病引起的滑膜炎，其不同之处在于不含有泡沫细胞或巨细胞，也不会扩张侵蚀至软组织。在 Myers 和 Masi[22] 的系列文章中，创伤因素很常见（53%），但在 Flipo 等的文章则很少见（3%）[23]。

- 还有人怀疑肿瘤细胞增殖存在局部区域性破坏所致。可发现染色体异常（1 号染色体异常，7 号染色体呈三体型）及细胞单克隆性[27, 28]。

- 一些人提到了代谢因子的潜在作用，他们注意到在大量与滑膜疾病相关的黄瘤细胞（泡沫）中，存在局部脂质代谢异常。

**5. 进化**

PVNS 随着滑膜炎的缓慢扩散和骨质的局部破坏（侵蚀、囊肿）而发展。

- 若不进行治疗，局限型 PVNS 可发展成弥漫型 PVNS[29]。

- 若提及膝关节处的相同病变[30]，局限型 PVNS 在完全切除愈合后，几乎不存在复发的风险。

- 多达 50% 的弥漫型 PVNS 病例在术后复发，其原因可能在于滑膜很难完整地切除[29, 31]。复发多见于术后前 4 年，有时甚至更晚，因此需要进行后续 MRI 检查[31, 32]。弥漫型 PVNS 在长期内，逐渐导致骨质与关节破坏，年轻患者可能需要进行关节置换。

- 最近，在不少个别病例中发现一种恶化型 PVNS。其组织学诊断发现复发和转移的风险较高[27, 33]。

**6. 治疗**

PVNS 的治疗方法，即采用全滑膜切除术清理所有病变组织，以预防复发。如果条件允许，手术可在关节镜下进行，以避免开放手术造成功能障碍的后果。然而，完全的关节镜滑膜切除术是一个非常困难的挑战，开放性滑膜切除术往往是必要的。将低剂量放射疗法作为辅助治疗尚存争议[34, 35]。

局限型 VNS 在切除孤立结节后可治愈，如果条件允许，手术可在关节镜下进行。若在安全区域内进行切除（即通过大面积切除其蒂部），则复发的风险极小。辅以滑膜切除术的价值尚未确定。

## 二、机械性炎性滑膜炎

### （一）骨关节炎滑膜增生

在髋关节骨关节炎的病程中，有时会发生非常不同寻常的转变。大量条带状增生的滑膜组织可能会夹在关节面之间，这从临床角度解释了关节的绞锁与卡顿。X 线、CT 成像或磁共振关节造影可显示绒毛，其大小可与游离体混淆（图 16-11）。尚未证明关节镜滑膜切除术可用于此种机械性增生。

### （二）Pectinéo 凹窝（内侧）皱襞周围机械性滑膜炎

在股骨颈下缘，滑膜内固定存在纤维内折，这在法国被称为"阿曼蒂尼 pectinéo 凹窝皱襞"，在英国则被称为"内侧皱襞"。关节外髂腰肌肌腱跨过此皱襞。这两个结构的摩擦，可在相互交叉处出现滑膜炎（图 16-12）。唯一的症状是非特异性疼痛。

May 等[36] 认为此皱襞几乎无法从临床上做出诊断，且影像学检查也很难评估其关节镜切除术的结果。在一项涉及 10 个病例的回顾性研究中，他将 6 名均具有同质性髋关节疼痛的年轻患者划分为一个小组，这些患者此前均未出现任何髋关节症状。在每个病例中，髋关节疼痛均会随下肢屈曲同时旋转而加重。关节镜检查前，症状持续时间平均为 20 个月。关节镜下均发现存在这种皱襞，且无其他异常。这 6 例皱襞切除术均取得良好结果，且恢复到受伤前的运动水平。如果没有长期的随访，显然无法从一系列回顾性研究中得出可靠的结论，但值得注意的是，迄今为止，该疾病仍然是相对未知的。

### （三）炎性滑膜炎

通过新的生物疗法来控制患有炎性风湿病的关节，使得关节镜滑膜切除术异常有用。然而，一旦绒毛出现可疑异常时，应熟悉炎性关节炎的内窥镜表现，以进行滑膜活检（图 16-13）。与其他关节一样，需识别纤维蛋白肿块，且勿将其与关节内发现的其他异常混淆。

### 三、滑膜恶性肿瘤

幸运的是，这类肿瘤很少见，偶尔会导致关节血肿。MRI 是检测该病与指导组织活检的首选方法。

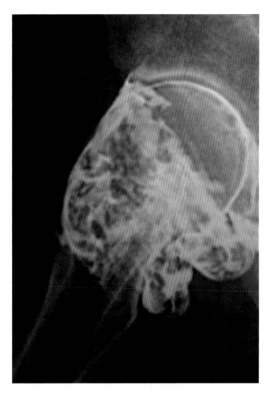

▲ 图 16-11 滑膜炎 / 软骨瘤
经 Thierry Boyer 许可转载，© 2015 版权所有

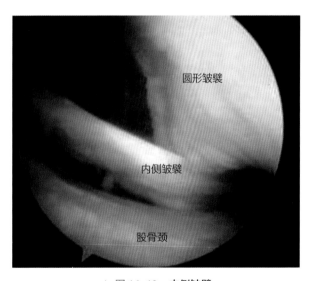

▲ 图 16-12 内侧皱襞
经 Thierry Boyer 许可转载，© 2015 版权所有

### （一）滑膜肉瘤

滑膜肉瘤占所有软组织肉瘤的 5%～10%，90% 的病例发病部位在四肢，其中下肢最为常见[37]。该病少见于关节腔内，但多见于关节附近与囊膜接触的区域。随后可就近侵入骨质或关节。

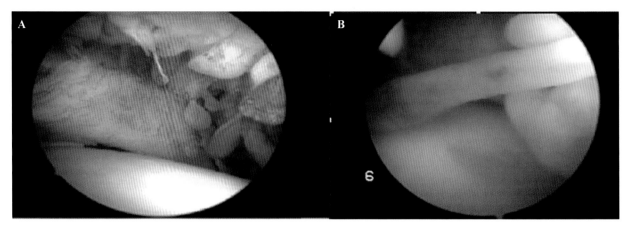

▲ 图 16-13　滑膜炎（A）和机械性类风湿关节炎（B）

X 线片可显示存在小钙化点，此类钙化点常见（30%）且易引发滑膜肉瘤[25]。随后可能会发生骨质侵蚀。CT 扫描显示异质性软组织肿块，且更易追踪到钙化点。而 MRI 则存在肿瘤的异质性表现。

### （二）软骨肉瘤

软骨肉瘤极其少见，其可自发产生并作为滑膜骨软骨瘤病恶性转化的结果。低分化软骨肉瘤在 MRI 检查中表现为模糊不清的异质性肿瘤。在其分化过程中，可能存在钙化软骨结节，从而导致其与滑膜软骨瘤病的鉴别诊断变得困难[38]。区分软骨肉瘤与原始软骨瘤的组织学标志包括 3 种：①存在体积较大的非典型细胞，多核且着色深；②出现肿瘤内结构破坏；③骨质和软组织均受到侵袭[38]。

### 四、总结

与过去相比，如今髋关节滑膜疾病变得更为常见，其临床表现轻微且使临床医师感到困惑。影像学的进步，特别是 MRI，极大地提高了该病诊断的准确性，并广泛地促进了疾病的治疗。高度怀疑的证据，加上全面的临床检查，对于促进此类疾病的有效治疗至关重要。

# 髋关节病理：过载综合征
## Hip Pathology: Overload Syndromes

Allston J. Stubbs　Elizabeth A. Howse　著
沈　超　译　程　徽　校

第17章

关节负荷分布如此准确，使关节外部肌肉或动力和关节各个部分持久性之间达到力学机械和生理的统一，从而保持应力和摩擦力的真正平衡的健康状态，直到关节病变打破这种平衡[1]。

——John Hilton, F.R.S., F.R.C.S.

## 一、概述

肌肉骨骼系统的长期反复冲击或超生理负荷，但会在没有外伤的情况下导致疼痛发作，因此通常被认为是过度使用损伤[2, 3]。过度使用损伤的定义是症状的发展，可轻至普通训练一天缺勤，也可重至运动员寻求医师的治疗[3]。从本质上讲，施加在骨骼上的应力超过了其修复能力，便出现了应力骨折[3]。本章的目的是演示改变髋关节的力和运动，最终使髋关节超负荷的各种过程，并说明对这些变化的代偿可能如何导致其他病理学和最终症状。由于竞技运动员经常达到其自身活动范围的极限，因此可能在该人群中表现最为明显。

## 二、不稳定

以往不稳定在文献中被区分为创伤性或非创伤性[4, 5]。髋关节的创伤性不稳定可以表现为多种不同的方式，最典型的是曾有或正处于明显髋关节脱位或急性损伤史的患者。然而，无创伤性不稳定通常归因于先天性结缔组织疾病，其中潜在的系统性疾病，导致骨组织或软组织疾病的产生和发展[4, 5]。

尽管这两个定义截然不同，但它们都属于髋关节不稳定的范畴。迄今为止的文献中，尚不清楚如何对两者进行分类，本质上是"过载不稳定性"[4, 5]。表现为通常归因于主要病理学的疾病，往往是由一系列无法直接确定的微小和轻微创伤事件的过载不稳定导致，但其不断累积改变了骨和软组织的解剖结构，最终使关节超负荷[4–8]。反过来，当韧带和肌腱代偿松弛的关节囊所引起的旋转不稳定时，可造成关节囊韧带逐渐薄弱的恶性循环，反之亦然（图17–1）[6]。

人们认为，盂唇通过产生关节内负压来增强髋关节的稳定性[9]。当盂唇不能分散运动过程中施加在关节上的力时，盂唇会撕裂，并与髋臼软骨分离[9]。Guanche理论认为，跑步的跨步阶段会反复使髋关节过伸，最终会导致软骨 – 盂唇交界处的压力，从而导致不稳定和潜在的半脱位。髋臼形态上的细微差别会混淆产生病理的可能性[9]。在新兵和耐力运动员中，股骨颈应力性骨折很常见，原因是他们开始或增加不同形式的高应力活动[2, 3]。除了训练方面的变化外，生理因素（即女性、营养缺乏、骨密度）和基础解剖结构（髋内翻、股骨髋臼撞击综合征和髋臼后倾）等都被认为是髋部周围应力性骨折发展的危险因素[2, 3]。例如，Kuhn等研究表明，在新兵中，髋臼后倾患者的股骨颈应力骨折比没有髋臼后倾的患者更常见。从理论上讲，髋臼后倾改变了运动员施加在髋关节上的负荷分布，从而增加

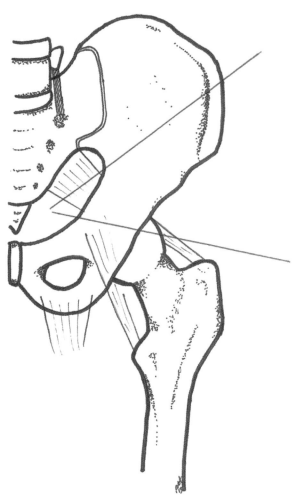

▲ 图 17-1　介绍病变位置的半骨盆图

前方：核心肌肉损伤，耻骨痛，耻骨炎，内收肌腱炎，生殖器神经根病。外侧：股骨髋臼撞击，髂腰肌撞击，近端腘绳断裂，梨状肌综合征，棘下撞击，髂腰肌腱炎，盂唇撕裂，韧带撕裂，股直肌撕脱，关节囊韧带复合体退变，转子滑囊炎。后路：腰神经根病，腰痛，骶髂关节炎，阴部神经痛，假神经病，坐骨神经痛 / 非椎间盘源坐骨神经痛

了跨股骨近端施加的力，使这些人容易发生应力性骨折[2, 6]。在运动竞赛中，髋臼后倾施加在股骨上的附加力也可以分配给其他解剖学上相邻的部位，例如耻骨。

尽管有必要进行进一步的调查，但该假设基于3名大学运动员的损伤发展情况，这些运动员已经转诊至高年资作者的诊所评估髋关节疼痛。随后通过 MRI 诊断为耻骨梳应力骨折，股骨髋臼撞击综合征骨形态和髋臼盂唇撕裂（图 17-2 和图 17-3）。2 名患者已成功通过改变活动强度治愈，第 3 名患者正在接受治疗。这些耻骨支的应力性骨折表现为

骨盆前部过度使用损伤的一种极端情况，其与耻骨联合处的疼痛程度相同。后者称为耻骨炎，归因于炎症或不稳定[10-13]。Verrall 等对 29 位澳大利亚优秀足球运动员进行了一项初步队列研究，已证明髋关节运动受限使运动员容易遭受耻骨应力损伤[10, 11]。我们假设在运动员试图克服运动范围的限制，尤其是旋转髋关节时，起自耻骨并止于股骨的内收肌和闭孔外肌可能会通过位移力而造成剪切损伤[11, 12, 14, 15]。

虽然以往常常在忽视圆韧带，但近来越来越认识到其损伤是造成持续性关节内髋关节疼痛的原因[16]。Gray 和 Villar 将圆韧带病变分为 3 类：完全破裂、部分破裂和退行性磨损[17]。虽然完全破裂起初是由于严重创伤（髋关节脱位或外科手术干预）引起的，但最近的文献认为，在不破坏关节囊的情况下，重复性的髋关节过度外展应力可导致半脱位导致圆韧带撕脱，之后自行复位[16, 18-21]。在极端外展中，圆韧带通常会绷紧，加上"过度屈曲"和外旋中，髋臼缘撞击股骨颈所产生的杠杆作用使股骨头从髋臼中脱出，同时圆韧带破裂[20]。在许多病例报道中，由于患者没能识别出急性损伤，病史只有提示半脱位。此外，临床查体未能显示出不稳定的迹象。例如，Kusma 等假设在骑马过程中髋关节反复过度外展会导致髋关节隐匿性半脱位，随后圆韧带撕裂[18]。除了对韧带的损伤程度外，损伤位置可能对于患者的表现也可能起重要作用。Barrett 等报道了一个案例，一个 5 岁的女孩在被绊下三节楼梯并双脚落地这种看似轻伤后，发生了圆韧带的撕脱性骨折[21]。受伤后立即对儿童进行检查，发现其全身韧带松弛，关节间隙扩大，没有骨折或脱位的迹象[21]。术中发现，圆韧带附着的骨软骨撕脱块阻碍了股骨头的完全复位，从而出现了先前的脱位[21]。如果没有相关的骨软骨碎片，股骨头将恢复到其正常位置，从而使患者能够承受体重而没有其他症状。

髋关节外伤性脱位通常描述为在高能量损伤（例如车祸或身体接触性运动竞赛）后，髋关节处于屈曲和内收位置，远端施加的巨大力使股骨向

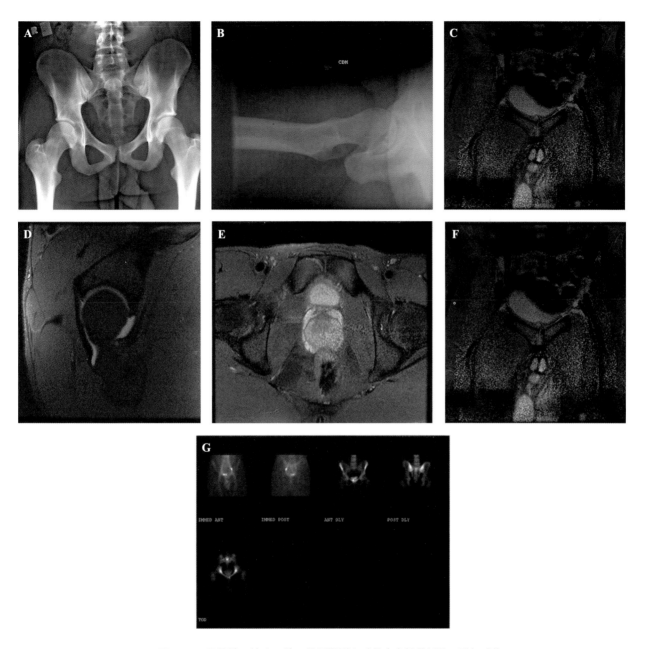

▲ 图 17-2　股骨髋臼撞击、髋臼盂唇撕裂和耻骨应力性骨折的三联征成像

A. 骨盆前后位片；B. 穿桌侧位摄片；C. 在磁共振关节造影的冠状面可见的前上盂唇撕裂；D. 在磁共振关节造影的斜位面可见的前上盂唇撕裂；E. 磁共振 T₂ 加权的轴向视图；F. 磁共振 T₂ 加权的冠状视图；G. 锝 99m 骨闪烁显像。ANT. 前；Post. 后；IMMED. 即刻；DLY. 延迟；TOD. 尾骨位于探测器上方

后移位。除关节脱位外，还同时出现例如髋臼、股骨头颈部骨折，盂唇撕裂、软骨缺损和游离体等伴随病变[22]。这些相同的关节内病变可能是由于髋关节半脱位的低能量损伤引起的，而不是脱位。最近的文献已经认识到，隐性的髋关节半脱位（如圆韧带撕脱、关节囊和盂唇撕裂，骨软骨损伤）既是许多年轻运动员髋关节疼痛的原因又是其结果（来自

诸如后关节囊不稳定和股骨髋臼撞击综合征之类的病理）[5, 20]。

　　股骨髋臼撞击综合征是由于股骨近端形态异常导致股骨近端接触髋臼所导致的髋关节活动范围受限制。凸轮型股骨髋臼撞击综合征可以定义为非球面股骨头的接触，钳夹型股骨髋臼撞击综合征通常以髋臼过度覆盖多见，或两者往往同时出

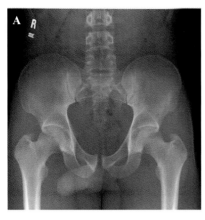
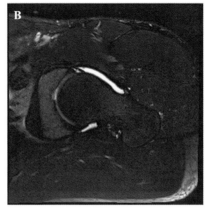
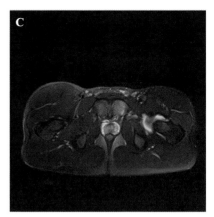

▲ 图 17-3　股骨髋臼撞击、髋臼盂唇撕裂和耻骨应力性骨折的三联征成像
A. 骨盆前后位片；B. 磁共振 $T_2$ 加权关节造影检查的盂唇撕裂轴向平面图；C. 磁共振 $T_2$ 加权的轴向平面中的耻骨应力性骨折

现 [23-26]。在钳夹式撞击中，当股骨颈与髋臼接触时，盂唇受到挤压。随着时间的流逝，这种接触会导致盂唇退变，进而在接触点处出现盂唇骨化 [24, 25]。盂唇骨化进一步限制了髋部屈曲，加剧了最初的潜在畸形 [24, 25]。随着时间的流逝，运动员继续挑战我自运动极限，撞击在盂唇外上缘的力量向后推挤股骨头（图 17-4）[8, 24]。因此，由于撞击区域起杠杆作用，在慢性股骨髋臼撞击综合征中，从理论上软骨的剪切伤和关节囊松弛可发展成为后盂唇软骨移行区的对冲性损伤 [5, 24, 27-29]。在比赛中，运动员重复做出激进动作，使得看似无害的动作成为常见重大创伤的导火索 [ 例如半脱位和（或）髋关节脱位 ][4, 5, 8, 22, 28]。如图 17-4 所示，引起撞击的形态可以作为杠杆，产生足够的力使得股骨头向后半脱位 [5, 8, 19, 28]。

　　与额外伤害相关的一种病理形式的结果在"髋部运动三联征"中得到了诠释，其中包括盂唇撕裂、内收肌和股直肌拉伤 [11, 30, 31]。当运动员试图克服由 FAI 引起的极度屈曲和内旋的限制时，运动员会改变其运动，从而对半骨盆周围的肌肉（内收肌、外展肌、屈髋肌群、髂腰肌和近端腘绳肌）施加异常压力 [31, 32]。随着股骨髋臼撞击综合征和运动性耻骨痛 / 核心肌肉损伤的诊断频率越来越高，这一概念已变得越来越流行 [30-32]。核心肌群损伤是一个术语，适用于髋关节外涉及耻骨联合两侧的腹部和骨盆肌肉 [33]。最初核心肌群损伤归因于腹直肌无

力，而内收肌对核心肌群损伤病理发展越来越为大家所认知 [33]。据推测，相对于较弱的腹直肌，强壮的屈髋肌群和内收肌之间的肌肉失衡会产生跨耻骨联合的剪切力 [34]。当运动员屈曲、伸展、外展和内收髋部时，反复的创伤最终会产生剪切力，使得耻骨联合发生炎症，导致耻骨炎 [6, 35, 36]。当髋关节被迫向外旋时，长收肌承受最大的压力，因为它在髋关节上的机械优势最小 [35]。虽然单独治疗股骨髋臼撞击综合征或核心肌群损伤可能会导致症状停止，但许多运动员只得到部分缓解，并且需要对两种情况进行手术治疗才能恢复以前的比赛水平 [31, 37]。为了更好地了解股骨髋臼撞击综合征和核心肌群损伤之间的关系，有必要进行进一步的调查。除了核心肌肉组织的劳损外，股骨髋臼撞击综合征还可能导致下肢肌肉劳损。运动中的离心收缩（向后摆动）会使运动员的髋部过度伸展（膝关节屈曲），从而产生明显的张力，最终可能导致髋部屈肌拉伤或撕脱 [11, 38]。相反，当髋部突然伸直而膝关节屈曲( 腘绳肌收缩）时，可能会发生腘绳肌拉伤，或更严重的情况是导致坐骨附着的腘绳肌腱断裂 [39-41]。Hammoud 等进一步推测慢性腘绳肌缩短可导致进一步的腘绳肌腱病，这是通过代偿性盆骨后倾斜来抵消前方撞击的一种手段 [11]。

　　尽管自 1936 年以来就已经认识到了骨性撞击，但直到最近几年才认识到诸如源自于髂前下棘（anterior inferior iliac spine，AIIS）的关节外撞击

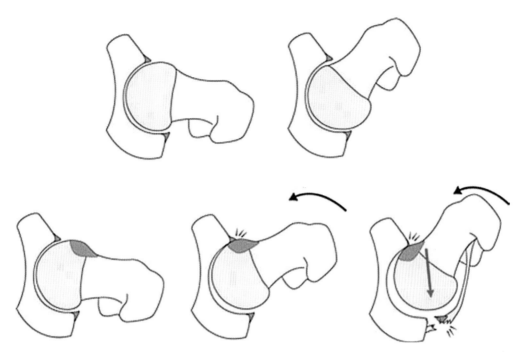

▲ 图 17-4 股骨髋关节和髋关节后方不稳患者的理论性损伤机制的示意图

上排：髋关节骨性结构正常，内旋不受阻碍。下排：凸轮型股骨髋臼撞击患者的内旋受限。尝试进行内旋会导致前部撞击和杠杆作用，从而向后驱动股骨头（红色箭头）[ 引自 Krych AJ, et al. Is Posterior Hip Instability Associated with Cam and Pincer Deformity? Clin Orthop Relat Res. 2012;470(12):3390-7. 经 Springer 许可转载 ]

原因 [42-45]。髂前下棘位于髋臼缘之上。当患者的髂前下棘突出时，它可能顶靠股骨，从而限制了患者的运动，就像髋臼后倾或股骨髋臼撞击综合征 [42-44]。突出的髂前下棘可能是发育性的，或者其本身可能是过度使用损伤的结果 [42-44]。髂前下棘的撕脱性骨折可能是由于急性创伤造成的，或是反复应力的结果，随着运动员的训练，这种应力会削弱骺板的内聚力，并最终导致肌肉和骨质增生 [42-44, 46]。

Tijssen 等在对用于诊断股骨髋臼撞击综合征和实验室病理学的体格检查方法进行的审查中发现，"Patrick 体征"或屈伸、外展和旋转测试对于髋前方关节撞击的诊断既有高度敏感性又具有特异性（0.90 或更高）[47]。患者仰卧进行屈伸、外展和旋转检查，被检查的腿放在图 17-4 所示位置（屈曲、外展和外旋）。传统上屈伸、外展和旋转是用来通过对骶髂关节施加压力来诊断骶髂病变，但此后已经认识到还可以评估髋关节的外旋 [47]。髋关节外旋的丧失（受检腿的膝关节保持悬空）暗示了前部撞击 / 盂唇病变 [47]。Tijssen 等指出，对于检查者来说，确定前部疼痛与后部疼痛是很重要的，以便将髋关

节与骶髂关节病变区分开。

此外，一般认为当髋关节的外旋减少时，这会将额外的生理负荷转移到骶髂关节上。骶髂关节是可动关节，但它不能像髋关节（球窝关节）那样运动。因此，它吸收了因髋关节病变产生的过多的能量（图 17-5）。理论上，由于髋关节超负荷而增加的能量增加了骶髂关节的压力，并导致骶髂关节炎。如 Vad 等所述，在高尔夫球手群体中髋后部疼痛或腰痛较多可证明这一点 [48]。他们认为反复的微创伤导致关节囊挛缩从而导致继发性的前髋关节运动范围丧失，最终表现为腰痛 [48]。内部和外部旋转的丧失导致屈曲、外展和外旋以及髋关节伸展距离的增加，从而将多余的扭转力传递到腰椎 [48, 49]。在这些患者中还发现了腰椎伸直的受限，虽然这可能是柔韧性降低的结果，但据推测，作为一种防止脊柱负荷增加的保护机制，患者可以自发地限制腰椎过伸 [48, 50]。Grimshaw 和 Burden 在一个 22 岁的职业高尔夫球手的案例研究中进一步支持了髋关节活动范围受限导致腰痛的理论，该高尔夫球手在接受指导后，整个挥杆动作过程中增加了髋关节（和肩

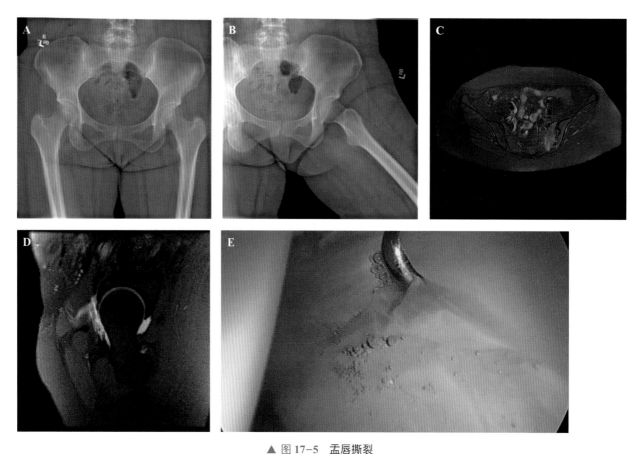

▲ 图 17-5　盂唇撕裂

A. 骨盆的前后位片；B. 左髋关节的蛙式位摄片；C. T₂加权磁共振的轴向视图；D. T₂加权磁共振斜面图像证明左侧盂唇撕裂；E. 术中照片提示盂唇撕裂

膀）活动范围后髋关节疼痛得到缓解[48, 51]。

Domb 等在对 36 例髋关节的回顾性研究中，描述了由于髂腰肌肌腱过度使用导致盂唇撕裂的情况，他们称之为 "髂腰肌撞击（iliopsoas impingement，IPI）"[11, 52]。在关节镜下观察，每个患者的髋关节，髂腰肌腱都出现炎症，并在 3 点钟位置（髂腰肌切迹）髂腰肌肌腱下方存在单纯性的盂唇损伤[52]。他们推测了该病变的三种形式。第一种是在髋关节伸展时，由髂腰肌撞击前方盂唇，第二种是由于肌腱与前关节囊 – 盂唇复合体粘连而引起的反复牵拉损伤，第三种是由于过度活跃的髂关节囊肌的收缩引起牵拉导致盂唇损伤[52, 53]。另外髂腰肌肌腱的病变可能导致髂腰肌滑囊炎，从而使得屈髋活动对滑囊产生机械刺激[6]。

髋关节超负荷的另一个原因是双下肢不等长[54-57]。下肢长度有差异的人的重心在垂直方向上会移位，继而导致下肢关节受到额外的压应力和拉应力，这是由于步态中体重分布的改变和步态运动的代偿性改变而引起的[54, 55]。例如，增加髋关节内收（或膝关节屈曲）可以有效地减少长度差异，从而减少能量消耗[54, 55]。髋关节位置的这种改变可导致梨状肌的微创伤，因为在功能上它有助于髋关节屈曲，在屈曲时提供外展，在伸展时提供外旋，并有助于提供姿势稳定性[57-59]。这是梨状肌综合征发生的原理之一。Sun 等最近报道了一个 22 岁的女性患有先天性下肢不等长，由于姿势补偿（髋关节屈曲增加）而其较长的腿出现了梨状肌综合征[54]。Dere 等报道了两个因下肢不等长而发生梨状肌综合征的病例。与前者相反，他们的患者在对侧（较短）的腿中出现了梨状肌综合征，这可能是由于代偿性腿伸展引起的痉挛[56]。尽管有许多建议的梨状肌综合征治疗方法，但借助诸如增高鞋等工具矫正腿长不均已显示出治疗性和预防性[54, 55]。进一步假设没有下肢长度差异的患者可能会由于治疗下肢病变时产生差异而导致医源性梨状肌综合征。在资深作者所在诊所，两名由 CAM 矫形靴引起梨状肌疼痛的患者可支持这一理论。

Martin 等已将与梨状肌有关的病理学进一步确定为非椎间盘源性坐骨神经痛或深臀综合征（deep gluteal syndrome，DGS）的潜在原因之一。因为髋关节运动过程中压迫了坐骨神经，并随后产生了臀肌和神经根疼痛[11, 59]。当患者屈髋时，肌腱撞击坐骨神经，从而引起疼痛和感觉异常[59]。坐骨神经相对于梨状肌的解剖变异也可能使患者易于出现症状（例如二分坐骨神经或梨状肌腱分成多束）。此外，由于解剖学关系密切，腘绳肌、闭孔内肌孖肌复合体或大转子滑囊的在病变时可导致深臀综合征[59]。例如，Martin 等研究发现，在 35 例深臀综合征患者中，有 27 例大转子滑囊过度增厚，内镜检查发现纤维瘢痕带似乎延伸至坐骨神经附近[59]。过度使用和髂胫束炎症可能导致股骨大转子滑囊炎。髂胫束由阔筋膜张肌和臀大肌组成，作为髋关节的屈肌、外展肌和内侧旋转肌的一部分。其在站立时还可以提供外侧膝盖的稳定性。臀肌功能障碍或撕裂可导致髂胫束增厚 / 收紧，最终导致大转子上方的外弹响髋（髂胫束弹响），并在髋关节弯曲时诱发滑囊炎[6, 60]。深臀综合征的另一种产生形式是神经在撕脱伤后黏附在腘绳肌腱上，从而防止其在屈曲过程中滑动[11, 59]。当髋关节稳定元素出现病变时，它们会侵犯周围的神经（改变本体感受）和脉管系统 [阻塞动脉供应和（或）引起静脉阻塞]，从而导致某种形式的生殖器神经根病（除坐骨神经痛外的骨盆、会阴和腹股沟痛），最终导致性功能障碍[61]。

## 三、结论

尽管直到最近才开始认识髋关节过载综合征，并且有必要进行进一步的研究，但重要的是要记住，病变呈现形式多样且表现五花八门。关节内病变可表现为关节外问题，相反，周围的关节外结构可导致关节内病变。外科医师必须了解周围解剖结构的关系及其如何影响髋关节，以减轻症状并防止复发。

# 髋部疾病的病因：创伤
## Hip Disease Etiologies: Trauma

Joshua A. Tuck　Scott King　Craig M. Roberto　Brian D. Busconi　著
沈 超 译 程 徽 校

## 一、概述

在本章中，将回顾运动员通常经历的髋关节外伤。虽然与软组织伤或撕脱伤相比，运动员的创伤性不稳定病例和涉及髋部区域的骨折要少得多，但对于运动员而言则更为严重和危险。本章将列举有关受伤运动员的病史和表现的总体观点，并有助于临床医师确定诊断和治疗方法。

## 二、创伤性髋关节不稳

髋关节脱位在体育运动中并不常见，据报道，发生在运动活动中的所有髋关节脱位的发生率为2%～5%[1, 2]。伴有或不伴有骨折的髋关节脱位在美式足球、橄榄球、摔跤、足球、体操、滑雪/滑水、排球、网球、马术和慢跑等运动中都曾有记载[2-8]。儿童可能比成人更容易受到这种伤害，因为仅需要较少的力就可使关节脱位[2, 9]。

就像在车祸中一样，在运动中，髋关节后脱位的发生率也比前脱位高[1, 2, 6]。导致受伤的两种最常见的机制是：向前跌倒膝盖着地，将大腿轴向载荷传递到髋关节；或者类似地，跌倒所有四肢着地，手和膝关节位置受力，轴向负荷传导至股骨[2]。通常情况下，球员在受伤时会被对手重压导致轴向负荷增加，而髋关节通过内收支撑，导致后脱位[1, 2, 6]。当髋关节被动外展和外旋时，就会发生前脱位，就像一字马一样，这种情况在体育活动中更

常见，例如体操或田径比赛[6]。发生简单脱位还是发生骨折脱位取决于后脱位时髋关节屈曲和内收的程度[2]。一个单纯的后脱位有可能和髋关节极度屈曲和内收相关[2]。

在检查时，后脱位时下肢处于屈曲、内旋和内收位置，前脱位时下肢处于伸直、外旋和外展位置。与任何脱位一样，如果可能的话，迅速闭合复位是最重要的。骨坏死或与坐骨神经相关的神经性麻痹的风险随延误时间而增加。检查患侧肢体的神经血管状态，评估后脱位可能引起的足下垂，因为可能涉及坐骨神经的腓总支。对患侧膝关节的完整评估非常重要，尤其要注意伸膝装置，因为受伤通常会直接伤害到前膝。Schmidt 等[10]在一系列28具患侧髋关节脱位的膝关节中，21例（75%）有疼痛，25例（89%）有可见的软组织损伤，其中27例的 MRI 显示几乎所有（93%）都有肌肉骨骼异常。37%膝关节有积液，33%膝关节有骨挫伤，30%有半月板撕裂。

在成像方面，应在髋关节复位后获得骨盆的前后位片，受累侧的前后位平片和侧位片以及 Judet 位摄片（旋转45°摄片以评估髋臼），应从影像学图像确认同心复位。如果股骨头不在髋臼中心，可能是由于髋臼缘或股骨头骨折引起的骨软骨碎片嵌顿在关节内，或者软组织可以插入关节面之间。非同心复位后应紧急进行 CT 扫描以进行手术矫正的术前计划。Moorman 等[11]评估了创伤性髋关节半脱

位后的 MRI 表现，并描述了髋臼后缘骨折，髂股韧带损伤和血栓形成的三联征。Laorr 及其同事[12] 在一系列急性脱位行 MRI 检查的 14 例患者中，发现存在股骨头挫伤，髋臼边缘骨折，关节内游离体，圆韧带嵌顿和髂股韧带损伤。

必须尽快复位脱位的关节，以最大限度地减少股骨头缺血性坏死的风险。Hougaard 和 Thomsen[13] 指出，脱位 6h 内髋关节复位的 AVN 发生率为 4.8%，而 6h 后髋关节复位缺血性坏死发生率为 52.9%。在镇静或全身麻醉下进行复位，并且外科医师必须做好手术准备，必要时患者应同意进行开放复位。同样，如果在标准 X 线片上复位并非完全同心，则应进行 CT 扫描。复位后，将动态检查髋关节的运动稳定性和平滑度。如果不存在大于 25% 的髋臼边缘碎片，并且没有嵌顿的关节内游离体，也没有机械性髋关节症状或相关的股骨头或颈部骨折，则应进行非手术治疗。

髋关节成功复位后，应警告患者注意髋关节位置的注意事项。后脱位患者应避免屈曲 > 90°、内旋 > 10° 和内收。前脱位患者应避免外旋和超出中立位的过伸。简单脱位后的负重时机是有争议的。最初，人们主张在 4～6 周内不要负重，但是最近早期辅助负重效果良好，使这一观点近来备受争议。如果在急诊进行了 MRI 检查并发现较大的血肿形成，则建议进行急诊穿刺[11]。MRI 是检测骨坏死最敏感的检查，并且提倡在脱位后 6 周内进行 MRI 检查[14]。在第 6 周的 MRI 中未发现骨坏死迹象的患者，在其可以耐受的前提下可逐步参与游戏和体育活动。在第 6 周被诊断出骨坏死的患者有股骨头塌陷和关节退变的风险，应建议不要重返运动。

尽管大多数股骨头坏死病例最终都需要手术治疗，但选择手术治疗还是非手术治疗取决于骨坏死的临床和病理分期。保守治疗仅在症状缓解的早期有效。已投入应用的非手术治疗包括休息和活动调节、药物治疗、体外冲击波治疗和电刺激治疗。

单纯髋关节脱位（无相关骨折）的康复从早期受保护的负重开始，在疼痛和肌肉痉挛能承受的前提下逐渐达到完全负重。康复计划应着重于控制疼痛，同时获得最佳的活动范围并加强周围的肌肉组织的强度。如前所述，将根据脱位的方向建议限制某些姿势。上肢有氧运动可保持心血管健康。步态训练通常在两周后开始。在第 4 周，如果患者对负重感到舒适，则开始进行功能性负重锻炼，例如带绳索阻力的浅蹲和站立升降运动。在此之后，应进行体育专项训练和整体核心肌群身体强化。一旦患者关节无痛功能良好，重获对称的下肢力量及活动范围，便可以结束治疗，重新参加竞技运动。

患髋残余的症状性不稳定软骨损伤的治疗可通过手术干预解决。已经报道了多种保留关节的手术选择来治疗髋骨软骨或软骨损伤，包括清创术、微骨折、自体骨软骨移植（osteochondral autograft transplantation，OATS）和镶嵌成形术、自体软骨细胞植入术、骨软骨同种异体移植术，以及利用缝合技术进行软骨再固定术[15, 16]。

运动员髋关节软骨损伤的手术治疗结果各不相同。应告知运动员，能否恢复其先前的比赛水平的结局取决于其关节内病变的严重程度，尤其是关节软骨损伤的程度。早期诊断和治疗髋臼盂唇撕裂对于减少髋关节退变过程至关重要[17]。多项研究表明，运动员在进行软骨损伤的手术治疗后可以恢复运动[17-19]。

Byrd 和 Jones[18] 评估了 15 名接受髋关节镜检查，诊断为软骨损伤、盂唇撕裂、关节炎、股骨头坏死、游离体或滑膜炎的运动员 10 年的随访结果。治疗后有 13 名患者（87%）恢复了原来运动水平。所有影像学上可见髋骨关节炎的 5 名运动员接受了髋关节置换术，平均时间为 6 年。尽管在有限病例报道中软骨修复手术后已经取得的良好结果，但在现有文献的基础上仍需要增加患者样本量和加入对照组进行进一步研究。

除非急性盂唇撕裂不能使髋关节同心复位，否则很少进行急诊盂唇修复。对于在体育活动中残留不稳定性症状的患者，可以考虑采取盂唇修复同时行关节囊紧缩术[20]。髂股韧带（iliofemoral ligament，ILFL）在提供髋关节稳定性方面的重要性不言而喻。最近的一项生物力学研究[21]表明，髂股韧带在限制股骨的外旋和前移方面起着重要作用，而盂唇为这些运动提供了次要的稳定作用，这表明如果受损，这两种结构都应该修复，以恢复髋关节功能。

尽管关节镜检查应在复位术后多久施行尚无定论，但已有证明创伤性髋关节脱位后的髋关节镜检查是安全的。髋关节镜检查适用于在发生外伤性脱位后，去除关节内游离体以及不可复的脱位。如果运动员表现出疼痛和（或）机械症状，使他们无法恢复运动或以前的比赛水平，那么也应鉴别髋关节脱位。Philippon 等[22]和 Ilizaliturri 等[23]对有症状的髋关节脱位患者的关节镜检查结果进行了评估。

Philippon 及其同事[22]报道 14 位职业运动员的结果，这些运动员在单纯髋关节脱位后接受了髋关节镜检查，受伤后平均 125 天（0～556 天）接受手术。如果专业运动员无法重返运动场，则将更倾向于接受关节镜评估。Ilizaliturri 及其同事[23]也报道他们的发现，该研究针对 17 例因持续髋关节机械性症状而导致的髋关节脱位后行髋关节镜检查的患者。闭合复位与关节镜检查之间的平均时间为 3 个月。在两项研究中，都报道较高的盂唇撕裂、软骨损伤和骨软骨骨折的发生率。处于赛季中期的运动员可能希望等到赛季结束时再解决其盂唇或软骨损伤以及伴随的股骨髋臼撞击综合征（如果存在）。运动员髋关节病变出现症状时，继续运动时应进行核心和骨盆稳定肌群锻炼以及拉伸运动，并尽量减少导致髋关节屈曲大于 90° 的活动，包括深蹲。应考虑对有症状的软骨或盂唇病变进行关节镜治疗，以减少发生骨关节炎的风险。研究表明，如果在骨关节炎的影像学证据出现之前就开始治疗，大多数职业运动员都可以回到职业水平[24]。

如前所述，关节镜检查发现所有髋关节脱位患者均患有关节软骨损伤。这可能是在一段创伤性不稳定后创伤后关节炎成为最常见并发症的主要原因，高达 24%[25]。缺血性坏死是另一个潜在的灾难性后果，如前所述，其与复位时间紧密相关。在骨折脱位的情况下，异位骨化现象更常见，对于简单脱位的患者，尚无明确的预防建议。血栓栓塞是髋部高能量创伤后的另一种潜在的灾难性并发症，包括瘀血、内皮损伤和高凝性组成的维尔诺三联征，使患者处于深静脉血栓形成的高风险中。在适当的临床环境中，建议提早活动。建议使用气压加压袜以及药物预防措施。

Cornwall 和 Radomisli 的文献综述[26]报道神经损伤在成人中发生率为 10%，儿童中为 5%。坐骨神经的腓总分支通常会被累及。坐骨神经可以被急性撕裂、拉伸或压迫，或随后被包裹在异位骨化骨中。在急性期中进行仔细的体格检查和记录是至关重要的。至少 60%～70% 的患者发生部分神经功能恢复，与损伤或治疗类型无明显相关性。对这些患者的康复应包括通过支具和保持整个下肢足够的活动范围来避免足部畸形。神经传导检查可帮助评估神经损伤的程度。

## 三、股骨头骨折

股骨头骨折几乎总是与髋部骨折脱位有关，在体育运动中极为罕见，文献中只有病例报道[1]。因为股骨头骨折由股骨头移位越过髋臼的后缘产生的剪切应力造成。对于后脱位，通常累及股骨头的前缘，而对于前脱位，则累及股骨头的后外侧[27]。

由于股骨头骨折与髋关节脱位有关，因此请参考脱位一节，了解典型的损伤机制、病史 / 表现、体格检查、影像学和急性治疗（复位）。

Pipkin 分类通常用于描述股骨头骨折的位置和任何相关骨折。股骨头骨折也有 Brumback 分类，它比较全面，包括脱位的方向（后、前、中心）；此外，它指定了股骨头骨折的位置，髋臼是否受累，并描述了髋关节任何不稳的状态。两种分类系统都具有预后价值。然而，我们将关注在治疗方面使用 Pipkin 分型法[28]。

在 Pipkin Ⅰ 型损伤中，骨折的位置位于中央凹下方。如果碎片的位移小于 2cm，没有嵌顿的碎片，髋关节对合性良好且稳定，则可以考虑进行非手术治疗。Ⅰ 型骨折涉及头部的非承重部分；因此，可以比Ⅱ型骨折提早承重。

Pipkin Ⅱ型损伤涉及的骨折延伸至中央凹以上，并累及负重面。但是，对于达到与Ⅰ型骨折相同的复位标准的Ⅱ型骨折，可以考虑采用非手术治疗。Ⅱ型骨折通常累及股骨头较大的面积，这可能使髋关节不稳定[29]。因此，由于典型的大骨块以及损伤位置位于负重面，大多数 Pipkin Ⅱ型骨折都需要通过手术复位和固定进行治疗。

Pipkin Ⅲ型和Ⅳ型损伤涉及股骨头骨折，并伴有股骨颈骨折和髋臼骨折。这些骨折几乎总是需要手术复位和固定。后入路和前入路（Smith–Peterson）均可用于股骨头骨折的治疗。

## 四、小转子骨折

小转子骨质融合在 15—17 岁[30]。髂腰肌肌腱止于小转子。踢或短跑通常引起此区域撕脱骨折。患者通常会抱怨腹股沟或大腿近端大腿前内侧区域疼痛，并将下肢保持在髋关节稍微弯曲的位置，以减轻所累及肌腱组织的张力。

体格检查显示大腿内侧和腹股沟区域触诊局部压痛，主动屈髋或被动伸髋疼痛会增加。普通的 X 线片通常会显示由髂腰肌牵拉引起的骨折向上方移位（图 18-1）。患侧的略外旋的平片将有助于更好地观察小转子。由于较少的软组织附着，一旦骨折涉及坐骨结节，髂前上棘（anterior superior iliac spine，ASIS）和小转子，骨折块的移位会更大。相比之下，由于其他软组织的附着，髂嵴和髂下前棘骨折块的移位比较有限[31]。

像大多数撕脱骨折一样，大多数运动员的这种损伤都能通过保守治疗治愈。通常，对于大多数患者，非手术治疗骨性撕脱骨折可达到很好的效果[30-33]。在 Dimon 等报道的一系列病例中，发现患者可在最初两周使用拐杖并可以尽可能负重[34]。3 个月后，大多数患者能够不受限制地回到比赛中，并且没有任何疼痛或无力的迹象。

尽管适应证可能包括有症状的骨不连，没有发现任何手术复位和固定股骨小转子撕脱性骨折的手术病例。

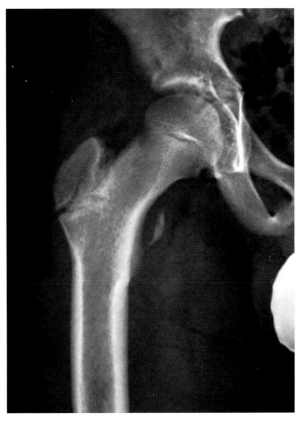

▲ 图 18-1　小转子骨性撕脱性骨折合并移位

## 五、股骨颈应力性骨折

股骨颈应力性骨折（femoral neck stress fractures，FNSF）通常发生在年轻的运动员和新兵中，且发病率较高[35-38]。多种运动与之有关，包括长跑、耐力运动、芭蕾舞和一些有氧运动。承受恒定的反复载荷的人群更容易发生应力性骨折，在应力性骨折中，训练量和受伤可能性之间存在相关性[39, 40]。最近，Korvala 及其同事[41] 研究了此类骨折的遗传易感性，对照 120 个健康个体，他们在 72 名股骨颈骨折的新兵中检查了与骨骼代谢或病理有关的 8 个基因（COL1A1、COL1A2、OPG、ESR1、VDR、CTR、LRP5、IL-6）。他们注意到，与携带者相比，缺乏等位基因 CTR-C 和（或）单倍型 VDR C-A 的人患FNSF 的风险增加了 3 倍。这表明遗传因素可以在承受大量运动和机械负荷的个体的应力性骨折发展中发挥作用。

股骨颈脆性骨折也发生在骨密度低的老年人群

中。本讨论将把重点放在年轻运动员是正常骨骼出现的不完全性骨折，而不讨论存在于孱弱、病理性骨骼的脆性骨折[42]。人们认为骨折是由反复的次最大应力引起的，其频率超过骨骼的适应能力[42]。在女性耐力运动员中，与绝经个体相比，停经个体的骨矿物质密度（bone mineral density，BMD）更低[43]。在这些人群中，骨性脆弱和疲劳负荷并存，因为她们的骨骼较弱（脆性），承受着过度的压力（疲劳）。Pouilles 等[44]用双光子吸收法测量了41名发生应力性骨折的新兵的骨密度，与对照组相比，发生跟骨或股骨骨折的患者骨密度低10%。

FNSF 通常分为在股骨颈下侧（压缩型）（图18-2）、股骨颈上侧（张力型）或完全移位的骨折[42]。初始诊断时骨折移位的发生率在12%～66%[45, 46]。在成像部分将讨论基于 MRI 发现的严重程度分级。临床表现可能会有所不同，并且可能在损伤发作后很长一段时间内并未诊断出骨折，这明显增加了发生移位和病变进一步加重的风险[35]。在一个系列中，从症状发作到诊断开始平均为14周[35]，而在另一个系列中，平均为3.4周[46]。对于入伍新兵，Joshi 等[47]报道在第4～7周的强化训练中发生率为74%。

对于高强度运动员出现为疑似应力性骨折症状的，应保持高度怀疑，详细的病史和体检势在必行。患者通常抱怨与活动有关的前腹股沟疼痛。许多人报告疼痛随着承重运动而增加，并随着休息而减轻。避痛步态可能偶尔出现。前腹股沟和大腿近端触诊处可能有压痛，而直腿抬高和下肢旋转拮抗检查疼痛。有时表现的症状可能会有所不同，例如外侧疼痛甚至臀部痛[48]；因此，应正确评估疑似病例。

普通 X 线片是髋部骨折成像的一线影像资料，尽管对于 FNSF 患者而言这可以正常的。应获得骨盆的前后位片和患髋的平片，前后位平片应通过充分内旋下肢以消除股骨前倾的影响，以便完整显示股骨颈。在这种平片上，经常可见透亮的骨折线，并且有时可以见到后来形成的骨痂。如果怀疑有FNSF 且 X 线片正常，则建议 MRI 或核医学骨扫描。

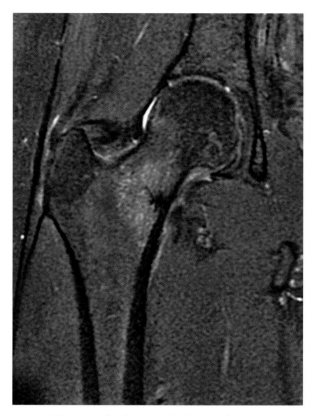

▲ 图 18-2 磁共振显示压迫型股骨颈应力性骨折

MRI 是 FNSF 的首选检查。它可以帮助将这些伤害分为 Ⅰ～Ⅴ 级[49, 50]，因为认为 Ⅰ 级和 Ⅱ 级等级较低，而 Ⅲ 级和 Ⅳ 级等级较高。那些在皮质骨中形成骨痂为 Ⅴ 级。应力相关的骨损伤的典型早期征象是骨内膜骨髓水肿。这被认为是非特异性发现，因为它也可能存在于感染、骨挫伤和恶性肿瘤中[51]。在相应的临床情况下，即使没有离散的骨折线，如果存在骨髓水肿，也可诊断为低等级骨折。水肿的特征是短时间反转恢复序列（short tau inversion recovery，STIR）和 $T_2$ 加权图像上的信号强度较高，而 $T_1$ 加权图像上的信号强度较低。一般认为骨折线是骨应力损伤特异性的表现，在所有脉冲序列中均表现为髓内低信号强度。而骨痂表现为中等皮质信号强度。冠状面 STIR 最能观察到应力骨折的低密度线。

对于禁行 MRI 的患者（例如心脏起搏器、脑动脉瘤夹、中耳假体、神经刺激器），可以进行核医学检查。由于其对捕获骨代谢变化的高敏感性，因此在 MRI 出现之前就已经长期使用。最常用的放射

性药物是 $^{99m}Tc$ 磷酸盐类似物。骨应力损伤后6~72h内即可观察到病理性浓聚[52]。Bryant 等的一项研究[53] 将 38 例行平面闪烁扫描的患者与 39 例经单光子发射计算机断层扫描（single-photon emission computed tomography，SPECT）进行平面闪烁扫描的患者进行了比较，用以评估能否将 FNSF 分类为低级和高级。他们注意到，使用 SPECT 进行平面闪烁显像比单独使用平面闪烁显像更敏感和准确。CT 扫描也有助于勾勒出骨的解剖结构，但敏感性低于 MRI 或骨闪烁显像[49]。

治疗方案取决于骨折的类型和部位。位于股骨颈张力侧的骨折比压力侧的骨折具有更高的移位风险[45, 54]，因此，建议对张力侧骨折进行内固定[55]。Shin 和 Gillingham [42] 将压力侧骨折分为 1 级（在 MRI 上未见骨折线）、2 级（骨折线短于股骨颈宽度的 50%）和 3 级（骨折线长于 50%）。对于 1 级和 2 级骨折（无骨折线或短于股骨颈宽度的 50% 的骨折），建议进行非手术治疗，使用拐杖负重，并密切随访，以发现任何进展迹象。对于 3 级骨折（骨折线长于股骨颈宽度的 50%）和保守治疗时发生进展的骨折，应使用内固定来稳定骨折块。

康复取决于骨折的类型以及是否进行手术。当完全负重无痛，体格检查触诊无压痛，且影像学检查与骨折愈合一致时，患者可恢复承重活动。然后，通过完全的下肢康复来强化核心肌群，恢复本体感受和体育活动。

并发症最可能与骨折类型有关[35]。由于未移位的骨折可能在此期间移位，因此延后诊断可能很重要。对于移位性骨折，从移位到手术稳定的时间较长，以及术后前后位 X 线片上存在内翻畸形是导致缺血性坏死的主要因素[46]。其他灾难性的并发症有骨不连、内翻畸形愈合和髋关节创伤后关节炎[35, 40]。

预防是此类伤害的最佳治疗方法。一旦发生应力性骨折，可预知运动员出现下一次应力性损伤的风险较高。作为医疗保健提供者，有责任评估低 BMD 的风险因素，例如营养不良、低钙、低维生素 D 摄入量、过度或不适当的训练以及遗传因素。为避免其他类型的应力性骨折而对患者进行咨询，应该成为这些可预防的伤害整体管理的一部分。

## 六、总结

髋关节过度劳损的患病率正在增加，表现形式也多种多样。全面了解患者的病史、检查和适当的影像可有助于制订正确的诊断和治疗方案。

# 第19章

# 髋关节病因的认识：股骨头坏死

## The Understanding of Hip Etiologies: Osteonecrosis of the Femoral Head

Bhaveen H. Kapadia　Kimona Issa　Samik Banerjee　Michael A. Mont　著

沈　超　译　程　徽　校

## 一、概述

骨坏死，也称为无血管坏死、缺血性坏死、无创伤性坏死或无菌性坏死，是一种灾难性的，使人虚弱的病理状态，其发病机制知之甚少[1, 2]。它主要影响30—50岁年轻人的股骨头[3, 4]。目前尚不清楚这种疾病的真实发生率。但是，在美国，排除诸如股骨颈骨折等明显原因后，据估计每年诊断出10000～20000例新病例，每年约占全部髋关节置换术总数的10%[5]。病因种类繁多，可分为直接和间接危险因素。然而，该疾病的细胞病理学相似（表19-1）[6]。因此，本章将描述该疾病的病理、病理生理以及相关的危险因素，将在随后的章节中进一步讨论治疗策略。

## 二、发病机制

股骨头无创伤性骨坏死的确切发病机制尚不完全清楚。但是，已提出了多种发病理论。这些包括血栓栓塞事件、脂肪细胞肥大和镰状红细胞病，每一种情况都会导致骨髓压力升高、小动脉阻塞和阻塞静脉回流。

除上述危险因素外，遗传变异可能是导致骨坏死的病理因素。特别是在血栓性疾病中见到的凝血级联成分的遗传改变，例如C蛋白、S蛋白和纤溶酶原激活物抑制剂1基因，被认为是该病最重要的病因之一[7-9]。另外，一氧化氮合酶基因中的遗传多态性可促进骨形成、血管生成和抑制血小板凝集，在某些研究中其已显示出增加了骨坏死的风险[10]。此外，研究表明，血管紧张素Ⅰ转换酶（angiotensin Ⅰ –converting enzyme，ACE）基因和固醇调节元件结合转录蛋白3的单核苷酸多态性变异与骨坏死进展的机会增加有关[7]。

这些理论大多数并不相互排斥。因此，骨坏死的原因可能并不单一，而往往是多因素、多种类的一组疾病，最终发展入一条共同的途径导致股骨头死亡。

## 三、病理学

尽管有多种相关或直接的危险因素可导致骨坏死，但这种疾病最终导致一种共同的途径，即股骨头微循环的破坏。导致血管破裂的主要机制是通过创伤的直接损害，血栓形成引起的脉管系统阻塞或骨内高压对血管的血管外压迫。这种股骨头灌注的破坏导致向骨细胞的氧气输送减少，缺血2～3h内细胞死亡。

在骨细胞的最初局部缺血事件之后，骨髓组分也会死亡。但是，包括骨细胞、造血细胞和脂肪细胞在内的所有细胞类型都会在坏死性骨坏死过程中受到影响。这些区域中的脂肪细胞通常具有较大的细胞质脂质液泡，随着细胞死亡而保持不变。这导致在细胞死亡的早期阶段，MRI信号保持不变。当细胞膜破裂并且含有脂质的液泡经历变性时，MRI

表 19-1　髋部骨坏死的危险因素

| 直　接 | 间　接 |
| --- | --- |
| 创伤 / 脱位 | 酗酒 |
| 放疗 | 长期皮质激素使用 |
| 镰状细胞贫血 | 凝血异常 |
| 凯松病（减压病、潜水病或减压症） | 羟甲基戊二酰辅酶 A 还原酶抑制药（他汀类药物） |
| 骨髓增生性疾病 | 系统性红斑狼疮（SLE） |
| | 人类免疫缺失病毒（HIV） |

变化开始出现。在此阶段，松质骨结构保持不受影响，导致 X 线片看起来正常（Ficat Arlet 0 和 1 期）。坏死事件之后的修复过程随之开始，除非病变累及的程度少于 15% 的股骨头，否则修复通常是无效的，并导致股骨头塌陷。

在早期病变中，所见的组织学改变是细胞坏死，局部出血区域和被脂肪骨髓区域包围的纤维化区域。骨髓脂肪细胞发生微泡变化，继而造血和脂肪成分明显坏死。坏死病灶的中央区域可保持无细胞状态很多年。但是，在外围区域内，坏死和修复在同时进行。骨小梁通常没有骨细胞，由疏松的骨髓纤维化组成，可能提示血管长入增加。此外，坏死的胶原蛋白产物刺激破骨细胞迁移，从而吸收坏死骨小梁并导致并置新骨替代。如此以往坏死区域可以完全愈合；然而，如上所述，这取决于坏死病变的大小和位置。

在进展期病变中，股骨头通常有一个很大的楔形区域，完全由死骨组成。该区域由脂肪组织和无序的骨小梁组成，最终被网状、肉芽状或无定形组织替代。在该区域下方的骨髓内，有一个由增厚骨小梁和新生血管纤维化形成的修复区。此骨吸收和形成的区域在影像学上显示为密度增加。作为尝试修复病变的（称为爬行替代）的一部分，可能是血管生成因子作用下，可见死骨再血管化。此外，死骨的副产物可能可以募集局部间充质细胞，然后破骨细胞吸收坏死组织，并将成骨细胞募集到该区域成骨。

修复过程的下一个阶段可能会损坏骨块的完整性。坏死的骨骼底部会形成厚厚的纤维瘢痕组织，并将其与有活性的组织分开，并阻止血管长入。该阶段是不可逆的，并防止其他坏死的发生影响修复过程，从而导致病变的进展。在整个重塑过程中，坏死骨的生物力学完整性减弱到一定程度，随后可能导致塌陷。另外，髋部的周期性负荷可能导致应力诱发的微骨折。当机械应力超过坏死区域的骨强度时，将导致软骨下骨骨折。这导致上覆的关节软骨塌陷和股骨头畸形。此外，在塌陷之后，这种畸形会导致软骨破裂，关节面不匹配和退行性关节疾病。

## 四、危险因素

有几种危险因素可能与髋关节骨坏死有关。总体而言，这些因素可以分为直接原因和间接原因。

### （一）直接危险因素

直接危险因素是直接导致血流机械阻塞，导致缺血或直接细胞死亡的那些疾病或状况。这些包括创伤 / 脱位、镰状细胞病、沉箱病、放射坏死和骨髓增生性疾病。一个可以用于理解的例子是髋关节（特别是股骨颈和旋股内侧动脉）的创伤事件，它可以直接限制髋部的血流并导致局部缺血。

镰状细胞血红蛋白病是一种常染色体隐性遗传疾病，在非裔美国人中患病率估计为 0.34%[11]。在这种疾病中，三种机制[12] 可能导致血管闭塞、减少向骨骼的营养输送、局部缺血、最终导致骨坏死。血液中氧含量的降低加剧了从圆形的柔性细胞到镰刀状的非柔性细胞的形状变化，使之无法正确地流过毛细血管床。因此，引发镰状细胞危机的危险因素包括任何导致血氧水平低的情况，如剧烈运动、在高海拔停留或感染[13]。同样，红细胞与静脉内皮的黏附也可能导致血管闭塞。此外，溶血过程中释放的血红蛋白会迅速消耗一氧化氮（一种血管扩张药），可能会引起局部血管收缩。在显微镜下，镰状细胞疾病引起的继发性骨坏死表现出非特异性炎症反应，涉及淋巴细胞，而没有败血症、炎症、肿瘤细胞或晚期改变的特异性病变。没有细菌污染是其与特发性骨坏死鉴别的主要差异[14]。

辐射可能会损坏血管壁并导致血管受损。此外，据称辐射还会对成骨细胞的功能产生负面影响，并导致骨基质产生减少，进而导致骨坏死[15]。

沉箱病（减压病、潜水病或潜涵病）也可能由于压力快速变化而直接导致骨坏死，从而导致氮气气泡的形成。这些会导致血管内或血管外的氮栓塞和血管阻塞，并通过一种也称为减压性骨坏死（dysbaric osteonecrosis，DON）的机制导致永久性骨组织损伤。其他可能的机制包括脂肪栓子、渗透气体作用和血液浓缩引起的可凝结性增加[16, 17]。

还已知骨髓增生异常是骨坏死的直接危险因素，并具有几种已知的作用机制。淋巴母细胞过度增殖可能会使骨髓空间过度拥挤，并导致邻近血细胞死亡。此外，以红细胞堆积为特征的红细胞线串形成，会增加血液黏度，减少血流并损害营养物质向骨骼的输送。该疾病的治疗也可能加剧坏死过程，因为化学治疗剂对快速分裂的细胞（如骨髓中的祖细胞）具有细胞毒性。

### （二）间接危险因素

间接危险因素是已知与骨坏死有关的因素；但是，它们的作用机制尚未完全阐明。最常见的因素包括长期使用皮质类固醇、饮酒、吸烟和人类免疫缺陷病毒（human immunodeficiency virus，HIV）感染。其他风险因素包括遗传性疾病，例如凝血异常，会导致血栓形成和纤溶不良。

骨坏死最常见的危险因素是长期使用皮质类固醇激素。皮质类固醇相关的骨坏死的总发生率为0.3%～52%[18, 19]。在一些研究中已经证明，累积剂量＞2g的患者发生骨坏死的风险更高[1, 2]。Nakamura等的研究评估了201例系统性红斑狼疮的患者，并观察到发生骨坏死的风险与皮质类固醇累积剂量的增加有关[20]。在这项研究中，需要增加皮质类固醇剂量的患者中有15%患上了这种疾病。据推测，使用皮质类固醇激素可能会导致某些人的骨髓中的脂肪细胞肥大，从而导致骨髓体积和皮质内压力增加。据推测这可能减少了通过网状动脉的血流。但是，并非所有人都发生这种情况，因而有些人认为这种倾向可能是脂质代谢异常的结果。

在遗传易感人群中，过量饮酒已被证明对脂肪代谢有深远影响，这可能会影响血液供应和对股骨头等末端器官的动脉灌注。乙醇已被证明可引起骨髓脂肪细胞肥大增生，骨小梁变薄，并阻碍造血作用[21]。动物模型已经证明，每天每千克体重7.2～9.2g乙醇可引起骨坏死并引起骨代谢紊乱[22, 23]。但是，诱导人类骨坏死所需的精确量仍是未知的。Hirota等的研究认为乙醇摄入量每周＞400ml可能使骨质疏松的相对风险增加大约10倍[24]。

吸烟也被认为是股骨头骨坏死的危险因素。目前来看，吸烟者患这种疾病的相对风险可能会增加4倍。然而据报道，年吸烟量≥20包时有累积效果[24-27]。香烟中的尼古丁和致癌物已被证明可延迟成骨作用并破坏血运重建[28, 29]。此外，尼古丁可能引起股骨头血管收缩，导致缺血，这可能是骨坏死的潜在病理生理学原因[30]。

感染HIV的患者还可能出现骨坏死的风险增加（60～100倍）[31]。这首先提出于1990年，随后出现了一些报道和研究[32, 33]。这些发现表明，随着抗逆转录病毒疗法的出现，骨坏死的发生率可能会增加，这可能是治疗的不良反应[34]。Reis等的研究回顾性分析了38例股骨头坏死患者的病情，以确定HIV患病率作为该病危险因素[35]。在这些患者中，有7例为HIV阳性，而31例为HIV阴性。作者报道，与HIV阴性人群相比，在没有其他已知的危险因素的前提下HIV阳性人群中有骨坏死的患者比例更高（57% vs. 13%；$P = 0.0245$）。尚无充分证据证明是逆转录病毒还是抗逆转录病毒疗法药物（尤其是蛋白酶抑制剂）是潜在的致病原因 [36, 37]。此外，尚不清楚骨坏死的发生率是否随着抗逆转录病毒疗法、HIV 感染或两者的结合而增加 [38]。

尽管尚不清楚这些疾病如何促成疾病进展的确切机制，但其他研究已经描述了血栓性凝血障碍的患者出现了骨坏死症状。1993 年，有报道称 2 名纤溶酶原激活物抑制物 1（plasminogen activator inhibitor-1，PAI-1）基因的纤溶蛋白多态性呈纯合子的患者出现特发性双侧髋骨坏死 [39]。这些患者的 PAI-1 基因副产物和纤溶酶原激活剂抑制剂水平较高。据推测，其致病机制可能是由于血栓形成和纤溶不足引起的股骨头静脉血栓形成导致骨内压升高，继而动脉血流受损，继而导致骨组织死亡 [40]。Glueck 等的研究比较了特发性骨坏死患者（71 例）与继发性骨坏死患者（62 例）的血栓形成和纤维蛋白溶解减少程度 [41]。作者发现，与对照组相比，骨坏死组患者的遗传性状异常更为常见，尤其是血栓形成性凝血因子Ⅷ（$P = 0.0004$）和脂蛋白 a 造成的纤溶性低下（$P = 0.016$）。

## 五、总结

骨坏死与许多致病危险因素有关，可以分为直接危险因素或间接危险因素。尽管已知这些因素会影响骨坏死的发生和发展，但确切的病理机制仍是未知的，然而常见的潜在途径通常是破坏股骨头的微循环。与遗传性疾病和血栓形成性疾病相关的遗传变异也已提示了骨坏死的病因相关。骨坏死进程出现临床症状和股骨头塌陷的发生率较高。早期诊断和治疗已被证实可显著改善临床预后。因此，进一步评估这种疾病的潜在病理生理学的研究可能有助于更好地了解骨坏死，从而可以更有效地治疗骨坏死。

# 第四篇　成像技术的进展

## Imaging Advances

**Victor M. Ilizaliturri Jr.**　著

# 股骨髋臼撞击综合征的骨形态学
## The Bony Morphology of Femoroacetabular Impingement

Paul Whittingham-Jones　Paul E. Beaulé　著
沈　超　译　程　徽　校

## 一、概述

股骨髋臼撞击综合征被认为是导致年轻和活跃个体的髋关节疼痛、盂唇软骨损伤和早期退行性骨关节炎的原因[1, 2]。股骨髋臼撞击综合征的病理机制被认为是髋臼边缘和股骨头颈交界处的非正常 / 过早接触[3]。这就导致了在髋臼过度覆盖（钳夹型）或在股骨头非球面或偏心距过大时（凸轮型）造成过早的盂唇损伤。

然而，当研究这种病理动态特征并确定最佳方案时，代表正常 / 畸形的标准仍在变化。当要对它从骨性解剖和它与髋关节退行性疾病的关系进行定义时，首先要了解畸形的起源。尽管对于钳夹型畸形的起源了解甚少，但凸轮型畸形在儿童 / 青少年生长过程中获得了持续的关注，并使用了许多不同的术语加以描述：倾斜畸形、枪柄式畸形、亚临床股骨头骨骺滑脱[5-8]。Murray 首先假设活动水平与股骨倾斜畸形的发展之间存在关联[5]，而最近在儿科领域发表的两项研究支持了剧烈的运动可能影响股骨上段发育的观点。青少年时运动过多可能会导致凸轮型畸形的发生[9, 10]，正如在大学生运动员中凸轮型畸形的高发生率（＞ 50%）[9, 10]。

本章将讨论股骨髋臼撞击综合征相关的骨组织病理解剖学，以及目前定义这些病理诊断标准的证据水平。

## （一）钳夹型

钳夹型股骨髋臼撞击综合征是由于股骨头颈部的局部或广泛覆盖过度导致[1]，特别是在屈曲运动和经常发生的内旋运动中，在较深的髋臼中，大幅运动会在髋臼边缘产生线性接触区域，运动会使盂唇受到挤压，继而出现盂唇撕裂、软骨损伤。后方也可见对冲性损伤，这是由于前方的异常接触导致的整个股骨头被推向后方导致的异常接触。损伤可能发生在股骨头后侧或软骨盂唇复合体。Beck 等[3] 在描述股骨髋臼撞击综合征相关的软骨损伤的原始专著中提到了不同程度的过度覆盖，当股骨头穿过髂坐线和髋臼反倾时，出现的钳夹畸形相关的问题最严重（图 20-1）。前方覆盖过度可能与后方缺损相关，在 X 线片上可见交叉征[11-13]。但交叉征并不一定意味着后壁缺陷，必须注意后壁与股骨头中心的关系。后壁的最外侧像应位于旋转中心外侧。1/6～1/3 的髋臼发育不良患者[14, 15] 和骨盆截骨过度的患者[3] 也可能存在交叉征。因此在得出撞击导致髋臼后倾的结论之前，摆正骨盆的位置是至关重要的。然而最近发表的几篇文章表明：髋臼过深的影像学特征存在于非撞击和发育不良型髋[16-18]。一项对大学橄榄球运动员和接受保髋治疗的患者研究表明，髋过深可广泛存在于外侧中心边缘角 –18°～60° 的人。最近来自 Nepple 等[17] 的工作证实了髋臼过深可视为一个正常发现，

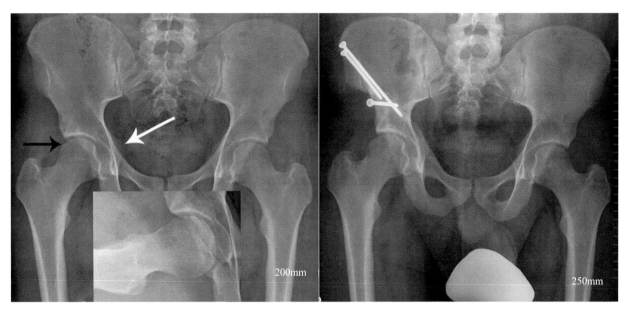

▲ 图 20-1　26 岁男性的突出坐骨脊征（白箭）和交叉征（黑箭）表明髋臼后倾
插图示正常的头颈部偏心距，逆向髋臼周围截骨术的术后矫正

在无症状的髋中有 76% 有髋臼过深，女性较多（70% vs. 24 %）。其他人标记为过度覆盖，如外侧中心边缘角＞ 40° 或髋臼倾斜＜ 0° 存在于 22% 的髋臼过深中。相似的，Boone 等发现髋臼深陷是覆盖过度的代偿，但这在影像学上特异度较差（62%）[16]。

因此，在 Beck 等 [3] 最初的报道中，47% 的凸轮撞击都合并钳夹型撞击，并伴随着髋臼过深，这就使得对股骨髋臼撞击综合征患者的治疗有更深的思考。当 Allen 等 [19] 研究凸轮撞击发生髋部撞击的风险时，钳夹型畸形的并不是存在钳夹撞击的危险因素。因此，在结构异常为主的非发育不良髋中寻找钳夹型撞击应当警惕髋臼后倾。

（二）凸轮型

导致凸轮型股骨髋臼撞击综合征的主要原因是股骨头和颈之间的错位或凹陷。前上侧的头颈畸形可能是由于骨骼成型过程中骨骺延伸和局部骨过度生长引起的，或许这可以很好的解释被描述为"枪柄"式的畸形 [8, 20]。类似的畸形和远端突出的干骺端可能是由于滑脱的骨骺引起。虽然凸轮型的确切病因尚不清楚，但已经提出了遗传易感性、高活动量水平和轻度的骨骺滑脱的假说 [21-23]。有症状的前侧病变可能是股骨颈骨折或发育型股骨颈逆行畸形

愈合的结果，这两者都会造成前方骨损伤 [24]，潜在的增加了凸轮畸形的发生率。这可能与髋内翻有关，当内翻的髋行屈曲和内旋动作时，凸轮和髋臼盂唇的间隙会更小。还描述了 Legg-Calve-Perthes 样病变的髋关节两侧形态异常导致股骨髋臼撞击综合征的情况 [25, 26]。在这种情况下，发育中的股骨头会影响髋臼的发育。在股骨中可见高位的大转子和髋内翻。在 Legg-Calve-Perthes 病处于发育中的髋臼侧可以出现股骨头过度覆盖和髋臼后倾。较轻的病例可见凸轮型撞击，较严重的病例较大的股骨头无法匹配进入髋臼，可见钳夹型撞击。

更不常见的是股骨颈后方的病变，是髋臼和股骨前扭转的联合结果。在这种情况下，使髋关节外旋和后伸时会引起股骨后下方的撞击，而任何股骨颈前方的增生也可能会引起股骨髋臼撞击综合征。

（三）其他分型

还有另一种股骨髋臼撞击综合征即大转子和小转子的关节外撞击 [27-31]。非病理性的股骨髋臼撞击综合征可能存在于广泛的韧带松弛或对髋关节运动有较高需求的情况下，如运动和舞蹈，这也是股骨髋臼撞击综合征相关的危险因素 [3, 32]。表 20-1 总结了股骨髋臼撞击综合征的各种因素。

表 20-1　股骨髋臼撞击综合征的发病因素总结

| 病　因 | 股骨侧 | 髋臼侧 | 关节外 |
| --- | --- | --- | --- |
| 股骨头骨后滑脱 | √ | × | × |
| 股骨颈骨折畸形愈合 | √ | × | × |
| 股骨颈后倾 | √ | × | × |
| 股骨后倾 | √ | × | × |
| 股骨颈肿瘤 | √ | × | × |
| 扁平髋 | √ | √ | √ |
| 髋臼覆盖过度（整体/局部） | × | √ | × |
| 髋臼后倾（整体/局部） | × | √ | × |
| 髋关节发育不良 | × | √ | × |
| 骨盆截骨术后 | × | √ | × |
| 大/小转子撞击 | × | × | √ |
| 髂前下棘棘下撞击 | × | × | √ |
| 全身韧带松弛 | √ | √ | √ |

### （四）撞击的影像表现

对于怀疑股骨髋臼撞击综合征的患者，可用平片、MRI、CT 进行检查，导致股骨髋臼撞击综合征的骨结构异常可以在多个平面的平片上观察到[33]，包括骨盆前后位[13]、侧位[34]、45°面或 90°面的平片上位[35, 36]、蛙式位[37]、假侧位[38]来评估关节情况。先进些的 MRI 或三维 CT 技术对于排除一些肿瘤性或应力骨折，以及更好的定义临界畸形是至关重要的。表 20-2 总结了股骨髋臼撞击综合征相关的影像学表现。

#### 1. 髋臼形态

在评估髋臼形态时，需要合适的站立位影像来确定骨盆位置倾斜和旋转。有许多影像征象值得借鉴，例如在评估髋臼后倾时交叉征的敏感度和特异度分别为 96% 和 95%[11]。坐骨棘投射入骨盆被描述为髋臼后倾的标志[12]，敏感度和特异度分别为 91% 和 98%，被称为坐骨棘突出（prominence of the ischial spine，PRIS）征。不像髋关节发育不良可以用外侧中心边缘角来量化疾病严重程度，目前尚缺乏髋臼后倾手术的畸形指标。Dandachli 等一系列的最新研究，CT 示髋臼后倾与髋臼总覆盖增加无关，而是前覆盖增加和后侧缺失导致[39]。因此，在考虑髋关节镜治疗时，切除髋臼前缘可能会导致髋臼整体覆盖的减少，髋关节压力增加。此外，静态 X 线片对于评估功能位的髋臼覆盖效果并不清楚，尽管骨盆静态体位非常接近站立位[40]。髋臼的二维和三维影像模型的联系也有了初步的结果[12, 41]。

由于从切除部分骨质以矫正钳夹型撞击的疗效尚待验证[42]，反髋臼周围截骨可提供可靠的手术技术支持，在不影响髋臼全覆盖情况下获得适当矫正。关节镜下钳夹型撞击的治疗仍待发展。

#### 2. 股骨形态学

在股骨侧有几个关键的参数要评估：股骨头曲度，股骨头颈偏心距，股骨颈干角，股骨扭转角。平片影像学可提供许多信息。

（1）股骨头：为测量股骨头参数，Notzli 测量了 MRI 上的 α 角[43]。这个角的两条边一条是过股骨头中心和股骨头颈结合处前侧/前外侧的连线，在股骨头颈交界处股骨头的半径首次大于在髋臼内的股

表 20-2　股骨髋臼撞击综合征平片上表现总结

| 影像学参数 | 表现总结 | 显著表现 |
| --- | --- | --- |
| 交叉征 | 髋臼前后缘在外侧缘内侧交叉 | 髋臼后倾 |
| 坐骨棘突出 | 坐骨棘突向骨盆 | 髋臼后倾 |
| 后壁征 | 髋臼后壁位于旋转中心内侧 | 髋臼后壁覆盖不足 |
| 外侧中心边缘角 | 通过旋转中心的垂线与髋臼外侧与旋转中心连线夹角 | < 25° 髋臼发育不良；> 39° 髋臼过度覆盖 |
| 前方中心边缘角 | 同上，使用假斜位测量 | < 20° 提示髋臼发育不良 |
| Tonnis 角 | 水平线和通过负重面内外侧点线的夹角 | > 10° 提示髋臼发育不良 |
| α 角 | 股骨头中线以及股骨颈非球面点与旋转中心连线夹角 | > 60° 提示凸轮畸形 |

骨头半径。另一条线是股骨颈中心和股骨头中心的连线。这个 α 角在不同的片子上有不同的量法。在 200 个无症状的志愿者中 Hack 等用多维影像为阿尔法角测量了标准值[44]。在同一个体中，α 角在 3：00 方向测量比 1：30 方向测量要低 10°。因此，阈值应考虑他们被测量的区域。Sutter 的文章支持这一说法，α 角阈值被定为 60° 可降低假阳性率的同时，仍然为凸轮型撞击保持着 72%～80% 的敏感度[45]。

尽管 α 角[43] 开始是在 MRI 上测量的，但现在也表现在平片上 Barton 等[46] 提出 Dumn 片对于诊断股骨髋臼撞击综合征的凸轮畸形可有 95% 的阳性预测值。而且 Nepple 还发现对于凸轮撞击的敏感性高于 CT[47]，为诊断和治疗的目的，一系列标准站立位、蛙式位 Dunn 等影像可有效地表示股骨头颈交界处的特征（图 20-2）。

(2) 股骨头颈偏心距：股骨头颈偏心距也可进行评估，这和股骨头不同，因为它描述的是头颈交界处的区域，而并不是股骨头的形状[34]。这起初是由 Eijer 描述的使用交叉侧位，其中髋部有症状撞击的平均比率为 0.13，正常臀部 0.21。Beaulé 等[48] 发现患者样本量增加时，偏心距 ≤ 0.15 时使 α 角 ≥ 50.5° 凸轮畸形的相对危险度增加 9.5 倍。

(3) 股骨扭转角：当考虑股骨髋臼撞击综合征时，另一个重要的是股骨整体扭转导致髋关节内病变（图 20-3）。当对 35 例有盂唇病变的人进行三维 CT 扫描，Dolon 等[49] 发现 13% 的患者股骨前倾 < 5° 和 16% 的患者存在股骨过前倾。另一篇文章 Sutter 发现股骨前倾角大和钳夹型撞击有统计学上的相关性，与凸轮型相比，钳夹型的股骨前倾角更加显著，可能提示后下位股骨髋臼撞击综合征[50]。无论是 MRI 还是 CT 都为股骨扭转的评估提供了合理的解决方案，提供了股骨的远端图像为近端的解剖做出了参考。

3. 三维成像

在股骨髋臼撞击综合征的认识和诊断中对于三维成像的需求愈发明显，同时也有助于定义复杂、临界畸形[49-52]。此外，还有助于外科手术矫正骨畸形和了解潜在的术后矫正不足[53]。因为辐射问题，现在还不确定 CT 会不会变成标准，特别是在年轻活跃的人群中间。

二、结论

对于股骨髋臼撞击综合征的认识和治疗水平正在不断发展。解剖学和病理过程的认识十分重要。外科医师必须敏锐地意识到，随着知识的增长，手术解决方案将越来越复杂。最后，骨形态异常本身不是手术指征，仔细的病史询问和体格检查仍然是治疗的基础。

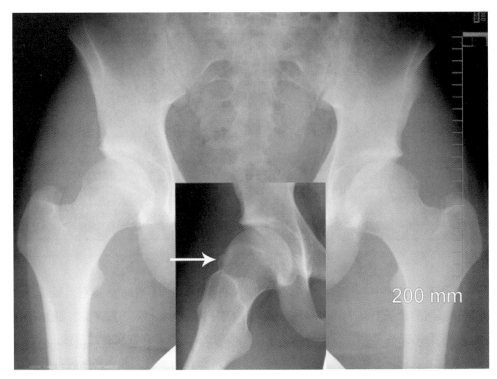

▲ 图 20-2　18 岁男性，继发于股骨髋臼撞击综合征的严重右髋疼痛
插图示较大的畸形和凸起（白色箭）

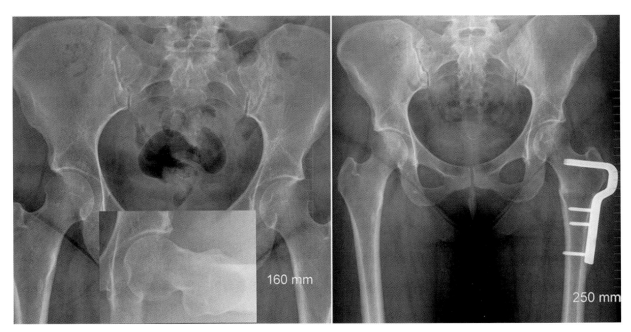

▲ 图 20-3　30 岁女性，双侧髋部疼痛

骨盆前后位片显示髋臼正常，但双髋均没有出现小转子，提示股骨后倾。插图显示股骨前倾不足。骨盆术前后位片提示股骨旋转截骨术后通过矫正

# 软骨病理解剖影像

## Imaging of Cartilage Patho–anatomy

Steven S. Chua    Jason D. Alder    Joshua D. Harris    Andrew R. Palisch
Collin D. Bray    Philip C. Noble  **著**
张柏青 李海鹏 **译** 程 徽 **校**

**第21章**

## 一、概述

健康完整的髋关节结构对关节运动准备和维持正常的关节运动状态都至关重要。然而，关节软骨无血管、神经及淋巴分布，其修复和再生能力有限。早期软骨损伤是一个生化及力学变化过程。早期髋关节骨关节炎的滑液和滑膜组织检测发现存在炎性生化过程。在疾病的早期，尤其存在股骨髋臼撞击综合征时易出现力学变化。发现早期退行性变至关重要，以便通过手术和非手术的方式干预及减轻疾病进展。无创影像学检查方法，如X线片、MRI、超声和CT，是早期发现关节软骨解剖和病理解剖的基础。

理想的关节软骨成像方式除了价格低廉、无创、易于操作、可重复、敏感性高、特异性强、可靠性高、反应灵敏外，还可以实现图像的快速采集。任何具有这些特性的方式都可以早期发现退行性改变，并可监测相关治疗干预措施。平片往往是评价髋关节的首选方法，其局限性在于不能直接显像软骨，虽然关节间隙正常，但仍可能存在明显的软骨损伤。目前，由于组织对比度好，MRI是观察正常和异常髋关节软骨及软骨下骨的最佳影像学方法。此外，MRI在揭示隐匿的髋关节股骨和髋臼解剖结构方面优于术中所见。然而，传统的MRI技术能力有限，无法完全量化软骨组织的内在完整性，例如区域软化和渗透性增加，以及存在裂缝、纤维

化和包含无移位层裂的区域。目前MRI技术能通过Ⅱ型胶原和糖胺聚糖的含量来更好地显像髋关节透明软骨的超微结构，从而克服之前这些问题。在这一章中，将讨论关节软骨成像的现状以及这些技术在检测和监测影响髋关节寿命和功能的常见病理状况中的应用。

## 二、软骨组织的基本特征

髋关节软骨为透明软骨，主要（＞90%）由分布于软骨细胞之间的细胞外基质（水、Ⅱ型胶原、蛋白多糖和非胶原蛋白）组成。关节软骨无血管、神经和淋巴分布。关节负荷和运动期间，关节软骨循环压缩和松弛使滑液进出其间，向软骨细胞输送营养物质在很大程度上依赖于此。当使用敏感的MRI序列 [ 如 $T_2$、短时间反转恢复序列（short–tau inversion recovery，STIR）][1] 时，软骨信号与骨骼相比强度较高，原因是其含水量较高。

不同的关节的软骨层厚度各异，手足小关节一般小于1mm，髋臼和股骨头为2～3mm，膝关节为8mm。不管软骨的厚度如何，它都由3个区域组成：表层（切向）区域、中部（过渡）区域和深层（径向）区域 [2]。表浅区域由位于密集纤维网中的低浓度糖胺聚糖（GAG），Ⅱ型胶原和平行于关节表面的软骨细胞组成。无细胞板层厚度约为5μm，是浅表区最浅层。浅表区内的过渡区（大约100μm深的关节面）可能是剪切应力传递的来源，预示着退行

性变最早从这个区域开始出现[3]。关节软骨中间过渡区糖胺聚糖浓度较高，胶原纤维呈斜向分布。深层径向区域糖胺聚糖浓度最高，胶原纤维垂直于软骨表面排列。非钙化软骨过渡到钙化软骨区由起伏的"潮线"标定，而钙化软骨区和软骨下骨板之间的边界由黏合线标定[2]。

早期骨关节炎在修复和退化之间，平衡稳态逐渐失代偿。相对增大的静水压导致软骨表面肿胀，进而出现胶原和蛋白多糖轻度表浅损伤。当软骨细胞合成新基质时，自然愈合过程可修复这种程度的组织损伤[2]。然而，随着退变进程的发展，相对含水量的变化和软骨细胞修复能力的丧失会导致分裂和纤维化[2]。出现局灶性全层关节软骨损伤，伴骨外露是退行性关节炎病变扩大的先兆。MRI对孤立损伤的成像效果最好。平片、CT、MRI和超声上都可看到骨关节炎的关节间隙变窄、骨赘生物、软骨下硬化和囊肿形成，但只有MRI可以早期发现骨关节炎的变化。

纤维软骨是另一种形式的软骨，具有比透明软骨更坚韧和坚硬的特性。除了含有Ⅱ型胶原外，纤维软骨还含有更为密集的Ⅰ型胶原。因为纤维软骨坚韧的特性，所以分布在椎间盘、膝关节半月板、耻骨联合的关节盘内以及髋关节和肩关节的盂唇中。髋关节盂唇是维持关节功能正常和预防退行性关节炎的重要结构。髋关节盂唇的成像将在本章后面讨论。

## 三、评估软骨健康的影像学方法

### （一）常规射线成像术

平片是髋关节骨关节炎的初步筛查工具。虽然早期骨关节炎的关节间隙未有明显变化，但此时已有软骨损伤。因为平片只能间接评估关节软骨状况，所以在早期骨关节炎中的应用有限。退行性关节病晚期时，平片上显示关节间隙变窄和骨赘形成，所以此时平片更为有效。关节疾病的许多方面，如盂唇、关节囊、肌腱和神经血管结构的病理异常在平片上是看不到的[3]。但是临床医师仍将平片作为髋关节病变的初步客观筛查工具。除了骨关

节炎外，其他的一些疾病也可以通过平片诊断，包括股骨髋臼撞击综合征、发育不良、骨折、肿瘤和感染等。在关节疾病患者中，平片也可用作评估疾病进展的随访工具。

### （二）超声检查

在关节形态评估中，另一种越来越流行的方法是超声。它可以通过关节软骨回声结构的变化来评估关节健康状况[4, 5]。超声检查的优点有电离辐射少，患者接受度高，多平面成像能力强和成像速度快。然而，人们普遍认为，这种检查方式存在容易出现伪影，依赖操作者的技能和经验，难以标准化的不利因素。此外，缺少合适的声窗和最佳声波入射角限制了对关节更充分地评估。与膝关节和手部相比，髋关节更难评估。尽管如此，对于风湿病，超声在欧洲广泛用于评估关节炎和（或）炎症引起的关节软骨退行性改变。在评估软骨表面变化、软骨质量、厚度和表面积方面，超声优于放射成像[4]。正常透明软骨为均匀的无回声带[5]。软骨边缘模糊、均匀性丧失、局灶性和弥漫性变薄和（或）完全缺失可用于评估骨关节炎的不同疾病阶段[4, 6, 7]。在结晶疾病中，超声波成像可直接定位软骨内而不是边缘的CPPD沉积灶[8]。此外，在床旁或临床环境中使用便携的超声波设备，可引导关节穿刺和将药物直接注入关节间隙[4, 6]。

### （三）计算机断层扫描

尽管在显示二维和三维骨形态方面，髋关节CT具有明显的优势，但在关节软骨或盂唇软骨的评估方面几乎没有任何作用[2, 7]。在股骨髋臼撞击综合征的术前评估中，CT允许外科医师根据凸轮和钳夹形态、股骨和髋臼类型、头部非球面性、倾斜、偏移和颈干角制订截骨手术方案，还可做CT关节造影，在关节内注射造影剂后进行CT成像评估软骨损伤[8]。

### （四）磁共振成像

与平片和CT相比，MRI具有更好的软组织评估能力，因此它不仅是评估关节软骨损伤的最佳方

法，而且也是评估关节囊、盂唇、周围肌腱和神经血管结构的最佳方法。然而，传统平面 MR 图像受一些因素影响，无法准确描绘肌肉骨骼早期细微损伤的表现。这些因素有髋关节的球形性状和斜向解剖位置，薄而紧密附着的关节软骨和盂唇，此外还有化学位移假象和部分容积平均效应。然而放射成像是能够规避这些局限性的一种技术[9]。

临床放射学中用于软骨形态成像的典型 MRI 序列有：液体敏感的质子密度（proton density，PD）加权、$T_2$ 脂肪饱加权和 $T_1$ 加权。此外，通常可用一些特殊的序列，包括三维扰相稳态梯度回波序列（three-dimensional spoiled-gradient，3D-SPGR）和快速小角度激发（fast low angle shot，FLASH）序列[10]。在研究领域，双回波稳态（double-echo-steady state，DESS）[11] 和 3D-SPGR 序列可通过薄层扫描生成高分辨率图像[12]。

早期消耗的 Ⅱ 型胶原及带负电荷的糖胺聚糖显著改变了基质的渗透性，并增加了相对含水量[2, 13]。在正常软骨中，水的表观扩散系数较低，但在受损软骨中增高[2]。因此，利用这一病理生理特性，在常规 MRI 显示任何变化之前，许多评估软骨成分变化的增强技术能够检测早期关节软骨损伤[1, 2]。这些方法包括 $T_2$ 和 $T_2^*$ 成像、软骨磁共振延迟增强扫描（delayed gadolinium-enhanced MRI of cartilage，dGEMRIC）、自旋晶格弛豫时间（$T_1$ rho）、钠成像（sodium imaging）、化学交换饱和转移（chemical exchange saturation transfer，CEST）磁共振、弥散和超短时间补体常规成像[2, 14]。表 21-1 对这些特殊成像技术进行了简要描述，并将在"未来发展"部分进行扩展介绍。

1. 髋关节软骨缺损的磁共振成像挑战

股骨头和髋臼关节软骨损伤的磁共振评估具有挑战性。图像必须区分正常的关节软骨、关节滑液中的关节软骨，以及软骨下骨中的关节软骨。为了减少部分体积平均效应，需要高空间分辨率。可以用高强度磁场（1.5T 和 3.0T）实现，这样可以改善信噪比（signal-to-noise ratio，SNR）和随后的空间分辨率和捕获时间。当体素尺寸大于结构或病变（如裂纹、纤维化、分层）时，会影响观察。此外，由于脂肪和水的偏移，会产生化学位移伪影。在无

**表 21-1　专门用于软骨成像的技术概述、每种技术的物理基础和生成的图像的特征**

| | |
|---|---|
| $T_2$ 弛豫时间图 | • $T_2$ 弛豫时间取决于水化状态、Ⅱ 型胶原方向及含量<br>• 水或胶原蛋白含量的任何变化都可能改变 $T_2$ 弛豫时间<br>• 带状分层：$T_2$ 值从深部（深径向区）增加到表浅（表浅切向区） |
| 软骨磁共振延迟增强扫描 | • 基于细胞外基质中糖胺聚糖的固定负电荷密度<br>• 静脉注射带负电钆二乙烯三胺五乙酸<br>• 钆减少 $T_1$ 弛豫时间（在较小程度上减少 $T_2$ 和 $T_2$ 弛豫时间）<br>• 钆和糖胺聚糖相互对立<br>• 因此，如果增加了钆的摄取，糖胺聚糖含量就会降低<br>• 因此，$T_1$ 弛豫时间越短，糖胺聚糖含量越低 |
| 自旋晶格弛豫时间 | • 基于旋转框架中的自旋晶格弛豫时间<br>• 与 $T_2$ 图谱相关，但对糖胺聚糖含量更敏感，对胶原方向不敏感 |
| 钠成像 | • 钠是带正电的阳离子（自然反离子到负离子的糖胺聚糖）<br>• 高场磁铁和专用硬件允许直接产生反映关节软骨固定电荷密度的图像 |
| 黏多糖的化学交换饱和转移磁共振成像 | • 特定地图区域软骨糖胺聚糖含量<br>• 游离细胞外基质水中的羟基与糖胺聚糖之间的水交换关系 |

脂肪抑制图像序列上，骨髓脂肪和深层非钙化软骨记录不准确，导致软骨下骨板比实际厚，而关节软骨比实际薄。

2. 磁共振与磁共振造影

在髋关节内加入造影剂可以增强软骨盂唇病变的观察效果。虽然在造影剂中添加了局部麻醉剂但麻醉效果欠佳，所以关节内注射造影剂比较痛苦。这妨碍了临床医师在注射时对可能的麻醉效果进行评估（由放射科医师进行），且将来可能与用于治疗目的的关节内注射相混淆。因此，大多数保髋外科医师不使用 MRI 或 MRA 来评估盂唇。磁共振造影常用于软骨下骨异常的检测（如水肿、囊肿）、肌腱评估（如髋外展肌、髋内收肌、耻骨联合、髂腰肌腱），以及排除鉴别诊断中髋关节非常规疼痛的原因（如应力性骨折、肿瘤，感染或缺血性坏死）。

遗憾的是，目前没有比较 MRI 和 MRA 的高质量研究文献。对于 MRA 来说，观察者之间的可靠性是唯一公平的因素（kappa 0.268）[15]。此外，两位放射科医师评价的敏感性和特异性不理想（分别为 86%/86% 和 75%/50%），与非关节造影 MRI 无显著差异，阴性预测值低（19%/13%），阳性预测值高（99%/98%）。在老年人群和接受保髋手术评估受试者中，盂唇撕裂的高患病率导致阳性预测值较高。

## 四、影像学特殊病理情况

### （一）股骨髋臼撞击综合征

股骨髋臼撞击综合征患者常出现髋关节疼痛，是由股骨头与髋臼边缘之间的机械撞击引起的骨关节炎症状。这种情况下有 2 种明显的形态学异常：①股骨头球形部分不足阻碍髋关节的正常运动范围（凸轮型畸形）或②存在髋臼边缘或髋臼周围骨过度覆盖股骨头（钳夹畸形），或两者都有[16, 17]。这些畸形通常与关节内结构（盂唇和关节软骨）的损伤有关，尤其在非常活跃的个体中很明显[18, 19]。

尽管凸轮型股骨髋臼撞击综合征的原发畸形是头颈前部连接处的增大且伴随着头颈偏移，但这种情况通常与许多其他骨性畸形有关，包括非球面股骨头、相对股骨后倾、股骨颈增大、股骨颈移位，以及颈干角改变（图 21-1）。钳夹型包括整体或局部髋臼病理改变（图 21-2）。髋臼前外侧边缘的单纯过度生长（头前倾角丧失）导致局部钳夹撞击。髋臼后倾最易导致全方位钳夹撞击。突出的髂前下棘可导致股骨颈前部远侧的撞击（棘下撞击），这与传统的钳夹式撞击不同（图 21-3）。髂腰肌也可能撞击前方（右髋 3 点钟位置）的髋臼，可在非典型位置造成盂唇损伤（相比之下，在凸轮/钳夹撞击中为 12 点钟至 2 点钟位置）。当髋关节极限外展，大转子顶端和髋臼缘上方的骨盆外侧壁相碰时发生大转子骨盆撞击，是一种关节外撞击形式（图 21-4）。在髋关节外旋外展位时，外旋髋关节转导致大转子和坐骨之间的接触时发生关节外坐骨股骨撞击。

髋关节疼痛患者首选的检查方法是平片。X 线片显示关节炎（关节间隙变窄、软骨下硬化、囊肿、骨赘）和非关节炎（股骨髋臼撞击综合征）关节的股骨和髋臼形态[20, 21]。下肢内旋转 15°，X 线指向髂前下棘和耻骨联合连线的中点拍摄负重前后位骨盆平片[22, 23]。正确前后位 X 线片闭孔和小转子是以尾骨和耻骨联合连线为对称轴呈轴对称。通常，尾骨的顶端位于耻骨联合最上方 2cm 处。根据临床医师的喜好，可使用各种侧视图，包括 45° 和 90°Dunn 位片、假斜位片、蛙式侧位片、髋关节侧位片和穿桌侧位片。45°Dunn 位片可显示最常见的凸轮形态位置（前侧）[24]。

凸轮型畸形描述为枪柄畸形[25]。虽然凸轮畸形最常见于头颈前交界处，但也可能在后上方（右髋 10 点钟至 12 点钟位置）或内下方（右髋 5 点钟至 7 点钟位置）。α 角和头颈偏心距比是最常用来量化畸形的参数[26]。

- Nozzli 等[26] 最初在斜轴位 MRI 上描述报道了 α 角，随后在平片上也应用了这种测量方法，计算如下：画一个与股骨头软骨下轮廓叠加的圆形，并标记中心。标记头部偏离圆前轮廓的点。然后画一条线，将股骨头

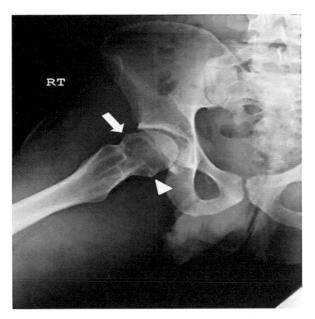

▲ 图 21-1　骨骼发育成熟男性患者的右侧髋关节侧蛙位片
凸轮从前外侧（箭头）到后内侧（箭）

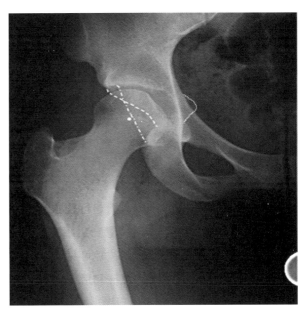

▲ 图 21-2　18 岁女性钳夹髋关节撞击症前后位平片
髋臼前倾角丢失表明有局灶性钳夹撞击（髋臼前后壁交叉，正常表现为前后壁在侧板处相交）。后壁征（后壁位于股骨头中心内侧，单点表示头部中心）和坐骨棘征（髂 - 骨盆线内侧的虚线）显示髋臼相对后倾，可见整体钳夹撞击

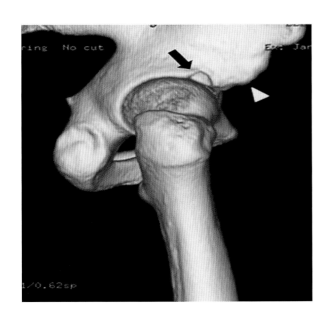

▲ 图 21-3　骨骼发育成熟男性患者右髋的三维 CT 侧视图
图示突出髂前下棘（白箭头）。注意髋臼骨（髋臼上外侧缘骨折）（黑箭）

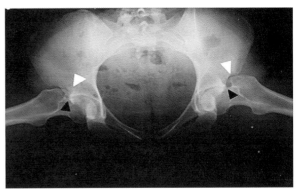

▲ 图 21-4　骨骼发育成熟女性呈外展劈开动作的平片
显示钳夹撞击（黑箭头），大转子骨盆撞击明显（白箭头）

的中心连接到最偏离头部球形的点。第二条线沿着股骨颈的轴线通过头部的中心绘制。这两条线之间的角度定义为 α 角。观察到的角度在多个对照组研究中范围很大，"正常" α 角存在明显的分歧。但多数作者同意 > 55°～63° 的角度是异常的 [21, 27, 28]。

• 头颈偏心距（HNO 或 OSR）比值是股骨头的投影直径与股骨颈轴平行拉出的两条直

线与股骨头前外侧缘和股骨颈前外侧缘切线之间的距离之比[29]。正常 HNO 比率为 0.17～0.19，小于 0.14～0.17 的值表明存在偏心距丢失和凸轮畸形[24, 30, 31]。

钳夹畸形放射学评估侧重于检测髋臼后倾，局灶性或整体性过大[32]。前后位骨盆交叉征意味着局灶性后倾（髋臼前倾的丧失）[33]。在髋臼外侧眉弓区交汇前，前壁向后壁外侧突出时呈现交叉征。后壁在前壁下方接近坐骨，而前壁走行较水平。然而，突出的髂前下棘可能是在无髋臼后倾的情况下出现交叉征的原因[34]。骨盆正位片可见外侧中心边缘角升高（＞40°）、坐骨棘征和后壁征，提示髋臼后倾。髋臼深陷时也可出现钳夹撞击，其中内侧髋臼窝触及髂坐骨线，或向内侧突出髂坐线形成髋臼内突。髂前下棘可能是深度屈髋时产生撞击的来源（棘下撞击），假斜位片或 3D 成像上显示最好[21, 35]。平片的测量结果也可以证明髋臼发育不良或覆盖不足。畸形参数包括外侧中心边缘角＜20°、Tönnis 角＞10°、前中心边缘角＜20°、股骨头突出指数＞25%。

### （二）骨关节炎

标准 X 线片是评价髋关节骨关节炎首选。根据 Kellgren-Lawrence（膝关节 K-L 分级）[36-40] 及关节间隙狭窄分级[36-38]，最早前后位 X 线片可用于髋关节骨关节炎分级。这些分类基于关节边缘骨赘生物、囊性区、软骨下骨硬化程度、股骨头形状和关节间隙变窄的影像学特征，并根据 1996 年国际骨关节炎研究学会（Osteoarthritis Research Society International，OARSI）原始图集[39] 开发了一个影像学图集。Kellegren 和 Lawrence 描述髋关节骨关节炎为 4 个等级。

- 1 级（可疑）：内侧关节间隙变窄，股骨头周围有骨赘。
- 2 级（轻度）：关节间隙向下变窄，骨赘变小，轻度硬化。
- 3 级（中度）：关节间隙明显狭窄，轻度骨赘，部分硬化和囊肿形成，股骨头和髋臼畸形。

- 4 级（严重）：关节间隙严重丧失，有硬化和囊肿，股骨头和髋臼明显畸形，以及大骨赘[40]。

X 线成像技术广泛使用且容易获得，但有无法直接评估软骨和软组织，如盂唇、关节囊和肌肉组织的局限性。在发现明显的形态变化之前，重要的是用标准 MRI 序列和（或）X 线片检测出髋关节软骨的任何早期退行性变[1]，为此已经开发了特殊的技术。通常结合不同阵列的心脏线圈、肩关节线圈和小视野线圈及结合快速自旋回波 $T_1$ 和流体敏感序列，使用 1.5T 或 3T 核磁扫描[1]。斜轴平面能很好地显示髋臼前后软骨及盂唇、冠状面、矢状面、上盂唇和软骨的大致情况，是前盂唇和盂唇软骨撕裂的最佳成像方式[1]。

由于软骨中水分、蛋白多糖和胶原蛋白的高比率，因此在使用 $T_1$ 加权梯度回波序列时，与骨相比软骨具有独特的高信号特征[1]。为了缩短扫描时间，评价高对比度软骨缺损，可以使用中等权重的 2D 非脂肪抑制快速自旋回波（fast spine echo，FSE）序列[41]。使用这种方法，在平片上关节间隙仍然正常的情况下，MRI 能检测出局部软骨裂隙和全层缺损[1]。例如，因为有液体包裹损伤部位（即骨–软骨界面），所以活跃分层软骨区域将显示高信号[1]。作为一种诊断方法，MRI 的优点包括能够检测到骨软骨的分离，例如软骨下骨折，这对评估关节软骨的"健康"、软骨下骨的存活率，以及关节在面部软骨损伤时的稳定性是有价值的[1]。

MRI 关节造影术可以评估股骨头和髋臼表面薄层关节软骨的厚度。正常情况下，股骨头关节软骨从周围向中心增厚，圆韧带附着部厚度最大，而髋臼关节软骨从中心向四周逐渐增厚[16]。用 CT 和 MRI 关节造影来测量髋关节的软骨厚度，不使用对比剂或稀释碘海醇溶液（25% vs. 50%～75%）的 CT 关节造影是最准确的测量方法[42]。在股骨头小凹，冠状面上的股骨头软骨 CT 厚度为 1.5～3.8mm，MRI 为 1.9～3.9mm[16, 43]。然而，人们认为区域差异较绝对厚度而言更为重要。区域差异，特别是在承重区域可能表现为早期软骨损伤，且可能是未来骨关节炎的先兆 [44]。

Pfirrmann 及其同事 [41] 表明，与冠状位 $T_1$ 脂肪饱和中等加权成像相比，冠状位 $T_1$ 脂肪饱和和中等加权成像对软骨分层的识别更为特殊（90%～95%），尽管这两种序列仅具有中等的敏感性 [35%～52%（冠状位 $T_1$ 加权）和 52%～74%（冠状位 $T_1$ 脂肪饱和加权）]。

磁共振的另一个应用是行"关节健康"评分和检测有危险的髋关节。Roemer 和他的同事基于 MRI 开发了一个 14 分骨关节炎量表，此表与通过 X 线片检查与 MRI 评价骨关节炎严重程度的在 K-L 评分之间有很强的相关性。例如，X 线片上病变越严重，MRI 检测到的骨性病变就越多。膝关节也有类似的分级系统，为磁共振膝关节评分（MRI Osteoarthritis Knee Score，MOAKS），手部为 Oslo 手磁共振评分（Oslo Hand MRI Score，OSHA-MRI）。

### （三）盂唇病理学

评价盂唇的金标准是术中所见，然而，盂唇是由纤维软骨组成的，其最好的无创成像技术是 MRI[46]。盂唇在髋臼边缘显示低信号强度，根据不同年龄和性别而变化 [54]。盂唇撕裂的病因包括外伤、退行性疾病和关节囊松弛。在盂唇和髋臼关节软骨之间，如 MRI 检查发现液体信号增强区域，高度怀疑有盂唇撕裂发生 [22, 47]。这常与盂唇周围囊肿有关，可导致继发性侵蚀 [1]。无症状运动员盂唇撕裂的发生率相当高（40%～90%）[48, 49]。

虽然技术上具有挑战性，但重要的是发现盂唇微小撕裂。虽然这些发现常见于无症状和（或）正常个体，但是这些发现预示着进一步的损伤。Petchprapa 和他的同事 [44] 建议，径向成像时需垂直于髋关节，因为这种方法穿过关节中心，减轻了在矢状面的轴向和前上位区域看到的"体积平均"效应，从而提供了更好的可视性。由于径向平面必须垂直于髋臼开口和正面成像，因此使用图像定位器必须进行双斜位成像 [9]。

### 四、髋关节其他部分的成像

MRI 可以用来评估关节囊的损伤，包括在创伤性骨折 / 脱位和股骨颈应力性骨折中受损的轮匝带、髂股韧带、耻股韧带和坐股韧带 [50, 51]。由于其优越的软组织清晰度，MRI 可用于评价滑膜皱襞、滑液、滑囊和髋臼窝 [16]。

此外，MRI 评估髋关节肌肉肌腱连接的损伤以及肌腱和韧带的骨性附着点具有高度的敏感性和特异性。例如，发现髋关节发育不良患者的髂关节囊（小髂腰肌）肌肉肥大，显示了其在稳定髋关节方面的重要性，而其他组织不足是因为发育不良关节先天性的骨性不稳定性所致。当髋关节过度覆盖，肌肉出现脂肪浸润时，则意味着发生了萎缩 [52]。应特别注意评估肾脏患者臀中肌和臀小肌的肌腱病变，因为这些结构常常与肾病患者的髋关节疼痛有关 [53]。此外，当发生腹股沟疲劳性损伤和运动性疝、耻骨骨炎（耻骨痛）时，可以发现髋外展肌和内收肌的肌腱撕裂。最重要的是，MRI 可以显示包括卵巢肿块、结直肠癌、髂动脉瘤和其他软组织肿块在内的盆腔病理状况。

### 五、结论

早期发现软骨损伤对延缓和改善骨关节炎的进展至关重要。平片较好呈现了一个关节的基本外观，但是除非已经发生了中至重度的变化，否则对软骨损伤检测不敏感。超声检查在软骨病变评估中有重要价值，但其广泛应用取决于技术要求、操作技能、评估关节类型等因素。由于缺乏合适的声窗且关节本身的结构复杂，大关节比小关节更难成像。虽然 CT 具有良好的组织对比度，并且可以很好地显示骨骼细节，但是它在评价软骨方面的应用有限。CT 关节造影检查，对软骨损伤的敏感性增加。目前，在关节间隙狭窄的影像学表现明显之前，MRI 仍是诊断软骨损伤最敏感的方法，随着关节造影的应用，MRI 的灵敏度也随之提高。然而，直接注射关节造影剂有一定的并发症，包括疼痛、注射风险、患者不适和损伤。因此，理想的是能开发出更好地非侵入性检查软骨变化的方法。总之，软骨成像的理想方法是廉价、无创、快速、易于操作、可重复、敏感和特异性高。任何具有这些特性的方法都可以早期发现退行性改变，并监测预防性治疗。虽然目前没有一种方法能满足所有的这些要求，但磁共振成像目前在早期检测软骨退变方面潜力最大。随着未来新技术的出现，软骨退变检测肯定会变得更加敏感。

# 髋关节盂唇、关节囊和滑膜的磁共振成像
## Magnetic Resonance Imaging of the Hip Labrum, Capsule, and Synovium

Brett Lurie  Stephanie L. Gold  Hollis G. Potter  著

张柏青 译 程 徽 校

**第22章**

## 一、概述

MRI 是髋关节镜术前、术后评估的首选成像方式。随着外科技术的进步、手术器械的多样化，以及成像技术的进步[1]，髋关节镜的适应证不断增加。

MRI 的软组织对比度高，对液体敏感，可以直接获取多平面图像，避免暴露于电离辐射。由于各种解剖因素，如需要在 MRI 扫描仪的等中心点定位关节，髋关节结构的曲线轮廓和相对较薄的关节软骨均使成像难度增大。尽管存在这些挑战，但只要注意扫描参数，就可以获得准确且可重复的图像，从而能够对盂唇、关节囊、滑膜和软骨进行精确评估。

## 二、盂唇

### （一）影像解剖学

纤维软骨盂唇主要由 I 型环状胶原纤维组成[2]，通过一个称为软骨盂唇连接的薄过渡区与髋臼透明软骨直接或间接地相接，继续与髋臼横韧带下行，形成盂唇韧带沟[3]。在 MR 关节造影研究中，盂唇关节外部分与关节囊[4]之间正常的裂隙称为盂唇周围沟。也有关于盂唇基底部和髋臼之间的唇下沟的不同报道[5-7]，但这种沟的确切患病率尚不清楚。

盂唇的形状存在变异，典型的是三角形，但在无症状的个体中，随着年龄的增长可呈圆形或不规则形[8]。在传统的二维中间回声时间 FSE 序列中，盂唇为均匀的低强度信号，在未受伤的盂唇实质内，因于小纤维血管束的存在偶尔会出现中等强度信号[4, 8]。当用短 $T_2$ 弛豫时间检查纤维软骨和主要来源于 I 型胶原的组织时，盂唇表现为低信号强度。盂唇基本上是无血管的，来源于关节囊的血供很少[9]。

通过骨性髋臼的加深，盂唇起到稳定股骨头的作用，同时还可分担负荷降低接触应力。盂唇也起到密封关节的作用，有助于维持股骨头和髋臼之间的滑液压力。这层滑液可防止软骨表面直接接触，有助于关节内接触应力的均匀分布[10, 11]。虽然最近的研究强调了骨撞击是导致盂唇和软骨损伤的共同原因[14]，但丧失这些功能部分解释了盂唇损伤和骨关节炎之间的联系[12, 13]。

### （二）成像技术

理想的髋关节磁共振成像是使用髋关节专用线圈或双肩线圈，在 1.5T 或 3T 核磁上进行。为了确保高平面分辨率和足够的信号噪声，可以使用小视场环绕线圈或多通道心脏线圈。大视场人体线圈不适合髋关节成像，因为具有显著的相位卷褶和必要的平面分辨率。为了获得最佳的组织对比度，建议采用中等回波时间的 FSE 技术，有效回波时间在 1.5T 时为 34ms，在 3T 时为 28ms[15]。

关于最佳盂唇成像技术，文献中存在争议。许多人主张使用 MR 关节造影术，以提高检测盂唇

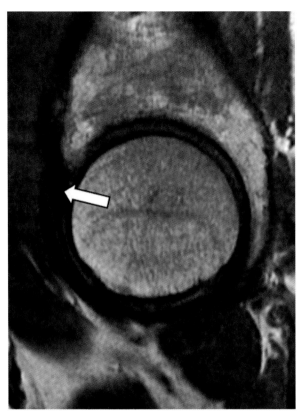

▲ 图 22-1 矢状面中回声时间 - 快速自旋回波图像

图示正常三角形前上盂唇（箭）。均匀的低信号强度表示短 $T_2$ 弛豫时间遇到纤维软骨和主要来源于 I 型胶原的组织

撕裂的敏感性和特异性[6, 16]。间接关节造影即通过静脉注射造影剂并使造影剂扩散到关节内，其准确性描述较少，且提出了不同的诊断和逻辑上的挑战[17]。最近对常规 MRI 和直接 MR 关节造影评估盂唇撕裂的研究进行 Meta 分析[7] 得出结论，MR 关节造影优于常规 MRI，但常规 MRI 更具特异性。对数据的综合分析显示常规 MRI 的敏感性为 66%，特异性为 79%，而 MR 关节造影的敏感性为 87%，特异性为 64%[7]。

由于 MRI 技术、患者群体及评估人员在评估研究中的经验水平存在显著差异，因此概括上述结果比较困难。根据我们的经验，具有优化参数的中间回波时间 FSE 序列在滑液、透明软骨和纤维软骨之间实现了良好的对比，促进了盂唇的可视化。其对盂唇撕裂诊断具有高灵敏度（96%）和准确性（94%），在检测关节软骨损伤方面也具有较高的准确性，髋臼和股骨头的准确性分别为 88% 和

87%，加权 Kappa 重复性测量值为 0.8[18]。

常规 MRI 还可以评估滑膜状况和滑膜增生方式，而无须考虑人工关节膨胀的混杂因素和关节内钆造影剂提供的压倒性信号。此外，MR 关节造影可能会让患者感到不舒服，而且可能有滑膜炎或感染的风险。如果用透视引导进入关节，则会增加电离辐射的风险，也可用无辐射超声波引导。密切关注传统的 MRI 扫描方案，将其作为一种无创诊断检查，可以提高空间分辨率和软组织对比度，避免了关节造影检查[19]。

### （三）诠释髋关节磁共振成像的一种方法

多平面成像能全面准确地评估盂唇。盂唇前后两面在斜位上显现最好，前上盂唇在矢状面显现良好，上盂唇在冠状面显现最佳。不考虑侧倾情况下，主张采用钟面形态对盂唇病变的位置进行描述，3 点钟位置代表前方[20]；与肩关节的情况一样，一个描述性的盂唇病变定位系统更易理解。

考虑到髋关节和周围软组织解剖的复杂性，推荐一种逻辑结构化的方法来解释髋关节 MRI。在轴向图像上可见的结构有髋臼前后壁的软骨、股骨头中央凹周围软骨、圆韧带、短的外旋肌，以及坐骨神经、股神经和闭孔神经。斜轴位成像也可用于评估股骨头颈交界处偏心距、髋臼后倾和股骨头过度包容。

冠状面可显示软骨盂唇交界处的软骨、中央凹和股骨头外上侧软骨、髂股韧带、髋外展肌、腰大肌肌腱、内收肌和腘绳肌肌腱。

矢状面图像有助于进一步评估髋臼穹顶和股骨头上中央凹软骨、髂腰肌腱和坐骨神经。

对脂肪饱和、液体敏感的宽视野冠状图像的回顾可能会突出显示髋关节周围各种关节囊内的隐匿性骨折、缺血性坏死和液体。这些图像对于揭示临床上疑似病变也是必要的，如炎性骶髂关节炎或骨肿瘤。

评估盆腔病理是可能的，可利用宽视野轴向 FSE 序列检查下消化道、泌尿生殖结构、盆腔血管、淋巴结、腹股沟区疝。应评估骶髂关节和耻骨联合

是否有病理改变。最后，结合股骨远端的有限影像进行股骨旋转分析，以纠正股骨的远端旋转度。

### （四）盂唇撕裂的病因

MRI 是一个有价值的工具，不仅可检测盂唇撕裂，而且还可以找出潜在病因及解剖缺陷。MRI 有出色的软组织对比度和多平面检查能力[21]。创伤、股骨髋臼撞击综合征、关节囊或韧带松弛、髋关节发育不良和退行性关节病是最盂唇撕裂常见的原因[1]。

髋关节症状出现前可有外伤史，但仅因外伤而导致盂唇撕裂比较罕见的[1]。外伤性盂唇撕裂可因关节脱位及半脱位所致[22]，或因在接触性运动或其他高能量创伤中，侧向撞击力传递到髋关节所致。除了临床病史外，软组织水肿、韧带损伤、骨髓水肿以及同时存在的软骨剪切损伤，都可帮助确定撕裂是否是创伤后发生。创伤前不明确的情况经常诊断为髋臼重塑畸形或股骨头陈旧性 Pipkin 骨折，这些部位可能有骨增生形成或伴有股骨头轻度变形的软骨下凹陷。

常见及公认盂唇撕裂和病变的原因是股骨髋臼撞击综合征。股骨髋臼撞击综合征是一种病理力学过程[23]，它是由于髋臼和股骨之间的异常骨接触导致的。原因为股骨头颈部偏心距不足（凸轮型）或髋臼后倾或髋臼边缘突出（钳夹型）导致股骨头过度包裹。患者通常合并两种类型的股骨髋臼撞击综合征，偶尔也伴有髋关节发育不良。股骨髋臼撞击综合征的生物力学改变导致盂唇的损伤[24]，包括盂唇退行性变、盂唇内骨化和盂唇撕裂。

髋关节发育不良是由于髋臼窝或圆顶较浅，导致股骨头覆盖不足，进而出现代偿性的盂唇肥大。髋关节发育不良与盂唇撕裂风险增加的多个因素有关，这些因素包括股骨头异常运动[25]以及盂唇在承重中负担增加[26]。

关节囊松弛可能与全身韧带松弛有关，也可能是潜在的结缔组织病或某些运动对关节囊反复造成损伤的结果[27]。在髋关节镜下，髂股韧带修复不当也可致股骨头不稳。不管其根本原因是什么，松弛

的患者都会发生轻微的旋转不稳或其他形式的髋关节轻微不稳[1]，导致盂唇和软骨的反复性损伤。

最后，盂唇撕裂后退变和慢性撕裂可能与骨关节炎或其他关节炎共存（图 22-2）。即使在常规 X 线检查没有关节间隙变窄的情况下，常规 MRI 对软骨损伤的检测非常敏感且与关节镜下软骨损伤的分级高度相关[18]。

### （五）盂唇撕裂的分类

大多数盂唇撕裂位于前方和前上方[6, 7, 12, 18, 20, 28]，这可能与股骨髋臼撞击综合征的发病率或前向扭力有关，这是盂唇撕裂的根本原因[29]。由于其机械性能不如其他部位，这一部位的盂唇在本质上容易发生退化和损伤[12]。后盂唇撕裂容易在外伤或关节退行性疾病的情况下发生。

多种影像学和关节镜系统可对盂唇撕裂进行分类和描述。Lage 等[28]提出了一个基于关节镜的描述系统，将盂唇撕裂分为放射纤维状、胫向、纵行性和不稳定型。放射状纤维状撕裂定义为盂唇不规则的游离边缘。放射状撕裂损伤扩展到盂唇部形成脂肪。外周纵裂发生在髋臼附着处的上盂唇底部。不稳定撕裂的诊断更多是基于功能而不是形态学，指的是盂唇半脱位后进入关节间隙。

Czerny 等[6]基于 MR 关节造影的分类系统综合考虑了盂唇形态、信号变化和正常的唇周沟闭合等因素。正常盂唇为 0 型。盂唇内高信号但没有延伸到盂唇表面的为 1A 型。盂唇内高信号和球状盂唇覆盖唇周沟为 1B 型。2A 型和 2B 型都存在大的放射状撕裂，三角形形态为 2A 型，球状形态为 2B 型。在 Lage 分类系统中，3A 型和 3B 型为纵向周边撕裂，与是否为球状盂唇形态无关。

Abe 等[8]在一项关于无症状个体的研究中，将盂唇分为三角形、圆形、不规则或缺失 4 种类型。随年龄增长而增加，各年龄组均出现圆形盂唇，作者将其归因为正常变异或正常老化。同时分类也考虑了盂唇信号因素，均匀低信号定义为 1 级，实质内中等信号强度为 2A 级，实质内高信号强度为 2B 级，信号延伸至盂唇表面的为 3A 级，弥漫高信号

强度为 3B 级。对尸体的盂唇研究表明，在没有撕裂的情况下，盂唇内高信号（2B 型）在组织学上表现为嗜酸性粒细胞、黏液样、黏液样囊性、空泡样或混合变性[4]，而中等信号强度（2A 型）可能与纤维血管束的存在有关[8]。

提倡用类似 Beck 等的方法描述盂唇损伤[14]。根据矢状面上 3 点钟位置前后的图像，可将盂唇分为前部、前上部、上部、后上部和后部，大致相当于 9 点钟至 10 点钟位置、10 点钟至 11 点钟位置、11 点钟至 1 点钟位置、1 点钟至 2 点钟位置和 2 点钟至 3 点钟位置。

无论其形态或是否肥大，盂唇内局灶性或弥漫性高信号强度可报告为退化。根据 Lage 径向撕裂分类系统，底部及光滑边缘磨损报告为疲劳或不平整。当液体信号强度延伸到盂唇实质时，就可以诊断为撕裂（图 22-3）。从靠近软骨盂唇接合处的盂

唇根部撕裂及外周纵向撕裂，报告为"有或没有移位的根部撕裂"[18]。描述和分级中包括盂唇内骨化的情况（图 22-4）。

盂唇旁或唇内囊肿常见于慢性盂唇撕裂，可作为盂唇病变的间接征象。囊肿在髋关节发育不良的情况下非常常见，巨大囊肿常见于穹顶的前缘和侧缘（图 22-5）。大囊肿可以在囊外切开，在体检时表现为原发性软组织肿块。组织学上，囊肿内有结缔组织，不与关节沟通，而滑膜囊肿内有滑膜细胞，不能确定是否与关节沟通[30]。这些术语通常可以互换使用，表现为线性撕裂信号强度的球状区域，可认为是早期囊肿形成的表现。这两个词经常互换使用。更多伴有线状撕裂信号强度的球形区域可能表示初期囊肿形成。

盂唇撕裂时，特别是在股骨髋臼撞击综合征的情况下，应该对软骨盂唇连接处进行仔细检查以发

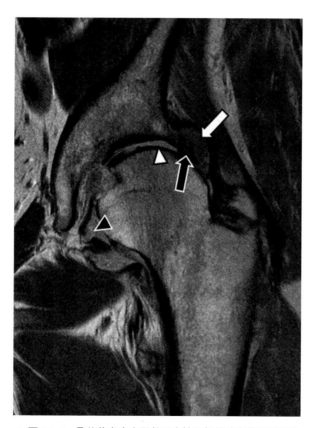

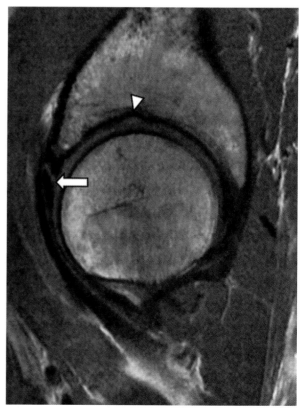

▲ 图 22-2　骨关节炎患者冠状面中等加权快速自旋回波图像
上盂唇外侧（黑箭）可见一个碎片状囊肿（白箭），记录显示所有的囊肿都已退化并撕裂。广泛全层软骨缺损导致股骨头（白箭头）和髋臼顶骨接触和继发性滑膜炎（黑箭头）

▲ 图 22-3　中间矢状位加权快速自旋回波图像
图示股髋臼撞击的中年患者部分骨化前上盂唇实质撕裂（箭）。注意正常的星状折痕的存在（箭头）

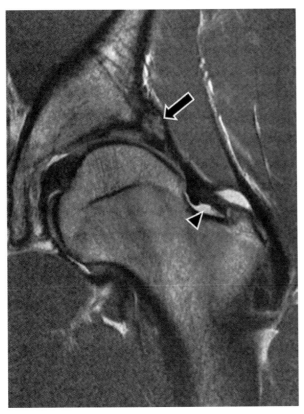

▲ 图 22-4 冠状位中等加权快速自旋回波图像
图示股骨髋臼撞击患者唇内明显骨化（箭），轻度滑膜炎（箭头）

现软骨分层（图 22-6）。所谓的"地毯损伤"[14] 发生在关节内窥镜下探查时，盂唇与相邻透明软骨分离，软骨与软骨下骨分离，软骨下骨像"地板上的地毯"一样移动[31]。平行于软骨下板或潮线的高强度信号表示基底层分层。由于基底软骨层中的胶原高度组织化的特性，预期信号相对较低（图 22-7）。

（六）无症状盂唇撕裂

最近 register 等对 200 名无症状志愿者进行了 MRI 检查，发现 50% 以上的图像中有盂唇撕裂[29]。在他们的研究对象中，40 岁以下 85% 的患者有盂唇撕裂。这项研究强调了临床病史、检查结果和 MRI 检查结果相结合的重要性，以确定盂唇撕裂患者的最佳治疗方案。在核磁共振检查中发现盂唇撕裂时，除了其他临床上未预料到的关节内和关节外病变外，还应考虑所谓检查满意度的不同。

（七）盂唇的术后

对盂唇术后的阐述应考虑实施关节镜治疗的类型。部分修整的盂唇在没有再撕裂的情况下，可能

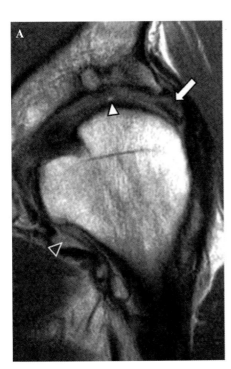

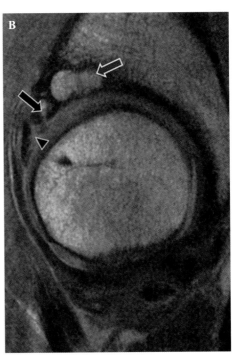

▲ 图 22-5 中间加权快速自旋回波图像
A. 冠状位中间加权快速自旋回波图像显示了一例髋关节发育不良患者的上盂唇肥大和变性（白箭）。股骨头和髋臼软骨高信号，并在股骨头上形成一个局部的全层软骨缺损（箭头）。出现反应性滑膜炎（灰箭头）。B. 同一位患者的矢状位图像显示前上盂唇基部撕裂（黑箭头）。再次切开一个大的囊肿，进入髋臼圆顶（灰箭），其颈部由黑箭指示

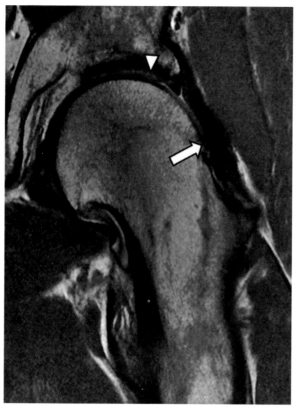

▲ 图 22-6　冠状位中等加权快速自旋回波图像

图示股骨髋臼撞击症患者的股骨头颈偏心距不足（箭）。软骨盂唇连接处的软骨强度增高提示基底分层（箭头）

呈现缩短或轻微不规则，然而严重的不规则可能是复发性损伤的征兆[32]。即使没有详细的手术史，髋臼边缘呈低信号强度的放射状病灶，是既往缝合锚钉修复盂唇的证据（图 22-8 和图 22-9）。

根据我们的经验，渗入到盂唇本身或在已修复盂唇和髋臼之间存在的液体是盂唇再损伤的最明确证据（图 22-9）。使用高空间分辨率和高对比度的常规 MRI 脉冲序列可区分修复部位内的液体渗出和肉芽组织。其他有用的发现包括分离或移位的碎片、新的盂唇旁囊肿或延伸到不同的位置的撕裂，能确定是否存在复发性损伤[32]。

## 三、关节囊

### （一）影像解剖学

关节囊是一种强有力纤维结构，主要由 I 型胶原构成，呈圆桶状[22]。它附着在髋臼边缘，远端环绕股骨颈的近端股骨上[27]。关节囊的前上部最厚，厚度在 2～6mm[33]。髂股韧带、坐骨股韧带、耻骨股韧带和轮匝带分别加强关节囊[34]，特别是在髋关

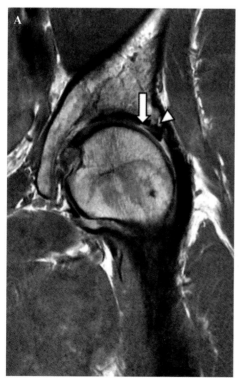

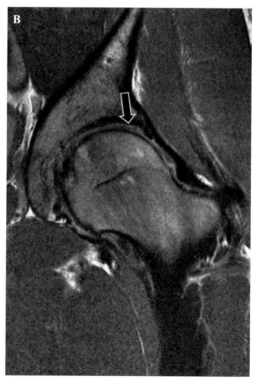

▲ 图 22-7　2 例不同的股骨髋臼撞击症患者的冠状面中间加权快速自旋回波图像显示软骨盂唇交界处的软骨损伤

A. 全层裂隙伴有软骨瓣形成（白箭）。盂唇内骨化也可见（白箭头）B. 与潮标平行的显著软骨高强度表明基底分层（黑箭）

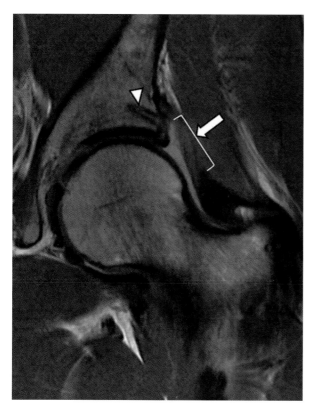

▲ 图 22-8　冠状位中等加权快速自旋回波—磁共振图像

图示关节镜下盂唇修复术后髂股韧带（白箭）有一个很大的间隙（箭头表示缝合锚定）。患者表现为不稳定和反复半脱位。随后需要使用软组织增强修复缺损

节发育不良偏离正常的骨解剖结构的情况下，关节囊有助于髋关节的稳定性[1]。关节囊对拉伸很敏感，可能是肌肉反馈的机制[27]。

髂股韧带在 MRI 上显示良好，对韧带状况的评估应作为标准髋关节 MRI 报告的一部分。髂股韧带又称为"Y"韧带或比格罗韧带，呈扇形，由下内侧带和上外侧带组成，附着于大转子[22, 34]。在髋臼处，韧带与股直肌反折头的起点融合。在所有成像平面上都可评估髂股韧带，但最好使用冠状和斜轴位序列来观察，正常韧带呈均匀低信号强度。

耻骨股韧带和坐骨股韧带在 MRI 上分辨不清楚。耻股韧带起于闭孔附近，加强关节囊的下方，与髂股韧带的下方相混合。坐骨股韧带起源于髋臼的坐骨部分与轮匝带混合后形成股骨颈后下方的部分悬吊结构[34]。

轮匝带由垂直于股骨颈轴线的紧密纤维组成，构成关节的最狭窄的部位[34]。虽然通常不能独立评估轮匝带，但在所有成像平面上都能清楚地看到它。

在股骨颈不同位置的滑膜类似于称为

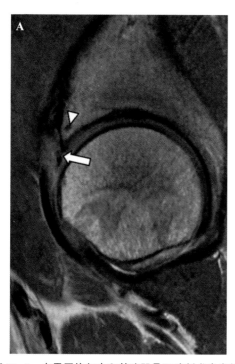

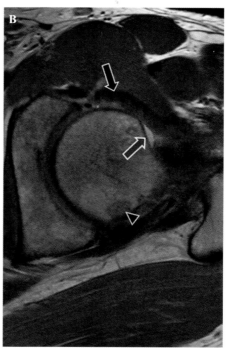

▲ 图 22-9　有盂唇修复史和前路股骨颈清创术患者的矢状位和轴向中间加权快速自旋回波—磁共振图像

可见最近前半脱位的影响。A. 矢状位。盂唇残端（白箭）不规则继于穿过修复基底的撕裂。B. 轴向。髂股韧带（黑箭）为高反射性间质损伤，在髋臼处撕裂。股骨头撞击处（黑箭头）可见股骨头后部的局灶性信号改变。股骨颈前凹（灰箭）表示之前有骨软骨成形术

Weitbrecht 韧带的折叠支持带，其覆盖在股骨头血供的动脉分支上[34]。Gojda 和 Bartonicek[35] 描述了尸体解剖中三种支持带的不同存在形式——前支持带、外支持带（上支持带）和内支持带（下支持带）。Blankenbaker 等[36] 描述了在他们的队列中，95% 的 MR 关节造影显示股骨颈下段存在果胶样凹褶。另外的皱襞位于盂唇和圆韧带附近，这些皱襞在外观上呈现扁平或绒毛状[37]，通常在 MR 关节造影研究中可见[38]。尽管文献[39]中以机械症状为表现的皱襞报道很少，但大多数影像学上发现的皱襞是无症状的[32]。

### （二）关节囊和韧带损伤

关节囊损伤会影响髋关节的生物力学，导致不稳定和应力吸收能力下降[1]。急性脱位或半脱位引起的髋关节不稳定可致盂唇、关节囊和关节囊支持韧带的损伤（图 22-9）。一般韧带松弛、结缔组织病症和髋关节发育不良的患者可发生非创伤性髋关节不稳，此外这也可能与某些需要髋关节灵活性的运动以及与活动所致的反复轻微损伤有关[1, 22, 34]。随着时间的推移，反复外旋可将股骨头向前推移，拉伸前关节囊及髂股韧带[22, 34]。髋关节不稳定和继发性骨关节炎的发生与关节囊和髂股韧带的医源性损伤以及髂股韧带的修复不佳有关（图 22-9）[40]。

MRI 显示韧带松弛患者髂股韧带可变薄或拉伸。单纯创伤或重复性损伤引起的瘢痕重塑可导致韧带增厚。韧带明显变细表明损伤后组织质量差或重塑不良。最后，可以从髋臼或者远端止点观察到韧带的断裂。关节镜下可见关节囊局灶性或弥漫性增厚及关节内粘连[33]。

当发现关节囊或韧带异常时，关节内外的辅助检查及相关临床病史可有助于缩小鉴别诊断范围。例如在美国橄榄球运动员的后脱位中观察到的三联影像学表现，包括髂股韧带撕裂、髋臼后缘骨折和关节内积血[41]。

髋关节不稳在临床和影像学上都难以诊断。随着关节镜治疗关节囊松弛技术的出现，包括关节囊折叠术和通过关节囊皱缩术对胶原改性[27]，在 MRI

上识别不稳定征象对指导外科治疗越来越重要。

### （三）圆韧带

圆韧带由 1 型、3 型、4 型胶原组成，起源于髋臼横韧带和髋臼切迹，其基部较宽，止于股骨头内侧的中央凹。它为脂肪所覆盖，表面有一层滑膜上皮[42]。

虽然圆韧带的确切功能尚不清楚，但它在髋关节稳定、本体感觉和损伤感觉方面发挥作用[43]。圆韧带为在子宫内发育的股骨头提供血液供应，尽管它对成人股骨头血管的贡献很小或几乎没有作用[42]。还提出了一种"挡风"的刮水机制，韧带可以在髋关节内起到分配滑液的作用[44]。当发生轻微不稳定和随后的软骨或盂唇损伤时，韧带损伤的可能性增加[43]。

MRI 显示，圆韧带可以部分撕裂、完全撕裂或者退化[42, 44]。当髋臼窝脂肪消失、韧带内或周围水肿、韧带不规则或韧带厚度改变时，可见圆韧带撕裂[38]。

虽然圆韧带的功能障碍会导致不稳，但其他原因引起不稳时，韧带也会受其继发性影响。在髋关节发育不良的情况下，可观察到韧带变得肥大，以抵抗复发性半脱位[42]。对不稳定患者圆韧带周围滑膜瘢痕的文献报道较少。根据经验，在清除了完整韧带周围部分脂肪的常规 MRI 上，局灶性滑膜瘢痕表现为模糊的中等信号强度（图 22-10）。

### （四）粘连性关节囊炎

髋关节粘连性关节囊炎与肩关节的临床表现非常相似，但文献报道病例较少[45]。运动减少是最常见的临床表现[1]。复杂多变外伤史没有特定诊断价值[45]。患者通常会出现典型的滑膜炎症状，可对荧光引导的关节内注射有反应。对于无反应的患者，可尝试关节镜下行关节囊松解，但治疗结果并不一致[1]。

关节（肩关节除外）粘连性关节囊炎的影像学报告描述了一种常见的潜在病理学，囊壁的整体肿胀最终发展为纤维化和瘢痕[46]。在 MRI 上，肩关节粘连性关节囊炎表现为全关节囊增厚和强度增

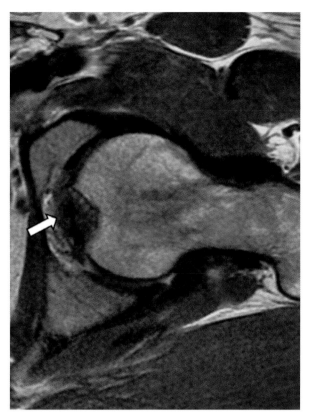

▲ 图 22-10　中位加权快速自旋回波 – 磁共振图像
图示年轻女性舞蹈家韧带周围的滑膜瘢痕（白箭）

高，这与疾病的临床和组织学分期相关[47]。早期可见与邻近肌肉相似的关节囊明显增厚及信号强度增加（图 22-11）。最终高信号消失，留下一个随着时间改变的增厚的低信号关节囊。在一些罕见的髋关节疾病中，也可以看到类似的影像学表现。

（五）滑膜条件

髋关节滑膜炎可能表现为非特异性髋关节疼痛，几乎没有能直接做出诊断的特异性临床特征[15]。髋关节滑膜炎的鉴别诊断包括骨关节炎、炎症性关节炎、感染和滑膜增生性疾病，如 PVNS 和滑膜软骨瘤病。

用大视野的流体敏感序列鉴别关节渗出物，应在髋关节高分辨率表面线圈图像上进一步检查滑膜增生模式[15]。

（六）关节炎

反应性滑膜炎常见于早期和晚期骨关节炎患者，关节内可伴有松散碎片和小软骨碎片（图 22-12）。在股骨髋臼撞击综合征患者中，一个有意义的

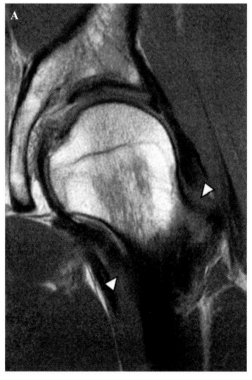
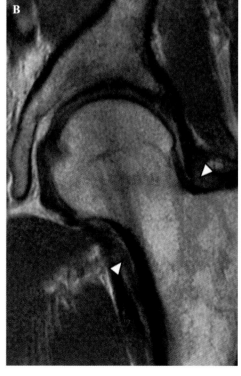

▲ 图 22-11　2 例运动范围缩小的患者的冠状面中等加权快速自旋回波—磁共振图像
关节囊弥漫性增厚和高强度（箭头）显示粘连性囊炎

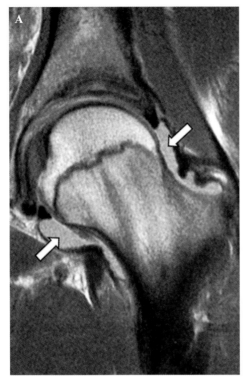
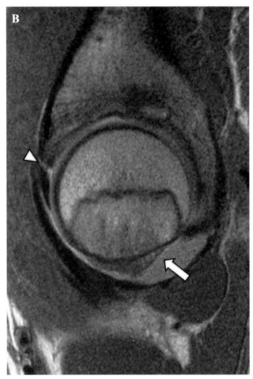

▲ 图 22-12　血清阴性的骨骼未成熟患者的中等加权快速自旋回波—磁共振图像
冠状位（A）和轴位（B）示有明显的滑膜炎（箭）。穿过前上盂唇基部的裂口也很明显（箭头）

早期软骨损伤间接征象是滑膜炎，应提醒放射科医师或外科医师密切检查髋关节软骨，特别是在早期易受损伤的部位，如软骨盂唇交界处和关节后上方。当有夜间疼痛的临床特征以及对抽吸和关节内注射抗炎药物的阳性反应时，MRI 上可表现出滑膜炎征象。

MRI 对早期炎症性关节炎的检测很敏感[48]，显示早期滑膜增生和影像学隐匿性骨侵蚀。MRI 上出现"米样体"是由于增生性滑膜坏死灶滑落到关节内所致，表现为边界不清、中度至高度密集的关节内病灶。

（七）化脓性关节炎

髋关节化脓性关节炎表现为关节积液，但 MRI 上无特征性表现。关节感染的表现包括滑膜增厚、滑膜周围水肿和滑膜信号增强[49]，这在许多其他疾病中都可以看到。寻找提示骨髓炎的发现，诸如任何关节快速破坏的迹象，但这些往往缺乏。

一项关于膝关节置换术后滑膜炎的研究表明，当滑膜出现"片状"外观时，作为一种孤立的感染

有很高的阳性预测价值[50]。结合关节囊外软组织水肿、关节囊外积液和局部腺病的其他表现，阳性预测值增加[50]。然而，缺乏"片状"滑膜并不排除感染的存在，还需要进一步的研究来确定这种发现对自然关节的适用性。

（八）色素沉着绒毛结节性滑膜炎

PVNS 是一种单关节增生性滑膜疾病，为局灶性或弥漫性[51]。关节内外的形态都可以识别，结节状 PVNS 累及肌腱，也称为腱鞘巨细胞瘤。组织学上，PVNS 的特征是富含脂质的巨噬细胞、多核巨细胞、基质细胞增殖和含铁血黄素[52]。

结节状 PVNS 在 MRI 上表现为中等至低信号强度的关节囊内软组织肿块（图 22-13）[15]。髋臼裸露区的 PVN 可误诊为圆韧带或局灶性滑膜瘢痕，需要高度怀疑方可诊断。弥漫性 PVN 表现为覆盖髋关节囊凹陷处增厚的滑膜，呈低信号强度，与髋臼或股骨的压力性侵蚀有关，常见于髋关节的密闭空间（图 22-14）。

PVNS 的特征性低信号强度是由于含铁血黄素

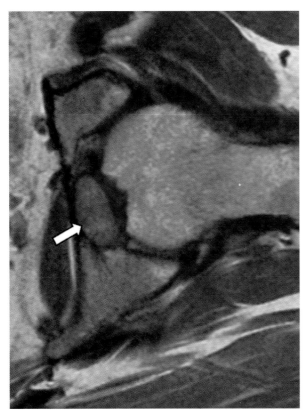

▲ 图 22-13　中轴加权快速自旋回波—磁共振图像
图示色素沉着绒毛结节性滑膜炎（箭头）的病灶形态。低信号强度与含铁血黄素有关

所致，在梯度回波序列上表现尤为突出。含铁血黄素是一种顺磁性物质，可引起局部磁场的不均匀性，导致快速自旋退相和信号丢失。梯度回波序列对局部磁场环境的这些变化特别敏感，因为它们在产生信号时不使用重相脉冲。在梯度回波上，含铁血黄素的信号丢失大于沉积物的实际大小，该现象叫作"开花"。

MRI 清楚地显示了关节囊内和囊外受累的程度以及对周围结构如神经血管束的影响。它也有助于治疗后的随访，以发现疾病残留或复发。

（九）滑膜软骨瘤病

以前认为原发性滑膜软骨瘤病是滑膜化生，但目前归类为良性肿瘤进程。虽然通常在关节内，但也可涉及腱鞘和滑囊，分别称为腱鞘和滑囊软骨瘤病。组织学上，滑膜增生，有许多结节状的透明软骨[53]。

滑膜软骨瘤病的 MRI 信号特征取决于软骨结节内的矿化程度或骨化程度[54]，未矿化灶是中等到高信号强度（图 22-15），矿化体显示较低的信号（图

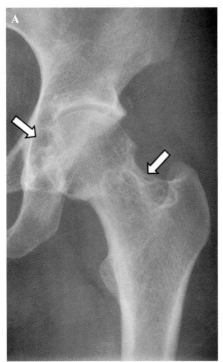

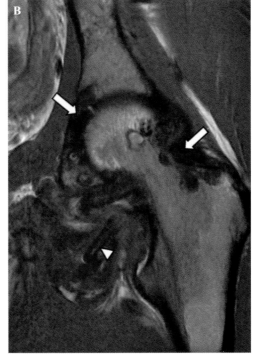

▲ 图 22-14　弥漫性色素沉着绒毛结节性滑膜炎
A. 显示髋臼和股骨颈侵蚀的平片（箭）；B. 中等权重的快速自旋回波—磁共振图像显示骨（箭）和周围软组织受累的程度（白箭头），具有色素沉着绒毛结节性滑膜炎的低信号特征

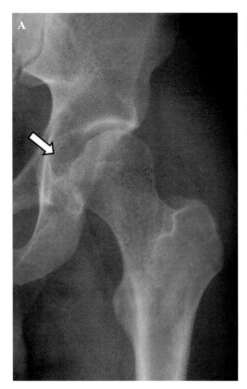
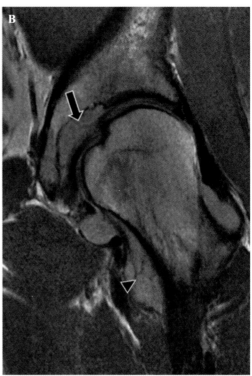

▲ 图 22-15　未钙化的滑膜软骨瘤病

A. 显示髋臼轻微侵蚀的平片；B. 冠状位中等加权快速自旋回波—磁共振图像显示结节性滑膜肥大。个别高信号结节（黑箭头）仍然可以区分，但已开始聚集。髋臼侵蚀（黑箭）在 MRI 上表现良好

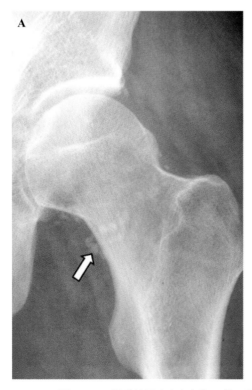
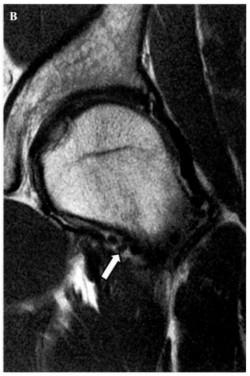

▲ 图 22-16　滑膜软骨瘤病患者的 X 线平片和轴向中间加权快速自旋回波—磁共振图像
A 和 B. 关节内小体（箭）的低信号强度反映了透明结节的矿化

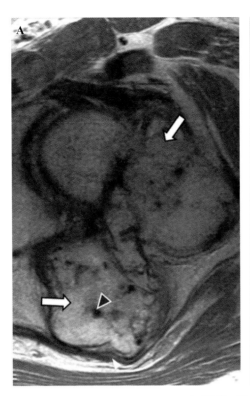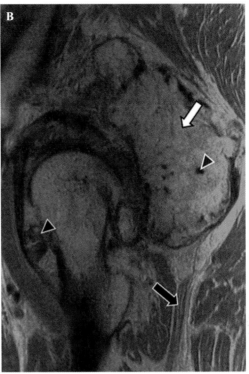

▲ 图 22-17　滑膜软骨瘤病

A. 轴向中间加权快速自旋回波—磁共振图像显示股骨颈上方的骨化结节（白箭）聚集并延伸到后方软组织。梨状肌和肌腱（白箭头）继发性变形。识别肿块内少数非骨化结节（灰箭头）。B. 矢状位磁共振图像显示软组织侵犯的程度以及与坐骨神经（黑箭）的距离。关节前方可见额外的关节内矿化体（黑箭头）

22-16），骨化体显示不同的信号强度，这取决于脂肪骨髓存在的数量。关节间隙可见多个软骨体，形成可分辨的灶状或"鹅卵石样"。随着时间的推移，单个物体的聚集可形成大块物体（图 22-17）[55]。

## 四、结论

　　MRI 是评价髋关节疼痛和髋关节病理的首选方法，为临床治疗提供了有价值的信息。传统的 MRI 提供了可重复、准确评估髋关节周围骨和软组织的解剖，包括盂唇、关节囊和滑膜。通过优化成像参数来提高图像质量，避免通过关节造影评估关节，并保留了 MRI 作为一种无创性研究。最后，转诊外科医师和他的放射科医师之间的密切工作关系有助于确保传递手术相关信息，创造研究机会，并促进对复杂疾病过程的进一步理解。

## 第23章 髋关节的关节外疾病
### Extra-articular Pathology of the Hip

Scott S. Lenobel　Adriana M.L. Oliveira　Miriam A. Bredella　著

高奉　译　欧阳侃　校

### 一、概述

髋关节痛是常见的临床疾病，常常源于髋关节周围的软组织病变。熟悉髋关节周围的解剖，有助于对髋关节痛进行诊断。影像检查在髋关节痛的诊断和治疗中扮演着重要的角色，能发现很多潜在病因。在接下来的章节中，将会回顾髋关节的关节外解剖，并归纳一些髋关节疼痛的病因。

### 二、滑囊与滑囊炎

滑囊炎是髋关节痛的常见病因。髋关节周围有3个主要的滑囊，分别是转子滑囊、髂腰肌滑囊和坐骨滑囊[1]。臀中肌和臀小肌止于股骨大转子。大转子包含4个面，前、外、后上和后下。转子滑囊包含3个独立部分：臀大肌下滑囊、臀中肌下滑囊和臀小肌下滑囊。其中，臀大肌下滑囊最大，位于臀大肌和髂胫束深层，覆盖于大转子后表面之上[2]。臀中肌滑囊位于臀中肌和大转子外侧面之间。臀小肌滑囊位于臀小肌和大转子前面之间。

典型的转子滑囊炎是由于髂胫束和臀肌肌腱与大转子间的慢性过度摩擦引起。转子滑囊炎最常见的 MRI 表现是 $T_1$ 低信号和 $T_2$ 高信号的积液表现。静脉造影后可见周围强化信号（图 23-1A 和 B）。滑膜增厚，内有游离物和（或）滑囊内分隔提示炎症。滑囊内液 - 液平面表现或 $T_1$ 高信号提示存在出血可能。

髂腰肌滑囊是人体最大的滑囊[3, 4]，位于髋关节囊和髂腰肌之间。10%～15% 的成年人髂腰肌滑囊与髋关节相通[5]。髂腰肌滑囊炎最常见的原因是髂腰肌肌腱对髋关节前方的慢性过度摩擦，但也可由系统性炎症疾病，如类风湿关节炎或感染引起。此外，股骨过度前倾的患者可能引发肌腱炎。人工关节的髋臼或股骨假体过大也会引起髂腰肌滑囊炎。典型的髂腰肌滑囊炎磁共振表现是 $T_1$ 低信号和 $T_2$ 高信号（图 23-1B 和 C），可根据部位区分滑囊炎和占位。

坐骨滑囊炎是臀部疼痛的少见病因，可以发生于急性事件，或坐骨结节的反复损伤。坐骨滑囊是位于坐骨结节内侧下方的囊性结构[6, 7]。

### 三、肌肉与肌腱

肌肉和肌腱的异常可分为3类：肌腱撕脱伤、肌肉挫伤和肌肉肌腱移行处拉伤。急性肌腱撕脱伤常由于减速运动或肌肉离心收缩导致的张力负荷过大而引起[1]。慢性撕裂常见于反复应力刺激或劳损。当撕脱骨块在 X 线片上无明显移位时，MRI 检查应是该病首选的诊断方法。MRI 能直接显示撕脱的肌腱并准确测量肌腱回缩的程度（图 23-2）。急性肌腱撕脱的相关影像学表现还有肌腱止点处邻近软组织的血肿、骨膜剥脱、骨髓水肿。这些表现在慢性肌腱撕脱损伤中不常见。慢性撕脱常见肌肉萎缩和软组织瘢痕化。

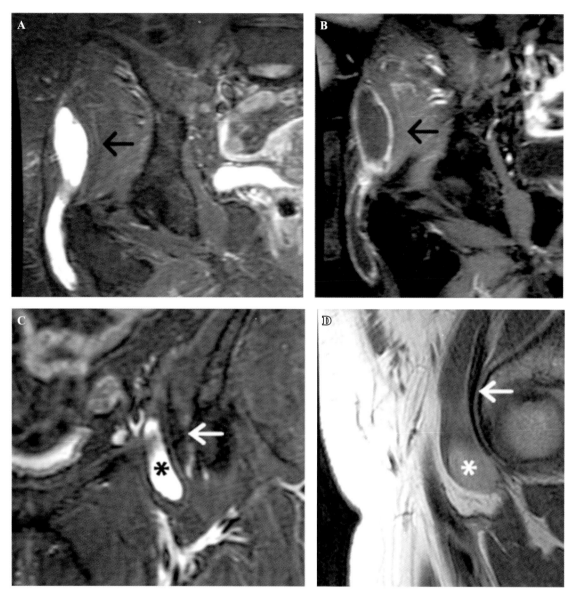

▲ 图 23-1　滑囊炎
冠状位的短时反转恢复序列（A）和冠状位钆增强 $T_1$ 加权压脂像（B）显示大转子滑囊内大量液体聚集和周围强化（黑箭）；冠状位 $T_2$ 压脂（C）和矢状位质子密度加权像（D）显示髂腰肌滑囊内液体聚集（星号）。注意它和髂腰肌的关系（白箭）

　　肌肉肌腱移行处是肌肉肌腱中最脆弱的部位，在肌肉收缩时，张力从肌肉经过移行处到肌腱止点的过程中，容易受伤。肌肉肌腱移行处的损伤或拉伤可分为三度[8]。Ⅰ度拉伤，只有轻微的连接处纤维断裂，产生间质水肿和出血，MRI 表现为 $T_2$ 像上筋膜周围羽毛状高信号[8, 9]。Ⅱ度拉伤，也称部分撕裂，移行处纤维连续性部分中断。邻近软组织水肿和出血更显著，常见筋膜周围水肿。磁共振水敏感像上常见部分肌纤维回缩伴高信号病灶缺损（图 23-3）。Ⅲ度拉伤，也称完全撕裂，移行处

全层撕裂，常伴肌腱回缩和严重的周围出血及水肿。Ⅲ度拉伤通常临床表现和体征明显，但进一步 MRI 检查可以为手术方案设计提供帮助。

　　肌肉挫伤通常源于钝性创伤，最常受损的肌群是髋关节周围的臀肌群。轻度的肌肉挫伤和肌肉肌腱移行处Ⅰ度拉伤类似，为肌纤维的水肿，表现为 $T_2$ 上羽毛状的高信号。不过，肌肉挫伤的损伤部位通常为肌腹，而非肌肉肌腱移行处。较严重的创伤可引起肌肉内的血肿。在磁共振上，肌肉内血肿表现为 $T_1$ 像和液体敏感序列像上的异质信号（图 23-4）。

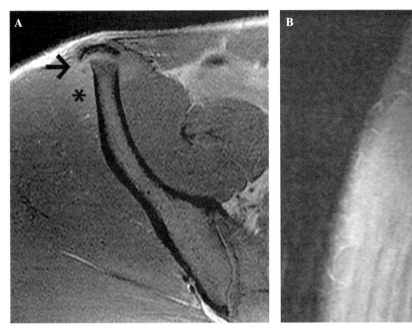
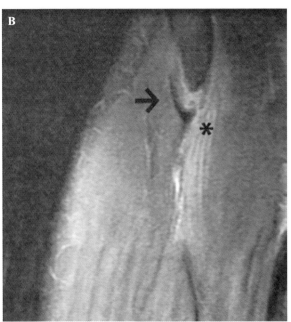

▲ 图 23-2　肌腱撕脱

轴向（A）和冠状位 T$_2$ 加权压脂像（B）显示缝匠肌在髂前上棘止点处撕脱（黑箭）和周围肌肉水肿（星号）

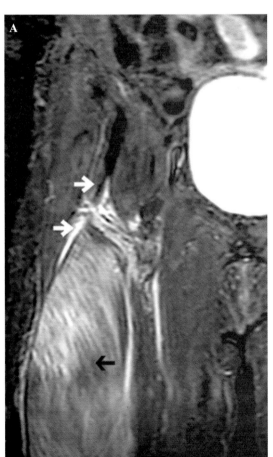
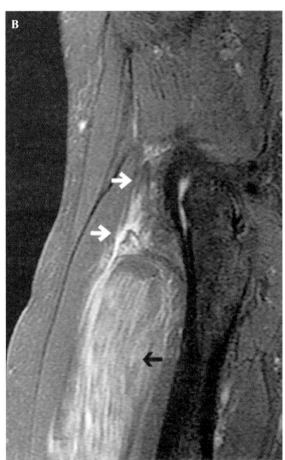

▲ 图 23-3　肌肉肌腱交界处损伤

冠状位（A）和矢状位 T$_2$ 压脂像（B）显示股外侧肌肉肌腱交界处损伤及肌腹回缩（白箭）。T$_2$ 上肌腹的羽毛状高信号提示间质出血和水肿（黑箭）

超声上，血肿可以表现为不规则的或局限的无明显内部血管的回声。然而，肌肉内血肿的影像表现随着病程和血红蛋白的氧化程度会有所变化。鉴别软组织肉瘤和血肿是很重要的。磁共振上，肉瘤信号更加均匀，液体敏感序列像上为高信号，有结节增强部分，表现为间隔生长[10, 11]。血肿的核磁共振特征为 $T_1$ 高信号，没有结节增强部分，边缘有含铁血黄素形成的低信号环。因为肉瘤的影像学特征会变化，所以临床检查或影像检查后应进行肌肉内组织活检，尤其是对没有明确创伤病史的患者。

肌腱损伤的其他类型还有肌腱病和钙化性肌腱炎。肌腱病可由反复微损伤、实质内退变或由于痛风、糖尿病或胶原血管疾病等导致的肌腱弱化发展

而来[1]。磁共振上，肌腱病表现为肌腱增厚和（或）肌腱内实质的信号增强[12]。$T_2$ 高信号提示腱鞘软组织水肿。钙化性肌腱炎是肌腱内的不定性羟基磷灰石结晶沉积，常位于近肌腱止点处，可以伴随严重的腱鞘炎症。

## 四、骨化性肌炎

骨化性肌炎是一种以骨骼肌异位骨化为特征的良性自限性疾病。它常与创伤，尤其是肌肉挫伤有关，但也见于无创伤史的患者[13]。在骨化性肌炎的发生发展过程中，肌束膜组织中骨祖细胞的激活起着重要的作用。不过，具体机制尚不明确。骨化性肌炎的典型表现是周围钙化环和逐渐进展的向心性

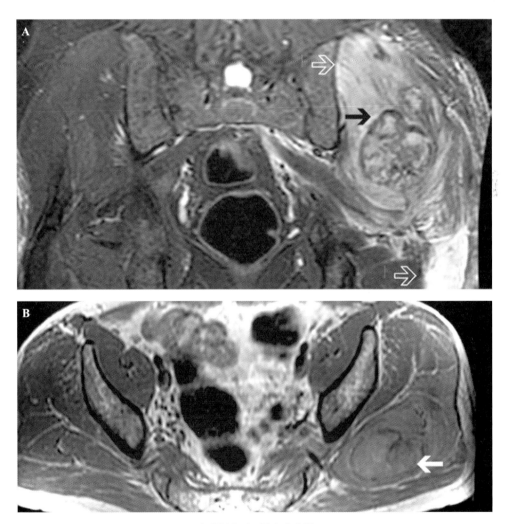

▲ 图 23-4　肌肉内血肿

冠状位短时间反转恢复序列（A）和轴位质子密度像（B）显示做臀中肌内的大血肿。低信号环（图 A 中黑箭 A）和异质性高信号（图 B 中白箭）提示血肿不同阶段的产物。同时有大范围的臀中肌水肿（图 A 中空心箭）

骨化（图 23-5）。因为骨化能在 X 线下显影，所以 CT 或 X 线都是观察骨化性肌炎的很好手段。骨化性肌炎的磁共振表现根据受伤年龄、肌坏死的程度、骨化的成熟度以及相关炎症反应的程度会有所不同。影像学上，需鉴别骨化性肌炎和软组织肉瘤 [8, 13]。如果难以鉴别，则需要做一系列影像学检查或经皮活检或手术切除，以便准确诊断。

手术切除只适用于骨化稳定期。术前放疗或应用吲哚美辛可以预防复发。

## 五、髋及大腿前方间室

肌肉和肌腱的异常也可以基于它们所属解剖间室进行评估。髋部和大腿的肌肉和肌腱可基于解剖位置和功能分为 4 个间室：前间室、后间室、内侧间室和外侧间室 [12]。

### （一）前方间室

前方间室由髋关节屈肌组成，包括髂腰肌、缝匠肌、股四头肌。髂腰肌和股四头肌以及更为常见的肌腱病损将作为这些肌肉的损伤进行讨论。缝匠肌的病损罕见，将不在本章进行讨论。

髂腰肌由 2 条肌腱构成：髂肌和腰大肌 [14, 15]。腰大肌起自 $T_{12}$～$L_5$ 椎体，向下延伸。髂肌起自髂窝。在髂肌经过骨盆时，部分纤维向内侧靠拢与腰大肌相连形成髂腰肌腱，最终止于股骨小转子。部分人群存在解剖变异，交叉的髂肌纤维止于股骨颈水平。在这个平面之下，髂肌内侧的一束细小的肌肉内肌腱平行于邻近的髂腰肌肌腱下行。2 条肌腱间有脂肪平面分隔，不应与髂腰肌肌腱的纵向撕裂混淆 [15]。其余的髂肌纤维直接止于股骨干近端。髂腰肌位于髂前下棘外侧和髂耻粗隆内侧形成的骨槽内。

髂腰肌损伤的严重程度会随年龄增长。在＜65 岁的人群中，损伤往往与运动或其他创伤有关，主要为肌肉拉伤和部分肌腱撕裂。65 岁以上的人群中，完全撕裂更常见，常源于慢性系统性疾病、皮质类固醇使用或手术并发症 [16-19]。运动员损伤较少见。髂腰肌腱撕裂最常见的损伤位置是小转子止点处 [16, 17]。部分和完全撕裂都伴随肌肉内血肿。对

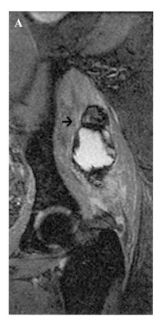
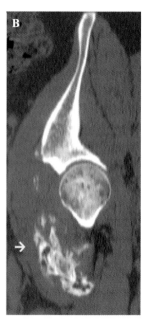

▲ 图 23-5　骨化性肌炎

A. 冠状位阶梯回声影像显示臀中肌内部分肌肉骨化呈现的异质性占位，占位边缘呈低信号和尾影团块（黑箭）；B. 另一个患者，有可触及的腹股沟包块，矢状位 CT 显示髂腰肌骨化（白箭），与骨化性肌炎一致

于骨骼发育不成熟的人，由于骨骺融合界面的强度较弱，创伤后可能发生髂腰肌小转子止点的撕脱骨折 [12, 19]。成年患者中，小转子撕脱骨折更常见于恶性肿瘤导致的病理性骨折。

#### 1. 弹响髋综合征

弹响髋综合征表现为突发、痛性和可听见的髋关节弹响 [12, 20]，常见于年轻身体活跃的成年人。特殊活动，如从蛙式位到中立位的髋关节活动可以重复诱发症状。弹响髋综合征根据病因分为关节外弹响髋和关节内弹响髋，关节外弹响髋可进一步分为内源性弹响髋和外源性弹响髋。外源性弹响髋涉及外侧结构，主要是髂胫束和臀大肌。这些结构在屈伸髋关节过程中经过大转子产生弹响。因为屈伸髋能较容易地诱发症状重复，所以不进行影像检查也常常能明确诊断。

内源性弹响髋比外源性弹响髋更常见，发生于髂腰肌肌腱经过髂耻粗隆和（或）小转子的时候 [21]。因为超声能动态评估弹响过程中的肌腱，且能进一步评估肌腱的病理情况和相关的滑囊炎，所以超声检查评估髂腰肌肌腱非常有用 [21-23]。从屈髋、外

展、外旋到完全伸直的过程中，可以诱发弹响，超声上表现为肌腱经过髂耻粗隆或小转子的时候突然由外向内的移动。超声除了辅助诊断之外，还可用来进行超声引导下髂腰肌滑囊内激素注射和（或）局部麻醉药注射[24, 25]。动态磁共振也可以用来评估髂腰肌肌腱的弹响[12]。磁共振能显示髂腰肌肌腱的位置和质量以及滑囊液（图 23-1B 和 C）。关节内弹响髋的病因有盂唇撕裂、关节内游离体、滑膜软骨瘤、滑膜皱襞和骨折碎片[12, 20]。

### 2. 股四头肌

股四头肌肌群由股直肌、股外侧肌、股中间肌和股内侧肌组成，其中股直肌损伤最为常见。股直肌损伤常发生于极度伸髋屈膝时[12, 26]。股直肌由 2 部分组成：直头，起自髂前下棘，反折头，起自髂前下棘后外侧附近的髋臼。直头损伤更常见。磁共振是检查股直肌损伤的方法，常表现为髂前下棘的骨髓水肿和腱鞘水肿（图 23-6）。反折头损伤与直头损伤的磁共振表现类似，只是位置在髂前下棘的后外侧。

### （二）后方间室

后方间室包含伸髋和外旋髋关节的肌肉[12, 26]。

损伤常发生于腘绳肌肌腱复合体，包含半膜肌、半腱肌、股二头肌。腘绳肌肌腱起自坐骨结节，半膜肌起自上外侧面，半腱肌和股二头肌长头共同起自内侧面。二头肌短头起自粗线、外侧髁上线和肌间隔。半膜肌止于胫骨近端内侧，共 5 个止点[12, 27]。半腱肌止于胫骨近端内侧。股二头肌止于腓骨头。

腘绳肌肌腱复合体的主要功能是离心收缩，即肌肉被动拉伸时的收缩。损伤常发生于屈髋伸膝时[28]。腘绳肌肌腱损伤常发生于肌肉肌腱移行处，严重程度从拉伤到完全撕裂。磁共振表现从腱鞘水肿到全层撕裂伴回缩都有（图 23-7）。坐骨结节的撕脱损伤也相对常见，常表现为磁共振液体敏感序列像上的坐骨结节内骨髓水肿。在慢性肌腱损伤中可以发生坐骨结节骨质增生样改变。

### （三）内侧间室

内收肌群位于内侧间室，辅助内收和屈髋。内收肌群包含长收肌、短收肌、大收肌、闭孔外肌和股方肌。长收肌起自耻骨前支，止于粗线。短收肌起自耻骨下联合，止于粗线。大收肌起自坐骨结节和耻骨，止于粗线、股骨髁上线和股骨远端内侧的内收肌结节。内收肌的损伤种类与其他间室类似，

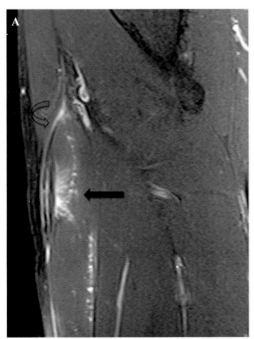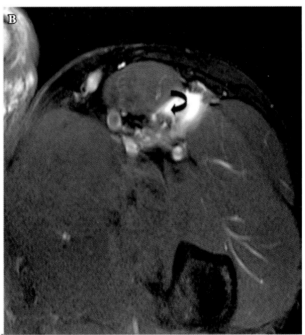

▲ 图 23-6　股直肌撕裂

矢状位（A）和轴位 T$_2$ 压脂像（B）显示股直肌肌腱交界区完全撕裂，出现增厚和回缩（弯箭）。还有间质内水肿和血肿（图 A 中直箭）

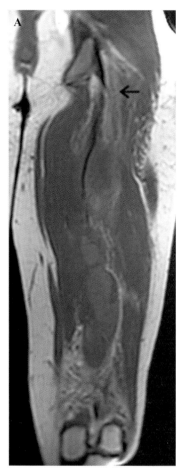
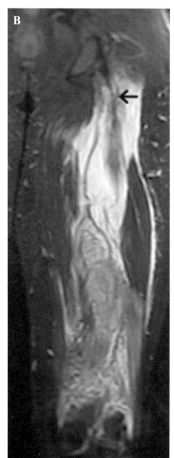
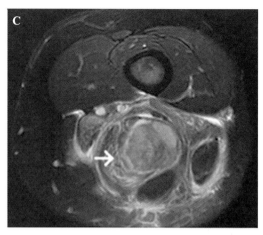
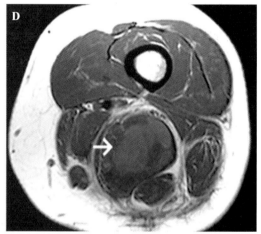

▲ 图 23-7　腘绳肌腱撕裂

冠状位 $T_1$（A）和 $T_2$ 压脂像（B）显示半膜肌腱近端高度撕裂（黑箭）；轴位 $T_2$ 压脂像（C）和轴位 $T_1$ 像（D）显示并发的肌内血肿（白箭）

有肌腱病、钙化性肌腱炎、部分和全层撕裂（图 23-8）。

　　内收肌止点撕脱综合征是股骨内收肌止点损伤导致的疼痛综合征，也叫大腿夹[29, 30]。X 线片上可见慢性炎症导致后方近端的钙化。磁共振表现为 $T_2$ 像上内收肌腱增厚伴高信号。内收肌止点撕脱也常伴腱鞘水肿。

　　股方肌起自坐骨结节的外下方，腘绳肌腱起点的前方，止于股骨近端后方的方形结节。它位于闭孔外肌后方和坐骨神经前方。股方肌除了可能发生拉伤和部分撕裂外，还受坐骨结节和小转子间撞击的影响。撞击与坐骨股骨间距 ≤ 17mm 及腘绳肌起点和髂腰肌止点间距 ≤ 8mm 有关。这种异常产生的疼痛不易通过临床检查定位，需要借助磁共振[31, 32]。根据撞击的病程的不同，磁共振可呈现股方肌水肿、部分撕裂和（或）萎缩的表现（图 23-9）。磁共振上还常常可以看到伴随的腘绳肌腱起点信号异常。

（四）外侧间室

　　外侧间室由外展肌群组成，包括臀中肌和臀小肌。大转子是外展肌群的主要止点，有 4 个面：前、外、后上和后面。臀中肌止于后上面和后面，一部分纤维随臀小肌弯行止于前面。臀小肌止于前面和髋关节上关节囊。臀大肌不是髋关节外展肌，因此不在此节中讨论。

　　大转子疼痛综合征以髋关节外侧和大转子疼痛伴压痛为特征，常常与臀肌腱异常和大转子滑囊炎有关[33-35]。常见的病理表现有腱鞘水肿、肌腱病、

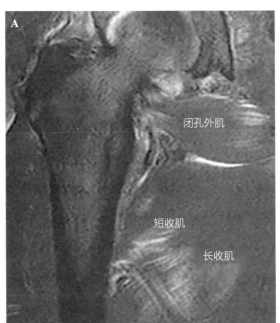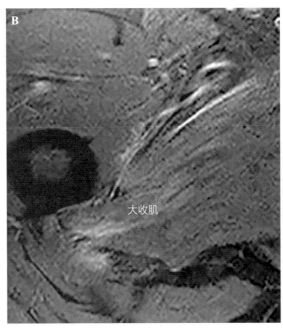

▲ 图 23-8　内收肌拉伤

冠状位（A）和轴位 T₂ 压脂像（B）显示内收肌拉伤导致的羽毛状水肿

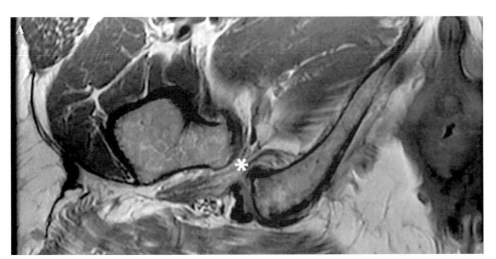

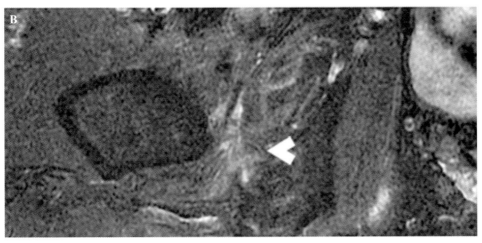

◀ 图 23-9　坐骨股骨撞击

轴位质子密度像（A）和轴位 T₂ 压脂像（B）显示右侧坐骨股骨间隙狭窄（图 A 中星号），伴股方肌水肿（图 B 中箭头）

钙化性肌腱炎、部分或完全性肌腱撕裂、滑囊炎、骨性增生性改变和肌肉萎缩（图 23-10）。磁共振上常表现为大转子周围 $T_2$ 低信号，但这并不具有特异性，许多无症状人群也存在[33]。

### 六、关节囊与髂股韧带损伤

髋关节囊是髋关节的重要稳定结构，有数个区域的局部增厚，称为关节囊韧带，起到进一步加强关节囊的作用[36, 37]。关节囊韧带包括耻股、髂股、坐股韧带，由与髋关节和股骨头颈纵轴平行的纤维组成。髂股韧带是其中最强的，包含限制伸髋的下束和限制外旋的上束。常常进行反复髋关节扭转和轴移活动的运动员容易发生损伤[38]，表现为髋部的微不稳定。磁共振表现为韧带周围 $T_2$ 高信号和韧带部分或完全撕裂。进行磁共振造影检查时，可以看到造影剂经过韧带断面。

### 七、Morel-Lavallée 损伤

Morel-Lavallée 损伤是大腿近端外侧皮肤皮下脂肪与下方的浅层肌筋膜突然分离造成的闭合脱袖损伤。该损伤常常发生于挤压和剪切力联合作用下皮下脂肪从下方筋膜上撕脱[39, 40]。由于该位置血供丰富，出血和毛细血管碎片聚集于筋膜表面。炎症反应导致形成纤维囊。该损伤常常缓慢增大，类似软组织肉瘤。磁共振是 Morel-Lavallée 损伤的首选诊断方法。磁共振特征包括 $T_1$ 低信号和 $T_2$ 高信号伴周围低信号环（图 23-11）。出血的不同阶段和血肿的演变形成不同的表现。该损伤偶尔会并发感染[41]。

### 八、总结

髋关节关节外解剖和生理的复杂性导致诊断困难。熟悉髋关节周围软组织结构的解剖和功能对准确判读影像学表现十分必要。

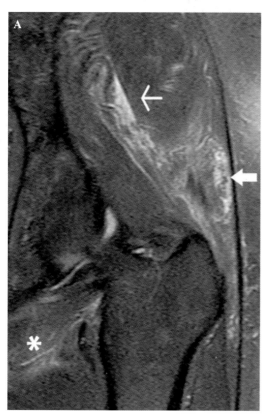
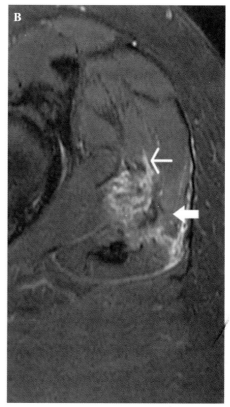

▲ 图 23-10　臀肌撕裂
冠状位（A）和轴位 $T_2$ 压脂像（B）显示臀小肌（细箭）和臀中肌（粗箭）肌腱病和部分撕裂，股方肌水肿（图 A 中星号）

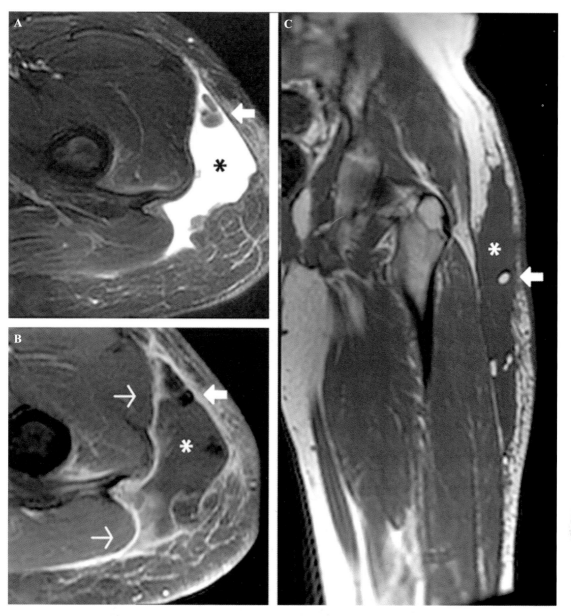

▲ 图 23-11　**Morel-Lavallée 损伤**

A. 轴位 $T_2$ 压脂像；B. 轴位 $T_1$ 压脂钆增强像；C. 冠状位 $T_1$ 像。图示大腿外侧皮下软组织内大量液体聚集（星号）和边缘强化（图 B 中细箭）。损伤内可见许多脂肪结节（粗箭）

# 第24章

# 髋关节的磁共振影像
## Magnetic Resonance Imaging of the Hip

Srinath C. Sampath    Srihari C. Sampath    William E. Palmer    著

薛　静　译　唐翔宇　校

## 一、概述

髋关节是一个球窝关节，由 4 个主要骨骼以及数个软组织结构连接组成。这些结构共同支撑下肢多轴运动及结构稳定性。本章对当前的髋部成像方法进行概述，重点介绍非对比 MRI 和直接磁共振关节造影，包括髋关节 MRI 的扫描方案和技术参数；基本的髋关节磁共振解剖结构，包括在关节造影时关节内结构的影像。考虑到与髋关节有关的症状可能是由髋关节本身的疾病或其他区域结构的异常引起的 [1]，因此讨论了关节内和关节外的病变，特别是可能的影像学表现。最后，介绍常见的可能造成误诊的陷阱，包括关节非造影和造影评估有关的陷阱。

## 二、关节造影技术

对髋关节进行 MRI 有助于提高对关节内结构的评估的准确性，尤其是对髋臼盂唇、关节软骨、韧带和髋关节囊的评估 [2, 3]。尽管文献中介绍有很多种髋关节穿刺的方法 [4]，但通常采用前外侧入路注射造影剂。首先通过触诊确定股血管的位置，将透视机的接收球管相外旋转大约 15°，以降低注入血管内的可能性。将大腿放于中立位，在透视引导下，用一个 3.5 英寸（1 英寸 =2.54cm）长的 22 号脊柱穿刺针推进至髋关节上外侧头颈交界处（图 24-1A）。确认进入关节内后，注入约 10cm³ 的稀释

钆 / 碘造影剂 / 利多卡因溶液 [ 在 50ml 生理盐水中加入 0.4ml 的钆喷酸葡胺（马根维显，拜耳医药保健公司）]，5ml 的 41% 的碘帕多（碘帕醇 M-200；博莱科诊断公司）和 1ml 的 1% 不含防腐剂的利多卡因（图 24-1B）。注意避免注入肌肉内，如果注入肌肉内，在 MRI 上肌肉组织会出现羽毛状增强的 $T_1$ 和 $T_2$ 信号（图 24-1C 和 D）。

关节内注射后，利用相控阵表面线圈，使用 1.5 T 或 3T 磁体对髋部进行磁共振成像。表 24-1 列出了常规的非对比和关节造影参数，包括整个骨盆的宽视场（field-of-view，FOV）$T_2$ 加权脂肪饱和或 STIR 图像，以及多平面 $T_1$、$T_2$ 和针对目标髋关节的 PD 加权成像。宽视场图像对于检测关节外异常（例如骶骨不全骨折）至关重要，这些异常可能导致髋部疼痛（表 24-1 至表 24-3）[5]。

## 三、相关影像解剖

骨髋由髋臼和股骨近端组成。髋臼本身由 3 块骨头（髂骨、坐骨和耻骨）组成，在髋臼发育成熟前，3 块骨由软骨相连。髋臼的大部分关节表面被关节软骨覆盖（图 24-2A 和 B）。纤维软骨唇（图 24-2A）的存在增加了髋臼的覆盖范围，它向前、向上和向后延伸。下唇不全，与髋臼横韧带融合（图 24-2A 和 C）。在大多数横截面上，髋臼盂唇一般呈三角形，有时钝头形态也很常见（图 24-2D）[4]。如前所述，正常的髋臼盂唇下沟和其他发

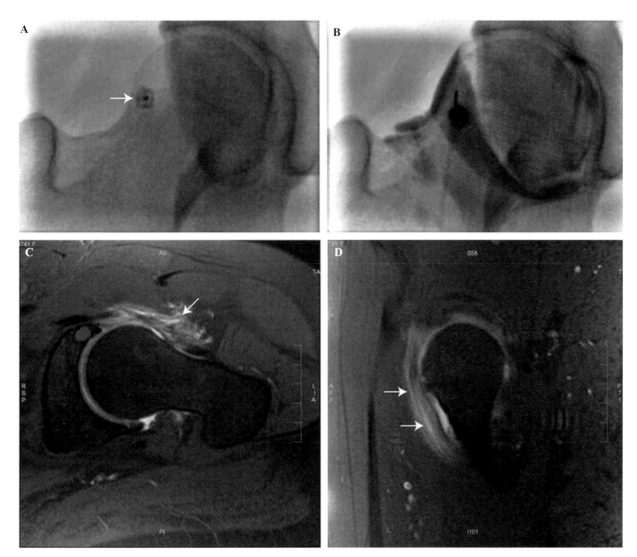

▲ 图 24-1　磁共振关节造影

A 和 B. 正面透视图像显示放置针头的正确位置在股骨头的外上侧象限（箭），以及造影剂正确注入关节腔内后的影像（B）；C 和 D. 轴位 T₁ 加权（C）和冠状位 T₂ 加权（D）脂肪饱和关节造影图像，显示无意间注入肌肉内造成的羽毛状高信号影

表 24-1　1.5 T 磁共振成像参数

| 序　列 | TR | TE | TI | NEX | Matrix | ST×Sk | FOV | 髋臼倾角 |
|---|---|---|---|---|---|---|---|---|
| Cor FMPIR | 3800 | 45 | 150 | 1 | 320×192 | 5×6 | 360 | 90° |
| Axial PD | 1933 | 27 | | 2 | 320×256 | 4×5 | 180 | 90° |
| Cor T₁ | 483 | 10 | | 1 | 384×224 | 4×5 | 200 | 90° |
| Cor T₂ FS | 4150 | 76 | | 1.5 | 320×224 | 4×5 | 200 | 90° |
| Sag PD | 2267 | 44 | | 1 | 320×224 | 4×5 | 200 | 90° |
| Obl ax PD FS | 2583 | 35 | | 1 | 512×256 | 4×5 | 180 | 90° |

表 24-2 3T 磁共振成像参数

| 序 列 | TR | TE | TI | NEX | Matrix | ST×Sk | FOV | 髋臼倾角 |
|---|---|---|---|---|---|---|---|---|
| Cor FMPIR | 4250 | 48 | 200 | 1 | 320×192 | 4×4.4 | 360 | 120° |
| Axial PD | 2730 | 9 | | 1 | 256×256 | 4×4.4 | 200 | 140° |
| Cor T$_1$ | 931 | 15 | | 2 | 384×307 | 4×4.6 | 199 | 140° |
| Cor T$_2$ FS | 3070 | 60 | | 1 | 256×256 | 4×5 | 200 | 150° |
| Sag PD | 3500 | 43 | | 2 | 384×307 | 4×4.4 | 199 | 170° |
| Obl ax PD FS | 4000 | 69 | | 2 | 256×154 | 3×3 | 200 | 150° |

表 24-3 1.5 T 磁共振关节造影成像参数

| 序 列 | TR | TE | NEX | Matrix | ST×Sk | FOV | 髋臼倾角 |
|---|---|---|---|---|---|---|---|
| Ax T$_2$ FS | 2250 | 53 | 3 | 320×192 | 4×4 | 160 | 180° |
| Cor T$_1$ | 660 | 14 | 2 | 320×192 | 4×4 | 160 | 180° |
| Cor T$_1$ FS | 563 | 12 | 2 | 320×224 | 4×4 | 160 | 180° |
| Cor T$_2$ FS | 2250 | 53 | 3 | 320×192 | 4×4 | 160 | 180° |
| Sag T$_1$ FS | 550 | 11 | 2 | 320×192 | 3.5×3.5 | 160 | 180° |
| Obl ax T$_1$ FS | 600 | 15 | 2 | 320×192 | 3.5×3.5 | 160 | 180° |

育变异，特别是在前上和后下方可能被误认为是髋臼盂唇撕裂[6, 7]。部分关节软骨从下方进入髋臼附件附近的髋臼盂唇内侧边界，也可能与髋臼盂唇撕裂相混淆[8]。此外，虽然髋臼盂唇通常在所有脉冲序列上表现为低信号强度，但由于年龄不同或伪影的存在仍有许多变异[9, 10]。

在髋臼内侧壁上通常可见一个没有关节软骨覆盖的，称为髋臼窝的骨性凹陷（图 24-3A）。髋臼窝内有纤维性脂肪组织，并且在磁共振关节造影上表现为不同程度的充盈[11]。圆韧带起源于髋臼窝，延伸至股骨头的中央凹，一般不易损伤（图 24-3A）[12]。除髋臼窝外，有时在 12 点钟位置附近的髋臼顶上可出现一个边缘光滑的软骨线形成的髋臼上隐窝[13]（图 24-3B）。这种变异常见于 30 多岁和 40 多岁的成人，是一种发展性的变异。第二种变异称为星状皱褶，在磁共振影像上有多种表现，位于髋臼上窝或髋臼切迹附近[14]，可能为正常发育过程中髋臼上窝在闭合过程中关节软骨形成的瘢痕在磁共振影像上的反应。

髂股韧带、耻股韧带和坐股韧带增强了髋关节的关节囊[15]。其中，位于前方的髂股韧带最为强大（图 24-3C），呈一个倒 Y 形，从髂骨外侧缘发出止于股骨颈前方的基底部。耻股韧带在前方起源于耻骨隆起和耻骨上支，向下外侧穿行并与髂股韧带和关节囊融合，止于股骨转子间线。坐股韧带在后方起源于坐骨，止于转子间线和轮匝带（图 24-3D）。轮匝带为围绕着股骨颈的囊状增厚和收紧的环形韧带结构。

由于儿童期正常的红骨髓是被脂肪逐渐取代的，因此正常的骨髓信号强度随年龄和股骨位置的不同有所变化。黄骨髓通常见于股骨近端的髓腔内和大转子内，在非脂肪饱和 T$_1$ 加权图像上表现为高信号。股骨近端的其余部分可能包含红骨髓，在 T$_1$ 加权图像上表现为相对较低的信号强度[16]。在非关节造影磁共振图像的正常关节内可见少量关节液。

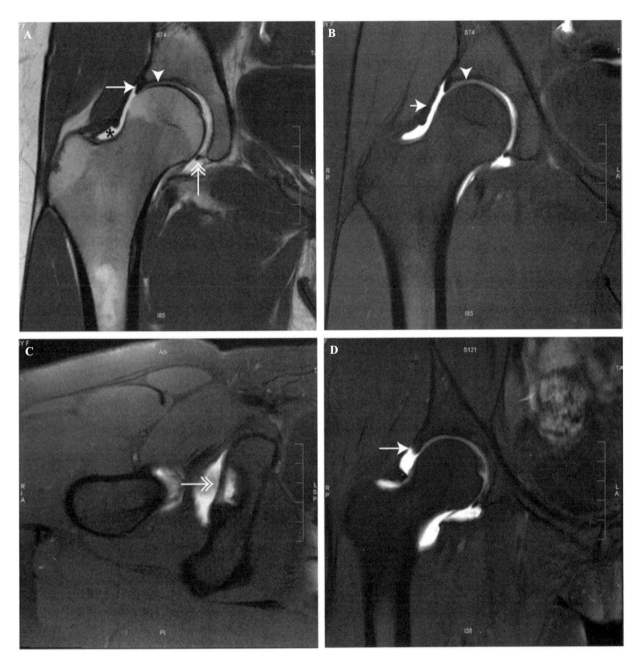

▲ 图 24-2　磁共振关节造影的正常解剖

A 和 B. 冠状位 $T_1$ 加权关节造影图像，显示关节内造影剂（星号）、髋臼盂唇（箭）、关节软骨（箭头）、横韧带（双箭头）和髋关节囊（短箭）的正常影像；轴位（C）或冠状位（D）$T_2$ 加权的脂肪饱和关节造影图像，显示横韧带的正常影像（双箭头）和正常变钝的髋臼盂唇影像（箭）

## 四、病变影像

### （一）关节内病变

关节内病变包括软骨、髋臼盂唇、近端股骨和关节间隙的异常。

骨关节炎改变在髋部极为常见，表现为关节间隙变窄（由于关节上方的关节软骨丧失），软骨下硬化和（或）囊性改变以及骨赘（图 24-4A 和 B）。软骨下骨髓水肿是骨关节炎的常见相关表现。

髋关节的软骨厚度很薄，通常只有 1~2mm[17]，可能导致 MRI 对局灶性软骨缺损检测的敏感性低于预期[18, 19]。局灶性骨软骨损伤影像上表现为 $T_1$ 相软骨内的高信号，表现为部分或全层缺损、分层、瓣状及裂隙（图 24-4C 和 D）。局灶性软骨

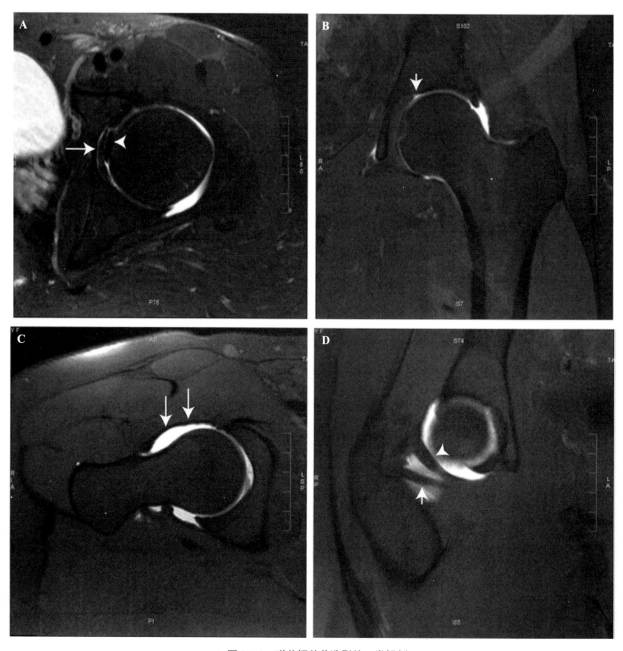

▲ 图 24-3　磁共振关节造影的正常解剖

轴位（A）或冠状位（B）T₂ 加权的脂肪饱和关节造影图像，显示了髋臼窝（箭）、圆韧带（箭头）和髋臼上窝（短箭）的正常影像；轴位（C）或冠状位（D）T₂ 加权的脂肪饱和关节造影图像，显示了髂股韧带（双箭头）、坐股韧带（短箭）和轮匝带（箭头）的正常影像

病变最常见于髋臼上外侧，但也可发生在所有象限[2]。

　　为了全面地评估髋臼盂唇，需要进行多个平面成像。前、后髋臼盂唇最好在斜轴位或矢状位图像上进行评估，而上、外唇臼最好在斜轴位或冠状位图像上进行评估。建议采用斜轴位成像以改善髋臼盂唇部的成像[20]，这在我们的机构中已经是常规扫描选项。尽管在年轻患者和东部人群中，后上髋臼盂唇撕裂的发生率有所增加[6, 21]，但髋臼盂唇常见的撕裂部位仍是外上侧。最近报道的孤立的前内侧髋臼盂唇撕裂，多发于女性。在非对比成像中，髋臼盂唇撕裂表现为在 T₁ 降低，在 T₂ 升高的沿着关节软骨与髋臼盂唇之间的界面延伸到髋臼盂唇表面的线性信号（图 24-5A 和 B）。髋臼盂唇旁囊肿的

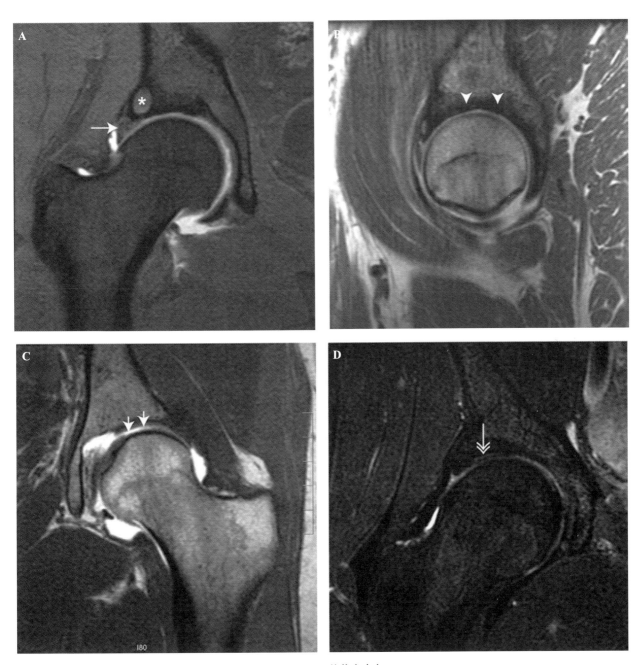

▲ 图 24-4　关节内病变

A. 冠状位 $T_1$ 加权脂肪饱和关节造影图像，显示了髋臼盂唇内侧的退行性改变（箭）和上外侧髋臼的囊性改变（星号）；B. 矢状位 $T_1$ 加权关节造影图像，显示软骨下骨硬化；C. 冠状位 $T_1$ 加权关节影像，显示全层软骨缺损（短箭）；D. 冠状位 $T_2$ 加权脂肪饱和关节造影图像，箭头指示软骨分层的线性 $T_2$ 高信号

存在（图 24-5C 和 D）与髋臼盂唇撕裂相关，应仔细检查。像其他纤维软骨结构一样，髋臼盂唇退变的发生比撕裂更常见，表现为髋臼盂唇内的高信号影（图 24-4A）[9]。磁共振关节造影显著提高了对真正的髋臼盂唇撕裂的敏感性和特异性[22]，撕裂表现为异常延伸到盂唇表面的区域 $T_1$ 高信号。

磁共振关节造影还可增强对关节内充盈缺损的检测，如滑膜炎、滑膜（骨）软骨瘤病和 PVNS。游离体表现为液体信号（关节液或对比造影剂）中的局灶性骨或软骨组织。是通过观察到局灶性骨或软骨结构周围的液体（关节液或造影剂）来定义的。在滑膜骨软骨病的情况下，可以看到多个大小相似

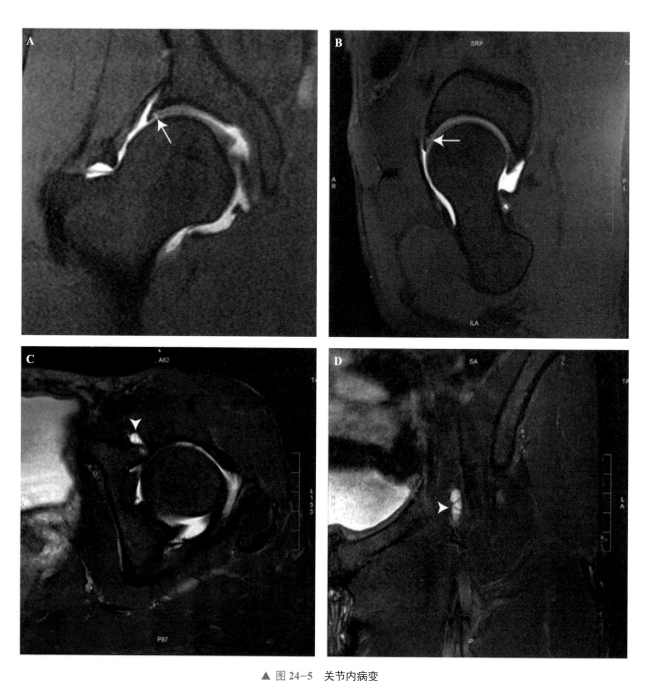

▲ 图 24-5　关节内病变

冠状位 $T_1$（A）或斜轴位 $T_2$（B）加权脂肪饱和关节造影图像，显示的线性异常信号提示髋臼盂唇撕裂；轴位（C）或冠状位（D）$T_2$ 加权脂肪饱和造影图像，显示髋臼盂唇旁囊肿（箭头）

的游离体（图 24-6A 和 B），其信号强度可能根据其矿化程度而变化[23]。这些游离体最终可能导致股骨或髋臼骨侵蚀（图 24-6B）。PVNS 的特征是滑膜增生，表现为局灶性或弥漫性关节内软组织肿块，由于血红蛋白降解产物的积累，通常在大多数脉冲序列（图 24-6C 和 D）上表现为低信号，易受场不均匀性影响（即梯度回波序列）[24, 25]。

股骨头或颈部异常会导致髋部疼痛。此类异常包括如上所述的退行性改变、应力性反应 / 骨折、软骨下骨折和缺血性坏死。应力性或创伤性骨折在 $T_2$ 加权脂肪饱和图像上常表现为地图样骨髓水肿。应力性反应在 $T_1$ 和 $T_2$ 相没有线性高信号，这一点与应力性骨折的表现不同（图 24-7A 和 B）。应力性骨折可分为疲劳性骨折（正常骨骼受到异常应力）

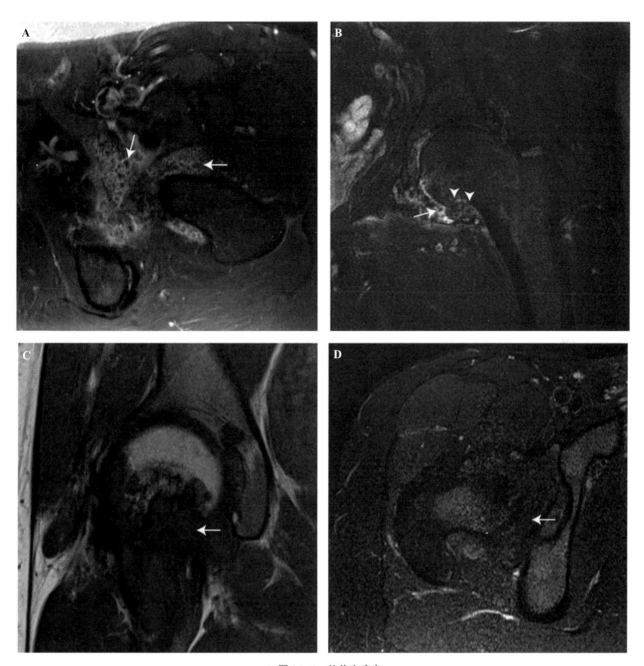

▲ 图 24-6　关节内病变

A 和 B. 轴位（A）或冠状位（B）T₂ 加权脂肪饱和关节造影图像，显示滑膜软骨瘤病中的多个小关节内游离体。注意股骨颈侵蚀（图 b 中箭头）；C 和 D. 冠状位 T₁ 或轴位 T₂ 加权脂肪饱和关节造影图像，低信号影为侵蚀关节的色素绒毛结节性滑膜炎肿块（箭）

和功能不全性骨折（异常骨骼受到正常应力）。功能不全性骨折除了见于关节内，还常见于骶骨（图 24-7C）。软骨下骨折的特点是存在与皮质骨表面平行的明显的低强度骨折信号（图 24-7D），并伴有邻近的骨髓水肿。

　　股骨头缺血性坏死在磁共振图像上通常表现为"双线"征，在 T₂ 加权图像上并排出现内侧高

信号线和外侧低信号线[26]，在后期可伴有关节面塌陷[27, 28]。除应力反应外，在髋关节暂时性骨质疏松，可见股骨骨髓水肿，但没有"双线"征，这是功能不全或缺血性损伤的一种表现[29, 30]；通过观察是否有软骨下缺血表现及询问是否有股骨头缺血性坏死的危险因素，可以与其鉴别开来[31]。

　　关节囊损伤表现为关节外出现关节液。通过

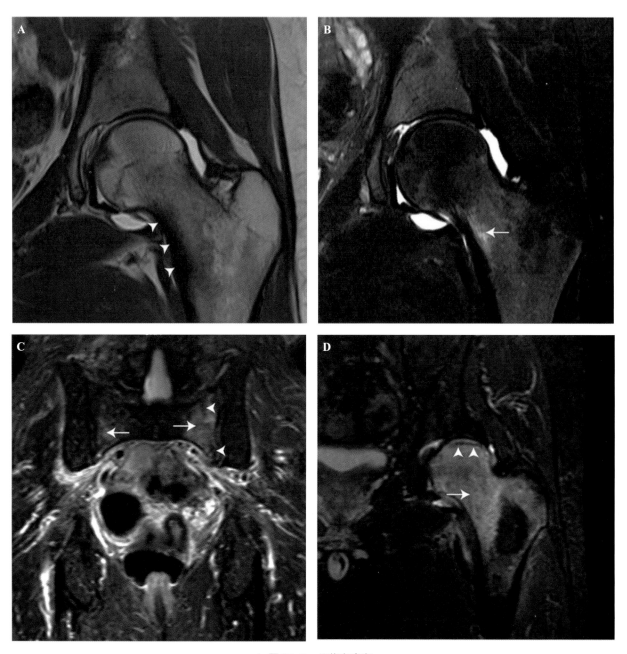

▲ 图 24-7　关节内病变

冠状位 $T_1$ 加权（A）或 $T_2$ 加权脂肪饱和（B）关节造影图像，显示在应激反应下的硬化（箭头）和轻度水肿（箭）；C.冠状位 $T_2$ 加权脂肪饱和图像，应力性骨折表现为水肿（箭）和低信号线（箭头）；D.冠状位 $T_2$ 加权脂肪饱和图像，显示地图样骨髓水肿（箭）和软骨下骨折（箭头）

关节内造影剂扩张关节囊有助于识别关节囊的缺损（图 24-8）。扫描平面之间的图像编号可以帮助定位关节囊破损的区域。

（二）关节外病变

　　导致髋关节疼痛的关节外病变包括滑囊病变、局部肌腱及骶骨异常。另外，之前已经介绍了关于

髋部的各种形式的撞击，其中一些可能导致年轻患者群体的髋部疼痛。

　　磁共振对滑囊炎的检测高度敏感。髋关节周围有 3 个主要的滑囊：大转子滑囊、髂腰肌滑囊和坐骨结节滑囊[32]。这些滑囊通常是塌陷的，因此在 MRI 中不显示，但在重复性创伤或发炎的情况

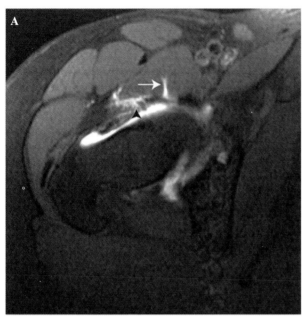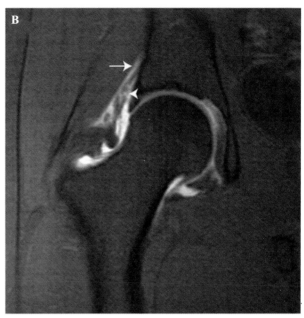

▲ 图 24-8　关节囊损伤

轴位 $T_2$ 加权（A）或冠状位 $T_1$ 加权（B）脂肪饱和的关节造影图像，显示关节囊不规则（箭头）和关节外造影剂（箭）提示关节囊损伤

下[33]，滑囊中积聚 $T_2$ 高信号液体时可清晰显示（图24-9）。值得注意的是，大约有 15% 的患者关节间隙与髂腰肌滑囊之间有连通，这是正常的变异，并且扩张的髂腰肌滑囊积液可能会延伸到骨盆内（图24-9D）。除了机械性的滑囊炎外，在某些类型的髋关节置换术后还可以看到滑囊和（或）关节腔积液（所谓的假瘤）[34]，其可能显示出不同的信号强度并与异常软组织结构有关。

要密切注意髋关节周围的肌腱，以检查是否存在肌腱病或撕裂。常见的肌腱损伤包括臀小肌、臀中肌、髂腰肌、腘绳肌和股直肌[35]。肌腱通常在 $T_1$ 和 $T_2$ 加权图像上都是低信号，因此肌腱病变可表现为局部增厚和（或）肌腱内信号强度增加，而部分或完全撕裂则表现为（在液体信号附近）不同程度的高信号和纤维不连续或从骨附着部位撕脱（图 24-10A 和 B）。外展肌腱损伤的其他体征包括大转子上方或外侧的 $T_2$ 高信号（图 24-10C 和D）[36]。股四头肌起源于髂前下棘（直头，图 24-10E 和 F）和髋臼缘（反折头），应仔细检查。对于髂腰肌内的线性信号增高应谨慎诊断撕裂，因为据报道磁共振关节造影上出现副肌腱的概率高达 66%[10]。

如前所述，对宽视场图像检查以寻找髋部自身周围骨折或其他骨髓异常的证据非常重要，因为功能不全性骨折通常涉及上髋臼、骶骨（图 24-6C）、转子间区域或耻骨。但是，不要把皮质下骨囊肿或退变性骨关节炎后遗症相关的骨髓水肿区域（如低髂关节附近）误认为骨折。

各种形式的撞击都可以导致髋部疼痛，包括股骨髋臼撞击综合征和坐骨股骨撞击。近来有很多的回顾分析已经对撞击综合征做了广泛讨论，因此在这里仅简要介绍一下[38, 39]。股骨髋臼撞击综合征是导致骨性关节炎的早期表现之一，分为凸轮型和钳夹型，这两种表现常同时存在。凸轮型股骨髋臼撞击综合征的特征是股骨头的头颈交界处的偏心距减小，从而导致头颈交界与髋臼缘之间的异常接触。夹钳型股骨髋臼撞击综合征的特征是髋臼过度覆盖股骨头，并可能在髋臼反倾或髋臼前凸的情况下发生。对于这两种形式的股骨髋臼撞击，已经描述过多种平片和磁共振上的表现，最终导致股骨头前上部分软骨、髋臼盂唇和股骨头颈部骨赘增生[39]。

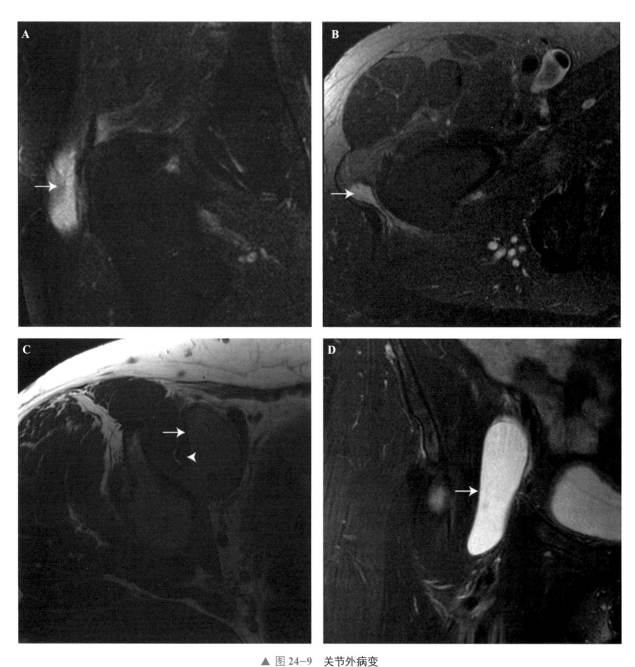

▲ 图 24-9　关节外病变

A 和 B. 轴位（A）或冠状位（B）T$_2$ 加权脂肪饱和图像，显示大转子滑囊滑液异常增多（箭头），提示滑囊炎；C 和 D. 轴位 PD 或冠状 T$_2$ 加权的脂肪饱和图像，显示异常的髂腰肌囊液。箭头指示髂腰肌肌腱

　　坐骨股骨撞击是髋关节疼痛的原因之一，其定义是坐骨结节和小转子之间的间隙变窄[38]。解剖学参数的改变包括坐骨股骨间距（≤ 17mm）或骨方肌间隙（≤ 8mm）[40]。坐骨和小转子之间的撞击可能导致骨方肌和腘绳肌肌腱损伤，表现为 T$_2$ 信号增高和（或）纤维中断（图 24-11）。

## 五、结论

　　常规 MRI 和磁共振关节造影已被证明可用于评估髋部疼痛以及关节内和关节外病变的诊断。MRI 可以同时评估骨髓和软组织，从而能够对多种肌肉骨骼疾病进行有针对性且经济高效的诊治。

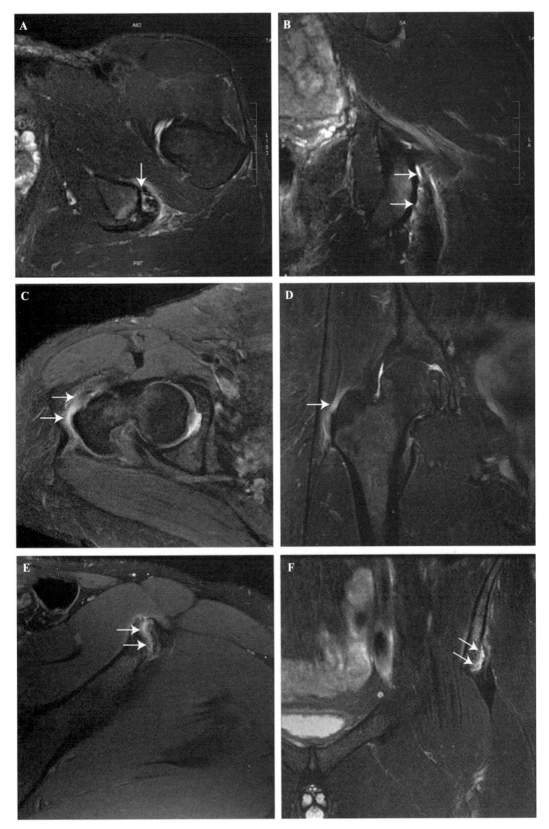

▲ 图 24-10　关节外病变

轴位（A）或冠状位（B）T$_2$加权脂肪饱和图像，显示腘绳肌正常止点处有液体进入，提示部分撕裂；轴位（C）或冠状位（D）T$_2$加权脂肪饱和图像显示，在臀肌部分撕裂时，邻近的大转子信号增高；轴位（E）或冠状位（F）T$_2$加权脂肪饱和图像，显示液体信号（箭）进入了股四头肌直头在髂前下棘的止点处，高度提示撕裂

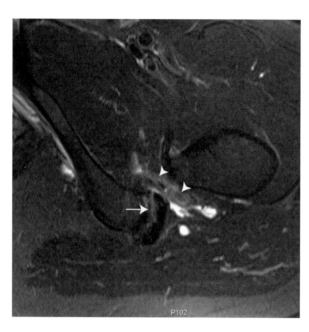

◀ 图 24-11　关节外病变
轴位 $T_2$ 加权脂肪饱和图像，显示股四头肌水肿（箭头）和在坐骨股骨撞击时常见的腘绳肌腱部分撕裂（箭）

# 有髋关节手术史患者的影像检查
## Imaging the Previously Operated Hip

Philip J. Glassner    Joseph C. McCarthy    著

薛 静 译 陈敏葵 校

# 第25章

## 一、概述

髋关节镜的手术量及手术种类在近 10 年有明显的增加，包括髋臼盂唇撕裂、软骨损伤、股骨髋臼撞击、滑膜软骨瘤病、游离体、异物取出以及髋关节（痛风）结晶[1, 2]。对于初次髋关节镜手术，由于没有关节炎症性改变，多数患者可以获得很好的术后疗效并重返积极的生活方式。较多研究显示髋关节镜可获得 90%～93% 的良好至极佳的临床效果[3-6]，可以缓解机械性症状并改善 Harris 评分[7, 8]。尽管如此，仍有一些患者在术后无法完全康复或髋关节病理症状复发，可能由于新发损伤造成或是由于手术不当所致。进一步的研究显示，伴有退行性关节炎的患者（特别是有 Outerbridge 3～4 级软骨磨损者）比单纯髋臼盂唇撕裂和（或）只有轻度软骨病变者术后疗效明显较差[9-11]。

长期随访研究显示关节软骨损伤是影响预后最重要的因素[4]。数个研究显示，经过与初次髋关节镜证实，磁共振关节造影对关节软骨损伤的诊断敏感性为 71%～100%[12-17]，特异性为 44%～100%[15, 18, 19]。以髋关节镜结果为金标准，Byrd 和同事研究发现磁共振关节造影可以大大提高敏感性，与磁共振检查 42% 的假阴性结果相比，磁共振关节造影假阴性率只有 8%[20]。此外，研究发现，与膝关节镜翻修术（评估半月板和软骨损伤 / 修复）[21-24] 和肩关节镜翻修术（评估肩袖和盂唇病变）[25, 26] 对比，在髋关节镜翻修术之前进行磁共振关节造影对预后的判断价值，这方面资料相对有限。

最近有些研究探索了磁共振关节造影在诊治髋关节镜术后有进行性或复发性症状的患者中的应用价值，也有一些研究评估了三维 CT 扫描和 dGEMRIC 扫描的使用，以尝试更精确地评估髋关节骨软骨损伤[27, 28]。本章将回顾这些数据以及如何将其更好地用于髋关节镜手术患者。

## 二、影像学研究数据

对患者进行详细的病史询问及体格检查后，对于所有在髋关节镜检查后出现复发或持续性髋关节疼痛症状的患者，应首先行标准前后位和蛙式侧位 X 线片检查。有些情况下，拍摄假侧位片可用于评估股骨头前部的覆盖情况。拍摄时，患者站立，将患侧髋部抵靠在成像盒上，患侧足平行于成像盒，并且骨盆从成像盒平面旋转 65°。最好将这些图像与初次髋关节镜手术之前拍摄的所有 X 线片进行比较，以评估是否有任何变化。如果已经有退行性关节疾病实质性表现，且关节间隙变窄，有骨赘和软骨下囊性变，则无须进一步做影像学检查。对于这些软骨磨损严重的患者，最好使用抗炎药、锻炼、活动调节和关节注射进行治疗，并讨论将来可能需要行全髋关节置换术的可能性。此外，始终有必要评估患者是否有其他可能阻碍其康复的疼痛源，如膝关节或脊柱，有时甚至是腹股沟疝[29]。如果没有明显的疼痛源，并且基本的X线片检查未见明显变化，则需要进一步检查排除。

如前所述，普通磁共振检查可用于评估髋部疼痛，但是研究表明对于未接受过髋部手术的患者，磁共振造影检查可以提高评估髋臼盂唇和软骨损伤的敏感性。磁共振检查可以显示疑似关节外病变的患者的基本肌肉病变，或为那些担心股骨头坏死的患者评估骨股头[30, 31]。如果考虑关节内病变的可能性更大，则应考虑行磁共振造影检查。

标准的磁共振造影成像方案为15cm³的0.9%生理盐水、0.5%的丁哌卡因与肾上腺素的混合物及对比剂（即碘帕醇300和钆特醇）注入髋关节间隙，然后以1.5 T及以上的磁共振扫描仪扫描。执行以下扫描序列：冠状位$T_1$、脂肪抑制冠状位$T_1$、脂肪抑制的冠状位$T_2$、冠状位短$T_1$反转回复序列、脂肪抑制矢状斜位$T_1$、脂肪抑制轴位质子密度、脂肪抑制轴斜位$T_1$。

最近有两项研究关于采用磁共振关节造影评估先前接受过髋关节镜手术的患者的髋臼盂唇损伤的效用，其中一项研究也针对软骨病变。Aprato等回顾了在单个中心接受过翻修髋关节镜手术的60例患者的数据[32]。将患者分为两组：第1组为40例曾行髋臼盂唇清理或修复术；第2组为20例（作为

对照），无髋臼盂唇手术史。作者的目的是试图确定磁共振关节造影在第1组翻修髋关节镜下鉴别髋臼盂唇撕裂的准确性。在分辨髋臼盂唇病变方面，第1组的敏感性仅为53%，而第2组的敏感性为71%，第1组的特异性为50%，第2组的特异性为92%。两组的阳性预测值（positive predictive value，PPV）都非常相似，分别为81%和83%。但是，第1组的阴性预测值（negative predictive value，NPV）仅为21%，而第2组为86%，准确度在第1组中也较差（53%，而第2组为85%）。他们得出结论：磁共振关节造影对先前有髋臼盂唇手术史的患者来说，不是一个可靠的确诊新的或复发髋臼盂唇撕裂的工具。支持这一点的事实是，在21例磁共振关节造诊断为髋臼盂唇撕裂的患者中，17例在翻修手术时确诊有过髋臼盂唇撕裂，而19例磁共振关节造影诊断为正常髋臼盂唇的患者中，手术时实际上只有4例完好无损。换句话说，在翻修手术中确诊髋臼盂唇撕裂的32例患者中，有19例（53%）在磁共振关节造影上显示为正常的髋臼盂唇（图25-1）。

在Glassner和McCarthy的一项类似研究中，对70例髋关节翻修术（62例患者）进行了回顾性分析，将翻修手术中所见与磁共振关节造影上对髋臼盂唇和软骨病变的诊断相对应[33]。髋臼盂唇撕裂的评估参考病变位置，软骨损伤的评估参考病变

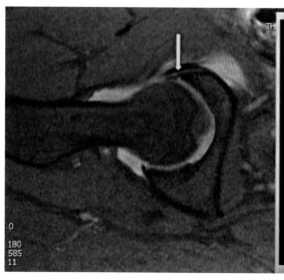
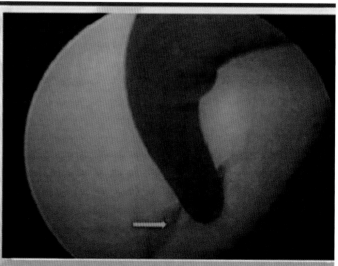

▲ 图 25-1　髋臼盂唇前内侧撕裂

轴斜位$T_1$磁共振关节造影图像显示髋臼盂唇前内侧撕裂（黄箭），关节镜检查证实（橙箭）

位置及 Outerbridge 分级 [34]。对于髋臼盂唇病变，与术中发现相比较，磁共振关节造影的敏感性为82%，特异性为 70%，阳性预测价值为 94%，阴性预测价值为 39%。

这项研究得出了比 Aprato 等的研究更高的敏感性和特异性，但阳性、特别是阴性预测价值相似。有 11 例磁共振关节造影显示为正常髋臼盂唇的患者在术中证实髋臼盂唇撕裂，证明了阴性预测价值的相似性。较低的阴性预测价值与初次髋关节镜手术的研究一致，在 Keeney 等 [35] 的研究中，阴性预测价值仅为 13%。而上述研究中为 21% 和 39%。在这项研究中，先前接受过手术的患者的阴性预测价值偏低的原因可能是由于研究的患者人群不同：与普通人群相比，疼痛持续时间长且进行过髋关节手术的患者发生关节内病变的可能性更高，从而使磁共振关节造影结果中真正阴性的可能性降低。

在比较这两项研究的敏感性和特异性时，Aprato 的结果显示敏感性仅为 53%，而 Glassner 的结果为 82%，特异性两个研究的结果分别为 50% 和 70%。与过去对行初次髋关节镜手术患者的评估结果相比，第 2 项研究在评估髋臼盂唇方面敏感性相当，前者的敏感性为 71%～100%[12-17]。在以前的研究中，特异性的范围更为广泛，为 44%～100%[15, 18, 19]，这使得与这两项研究的数据具有可比性。敏感性差异的原因尚不清楚，但可能与放射医师的经验水平不同，或者仅仅是撕裂的大小和位置有关，因为大撕裂比小撕裂更容易识别，而这些研究中未提及撕裂的大小。

关于髋臼盂唇病变的位置，第 2 项研究的结果与初次髋关节镜手术的发现一致，97% 的撕裂位于前部，而过去对于初次髋关节镜手术的报道52%～92% 的撕裂位于前部 [12, 15, 35-38]。有意思的是，他们发现这些撕裂中有 53% 更特定的位于前内侧，这个位置很难用磁共振关节造影评估，关节镜下也很难到达。作者认为，造成前内侧病变影像诊断的差异是由于目前的磁共振关节造影无法充分地区分术后变化和新损伤。这与 Aprato 的结论是一致的，但相反的是，很大程度上是由于其灵敏度更高，作

者认为磁共振关节造影对有髋关节镜手术史患者是有用的评估工具。

在磁共振关节造影检测软骨病理的评估中，他们发现敏感性为 65%，特异性为 90%，阳性预测价值为 94%，阴性预测价值为 50%。17 名磁共振关节造影显示关节软骨正常的患者，实际上在进行关节镜检查时至少发现有一个位置以上的软骨损伤。

该数据与先前对初次髋关节手术患者的研究一致。Keeney 等的一项研究表明，其敏感性、特异性、阳性预测价值和阴性预测价值分别为 47%、89%、84% 和 59%[35]。Schmid 等的另一个研究发现 2 位放射学医师之间的诊断存在一定差异，特异性为 79% 和 50%，敏感性为 77% 和 84%，阳性预测价值为 73% 和 71%，阴性预测价值为 83% 和 68%，但总体而言其结果基本一致 [39]。

Glassner 等的研究还发现，磁共振关节造影在检测股骨头的软骨损伤（20/21）和检测髋臼软骨损伤（36/65）方面更准确。此外，磁共振关节造影在诊断Ⅲ级和Ⅳ级髋臼软骨损伤（18/22）方面优于对Ⅰ级和Ⅱ级损伤的诊断（15/31，即这些早期病变的52% 未被发现）。Keeney 先前提到的有关初次髋关节镜检查的研究也证明了磁共振关节造影在诊断Ⅰ级和Ⅱ级病变方面存在困难，未发现其中 22.8% 的损伤。

关于软骨损伤的位置，他们发现手术中发现78% 的髋臼软骨损伤位于髋臼前部。这一结果与McCarthy 等的先前研究一致，McCarthy 等在 457 例初次髋关节镜检查中，发现有 59% 的病例为髋臼前部软骨损伤 [40]。作者得出的结论是，在翻修髋关节镜手术之前，磁共振关节造影在诊断软骨损伤方面是有用的，但存在上述局限性。

由于存在这些局限性，其他研究人员寻求更好的影像学研究来评估软骨损伤。在一项旨在改善软骨病变检测的研究中，研究人员添加了对软骨敏感的 3D-SPGR 序列，通过回波不对称和最小二乘估计（least-squares estimation, IDEAL）迭代脂肪水分离对髋部磁共振关节造影的研究 [41]。这项研究包括 67 位患者先进行标准的 MRA 检查，随后进行具有附加 IDEAL-SPGR 序列的 MRA 检查，最后进

行髋关节镜手术。结果发现，IDEAL-SPGR 与传统 MRA 的敏感性相似，分别为 74% 和 70%，但特异性较低，分别为 77% 和 84%。重要的是，IDEAL-SPGR 在对软骨病变进行分级时更为准确，它可能是传统 MRA 的有用辅助手段。由于先前提到的识别软骨损伤的局限性，这一检查可能对有过髋关节镜手术史的患者有益。

为了更准确地检测早期软骨损伤，未来的研究还可能包括使用 dGEMRIC 扫描（通过检测糖胺聚糖的变化来测量软骨的生化完整性）。最近的研究表明，形态正常的髋关节的平均 dGEMRIC 指数为（570±90）ms，并且该水平低于有髋关节疼痛者的水平[28]。还有关于髋关节发育不良和放射照相前骨关节炎患者的 dGEMRIC 扫描的数据，发现年龄（＞30 岁）和髋臼盂唇撕裂的存在是发展成骨关节炎的独立危险因素，因为这些患者的 dGEMRIC 指数明显偏低[42]。对于先前接受过髋关节镜检查，持续疼痛但磁共振关节造影未检测到软骨病变的患者，dGEMRIC 扫描可能在识别早期软骨病变中有用（图 25-2）。

随着专注于髋关节镜手术失败原因的临床研究的数量不断增加，对影像学技术改进的研究也在增加。Heyworth、Philippon 和 Aprato 分别进行的研究均集中在翻修的原因上，列举了在初次手术时未

解决的髋臼盂唇部病变和股髋撞击[43-45]。股髋撞击的复发率范围为 31%～95%，高达 92% 的病例发现持续或可能出现的新的髋臼盂唇撕裂引起的复发症状。虽然这些研究中的大多数患者均术前进行了磁共振关节造影或磁共振检查，但作者并未具体评估这些翻修手术中影像学研究的准确性。

## 三、结论

对先前接受过髋关节镜检查的患者的评估应从全面的临床评估开始，以确定下一步是否需要对髋部进行影像学检查。如果有需要，则应该先进行平片检查，然后进行高级成像，例如磁共振关节造影，以进一步评估软骨和髋臼盂唇。对这些患者进行磁共振关节造影检查只能获得初步诊断，但确实有诊断价值。迄今为止的研究表明，磁共振关节造影可以用于明确诊断，而不是排除诊断，髋臼盂唇和软骨病变的阳性预测价值高达 94%，髋臼盂唇撕裂的阴性预测价值为 21～39%，软骨损伤阴性预测价值为 50%。随着初次和翻修髋关节镜检查数量的不断增加，有了更大样本量，将获得更加准确的数据。与创新的成像技术相结合，应该可以使人们对潜在的病变有一个更清晰的了解，并帮助外科医师对这些具有挑战性和复杂性的患者进行诊断和治疗。

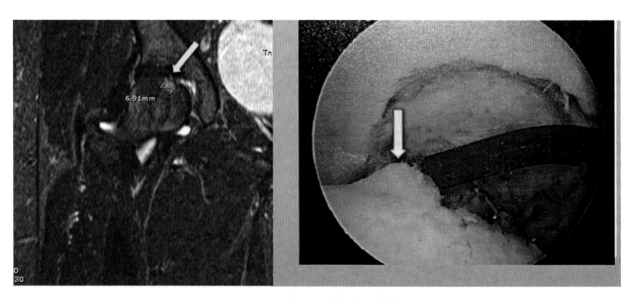

▲ 图 25-2　冠状 STIR 磁共振关节造影图
图示上方股骨头软骨病变（黄箭），并伴有潜在的骨髓水肿（光标），与术中发现的 2 级股骨头上的瓣状 2～3 度软骨损伤（橙箭）相对应

# 用于股骨髋臼撞击手术计划的二维和三维成像技术的进展

## Advances in 2D and 3D Imaging for FAI Surgical Planning

Jaron P. Sullivan　Timothy Bryan Griffith　Caroline N. Park　Anil S. Ranawat　著

薛　静　译　胡中申　校

**第26章**

## 一、概述

股骨髋臼撞击综合征是一种生物力学上的改变，是由于股骨和（或）髋臼的骨解剖异常导致的髋关节活动度减小和疼痛的症状[1]。其特征是在髋关节屈曲和内旋过程中，股骨头颈交界处的前上部分和髋臼缘反复接触，表现为疼痛和活动度减小。这会导致髋臼盂唇损伤、软骨变性，并可能继发髋关节骨性关节炎[2]。股骨髋臼撞击综合征可分为3种不同的类型。在股骨侧，股骨头 – 颈部交界处的异常，以失去球状形态和股骨头 – 颈部偏心距减小为特征，引起凸轮型撞击。在髋臼侧，髋臼过深或臼窝方向异常会引起钳夹型撞击。如果这两种异常混合存在则称为混合型撞击。由于股骨髋臼撞击发生时骨股和髋臼复杂的异常，因此采用 CT 可明确骨性异常，从而为确定手术方案（关节镜手术、开放手术，还是两种手术方法结合）提供指导。

临床研究表明，通过手术纠正骨性异常引起的撞击可改善活动度和功能，并缓解疼痛[3-6]。与关节保护术的其他领域一样，股骨髋臼撞击综合征的外科治疗不可避免地朝着使用诸如髋关节镜等侵入性较小的技术方向发展。而髋关节镜手术在技术上仍然要求很高，并且有明显的学习曲线[7]。关节镜股骨髋臼撞击综合征手术失败的常见原因是切除不正确，无论是切除不足还是切除过度，这也许并不奇怪，因为外科医师必须通过二维关节镜治疗复杂的三维凸轮和钳夹畸形[8, 9]。这一问题在某种程度上推动了计算机辅助解决方案的发展。

本章将重点介绍术前计划的影像学进展。第16章讨论了计算机辅助技术和机器人技术对术前计划的影响。计算机辅助技术髋关节镜手术包括三大类：术前评估工具、导航程序和机器人辅助手术。术前工具可为外科医师提供特定患者的三维骨解剖结构重建。通过软件，可以基于严格的解剖学或运动学参数执行虚拟骨切除，削减撞击部位以改善活动度。另一方面，导航技术可以虚拟重建外科医师使用器械在患者身体上操作，然后可以以精确的方式在术中指导外科医师。导航可能具有或没有术前评估工具，并且需要术中注册过程。机器人辅助手术比术前计划和导航更加精确。它用一个"制导"的术中切割设备结合了术前工具和导航工具，该设备可根据术前计划进行自动操作。

这篇综述概述了用于治疗股骨髋臼撞击综合征的各种外科技术，并列举了目前的局限性。侧重于计算机辅助技术的发展，列举开放和关节镜下髋部撞击手术的局限性。介绍用于撞击症手术的术前计划、术中导航和手术执行的最新研究和技术。

## 二、股骨髋臼撞击综合征手术的局限性

股骨髋臼撞击综合征手术可以在开放式或关节镜下进行。无论采用哪种方法，都有多种因素可

影响手术获得成功的结果，因此在很多地方可能会出现失误。包括患者的选择、患者的期望、手术指征、适当的影像检查、术前计划、手术体位摆放、病变的暴露、畸形的位置以及对原发性骨异常和继发性病损的治疗。此外，康复非常重要。在这里，将讨论开放或关节镜下手术所特有的局限性，同时主要关注骨性病变和畸形的正确暴露及矫正。

开放髋关节脱位术是历史上股骨髋臼撞击治疗的金标准。中期随访（关节镜手术后 2～12 年）的良好至优异结果为 70%～80%[5, 6, 10, 11]。开放手术具有良好的手术视野，可以在术中对撞击部位的股骨、髋臼缘及软骨病变的处理效果进行动态评估。开放手术髋关节脱位术目前是精确治疗复杂的骨性异常（包括关节外撞击、整体股骨髋臼撞击和股骨异常）的最佳选择。但是开放手术也有自身的缺点，包括股骨转子不愈合和疼痛，潜在的缺血性坏死的风险以及患者住院时间和康复时间的增加。为了尽量减少这些缺点，可以采用小切口技术，如 Hueter 入路，该方法可以在无须手术脱位的前提下，很好地暴露股骨头 – 颈交界处的前方[12]。但是，在处理髋关节外侧和后侧病变以及软骨表面的损伤时比较困难。开放手术的这些局限性以及髋关节镜检查的新进展，标志着股骨髋臼撞击综合征专家们逐渐转向了侵入性较小的关节镜手术技术。

在髋关节镜手术的早期应用中，该技术提供了一种有效的选项来应对关节内病变，包括软骨病变、游离体、髋臼盂唇损伤及退变、滑膜病变、感染。随着仪器的改进和外科手术经验的增加，现在可以有效地进行股骨软骨成形、髋臼缘切除术和髋臼盂唇修复术[13]。关节镜手术的优点是微创，避免了手术性髋关节脱位和大转子截骨，并且有助于更快地康复[14]。尸体研究表明关节镜下骨软骨成形术在精准性、准确性、安全性上和开放技术相当[15, 16]。在临床上，关节镜技术在改良的 Harris 髋关节评分方面具有同等显著的改善[14, 17]，在恢复头颈偏移并达到类似的深度，弧度和长度的前上凸轮型撞击的切除术方面，具有与开放脱位手术相当的

疗效[18]。髋关节镜手术的基本适应证是有症状的结构性髋关节畸形，例如凸轮型或钳夹型畸形。

尽管髋关节镜手术越来越受欢迎，但也面临着独特的挑战。首先，髋关节镜在技术上仍然要求很高，并具有陡峭的手术学习曲线[7, 14]。其次，术中将髋部固定在牵引装置中很难对撞击区域进行动态评估。再次，小切口相对灵活性差，在通过厚厚的关节囊时限制了器械的操作和镜下的视野，这可能会导致医源性伤害并增加手术时长。过长时间的牵引也增加了神经血管损伤的风险。此外，进行骨切除术所需的关节囊切开术可导致大量腹膜后积液和血流动力学改变。最后，视野受限可能会使精确的骨切除变得困难。股骨髋臼撞击综合征患者的关节镜下切除不充分占所有髋关节镜手术失败的 78%～90%[8, 9, 19]。另一方面，过度切除可能会导致髋关节不稳定，脱位或股骨颈骨折[20]。

无论是开放手术还是关节镜手术，术中都无法全面评估何时达到足够的"切除量"，尤其是关节镜下手术时。开放手术可以使用球度计和术中透视作为指导，而关节镜手术只能使用术中透视作为辅助工具。这里的问题仍然是，利用二维形态来定义三维形态。此外，由于缺乏适当的术前计划工具，决定何时达到"足够"的困难变得更加复杂。技术要求苛刻的手术，以及定义三维问题的复杂决策过程，导致近来对计算机辅助的术前计划解决方案的研究受到重视。

## 三、计算机断层扫描在治疗股骨髋臼撞击综合征手术中的角色

在确定患者的临床症状和体征与股骨髋臼撞击综合征一致后，就需要利用适当的影像学检查评估病变的程度。要进行适当的影像检查，首先要对臀部和骨盆进行 X 线平片检查。但是二维成像限制了外科医师了解疾病程度的能力。CT 扫描和 3D 重建技术对于评估髋部和骨盆结构已变得无比重要。表面可视化重建技术也有助于更好地评估股骨近端或骨盆的骨性撞击[21]。影像检查的目的是确定病变的程度、患者是否需要手术，以及手术干预的充分性

和程度。在进行股骨髋臼撞击的影像检查期间，对于外科医师而言重要的是寻找凸轮撞击，钳夹撞击或涉及两者的混合病变。

CT 扫描和三维重建技术目前是实现定量和定性疾病评估的金标准。CT 的术前计划应测量多个变量，以帮助定制手术方法（表 26-1）。凸轮病变的位置通常通过使用钟面术语来定义。通常，12 点代表最上外侧，3 点代表最前侧，而 6 点代表股骨头颈连接处的最下内侧面。凸轮通常位于 12 点至 4 点之间[22]。朝臀部后方超过 12 点（比如 11 点）的凸轮病变很难通过关节镜处理，可能更适合开放手术。α 角是在最大偏移处测量的，在最大偏移处，股骨头 - 颈部交界处的异常骨轮廓延伸超过了股骨头的球形范围，可以在冠状面和矢状面中测量 α 角。测量是从股骨颈中心轴到头颈交界处失去球面轮廓的点的角度（图 26-1）[23]。α 角 > 55° 为异常。

中心边缘角可以在矢状切面或冠状切面测量。通过首先穿过垂直于骨盆横轴的股骨头中心画一条线来测量冠状面中心边缘角，然后通过股骨头的中心至髋臼顶的上外侧画一条线。这两条线之间的角度为冠状面中心边缘角（图 26-2A）。这个角度

对应于 X 线片上的横向中心边缘角[24]，中心边缘角 < 20° 为异常。通过首先穿过股骨头中心画一条垂直线来测量矢状切面中心边缘角，然后画一条线穿过股骨头的中心到髋臼缘的最前侧。这两条线之间的角度为矢状面中心边缘角（图 26-2B）。这个角度对应于 X 线片上的前侧中心边缘角，中心边缘角 < 20° 为异常[25]。中心边缘角对应于髋臼对股骨头的覆盖程度。较高的中心边缘角表示覆盖程度较高，而较低的中心边缘角则表示覆盖程度较低。对于中心边缘角 < 20° 的患者，可能需要进行诸如髋臼周围截骨术（periacetabular osteotomy，PAO）之类的手术。

颈干角（neck-shaft angle，NSA）在冠状面上测量。颈干角是股骨颈轴线和股骨干轴线之间的角度（图 26-3）。股骨颈轴线由连接股骨头中心和股骨头颈峡部的中心线定义。骨干轴线由连接垂直于股骨干骨的两条线的中点连接的线定义。正常的颈干角在 126°~139°。颈干角 < 126° 为 Coxa 内翻，NSA > 139° 为 Coxa 外翻[26]。髋臼后倾角由垂直于骨盆后缘之间的线与连接髋臼前后缘的线的交点形成（图 26-4）[27]。该测量在 1 点钟、2 点钟和

表 26-1　通过 CT 扫描测量的变量以帮助股骨髋臼撞击患者进行正确的术前计划

| 变 量 | 正常值 | 异常值 |
| --- | --- | --- |
| 凸轮位置 | | 病损位于 12 点钟至 4 点钟位置 |
| 髋臼倾角 1 点钟 | 5° | |
| 髋臼倾角 2 点钟 | 10° | |
| 髋臼倾角 3 点钟 | 15° | > 30° |
| 颈干角 | 126°~139° | Coxa 内翻 < 126°<br>Coxa 外翻 > 139° |
| 矢状中心边缘角 | 31° | < 20° |
| 冠状中心边缘角 | 41° | < 20° |
| α 角 | | > 55° |
| 髂前下棘宽度 | 1cm | |
| 髂前下棘的远端基部至髋臼缘 | ≥ 0.5cm | < 0.5cm |
| 股骨髋臼倾角 | 15°~20° | > 30° |
| McKibbin 指数 | 30°~60° | > 60° 或 < 30° |

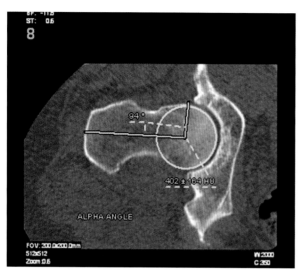

▲ 图 26-1 通过测量沿股骨颈轴线的线与股骨头失去球形的点之间的夹角确定 α 角，大于 55° 为异常

3 点钟进行，正常值分别大约为 5°、10° 和 15°。大于 30° 的较大髋臼前倾角可能会使患者髋关节变得不稳定。髋臼倾斜的患者伴有钳夹型股骨髋臼撞击综合征。在评估髋臼形态时，还需要考虑股骨近端的形态角度以及整个肢体的扭转情况。

在评估股骨髋臼撞击综合征患者时，下肢整体的倾角是重要的考虑因素。下肢包括胫骨和股骨。患者评估从详细的体格检查开始，然后可以指导外科医师进行适当的 X 线检查。体格检查必须分为三

部分：下肢整体的扭转、胫骨扭转和股骨扭转。通过步态期间足的前进角度可以快速识别出净肢体倾角。足前行角度是正常步态时足指向的方向，中立位为平行于行进方向。重要的是要认识到，正常的足前进角度不一定表示患者的股骨和胫骨具有正常的倾角。胫骨的过度外旋与股骨前倾增加可在步态中产生净中立的足前行角（代偿性的）。另一方面，胫骨内旋增加和股骨前倾增加会导致严重的足内翻步态（非代偿性）[26]。

几种临床检查法可帮助临床医师定位畸形的位置。胫骨旋转可以通过使用大腿—足轴和经踝轴来测量。大腿 - 足轴是将膝关节屈曲 90°，计算由大腿和足的纵轴之间的角度。经踝轴为比较内外踝之间的假想线和穿过股骨远端内外髁的第二条线之间的差异。股骨倾角异常可通过髋关节处于中立且屈曲 90° 时髋关节内外旋来评估。应注意是否有关节活动度不对称或过度活动，这可能是症状的潜在病因。一旦通过体格检查发现异常，就需要进行适当的放射学检查以进一步明确畸形。目前，CT 扫描是评估旋转畸形的金标准。但是，MRI 和 EOS 成像系统提供了低辐射替代方案，应对此进行进一步研究以评估比较精确度和准确度的差异。

股骨倾角的测量方法是先从股骨头和颈部一

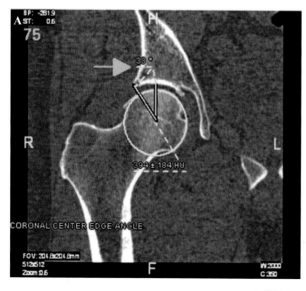

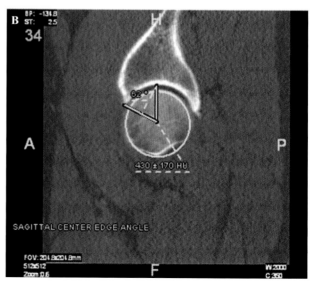

▲ 图 26-2 中心边缘角
A. 冠状面中心边缘角（箭）；B. 矢状面中心边缘角。中心边缘角度 < 20° 为异常

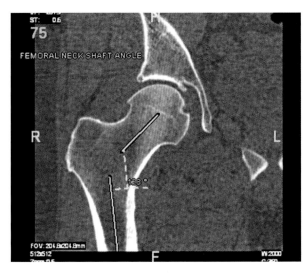

◀ 图 26-3　颈干角

颈干角（箭）的正常范围为 126°~139°

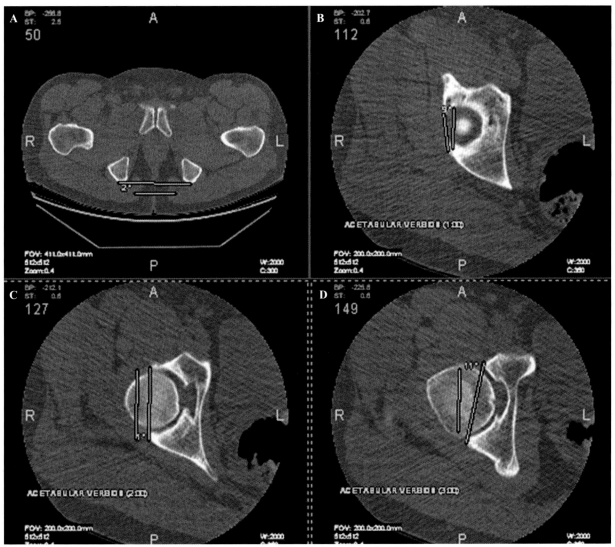

▲ 图 26-4　髋臼倾角

A. 骨盆后缘的连线与图像屏幕水平线所成角。该角度表示需要将校正量（2°）添加到（B 至 D）中的后续测量中。B. 在 1 点钟位置测得的髋臼倾角为 -7°（-9°+2° 校正）；C. 在 2 点钟位置测得的髋臼倾角为 1°（1°+2° 校正）；D. 在 3 点钟位置测得的髋臼倾角为 13°（11°+2° 矫正）。髋臼倾角通常分别在 1 点钟、2 点钟和 3 点钟分别为 5°、10° 和 15°

直到股骨远端进行有限的 CT 切割，然后将股骨头中心平面的图像叠加在经膝关节双髁的图像上。股骨倾角是股骨头和颈的轴线与后髁连线之间的夹角（图 26-5）[28, 29]。正常的股骨倾角为 15°～20° 的前倾。股骨前倾 > 30° 与不稳定相关。在确定髋关节镜手术前外侧入路时，股骨倾角也很重要。如果股骨前倾角比较大，则应该把前外侧入路设置的更加偏前，以避免距离大转子过近。Goutallier 等描述的双髁法可以用来测量胫骨的旋转，它是沿着胫骨近端后缘的切线与内外踝之间的轴线的夹角 [30]。

除了下肢总旋转角外，另一个更为关键的指标是 McKibbin 不稳定性指标。这是股骨倾角和髋臼倾角在在 3 点钟位置测量的和。正常的 Mckibbin 指数在 30°～60°。McKibbin 指数 > 60° 易使髋关节不稳定，而 McKibbin 指数 < 30° 易使髋关节撞击 [26, 31]。在评估总体肢体旋转时，如果脚步在步态周期中保持中立，则认为患者"已代偿"。McKibbin 指数在正常范围内的患者可采用关节镜手术，McKibbin 指数低或高而未得到代偿的患者治疗上通常需要进行截骨术。相反，已代偿的低 McKibbin 指数的患者通常仅需要接受关节镜手术，而已代偿的高 McKibbin 指数的患者则可能需要进行关节镜手术和开放性手术或采用联合方法。

## 四、股骨髋臼撞击综合征手术的术前计划

上面描述了用于评估股骨髋臼撞击综合征的最常用测量方法，但是它们都是用于评估三维疾病的二维测量。CT 扫描三维可视化重建技术的不断进步，可以进一步提高其在解决髋关节病变学方面的实用性。尽管当前治疗评估和手术计划的主要方法是利用上述测量方法对三维重建进行定性评估和二维定量评估，但人们正在努力使用计算机辅助技术更加精确地评估和治疗股骨髋臼撞击综合征。

计算机辅助技术在股骨髋臼撞击综合征手术中已变得越来越流行，用来最大限度地减少前几节中概述的局限性，专门解决骨切除术中提高精度和准度的问题。术前计划软件系统在设计上可以执行虚拟骨切除，以最大限度地减少撞击并改善活动度。术前计划软件当前局限性突出了股骨髋臼撞击综合征手术的许多问题，包括定义切除的深度和表面积。

凸轮型股骨髋臼撞击综合征的金标准是由 α 角定义的前侧股骨头 – 颈偏心距减小。α 角确实有其局限性。例如，头 – 颈部偏移在不同患者可能出现在不同位置。α 角也未考虑凸轮病变向股骨颈下方延伸的长度。如果"隆起"很长，则可能必须将切除手术推进到转子间。Clohisy 等评估了股骨髋臼撞击和无症状对照患者的 α 角，发现两组正常和异常 α 角的范围相当 [32]。他们无法定义 α 角度阈值，即超过多大就可以考虑诊断为撞击。这使我们产生疑问，α 角是否适合作为将解剖结构定义为正常还是异常的度量标准。最近的一项系统回顾显示，校正 α 角可显著改善活动度和患者的视觉疼痛模拟量表、非关节炎髋评分、Harris 髋评分和 SF–12[33]。

解剖计划软件的最新趋势是使用三维 α 角度或体积测量（图 26-6）。该概念考虑了股骨头和颈部周围的连续 α 角以及长度和面积，因此可以确定真正的撞击区域。除了确定撞击的体积区域外，还正在努力通过三维运动学评估，以预测和关联相对于总体解剖结构的运动。Tannast 等设计了第一个综合的术前评估工具，利用"HipMotion"软件（瑞士伯尔尼）对髋关节进行基于 CT 的三维运动学分析（图 26-7）[34]。该软件使用运动学计划来定义撞击区域，并在虚拟切除后预测活动度的改善，从而解决了术前计划对准确的运动学分析需求，同时增强了外科医师的视觉指导。通过使用推荐的切除后参数重建髋关节来模拟虚拟术后活动度，从而使外科医师能够评估手术计划的有效性。该程序使用无须影像检查的 BrainLAB 软件（德国费尔德基兴），该软件通过将虚拟活动度与真实活动度进行比较而得到验证（图 26-8）。在塑料骨模型中，HipMotion 的精度为 0.7° ± 3.1°，在尸体设置中，HipMotion 的精度为 –5.0° ± 5.6°。HipMotion 的一个令人鼓舞的方面是，它基于理想的术后活动度而非术后 α 角来计算切除量。该程序的局限性在于它假设髋关节具

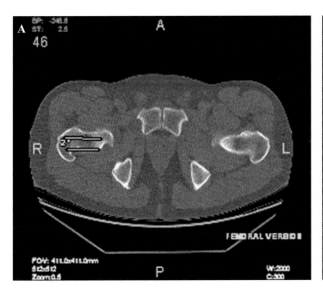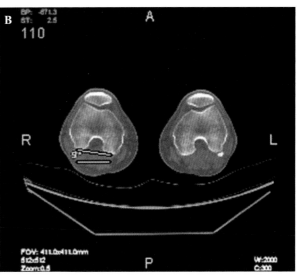

▲ 图 26-5　股骨倾角

股骨头颈部轴线（左）和后髁连线（右）之间的夹角为股骨倾角。正常股骨倾角为 15°～20° 的前倾

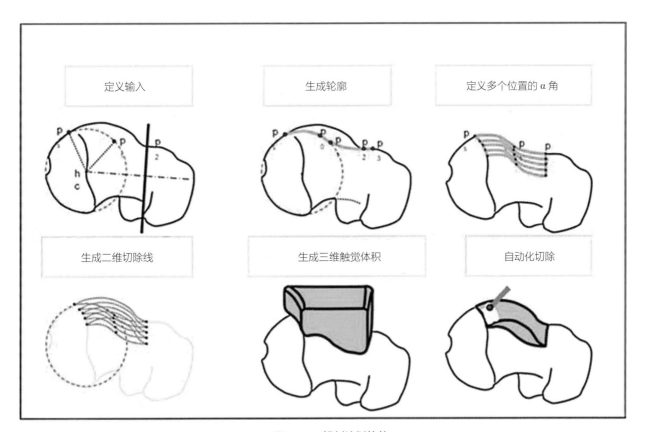

▲ 图 26-6　解剖计划软件

可测量 3D α 角和执行机器人切除手术计划 [ 引自 Caroline N. Park et al. Robotic-assisted femoral osteochondroplasty is more precise than a freehand technique in a Sawbone model J Hip Preserv Surg（2015）2（2）：136-144. 经许可转载 ]

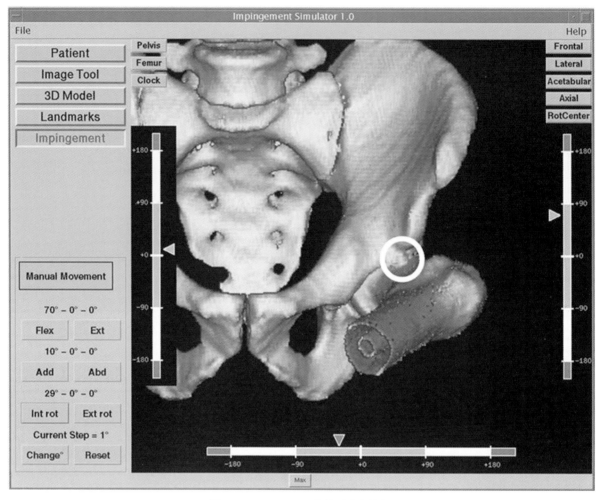

▲ 图 26-7　**HipMotion** 软件（瑞士伯尔尼）

用于对髋关节进行基于 CT 的三维运动学分析（引自 Kubiak- Langer M, et al. Range of motion in anterior femoroacetabular impingement. Clin Orthop Relat Res. 2007;458:117-124. 经许可转载）

有完美的旋转中心，这一点与已提出的更精确的模型有争议。同一作者还在一项临床试验研究中使用了 HipMotion，将 28 例前方股骨髋臼撞击的髋关节活动度与 33 例正常髋关节对照组进行了比较[35]。股骨髋臼撞击髋关节屈曲角度、内旋角度、外展角度和内旋角度均在 90° 屈曲时下降。发现撞击区在前部，并且在两组中相似。在股骨髋臼撞击综合征的所有亚组中，术后虚拟活动度均有所改善，混合撞击中的最大改善（15.7°）。

另一家公司的成像程序 Dyonics Plan（前称为 A3 surgical）（施乐辉公司，美国田纳西州），正在开发创新的解决方案，这些解决方案还使用术前 CT 扫描来计划模仿撞击。他们使用在多个平面中

用 α 角确定在目标区域进行精确切除的解剖计划。在最近的一项研究中，使用了基于 CT 的原型三维分析软件程序（A2 Surgical，圣皮耶尔达勒瓦尔，法国），该程序使用基于径向序列的自动算法来确定最大 α 角及其位置，用于比较软件的 α 角度具有从平片和 CT 图像中获得的值，以及评估凸轮畸形的大小和位置。由软件确定的平均 α 角在 1：23 时为 70.8°，在 12:45 到 1:45 之间检测到最大 α 角的 60%。普通 X 线片和 CT 分别低估了 α 角 8.2° 和 5.7°。基于软件的 α 角位置分别比平均 CT 和 X 线片位置高 41min 和 97min。三维分析软件具有沿股骨头 - 颈部交界一周进行测量的功能，使其在术前规划中可以个性化设计股骨髋臼撞击手术[36]。

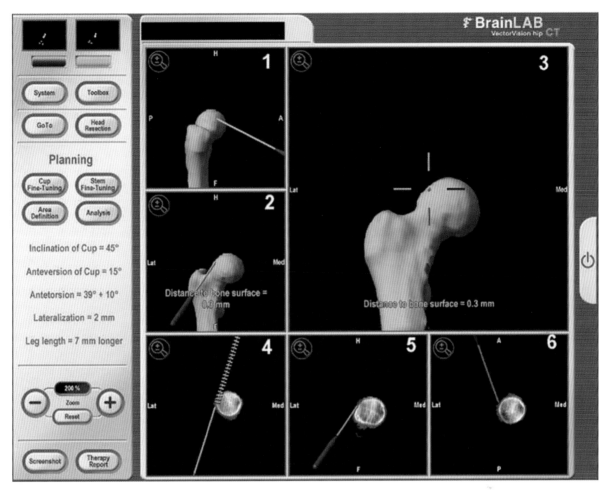

▲ 图 26-8　**BrainLAB**（德国费尔德基兴）软件

显示手术器械相对于股骨颈的位置（引自 Brunner A, et al. Evaluation of a Computed Tomography–Based Navigation System Prototype for Hip Arthroscopy in the Treatment of Femoroacetabular Cam Impingement. Journal of Arthroscopy. 2009; 25（4）：382–391. 经许可转载）

## 五、结论

由于髋关节是包埋在软组织中的复杂三维解剖结构，有症状的股骨髋臼撞击综合征是髋部疾病治疗中具有挑战性的病变。股骨髋臼撞击综合征的合理治疗需要严谨的临床分析，要能够将放射线异常与症状相联系符合。不管手术显露方法是开放式还是关节镜式，仍然难以确切知道要切除多少骨量才能给予患者无撞击的生理活动度。普通 X 线片是评估病变程度的初始工具。尽管普通的 X 线片由于无法预测疾病的三维性质而受到限制，但由于成本低，辐射低并且几乎可以普遍使用，它们仍然是筛查，术中评估和随访评估的宝贵工具。当前评估凸轮和钳夹式髋部病变的金标准是 CT 三维重建。CT 三维重建使外科医师可以评估患者解剖结构的完整轮廓。借助计算机规划软件和 CT 三维重建的帮助，可以绘制和量化患者的病变范围。使用该原理，在术前可以理想地计划及定义撞击区域，并允许外科医师基于虚拟无撞击活动度计划骨的切除量。当前正在开发利用计算机辅助技术解决方案的实施方法，将在第十六篇中进一步讨论。

# 第五篇　髋关节疾病的非关节镜治疗

## Non Arthroscopic Treatment of Hip Disease

**Jason Brockwell**　著

# 第 27 章

# 未治疗的髋关节骨关节炎的自然史

## The Natural History of Untreated Osteoarthritis of the Hip

S. David Stulberg  著

赵 晨 译 李 川 校

## 一、概述

多年来，髋关节原发性骨关节炎的病因一直是一个引起人们极大兴趣的话题[1-7]。大家认识到机械因素，如髋关节发育不良等，可能与骨关节炎的发生发展有很大关系，而对这些因素的纠正可能会延缓骨关节炎的进展。最近对股骨髋臼撞击综合征机制的描述使其成为髋关节骨关节炎的另一个机械因素，也引出了额外的治疗方案。除非了解髋关节退行性疾病的自然病史，否则任何对于该疾病的预防性措施的效果评估都无法进行。本章的目的是确定当存在与关节炎的发展有关的疾病或畸形，而并未接受治疗的情况下，髋关节骨关节炎发展的自然史。

鉴于髋关节炎的自然史不同，可分为三组患者：①没有儿童髋关节疾病史和没有明显髋关节发育畸形的患者；②未经治疗的有 3 种最常见儿童髋部疾病史之一的患者；③髋部畸形（如手枪柄畸形或股骨髋臼撞击综合征）且无儿童髋部疾病的患者。

与了解髋关节炎的自然史一样重要的是，必须知道获得相关信息非常困难。因为收集和测量数据的方式不同，使得确定影响骨关节炎进展的预后因素的证据比较弱或不确定。临床研究的随访时间差异比较大[8, 9]。目前很少有前瞻性研究，随访时间也相对较短，研究人群的构成也各不相同，而且在

定义疾病的存在、程度和影响等方面也有差别。虽然放射学通常用来衡量疾病的进展，但拍摄方式和评估等在不同的研究中有很大的不同。临床医师应该意识到这些用于观察髋关节炎自然史的信息的局限性。

## 二、无儿童髋关节病史患者髋骨关节炎的进展

Wright 等[10]发表了一篇综述，包括一些与原发性髋骨关节炎进展相关的预后因素的前瞻性研究。原发性髋骨关节炎被定义为有关节炎的症状体征或 X 线表现，而没有任何已知的与髋关节退变相关的因素存在。继发性髋骨关节炎患者被仔细排除。Wright 引用的许多研究表明一些机械和环境因素，包括年龄、性别、肥胖、关节损伤、过度的职业负荷和体育活动都会加速髋关节炎的进展[11, 12]。不过，Wright 认为这一临床发现在预测髋关节炎的病程方面是相对无益的。有强有力的证据（在≥2个高质量队列研究中的一致发现）表明只有 3 个临床因素可能预测髋关节骨关节炎进展：年龄、疼痛基线以上的髋关节疼痛和 Lequesne 评分≥10，虽然 Lequesne 评分包含多个因素，但该分数是由每个因素的数值总和得出的。与疾病进展相关性证据较弱（在 1 个高质量队列研究或≥3 个低质量队列研究中发现）的因素：① Kellgren-Lawrence 关节炎分级≥2 并伴有髋部疼痛；② X 线学关节炎分

级 3 级或 4 级同时有非甾体类抗炎药服用史以及疼痛评分高于中位数；③功能障碍分级≥ 2；④初发病 6 个月的平均全球患者评估≥ 47；⑤残疾指数评分≥ 5；⑥屈曲受限。长时间服用非甾体类抗炎药也与疾病进展有一定关系。此外，患者的性别、有无夜间疼痛、症状变化和运动耐力的下降与疾病进展相关的证据不确定。体重指数（body mass index，BMI）影响疾病进展的证据也得到了证实。因此，只有持续的髋关节疼痛和功能的显著下降，在老年患者中能可靠地预测髋关节炎的进展。

Wright 等[9, 10] 以及其他研究人员[12-18] 均已报道，关节炎的进展可以通过放射学更可靠地预测。有力的证据表明关节间隙≤ 2mm、股骨头偏移、骨赘形成和 Kellgren-Lawrence 关节炎分级达 3 级，对髋骨关节炎的进展有较强的预测作用。

这些观察在冰岛的一项大型回顾性队列研究中得到证实，该研究随访了 28 年正常髋部的 X 线[19, 20]。然而，这些作者强调，很大一部分患者（5 人中有 4 人来自冰岛）虽有髋关节骨关节炎 X 线征象，但仍有不错的功能，数十年内都不需要全髋关节置换手术。

因此，在没有儿童髋部疾病史或明显发育性髋部畸形的情况下，即使在 X 线上有轻度至中度病变（关节间隙＞ 2mm），髋骨关节炎的进展速度也很难预测[13, 21, 22]。

## 三、存在未经治疗的儿童髋部疾病患者骨关节炎的进展

### （一）股骨头骨骺滑脱

长期未经治疗的股骨头骨骺滑脱的临床结果已经成为共识，大家认为发生严重的临床功能障碍或者中度至重度 X 线退行性关节改变的风险与滑脱的严重程度和稳定性直接相关[9, 23-31]。Carney 等[32] 对 28 名患者进行了平均 41 年的随访，最后随访时平均年龄 54 岁。平均 Iowa 髋关节评分为：轻度滑脱 92，中度滑脱 87，重度滑脱 75。随访中 100% 轻度滑脱患者的 Iowa 评分＞ 80，而仅有 64% 的中重度滑脱患者能达到该水平。36% 轻度滑脱患者在随

访时并没有关节退行性改变的放射学证据。中度或重度滑脱的患者均存在骨关节炎的 X 线表现。其他研究也证实了如果滑脱是轻微而稳定的，股骨头骨骺滑脱的自然病史可以持续 60 年[32]。这些观察结果是由长期治疗的报道证实，这些报道一致地发现原位固定与最佳的远期功能和放射学结果有关，并且只有当滑脱轻微时原位固定才会出现最佳临床结果。然而，有报道表明轻度滑脱或前向滑脱的患者可能会出现股骨髋臼撞击综合征[33, 34] 的症状，这些患者的髋关节自然病史尚不清楚。股骨髋臼撞击综合征大多数发生于髋臼发育完成的年龄。因此，由于它而产生的股骨头畸形引起髋臼重塑的机会很小。此外，股骨头缺血性坏死常继发于股骨头骨骺滑脱，它总会在相对较短的时间内引起不良的临床和放射学结果。作者强调，股骨头骨骺滑脱患者发生的骨坏死不同于其他儿童髋关节疾病（如 Perthes 病）。

许多作者已经观察到，有单侧股骨头骨骺滑脱的患者在没有对侧股骨头骨骺滑脱病史的情况下，对侧股骨头结构都有滑脱的倾向。然而，很少有长期随访研究这种单侧股骨头骨骺滑脱的患者对侧髋关节的畸形发展情况[35]。由于单侧股骨头骨骺滑脱患者的对侧髋关节畸形多数为轻度滑移，因此人们很容易相信，至少 60 岁前，大多数对侧病变不太可能出现严重的临床症状或退行性关节疾病的放射学证据。

### （二）髋关节发育不良

所有儿童髋部疾病都与退行性关节炎的发展相关，其中髋关节发育不良的研究最为广泛。自从 1939 年 Wiberg 的经典著作问世[36]，人们已经接受，髋关节发育不良容易导致骨关节炎[31, 37-50]。在没有其他儿童髋部病史的成年骨关节炎患者中，往往存在髋关节发育不良的放射学表现。然而，髋关节发育不良患者关节炎的发生率、进展速度等一直以来都是研究的热点[22, 38, 39, 51-53]。最近一篇对 1975—2007 年发表文章的 Meta 分析提到在髋关节发育不良的自然史研究中，没有充分证据确定持续的轻度

发育不良（即具有稳定、良好股骨头旋转中心的髋关节发育不良）是髋关节骨关节炎的相关病因[50]。这篇 Meta 分析强调了大家广泛接受的观点，即没有半脱位与半脱位的髋关节发育不良自然史完全不同。

Jacobsen 和同事 [16, 22, 38] 使用哥本哈根城市心脏研究（Copenhagen City Heart Study）的子项目，哥本哈根骨性关节炎研究针对无半脱位的髋关节发育不良和髋关节骨关节炎之间的关系，进行了一系列最广泛的基于人口学的研究。他们采用放射学指数来确定，发现髋关节发育不良的患病率为5.4%～12.6%。发育不良的髋关节更容易发生骨关节炎。关节炎的程度以关节间隙宽度来衡量，或许因为年龄较大，关节炎患病率在绝经后的女性中有所增加，但在同样年龄的男性中则没有增加。

这些研究人员还对 81 名患有轻度或中度髋关节发育不良（无半脱位的发育不良）的受试者进行了 10 年的纵向研究，这些受试者在评估开始时没有相关关节炎的证据。与同期 136 名对照受试者相比，以关节间隙缩窄衡量，他们没有放射学退变的趋势。在这 10 年期间，两组受试者的疼痛评分也没有显著差异。

总之，存在半脱位的髋关节发育不良常常会引起退行性关节炎，而且关节炎的进展速度与半脱位的严重程度和患者的年龄直接相关。无半脱位的髋关节发育不良可能与骨关节炎的发病率增加有关，特别是老年女性患者。然而，后者的关节炎进展速度是不可预测的，并且与没有发育不良而有同样放射学关节炎表现的患者没有差异[51]。

### （三）Perthes 病

对 Perthes 病的长期研究相对较少。一般而言，一些随访不到 40 年的研究表明，大多数患者，甚至是股骨头畸形的患者，都可以是能正常运动而相对无症状的[31, 54-68]。在一些 20～40 年的随访研究中，首次出现症状后，大多数患者（70%～90%）仍是能正常运动且相对无痛的[69]。只有在股骨头变得扁平、不规则时，一些临床症状和关节活动范围的减少才可能出现。然而最近一些研究指出，股骨

髋臼撞击综合征的症状即使在畸形不严重的患者中也会出现[70]。骨关节炎的放射学表现很可能在 40 岁或 50 岁左右开始出现，即使是在只有中度股骨头畸形的患者。关节炎的程度和股骨头与髋臼的匹配度有关。

然而，一项随访研究表明，从发病开始 40 年以上，患者关节功能显著下降，放射学关节炎表现显著进展。在一项发病后随访平均 48 年的研究中，McAndrew 和 Weinstein[58] 发现只有 40% 的患者保持 Iowa 髋关节评分超过 80 分。40% 的患者接受了关节置换术，另有 10% 的患者发展为致残性骨关节炎。相比之下，Iowa 早些时候发表的一份关于同类患者的报道显示，平均随访 36 年，93% 的患者 Iowa 髋关节评分高于 80 分，8% 的患者进行了关节置换手术。Mose 观察到一组 Perthes 病的患者，发现当他们 70 岁时，所有股骨头不规则的患者都有明显关节炎的 X 线表现[59]，而 67% 的股骨头相对较圆的患者也至少有中度退行性关节炎的征象，但这些患者在 40 岁前都没有关节炎的 X 线表现。

### （四）三种最常见的儿童髋部疾病自然史的总结

这三种疾病的最终 X 线畸形表现相似。然而，这些畸形的自然史因不同的疾病而异。绝大多数（70%～90%）轻度畸形的患者在 50 岁之前几乎没有功能受限。不合并半脱位的髋关节发育不良患者、轻度骨骺滑脱患者、Perthes 病但关节匹配较好的患者在 60 岁或 70 岁前很可能保持良好的关节功能，只有轻微的症状。关节炎的 X 线表现开始出现在 40 岁或 50 岁左右。每种疾病产生的畸形与关节炎进展速度之间的关系是可变的和不可预测的。很有可能是因为畸形的存在结合患者关节炎的易感性，也许是基因相关的，决定了疾病的进展速度。

### （五）与股骨髋臼撞击综合征有关畸形的自然病史

人们早就认识到，在幼年或童年时期发生的严重发育性或后天性髋关节畸形与中老年患者的髋关节关节炎有关。然而，Murray[71] 评估了髋部前后位 X 线片认为，髋关节骨性关节炎可继发于骨骼成熟

前形成的一种通常未被识别的微妙的股骨头形态异常，这种形态使人联想到轻度的股骨头骨骺滑脱。他称这种发育结构为"倾斜"畸形，并用头颈偏心距比率来量化这种畸形。Stulberg、Cordell、Harris 和同事 [2, 3, 47, 72] 扩展了 Murray 的观察研究。他们评估了 75 例股骨头骨骺滑脱患者和 187 例 Perthes 病患者的前后位、蛙式位和真侧位 X 线片，确定并描述了由这些儿童髋部疾病的轻度病例引起的一种畸形，经常也发生在对侧、显然未受累的髋部。他们把这种发育性结构称为"手枪柄畸形"。然后，他们检查了 75 名患有"特发性"骨关节炎患者的髋部。在这些患者中，有 40% 的人有"手枪柄畸形"。此外，这种畸形经常同时发生在对侧无症状的髋关节。另有 39% 的患者有髋臼发育不良，这是通过作者们在先前的一项研究中描述测量方式确定的。因此，79% 以前被认为患有原发性关节炎的患者出现了"手枪柄"畸形和髋臼发育不良。Solomon 等 [73-76] 对生活在南非的高加索人也做出了类似的研究，强化了这样的概念，即机械因素可能与先前诊断为特发性髋关节炎的大部分患者的病因有关。

这种微小髋关节畸形与关节炎的进展之间联系的基本假设是，即使是轻微的解剖异常也会增加关节软骨的压力，导致关节接触区域的病变。这是一种大家广泛认可的机制，被认为与已经发展为严重畸形的患者的关节炎过早发病有关，而这些严重畸形是继发于已知的儿童髋部疾病，如发育不良、股骨头骨骺滑脱和 Perthes 病。这些主要儿童髋部畸形的手术治疗（如骨盆截骨术）原则就是指增大关节接触面积，减少因畸形而产生的接触压力。人们普遍认为，如果能减少接触压力，就可以延缓这些有髋部畸形的退行性关节炎的进展。然而，接触面积减少导致微小髋关节畸形患者骨关节炎的过早发病，Harris 和同事并不认为这是一个令人满意的解释 [35]。

在 2003 年，Ganz 和同事 [52] 提出了另一种机制，将微小的髋关节畸形与退行性关节炎的过早发展联系起来，就是股骨髋臼撞击综合征，也就是当髋臼和（或）股骨形态学异常时，剧烈的髋部运动导致

骨性的反复碰撞，损伤了关节的软组织结构，这种病理机械过程导致的髋部疼痛——股骨髋臼撞击综合征包含 5 个基本要素：①股骨和（或）髋臼的异常形态；②股骨与髋臼的异常接触；③超过生理负荷的剧烈运动，导致这种异常的接触和碰撞；④重复运动导致持续的损伤；⑤软组织的损伤。股骨头和（或）髋臼的形态异常导致股骨头颈部与髋臼边缘的异常接触，引起两者之间异常的受力，导致髋臼盂唇的撕裂和软骨的磨损。持续的异常接触导致关节软骨的进一步退变和磨损，最终引起退行性关节炎的发生 [34, 77-82]。

这个刺激机制也支持了髋关节的轻微形态异常与关节炎的过早发生有关 [83-87]。不过，最初股骨髋臼撞击综合征的概念是基于对现有骨关节炎的老年患者的研究 [88]。这些研究的价值有限，因为很难区分这种畸形是发病前就存在还是继发于骨关节炎（如股骨颈骨赘）。由于对股骨髋臼撞击综合征的描述，以及针对它的治疗干预措施可能会延缓或阻止关节退化进程 [89]，引发了大量对无症状的中青年人的放射学研究，以确定无症状个体中股骨髋臼撞击综合征的患病率 [62, 90-93]。这些研究显示，人群中与股骨髋臼撞击综合征相关的形态学异常有相对较高的发病率（25%～50%），特别是男性，有轻微的或没有症状。这些研究主要在欧洲和美洲进行，因那里的髋关节骨关节炎相对发病率高，这引起了人们对其他因素（如遗传、文化、运动类型和水平）对骨关节炎发生影响的思考 [94]。进一步的纵向研究观察股骨髋臼撞击综合征畸形的自然史 [95]，这些研究试图确定有股骨髋臼撞击综合征的个体发展为严重关节炎的可能性，并确定其引起骨关节炎的发病率。这些研究已经对存在股骨髋臼撞击综合征，轻度或没有关节炎的个体进行了长达 29 年的放射学随访。从这些和其他研究中得出的结论清楚地表明，除了髋关节形态外，前面提到的其他因素在髋关节炎的演变中起着重要的作用。

据称，股骨头的凸轮畸形是指在前后位 X 线片上，股骨颈上表面有过多的骨组织，以股骨头颈交界部前外侧非球面形态为特点。通过测量 α 角和股

骨头 – 颈偏距率可以量化凸轮畸形的大小[70]。"凸轮畸形"一词与"倾斜畸形"和"手枪柄畸形"同义。"倾斜畸形"一词由 Murray 所描述，常发生于股骨头骨骺滑脱患者的健侧髋关节[71]。"手枪柄畸形"由 Stulberg 等[64]描述往往发生在有髋关节发育不良、Perthes 病或股骨头骨骺滑脱患者的健侧髋关节。术语"凸轮"意味着撞击机制似乎启动了关节软骨退变的过程，在丹麦的一项大型横断面研究中，凸轮畸形在男性中很常见（17%）[55]。然而，作者发现髋关节炎的发生与畸形之间没有明确的关系。另一项研究中，96 例股骨髋臼撞击综合征的患者平均随访 18.5 年，作者发现 82.3% 的髋关节没有发生关节炎[86]。只有在最终随访时对侧髋关节存在明显的关节炎的情况下，可预测股骨髋臼撞击综合征侧髋关节炎的发展。一般而言，许多纵向研究表明绝大多数髋关节即使有凸轮畸形也不一定发展为骨关节炎。此外，这些研究表明，轻度至中度股骨髋臼撞击综合征患者的关节炎进展缓慢（＞10 年），并且类似于无股骨髋臼撞击综合征的轻度骨关节炎患者。尽管如此，仍有一些研究发现凸轮畸形的严重程度与关节炎进展率之间的可能有关系。

## 四、总结

骨关节炎是一种病因多样的疾病。许多因素包括遗传、机械和生化等在疾病的发生中起作用，而这些因素的相互作用决定髋关节骨关节炎自然病史[6, 60, 96–103]。

有力证据表明，遗传学在髋关节骨关节炎的病因中起着关键作用[19, 20, 41, 104–110]。这种遗传基础在有欧洲血统的人群中都已建立起来[106]。在非欧洲人[111]中，包括印度、中国[112–114]、巴基斯坦、沙特阿拉伯、韩国[115]、科威特、伊朗、马拉维、尼日利亚、多哥、新加坡和日本[116]，原发性骨关节炎几乎不存在。虽然许多研究表明，机械和环境因素，包括年龄、性别[117]、肥胖[118, 119]、关节损伤、过度的职业性关节负荷、非甾体类药物[120]和体育活动[121]可能影响疾病的进展，但目前尚不清楚是否有或怎样的遗传易感性，在影响机械和环境因素

对骨关节炎进展的作用[122]。和在欧洲和美国一样，这些机械和环境因素在世界上骨关节炎低发生率的地区同样普遍存在。

当人们试图将髋关节形态特征与关节炎进展联系起来时，髋骨关节炎的各种病因因素的相互作用对疾病自然史的影响特别值得注意[17]。人们普遍认为，当存在三种最常见的儿童髋部疾病之一造成的严重畸形时，骨关节炎的临床和放射学表现将不可避免地出现在 40 岁或 50 岁左右的人群。这种关节炎过早发病的原因一般被认为是在关节软骨上存在由偏心过载引起的异常的负荷。然而，即使是这些严重的畸形的存在，髋关节炎症状和体征的出现时间和程度也有很大不同，这表明除了机械负荷外，还有其他因素在关节炎的自然史中起作用。

当三种最常见的儿童髋关节疾病之一造成的畸形比较轻，关节炎的进展是缓慢而不可预测的。髋关节发育不良是一种已知存在遗传和机械基础的疾病（如左髋发病率高，第一胎出生发病率高，襁褓中髋关节被束缚伸直的婴儿发病率高），如果用关节间隙狭窄程度来测量，与不存在半脱位的对照组相比，它似乎对髋关节的放射学退变没有太大的影响。这表明不仅仅是异常的关节力学因素在关节炎的进展过程中很重要，遗传因素也会影响关节炎的进展速度，而这些遗传因素与发育不良的遗传因素不同。在已知是儿童髋部疾病继发的轻度畸形患者中，关节炎进展的最佳预测指标可能是对侧髋关节炎的存在和进展情况。

有的患者无儿童髋关节病病史，但其髋部有轻度儿童髋部疾病的形态学特征（如手枪柄畸形），他们关节炎的自然史是不确定的。虽然这些患者在 50 岁以上时放射学关节炎的发生率可能更高[83]，但其关节炎的进展率似乎与无畸形的关节炎患者相当。因为欧美国学者对这些畸形进行了最详尽的评估，而这些地方髋关节炎相对高发，并被认为是有遗传性的，所以很难确定它们在该类疾病的自然史方面的作用，而畸形本身也许大多数情况下也是有遗传性的。但是，这种畸形的基因基础与关节炎进展的遗传倾向的关系并不明确。

最近有人认为，青春期前期的剧烈运动可能与髋关节异常形态特征的发展有关[121, 123, 124]，但不清楚这种机制产生畸形的自然史是什么。这些畸形是否会和已知儿童髋部疾病的轻度畸形一样，还是和没有儿童髋部疾病却有基因基础的畸形一样，都是未知的。

股骨髋臼撞击综合征致病机制对关节炎自然史的作用是一个能引起强烈兴趣的话题[78]。这一概念最初是在没有儿童髋关节病史的患者中描述的，即有股骨头颈或髋臼形态异常，导致股骨头颈部与髋臼边缘有异常接触。这造成了局部异常的受力引起盂唇撕裂、软骨损伤，进而发展为关节炎。这种机制与髋关节炎遗传倾向的相互作用尚不明确。此外，这一机制在轻度髋部畸形和已知的儿童髋部病史患者关节炎的发生和进展中的重要性目前尚不清楚[33]。

总之，很明显的是，正如多种因素在髋骨关节炎的病因中起作用一样，许多因素也影响其自然史。遗传因素对该疾病发生的有很大影响[106]，但这一因素如何影响疾病的进展尚不清楚。同样，机械因素，特别是显著的关节畸形，也在疾病的发生

和进展中起着非常重要的作用，预防这些严重畸形会减缓髋关节炎的进展。轻度畸形的适当治疗及其对关节内病理的相关作用需要进一步阐明。这些畸形会引起明显的症状，特别是在年轻而又活跃的患者，而这些急性症状的有效处理是否影响受累关节的自然史仍有待明确。

当研究髋骨关节炎的自然史时，人们就会清楚地认识到需要一种构思和设计合理的前瞻性纵向长期随访研究，特别是放射学研究。应大力鼓励护理患有髋部疾病的儿童、青少年和青年的医师来落实并配合随访。应该鼓励成人重建外科医师与他们的小儿骨科同事合作，一起治疗儿童髋部疾病。这种努力应该是世界范围的，特别是在髋关节炎高发的地区。致力于研究髋部疾病的专业组织应该把这种研究作为优先事项。在医疗保健越来越以循证医学为基础的时代，不能缺乏关于髋骨关节炎自然史的纵向研究。目前基于计算机技术使这种随访比以往更加有效。目前正在大力推广的预防髋关节炎进展的治疗，而这项随访工作只有在有相同的紧迫感时才能完成。

# 第28章

# 非手术治疗指征、局限性及结果：局部注射
## Nonsurgical Treatment (Indications, Limitations, Outcomes): Injections

Omar El Abd　João E.D. Amadera　Daniel Camargo Pimentel　Amit Bhargava　著

赵　晨　译　李　川　校

治疗慢性疼痛性肌肉骨骼疾病的需求正在增加，这主要是由于人口老龄化和各年龄阶段患者积极的生活方式。局部注射是目前包括髋部在内的疼痛性肌肉骨骼疾病非手术治疗的主要手段之一。其他形式的治疗包括口服药物、物理治疗和替代医学。局部注射往往用于治疗和诊断目的，在许多情况下，治疗性注射被用作避免或延缓手术治疗的最后手段，对于无法手术的患者，也可用于减少疼痛和改善功能。

髋腰部的疼痛原因很多，可能起源于髋关节外或髋关节内的结构。准确地鉴别疼痛原因无疑对改善注射的结果至关重要。

临床上，髋区疼痛分为两类：源于髋腰部结构的疼痛和髋关节区域的牵涉痛（图 28-1）。

髋腰部结构的疼痛可进一步分为两种：关节内（髋关节）和关节外[1, 2]（表 28-1）。其他由于腹部和骨盆的原因引起的疼痛超出了本章的范围。

## 一、髋关节来源的疼痛

### （一）关节内原因

1. 应用局部注射鉴别关节内与关节外髋关节病变

不止一种结构会在髋关节区域产生疼痛。为此，关节内注射局麻药可作为一种诊断工具。从诊断性关节内注射得到的最大好处是可以区分疼痛的来源：关节内原因、关节外原因或牵涉痛引起。如果患者在诊断性注射后有明显的缓解，疼痛很有可

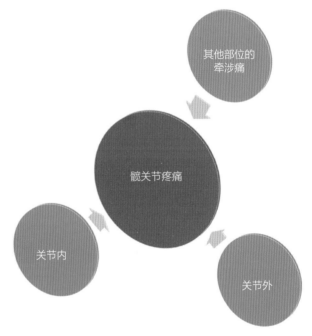

▲ 图 28-1　髋关节疼痛的原因
可以是在关节内、关节外或其他部位的牵涉痛

能是起源于髋关节，并可以进行下一步治疗，如类固醇髋关节注射或手术[3-5]。

2. 髋关节退行性关节病（骨关节炎）

退行性关节病（degenerative joint disease, DJD）/ 骨关节炎是最常见的关节炎类型，影响超过 2700 万美国成年人[6]。据描述，它是一个进行性退变的过程，开始是关节软骨破坏，然后软骨下骨、滑膜、关节边缘和邻近结构的病变[7]。髋关节是除膝关节外骨关节炎的第二大好发部位，男性的终生

表 28-1　髋痛的原因

| 关节内 | 关节外 | 牵涉痛 |
|---|---|---|
| 退行性关节疾病 | 梨状肌综合征 | 肌筋膜疼痛综合征 |
| 盂唇撕裂 | 关节弹响综合征 | 耻骨骨炎 |
| 股骨髋臼撞击综合征 | 滑囊炎 | 骨折 |
| 炎症状况 | - 大转子 | - 耻骨支 |
| - 类风湿关节炎 | - 髂腰肌 | - 骶骨骨折 |
| - 化脓性关节炎 | - 臀肌 | 脊柱病变 |
| - 脊椎关节病 | 肌腱病 | - 腰椎神经根疼痛 |
| 骨病 | - 腘绳肌 | - 骶髂疼痛综合征 |
| - 股骨头缺血性坏死 | - 髂腰肌 | - 腰椎间盘突出症 |
| - 肿瘤 | - 臀肌 | - 腰椎小关节疼痛 |
| 沉积病 | | |
| - 淀粉样变性病 | | |
| 滑膜异常 | | |
| - 色素性绒毛状滑膜炎 | | |
| - 软骨瘤病 | | |

风险估计在 19% 左右，女性为 29%[8]。它直接影响到日常活动，因为它会限制行走、站立、弯腰等[9]。

关节腔注射常用来诊断髋痛以及治疗痛性髋骨关节炎。

最常用的影像引导方法是透视，因为它在针头和对比度显示方面有较高的精度[10]。近来超声引导注射很受欢迎[11, 12]。超声的优势在于比较便宜，可以在诊室操作，而且没有辐射。目前没有循证研究比较超声和透视引导髋关节注射的优劣。另一方面，透视引导可以在关节造影时应用，在某些诊断中有价值，虽然没有关于这方面的报道。

人们一直在争论影像引导（或影像确认）注射的必要性。有些研究表明，在没有影像引导的情况下，注射的准确率超过 90%[13-18]，而有的研究报道准确率低至 60%[19-21]。

非影像引导（或确认）的髋关节注射最常见的

问题是，如果注射不能减轻疼痛，医师就会面临判断注射是否是假阴性（注射到关节内，但疼痛未缓解）或真阴性（注射到关节内，但病变在关节外）。如果注射能减轻疼痛，可能是真阳性（注射到关节内，病变在关节内）或假阳性（未注射到关节内，但疼痛减轻，可能是因为疼痛原因不在关节内。也就是说关节外注射减轻了本以为是关节内起源的疼痛）。因此一般更喜欢影像引导注射，尽可能地确认注射到关节内。然而，如果没有影像引导的条件，则适合为患者提供无引导注射。

注射治疗髋关节骨关节炎的药物通常是局部麻醉药和类固醇的组合。常用的类固醇有曲安奈德（Kenalog®）、甲泼尼龙（Depo-Medrol®）或磷酸倍他米松钠和乙酸倍他米松（Celestone Soluspan®）的组合，体积一般为 3ml 以上，但不超过 9ml。我们一般使用 4cm³ 的 Celestone Soluspan® 和 5cm³ 的 1%

利多卡因，但更倾向于使用 Celestone Soluspan®，因为它既有强效的短效成分，又有长效成分（表28-2），作用如下[22]。

- 抑制磷脂酶 $A_2$ 活性。
- 防止粒细胞、肥大细胞和巨噬细胞脱颗粒。
- 抑制巨噬细胞迁移抑制因子的作用。
- 溶酶体和细胞膜的稳定性。

合成类固醇比内源性皮质醇更有效，具有多种糖皮质激素和盐皮质激素活性。经过化学工程改造产生了各种甾族化合物，它们具有不同糖皮质激素和盐皮质激素的活性，能增强效力和延长作用时间（表28-2）。

类固醇具有强大的抗炎和免疫抑制作用，这主要是通过它们对淋巴细胞的作用来实现的。通过抑制淋巴细胞有丝分裂活性，再通过抑制 NF-κB 的运动来降低 IL-2 的释放，它会降低血液淋巴细胞计数，进而改变淋巴细胞的免疫应答。它通过上调脂皮质激素，抑制磷脂酶 $A_2$ 活性，减少局部炎症。最终，花生四烯酸从组织磷脂中的释放受到阻碍，前列腺素、血栓素、前列腺素和前列环素的合成减少。

一些随机对照临床试验比较安慰剂和单纯注射麻醉药[23]，评估了影像引导关节内类固醇注射对髋关节骨关节炎的治疗效果。

疼痛缓解不是绝对的，也是不可预测的，必须告知患者可能不会受益于注射。疼痛缓解时间从2周到3个月不等。运动范围、生活质量以及日常活动能力的改善也被关注[24-29]。目前仍然需要评估髋关节内注射对骨关节炎治疗的影响，及更长随访时间的随机对照试验来更好地了解这种治疗方式。

有少数报道射频去神经治疗能使髋关节疼痛缓解几个月[30-33]。若患者应用关节内注射效果不佳或无法接受手术，这可能会是一个有用的技术。

### （二）症状改善的衡量指标

#### 1. 髋关节疼痛

使用 WOMAC 量表观察，67.7% 的患者[25]在注射 2 个月后疼痛强度减轻 11.8%[25, 28]～49.2%[25]。在 3 个月时，仍有 58.1% 的患者疼痛有减轻[24, 25]。用视觉模拟疼痛量表观察，在 2～3 周时，疼痛评分下降 1.4%[26]～68.8%[29]，而且 3 个月后仍观察到视觉模拟疼痛量表评分降低 16.5%[26]～35.2%[29]。负重时疼痛的缓解最快，在 3 周和 3 个月内分别改善了 75.5% 和 41.5%[29]。SF-36 也被用来评估疼痛，注射 3 个月后的"身体疼痛"选项也有 61% 的改善[25]。Robinson 等的研究[28]表明，3 个月后疼痛程度与基线水平没有差别；然而，他们的研究有一个重要的局限就是缺乏对照组。同样，Plant 等的一项非对照研究[26]表明 6 个月后视觉模拟疼痛量表评分与基线水平比较没有差别。

#### 2. 关节活动度

Kullenberg 等[29]评估了注射类固醇后 3 周的髋关节运动范围，发现髋关节屈曲增加 8°，内旋增加

表 28-2 局部注射的类固醇

| | 氢化可的松 | 甲泼松龙（Depo-Medrol®） | 曲安奈德（Kenalog®） | 磷酸倍他米松钠和乙酸倍他米松（Celestone Soluspan®） | 地塞米松磷酸钠（Decadron® 磷酸酯） |
|---|---|---|---|---|---|
| 相对抗炎药效价 | 1 | 5 | 5 | 25 | 25 |
| pH | 5.0～7.0 | 7.0～8.0 | 4.5～6.5 | 6.8～7.2 | 7.0～8.5 |
| 起效时间 | 快 | 慢 | 中等 | 快 | 快 |
| 作用时间 | 短 | 一般 | 一般 | 长 | 长 |
| 浓度（mg/ml） | 50 | 40～80 | 20 | 6 | 4 |
| 相对盐皮质激素活性 | 2+ | 0 | 0 | 0 | 0 |

10°，外旋增加 11°。有人用 WOMAC 问卷衡量关节活动度，发现 6 周时改善 16.6%[28]。在 3 个月时，髋关节活动度改善 22%[24]～45%[25]。

### 3. 关节功能

有研究使用 WOMAC 问卷发现髋关节功能有一定改善，从 6 周时的提升 9.05%[28] 到 3 个月时的提升 44.4%[25]。SF-36 问卷也显示，在 3 个月时，"身体功能"选项有 61.8% 的改善[25]。Kullenberg 等还使用了 Katz 和 Akpom 量表，这是一种测量功能的五级量表，在髋关节注射 3 周和 3 个月时，它分别显示出 80% 和 45% 的功能改善[29]。

### 4. 社会职能和全球健康

在迄今为止公布的唯一随机双盲安慰剂对照试验中[25]，Lambert 等还对患者的社会职能和全球健康评估进行了衡量。患者 3 个月时全球健康评估提升 31.2%（WOMAC），社会功能改善 20.3%（SF-36）。

有研究对类固醇剂量与反应持续时间之间的关系进行评估[28]。注射 80mg 甲泼尼龙在 3 个月时仍表现出僵硬和伤残的改善，而注射 40mg 强的松龙效果仅持续 6 周。值得注意的是，目前没有任何研究可以确定类固醇关节注射治疗髋骨关节炎 6 个月以上的临床效果。

### （三）髋骨关节炎治疗的新方法

#### 1. 黏弹性补充治疗

黏弹性补充剂（viscosupplementation，VS）是膝关节骨关节炎的一种已知治疗选择，并可以作为疼痛性髋关节骨关节炎患者的替代方案，尽管其有效性尚未确定。迄今为止只有很少的研究表明这类药物在 6 个月 [34-36] 的疼痛控制和髋关节活动度改善中有很大的作用。

透明质酸（hyaluronic acid，HA）是滑液的一种生理成分，在骨关节炎关节中含量减少。因此，由于其黏弹性和对关节软骨及关节软组织表面保护性作用，关节内注射透明质酸可恢复关节内稳态。在保守治疗失败，或患者对镇痛药或非甾体抗炎药不耐受[37] 的情况下，透明质酸制剂（低分子量和高分子量）作为黏弹性补充剂是可以考虑使用的。

目前美国食品药品管理局（Food and Drug Administration，FDA）批准的有 6 种透明质酸产品（表 28-3）。每种透明质酸产品的生产方法、分子量、剂量和生物特性各不相同。低分子量和高分子量黏弹性补充剂治疗髋关节骨关节炎的疗效比较没有明显差异，但在两种分子量的组内纵向比较都有改善[38]。透明质酸治疗髋骨性关节炎有效性的课题很少有对照研究。最近，Migliore 等回顾性评价每 6 个月接受关节内透明质酸注射的 176 例患者的全髋关节置换术率[39]。在这个研究中，6 名矫形外科医师从第一次关节内透明质酸钠注射开始，依据临床数据和放射学检查，独立评估了关节内注射透明质酸（分子量 1500～2000kDa）治疗的 176 例髋关节骨关节炎患者是否需要全髋关节置换手术。大多数外科医师认为需要接受全髋关节置换术的 93 名患者中，经过 48 个月的治疗后，只有 34% 的患

**表 28-3　FDA 批准的黏弹性补充剂产品和特征（完全根据制造商的处方信息）**

| 产　品 | 透明质酸来源 | 每次注射剂量（mg） | 分子量（$\times 10^6$ Da）（人类透明质酸为 $6 \times 10^6$ Da） | 注射次数 |
|---|---|---|---|---|
| 透明质酸钠（Hyalgan®） | 禽类 | 20 | 0.5～0.7 | 3～5 |
| Hylan GF 20（Synvisc®） | 合成 | 16 | 6.0 | 3 |
| 透明质酸钠（Supartz®） | 禽类 | 25 | 0.6～1.2 | 3～5 |
| 高分子量透明质酸（Orthovisc®） | 细菌 | 30 | 1.0～2.9 | 3～4 |
| 1% 透明质酸钠（Euflexxa®） | 细菌 | 20 | 2.4～3.6 | 3 |
| Hylan GF 20（Synvisc-One®） | 合成 | 48 | 6.0 | 1 |

者接受了全髋关节置换术，接着 2 年的随访，又多了 20% 的患者接受了全髋关节置换术。相反，2009 年 Richette 等进行了一项随机安慰剂对照研究，评价单次注射透明质酸治疗成人髋部骨关节炎的疗效和耐受性[36]。该研究将 85 例有症状的髋关节骨关节炎患者随机分为透视引导关节内透明质酸注射或安慰剂注射两组。透明质酸组和安慰剂组改善率分别为 33.3% 和 32.6%（$P$=0.94）。

### 2. 富血小板血浆

富血小板血浆（platelet-rich plasma，PRP）关节腔注射也可能作为髋关节骨关节炎的前沿治疗方法。富血小板血浆疗法在肌腱和韧带病变的治疗上取得了良好的临床效果[40]。其作用原理是诱导趋化因子、细胞因子和生长因子刺激内在修复机制[41, 42]。

体外实验发现富血小板血浆能促进人滑膜细胞分泌透明质酸和血管生成生长因子[43-45]。富血小板血浆注射可能通过启动和刺激愈合级联反应来促进韧带、肌腱和关节囊的胶原沉积[40]。此外，血小板含有生长因子，通过刺激趋化、细胞迁移、血管生成、增殖、分化和基质产生来诱导组织修复[46]。为了制备富血小板血浆和释放生长因子，自体全血经过滤血小板贫血浆和红细胞来获得富血小板血浆。加入枸橼酸有助于抑制凝血，加入氯化钙或凝血酶可激活富血小板血浆和促进生长因子释放[40]（框 28-1）。

在治疗频率和富血小板血浆制备方案方面，大家方法各不相同。对于骨关节炎，富血小板血浆的治疗间期至少 2 个月[33]。最近有一项研究比较髋关节注射黏液补充剂和富血小板血浆，结果显示在 12 个月的随访中，两者在功能改善和疼痛减轻方面同样有效[47]。

### 3. 骨髓间充质细胞注射

骨髓间充质细胞注射治疗髋关节骨关节炎是另一项较前沿的技术。Hauser 和 Orlofsky 报道一个系列病例研究，3 例患者接受了 5 次髋关节注射治疗，应用了未分离的全骨髓联合高渗葡萄糖到他们的炎症关节，没有使用影像辅助。由于同时使用了 2 种

框 28-1　富血小板血浆中的生长因子
- 血浆胰岛素样生长因子 -1
- 转化生长因子 -ß
- 血小板衍生生长因子
- 血管内皮生长因子
- 碱性成纤维细胞生长因子

不同的注射剂，所以其结果并不令人信服，因为无法看出每种注射剂的作用到底有多大[48]。在准备本章时，有很多关于骨髓间充质细胞注射的临床试验正在进行。

### 4. 股骨髋臼撞击综合征和盂唇撕裂

股骨髋臼撞击综合征的起因是髋臼边缘和股骨头 - 颈交界处引起疼痛的碰撞，是比较活跃的患者髋部疼痛的常见病因[49]。如果不治疗，这种情况被认为是髋关节炎前期疼痛和继发性骨关节炎的常见原因[41, 50]。髋臼盂唇是一种纤维软骨结构，它通过加深关节来对抗股骨头位移，维持髋关节稳定[51, 52]。有一些研究表明髋臼盂唇撕裂是髋关节炎的前兆[53]，而对有症状的患者进行外科治疗比保守治疗更有利[54-59]。

诊断性髋关节内注射局部麻醉药和磁共振关节造影对关节内疾病的诊断具有 92% 的敏感性、97% 的特异性和 90% 的准确性[60]。注射后疼痛没有缓解表明股骨髋臼撞击试验阴性，并提示疼痛来源于关节外[61, 62]。

目前还没有关于局部注射作为非手术疗法治疗髋臼撞击综合征的研究。如果诊断性注射试验阳性，可以直接用类固醇注射治疗。然而，难治性症状超过 6 周的患者应考虑关节镜检查。

Hunt 等最近发表了第一项比较手术与非手术治疗关节炎前期髋关节疾病的研究[53]。经过一个疗程非手术治疗后，持续疼痛、功能受限以及磁共振关节造影提示有手术指征的患者，一部分进行外科干预，一部分接受物理治疗、患者教育和类固醇注射，局部注射是作为减少疼痛，增加治疗性锻炼参与度一种手段。在这个研究中，受试者能够选择是否进行手术。44% 患者在非手术治疗后成功地改善了功能和减轻了疼痛，56% 的患者接受了手术。细

微的骨性异常并不能预测保守治疗的成败。所有患者无论接受单纯非手术治疗或先非手术治疗然后手术，经过 1 年随访，疼痛和功能均较开始时有明显改善。

## 二、诊断性和治疗性关节腔注射技术

### （一）前入路

这是首选的入路，因为解剖标志很容易识别，患者仰卧位很舒服，股动脉穿透的风险较低。

体位：仰卧位，下肢保持内旋，髋部前方从外侧到内侧倾斜。前后位透视髋关节应显示转子间线和股骨头。

准备：无菌准备皮肤后，铺无菌巾，用 1% 利多卡因 0.5ml 局部麻醉和 22G 腰穿针朝向股骨头 - 颈结合部进行穿刺（图 28-2）。

操作技术：进针点是小转子和大转子的中点。在透视引导下，穿刺针进入到头颈交界区的关节囊。进针至股骨颈皮质处，并轻轻后退并旋转，保证能有效穿透关节囊。关节内置针：注射 1～2ml 的碘异酞醇 300 来确认，造影剂是关节内注射所必需的，若没有使用造影对比，就可能发生囊外注射。造影对于避免血管内注射也是很有意义的，因为这很容易用透视识别。如果穿刺针确定置入关节内，就可以注射药物了。

### （二）外侧入路

定位：仰卧位或侧卧位，侧位透视髋关节应显示大转子和股骨头。

准备：无菌准备皮肤后，铺无菌巾，用 1% 利多卡因 0.5ml 局部麻醉。

操作技术：进针点是大转子上方。一根 22G 腰穿针向大转子的顶部穿入，确认其在冠状面与头颈平面一致。然后，在透视引导下，在相同的冠状平面，穿刺针向前推进到大转子，最终到头颈部交界处。置针通过注射 1～2ml 的碘异酞醇 300 来确定在关节内。如果穿刺针确定置入关节内，就可以注射药物。

药物：在实践中，对于诊断性注射，使用 2%

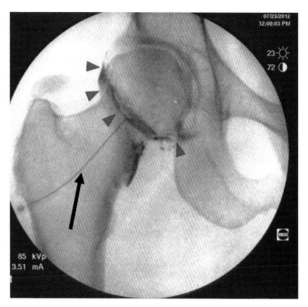

▲ 图 28-2　透视引导右髋关节内注射
箭示穿刺针；造影显示头颈区髋关节轮匝带（箭头），勾勒出髋白盂唇

的利多卡因 4ml。

应在 5min 内进行注射效果的测试，要求患者活动下肢和髋部，以重现疼痛，通常是做髋内外旋转、坐位站立或者行走。如果注射后症状明显改善，被认为是注射试验阳性，说明疼痛是关节内病变的原因。

治疗性注射：体位、准备和操作技术与诊断性注射相同。使用 1% 的利多卡因 5ml 和 4ml 的倍他米松磷酸酯钠。对于在短期内因局部麻醉药作用疼痛缓解，但后来仍有疼痛的患者，未能长期受益于皮质类固醇的作用，应考虑非炎症因素的可能。

最近，局部麻醉药的使用引起了争议，因为有报道说关节镜术后使用麻醉泵后发现关节软骨毒性[63, 64]。紧接着就有一些动物和体外的试验研究也出现了软骨溶解现象，即使是单一的剂量[63-65]。最近的数据支持使用罗哌卡因，因为它对于软骨来说最安全[63]。直到本文的撰写，我们还没有了解到有任何研究显示出以诊断和治疗目的进行局部麻醉药注射的患者会出现软骨溶解。由于动物、体外和麻醉泵报道，注射治疗正逐渐改为使用罗哌卡因，但主要问题是它比其他局部麻醉药昂贵。

### （三）并发症

髋关节腔注射术的严重并发症很少有报道。最常见是患者在局部麻醉药作用消失后会经历暂时性的疼痛增加。它的主要药物不良反应是过敏。对非离子造影剂过敏反应是急性的，一旦发生，需要立即使用抗组胺药和肾上腺素治疗。据报道，过敏反应的发生风险为 0.04%[66]。若已知对造影剂过敏的患者需要在注射前口服类固醇和抗组胺药。在我们的医院里用的是注射前 24h、12h 和 1h 时口服 50mg 泼尼松，造影剂注射前 1h 口服苯海拉明 50mg。若已知对造影剂过敏的患者应避免使用，钆可以代替造影剂。使用新的带数字减影技术的透视设备，让关节内注射的钆清晰可见。在肾功能不全时应避免使用钆和造影介质。酰胺类药物如利多卡因、普利卡因、罗哌卡因丁哌卡因等均无局部麻醉药过敏反应的报道。建议如果可能的话使用不含防腐剂的制剂。然而，必须小心血管内注射局部麻醉药。大量（>10ml 丁哌卡因或 >40ml 利多卡因）局部麻醉药进入血管内可导致中枢神经系统毒性，紧接着是心脏毒性。这些剂量比关节内注射时要大得多，因此操作时风险可能会小些。峰值血浆浓度出现在 10～20min 内。有人提出并被广泛接受选择性给予类固醇，如硬膜外、神经周围或关节内注射，可以在没有明显全身吸收的情况下，产生局部高浓度的类固醇。大家公认的是即使全身吸收了这些类固醇，也不足以引起严重的全身不良反应[67]。然而，还是会有一小部分类固醇渗透到血液中[68, 69]，必须告知糖尿病患者，他们的血糖可能会在几天内，有时几周内有波动。如果频繁重复注射，可能会发生肾上腺皮质抑制、成骨细胞活动抑制[70-72] 和高血糖[73]。

局部注射类固醇的不良反应仅限于暂时性血糖升高、暂时性血压升高、面部和胸部发红、低热、失眠、偶尔水钠潴留，体重增加和心理变化，可能持续几天。建议避免在有类固醇精神病史的患者中使用类固醇，应该提醒所有患者有心理障碍的风险，飞行员及其他商业运输和机械操作人员在注射后 48h 内不能参加工作。

关节内注射时应始终使用无菌技术。在无菌条件下，髋关节内注射类固醇不会增加即将接受全髋关节置换术患者的感染风险[74, 75]。

通常是在重复使用类固醇注射时，需要关注软骨退化的情况。Raynauld 等[76] 观察了 68 例因膝关节疼痛长期接受关节内类固醇注射的受试者，评价其安全性和有效性，及与骨关节炎的关系。每 3 个月注射 1 次，为期 2 年（安慰剂对比曲安奈德），发现与安慰剂注射相比，类固醇注射与加速疾病进展无关。此外，关节僵硬的改善和疼痛明显减轻则与类固醇注射有关。

## 三、关节外原因

### （一）大转子综合征

大转子、臀部或大腿外侧区域的疼痛和压痛可能与很多原因有关，包括臀肌肌腱病和肌腱撕裂、滑囊炎、肌肉撕裂、髂胫束紊乱和其他周围组织病变[77, 78]。

股骨大转子滑囊炎可能发生在所有年龄段，在 40—60 岁的患者中发病率较高。大转子周围被证实共有 4 个滑囊，而大多数人有 3 个。这些滑囊为臀肌、髂胫束和阔筋膜张肌提供缓冲[79]。大转子滑囊位于大转子外侧臀中肌和臀小肌附着点附近。

大转子滑囊因为反复的摩擦运动可能会发炎，并经常出现疼痛。在风湿性关节炎等炎症性关节病存在的情况下，也会出现滑囊炎。臀肌肌腱和髂胫束的病变可引起邻近组织的炎症，也可引起大转子滑囊炎。外伤性滑囊炎和特发性滑囊炎也会发生。患者通常在主动髋关节外展过程中出现疼痛，体格检查会在触诊时有大转子压痛。超声和 MRI 可能会显示肌腱撕裂或滑囊积液。

最开始的治疗是休息，减少引起疼痛的活动。物理治疗（包括髋部和骨盆稳定和髂胫束伸展）和非甾体类抗炎药对某些患者有效。疼痛强烈的患者和保守治疗失败的患者可以先做局部注射，再进一步接受物理治疗。局部注射皮质类固醇被认为是大转子滑囊炎的有效抗炎疗法[77, 80-83]。

皮质类固醇注射可以用或不用影像引导。透视和超声检查是最常见的辅助滑囊注射方法，超声确认针头定位。透视证实了药物在滑囊的扩散（滑囊造影图），确定注射液位于病变区域，没有注入血管[84]。

大多数患者只需要一次皮质类固醇注射，用或不用麻醉药，以获得疼痛缓解。研究表明，49%～100% 的受试者得到症状改善[77, 80–83]。在 6 个月后至少有 60% 的患者获益[77, 82]。和其他软组织注射一样，不良反应非常少见，包括皮肤刺激、肿胀和暂时性局部疼痛加重。

在我们的实践中，我们使用 2ml 甲基泼尼松龙 40mg，曲安奈德或 2ml 倍他米松 6mg，外加 1% 的利多卡因 3～4ml[67]。

### （二）髂腰肌滑囊炎和肌腱变性

髂腰肌腱变性和滑囊炎是髋关节和腹股沟疼痛的常见原因，多见于类风湿关节炎、急性创伤、过劳损伤或全髋关节置换术后[68, 70, 71, 85–88]。疼痛随着负重活动、髋前屈或从坐位到站立而增加。类风湿关节炎是引起髂腰肌滑囊炎的危险因素，而血液检查可能有助于评估风湿病。磁共振是目前评价髂腰肌滑囊炎的标准检查[72]。

髂腰肌滑囊和髂腰肌肌腱局部注射既可用于诊断，也可用于治疗[71, 73]。在一项研究中观察到，超声引导下滑囊注射可以帮助 72.5% 的受试者症状改善持续 10 个月。在另一项研究中，90% 的髋关节置换术后出现髂腰肌相关症状的患者在超声引导类固醇注射后得到了明显的缓解，并不需要手术松解或翻修术[71]。

### （三）梨状肌综合征

由于坐骨神经通过或深入梨状肌时受压引起的髋关节、臀部和下肢疼痛称为梨状肌综合征[89]。梨状肌起自 $S_2$～$S_4$ 的椎弓根和邻近的骨面，其筋膜起于骶髂关节囊和坐骨神经[90]。梨状肌综合征的病因包括梨状肌或坐骨神经的解剖变异、梨状肌肥大或痉挛、创伤后肌肉纤维化[91]。在有腰痛的患者中，梨状肌综合征的发生率在高达 8%[92]。

关于梨状肌综合征的研究缺乏共识。影像通常不能提供有效信息，神经电生理检查的特异性低[90]。因此，患者的病史和体格检查才是诊断依据。疼痛通常会因长时间坐在硬处或排便而加剧，行走时减轻，因为能减轻坐骨神经的压力。除了一些增加神经张力的诱发试验，如通过拉伸梨状肌，屈曲、外展和内旋髋关节的 FAIR 试验和 Lasegue 征之外，梨状肌、坐骨切迹或大转子区域的压痛也能辅助诊断。通过影像引导下的梨状肌局部注射可以确诊[91, 93]。建议在诊断梨状肌综合征之前对腰椎和骨盆进行彻底的体格检查和 MRI。

梨状肌注射应始终在影像引导下进行以提高准确性，因为梨状肌是一块相对细小的肌肉，位置较深，而且接近重要的神经血管结构[94]。梨状肌注射最实用的方法是用电刺激仪结合透视。实施注射时，患者俯卧位，臀部区域常规消毒铺巾。首先拍骨盆前后位片，包括髋臼区域和骶髂关节下方。目标点就在髋臼上外侧与骶髂关节下的 1/3 线上。局部麻醉后在透视下用一根 22G 的绝缘针穿刺，打开电刺激器以避免接触坐骨神经。若出现肢体感觉异常或由坐骨神经及主要运动分支支配的腿部肌肉收缩的任何迹象时，针头应迅速重新定位。在与髂骨后部接触时，针头退出 1～2mm 停留在梨状肌内。穿刺针应有电刺激引起的轻微抖动，没有明显的臀肌收缩，确认针头在梨状肌内位置。麻醉药注射后，穿刺针会停止抖动。最后，在注入 1ml 的造影剂后可获得梨状肌肌动图[95]。有报道指出，同样的技术在不使用电刺激器的情况下仍然是准确和安全的，也可以应用[94]。

梨状肌注射的其他引导方法如使用 CT 或 MRI 也有报道。有或没有运动刺激的超声引导穿刺越来越受欢迎[96-98]。不使用任何影像方法单用电刺激器也在应用[99]，尽管它的准确性较低，不建议使用。

梨状肌注射有诊断或治疗作用[91, 93]。建议注射 1% 的利多卡因 5ml（我们没有查到有关诊断性注射的药物 / 剂量的研究）。Fishman 等[100] 在对 733 名受试者进行的非对照队列研究中，接受 2% 利多卡因 1.5ml 和 20mg 曲安奈德的受试者显示，平均

10.2 个月随访后，79% 的患者至少有 50% 主观疼痛改善。他们中一些患者如果第一次注射后有部分好转，在 6 周后接受了第二次注射。Masala 等[97] 进行了另一项疗效对比研究，梨状肌综合征患者一组接受梨状肌注射 1ml、40mg 醋酸甲泼尼松，10mg 利多卡因和物理治疗，对照组只接受物理治疗。注射组在随访 2 个月（73.8%）和 12 个月（88.9%）的患者视觉模拟评分法明显降低。Naja 等[101] 在随机双盲研究中评估了丁哌卡因和可乐定的注射效果。80 例患者分为两组：一组接受了 0.5% 的丁哌卡因 9ml 和 150μg/ml 的可乐定 1ml，对照组注射 9ml 的丁哌卡因 0.5% 和 1ml 的生理盐水。随访 6 个月时，可乐定组 92% 的患者疼痛消失，而生理盐水组仅 22%。本研究中的患者每隔 1 周接受多达 4 次注射。

另一种越来越多地用于肌肉骨骼疼痛治疗的注射剂是肉毒毒素（botulinum toxin，BTX）。BTX 作用于神经肌接头处，通过抑制突触前释放乙酰胆碱（acetylcholine，ACh）来麻痹肌肉[102]。它对疼痛的确切作用机制尚不清楚，尽管人们普遍认为，当 BTX 放松痉挛肌肉时会缓解疼痛[102]。目前市场上有 2 种类型的 BTX：A 型和 B 型。两者都抑制 ACh 的释放，尽管途径不同，效力也不一样。A 型 BTX 包括保妥适®（Allergan 股份有限公司，尔湾，加利福尼亚）和丽舒妥®（Ipsen 股份有限公司，柏克斯郡，英国）和 B 型为 Myobloc®（Solstice Neurosciences 公司，旧金山，加利福尼亚）。A 型 BTX 有另一种的机制可能有助于疼痛改善：通过抑制伽马运动神经元，阻断肌梭水平上的 Ⅰa 型传入信号来影响运动和感觉通路。此外，体外实验表明，A 型 BTX 可抑制胚胎大鼠细胞神经末梢 P 物质的释放，从而产生镇痛作用[103]。从使用 A 型 BTX 治疗梨状肌综合征的研究中发现，应用剂量范围从 100～200U 的保妥适® 和 150U 的丽舒妥®，65%～77% 的患者在注射后 1～12 周的疼痛评分有所改善。观察到的不良反应有流感样症状、瘀斑、疼痛加重和麻木，但这些反应都是短期的，持续时间不到 3 天。B 型 BTX 也被用于梨状肌综合征疼痛，

使用的剂量从 5000～12500U，75% 的患者在 3～16 周时疼痛改善[104]。

Mullin 等[105] 应用另一种方法进行了一项只有 12 名受试者的回顾性研究。60～80mg 曲安奈德和 0.25% 的丁哌卡因 15ml 骶管注射治疗梨状肌综合征。在骶管阻滞后 9 个月至 2 年的随访中发现 25%～100% 的疼痛好转。症状改善不仅是由于坐骨神经刺激的缓解，但也是由于通过阻断肌肉本身的神经支配解除了肌肉痉挛和梨状肌挛缩。

## 四、由其他结构引起的髋关节牵涉痛

### （一）骶髂关节疼痛综合征

在鉴别诊断后盆腔疼痛、腹股沟疼痛、下腰痛时，应该考虑骶髂关节疼痛。骶髂关节来源的疼痛通常是由脊柱关节病、创伤、搬举、扭转应力等引起[106]，也被认为可能自发性产生[107]。孕妇、运动员和遭受过局部创伤的个体被认为更易感[108]。94% 的患有骶髂关节综合征牵涉痛患者疼痛部位在腹股沟和髋关节后方区域[109]。没有特殊的体征或者影像学形态能确认骶髂关节疼痛的诊断[108, 110]。3 个或以上骶髂关节疼痛激发试验阳性分别有 91% 的敏感性和 78% 的特异性[111]。另外，髋的激发性查体方式通常复制了骶髂关节痛；因此，它能很大程度模仿髋关节疼痛。骶髂关节疼痛综合征的诊断金标准是诊断性骶髂关节局部麻醉注射阳性反应[112-114]。据报道，与诊断性骶髂关节注射试验相比，骨扫描具有 12%～46% 的敏感性和 90% 的特异性[115, 116]。

推荐使用小剂量（通常 0.8cm$^3$）局部麻醉，如 2% 的利多卡因。因为我们观察到如果使用大剂量的局麻（超过 5cm$^3$）可能会导致周围结构的一并麻醉，从而造成假阳性的结果，特别是当局部麻醉药浸润坐骨神经。骶髂关节疼痛的介入治疗方式包括治疗性类固醇注射和射频消融[117]。据报道，在经过 1～3 次的注射后[118, 119]，大约 66.7% 的患者能得到明显的疼痛缓解[120]，疗效能持续 1 个月到两年[117]。

推荐影像学引导下进行骶髂关节注射，盲法注

射的成功率比较低，从 12%[121]～22%[122] 不等。X
线透视是传统方法，CT 也能使用，最近超声也流
行起来[123]。

最近很流行将骶髂关节射频消融用于那些经过
类固醇注射能够取得暂时改善症状的患者。Cohen
最初报道在 9 例患者中，有 8 例在 9 个月内获得了
超过 50% 的疼痛缓解[124]。Yin 报道了在 6 个月的
随访中，14 例患者中有 64% 获得了超过 50% 的疼
痛缓解[125]。Patel 等报道了 59% 的患者在 9 个月内
获得了疼痛、功能障碍、生理功能和生活质量的改
善[126]。有许多骶髂关节射频消融的方法[123]，最常
用的方法是 $L_5$ 背支和 $S_1$～$S_3$ 侧支的消融。

最近介入科专家开始在骶髂关节注射 A 型
BTX[127] 和增生疗法制剂[128]。

Lee 等[127] 评估了注射 A 型肉毒杆菌毒素治疗
骶髂关节疼痛的疗效。39 例患者随机分配到两组，
分别接受 100U 丽舒妥®BTX 或者 40mg 曲安奈
德和 0.5% 利多卡因 2ml。结果评估采用 NRS 评分
和 ODI 值。在第 1 个月，两组间没有统计学差异。
在第 2 个月，两组的 NRS 评分分别下降了 71.9%
和 39.3%，在第 3 个月，两组的 NRS 评分分别下
降了 70.3% 和 19.7%。两组的 ODI 值在第 2 个月分
别下降了 65.8% 和 63.4%，第 3 个月则分别下降了
28.2% 和 15.5%。在我们知道的研究中，样本量都
比较小。

各种增生疗法的溶液和治疗方案都存在差异
并且缺少对比研究。Cusi 等[129] 描述了增生疗法在
76% 的患者中取得了有效的临床效果。他在 CT 引
导下，对 25 例患者每 6 周分别注射高渗葡萄糖溶
液到受累骶髂关节的背侧骨间韧带，一共注射 3 次。
Kim 等[128] 比较了 48 例骶髂关节疼痛患者中，分别
在关节内注射葡萄糖和类固醇的效果。在 2 周的随
访中，两组的疼痛和功能障碍评分都显著改善，但
组间没有统计学差异。但在 15 个月的长期随访中，
长期疗效指标：50% 以上疼痛缓解的累积发生率，
在增生疗法组是 58.7%，而在类固醇组则是 10.2%。
尽管如此，这个结果还是有前景的，需要有进一步
的对照研究来确认其安全性和有效性，并确定一个

合适的注射规范方案。

**X 线透视下诊断和治疗性骶髂关节注射技术**

体位：患者置于仰卧位，同侧的前后位 X 线投
射骶骨（射线发生器置于患者下方），使得可以清
晰地看到骶髂关节，包括两条可见的关节线，骶髂
关节前方和后方关节平面。

准备：皮肤消毒和铺巾后，进行皮肤局部麻醉
后，用一 22G 脊柱穿刺针穿入骶髂关节。

技术：X 线透视旋转到对侧，直到两个可见的
关节平面在关节的尾端部分重叠。进针点取关节线
最尾端 1/3 的内侧（靠近骶骨皮质线）。穿刺针在 X
线透视引导下进针，进入关节腔后注射 0.5～1cm³
的对比剂来确认穿刺针在关节腔内的位置。在得到
阳性的关节造影结果后，注射 0.5cm³ 的 2% 利多卡
因和 2 cm³ 的倍他米松。如果是诊断性注射则只注
射 2% 的利多卡因（图 28-3）。

对于那些注射局部麻药和类固醇能获得短期缓
解，但无法维持长期疗效的患者，推荐使用骶髂关
节射频消融介入治疗。

**（二）骶骨应力性骨折**

骶骨应力性骨折被分为两大类型，每种都倾向
于发生在不同的人群中。不全性应力骨折发生于骨
密度底下的骨，即在正常的应力下发生骨折，常在
老年人群中发生，特别是那些骨质疏松的人。这一

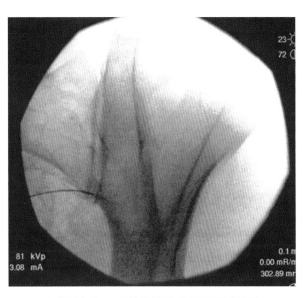

▲ 图 28-3　X 线透视引导下骶髂关节内注射

类型通常发生于女性，平均发病年龄为 71 岁[130]。相反的，骶骨疲劳性应力骨折发生于正常骨密度的骨，不正常的高应力导致骨折发生。通常在年轻运动员中发生，特别是那些参加长时间重复性负重锻炼的人群，比如长距离跑步运动员和新兵。这一类型男女发病比例相等，大多发生在 30—40 岁的年龄[131]。骶骨应力性骨折的患者会发生下腰部、臀部、骨盆和（或）腹股沟的疼痛。MRI 因较高的敏感性和特异性，通常被选择作为用于诊断的检查[131, 132]。骨扫描联合 CT 扫描也能提供准确的诊断。X 线平片提供较差的骶骨应力性骨折的影像，常被用于排除其他诊断。

最近，骶骨骨水泥成形术成为那些不全性骶骨应力骨折患者的较好的治疗选择，最主要是因其能获得迅速的疼痛症状缓解。在由 Frey 等进行的一项 37 例患者的前瞻性观察队列研究中[133]，患者在术后得到了大约 60% 的疼痛改善，并持续性改善一直到第 1 年的年底。类似的，Butler 等也发现大多数患者在经皮骶骨成形术治疗不全性骶骨骨折后，在第一个 48h 内得到了显著的疼痛缓解[134]。经皮骶骨成形术和广为人知的经皮椎体成形术类似，包括注射聚甲基丙烯酸甲酯水泥到骨中。整个手术过程在门诊诊室操作，在 X 线透视的引导及清醒麻醉下进行。在斜位视角，校准整个骶髂关节，2 枚 13G 骨套针置于骶孔和骶髂关节之间，在骨折翼的一侧以 45° 的方向朝骶髂关节进针。在侧位透视影像监视下，穿刺针大约进至骶骨中点，在正位 X 线影像监视下保持 45°，注射 2～5ml 的聚甲基丙烯酸甲酯骨水泥，监视骨水泥的弥散，避免向内侧朝着骶神经根延伸[133]。

### （三）腰椎小关节疼痛

来源于腰椎小关节的疼痛可以牵涉至髋关节区域[135]。小关节不断地传递机械应力从而导致退行性改变，伴有机械应力和炎症导致的疼痛[136]。小关节疼痛很常见，占慢性下腰痛的 15%～30%。要明确诊断，如骶髂关节疼痛综合征，金标准是诊断性 X 线透视引导下小关节封闭或诊断性内侧支封闭

（支配小关节的神经分支）[137]。

一旦明确了诊断，就提供治疗性的小关节内类固醇注射治疗，如果患者能得到暂时的缓解，那么再进行内侧支的射频消融术[137, 138]。每种疗法对疼痛和功能都有较好的结果。射频消融的治疗效果通常持续的时间比关节内注射更久。

据报道，小关节注射或封闭，加或不加类固醇药物，对于 85%～90% 的患者，在至少 2 年时间内能够减少疼痛强度超过 50%，增加功能状态超过 40%。超过 2 年时间后，必须进行 5～6 次注射才能获得相同的疗效[139]。小关节封闭是一种安全有效的治疗方式[140]。并发症可能包括血管内注射、局部出血、渗出、血肿和血管迷走性反应，这些都是少见症状[141]。

如果治疗性小关节注射治疗能够获得暂时的改善，那么背根内侧支的射频消融术将成为下一步的治疗方式[142]。Van Kleef 报道了经过射频消融治疗的患者在 1 年后有 67% 获得了超过 50% 的疼痛强度改善，而对照组则只有 12%[135]。Dreyfuss 等报道了术后 1 年有 60% 的患者获得了超过 90% 的疼痛缓解，87% 的患者获得了超过 60% 的疼痛缓解[143]。

### （四）肌筋膜疼痛综合征

肌筋膜疼痛综合征（myofascial pain syndrome, MPS）可以导致髋关节骨性关节炎患者持续性的疼痛和功能障碍。通常对于骨性关节炎患者，肌筋膜疼痛综合征的存在常不被评估，因此也没有得到充分的治疗[144]。肌筋膜疼痛综合征牵涉了含有紧绷肌带和一个或更多扳机点的肌肉。肌筋膜疼痛综合征和单纯的肌肉痉挛之间的区别是扳机点的存在。扳机点是肌肉上的压痛点，当触及时会重现疼痛，不是必须在肌肉上，也可以是肌肉远端的牵涉痛。

可以使疼痛放射至髋关节和大腿外侧的肌肉有腰方肌、臀大肌、臀中肌、臀小肌、阔筋膜张肌、梨状肌、股外侧肌、股中间肌、耻骨肌、长收肌、大收肌、缝匠肌和股二头肌[144, 145]。

在对肌肉扳机点行干针疗法或利多卡因浸润治疗后的最佳疗效，与局部抽搐反应发生与否相关[146]。

（五）盘源性疼痛

腰背痛牵涉至腹股沟的症状可以在一些没有神经根压迫的腰椎间盘疾病患者中观察到。我们进行了一项研究，在采用激发性腰椎间盘造影后，观察到约 20% 的患者（总共 124 例患者）存在由阳性的腰椎间盘造影引起的腹部和（或）腹股沟的疼痛[147]。尽管腹股沟的牵涉痛不是腰椎退行性椎间盘疾病患者通常的主诉，仍有一些作者已报道[148-151]。尽管牵涉痛的原因还没有确立，但已经有大量的证据说明腰椎交感纤维在盘源性疼痛患者的疼痛传导中扮演了重要的角色。健康的腰椎间盘感觉末梢进入纤维环，一共有 2 种广泛相连的神经丛：前丛和后丛，两者都是腰椎间盘中的神经末梢来源。前丛是由交感干分支组成的，因此椎间盘的前部完全是由交感纤维支配的[152, 153]。窦椎神经组成了后丛的大部分。现在广泛接受的观点是窦椎神经是所有椎管内结构的主要的神经分布。它发出许多升支和降支，最终沿着后纵韧带合并形成神经丛[154, 155]。牵涉痛的传递通过窦椎神经发生[156-158]，这可以用汇聚投射理论来解释[159]，这是基于躯体和内脏纤维在背根神经节有突触的事实[160]。体壁牵涉痛的发生是由于来源于胚胎发育体节的成熟组织神经末梢的刺激，比如椎间盘。令人不悦的疼痛的感觉是由信号源的错误感觉所引起，通过汇聚感觉通路传递到大脑[161]。正因为疼痛可以丛内脏器官牵涉至腹部、胸部、背部的皮肤，盘源性疼痛通过交感传入纤维传递到由相应背根神经节支配的表皮区域，可能会引起腹股沟的疼痛。

（六）经椎间孔硬膜外注射

经椎间孔入路只能在 X 线透视引导下实施。这个注射入路的目标是椎间盘和脊神经的交界面。注射的操作是通过引入穿刺针进入神经孔前上 1/3 的三角区域，其是由上方的椎弓根，下内侧的神经根，外侧的神经孔外侧缘组成边界的安全三角（图 28-4）。

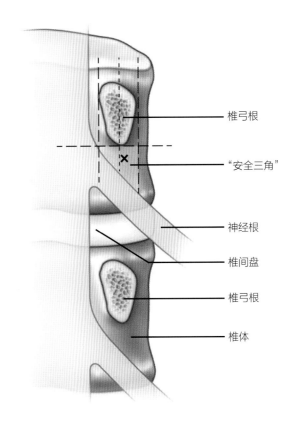

椎弓根

"安全三角"

神经根

椎间盘

椎弓根

椎体

▲ 图 28-4　安全三角

一旦穿刺针就位，取决于穿刺针的位置和进针方向，有效注射药物进入外侧硬膜下区域或者发出神经根周围成为可能。

在病变平面水平注射类固醇对于取得较好的疗效至关重要。对于有经验的操作者，经椎间孔入路是安全且有效的。经椎间孔硬膜外类固醇注射（transforaminal epidural steroid injection，TFESI）目前变得比层间入路更流行，因为直接将药物注射到外侧硬膜外区域的脊神经 / 椎间盘交界面，比起注射到与外侧硬膜外区域之间被黄韧带分隔开的背侧硬膜外区域更有效（图 28-5）。

经椎间孔硬膜外注射 100% 向腹侧流动[162]。此外，治疗药物的血管排空在 11% 的骶管硬膜外类固醇注射（caudal epidural steroid injection，CESI）和层间硬膜外类固醇注射（interlaminar epidural steroid injection，ILESI），以及 2% 的 TFESI 中发生[163, 164]，从而阻止了治疗药物到达靶位点。因此，将治疗剂量的皮质类固醇灌注到前方硬膜外区域，从而最大限度达到目标椎间盘，最好的实现方式是经椎间孔入路，而不是层间或者尾部技术。

## 五、总结

骨骼肌肉介入治疗随着新一代脊柱／运动医学的非矫形骨科专家的成长，正变得越来越流行。发展新技术和新产品，同时建立循证医学支持的介入治疗规程是这些新一代专家的重要任务。这些技术是非手术治疗的主要组成部分，并且也可以作为决定对存在持续性症状患者最合适的外科治疗方案的主要鉴别手段。

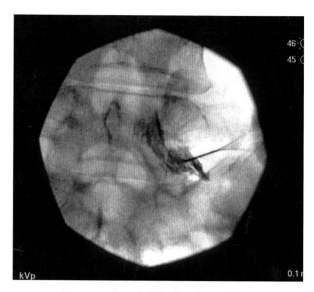

▲ 图 28-5　右 $L_5$ 经椎间孔硬膜外注射类固醇
造影剂沿 $L_5$ 神经根流入硬膜外腔

# 运动员腹股沟痛的评估与非手术治疗

## Groin Pain in Athletes: Assessment and Nonsurgical Treatment

Per Hölmich　Kristian Thorborg　著

赵　晨　译　李　川　校

第29章

## 一、概述

由于不同专家（尤其是骨科医师和普通外科医师）之间缺乏通用术语，因此对运动员髋部和腹股沟受伤的描述可能会造成混淆。由于早期髋关节疾病认识的快速发展所带来的成像和关节镜的进步，使得对之前的诊断产生怀疑[1]。

在足球比赛中，引起疼痛的特征性动作包括冲刺跑、切球、射门和滑铲。在许多情况下，运动员和教练员都忽略了这些伤害，从而导致了慢性疾病的发展。

在长期腹股沟疼痛的运动员中，症状常常是矛盾和令人困惑的。在过去，25%～35% 的患者会发现导致慢性腹股沟疼痛的多种原因[2-4]，但是最近对于疾病认识理解的进步以及评估方法的改进，相信可以给每个运动员提供独立的"临床实体"诊断。非手术治疗应基于系统检查和对引起疼痛的结构的准确识别，应当考虑并治疗肌肉失衡和生物力学问题。

## 二、评估与诊断

2014 年 11 月，来自 14 个不同国家的 24 位国际专家参加了共识会议，制订了运动员腹股沟疼痛的临床分类法[5]，同时进行了系统的综述，以对有关运动员腹股沟痛的主要话题提供的最新证据。会议之前，所有成员都参与了 Delphi 问卷调查，对运动员腹股沟疼痛的分类系统达成一致同意，并且对下面 3 个子标题进行了描述。

- 确定腹股沟痛的临床实体：内收肌相关、髂腰肌相关、腹股沟相关和耻骨相关的腹股沟痛。
- 髋关节相关。
- 其他原因。

这些定义和术语基于病史和体格检查来对运动员进行分类，使其简单易行，适用于临床实践和研究。该术语的进一步发展非常很有希望，建议在将来的科学和临床工作中使用该术语

该小组还讨论了一些流行及不推荐的术语选择：内收肌和髂腰肌肌腱或者肌腱病、运动性腹股沟痛、运动性耻骨痛、生物力学性的腹股沟超负荷、Gilmore 腹股沟病、腹股沟撕裂、曲棍球腹股沟综合征、曲棍球腹股沟、耻骨骨炎、运动腹股沟、运动员腹股沟、运动疝和运动员疝气。

该制订的术语与运动员腹股沟损伤的"临床实体"方法相一致，事实证明，这种方法对于区分损伤和计划合理的治疗非常有用[2-4]。

### （一）内收肌相关疼痛

与内收肌有关的腹股沟疼痛位于腹股沟内侧，并可能沿着大腿内侧的内收肌群向下辐射。临床症状定义如下。

- 内收肌起始处或者耻骨下支处股薄肌压痛（图

29-1）。

• 内收抵抗试验内收肌近端疼痛（图 29-2）。

## （二）髂腰肌相关疼痛

髂腰肌相关的腹股沟疼痛位于大腿近端前方，内收肌相关疼痛的外侧。有时放射到大腿前部，也可能累及腹直肌外侧的下腹部疼痛。在鉴别关节内和关节外问题时，重要的一点是要知道由病变髂腰肌引起的疾病在前方撞击试验时会引起疼痛，通过折叠（屈曲）、扭转（内收）和牵拉（内旋）病变的髂腰肌实现。

髂腰肌相关的腹股沟疼痛的临床体征如下。

• 通过下腹壁和（或）腹股沟韧带下方触诊肌肉时疼痛（图 29-3）。

Thomas 体位下被动牵拉肌肉疼痛[4,6]（图 29-4）。

如果患者的位置靠近床尾，腰椎前凸通过对侧髋关节的屈曲而变平，而被测试的髋关节则通过悬吊在沙发的末端来伸展，从而拉伸髂腰肌和肌腱。

## （三）腹股沟相关的疼痛

与腹股沟相关的疼痛可能和许多解剖结构有关。文献中，这种疾病有许多名称，例如运动性疝、运动型男性疝、初发性疝、Gilmore 腹股沟、耻骨痛、运动性耻骨痛等[7]。在文献中，那些潜在的病变多为非特异性，病理解剖变异很大。与腹股沟相关的疼痛在腹股沟处"较深"，位置比内收肌相关疼痛更靠近近端。疼痛往往随着腹股沟韧带、会阴、腹直肌和内收肌放射，有的时候也会放射到另外一边。腹腔内压力增加，例如咳嗽或打喷嚏通常会导致疼痛加剧。

腹股沟相关的腹股沟疼痛的临床体征如下。

• 靠近耻骨结节处的联合腱压痛。

• 腹股沟管外环后壁的压痛[4]。

## 三、与腹股沟疼痛相关或者不常见的诊断

其他与髋部和腹股沟旁肌肉和肌腱相关的常见诊断是关节内型和关节周围型弹响髋。

当外周神经经过周围的筋膜、肌腱或者肌肉时，神经卡压经常发生，造成缺血和神经功能障碍。最常受累的为生殖股神经、髂腹股沟神经和股

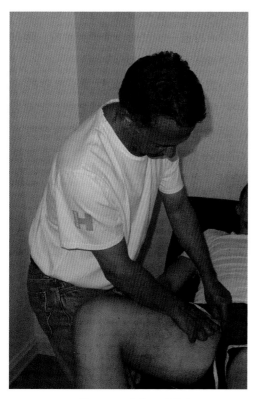

▲ 图 29-1　内收肌腱压痛

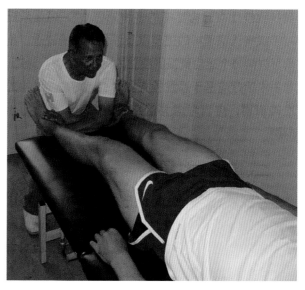

▲ 图 29-2　抗髋关节内收试验

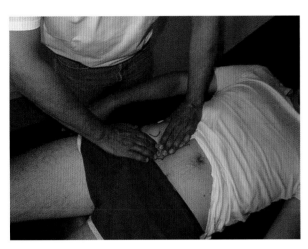

▲ 图 29-3　腹壁触诊髂腰肌

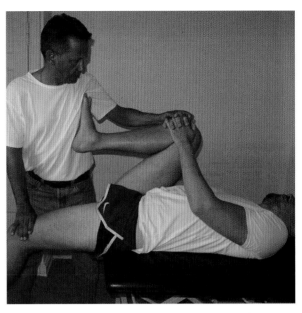

▲ 图 29-4　托马斯试验在髂腰肌测试中的应用

外侧皮神经。疼痛常伴有在该神经支配区域皮肤感觉过敏或者感觉减退（图 29-5）。神经穿过筋膜时该点局部压痛最具特征性，但疼痛的特征可能会有很大差异。除了股外侧皮神经，其离散的感觉区域和典型症状外，神经卡压不容易诊断。

在看似健康的运动员中，肿瘤也可能表现为运动相关的问题，也可能是引起髋部和腹股沟疼痛的原因。由于患者和医师的忽视，骨肉瘤、软骨肉瘤和其他恶性肿瘤通常在晚期才被确诊。腹股沟痛患者应在早期进行 X 线检查，对于不确定诊断的弥漫性疼痛患者，也应尽早进行 MRI 检查。

## 四、治疗

医师、治疗师、教练和运动员都需要意识到，在大多数情况下，治疗将是漫长的。因此，必须有监督、鼓励和耐心才能取得良好的结果。文献中建议的大多数治疗方式均基于缺乏随机试验的临床实践经验。制订治疗方案时，务必要意识到腹股沟疼痛的所有可能原因，因为在同一位患者通常会发现多种病因[2, 4, 8]。

### （一）急性肌肉 – 肌腱损伤

和其他肌肉损伤一样，（腹股沟）急性损伤治疗包括休息、冰敷、加压包扎、抬高患肢和适量运

动[7]。当急性期结束后，可以进行包括轻微外展的运动练习。轻柔的肌肉等长收缩练习应该早于强力收缩练习和拉伸练习[7]。与对侧相比，获得全部的等长肌力、是治疗的首要目标。一旦实现这一目标，就可以进行更加强大的拉伸收缩康复练习，并且可以逐步开始进行针对体育的练习，例如跑步、加速跑、短跑、踢腿和滑冰。当等长肌力、偏心肌力和活动度活动正常后，可以开始重复运动和无痛的剧烈运动，如冲刺跑、变向跑、有力的滑冰和踢腿。

### （二）内收肌相关腹股沟疼痛

在一项临床随机试验中，一种特定的锻炼方案已显示出对治疗与内收肌有关的腹股沟疼痛具有很好的疗效[9]。该方案包含两个模块：第一个模块包括认真的静态和动态练习，以教患者重新激活内收肌。在大多数情况下，患有内收肌相关腹股沟疼痛的运动员很难激活这些肌肉，这可能是由于疼痛引起的负反馈的结果。

在第二个模块中，逐渐增加练习，包括强度较大的抗阻练习以及具有挑战性的平衡和协调练习。每周执行 3 次此锻炼计划，在此期间的第 2 天交替进行第 1 模块的锻炼[9]。运动训练期的总长度为 8～12 周。治疗期间不允许进行体育活动；但是，

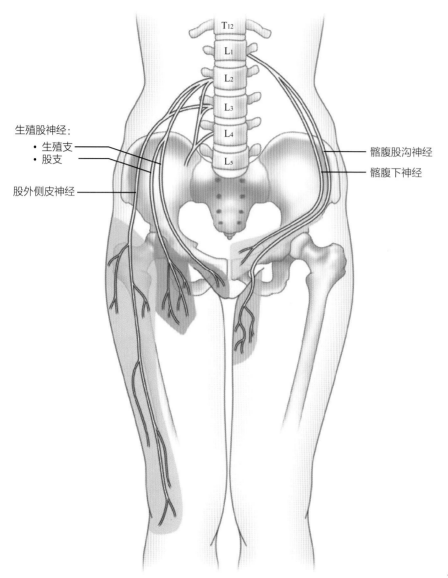

生殖股神经：
· 生殖支
· 股支

股外侧皮神经

髂腹股沟神经

髂腹下神经

◀ 图 29-5  腹股沟区皮肤神经支配

可以进行无痛自行车骑行。

治疗 6 周后，如果不引起腹股沟疼痛，可以进行慢跑。当患者能够慢跑并且接受常规治疗而没有疼痛，则认为运动康复计划成功完成。在这一点上，要求运动员逐步进行严格的针对性运动训练，然后再参加体育竞赛。在这 2～3 个月的运动训练期间，不允许伸展内收肌。但是，建议拉伸其他下肢肌肉，尤其是髂腰肌。对于内收肌引起的腹股沟疼痛患者不建议进行局部皮质激素注射治疗，因为根据经验，这没有长期的疗效。此外，如果注射剂暂时影响疼痛，只会使监测治疗腹股沟疼痛所需的训练计划变得更加困难。由于缺乏支持内收肌切断

的研究，根据经验，内收肌切断很少被采用。

（三）髂腰肌相关腹股沟疼痛

尽管尚没有已经发表的循证医学治疗方法，但首选系统加强练习，包括等长收缩、同心收缩和偏心收缩[10]，结合一系列骨盆稳定和平衡练习来治疗髂腰肌引起的腹股沟疼痛（图 29-6 ）。

辅助的物理疗法，包括拉伸、按摩和疼痛点刺激以缓解症状，也可能会有所帮助。如果上述治疗方法不令人满意，则可以考虑超声引导下髂腰肌滑囊局部皮质类固醇注射以减轻肌肉的疼痛和紧张感，使得髂腰肌练习和力量训练容易进行。

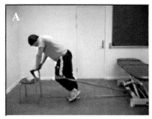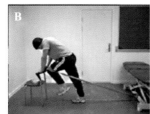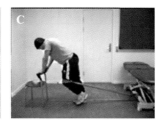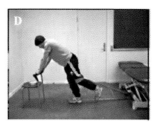

▲ 图 29-6　使用松紧带进行髋关节屈伸力量训练

根据经验，进行力量和拉伸训练治疗内侧弹响的腰大肌弹响髋在绝大多数情况下是有效的，尽管在极少数情况下，在肌腱附着处或者附着处附近进行部分肌腱松解，能获得良好效果。手术可以选择开放手术或者关节镜 / 内镜手术[11, 12]。

（一）腹股沟疝相关疼痛

手术是一种常见的选择，但是要注意并发症及手术指征。在这些情况下，我们首选的治疗方法（尚无循证医学证据支持）是通过提高受累肌肉的力量、平衡和协调性，来使骨盆稳定以获得任何腹壁病变愈合的机会。这种方法可以治疗同时存在的引起腹股沟疼痛的其他病因。如果这练习方法失败，可以选择手术，对引起疼痛的根本原因进行治疗。

根据经验，在大多数情况下，症状的原因是后壁无力。由股骨髋臼撞击综合征引起的髋关节活动度减少与体育活动相关的髋部和骨盆相关肌肉和肌腱过度使用之间的可能联系，已经在文献中进行了阐述[13, 14]。如果髋关节在测试时易激惹，关节腔局部麻醉药物能显著改善症状，这也可以考虑用来治疗股骨髋臼撞击综合征。但是，在大多数情况下，外科治疗主要应针对后壁的无力。

手术的基本原则和术后康复方案与治疗巨大疝气一样，除了无疝囊倒置或者疝囊切除。开放手术和内镜手术都有许多不同的手术步骤[15-17]。但是，与运动疗法一样，缺乏对最佳治疗方法进行验证的良好对照试验。

（二）外旋弹响髋

外旋弹响髋可能由臀大肌紧绷引起，也可引起腹股沟疼痛。首选治疗方法（尚未发表基于证据的

治疗方法）包括系统地增强臀肌，包括侧卧位进行动态髋关节外展锻炼以及进行同心、等长和偏心收缩。这种锻炼方法被证明能有效地改善臀小肌、阔筋膜并包括髂胫束的等长和偏心强度[18]。此外，前弓步也是一项很好的练习方式，它兼顾了髋部和骨盆的平衡与协调，同时加强了髋部伸肌和外旋肌。效果不佳的患者，可以通过手术松解大转子水平的髂胫束可能有良好的效果。手术可以选择开放手术或者关节镜 / 内镜手术[19]。

（三）结果评估

用于评估髋部和腹股沟疼痛患者的结果指标应可靠、有效且灵敏[20]。在过去的 10 年中，已经发展和使用了各种用于年轻髋部疼痛患者的结果评分。第一代评分是对现存的关节炎和髋关节置换评分的改良版。改良的 Harris 髋关节评分是针对较年轻的非关节炎髋关节病患者的首选测量方法之一，但该措施尚未针对该患者组的测量质量和有效性进行过充分的研究[21]。

第二代评分，例如 HOS（Hip Outcome Score）[22]，是专为非关节炎性髋关节病变的年轻患者制订的，对于接受髋关节镜检查的患者而言，它可靠、有效而且灵敏。但是，这些措施都不是针对肌肉肌腱损伤等疾病[20, 23]。由于这些第一代和第二代结果评分的局限性，因此开发了第三代评分，包括 iHOT（International Hip Outcome Tool）[24] 和 HAGOS（Hip and Groin Outcome Score）[25]。HAGOS 是专为年轻的髋部和腹股沟疼痛患者开发的，尽管涵盖了髋关节镜检查，但它并非专门用于接受髋关节镜检查的患者[25]。

该评分调查表涉及患者的髋部和（或）腹股沟

疼痛，因此对于有肌肉骨骼问题的患者也有用，这些患者不适合进行髋关节镜检查，但可以通过锻炼或其他保守干预进行治疗。HAGOS 根据世界卫生组织（World Health Organization，WHO）国际功能、残疾与健康分类（international classification of functioning, disability and health，ICF）的不同级别，对髋部和（或）腹股沟功能及相关问题进行定量评估[26]。该指标反映了患者对他们的残疾及其实际身体损害的评估。HAGOS 是一项由患者报告的结局指标，包括 5 个项目的 Likert 量表，分为 6 个子量表：疼痛、其他症状、日常生活中的身体功能、运动和娱乐活动的功能、参加体育活动以及与髋部相关的生活质量。回答问题时要考虑前一周情况。调查表提供了标准答案选项（五个李克特量表框），每个问题的得分从 0～4。为每个子量表计算用归一化分数（100 表示没有症状，0 表示严重症状），可以将统计结果绘制成图表。

HAGOS 可以在短时间间隔和长时间间隔使用，已被发现在年轻的髋部和腹股沟疼痛患者中可靠、有效且反应灵敏[25]。很明显，这种结果测量工具可以在候诊室进行操作或者用于邮寄调查。它格式简单容易操作，大约 10min 就能完成，可用于监控单个患者以及患者群体对治疗（药物、手术、物理疗法）的反应。

## 六、预防损伤和二次损伤

引入针对运动的预防策略以减少运动中腹股沟受伤的风险，应包括对先前受伤的运动员进行充分和有针对性的康复训练，且及早发现髋部力量不足。此外，应专门制订每个运动员的总运动量，在髋部和腹股沟疼痛期间减少运动。在赛季之间，运动员应注意持续进行的针对体育的活动和锻炼，包括力量训练，以刺激肌腱健康和修复。

### （一）对先前受伤进行充分康复

腹股沟受伤史是新腹股沟损伤公认的危险因素[27]。但是，还有其他高度相关，可能被更改的危险因素。这些因素包括如下。

- 受伤的运动员如何治疗。
- 是否有针对损伤的特殊治疗方法。
- 是否治疗方法符合运动员运动的功能要求。
- 是否运动员在完全康复后恢复了这项运动（包括比赛，如无痛和恢复功能性关节活动度，在抵抗测试中恢复了全部力量，重新训练了同心和偏心的肌肉特定功能）。

重要的是使用特定的方法来治疗与导致腹股沟疼痛的特定结构损伤有关的功能障碍，并恢复相关骨盆肌肉的稳定。这种方法提供了对躯干肌肉以及髋部和骨盆肌肉的再训练。仅凭类固醇注射治疗受损的肌腱附着处并且在运动中休息，然后在疼痛消失后恢复比赛是不够的。同样，如果治疗仅限于在恢复运动之前进行"核心稳定性"练习[28]以刺激腹部和下背部肌肉，受损的肌腱附着处将无法愈合，腹股沟损伤的复发也不能预防。

为了防止以前的腹股沟受伤再次发生，运动员应在完全回到运动前完成包括治疗、运动和康复在内的所有计划。手术治疗部分的目标在于修复结构性损伤，应与运动计划相结合，以重建骨盆的稳定性，而康复计划则应逐步纳入参加运动员特定运动所需的要求和技能。否则，就有可能导致最初造成结构损坏的因素再次成为"主导"，并且加上由于缺乏针对运动的康复而产生的疲劳，最终可能导致腹股沟再次损伤，甚至可能导致其他的伤害[27]。

### （二）力量训练

对冰球运动员的一项研究表明，内收肌和外展肌之间的比例是腹股沟受伤的重要危险因素，就内收肌相关的腹股沟伤的数量而言，内收肌/外展肌力量比小于 80% 的运动员可以从季前力量训练中获得受益[29]。

一项随机治疗研究包含加强内收肌和外展肌的组合，同时增强腹肌作为补充。治疗方案包括内收肌的特定训练（等长、同心和偏心），以及与骨盆和躯干有关的肌肉练习，包括核心稳定性练习。本研究显示内收肌相关腹股沟损伤的治疗效果非常显著[9]。

另一项包括1022名男性足球运动员的随机对照试验研究了一项训练计划的潜在预防价值，如下。

- 在仰卧位置进行等距内收练习将足球压在双脚之间和膝盖之间。
- 与同伴一起进行动态内收肌和外展肌强化练习（同心和偏心）。
- 结合仰卧起坐，髋部屈曲和内收的动态运动来协调髋关节相关的肌肉以及骨盆和躯干的肌肉。
- 利用核心稳定性原理，动态本体感受运动刺激同心和偏心力量（即包括躯干的肌肉以及下肢的肌肉）。
- 考虑到腹股沟疼痛时髂腰肌的继发性损害，进行髂腰肌拉伸练习[30]。

该试验发现，与对照组相比，干预组腹股沟受伤的发生率降低了31%，但差异无统计学意义。尽管这项研究尚无定论，但如果在规模更大且具有足够功能的研究中证明腹股沟受伤风险降低了31%，则该计划将来可能成为足球训练计划的重要组成部分。

# 第30章 腹股沟疼痛
## The Painful Groin

Alexandra Dimitrakopoulou　Ernest Schilders　著

谭洪波　译　李海鹏　校

## 一、概述

腹股沟疼痛是一常见临床问题，尤其常见于足球、英式橄榄球、美式橄榄球、跑步、冰球和澳洲足球等运动中[1-3]，其发生率为5%～18%[1]。腹股沟的解剖结构复杂，有很多相似症状的疾病并存，因此腹股沟疼痛的处理是一个巨大的挑战。而且，由于不同腹股沟疾病在术语上缺乏共识，诊断和治疗变得更加混乱和复杂。

腹股沟痛的定义宽泛并含糊，涉及下腹部、腹股沟区、近端内收肌、髋关节、大腿前上部和会阴部的病变。为了更好地理解和管理腹股沟问题，详细的解剖知识至关重要。

本文将讨论腹股沟部位最常见的肌肉骨骼问题，主要是与内收肌、腹直肌和股直肌相关的腹股沟疼痛。

## 二、内收肌解剖

内收肌由长收肌、大收肌、短收肌、耻骨肌和股薄肌组成，位于大腿内侧。长收肌和股薄肌是主要的两块导致腹股沟疼痛的肌肉，起源于耻骨，由闭孔神经支配。

长收肌的起点是一片纤维软骨结节[4]，开始于腹股沟韧带下方，随着向远端延伸逐渐减小，因此从横截面上看肌腱/肌肉比例从近端向远端逐渐减小[5]。股薄肌起源于耻骨下支和坐骨支的腱膜，是一块非常扁平的肌肉。

## 三、长收肌损伤

### （一）流行病学

腹股沟疼痛最常见的骨骼肌肉原因是长收肌损伤。

在一项针对职业足球运动员的大型队列研究中[1]，导致运动中断14天的肌肉损伤中，23%由长收肌损伤引起。在22—30岁年龄组中，拉伤（Ⅰ级，轻度拉伸；Ⅱ级，不完全撕裂）发病率最高。内收肌损伤的危险因素是既往损伤和内收肌力量降低[6-8]。据报道，内收肌损伤（急性或慢性）后的再损伤率高达18%[1]。内收肌损伤是接触型运动中常见的问题，主要涉及快速变向的踢腿和扭转运动。

### （二）损伤机制

常见的损伤机制是髋关节强力外展外旋，最常见的损伤部位是肌腱交界区（图30-1），在肌肉起点处（止点撕脱）少见（图30-2）。反复的微创伤或再次受伤可导致内收肌相关的慢性腹股沟疼痛（慢性内收肌病）。

## 四、长收肌损伤的诊断

### （一）临床表现

与内收肌有关的腹股沟疼痛发病隐匿，并且运动员通常会在内收肌深处感觉到"牙痛样疼痛"。

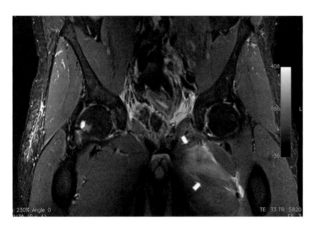

▲ 图 30-1 磁共振显示长收肌近端肌腱交界处急性撕裂（白箭）（经 E. Schilders 许可转载，©2015 版权所有）

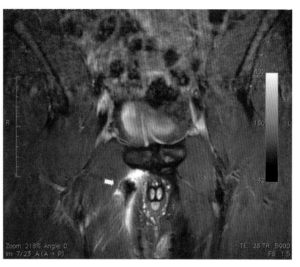

▲ 图 30-2 职业足球运动员长收肌起点撕脱（白箭）

注意肌腱起点回缩和周围的水肿 / 血肿（经 E. Schilders 许可转载，©2015 版权所有）

最初这些症状在比赛后开始出现，接下来运动员在早晨和活动开始时变得僵硬和疼痛，热身后会有所改善，最终会因疼痛而无法参加比赛。疼痛可能会扩散到腹股沟区或下腹部（腹直肌止点处）。短跑、变向运动和踢球时很痛，晚上也可能会感到疼痛。

慢性病出现急性撕裂时，运动员也会表现出长期慢性疼痛突然加重。急性损伤时，运动员会因长收肌剧烈疼痛无法比赛。

### （二）体格检查

长收肌和股薄肌起点触痛，如果起点撕脱可触及间隙[9, 10]，抗拒髋关节内收会诱发疼痛。加强对腹股沟区，腹直肌以及髋关节进行详细检查，因为内收肌疾病的症状和运动性疝[11-13] 或股髋撞击的症状经常重叠[13]。耻骨起点局部注射可用作诊断实验，有利于鉴别内收肌相关的腹股沟痛与髋关节相关的腹股沟痛或其他伴随下腹部、会阴、腹股沟区和大腿前上部的腹股沟痛。

### （三）影像学评估

腹股沟钆增强磁共振[14] 可以鉴别急性和慢性内收肌问题，由斜轴向 $T_1$ 加权涡轮自旋回波（turbo spin echo，TSE）和 $T_2$ 加权 TSE 脂肪抑制序列以及矢状 $T_1$ 加权 TSE 和矢状 $T_2$ 加权脂肪抑制序列（层厚 3mm）组成[14]。

### （四）治疗

运动员的长收肌近端撕脱需手术固定[10]，而肌腱交界处的内收肌拉伤可采用非手术治疗。内收肌相关的慢性腹股沟痛治疗更具挑战性。加强内收肌肌力锻炼是治疗的基础[15]，如 Schilders 等所述，内收肌相关腹股沟痛的短期治疗采用耻骨起点注射[16, 17]。保守治疗无效的慢性内收肌病需手术治疗。慢性内收肌病可选择经皮非选择性内收肌肌腱松解术，但效果不一[12, 18, 19]，最近发现，选择性部分长收肌松解止痛效果良好，并能恢复受伤前运动水平[13]。

## 五、股直肌

### （一）解剖学

股直肌是一块梭形的跨双关节的长肌，形成股四头肌群的最前面部分。它起源于两个头：直头起源于髂前下棘并形成其浅部；反折头起源于髋臼上方[20] 并形成股直肌的深部。股直肌的两个头形成联合腱，并由股神经支配。肌肉运动时表现出长度显著变化或高速收缩[21]，并通过股骨的承重来稳定骨盆[22, 23]。

### （二）股直肌损伤

1. 流行病学

反复踢腿和短跑运动时，股四头肌损伤很

常见，如足球、篮球、美式橄榄球和英式橄榄球[1, 2, 21, 23, 24]。职业足球中，股四头肌损伤占肌肉受伤的 19%，通常是优势腿受伤[1]；而在美国国家橄榄球联盟（National Football League，NFL）中，股四头肌拉伤率排第 4[25]。

股直肌是股四头肌中最常受累的肌肉，比胭绳肌损伤更容易造成足球比赛缺阵，其再损伤率高达 17%[1]。最常见的损伤部位是远端的肌腱交界处[21]，近端撕裂位于联合腱与肌腹的交界处或反折头深部的肌腱交界处[20, 26, 27]。后者是足球运动中股直肌腱撕裂最常见的部位（图 30-3），并且需要更长的康复时间[28]，而直头和联合腱受伤的概率较低[28, 29]。

2. 受伤机制

股直肌受伤是由于强行拉伸或剧烈收缩引起的，或在短跑和踢球时屈膝伸髋导致偏心负重引起[30, 31]。在短跑的加速和减速阶段、踢球的后摆和踢出阶段，损伤高发[21]。

（三）股直肌损伤的诊断

1. 临床表现

急性损伤时，运动员诉大腿前部疼痛和撕裂感，运动员无法继续比赛。大腿前中部可能出现压痛。亚急性损伤时，跑步和踢腿过程中会逐渐出现疼痛。当股直肌反折头完全撕裂后，收缩活动时会出现包块异物感[27]。

2. 体格检查

可通过临床和影像学来诊断。运动员通常临床症状轻，但会影响其运动能力。疼痛位于大腿近端前方，当股直肌直头完全撕脱时，有时会在髂前下棘下方 8～10cm 处触及间隙。抵抗髋关节屈曲会引起疼痛。

3. 放射学评估

MRI 可用于损伤的解剖定位和分级[1, 21, 29]。I 级撕裂表现为局部或弥漫性高信号，II 级急性部分撕裂显示间质内羽毛状高信号（血肿），而慢性损伤则显示低信号（由于纤维化或血红蛋白）。III 级是完全撕裂，可通过"牛眼征"判断是否回缩[27, 32]，高信号的"牛眼征"表示损伤在进展阶段，牛眼征

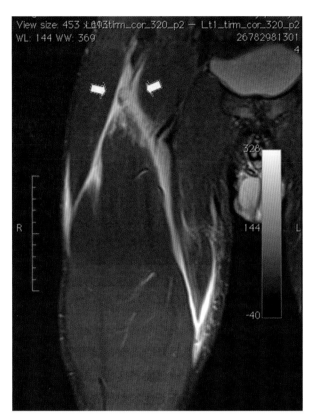

▲ 图 30-3　磁共振显示职业足球运动员股直肌直头和反折头的急性撕裂
注意股直肌起点两个头完全撕裂而回缩（经 E. Schilders 许可转载，©2015 版权所有）

合并萎缩和脂肪浸润时，提示是慢性损伤，有时也存在假性囊肿。超声可以动态评估撕裂，也可用于康复的随访。普通的 X 线片可用于排除骨骼不成熟患者的髂前下棘撕脱骨折。

（四）治疗

近端股直肌腱断裂的最佳治疗方法尚存争议。据报道，非手术[23]和手术治疗[21, 23, 24, 33]均能重返运动及良好结果。大多数撕裂可以通过非手术治疗，当运动员症状不缓解或出现萎缩样症状，导致无法恢复运动时，则应考虑手术治疗[33]。

急性损伤时，撕脱端修复固定有利于恢复解剖结构，进而恢复正常功能 / 力量[33]，慢性损伤时，反折头的切除也显示良好效果[26]。

运动员腹股沟持续疼痛的原因可能是再受伤和并发症。柔韧性和肌肉强度对于预防损伤复发很重要[34, 35]。股直肌近端受伤的并发症是股直肌直头

的再撕裂、粘连、骨化性肌炎和骨赘形成。足球运动员的大型骨赘会引起踢球时撞击，常需要手术切除[36]。如果计划切除骨化性肌炎，须行骨扫描以排除病灶是否有活跃骨形成[36]。为避免骨刺切除后复发，患者应口服吲哚美辛或放疗。

## 六、腹直肌

### （一）解剖学

腹直肌位于腹白线的两侧、腹直肌鞘内，该鞘前方由腹内、外斜肌和腹横肌腱膜形成，在后方由薄的横筋膜形成。腹直肌鞘止于耻骨前上边缘，并汇合入内收肌的筋膜[37]。

### （二）腹直肌损伤

短跑和跑步时，快速变向会引起腹直肌损伤。受伤的机制为偏心超负荷和对侧（非优势侧）腹直肌强力收缩，例如在网球和棒球运动员的击发过程中[38, 39]。

疼痛位于耻骨上区域（腹直肌止点），并向内收肌区域放射（由于联合腱）。当患者将双腿伸直抬起时，诱发疼痛；髋部屈曲和外展时，疼痛加剧。在足球运动员中，腹直肌与内收肌引起的腹股沟疼痛之间通常存在关联[11, 40]。

### （三）治疗

主要采用保守治疗[39, 41]，松解和重建等手术治疗报道有良好的效果[11, 42]。

## 七、腹股沟痛的鉴别诊断

耻骨炎（运动性耻骨痛）是指耻骨联合及其周围结构疼痛的各种疾病[43-47]。因此，须采用排除法进行临床诊断。主要通过影像学诊断，其特征是骨吸收导致耻骨信号增高，影像学表现为骨的再吸收或硬化。可能是由于踢球、跑步、跳跃或扭曲等体育活动中反复受伤造成的，优秀足球运动员中常见，但一般无症状[44, 45, 48]。

神经卡压可表现为腹股沟疼痛。闭孔神经卡压通常是其前支的筋膜卡压，其典型临床表现为：运动诱发的大腿内侧疼痛，该疼痛始于内收肌起点区，并沿大腿内侧向远端放射[49]。可通过肌电图检查来明确诊断，肌电图检查显示内收肌去神经化信号[50]，或通过超声引导下使用局部麻醉药注射诊断。

曲棍球运动员常描述髂腹股沟神经卡压是引起的腹股沟疼痛的原因之一[51, 52]。

股外侧皮神经卡压会引起大腿前外侧的典型疼痛、灼热感和麻木感[53]，其可能是腹股沟周围最常见的神经卡压。

MRI 可以很明显地发现股骨颈、股骨干[54-58]或耻骨支[57-59]的疲劳骨折。髋部 X 线片是必要的影像学检查，有利于发现残留或未治疗的儿科疾病，例如股骨头骨骺滑脱、Legg-Calvé-Perthes 病、DDH 等鉴别诊断。青少年的骨骺损伤比较常见。在青春期，经常见到髂前上棘（缝匠肌腱）和髂前下棘（股直肌的直头）撕脱，主要发生在生长相对较快的时期。其他骨骼肌肉病，例如腹股沟疝（也称为运动疝、运动员疝或腹股沟管破裂）及髂腰肌疾病将在其他章节中讨论。

## 八、结论

腹股沟痛在运动中常见。该区域的许多结构在解剖学上相邻，因此诊断和治疗手段可能会不精确。对骨骼和神经肌肉解剖以及病理生物力学的透彻了解，将有利于正确的康复治疗。

# 第31章 小切口开放手术
## Limited Open Procedures

Aaron Glynn　Javad Parvizi　**著**

谭洪波　李安旭　**译** 李　川　李海鹏　**校**

## 一、概述

股骨髋臼撞击综合征是发生在股骨近端和髋臼前缘的一种撞击，髋臼或股骨近端或者两者都存在形态学异常[1]。股骨头的正常形态改变会导致前外侧关节间隙减少，运动时，增生的骨头将反复撞击损伤软组织。异常接触将导致盂唇撕裂、软骨分离和髋关节退变性关节炎[2-6]。

股骨髋臼撞击综合征的诱发因素包括导致关节间隙减少的因素，比如髋臼前缘突出（髋臼后倾、髋臼前突、髋臼周围截骨过度矫正）、股骨头—颈比例减少（股骨头骨骺滑脱、儿童股骨头缺血性坏死后遗症或股骨颈前上方特发性凸轮样病变）。

凸轮病变通常与喜欢运动的年轻男性患者有关，而钳夹撞击则多见于中年女性患者[7]，事实上，这两个撞击机制在股骨髋臼撞击综合征患者中常同时出现[2]。

## 二、股骨髋臼撞击综合征的手术治疗

成功的手术治疗包括切除股骨颈的撞击病灶和（或）髋臼前壁的病灶，固定髋臼软骨，封闭髋关节盂唇。上述问题不解决，手术就有可能失败，患者就无法完全恢复活动[5, 8]。

### （一）凸轮病灶清理

一项研究显示，293 个接受股骨髋臼撞击综合征手术的患者，100% 发现股骨凸轮样病变[9]。病变区通常覆盖变色、磨损的软骨，其与相邻的正常、白色透明软骨有明显区别[1]。异常软骨在组织学上与退行性髋关节相似[10]。切除凸轮样病变可恢复股骨近端前上的正常曲线，术中就能改善髋关节的屈曲和内旋[11]。

### （二）髋臼前壁切除

松解并保护好髋臼盂唇后，可切除髋臼前壁的所有骨性隆起。重点是不要切除太多的骨头，以免造成不稳定；并且术中要确保突出的前壁不是由髋臼后倾和髋臼后部覆盖不足造成的，切除过多会导致术后关节不稳。

### （三）稳定软骨

据文献报道，行股骨髋臼撞击综合征手术治疗的患者中，64%～87% 患者的髋臼前上部有软骨剥脱及游离[9, 11, 12]。软骨损伤依据外科医师的经验处理。髋部剥落的软骨可用微骨折修复，无证据支持其长期成功率，但早期结果良好[13]。大病灶的全层软骨损伤采用微骨折治疗结果较差。

### （四）盂唇固定

据报道，需要手术治疗的股骨髋臼撞击综合征患者中存在 75%～100% 的盂唇损伤[9, 11, 12]，建议尽量修复受损的盂唇，如无法修复才考虑行盂唇切除[14, 15]。大多数股骨髋臼撞击综合征盂唇损伤修复步骤：分离盂唇，保护好盂唇撕裂部分，准备髋臼骨缘，锚钉缝合固定。髋臼发育不良患者的肥厚髋臼盂唇切除应避免，因其可加速关节退变。

### 三、髋臼周围截骨治疗股骨髋臼撞击综合征

#### （一）髋臼周围截骨术

髋臼周围截骨术可用于治疗髋臼后倾引起的股骨髋臼撞击综合征[16]。当 X 线片上同时出现交叉征与短后壁征时，表明股骨头后方覆盖不足，可诊断为髋臼后倾[17]。髋臼周围截骨术的优势在于，它是唯一一种调整髋臼解决覆盖不足又同时消除前方撞击的方法。缺点是手术大，学习曲线长，手术技巧依赖性高，术后限制负重时间长。潜在的并发症包括截骨术后延迟愈合或骨不连，神经损伤，术中大量失血及异位骨化[18]。

#### （二）外科脱位术

髋关节外科脱位术是治疗股骨髋臼撞击综合征的常用入路[1, 19]，结果优良[20, 21]。该技术采用股骨转子翻转截骨和保留股骨头血供的 Z 字关节囊切开术。该手术的优点：可 360° 进入股骨头和髋臼，缺血性坏死率低（可忽略的），骨折或神经损伤的风险小。缺点是联合转子截骨需要限制负重一段时间。并发症包括转子截骨不愈合、坐骨神经麻痹、异位骨化[19]及瘢痕疼痛[21]。

#### （三）关节镜

髋关节镜是治疗股骨髋臼撞击综合征的一种有效手段。优势是微创，出血少，可作为门诊手术且不需要转子截骨。缺点是技术难度大，学习曲线陡峭[22]。尤其是学习期间股骨成形不完全，医源性股骨头损伤常见[23]。这项技术涉及髋关节长时间牵引，可能会导致会阴部神经麻痹。

#### （四）粗隆间截骨术

粗隆间的旋转和外翻截骨可调节股骨颈前倾角或髋内翻，改善患者的关节间隙[24]。通过股骨头成形术减少前倾引起的撞击。该手术的优势在于可纠正异常倾角[25]。缺点是任何截骨术都有骨不连的风险，一段时间的限制负重和后期行全髋关节置换术会出现相关并发症。

#### （五）小切口股骨髋臼成形术

小切口股骨髋臼成形术（femoroacetabular osteoplasty，FAO）的基本原理是通过一种大多数外科医师都熟悉的简单的切开入路（学习曲线短），充分显露髋关节，解决与股骨髋臼撞击综合征相关的大部分病理问题。手术是微创的，通过一个小切口（<4cm）进行。避免转子截骨或肌肉剥离，能更快康复。关节囊切口比外科脱位切口小，术后瘢痕形成的风险也更小。据报道该技术结果很成功。

Smith-Petersen 在 1936 年报道了髋臼成形术的早期结果。他告诫人们不要做股骨成形术，因为觉得股骨颈没有多余的骨头[26]。Heyman 等报道了股骨颈成形术的良好效果，但没有描述具体手术方法，Smith-Petersen 表示反对[27]。Ribas 等报道了 105 名接受小切口股骨髋臼成形术的患者，在 Merle d'Aubigné-Postel 以及 WOMAC 评分中均有重大的改善，对患者进行 3 年随访，影像学发现存在 0～1 级的关节退变[28]。Trevino-Garza 还报道了 117 例患者经小切口股骨髋臼成形术，随访 2 年症状均改善，没有或仅有轻度关节炎[29]。Chiron 等采用改良的前外侧入路治疗 108 例股骨髋臼撞击综合征患者，总计 120 例髋，平均随访 2.2 年（12～54 个月），NAHS 评分显著提高了 32.5 分，内旋提高 19.0°，α 角改进 24.9°，4 例失败（3.5%）后行关节置换翻修[30]。

另有几位作者报道了应用小切口手术联合髋关节镜治疗股骨髋臼撞击综合征[31-33]。Laude 等在关节镜辅助下采用了前入路小切口手术。他们发现这种技术可很容易进入股骨颈进行凸轮切除、盂唇边缘修整和盂唇再固定，同时避免了外科脱位。回顾性分析 91 例患者（94 例髋），最低随访时间 28.6 个月（平均 58.3 个月），NAHS 评分从（54.5±12）分显著增加到（84.3±16）分。1 例髋发生股骨颈骨折，11 例髋发生骨关节炎需行全髋置换术[31]。

Clohisy 等回顾性分析了 35 例股骨髋臼撞击综合征患者，行小切口骨软骨成形术和关节镜联合治疗，最少 2 年随访，Harris 评分从术前的 63.8 分提高到末次随访的 87.4 分。平均 α 角从术前的 58.6° 降至随访的 37.1°。轻度并发症包括 1 例浅表伤口感染、1 例深静脉血栓形成和 4 例无症状的 Brooker Ⅰ 级异位骨化。无股骨颈骨折或股骨头坏死，没有病例需行髋关节置换[33]。

## 四、小切口股骨髋臼成形术的适应证

我们认为手术适应证为年轻成人患者出现腹股沟或臀部疼痛、改善活动方式和 NSAID 治疗无效，合并有典型的临床和放射学发现。

典型体征为髋关节屈曲和内旋减少，屈曲内旋内收产生疼痛（前撞击征）[34]。为显示髋臼深度，X 线片应包括骨盆前后位，而不仅单髋 X 线片，以及穿台侧位和 Dunn 位片[35]。放射学诊断参数包括 α 角＞50.5°（穿台侧位、蛙式位及 Dunn 位）[35-37]（图 31-1）。Tönnis 分级 0～1 级[38] 的患者行股骨髋臼撞击综合征手术结果良好[28, 29, 31]；年轻患者髋关节炎分级为 Tönnis 2 级，不愿意行全髋关节置换术，也可考虑行小切口股骨髋臼成形术。对某些病例需进行关节磁共振造影确诊盂唇损伤。如果临床表现不典型，可行诊断性注射确认髋关节症状的来源。

需仔细告知患者术后转归。退行性关节进展期患者，包括关节间隙狭窄和软骨丢失或前期行盂唇切除（与较差的预后相关）[9, 15, 20, 39, 40]。对这些患者应选择行全髋关节置换手术。髋臼后倾严重伴髋臼后壁缺损和髋臼过度覆盖（即内突）的患者无法进行充分治疗，应纳入禁忌证。

## 五、小切口股骨髋臼成形术：专家首选的手术技术

1. 必要的肌松：选择肌松足够的麻醉，我们倾向椎管内麻醉，因为它能在术中放松肌肉，并能在术后更好地控制疼痛。

2. 患者平卧于标准手术台。

3. 术腿显露：脐部至大腿上部。

4. 采用改良 Hueter 入路（经 Smith Petersen 推广使用）：在髂前上棘外下 2cm 处开始，向远侧和稍外侧延伸，作一个 4cm 切口，切口覆盖阔筋膜张肌的肌腹。切开浅筋膜（斯卡帕筋膜），显露阔筋膜张肌。切开前方肌外膜，向外侧牵开肌肉。分开后方肌间膜，显露下方的股直肌。这一操作避开了阔筋膜张肌和缝匠肌之间的间隔，切口位于外侧

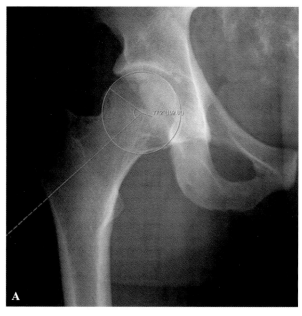
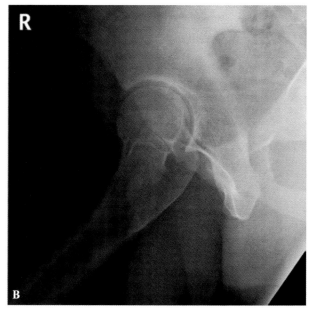

▲ 图 31-1　一名 35 岁运动员股骨头球形态不圆，右髋关节前后位和侧位片

以便保护股外侧皮神经（lateral femoral cutaneous nerve，LFCN）。股外侧皮神经起于腹股沟韧带下，在髂前上棘内侧 1cm 内，远端止于阔筋膜和缝匠肌之间。

5. 在肌间隔内，触及股骨颈的上表面。钝性 Hohmann 拉钩穿过阔筋膜张肌后方的筋膜置于股骨颈上方。向内侧牵拉股直肌，暴露髋关节下方关节囊。显露旋股外侧动脉的升支并电凝。股外侧动脉的分支数量和位置有变异，但它们通常覆盖在股直肌和阔筋膜张肌的筋膜层上。第二把钝性 Hohmann 拉钩置于股骨颈下方，可牵开股中间肌。第一把 Hohmann 拉钩移到上外侧。

6. 用 Cobb 骨膜剥离器轻轻地将股直肌的肌腹与关节囊分开，清理覆盖在关节囊上剩余的筋膜或脂肪。用尖刀从股骨粗隆间线至股骨头 I 字形切开关节囊。切至髋臼盂唇时，注意不要切断髋臼盂唇。切至盂唇上方，关节囊的 I 字形切口上端沿髋臼前壁扩大，以便获得良好显露。尽可能显露盂唇，同样地，关节囊 I 字形切口基底沿转子间线扩大改善显露。Hohmann 拉钩放置于股骨颈周围的关节囊内。

7. 在髋臼前壁放置一个带附加光源的双弯尖拉钩，其顶端位于髂前下棘的上部，股直肌的内下方，向内侧拉开股直肌。屈髋位插入拉钩，避免损伤股骨头。

8. 维持这个屈曲体位，可观察到股骨凸轮损伤与盂唇撞击的交界点。

9. 如需修复盂唇撕裂或清理前方髋臼壁的增生骨，则须将盂唇剥离开。沿髋臼与盂唇边缘做一细长切口，以便修复：沿盂唇用弯骨刀切掉 3mm 髋臼前缘的骨头。切除靠内侧撕裂的盂唇。如果前方过度覆盖，切除大量的过度覆盖骨，但也要避免过度切除，否则会导致不稳。

10. 轴向牵拉下肢，使髋关节半脱位。通过 Cobb 骨膜剥离器插入股骨头和盂唇之间。将 Cobb 骨膜剥离器轻轻推进关节间隙，将股骨头半脱位（图 31-2）。前上方常见髋臼软骨撕裂或剥脱，可用神经根拉钩探查。尖刀切断剥脱的软骨，然后用小垂体钳取出。如有全层软骨损伤，使用 90° 微骨折锥行微骨折术。

11. 现将股骨头复位至髋臼内，同时修复盂唇。清理髋臼前壁，新鲜化骨面至渗血。沿前壁放置 3 个或 4 个可吸收带线锚钉，注意不要穿透髋关节。不可吸收缝线穿过髋臼前壁的盂唇，打紧结。将结

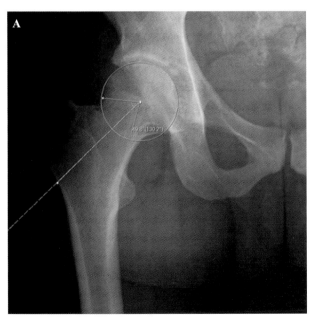
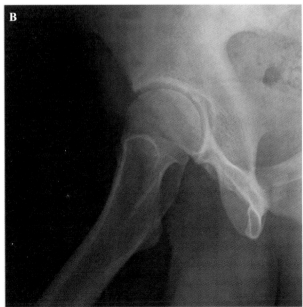

▲ 图 31-2　图 31-1 患者术后前后位及侧位片
图示凸轮样病灶已切除，显示恢复正常的股骨头圆球形

打在关节外。

12. 现在需要处理股骨颈上的凸轮病变。髋关节中立或轻度伸直位。弯骨刀离盂唇边约 15mm 处，沿着异常的红色软骨划一条线。重点是不要过度伸髋，以免切除股骨头过多，造成医源性不稳。助手应内收内旋大腿以充分显露病灶，同时小心避开支持带血管。它们位于大转子前部与股骨颈连接处的后方。用弯骨刀来标记第二条线，位于第一条标记线远端 5mm 处，切除两条之间的软骨。用 5mm 高速磨钻来清理凸轮病变，深度 5mm。腿放置于 4 字位，以便处理后下方病变。虽然进入髋关节后下方困难，但与股骨髋臼撞击综合征相关的凸轮病变通常位于关节的前上方。

13. 屈髋，让关节间隙恢复正常；检查活动范围时，注意不要将股神经压向内侧拉钩，确保股骨颈对髋臼前壁不再有撞击。仔细检查，确保髋关节无屈曲／内旋受限。将骨蜡涂在出血的骨面上。

14. 髋关节囊用两根可吸收缝线缝合。创面止血，特别注意检查旋股外侧动脉上穿支出血情况。

15. 用可吸收缝线在阔筋膜张肌—缝匠肌间隙封闭肌膜。皮下和皮肤用可吸收缝线缝合。

16. 术后行髋关节前后位和侧位片检查，患者避免负重 6 周，被动活动。

据报道，小切口股骨髋臼成形术时间为 64～115min（平均 75min），失血 50～350ml（平均 120ml）[12]。

## 六、结果

股骨髋臼撞击综合征的早期手术干预不仅是为了缓解疼痛和改善功能，而且是为了延迟和（或）预防骨关节炎。作者已报道小切口股骨髋臼成形术的经验[9]。149 名患者（156 例髋）参与这项研究。其中 36 例髋 Tönnis 0 级，99 例髋 Tönnis 1 级，21 例髋 Tönnis 2 级。至少随访 2 年（范围为 2～4.2 年），改良 Harris 髋关节评分从术前的 58.3 分提高到术后的 85.6 分（$P<0.001$）。WOMAC 评分也从术前的 44.5 分大幅改善到术后的 10.7 分（$P<0.001$）。UCLA 活动评分从术前 6.2 分提高到术后 7.9 分（$P<0.001$）。

平均活动范围从屈曲 89°、内旋 8.6°，提高到屈曲 118°、内旋 39°（$P<0.001$）。术中无并发症发生。术后并发症包括 1 例需切除的神经瘤，1 例需要行切开复位内固定的股骨转子下骨折，1 例复发性盂唇撕裂，行关节镜下清创术，1 例持续性粗隆滑囊炎，需延长髂胫束并切除粗隆滑囊。12 例髋因退行性关节炎在术后平均 1.4 年行全髋关节置换术[9]。虽然例数太少无统计学意义，但研究发现，需要转为全髋关节置换的患者似乎有更多的医学和心理上的基础疾病，而且较大比例的患者曾接受过其他髋关节手术。

## 七、总结

我们认为小切口入路治疗股骨髋臼撞击综合征，手术操作简单，外科医师能满意和安全地完成手术，最后取得手术成功。与其他外科治疗方法的临床结果相似，而且手术并发症风险低。

感谢：感谢 Claudio Diaz Ledezma 博士帮助他准备了这份手稿。

# 开放手术和关节镜手术治疗股骨髋臼撞击综合征的局限性

## Limitations of Open and Arthroscopic Surgical Technique for the Treatment of Femoroacetabular Impingement

Sangmin Ryan Shin　Scott D. Martin　著

谭洪波　李安旭　译　李　川　李海鹏　校

**第32章**

## 一、概述

股骨髋臼撞击综合征主要见于年轻且活跃的成年人，不仅产生髋痛，与髋关节骨关节炎的发展也有关联[1-3]。随着对该病的病理解剖学、病理机制和病史的不断深入认识，治疗股骨髋臼撞击综合征的技术也发展迅速。

20世纪90年代，Ganz将开放性外科脱位手术引入股骨髋臼撞击综合征治疗，自此以后，该手术在治疗股骨近端、髋臼骨性病变以及盂唇病变方面得到广泛应用[2]。然而，与开放手术相关的并发症风险也不可低估[2]。

在过去10年，髋关节镜治疗股骨髋臼撞击综合征也得到了广泛的应用（图32-1和图32-2）。在过去10年，美国骨科委员会候补成员进行的髋关节镜病例增加了18倍[4]。为了平衡关节镜和开放手术在股骨髋臼撞击综合征治疗中的优势和局限性，也尝试将关节镜与小切口前入路（微创技术）结合使用[5]。尽管在技术和设备上进行了改进，股骨髋臼撞击综合征的治疗仍然还没有金标准的操作方法。目前每种技术都有其优点、局限性和并发症。

## 二、髋关节外科脱位

自从Ganz教授将股骨近端详细的血管解剖用于外科脱位手术后，外科脱位手术在股骨髋臼撞击综合征治疗中得到了广泛的应用[2]。该技术能全面

观察评估髋臼和股骨近端（图32-3）。髋臼和股骨头颈成形术容易操作，使用股骨头模板还可以更简化股骨头颈成形术。此外，Ganz还推测这项技术可以用于软骨修复[2]。

### （一）局限性

为了防止对股骨头血管的毁灭性损伤，外科脱位手术需行广泛而细致的软组织剥离和粗隆截骨。Ganz报道了他的213例外科脱位术，平均失血300ml[2]。在一个病例中，Peters报道了估计失血量高达1500ml[6]。目前尚无股骨头坏死的报道[2, 6-11]，可能是由于旋股内侧动脉的解剖变异，平均有4条支持血管供应股骨头血运[12]。

报道的并发症常与转子截骨有关。Beck和Buchler报道，46%的患者在休息时出现大转子上方的疼痛，24%的患者在1年随访中出现与活动相关的疼痛[7]。Ganz在他的213例外科脱位手术中报道了3例转子截骨固定失败需要再次手术[2]。Peters的94个患者，至少18个月的随访，报道了2个转子相关并发症（一个早期内固定失效和一个骨不连），均需再次手术[6]。Beaule等报道了1例早期股骨粗隆内固定失败需要再次手术的患者，9例（术后平均8个月）因股骨粗隆内固定导致疼痛需要取出金属内置物的患者[8]。Graves和Mast报道了2例因转子金属内置物引起疼痛而需要取出内置物的患者[9]。一项研究报道，尽管需要额外的手术，但

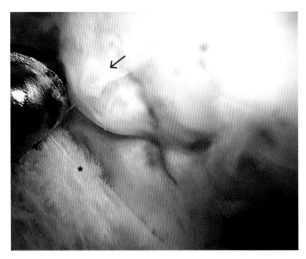

▲ 图 32-1　凸轮样病变（箭）和盂唇磨损（星号）（经 Scott D. Martin, MD 许可转载，©2013 版权所有）

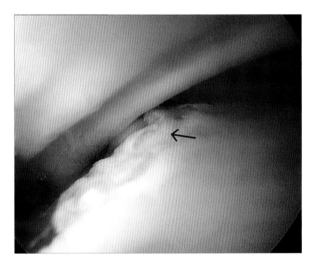

▲ 图 32-2　髋关节屈曲和内旋时凸轮样（箭）撞击（经 Scott D. Martin, MD 许可转载，©2013 版权所有）

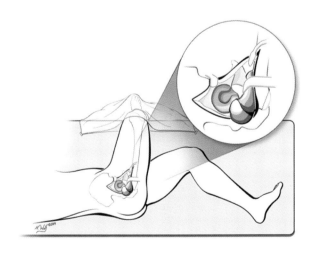

▲ 图 32-3　髋关节外科脱位（经 Nicole Wolf 许可转载，©2014 版权所有）

并不认为取出金属内置物是术后并发症；80% 的患者取出金属内置物，这被认为是常规的术后处理[10]。在一项涉及 355 例髋关节外科脱位手术的多中心研究中，Sink 等报道了总并发症发生率为 9%，其中 6 例转子骨不连需要再次手术[11]。无论是股骨转子疼痛还是取出金属内置物都未常规报告为并发症或手术局限性。

异位骨化（Heterotopic ossification，HO）与髋关节外科脱位手术有关。在一系列的 213 例患者中，Ganz 报道 79 例髋有不同程度的异位骨化，1 年的随访中发生率为 37%[2]。Beaule 等报道，37 例髋平均随访 3.1 年中，1 例 Brooker Ⅳ级异位骨化患者术后 10 个月需要再次手术切除[8]。在一份外科脱位术后并发症的多中心报告中，Sink 等报道了 18 例髋存在 Brooker Ⅰ级或Ⅱ级异位骨化，占所有并发症的 60%[11]。

Beck 推测，术后持续腹股沟疼痛可能是由于关节囊与盂唇间或关节囊与股骨头成形部位的关节内粘连所致[13]。Beck 的理论是，先前的骨成形术部位的粘连可导致一定活动范围内的盂唇撞击[13]。此外，粘连类似于关节内的游离体，对髋臼和股骨头关节软骨造成损伤，导致 10%～15% 的患者在髋关节外科脱位术后出现持续性腹股沟疼痛和撞击症状[13]。有症状的关节内粘连的治疗方法是髋关节镜检查。

粗隆截骨固定术后需要术后保护性康复，要求患者在 6 周内部分承重[2, 6-11]。一些作者推荐软夹板或支具作为术后康复方案的一部分[2, 11]。

住院患者在外科脱位术后需常规抗凝。Ganz 报道了平均住院时间为 5 天和 8 周的抗凝治疗[2]；Peters 报道，平均住院 3 天，抗凝 6 周[6]。没有研究阐明对医疗费用、日工资损失和机会成本的影响。

（二）与髋关节镜检查的比较

髋关节镜在本质上是微创的。技术和设备的改进引发了一场关于外科脱位和髋关节镜的应用之间的争论。Domb 等前瞻性地回顾了一组 30 例患者

（10 例外科脱位组和 20 例髋关节镜组），随访 25 个月 [10]。髋关节镜组在髋关节预后评分和非髋关节炎评分方面有显著改善 [10]。外科脱位组 2 例行髋关节镜下翻修，1 例行股骨头微骨折，1 例行盂唇清创、软骨成形术和粘连松解术 [10]。髋关节镜组 1 例术后18 个月行髂腰肌松解术 [10]。在外科脱位组中，80%的患者接受了金属内置物取出手术，由于是常规手术，未考虑为并发症 [10]。

Botser 等在一篇引用 26 篇文章的系统性综述中报道，与外科脱位组相比，关节镜组改良的 Harris髋关节评分有更大的提高 [14]。髋关节镜组总并发症发生率为 1.7%。另一方面，外科脱位组的总并发症发生率为 9.2% [14]。髋关节镜组最常见的并发症是异位骨化，而外科脱位组最常见的并发症是转子截骨术 [14]。Clohisy 等对 11 例外科脱位研究进行了系统回顾。他们报道了 0%～18% 的并发症发生率，金属内置物引起症状是最常见的并发症 [15]。Krueger等报道了 16 例股骨髋臼撞击综合征经外科脱位术后需髋关节镜翻修；16 例患者均有关节内粘连，需关节镜下松解 [16]。

尽管行关节镜下盂唇修复的患者需要长达 6 周的部分负重保护，但仅仅一部分髋关节镜治疗的患者需要盂唇修复。这是一个门诊手术，不需要延长抗凝时间。髋关节镜手术的一个主要优点是关节内和周围间室探查范围广。它能 270° 探查关节内（图32-4）和周围间室（图 32-5），仅它们的下内侧区域无法进入（图 32-6 至图 32-12）。

到目前为止，还没有Ⅰ级研究比较髋关节镜与外科脱位手术。在系统综述中有一个Ⅱ级研究，但大多数是Ⅳ级研究 [15]。此外，髋关节镜与髋关节外科脱位手术患者的住院时间、康复、重返工作状态、医疗费用、机会成本等方面，也还没有相关的研究。

## 三、髋关节镜联合有限前入路切开减压术

Clohisy 和 McClure、Laud 等以及 Lincoln 等独立地认识到与髋关节外科脱位手术相关的并发症，

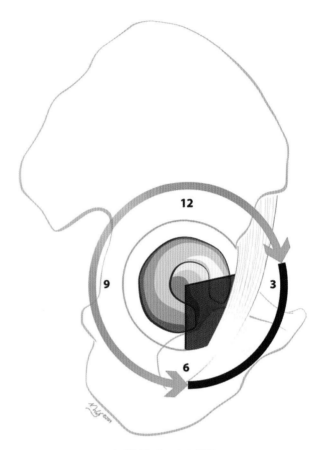

▲ 图 32-4　中央间室

关节镜难以观察到阴影区域（经 Nicole Wolf 许可转载，©2014版权所有）

在股骨近端头颈交界处的前外侧可见一致的骨性病变。因此，作者建议将髋关节镜与有限切开减压相结合，以最大限度地提高疗效和降低风险 [5, 17, 18]。关节镜作为诊断工具，用于处理任何髋臼和（或）盂唇的病理损伤，而有限切开技术通过 Smith-Petersen 入路与关节囊切开术用于处理股骨近端病变（图 32-13）。

### （一）局限性

有限切开减压术需要切开髋关节近端肌肉组织，包括将股直肌反折头切开和重新缝合，以及切开关节囊充分显露病灶 [5]。为了保护缝合的股直肌反折头，Clohisy 和 McClure 建议术后 6 周才允许主动屈曲 [5]。Lincoln 等也描述了另一种前路手术方法，也需要切断股直肌反折头 [18]。

在 Smith-Petersen 入路中，特别强调对股外侧皮神经的保护。Lincoln 等报道了 6 例（38%）股外

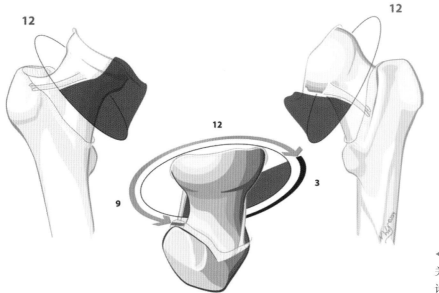

◀ 图 32-5 外周间室
关节镜难观察到阴影区（经 Nicole Wolf
许可转载，©2014 版权所有）

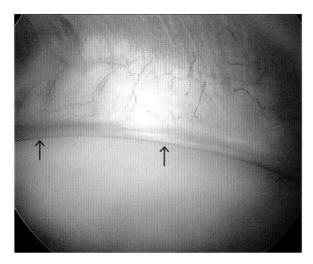

▲ 图 32-6 外周间室观测到盂唇封闭（箭）（经 Scott D.
Martin, MD 许可转载，©2013 版权所有）

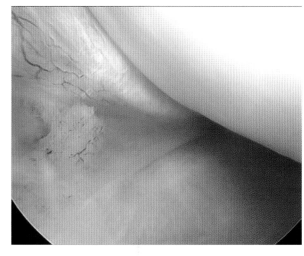

▲ 图 32-7 后外侧隐窝（经 Scott D. Martin, MD 许可转载，
©2013 版权所有）

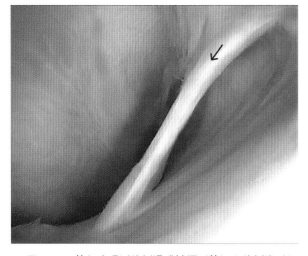

▲ 图 32-8 前入路观测外侧滑膜皱褶（箭）和外侧沟（经
Scott D. Martin, MD 许可转载，©2013 版权所有）

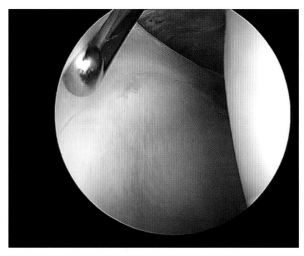

▲ 图 32-9 从中央间室 11 点钟（探针）至 2 点钟方向观测
前上盂唇（经 Scott D. Martin, MD 许可转载，©2013 版权所有）

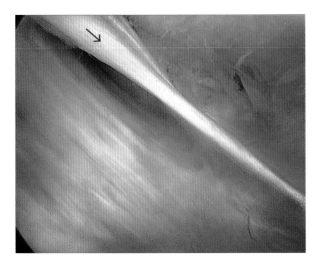

▲ 图 32-10　内侧滑膜皱褶（箭）指向内侧沟（经 **Scott D. Martin, MD** 许可转载，**©2013** 版权所有）

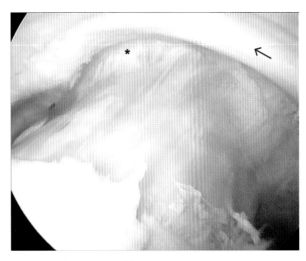

▲ 图 32-11　轮匝带（箭）、双沟、关节囊反折（星号）（经 **Scott D. Martin, MD** 许可转载，**©2013** 版权所有）

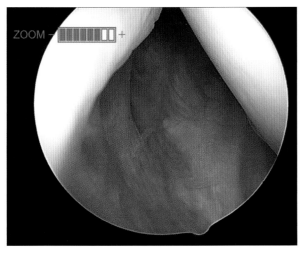

▲ 图 32-12　从中央间室观测下隐窝（6 点钟方向）（经 **Scott D. Martin, MD** 许可转载，**©2013** 版权所有）

侧皮神经的暂时性感觉异常，但所有患者在 3 个月后均恢复正常[17]。Ribas 等报道，35 例髋中，有 6 名患者（17%）出现股外侧皮神经感觉异常，1 名患者在 29 个月的随访中症状仍持续[19]。

虽然作者将 Hueter 技术描述为微创手术，但研究表明并非如此。患者术后需留院观察[5, 19]。Clohisy 报道说，观察患者 12h，其中 5 人开始 6 周的抗凝和异位骨化预防[5]。在另一项研究中，患者平均住院时间为 2.6 天[19]。Laude 等报道了 94 例髋，13 例患者有持续疼痛需要翻修手术[17]。13 例患者中的 8 例发生了盂唇固定失败并伴有盂唇损伤，

6 例患者股骨成形不完全需翻修[17]。1 例患者术后 3 周发生股骨颈骨折，2 例患者出现深部感染，需手术清创，抗生素疗程延长，1 例患者出现 Brooker 2 级异位骨化，需手术切除[17]。Lincoln 等报道了 1 例术后 1.5 年出现反复机械症状，需要关节镜翻修手术[18]。

### （二）与髋关节镜比较

Boster 等报道了 1462 例股骨髋臼撞击综合征接受治疗的系统性回顾，治疗方法为联合切开手术和单纯髋关节镜手术。联合组总并发症发生率为 16%，髋关节镜组总并发症发生率为 1.7%[14]。有趣的是，在所有手术技术中，联合组的总并发症发生率最高[14]。在另一项股骨髋臼撞击综合征不同手术治疗进行比较的系统综述中，对四项联合入路手术研究与八项关节镜手术研究进行了比较[20]。两组患者治疗效果与全髋置换术的翻修率相当，但关节镜组的并发症发生率明显低于联合入路手术组[20]。遗憾的是，目前还没有 I 级研究将联合入路手术组与关节镜组进行比较。

### 四、全髋关节置换术后关节镜检查[21-25]

进行性退变，包括软骨损伤，会在未治疗的症状性股骨髋臼撞击综合征患者中发生。部分患者需行全髋关节置换术或关节表面置换术。关节置换术

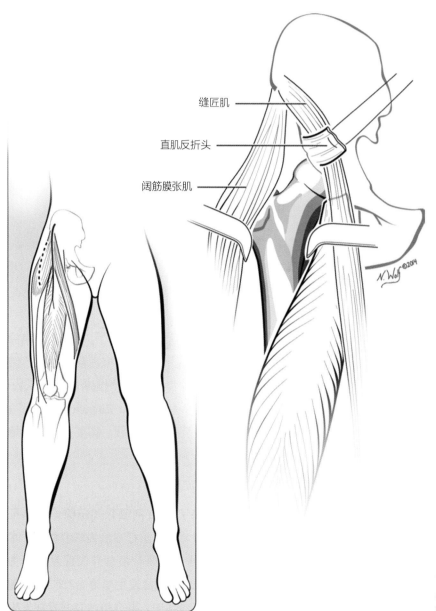

缝匠肌

直肌反折头

阔筋膜张肌

◀ 图 32-13　前入路小切口手术治疗股骨近端病变（经 Nicole Wolf 许可转载，©2014 版权所有）

后持续疼痛可能需要髋关节镜检查和治疗[24]。对髋关节感染可用髋关节镜进行姑息性冲洗和清创，对于假体过大或臼杯前凸可在关节镜下松解髂腰肌而避免翻修手术。髋关节镜也可以用于治疗继发性髂腰肌撞击，清理磨损颗粒及骨水泥游离体。

### 技术

首先建立前外侧入路。入路与常规髋关节入路类似，但也存在一定挑战性。例如，在建立入路时遇到关节囊瘢痕，探丝可能会断裂（图 32-14）。需要小心谨慎地缓慢推进套管和闭塞器，与金属探丝保持平行。不要猛力直推，在推进套管时旋转进入，注意不要偏离闭塞器的方向。在前方建立第二个入路，用刨刀和等离子刀清理以获得良好的观察窗口。手术器械在用力进入全厚关节囊时有断裂风险，因此要小心切开关节囊，联通前侧和外侧入路，获得自由操作手术器械的空间。

在髋臼边缘彻底松解髂腰肌肌腱，显露髂肌肌腱（图 32-15）。注意不要松解股直肌反折头，否则会导致髋屈曲无力。不需要过度牵引，只需要髋关节半脱位，不需要进入髋关节周围的大部分区域。

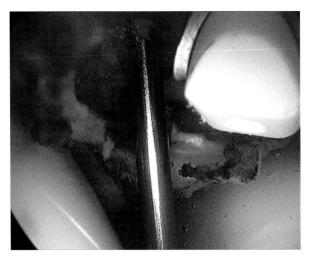

▲ 图 32-14　给 **THR** 患者做入路时，镍钛合金丝容易断裂（经 **Scott D. Martin, MD** 许可转载，©2013 版权所有）

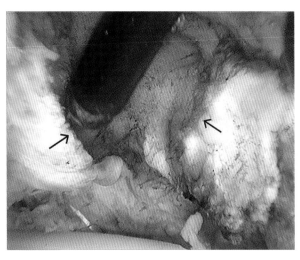

▲ 图 32-15　髂腰肌肌腱松解后的边缘（箭）显露出的髂肌（经 **Scott D. Martin, MD** 许可转载，©2013 版权所有）

在关节镜检查时，小心不要刮伤聚乙烯衬垫和（或）股骨头。全髋关节置换术后关节镜检查可以很安全进行，也可作为一项日间手术，术后可不受限制立即活动。这些优点使其成为治疗髋关节置换术后并发症的合理选择。

## 五、结论

随着对股骨髋臼撞击理解的加深，已探索出各种治疗方案，每种治疗方法都有其优点和局限性（表 32-1）。到目前为止，在比较不同的治疗方案方面还没有 I 级研究。切开手术显露效果好，可采用导板辅助骨成形，可以 360° 观察髋关节，但是手术并发症发病率稍高。它适用于需要同时进行髋臼或股骨截骨的患者，以治疗髋关节发育不良、髋臼后倾、髋臼内突或无法牵开的髋关节。

结合小切口和关节镜的方法提供了髋关节镜和髋关节开放治疗的优点，但也有可能同时增加这两种技术的并发症。随着技术和设备的进步，医师经验逐渐丰富，并发症发病率越来越低，髋关节镜逐渐成为一个有价值的门诊手术，使其在这个重视医疗保健的时代成为一个有吸引力的手术。

表 32-1　不同治疗方法的对照表

| 开放手术 | 髋关节镜 |
| --- | --- |
| **观察视野** | |
| 360° | 270° |
| **住院时间** | |
| 3～5 天 | 日间手术 |
| 抗凝 | |
| **显露** | |
| 髋关节脱位可能影响股骨头血供 | 对髋关节周围软组织创伤较小 |
| **手术** | |
| 导板有利于切除凸轮样病变 | 选择合适的患者可获得良好的结果 |
| 可同时进行截骨术 | |

（续表）

| 开放手术 | 髋关节镜 |
| --- | --- |
| **已知的并发症** | |
| 异位骨化 | 残余凸轮样病变 |
| 关节内粘连 | 凸轮样及钳夹病变切除过多或不足 |
| 金属内置物引起疼痛 | 牵引损伤 |
| | 医源性骨软骨损伤 |
| | 手术结果在很大程度上取决于外科医师的经验及专业知识 |
| **康复** | |
| 损失大量工作时间 | |
| 金属内置物引起疼痛 | |
| **经济上的损失** | |
| 对患者和医保系统不利 | 对患者和医保系统有利 |

# 现代开放手术入路的优点及潜在并发症

## Open Surgical Treatment: Advantages and Potential Complications of Modern Surgical Approaches

Hany Bedair 著

李安旭　谭洪波 译　李海鹏 校

**第33章**

## 一、概述

虽然利用髋关节镜治疗髋关节疾病已经逐渐普及，外科技术和工具的发展也有利于关节镜治疗大量的病变，但髋关节镜仍然有其局限性。有些情况下开放入路可得到更好的处理，因为有很多情况下关节镜手术无法处理，比如开放复位和骨盆骨折内固定或全髋关节置换术。目前髋关节仍然存在许多开放入路，并不要求大家掌握所有的入路，但髋关节外科医师应该能够熟练地使用大部分开放手术方法。某些外科手术需要使用特定的入路，例如，滑动转子截骨术用于髋关节外科脱位或后入路用于固定后柱骨折，但对于大多数手术，可以安全有效地使用多种方法。有一些特定的方法专门用于儿科患者和儿科疾病，如 Ludloff 和 Ferguson 方法，本章不做特别讨论。手术入路的选择通常取决于外科医师的方便程度、经验、手术入路的可扩展性，或认为某种手术入路优于另一种。由于大多数髋关节手术入路的并发症都与全髋关节置换术有关，本章的数据必然会偏向于髋关节置换术。但对于特定入路而言，其手术都基本相似。

对不同开放入路的某些潜在好处的热情有时会掩盖其潜在的并发症。例如，在全髋关节置换术中，双切口方法被吹捧为一种保留肌肉、微创的全髋关节置换术方法，可使患者早日恢复，减轻疼痛，并提高患者满意度。许多外科医师开始采用这

种技术，并对其进行严格的研究[1]，很明显，这些优势很可能是由于围术期处理方案而不是手术方法本身带来的，而且与其他方法相比，这种方法与较高的并发症发生率相关[2]。外科医师应该清楚地了解手术入路的潜在并发症，需要明确并发症的病因学和发生率，以便为每个患者做出最佳的入路选择。

## 二、直接前入路

Smith–Petersen 在 1917 年[3] 和 1949 年后期描述了前入路，用于关节置换术。目前很多手术都用此入路，包括先天性髋关节脱位复位、化脓性关节炎清创、盂唇修复和骨成形术以及全髋关节置换术。最近，随着专业拉钩、器械和牵引床的发展，直接前入路在全髋关节置换术中越来越受欢迎，其具体方法更类似于 1883 年 Hueter 所描述的方法[4]。

该入路利用了肌间和神经间平面、浅层位于缝匠肌（股神经）和阔筋膜张肌（臀上神经）之间、深部位于股直肌（股神经）和臀中肌（臀上神经）之间，提供良好的髋臼暴露和有限的股骨近端暴露。患者处于仰卧位。

### （一）解剖学考虑

这种入路有几种潜在的并发症，最常见的是位于缝匠肌上的股外侧皮神经损伤。将阔筋膜张肌上的筋膜偏外侧切开，显露缝匠肌和阔筋膜张肌之间

的间隙，将股外侧皮神经与缝匠肌一起拉开致切口内侧，可以最大程度减少这种并发症。将阔筋膜张肌向外侧拉开，可以显露覆盖髋关节的深筋膜。另一种常见的并发症是旋股外侧动脉升支的意外损伤。应在靠远端分离这些血管，将其识别出来，给予结扎或电凝，因为它们可能是术中出血的重要来源。为获得充分显露，需切断股直肌反折头，但其临床意义尚不清楚。其他潜在的并发症与股骨近端较难显露有关，尤其是肌肉发达的男性，有可能会妨碍全髋关节置换术中股骨的处理。最终可能导致股骨柄过小、位置异常、股骨骨折、外侧或后侧皮质穿孔、大转子无意中被切断或骨折。不幸的是，由于这一入路扩展能力有限，处理这些并发症很困难。手术时间增加与牵引相关的并发症，包括阴部神经损伤、踝关节骨折和膝关节内侧副韧带损伤，均有报道[5]。

### （二）临床考虑

直接前路手术最适合 BMI 较低、身体柔韧、肌肉少、无明显股骨畸形或愿意保留金属内置物的患者。对于较胖的患者来说，这种入路可能与大的腹部血管翳有关，位于切口上，导致伤口愈合问题[6]。该入路的倡导者声称，由于前方缺乏皮下脂肪组织（相对于外侧和后方），在较年长患者中采用这种入路可能比其他入路更容易。Roue 等[7] 对 BMI<25kg/m² 和>25kg/m² 的患者进行了前瞻性比较，发现采用前路手术的患者手术时间更长，出血量增加，切口更大和皮肤挫伤。假体位置和感染率无差异。Restrepo 等[8] 比较了 BMI<30 kg/m² 患者的直接前路与直接外侧入路全髋关节置换，发现直接前路组的并发症发生率和短期随访结果（<2 年）无差异。Barrett 等[9] 报道了一项直接前入路与后入路全髋关节置换术的前瞻性随机试验。作者报道，术后 6 周内，直接前路组的功能改善很小，术后 3 个月以上没有任何差异，并发症发生率无差异。Goulding 等报道，最常见的并发症是股外侧皮神经损伤[10]，81% 的患者报告使用直接前路全髋关节置换术后出现神经失用症状，只有 6% 的患者在 1 年

后完全恢复。Barton 等[5] 回顾了直接前路全髋关节置换术术后的并发症发生率，包括 0.5% 的股骨腔穿孔、2.2% 的股骨骨折和 0.6%～1.5% 的脱位率。随着新手术技术或入路的采用，直接前入路可能会面临挑战。许多作者报道了与髋关节直接前路手术相关的学习曲线，特别是在前 100 例手术，手术时间增加和股骨骨折在内的并发症发生率更高[11]。

## 三、Watson-Jones 入路

这种入路通常称为髋关节前外侧入路，由 Watson-Jones[12] 推广，后来被 Charnley、Muller 和 Harris 等改进，主要用于全髋关节置换术和股骨颈骨折的切开复位内固定。这一入路利用了阔筋膜张肌（臀上神经）和臀中肌（臀上神经）之间的肌肉间、神经内平面。传统的方法是结合转子截骨或大转子的外展肌群的松解，需使用专门的手术床、器械，目前手术技术改进，可在不破坏外展肌群的情况下进行全髋关节置换术。患者可以采用仰卧位或侧卧位。

### （一）解剖学考虑

最常见的并发症是与外展肌群相关的问题。如果股骨粗隆部截骨的话，就可能发生股骨粗隆部截骨不愈合和畸形愈合。截骨的固定装置突出可能引起疼痛。在严重的病例中，不能重建外展肌复合体可能会导致髋关节不稳，无论是截骨固定失败还是外展肌腱修复失败均会导致大转子修复失败[13]。其他并发症与股神经失用有关，由拉钩力量过大引起。如果这一入路延伸到近端阔筋膜张肌，臀上血管和神经的损伤也可能发生。该入路的扩展能力非常有限[14]。

### （二）临床考虑

采用本入路行全髋关节置换术能保留外展肌，术后早期功能恢复良好，早期报道令人鼓舞。在一项多中心前瞻性随机临床试验中，比较该方法与直接外侧入路或后侧入路行髋关节置换术[15]，患者报告的生活质量和满意度没有差异。然而，与其他组相比，Watson-Jones 组股骨骨折和下沉相关的并发

症明显更高，本研究的作者已经放弃了这个入路。其他作者也报道了股骨假体对线不良[16]相关的问题，但在患者步态[17]或临床结果方面没有差异[18]。

## 四、直接外侧入路

直接外侧入路，常称为 Hardinge 入路，因为是他推广的[19]，是一种可扩展的入路，主要用于髋关节置换术。此入路使用肌肉神经间隙平面，穿过上方的臀中肌（臀上神经）和远端的股外侧肌（股神经）。入路需要剥离臀中肌腱在大转子前面部分止点（通常是前 1/3），臀中肌和股外侧肌沿一条直线劈开，形成一个巨大的肌袖组织。患者通常选侧位，也可以选仰卧位。

### （一）解剖学考虑

此入路的潜在并发症包括臀上神经损伤，该神经支配大转子近端臀中肌[20]。注意不要向太近端剥离（3～5cm），因为外展肌群去神经可导致跛行和髋关节不稳。如果外展肌腱修复失败，或大转子钻孔修复肌腱时导致转子骨折发生，也会出现这些问题[21]。因为股外侧肌劈开，外侧旋股动脉的横支也有损伤的危险，应该电凝止血以避免大出血。必要时入路可向远端延长，因为近端受到臀上神经的限制。

### （二）临床考虑

直接侧方入路主要潜在的优势是较低脱位率，在各种研究中都有报道。Krenzel 等[22]报道，在全髋关节置换术中采用该入路的脱位率为 0.37%，而采用后入路的脱位率为 3.6%。许多研究报道了这类发现。然而，Jolles 等[23]通过 Cochrane 数据库对文献进行了全面回顾，没有发现证据支持这种入路比后入路术后的脱位率低。此外，作者还报道直接外侧入路与后入路的唯一区别是直接外侧组的神经损伤率更高，而且直接外侧入路组的活动受限，尤其是内旋后伸受限。Ramesh 等[20]报道了 81 例采用直接外侧入路行全髋关节置换的患者，使用电生理测试，发现 23% 的患者在术后 2 周出现臀上神经损伤的证据，而令人震惊的是 11%（9/81）的患者在术后 1 年没有恢复的迹象。Demos 等[24]报道，直接外侧入路全髋关节置换术术后 1 年，中到重度跛行发生率为 11.6%，异位骨化发生率为 2.5%。Harwin 等[25]报道了该入路术后 14.8% 的异位骨化率。Iorio 等[26]报道经外侧入路全髋关节置换术后，外侧转子疼痛的发生率为 4.9%，而后入路为 1.2%。

## 五、后侧入路

髋关节后入路是应用最广泛的入路，可用于髋关节成形术、髋臼后壁骨折切开复位内固定、化脓性髋关节冲洗引流。1874 年，Langenbeck 首次将其用于感染引流[27]。从那以后，它有了各种各样的名字，包括后外侧入路、南方入路（指南针的指向）、Kocher-Langenbeck 入路和 Moore 入路。这个入路使用神经间和肌间平面，该入路浅层经过臀大肌（臀下神经）。深层在外展肌群后方，需要松解髋部的短外旋肌。患者通常采用侧卧位。

### （一）解剖学考虑

后入路的并发症通常与坐骨神经损伤有关。虽然坐骨神经在后入路中很少见到，但坐骨神经可能会因拉钩错误或松解臀大肌腱失败而受到压迫，坐骨神经在大腿后方臀大肌腱下方穿行，在人工髋关节置换术中旋转大腿准备股骨时容易压迫坐骨神经[28]。与后入路相关的其他并发症是髋关节不稳，尤其在不修复后关节囊的情况下容易发生。该入路的近端和远端均可延伸，认为是髋关节翻修手术的主要术式。

### （二）临床考虑

后入路全髋关节置换术后最常见的并发症是脱位。与其他入路相比较，大多数作者广泛研究并报告脱位率略高，如果进行后关节囊修复，使用新的大头内植物，恢复偏心距的话脱位率和其他入路差不多[29-31]。如上所述，Cochrane 作了系统回顾，未发现髋关节后入路与直接外侧入路的脱位率有任何差异[23]。然而，在极少见情况下，尽管有足够的缝合，短外旋肌还是会修复失败，导致明显不稳、关节积液，或关节轻微无力及不适感。高质量的 MRI

能显示这个问题[32]。

多位作者研究了髋关节后路手术后神经麻痹（尤其是坐骨神经）的发生率。Navarro 等[33] 报道 1000 例大样本患者的神经损伤率为 0.6%。本研究的作者得出结论，髋关节手术后导致神经损伤的最可能因素不是手术入路，而是手术的复杂性。Hurd 等通过松解臀大肌肌腱将坐骨神经损伤率降至 0[28]。类似地，Weale 等[34] 报道，虽然亚临床神经损伤在临床上无法察觉，但电生理可以检测到亚临床神经损伤。

虽然报道显示外展肌及相关肌肉保护，但与直接前入路相比，血清肌酸激酶水平相关的肌肉损伤出现的概率更大，但全身炎症指标未见明显区别[35]。

假体位置是任何关节置换术长期生存的最重要因素之一，据报道，与直接外侧入路和双切口全髋关节置换术相比，后侧入路假体位置安放最准确[36]。

## 六、结论

针对绝大多数髋关节疾病的手术治疗，开放的髋关节手术仍然是必要的。由于髋关节面积大、肌肉多、组织层面多，现代外科手术入路多种多样。在某些情况下，某些疾病只能采用一种入路，但许多手术可以通过几种不同入路安全地完成。因为每种入路都有其优点和缺点，为了取得最好的临床效果并进行安全的手术处理，外科医师了解所有相关入路是至关重要的。

# 第六篇　关节镜治疗髋部疾病

## Arthroscopic Treatment of Hip Disease

**Michael J. Salata**　著

# 第34章

## 髋关节镜发展史
## The History of Hip Arthroscopy

Sachin Daivajna　Richard N. Villar　Narendra Ramisetty　著

李安旭　谭洪波　译　李　川　李海鹏　校

### 一、概述

髋关节镜是一个独特的专业，其起源可追溯到19世纪初期。在过去的10年，髋关节置换的数量呈指数级增长，现已成为公认并广泛接受的手术[1]。髋关节镜已经发展了很长一段时间，早期仅用于诊断，到目前可用于输入干细胞治疗髋关节炎。微创保髋的思想和愿望，推动了髋关节镜领域的不断变化。

### 二、第一台内镜

内镜最早的先驱之一是 Philipp Bozzini，他于1806年在维也纳的 Josephinum 外科军事学院发明了一种称为"Lichtleiter"或光导体的装置[2]。这是一个非常粗糙的发明，它使用烛光和一些镜子照亮中空管。直到 Thomas Edison 在 1880 年发明了白炽灯泡之前，这种内镜的使用一直受到光线不足的限制。后来，Zeiss 公司在 1907 年生产了多种透镜组合，使图像能够正像看（早期相机是倒影）[3]。

内镜开始主要用于检查膀胱，直到 Severin Nordentoft 首次报道用自制的托卡特内镜检查人体关节[4]。他在文献中创造了"关节镜检查"一词，并描述了器械的使用方法。在此期间，来自斯德哥尔摩的 Hans Christian Jacobaeus 教授在 1913 年开发了一种内镜来检查腹腔和胸腔[5]。他的发明被广泛称为"雅可巴内镜"，他也被认为是人类腹腔镜和胸腔镜的创始人。

1918 年，来自东京的 Kenji Takagi 教授使用膀胱镜检查了膝关节[6]。Takagi 开发了 3.5mm 的膝关节镜，并最终开发了 12 种不同视角的关节镜。在世界的另一端，来自瑞士的 Eugene Bircher 博士正在使用内镜独立检查膝关节。他使用雅可巴内镜，并发表了 60 例膝关节镜检查的文章，并将这一过程称为"关节内镜检查"[7]。但是，Bircher 最终认为关节镜做手术是不足够的，使用关节镜检查只能作为诊断性手术。

### 三、髋关节镜的诞生

Michael Burman 首次使用髋关节镜，虽然只是在尸体上首次应用[8]。他去柏林学习内镜 1 年后，回到他的家乡美国进一步发展了这个技术。他的装置包含 4mm 的套管鞘和 3mm 的关节镜。1931 年，Burman 用它检查了 90 多个尸体的不同关节，其中 20 个是髋关节。然后他说："显然不可能在股骨头和髋臼之间插入针头。"因为所有标本都是无牵引检查，他未能检查到髋关节的中央间室。他首选的入路是粗隆前入路，这个入路就是目前普遍使用的入路。Burman 就这样为髋关节镜奠定了基础。

后来，Takagi 在 1939 年报道了 4 例患者的首次临床应用髋关节镜，其中 2 名是 Charcot 关节，1名是结核病,1名是感染性关节炎[9]。第二次世界大战推迟了髋关节镜的进一步发展，到下一个临床应

288

用报道间隔了 30 多年的时间。

## 四、光纤的发展（战后时代）

曾在 Takagi 手下任职的 Watanabe，继承了他的上司在关节镜开发方面的工作。他使用电子和光学技术改善光源控制，并很快成为现代关节镜的创始人 [10]。1959 年，Watanabe 21 号关节镜在西方国家得到普及。它的主要缺点是灯泡因短路会偶尔发生破裂。英国的 Harold Hopkins 教授解决了这一问题，他于 1965 年开发了 "Hopkins 杆状透镜" 内镜。它使用冷光纤，从而使关节镜检查更安全。实际上，该技术仍在现代的刚性关节镜中使用。

尽管关节镜在日本迅猛发展，但在西方世界并不流行。多伦多的外科医师 Robert W. Jackson 博士于 1964 年夏季奥运会期间访问了 Watanabe [11]。访问之后，Jackson 开始在多伦多练习膝关节检查，随后于 1968 年向美国骨科医师学会（American Academy of Orthopedic Surgeons，AAOS）展示了他的研究结果 [12]。他在美国的同事很快就接受了这种技术，接着关节镜经常用于治疗膝关节疾病。1974年，David Dandy 在多伦多与 Robert Jackson 合作后，将这项技术带到了英国。接下来的几年关节镜领域经历了快速的发展。

长期以来资深作者（RNV）将髋关节镜的历史分为 4 个时期，如下。
- 开始阶段（1990 年之前）。
- 巩固阶段（1990—2000 年）。
- 扩张阶段（2000—2010 年）。
- 多元化阶段（2010 年至今）。

### （一）开始阶段（1990 年之前）

自 Tagaki 开始，由于对髋关节结构观察困难并且手术烦琐，髋关节镜几乎被放弃了。这种情况一直持续到 1975 年，在哥本哈根的国际关节镜协会会议上，Aignan 首次介绍了他对 50 例患者的诊断性髋关节镜和滑膜活检 [13]。2 年后，来自美国的 Richard Gross 在英国文献中，发表了儿童股骨骨骺滑脱的髋关节镜检查结果 [14]。随后是 Holgersson 等

在 1981 年报道关节镜在评估 13 名儿童（15 髋）青少年慢性关节炎的作用 [15]。在这两个临床系列中，Shifrin、Reis、Vakili、Salvati 和 Warren 分别报道了在全髋关节置换术中移除异物的 2 例病例 [16, 17]。

1982 年，Eriksson 和 Sebik 发表了他们在髋关节镜检查中使用气体或液体的观察结果，认为气体在鉴别关节变化方面更有优势，并且描述了髋关节具有密封效果 [18]。

髋关节镜检查常在仰卧位进行，直到 Glick 和 Sampson 将该技术发展到侧卧位；据说对于肥胖患者来说操作更简单。Glick 还设计了一个专业的髋关节牵引系统，该系统由 Arthronix（Arthronix, New City, NY, USA）于 1986 年制造 [19]。

随后，McCarthy 开发了具有机械优势的特殊髋关节牵引器，用于解决髋关节中央间室的病变（Innomed Corp., Savannah, Georgia, USA）。这个牵引器在牵引过程中，对会阴和踝关节提供良好的保护，避免这些结构出现牵引相关并发症。

70° 镜开始广泛应用于髋关节镜检查，因为它提供了比 30° 镜更广阔的视野，有利于髋关节内部结构的观察。然而，髋关节镜在这个时代的一个关键特征是，这个手术通常只是诊断性的而不是治疗性的。在这个髋关节镜开始阶段结束时，手术量仍然很少；尽管治疗的疾病多种多样，也描述了不同的技术方法，但大多数人认为髋关节镜是一项技术要求很高的手术。

Eriksson 和 Arvidsson 在 1986 年 [20] 指出，牵开髋关节的力量可能是巨大的。他们发现，在清醒时牵开髋部可能需要高达 900N 的力，而麻醉时则需要 300N 的力。

### （二）巩固阶段（1990—2000 年）

在这一时期，髋关节镜越来越多地用于手术治疗，如清除游离体、滑膜切除和活检。McCarthy 和 Palmer 在波士顿麻省总医院（Massachusetts General Hospital，MGH）开发的关节 MRI 钆造影技术，极大地提高了人们对髋关节镜检查的兴趣。这种成像方法显著提高了关节病变的分辨率，包括盂唇撕裂

和游离体。在 20 世纪 90 年代初期，麻醉师 Amo Oduro-Dominah 博士和手术助理 Colin Dunling 提出，利用导丝可以使关节镜进入髋关节变得更简单。这个想法来源于使用引导线进行椎间盘微创切除术。1990 年，Dvorak、Duncan 和 Day 发表了一篇基于尸体的髋关节镜解剖学论文 [21]。随后 1994 年，Keene 和 Villar 发表了活体的解剖学 [22]。1995 年，McCarthy、Busconi 和 Day 在《美国骨科医师学会杂志》上描述了髋关节镜检查的主要入路。1 年后，Byrd、Pappas 和 Pedley 在尸体研究中描述了关节镜入路与神经血管结构之间的关系 [23]。

1992 年，英国剑桥大学的 Richard Villar 出版了第一本髋关节镜的教科书，这本书是根据他 1988 年第一次手术后的经验写成的。1994 年，Byrd 发表了 20 例仰卧位手术的研究结果，促进了解剖学知识的积累 [24]。他发现外科医师和工作人员在仰卧位时更容易定位解剖结构。大约在这个时候，髋关节镜外科医师开始将倾向于侧卧位和仰卧位的医师分开。

1996 年，巴黎的风湿病学家 Dorfmann 和 Boyer 描述，髋关节由中心和外周两个间室组成 [25]。1984 年，他们在巴黎郊区的欧奈苏布瓦医院进行了第一次髋关节镜检查。中央间室包括盂唇在内的关节内结构，而外周间室是盂唇外关节囊内的部分。随后，2001 年 Dienst、Godde 和 Seil 描述了不用牵引进入外周间室的技术，从而强化了这一概念 [26]。在这个巩固时期，带角度的刨刀的出现也有利于进入髋关节的内部结构。

在这个时期，认为髋关节镜检查风险很低，但仍然是一个复杂手术，并发症很少见，主要与神经系统损害有关。最常见的是阴部神经失用症，由 Rodeo、Forster、Weiland 和 Lyon 等于 1993 年报道 [27, 28]。Funke 和 Munzinger 在 1996 年报道，19 例患者中有 3 例出现与牵引和液体外渗相关的并发症 [29]。1999 年，Griffin 和 Villar 报道 640 例患者，没有长期后遗症的整体并发症发生率为 1.6% [30]。Clarke、Arora 和 Villar 在回顾了 2003 年的 1054 例髋关节镜检查后，发现并发症发生率为 1.4% [31]。更

少见的并发症如缺血性坏死、股骨颈骨折、深静脉血栓形成和肺栓塞在其他文献中也有报道。

在这个巩固阶段，髋关节镜相关的手术、患者和外科医师的数量开始急剧增加。特殊器械开始出现，相关研究速度加快，并发症也被量化。与此同时，工业界开始显示一定程度的兴趣，尽管他们的兴趣还在模棱两可阶段。当然，在此期间，除了关节镜诊断，治疗性髋关节镜也开始进一步发展。

### （三）扩张阶段（2000—2010 年）

正是在这一时期，髋关节镜才真正开始在全球骨科手术中崭露头角。在 20 世纪 80 年代，随着 McCarthy 和 Glick（Arthrex Corp., Naples, FL, USA）开始开发髋关节特器，出现了更多的专业工具，尤其是开口工具的出现，使弧形器械的进入更加安全，并且更容易清理游离体 [32]。电动器械在这时就像现在一样开始广泛使用了，但射频设备的到来彻底改变了髋关节镜。激光手术也出现了短暂的兴趣，但它并未在髋关节镜领域得到广泛的推广。射频工具的应用有利于外科医师到达中央间室和髋臼窝周围的结构。缝合锚钉用于修复盂唇撕裂，无结锚钉更加简化了手术。

2001 年，Ito 等出版了动态 MRI，发现头颈偏移的丢失导致股骨头与髋臼缘撞击，最终发生盂唇撕裂 [33]。他们称之为凸轮效应，并引入了股骨髋臼撞击综合征的概念。这个诊断促进了髋关节镜在外科医师和患者中的普及。

2003 年，Ganz 等发表了一篇综述，对 600 多名非发育不良型股骨髋臼撞击综合征患者进行了外科脱位手术治疗，并提出股骨髋臼撞击综合征可能是骨关节炎的前兆。当时认为开放的外科脱位手术是治疗股骨髋臼撞击综合征的标准方法 [34]。到 2005 年，髋关节镜领域接受了这一概念，并开始用关节镜治疗股骨髋臼撞击综合征 [35]。Guanche 和 Bare、Sampson 的报道显示，关节镜手术比开放手术效果更好 [36, 37]。在这一发展时期，世界各地的机构开展了大量的髋关节镜手术，数量多达数千例。周围和中央间室进行常规关节镜检查已成为大多数髋关

镜手术的一部分。手术适应证的扩大开始出现在文献中，而不再是孤立的病例报道，技术本身的描述也变得不那么重要。于 2008 年在巴黎成立的国际髋关节镜学会的帮助下，世界各地的主要髋关节镜组织经常保持联系。与此同时，教育也在发展，因为人们意识到，与开放手术甚至其他关节的关节镜手术相比，进行髋关节镜检查需要一套不同的手术技能。工业界开始对髋关节镜手术产生了浓厚的兴趣，并为其发展做出了重大贡献。政府也开始感兴趣，例如，英国国家健康和保健研究所（National Institute for Health and Care Excellence，NICE）发表在 2007 年 3 月的一份报道的结论是：因为没有专门的批准方案和评估或研究方案，现有证据评估关节镜治疗髋关节撞击综合征的安全性和有效性不足[38]。

在 2008 年，Larson 和 Giveans 报道了关节镜治疗股骨髋臼撞击综合征的中期结果。75% 的患者结果优良[39]。同年，Bardakos、Vasconcelos 和 Villar 认为，切除凸轮样病变联合清理盂唇对改善术后结果很重要[40]。2009 年，Byrd 和 Jones 公布了对运动员的 10 年研究成果，最后显示结果不错，但结论是术前存在关节炎会影响最终结果[41]。

（四）多元化阶段

髋关节镜继续大力发展。人们越来越多地接受它，也已经在现代骨科手术中赢得了一席之地，大多数人也意识到，它还有更多的发展空间。2011 年 9 月的 NICE 随访报告的结论："目前关于关节镜下股骨髋臼手术治疗髋关节撞击综合征的疗效证据确凿，短期和中期症状缓解充分。在安全性方面，并发症有限[42]。因此，该手术在临床管理安排下可正常进行，仅需参考当地随访结果做批准和评估。"

髋关节镜不仅用于治疗盂唇撕裂和软骨损伤，现在也可处理髋关节置换相关问题[43]。

除关节内疾病外，髋关节镜还应用于治疗髂腰肌肌腱、粗隆滑囊炎、髂胫束、坐骨神经和关节周围滑囊的病变[44, 45]。髋关节不稳的处理也是髋关节镜手术的一部分。事实上，曾经认为圆韧带是一种退化的结构，但现在人们对它的功能很感兴趣[46]。甚至在关节镜下进行了圆韧带重建[47]。同时，还报道了关节镜下骨囊肿清理后行骨移植，使用纤维蛋白胶封闭软骨损伤区域也显示出良好的短期效果[48]。

在髋关节镜普及十多年后，尽管在盂唇撕裂的处理上还没有真正的共识，但髋关节镜在治疗股骨髋臼撞击综合征中仍处于优势地位。Larson 和 Giveans 在 2012 年发表了他们对 94 例髋进行了盂唇清理或固定的结果，解决了这个争议。平均 3.5 年随访，盂唇固定组比盂唇清理组有更好的结果[49]。Matsuda 等和 Botser 等比较了开放手术和关节镜手术，他们的结果也支持关节镜手术，关节镜具有更快的康复速度、更少的并发症和相似的疗效[50, 51]。在这个多元化时期，现在世界各地都在大量做这个手术，技术也在全球发展，多个厂家也进入这个市场。关节周围手术和髋关节镜下应用生物制品技术也在扩大。事实上，尽管认为髋关节镜本身是一种亚专科技术，但在某些机构髋关节镜手术现在是常规手术，一些外科医师甚至开始在这个已经是亚专科的领域进行细分。

五、结论

经历了漫长而艰辛的历程，髋关节镜才达到目前骨科手术中的地位。现在它是一种可靠的技术，具有固定的适应证。经证实，髋关节镜是一种低风险的手术，具有利用微创技术治疗髋关节疾病的优势。然而，对于外科医师来说，需要注意细节是，髋关节镜需要漫长的学习曲线。未来的髋关节镜是一个安全、具有广阔发展空间以及有望进一步完善的技术。

# 髋关节镜适应证
## Indications for Hip Arthroscopy

Catherine A. Nosal    Asheesh Bedi    Rebecca M. Stone    Christopher M. Larson    著
欧阳侃 译 谭洪波 校

## 一、概述

自 20 世纪 80 年代以来，髋关节镜手术广泛地应用于临床，并得到了快速发展[1]。最初，由于髋关节的解剖特点，使关节镜在进入髋关节及操作时相对于其他关节更困难，因此，髋关节镜的适应证相对其他关节更窄。同时也因为关节的深度、关节周围软组织较厚及关节囊与股骨头和髋臼之间的紧密结合，使得手术器械活动受限[2]。随着手术器械及体位设备的改进，以及关节囊处理及显露技术的提高，髋关节镜的适应证得到了极大的拓展[3]。对于有经验的外科医师，这项微创技术相对于传统髋关节切开手术，血管神经损伤的风险及关节周围肌肉组织并发症大大减低，患者恢复得更快[2]。

## 二、适应证

具体见表 35-1。

### （一）关节内病变

#### 1. 股骨髋臼撞击综合征

股骨髋臼撞击综合征是导致髋关节终末运动受限的一种疾病，股骨头颈交界区与髋臼之间的不正常接触会导致软骨和（或）盂唇的病变[4]。尽管某些人放射检查有股骨髋臼撞击的表现却没有症状，但反复的撞击，尤其是髋关节超正常范围活动的体育运动，如体操、武术，会导致髋关节的疼痛及不适，有报道认为股骨髋臼撞击综合征是非发育不良性髋关节炎的主要原因之一[5]。

Ganz 和他的同事描述了对于有症状的患者采取髋关节外科脱位治疗股骨髋臼撞击综合征的方法，认为其安全、有效且可重复[6]。近期关节镜技术的进展，关节镜下处理股骨畸形及髋臼撞击病变与切开手术的效率及效果相同[7]。关节镜手术无须转子截骨，有减少周围软组织创伤的优势。后上方凸轮畸形的关节镜处理需要较丰富的经验，而后方基底部的凸轮畸形以及某些大范围的髋臼畸形（如严重的髋臼后倾、凸出），最好行开放手术处理，以便能彻底地清除导致髋关节疼痛的机械因素[7]。

#### 2. 盂唇损伤

髋臼盂唇是一个环状纤维软骨组织，起密封圈作用，润滑髋关节，并在髋关节负重时分散应力[8]，同时密封圈效应也通过分散负荷维持髋关节稳定[3]。盂唇损伤会导致疼痛、机械症状和（或）关节活动受限[9]；盂唇病变可以继发于股骨髋臼撞击综合征、髋发育不良、髋退变、创伤等，通常根据盂唇损伤的类型、组织的质量以及血运情况，采用清理、修复或再固定等方法进行处理。

临床盂唇损伤最常见的部位为髋臼的前上沿，典型地反映了股骨和髋臼畸形造成的机械撞击所在的位置[10]。在髋发育不良的病例中，可以观察到前上、上及后方的肥大、不正常的盂唇[11]。盂唇修复/保护的目的是治疗髋关节疼痛、恢复髋关节的密闭/

表 35-1 目前髋关节镜适应证

| 关节内 | 关节周围 |
| --- | --- |
| • 股骨髋臼撞击综合征（凸轮型和钳夹型）<br>• 盂唇损伤<br>• 软骨损伤<br>• 圆韧带损伤<br>• 游离体 / 滑膜软骨瘤病<br>• 化脓性关节炎<br>• 滑膜病变<br>• 粘连性关节囊炎<br>• 关节囊松弛及髋不稳<br>• 辅助治疗<br>• 关节镜辅助全髋置换术 | • 大转子疼痛综合征<br>• 弹响髋综合征<br>• 腘绳肌近端修复术<br>• 坐骨神经卡压<br>• 股骨髋臼撞击综合征（坐骨股骨撞击、髂前下棘撞击） |

稳定性，潜在地避免由于关节软骨不正常的应力接触导致髋关节炎的过早发生。研究表明，作为保髋技术的一部分，进行盂唇修复，而不是无区别地过度清理或切除，有更好的临床效果[12-15]。

3. 软骨损伤

除了盂唇外，髋关节的软骨为股骨头和髋臼之间提供一个光滑、几乎无摩擦的关节接合表面。急性创伤（如关节半脱位、脱位、侧面撞击等）或反复慢性创伤（如股骨髋臼撞击综合征）都可以导致这个表面紊乱，或者静态过度负荷（如发育不良）导致慢性的退行性病变。髋关节伸直位时旋转练习也可能导致软骨损伤。

损伤可能发生于股骨头或者髋臼的软骨面。髋关节半脱位/脱位或者创伤性冲击伤，通常导致股骨头的骨、软骨损伤[1]。髋臼软骨损伤多见于关节内病变的患者，表现出非球形头颈交界区与髋臼几何形态上的不匹配。股骨偏心距的缩短以及头颈交界区的球形化会导致髋臼软骨面的分层剥脱，这些软骨碎片使得其他方面无病变的关节出现疼痛及机械症状。关节镜下可以全面地观察髋关节的关节面，并采用清理或骨髓刺激技术（如钻孔、微骨折）治疗软骨损伤[10]。关节镜技术的持续进展，使得自体或异体组织移植技术用于治疗髋关节骨软骨损伤并取得更好效果成为可能。

4. 圆韧带损伤

圆韧带是一条坚固的关节内韧带，对于髋关节的稳定非常重要，尤其是在髋关节内收、屈曲、外旋时。圆韧带损伤包括部分或完全的创伤性撕裂、退变性撕裂以及从股骨头中心凹止点的撕脱骨折[16]。完全撕裂通常是由于髋关节的半脱位或旋转损伤所致，退变性撕裂是由髋关节的慢性炎症所致，其导致韧带的退变或者预示着髋关节不稳[2]。

圆韧带损伤可能出现髋关节机械性疼痛，患者可能感觉髋关节弹响。关节镜是清理或切除该韧带的有效技术，尽管有学者报道圆韧带重建技术，但目前尚没有数据表明重建优于传统的清理。如果术中发现圆韧带明显损伤和（或）肥大增生，但没有明显的退行性改变，应该怀疑存在创伤性（半脱位）和非创伤性（发育不良/多向不稳）髋关节不稳。近期有学者报道了关节镜下圆韧带损伤的分类[17]。

5. 游离体 / 滑膜软骨瘤病

游离体是位于髋关节中央或者外周间室的小块软骨和（或）骨，可能是继发于创伤、关节退行性变或者反应性骨形成。关节游离体的患者通常出现机械症状，如弹出、卡住或交锁[9]。不是所有的游离体都会在放射图像上显影，关节镜具有良好的诊断和治疗价值，能够以微创方式进行诊断并可靠地治疗这类疾病[18]。

数目众多的游离体也可能是由于原发或继发的滑膜软骨瘤病/骨软骨瘤病所致。原发性滑膜软骨瘤病是关节滑膜内壁的增殖性疾病。该病导致滑膜层的化生，滑膜层逐渐增大、钙化、掉入关节腔内，导致关节疼痛和机械症状[19]。继发性滑膜软骨瘤病更常见，通常继发于创伤，创伤导致部分关节软骨破裂、掉入关节腔内，软骨碎片可能钙化或者不钙化，关节镜下取出碎片并修复相关的软骨损伤相对比较容易[19]。创伤所致的骨碎片容易在 CT 或者 MRI 片上发现，而单纯的软骨碎片有时只能在关节镜手术时发现[1]。

### 6. 化脓性关节炎

化脓性关节炎是由细菌、真菌或者病毒导致的髋关节本身的感染。感染能导致软骨的快速溶解以及关节面不可逆的损伤，出现关节疼痛、发热和（或）积液。化脓性关节多见于生长期婴儿或儿童的血行感染，或者免疫缺陷的患者和老人。

据报道，急性化脓性关节炎关节镜下引流，短期效果良好，包括冲洗、灌洗以及清理感染组织。这种方法通常比传统切开手术效果好，切开手术通常有更高的并发症发生率，术后疼痛更明显，住院时间更长[18, 20]。然而，关节镜对于脓肿形成的败血症、关节外感染或者骨髓炎疗效不确切。

### 7. 滑膜病变

滑膜是覆盖在髋关节内的薄层软组织，不仅是关节软骨的保护屏障，同时也分泌关节滑液。当髋关节经创伤、反复的应力作用和（或）关节炎时，髋关节滑膜内壁会随着时间而退变。PVNS（滑膜肿胀，滑液过度分泌）、类风湿关节炎（因自身免疫而导致滑膜肿胀）以及滑膜软骨瘤病（如前文提到）都属于滑膜疾病。

关节镜不仅可以治疗关节滑膜疾病，同时也是确诊的一种手段；关节镜下滑膜切除术可以有效地减缓关节软骨的损伤、维护髋关节的功能[18]。位于新月窝及股骨颈中下部的局灶性 PVNS，能在关节镜下比较有效地清除并根治；扩展到关节外软组织以及髋后方区域的弥漫性病变，可通过外科脱位技术能更彻底地清除。关节镜技术也可以微创进行滑膜活检以明确关节炎诊断，采用疾病修饰剂进行靶向治疗。

### 8. 粘连性关节囊炎

粘连性关节囊炎是更新的髋关节镜适应证，1999 年首次在临床确认[21]。和肩关节的粘连性关节囊炎相似，由于炎症原因，髋关节出现疼痛、活动受限。然而，本病的临床表现和其他导致髋关节疼痛及被动活动受限的疾病相比并没有特异性。有学者认为，对于许多患者来说，粘连性关节囊炎使关节活动受限对髋关节功能的影响要小于肩关节，所以其发病率的报道要低于实际，其发病率可能高于之前的文献报道[21]。关节镜可以有效地治疗这类疾病，进行关节囊切开或者切除部分增厚的关节囊及关节内增生滑膜。

### 9. 关节囊松弛及髋不稳

关节囊松弛及髋不稳的病因可以分成创伤性和非创伤性，创伤可以导致关节囊功能不全和（或）盂唇损伤。非创伤性髋不稳可以由过度使用导致，可能由于在有轴向负荷时反复外旋、致前方半脱位。其他容易出现髋不稳的原因有全身性韧带松弛、髋臼发育不良或结缔组织病变如 Ehlers-Danlos 综合征[22, 23]。

无论是创伤性还是非创伤性关节囊松弛，都可以导致髋关节疼痛及发生半脱位。关节镜下修复或重建盂唇和关节囊，对于复发性髋关节不稳的患者可能有效，尤其是之前有过创伤的患者[23]。Berkes 等和其他学者近期报道了一组创伤性髋脱位的患者，其中股骨髋臼撞击综合征可能是后方不稳的易发因素，关节镜下骨成形及盂唇重新固定有良好的临床效果[24, 25]。然而，对于非创伤性不稳的患者，进行关节镜手术应谨慎，首先考虑应用于关节囊或盂唇缺损但骨性结构正常的患者。对于发育不良为主要因素的患者，最好行切开手术，恢复关节的深度、一致性及运动学，并且纠正损害周围软组织的潜在的机械问题。

### 10. 辅助治疗

髋臼发育不良会导致髋关节结构性不稳和静态过度负荷，出现盂唇退变、软骨表面损伤和圆韧带肥大／撕裂[26]。临床可以通过髋臼周围截骨术来矫正过浅的髋臼，通过机械调整髋臼的朝向到更合适的位置，从而减少髋臼表面的应力及负荷。髋臼周围截骨手术可以通过前方入路切开关节，从而处理关节内病变，然而关节镜联合髋臼周围截骨术，可以更精确地定位并治疗软骨和盂唇损伤[26]。

严重发育不良的髋关节，可能需要联合髋臼周围截骨术和股骨近端截骨（proximal femoral osteotomy，PFO），增强关节的稳定性并恢复髋关节功能[27]；在各种程度的髋发育不良，关节镜都是一个非常有效的辅助工具，有助于精确地治疗各种关节内病变，如盂唇的重新固定或清理[28]。但不应该单独采用关节镜来治疗髋发育不良、髋臼及股骨的畸形可能需要通过截骨来矫正。对于关节镜治疗发育不良，无论是否行骨性切除、盂唇清理和关节囊切开，均可能造成医源性不稳，已有多篇报道[29-32]。

### 11. 全髋置换中的应用

关节镜可以作为传统全髋关节置换术前、术后的诊断工具。当 X 线平片及 MRI 提示关节软骨面尚好、不能确定是否存在严重关节退变时，关节镜可以帮助确定关节病变情况、是否需要行全髋关节置换术。全髋关节置换术后关节镜应用较为少见，可用于置换术后评估髋臼衬垫是否完整和磨损程度、取出断裂的髋臼螺钉、清除可能撞击的软组织[9]。

有文献报道，全髋关节置换术后相关假体放置位置不佳（臼杯相对后倾、超尺寸假体、腿长不等），和腰大肌撞击引起疼痛。虽然，对于这类问题的确定性治疗是更换和调整假体位置，老年患者关节成形的翻修率控制可能会阻碍医生采用这些操作。对于腰大肌撞击，可在关节镜下进行腰大肌延长或切断，同时进行边缘的修整，以减轻疼痛、改善功能。文献报道，经过仔细选择合适的患者，腰大肌切断术和全髋翻修术有相似的效果[33-35]。有一些腰大肌疼痛的患者不存在明显的撞击，仅仅腰大肌增厚并张力增高，关节镜下经关节囊或在小转子位置行肌腱延长术能够减轻疼痛[34]。小转子水平松解更容易暴露，而且不会有医源性感染的风险及继发于关节囊损伤的关节不稳。

### （二）关节周围病变

#### 1. 大转子疼痛综合征

大转子疼痛综合征（greater trochanteric pain syndrome，GTPS）是用来描述髋关节外侧大转子区域内慢性疼痛的术语[3]，最常见的 GTPS 是大转子滑囊炎，为大转子表面与臀中肌、臀小肌及髂胫束之间由于反复创伤所致的炎症性疾病，疼痛也可以由髋外展肌腱炎症或撕裂引起[36]。关节镜下滑囊切除术、髂胫束松解和（或）肌腱修复术能有效地治疗大转子滑囊炎及臀中肌、臀小肌的部分撕裂[37]。近期 Voos 等报道了一组关节镜下修复髋外展肌腱的病例，临床效果良好[38]。

#### 2. 弹响髋综合征

弹响髋综合征的特征性表现为髋关节活动时有听得到（内源性）或者看得见（外源性）的弹响，同时可能伴有疼痛。弹响的来源包括髂胫束的后部或者臀大肌的前部（外源性）在髋关节屈伸时滑过大转子。弹响也由于髂胫束（内源性）从髂耻隆起、髂前下棘、髋臼沿或者股骨头上滑过引起。无症状性弹响髋无须治疗。关节镜下治疗顽固性有症状的弹响髋手术包括去除骨性撞击和（或）松解或延长髂腰肌腱或髂胫束以缓解症状[39]。

#### 3. 腘绳肌腱近端修复

腘绳肌腱从坐骨结节上撕脱是一种少见损伤，发生在强力屈髋同时伸膝时[40]，多发生于滑水运动意外。年轻活跃患者 2 条或 3 条肌腱撕脱伴明显回缩通常需要进行修复固定，术后有良好的效果并能重返运动[41, 42]。随着臀深部间隙关节镜技术进展，目前外科医师可以研究内镜下修复腘绳肌腱撕脱的意义。然而，尚没有关于这个手术临床疗效及并发症的文献数据。手术时应该小心显露及保护坐骨神经及臀血管。目前，这一技术更有可能用于治疗近端腘绳肌腱病变及撕裂，肌腱区域的处理包括清理、在坐骨结节上打磨出血骨床后行肌腱修复。对于可能需要同种异体材料进行重建的慢性撕裂，最好切开手术[43]。

#### 4. 坐骨神经卡压

坐骨神经经过坐骨切迹下方进入梨状肌，梨状肌的创伤，引起肌肉的痉挛或挛缩，导致坐骨神经卡压[44]。坐骨神经被腘绳肌、股方肌、下孖肌、闭孔内肌、上孖肌或瘢痕组织卡压时，也会导致疼痛[45]。髋关节屈曲同时内或外旋时会加重神经卡压，导致臀部疼痛并放射致大腿后方。

内镜下松解可以减轻神经卡压所致的疼痛，然而临床发现，如果神经卡压的部位太靠近端或远端，则无法进行松解[45]。内镜下坐骨神经减压手术需要有精确及精细的关节周围间隙解剖认识，以确保所有可能卡压的组织均被松解，这是一个相对新的髋内镜适应证，建议由熟悉臀肌下间隙解剖的医师完成。另一个选择是通过后方入路小切口进行坐骨神经松解，相对更容易且安全。

### 5. 股骨髋臼撞击综合征

坐骨股骨撞击和髂前下棘撞击是属于髋关节外撞击[46-48]，撞击发生于小转子和坐骨之间（坐骨股骨）或者髂前下棘和股骨颈远端之间（髂前下棘）。近期文献报道，选择合适的适应证，内镜下进行异常的骨性结构减压，可提高临床疗效[46-48]。关节外的大转子/骨盆撞击，经典见于股骨头无菌性坏死（Legg-Calve-Perthes病），最好采用切开手术治疗，包括股骨颈延长/大转子移位。尚需要更多病例及更长的随访来确定关节外撞击的疗效及最佳手术方式。

## 三、禁忌证（表35-2）

髋关节镜/内镜手术想要取得良好的疗效，需要仔细选择患者，并且对影响手术操作及临床疗效的因素有敏锐的知觉。

### （一）相对禁忌证

肥胖患者的髋关节镜在技术上是一个挑战，有巨大的潜在风险，而且需要更长的器械才能进入到

关节内[10]。肥胖和失调的患者也可能影响其参与严格术后康复锻炼的能力，关节镜手术在治疗轻中度骨性关节炎、发育不良、炎症性关节炎等患者时相对效果差，文献报道，在存在退行性改变的关节有较高的失败率[49]。术前在影像上仔细评估骨形态发育及关节软骨的完整性非常重要，关节镜是严重发育不良患者关节内病变的诊断及治疗非常有用的辅助手段，但一定要联合开放手术，以便处理由于静态超负荷导致的股骨及髋臼畸形。在撞击患者中，也可以发现轻度发育不良的表现，这一类患者应该仔细考虑是否进行关节镜手术。对于有明确神经损伤/病变的患者（如阴部痛），也是关节镜的禁忌证，因为牵引有加重神经卡压的风险，导致所谓的"双重卡压"现象[44, 50]。慢性的腘绳肌腱和外展肌腱撕脱伴回缩患者的手术，在技术上是一个挑战，需要进行同种异体肌腱移植重建，对于这一类患者来说，开放手术可能更为合适。最后，内源性弹响髋伴严重股骨颈前倾的患者，最后行股骨反向截骨术，可以避免髋前方进一步不稳的发生。

### （二）绝对禁忌证

对于严重骨性关节炎的患者，因关节软骨已经完全损伤，文献报道关节镜手术效果很差，不建议这一类患者行关节镜手术[49, 51]，关节镜冲洗或清理术后的疗效并不比使用安慰剂的患者好[52]。对于败血症关节炎的患者，当感染波及滑膜基质层时，不建议关节手术，如果怀疑骨髓炎，应该行关节切开术[53]。关节强直是重要的手术禁忌证，因为如果髋关节无法牵开、扩张，关节镜器械就不能安全地进入关

**表35-2　髋关节镜/内镜禁忌证**

| 相对禁忌证 | 绝对禁忌证 |
|---|---|
| • 肥胖/失调<br>• 中度骨性关节炎<br>• 发育不良<br>• 炎症性关节炎<br>• 神经损伤<br>• 腘绳肌近端慢性撕脱伤<br>• 慢性外展肌撕脱伴严重的回缩和脂肪化<br>• 内源性弹响髋伴严重股骨颈前倾 | • 晚期骨性关节炎<br>• 败血症关节炎<br>• 关节强直<br>• 髋发育不良伴股骨头移位<br>• 大转子撞击<br>• 严重的髋臼后倾 |

节操作[1]。发育不良伴股骨头移位（向外移位＞1cm，或者穿破 Shenton 线）意味着更严重的结构不稳，应该考虑开放手术矫正。目前，对于有症状的大转子撞击，关节镜 / 内镜手术效果并不确定，症状严重的患者建议开放手术治疗。最后，严重髋臼后倾的患者进行髋臼沿磨削术，会加重后方不足的髋臼的不稳，这类患者建议行前倾 / 反转髋臼周围截骨术。

## 四、小结

直到最近，髋关节还因为关节的深在、厚实的周围组织以及骨性结构的限制，而在很大程度上忽略了关节镜的应用。髋关节镜 / 内镜手术现在得到了快速发展，这些微创手术非常有效地治疗髋及骨盆的各种疾病。关节镜 / 内镜的应用不仅让外科医师精准地诊断和治疗髋的外伤 / 疾病，而且使得外科医师更好地理解髋关节内及关节周围的疾病。随着新技术的进展及长期的随访结果，手术适应证及禁忌证会持续改进，基于循证医学的适应证和禁忌证，会使得髋关节镜 / 内镜手术更优化。

## 第36章 关节镜治疗的外科解剖学
### Arthroscopic Treatment: Surgical Anatomy

Allston J. Stubbs    Todd C. Johnson    Elizabeth A. Howse    著

欧阳侃 **译** 谭洪波 **校**

### 一、概述

对髋关节镜下解剖的精准理解，对于鉴别疾病、保证患者安全和提高外科医师效率来说是必需的。本章的目的是通过两个部分来对髋关节镜下解剖提供可视化展示，第一部分包括手术室设置、患者体位及入路的建立是成功的关键，关节镜的检查是从肉眼检查开始的；第二部分是详细描述关节镜在髋关节的三个间室：中央间室、外周间室和转子周围间室/外侧间室的探查，确定关节内疾病往往先要确认关节内的正常结构。另外，血管和韧带解剖的认识有助于防止术中和术后并发症的发生。

### 二、关节镜解剖相关的手术室设置

手术室设置是髋关节镜成功的关键因素，可以有各种个体化的选择。外科医师选择的手术室设置，既要符合个体的水平，也要和所在医疗机构的能力和参数相符合。找到一个可重复、可靠的并且成本效率高的系统比单个偏好的设备更重要。

患者仰卧于骨折手术台上，双足置于手术台的足套中并用 3 英寸（1 英寸 =2.54cm）宽的绷带缠紧，以防术中滑脱；将足套和手术台连接好，来自于 K.A.F 装备包（Bledsoe Philippon K.A.F. positioning kit with perineal post pad kit; Bledsoe, Grand Prairie, TX）的单侧会阴柱放置在患者的腹股沟区域。会阴柱应该足够牢固以提供充分的牵引，会阴柱也应柔软，

避免牵引时压迫阴部神经。双侧髋、膝关节完全伸直，手术侧下肢外展大约 25°，会阴柱顶着大腿内侧，产生一个大概沿着股骨颈的方向斜向的牵引矢量[1]。手术侧下肢内旋至股骨颈平行于地面的方向，有效地消除股骨颈的前倾，同时也可以使得坐骨神经向后方的距离增加。

非手术侧下肢采用最小牵引，透视下，手术侧下肢逐渐增大牵引，直到出现真空征，表明髋关节内压力低于大气压（图 36-1）。记录牵引时间，以防牵引时间过长，然后将透视机推出手术室。

### 三、关节镜解剖相关的入路建立

在我们医院，通常应用两种入路技术，包括前外侧入路和改良前方入路，联合应用这两个入路，

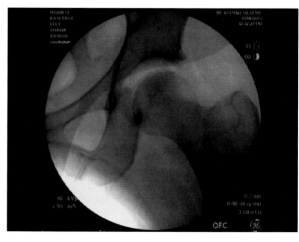

▲ 图 36-1 髋关节真空征的 X 线图
©Allston J.Stubbs, MD 版权所有

可以安全、满意地进入中央间室和外周间室。然而，有时候增加其他的入路也是有必要的，对于相对特别的入路解剖的掌握，是减少患者风险、增加手术成功的基础。

（一）进入中央间室的前外侧入路

建立前外侧入路，先触诊以确定大转子前沿。如果是左髋，医师右手中指置于大转子顶点，然后在皮肤上画一条径向线，距离医师示指尖端约10mm，线条距离大转子前沿约10mm处就是前外侧入路的位置。如果是右髋，则医师用左手切开皮肤，用6英寸、17号腰穿针沿着与头侧成15°、背侧成15°的方向穿刺进入关节[2]，退出针芯，用60ml注射器注入生理盐水，如果腰穿针恰当地进入了关节，则盐水会反流出来，可以看到注射器芯被推向外；取下注射器，沿腰穿针将镍丝置入关节，顺着镍丝退出腰穿针；镍丝进入时采用轻柔的边推边退技术，如果镍丝滑动不顺畅，则有可能是穿过了盂唇，需要进行调整；腰穿针退出后，关节镜套管顺着镍丝进入关节，可以在透视的帮助下建立入路。

前外侧入路穿过臀中肌的前方进入关节[3]；在年轻活跃的患者可以将前外侧入路移至阔筋膜张肌前方和臀中肌后方之间，牵引下，在前外侧入路区域内可以触摸到这个间隙[2]。这附近的一个重要的结构是臀上神经，它沿着臀中肌的深面从后方走向前方，通常距离前外侧入路44mm[3]~64.1mm；而坐骨神经距离入路40.2mm；当前方入路建立后，从前外侧入路观察，确定其位于合适位置后，从关节镜套管进入切割刀，切开部分关节囊，便于关节镜及器械在中央间室活动。

（二）进入中央间室的前方入路

建立前方入路，触摸并标记髂前上棘，从髂前上棘向大腿做一条直线，然后从大转子顶点作一条与前一条直线垂直的线，两条线的交点就是前方入路的位置，腰穿针以与中线成30°、与头侧成45°的方向关节镜监视下穿刺进入关节[1]；入路穿过缝匠肌和股直肌。通常入路位于髂前上棘远端63mm，

通常股外侧皮神经在此处分成2个或3个分支，因此有损伤的风险（在2~4mm内），而股神经则距离32mm[3]；旋股外侧动升支变异较大，平均位于入路远端36mm[1]。

（三）进入中央间室的改良前方入路

改良前方入路是从文献描述作轻度改良，调整位置后在盂唇修复时锚钉置入更方便；从前方入路向前外侧入路做一条直线，改良前方入路大约位于这条线中点的远端约2cm；Robertson 和 Kelly 描述了中前方入路的位置是前方入路、前外侧入路以及中前方入路组成一个等边三角形[2]；我们觉得，更合适的描述为以前方入路至改良前方入路、前外侧入路至改良前方入路两条线为边的等腰三角形（图36-2）[4]。

改良前方入路是关节镜在前外侧入路监视下建立，在关节内看到腰穿针后，切开皮肤，用血管钳分离皮下组织，以免损伤股外侧皮神经的分支。入路穿过阔胫膜张肌，然后劈开臀小肌和股直肌之间的间隙[2]。当应用等边三角形定位技术时，股外侧皮神经距离入路25.2mm，通常在入路水平已经分成2条或多条分支；旋股外侧动脉升支变异较大，平均距离入路19.2mm[2]。

（四）进入中央间室的后外侧入路

后外侧入路定位于大转子顶点后方大约1cm，距离前外侧入路大约20mm；该入路穿过臀中肌和臀小肌，经过梨状肌腱的前、上方[1]，与头侧成5°，

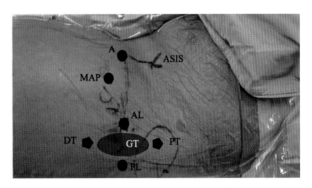

▲ 图 36-2　左髋改良前方入路图示显示等腰三角形

A. 前方入路；ASIS. 髂前上棘；MAP. 改良前方入路；AL. 前外侧入路；PL. 后外侧入路；GT. 大转子；PT. 转子近端入路；DT. 转子远端入路

与前侧成 5°[2]，入路距离坐骨神经 21.8[2]～29mm；距离臀上神经 44mm[1]。

### （五）外周间室入路的建立

在我们医院，进入外周间室通过前外侧入路和改良前方入路，不需要透视或使用腰穿针。放松牵引，通过不同的髋关节屈、伸、内旋、外旋角度，显露外周间室。

### （六）转子周围/外侧间室入路的建立

进入转子周围/外侧间室时，患者髋关节完全伸直、外展 20°、内旋 15°；前方入路位于髂前上棘外侧 10mm，直接进入阔筋膜张肌和缝匠肌之间的间隙，就像肩关节手术时开始进入肩峰下间隙一样，套管在大转子和髂胫束之间来回剥离[5]。转子远端入路位于大转子顶点和股肌结节之间，沿大转子中线的后 1/3，可以用于近端和远端的操作和评估[5]。转子近端入路和转子远端入路在同一直线上，位于大转子顶点近端，主要用于近端的操作和远端评估[5]。

## 四、三间室的髋关节关节镜解剖

髋关节镜医师通常把髋关节分成三个间室——中央间室、外周间室和转子周围间室（或叫外侧间室）。中央间室解剖结构在牵引下显露得最清楚，包括股骨头、髋臼、盂唇、圆韧带和髂腰肌腱；外周间室在放松牵引下显露最清楚，包括一部分股骨头、股骨颈、外侧滑膜皱襞、Weitbrecht 韧带（内侧滑膜皱襞）、轮匝带和前方滑膜皱襞；转子周围或外侧间室包括臀大肌、臀中肌、臀小肌和股外侧肌，髂胫束形成这个空间的外侧缘。

### （一）中央间室的关节镜下解剖

中央间室在牵引下首先通过前外侧入路进入，建立合适的入路后进入关节镜，首先看到的结构一般是股骨头的上表面和髋臼的前内侧。70° 镜可以在只移动光源、最小移动镜头的情况下看到更多的关节内结构；调整光源至前方可以看到前方三角，由股骨头、前方盂唇和关节镜的上边沿组成（图

36-3）。在直视下，腰穿针穿过前方关节囊进入前方三角内，建立第 2 个入路。

#### 1. 股骨头

股骨头是个 2/3 球形，但在与髋臼连接负荷最大的地方有一些扁平[6]，在关节镜下，大约 80% 的股骨头能够看到[7]，圆韧带止点在位于股骨头前中部分的小凹内[7]。

#### 2. 髋臼

髋臼是一个凹面结构，周围有一圈马蹄形的透明软骨层向外周延伸和盂唇相接[7]，髋臼窝位于中下部，髋臼窝的上 1/3 密布着没有滑膜衬里的纤维结缔组织，下 2/3 充满呈球状的脂肪垫组织[7]。这些组织充满髋臼窝，含有大量的血管，可能起到润滑关节的作用[6]。髋臼横韧带横于髋臼窝下缘，通常探钩可以通过横韧带和髋臼窝下部之间的间隙进入下方隐窝[7]。髋臼窝的最底部含有浓密的滑膜组织，并经过髋臼横韧带。圆韧带止于髋臼窝的后下方（图 36-4）[7]。三方软骨融合形成的骺板愈合痕在成年人通常沿着髋臼内侧壁的前后方向或者同时在前部和后部呈线状延伸至髋臼窝[1]。成年人的髋臼窝内没有关节软骨，不要把这个当成是病理状态（图 36-5）。星状皱折刚好位于髋臼窝的上方，有时可能会被误认为是早期退变，其实是正常状态，也可能在年轻成人中见到（图 36-6）[1]。

#### 3. 盂唇

盂唇附着髋臼的周围，前方和后方附着在髋臼横韧带（图 36-7）[8]，盂唇的外侧和前方部分结构上最不稳定[1]。盂唇后上方的横切面更接近三角形，而前下方更薄[7]，血供及愈合能力最好的是关节囊盂唇交界的边缘[9]。盂唇边缘有时可以看到盂唇旁隐窝（图 36-8），在髋臼窝有一条明显的沟将盂唇组织和透明软骨分离开来[7]，盂唇从髋臼软骨表面分离开来，被认为是一种正常变异，因为没有组织损伤，也没有愈合反应（图 36-9）[1]。

#### 4. 圆韧带

圆韧带起于髋臼窝的后下方，止于股骨头内侧的股骨头小凹[6]。髋关节发育不良或者盂唇发育不良时，圆韧带是髋关节的次级稳定结构[10]。

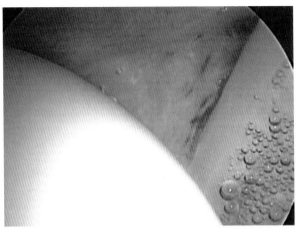

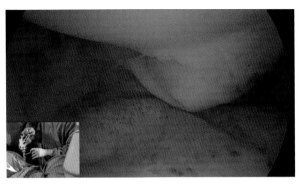

▲ 图 36-4　关节镜下观察附着在髋臼窝的圆韧带
经 Allston J. Stubbs, MD 许可转载，版权所有

▲ 图 36-3　前方三角的关节镜下图像

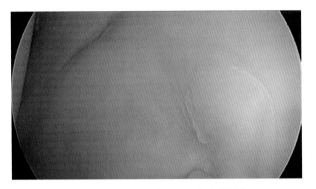

▲ 图 36-5　关节镜下骺板愈合痕图像

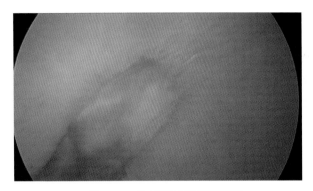

▲ 图 36-6　关节镜下星状皱折图像

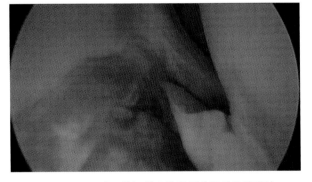

▲ 图 36-7　髋臼横韧带及外唇附着的关节镜照片
© Allston J. Stubbs, MD 版权所有

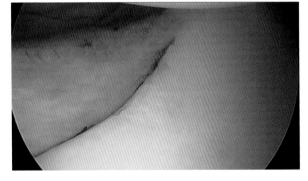

▲ 图 36-8　盂唇周围陷窝的关节镜下图像

有学者认为它分为前、后两束[11]，平均长度为30～35mm[11]，髋关节外旋时，前束紧张[6]，圆韧带表面可以看到毛细血管，但看不到大的血管[7]。

5. 腰大肌肌腱

将关节镜正对着前内侧，在中央间室可以看到腰大肌肌腱的滑膜反折，在这个区域充分切除关节囊后，可以看到肌腱伴随的滑囊，轻柔地清除滑囊

可以显现出腰大肌肌腱（图 36-10）；大约有20%的人肌腱位于关节内，其余的只有滑囊和关节相通[12]。肌腱通常在前方盂唇中间产生一个压痕，就是所谓的"腰大肌 U"[5]。在盂唇水平，髂腰肌大约40% 为肌腱，60% 为肌肉[13]。

6. 后方隐窝

通常关节镜从前方入路进入并朝向后方时，可

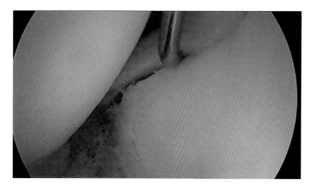

▲ 图 36-9　正常变异的盂唇分离关节镜下图像

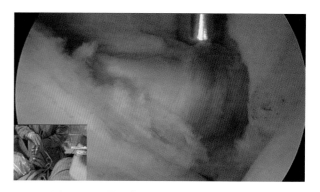

▲ 图 36-10　盂唇水平腰大肌肌腱的关节镜下图像

以看到后方隐窝，和下方隐窝一样，是关节内游离体存留的常见部位[6]。

## （二）外周间室的关节镜下解剖

髋关节的外周间室在放松牵引后才能比较好地进入，屈曲髋关节，直到充分显露。外周间室被认为是关节外，但是位于关节囊内。我们医院采用前外侧入路和改良中前方入路进入外周间室。

### 1. 股骨颈

屈髋使得关节囊松弛时，股骨头、颈交界区能比较好地显露，凸轮畸形损伤最常见的股骨颈前上部位通过前外侧入路比较容易观察到，股骨颈向股骨头的关节面靠得过近。

### 2. 滑膜皱襞

髋关节的滑膜皱襞可以作为外侧间室可靠的解剖定位点，外侧滑膜皱襞位于股骨颈的后上方，辨认外侧滑膜皱襞有助于避免损伤股骨头的主要血供，它就位于旋股内侧和支持带血管的稍前方（图36-11）[14]。内侧滑膜皱襞又叫 Weitbrecht 韧带，它是股骨颈下方的关节囊反折，位于6点钟方向（图36-12）[6]。前方滑膜皱襞位于外侧滑膜皱襞与内侧滑膜皱襞之间。

### 3. 轮匝带

轮匝带是关节囊的增厚并紧缩包绕大约3/4的股骨颈[6, 7]。在前方，关节囊收紧髂股韧带末端纤维，形成索状或领口状围绕股骨颈（图36-13）[6]，其功能目前还不是十分清楚，然而它可能在对抗牵引时维持稳定[15]。在髋关节伸直时轮匝带的纤维收紧，屈曲和外旋时放松[16, 17]。

### 4. 旋股内侧动脉有关的关节镜下解剖

掌握旋股内侧动脉及其分支的解剖位置对于避免损伤及可能出现股骨头缺血坏死非常重要。旋股内侧动脉和旋股外侧动脉都是髂外血管系统的分支，有5个主要的分支：浅表支、升支、髋臼支、降支和深支。旋股内侧动脉的深支是股骨头的主要血供，关节镜下可以在外侧滑膜皱襞附近看到（图36-14）[18]。在右髋，旋股内侧动脉起自股骨颈的后上方、大转子的内侧大约10点30分至12点钟位置，平均11点15分的位置，外侧滑膜皱襞的稍后方[14]。2~6条支持带血管在同样的钟表位置向内侧走行，然后97%的血管于12点钟后方进入头颈交界区的软骨下（图36-15）[14]。因此，安全区域为12点钟至6点钟范围。

在外周间室行腰大肌肌腱松解时，也要考虑旋股内侧动脉的解剖，腰大肌肌腱松解的安全区域是髋关节内侧关节囊中间1/3两边的任意一侧，边界远端为小转子、近端为股骨头下方/髋臼交界处，这个区域的中1/3就是旋股内侧动脉的位置，应该避开（图36-16）[14]。

旋股内侧动脉位于股骨头下方/髋臼交界外远端及外侧平均（24.3±5）mm 位置，距股骨颈内侧皮质偏内15mm，位于小转子近端内侧平均（22.9±5）mm[14]。简而言之，在中央间室松解腰大肌肌腱离旋股内侧动脉最远，而在外周间室松解，则与旋股内侧动脉的距离以 mm 计算。

### （三）转子周围/外侧间室的内镜解剖

转子周围或外侧间室在非牵引、患肢轻度外展

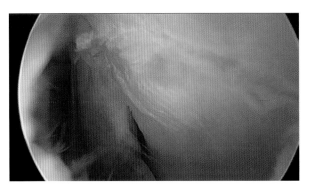

▲ 图 36-11 外侧滑膜皱襞和支持带血管关节镜下图像

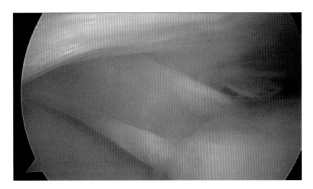

▲ 图 36-12 内侧滑膜皱襞关节镜下图像

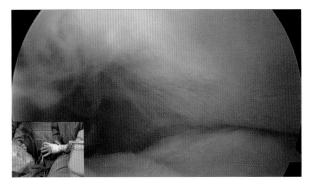

▲ 图 36-13 轮匝带的关节镜下图像

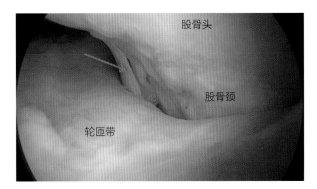

▲ 图 36-14 外周间室 70° 镜头从中前方入路观察

红箭处为旋股内侧动脉的终末分支

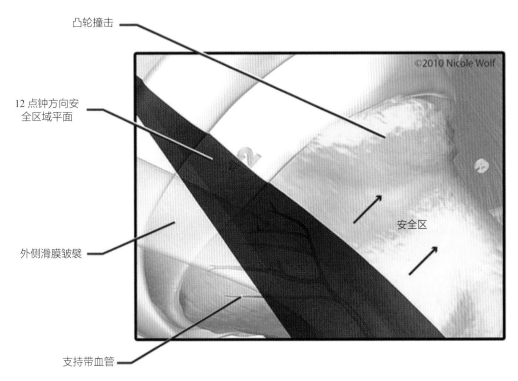

▲ 图 36-15 从前外侧入路观察股骨颈安全区域的透视图

图中标记了解剖结构及关节囊内的标志，安全区域位于股骨颈的前半部分（引自 McCormick F, et al. Vascular safe zones in hiparthroscopy. Am J Sports Med. 2011 Jul;39 Suppl:64S-71S. 经 Sage Publications 许可转载）

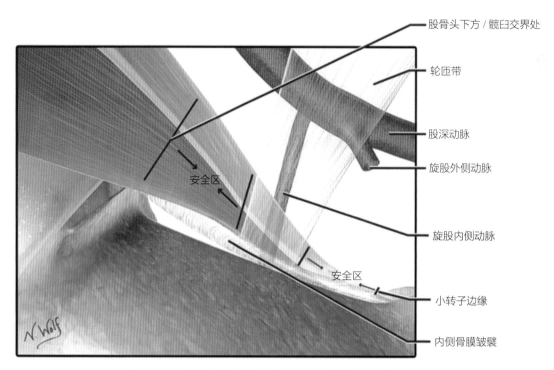

股骨头下方 / 髋臼交界处

轮匝带

股深动脉

旋股外侧动脉

旋股内侧动脉

小转子边缘

内侧骨膜皱襞

安全区

安全区

▲ 图 36-16　从前外侧入路观察腰大肌肌腱松解的安全区域透视图

图中标记了解剖结构及关节囊内的标志，安全区域跨在内侧关节囊的中 1/3（边界远端为小转子、近端为股骨头下方 / 髋臼交界处）（引自 McCormick F, et al. Vascular safe zones in hip arthroscopy. Am J Sports Med. 2011 Jul;39 Suppl:64S–71S. 经 SAGE Publications 许可转载）

打开潜在腔隙时显露，内镜进入并灌注生理盐水时间隙进一步显现。首先可以看到的解剖结构是从前方入路、内镜直对远侧时，在这个视野里通常可以看到包括臀大肌止点直到后方区域股骨嵴上的髂胫束（图 36-17）[5]；更近端的是股外侧肌的纵行纤维，可以追溯到股肌结节上的止点。

1. 臀大肌和臀中肌

转子周围间隙是也包含臀中肌和臀小肌，如果要进行其肌腱的修复，必须要对它们的止点有一个完全的了解（图 36-18）。臀小肌肌腱更靠前方，在大转子前方平面的前上边缘内部有一个单一的止点（图 36-19）[19]。臀中肌肌腱更靠后方，在大转子上 2 个分开的止点[20, 21]，外侧面的止点大小 428.0mm²，上后方面上的止点大小 196.5mm²[20]；大转子滑囊通常覆盖臀中肌止点的后侧面和外侧止点[21]。

2. 髂胫束

髂胫束从转子近端入路能更好地观察到，入路位于大转子近端数厘米，转子远端入路位于同一水

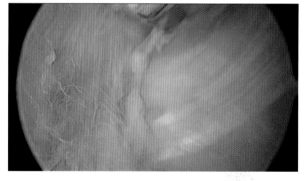

▲ 图 36-17　臀大肌止点直到后方区域股骨嵴上髂胫束的内镜下图像

平线、大转子远端数厘米[22]。完全放松牵引，内镜浅表地置入皮肤和髂胫束之间（图 36-20），从镜子进入的生理盐水有利于扩张这个潜在的间隙，注意髂胫束的后 1/3，因为它和外源性弹响髋相关[5]。

五、髋关节囊韧带的关节镜下解剖

虽然髋关节囊韧带个体的纤维在关节镜下不能分辨，但它们的解剖位置在功能上很重要，知道它们相对于髋关节时钟位置对于术中的决策很

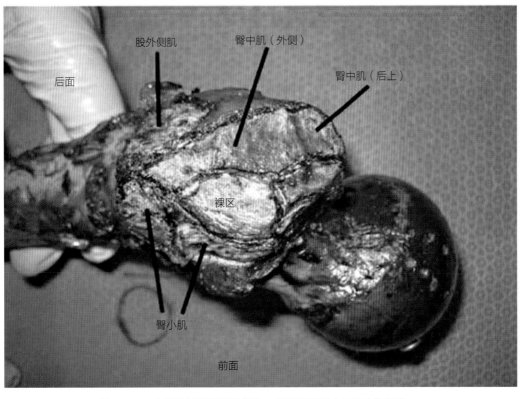

▲ 图 36-18 右股骨近端的尸体标本，显示附着于大转子的软组织

引自 Robertson WJ,et al.Anatomy and dimensions of the gluteus medius tendon insertion. Arthrosc.2008 Feb;24(2):130–136.Reprinted with permission from Elsevier Limited

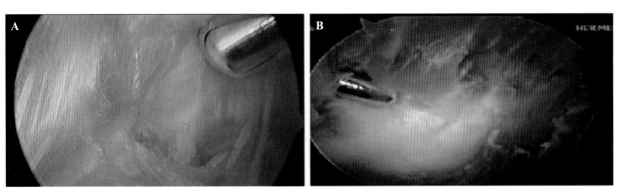

▲ 图 36-19 关节镜下臀小肌及臀中肌的图像
A. 右髋关节；B. 左髋关节（© Allston J. Stubbs, MD 版权所有）

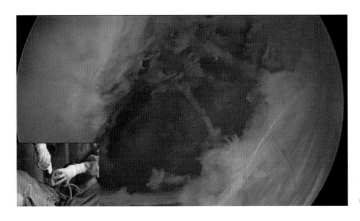

◀ 图 36-20 髂胫束的关节镜下图像
© Allston J. Stubbs, MD 版权所有

有帮助（图 36-21）。髂股韧带，也叫 Y 形韧带或者 Bigelow 韧带，通常被前外入路和前方入路穿过。在右髋，该韧带位于 12:45—3:00 位置[23]；其内侧和外侧支限制髋外旋，在髋位于屈曲和中立位时，外侧支限制髋外旋的效率尤其高。在髋关节伸直时，外侧支也限制髋内旋[24]；耻股韧带位于 3:30—3:50 位置，外侧沿位于"腰大肌 U"，而内侧沿位于髋臼前下和髋臼窝交界处[23]。耻股韧带的主要功能是限制髋外旋[24]。坐股韧带位于 7:45—10:30 位置，限制髋内旋[23, 24]。

## 六、结论

适当的手术室设置、患者体位以及手术入路对于可重复的手术结果是必需的，注意这些细节使得关节镜下视野连贯，对于辨别髋关节镜下正常和异常解剖很重要，掌握这些解剖是提高成功率、减少并发症的强有力的工具。

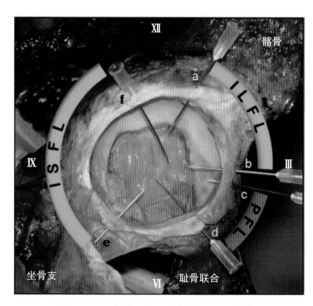

▲ 图 36-21　右髋臼在尸体标本上原位注释图像

针头显示关节囊韧带的边缘，罗马数字显示钟面的钟点，3 点钟为前方，6 点钟为下方，9 点钟为后方，12 点钟为外侧。a. ILFL 外侧边沿；b. ILFL 内侧边沿；c. PFL 外侧边沿；d. PFL 内侧边沿；e. ISFL 下 / 内侧边沿；f. ISFL 上 / 外侧边沿

# 第37章

# 髋关节镜解剖与手术技巧

## Hip Arthroscopy: Anatomy and Technical Pearls of the Procedure

Scott D. Martin　David M. Privitera　著

欧阳侃　译　谭洪波　校

## 一、概述

髋关节镜给医师提出了在其他关节遭遇不到的挑战，其中央间室结合紧密，而大部分手术器械是直的、坚硬的，更适合限制小的关节；关节深在，使得三角定位技术很困难，70°镜焦距不定、景深小，而且，央间室的操作需要牵引使得手术时间受限，这些使得外科医师有一定的学习曲线。

历史上，髋关节镜通过2个入路作为诊断手段、取出游离体、清理盂唇和软骨表面；随着对股骨髋臼撞击症的深入理解和手术技术的进步，复杂的髋关节镜手术通过安全、可靠、提供另外进入的附加入路完成，手术适应证扩大了，包括盂唇修复和重建、微骨折、股骨及髋臼骨成形、良性肿瘤切除等。

随着髋关节领域的进展，严格遵循由循证医学发展而来的手术适应证指南就非常重要。而且，需完善住院医师和运动医学研究人员的培训计划，提供正式的教导培训可更好地培养未来骨科医师[1]。本章的目的是介绍目前治疗简单和复杂髋关节疾病的外科技术，以提高保髋技术。

## 二、体位和牵引：笔者的方法

中央间室操作时使用牵引要注意细节、快捷、清楚手术时间；就像Byrd等[2]推广的那样，我们也习惯采用仰卧位完成髋关节镜手术，当然有时候也采用侧卧位。采用全身麻醉，完全松弛有利于减小手术时需要的牵引力。也可能采用区域阻滞麻醉，此时好的运动神经阻滞非常重要。患者也可以采用头低脚高位，以减少髋关节牵开所需要的牵引力[3]。我们采用带髋关节牵引装置的专用手术台，会阴柱用硅胶垫包绕[4]且相对偏向手术侧以产生相对牵引方向的横向矢量。研究表明良好包裹、长直径（＞10cm）的会阴柱能显著地减轻会阴部压力[5]，减少阴部神经并发症的发生[5,6]。对于男性，生殖器置于手术的对侧，以减小阴部神经的压力，降低生殖器内陷的概率。对于女性，阴唇损伤曾有报道[7]，会阴柱必须位于中央，以避免因阴唇外翻或错位导致的不必要的创伤和压力。经验丰富的医师，阴部神经麻痹的发生率大约1%[7]；因此，要仔细采取各种措施以减少这个潜在并发症的发生：采用间断牵引（如后面描述的那样），注意最长2h就要完全放松牵引，会阴柱包裹衬垫，硅胶是最理想的材料，也可以用软纤维（webril）、绷带和泡沫材料来包裹硬橡胶会阴柱[8,9]。

足和踝用泡沫靴包裹然后固定在牵引靴中，非手术侧腿外展，让C形臂透视机有足够的空间，能做正位和侧位透视。将手术侧腿置于旋转中立位，髌骨正对天花板，外展10°～15°；为了不影响C形臂机的摆放，手术侧手臂交叉放在胸前；在肘/前臂包绕一个像U形石膏托的凝胶垫，适当在腕/手处安放衬垫，使腕关节保持中立位。这样的话，避免手腕及肘部受压，减少腕部正中神经、肘部尺神经并发症的发生。肚脐和髂前上棘应该在无菌范围内，起到解剖定位的作用。

由麻醉医师确定运动神经阻滞使下肢完全放松，以减少牵开髋关节所需要的牵引力[10]，将 C 形臂机放于两腿之间对准手术侧髋关节，轻柔牵引非手术侧腿，使骨盆贴紧在会阴柱上，然后轻柔牵引手术侧腿，使髋关节牵开 1cm。在透视机上看到髋关节由于负压而出现的白色的新月形也就是真空征，确定牵引足够时，放松牵引，手术部位标记并消毒、铺单。

## 三、入路建立

建立入路的安全区域位于从髂前上棘向髌骨外侧沿做一条矢状线以外的区域[11, 12]。前外侧入路是在牵引状态下、透视引导下建立[11]。入路穿过臀中肌，距离臀上神经 4～6cm[11, 13]；将 6 英寸（1 英寸 =2.54cm）17 号腰穿针放在位于大转子近端、前方 5～10mm 的皮肤上，根据髋关节前后位透视来确定理想的穿刺角度，一般是与头侧成 10°～15° 的角，腰穿针位于冠状面内或者与冠状面轻度向后方成角，腰穿针的斜面朝向股骨头；腰穿针刚好位于股骨头的上方，这样穿过关节囊时减少了对盂唇的医源性损伤。退出针芯，沿腰穿针进入镍丝，5.0 的套管沿镍丝进入关节的时候，镍丝的近端应该是悬空的，不能顶在髋臼或其他硬的东西上，避免镍丝弯曲或断裂，这种情况也有过报道。所以在套管进入时要经常通过透视检查镍丝的位置，在旋转套管和闭孔器时，也要小心不要损伤关节软骨。套管进入关节后，将 70° 镜放入套管内，保持干燥、不注水，减少液体流失和吸引的时间。前外侧入路建立后，置入关节镜，在建立前方入路前，对关节进行快速探查、评估。

## 四、股骨头牵引技巧

如果使用中度牵引力量 [25～30 磅( 1 磅 =454g )] 仍然没有达到合适的牵引，可以向关节内注射 25～30ml 生理盐水，破坏关节的真空状态，能够得到更好的牵引效果。如果针头穿刺准确，则取下注射器后，液体会从针头流出来（图 37-1A）。这样能使股骨头向尾端增加几个毫米的牵引距离（图 37-1B），再重新将腰穿针穿入，尽可能地贴近股骨头，建立前外侧入路。这个方法对于较紧的关节或者明显突出的钳夹撞击的患者非常有帮助，有利于减少建立入路时盂唇和（或）软骨面的医源性损伤。

## 五、前方入路的建立

前方入路位于髂前上棘垂线内侧 1cm，大转顶点垂直于前一条线的横线远端 2cm 处；腰穿针穿刺方向与头侧约成 30°，30° 朝向正中线，但与患者体型有非常大的关系[5]。镜头在前外侧入路直视下，腰穿针从前方三角的中央穿入关节（前方三角的边为股骨头、盂唇、前方关节囊），沿着穿刺针做纵行皮肤切口，皮下组织用如下方法钝性分离。做皮肤切口时注意不要损伤股外侧皮神经的分支，大腿前方的皮肤很薄，只需切一个很小的口子，用蚊式钳扩张后就可。

尸体标本研究描述前方入路附近的解剖结构。Byrd 等在没有牵引的情况下测量，他们的前方入路是在我们的前方入路内侧约 1cm[11]，股外侧皮神经的内侧支和旋股外侧动脉升支的终末支距离他们的前方入路平均都是 3mm。在他们入路位置的外侧做前方入路要注意，在这个水平，股外侧皮神经有 3 支或更多的外侧不同分支，有较高风险发生医源性损伤[11]。最近的一项研究入路位置和我们相似，在牵引下测量，股外侧皮神经和旋股外侧动脉升支的终末支都平均距离入路 15mm，但不同的分支近至 1～2mm[13]；所以，小切口后钝性扩张的技术在这个入路非常重要。

在建立入路时，要注意在入路切口和镍丝之间不要残留皮肤没有切透，通常是尖刀切透了表皮，但残留镍丝周围一小条真皮未切透，当空心闭孔器沿镍丝进入时，会在真皮层遇到阻力，如果强力推入，则有可能会导致镍丝断裂；通常轻柔地旋入可以松开真皮细条，如果不能，则需要重新切开；在用蚊式钳钝性分离后，带闭孔器的套管就可以顺着

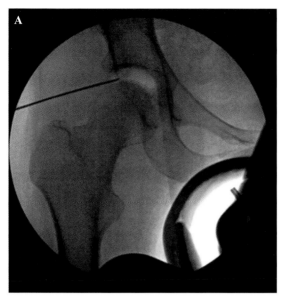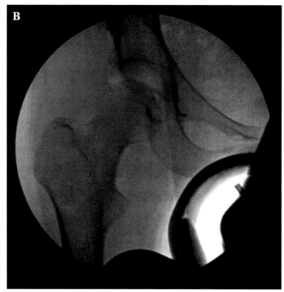

▲ 图 37-1　股骨头牵引技巧

A. 右髋正位片，显示真空征，针头穿刺进入关节；B. 右髋正位片，"股骨头降低技术"：在关节内注入 25～30ml 生理盐水，增加几毫米关节牵引宽度（经 Scott D. Martin, MD 许可转载，©2013 版权所有）

镍丝进入关节内。

## 六、关节内探查

将前方入路的套管轻轻向后退至关节囊表面，进入切割刀，向前外侧入路方向作关节囊切开，此时只做几个毫米切开，减轻前方入路周围的张力，再将套管推入中央间室的时候注意不要损伤软骨面。然后将关节镜放入前方入路，检查前外侧入路的位置是否合适，对中央间室进行诊断性检查；虽然在关节诊断性探查时并不将后外侧入路作为常规入路，但后外侧入路在游离体取出、观察髋臼切迹时非常有帮助，对此可以参考其他文献[14]。

如果发现盂唇撕裂，须判断盂唇是可以修复还是需要清理，如果剩余的盂唇组织足够多（撕裂不是太复杂），退变不是太严重、没有骨化，建议进行修复。如果盂唇部分撕裂，同时盂唇质地好、表面足够大和（或）伴钳夹撞击，也建议进行修复。如果盂唇可以修复，则从前方入路使用刨刀或射频作关节囊扩大切开，获得更好的视野便于盂唇修复。使用任何射频工具时，都要保证关节内灌洗液高流量，以免关节内液体温度过高，损伤关节软骨细胞[15]。和目前文献报道一致，我们也很少在没有

发现骨性病变的情况下进行盂唇修复[16]。

## 七、附加入路的建立

如果盂唇可以修复，为了手术操作方便，我们建立两个附加入路；首先是中前外入路（mid-anterolateral, MAL），中前外入路用于锚钉的置入和过线，同时通过这个入路进行髋臼微骨折和软骨清理也很方便。这个入路位于前方入路和前外入路连线中点的远端 3～5cm 处，前方入路、前外侧入路、中前外侧入路 3 个点大约形成一个等腰三角形。腰穿针在关节镜直视下顺着与头侧大约成 45° 角的方向穿刺进入关节。距离此入路最近的结构为旋股外侧动脉升支的终末支，平均 10mm（Robertson, Arthroscopy 2008）[13]。中前外侧入路中放置 5.5mm 套管，以便于锚钉的置入。

其次，建立近端中前外侧入路（proximal mid-anterolateral, PMAL）或者叫 Dienst 入路[12]，Dienst 入路用于剥离关节囊盂唇组织、磨削髋臼沿、收紧缝线。进针点约位于髂前上棘和前外侧入路连线的 1/3 处，穿刺针对准盂唇撕裂处的髋臼沿，髋臼 12 点方向股直肌返折头的外侧，或者对准前方套管进入；离这个入路最近的结构是臀上神经，平均距离

50mm（Robertson,Arthroscopy 2008）[13]，在这个入路中置入 5.5mm 套管，方便操作。图 37-2 展示了这四个入路首选的位置。

## 八、探查盂唇病变

MRI 的重要进展提高了对盂唇撕裂诊断的敏感性，普通的 MRI 敏感性为 8%～30%[17, 18]，MRA 的某些序列敏感性提高到 90%～100%[12, 18, 19]。MRA 也会增加盂唇内撕裂的假阳性，确定为盂唇和关节软骨之间的稳定的裂缝，和盂唇撕裂相似[20]。进一步的研究发现，这一类假阳性的盂唇内撕裂位于髋臼的下部[20]；关节镜是盂唇病变诊断的金标准。

盂唇撕裂有多种分类方法，Lage 关节镜下分类法是根据病因学和形态学来分类，形态学上分为放射状瓣状撕裂、放射状纤维化撕裂、外周的纵向撕裂、盂唇不稳[21]。Czerny MRA 分类法和 Lage 关节镜下分类法之间的相关性很差[17, 21, 40]。更早一些的时候，Seldes 等通过尸体解剖研究，确定了盂唇撕裂的两种不同的组织学类型[22]，Ⅰ 型为撕裂软骨盂唇交界区的撕裂，Ⅱ 型为盂唇实质部的撕裂。Ⅰ 型撕裂需要修复，巨大的纵行 Ⅱ 型撕裂边缘稳定时通常可以修复，尤其是位于伴随钳夹或凸轮撞击区域的 Ⅱ 型撕裂。小的 Ⅱ 型撕裂可以进行仔细的清理。

强烈建议所有的盂唇撕裂在可以的情况下都尽量修复，以恢复髋关节盂唇密封圈的完整性。

## 九、预测预后的因素

患者的选择是预测盂唇缝合同时行骨成形术后效果的关键因素，一项研究至少随访 2 年发现，年龄 <40 岁、髋关节软骨 Outerbridge 分级低于 Ⅳ 级的患者术后结果更好[23]。其他随访时间相似的研究发现，术前髋关节评分高，放射影像髋关节比正常狭窄 <2mm，盂唇缝合而不是清理的患者术后效果相对要更好[24-26]。长期随访发现，盂唇清理但是没有骨成形在没有明显退行性改变，年龄 <40 岁的患者结果相对要好[27, 28]。如果以是否行全髋关节置换来评价，髋关节软骨 Outerbridge Ⅱ 级或更低的患者 10 年生存率为 90%，股骨头或髋臼软骨 Outerbridge Ⅱ 级以上分别为 12% 和 22%[28]；其他髋关节术后疗效好的因素包括患者有机械症状[29]、不吸烟[30]。

## 十、盂唇的血供

髋臼盂唇由纤维软骨和致密结缔组织组成，血液供应来自从关节囊进入外周的血管，免疫染色研究证实，盂唇的内 2/3 相对没有血管[31]，关节囊侧的盂唇比软骨侧血管多 2 倍[32]。尽管 75% 的盂唇撕裂在髋臼的前或前上 1/4[33, 34]，但血管的分布在

前方入路
近端中前腹外侧
（Dienst）入路
中前方入路
前外侧入路

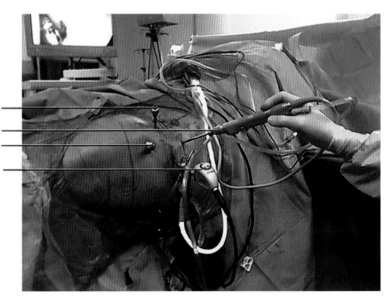

◀ 图 37-2 左髋关节，中央间室四个入路的首选位置（经 **Scott D. Martin, MD** 许可转载，©2013 版权所有）

所有位置都是一样的：前、后、上、下[34]。很少的一些报道认为，在关节囊侧盂唇附着于髋臼骨床上的地方，有少许细小的血管环形穿过盂唇[33]。Philippon 等应用山羊模型来评估盂唇缝合后 12 周的组织愈合情况[35]，发现盂唇从关节囊侧尤其是缝合锚钉处的骨床开始通过纤维瘢痕组织愈合。我们相信，保护关节囊血供有助于盂唇缝合后的愈合，这一点也在本章资深作者（SDM）的技术中反映出来了[36]。

## 十一、盂唇撕裂的缝合和髋臼骨成形术：髋臼沿磨削技术

如前所述，确定盂唇撕裂并准备进行盂唇缝合，所有四个入路都建立好了，接下来所有的努力都是通过关节囊返折技术保护关节囊盂唇和软骨盂唇交界区。在盂唇撕裂部位，保护邻近盂唇的关节囊，避免损伤盂唇的血供，不要损伤关节囊盂唇交界区[36]。从 Dienst 入路进入锉刀（Smith & Nephew, Andover, MA, USA），从距离盂唇近端 3～5mm 的关节囊开始，向远端骨膜下剥离关节囊、关节囊盂唇交界区、盂唇，直到髋臼沿，不损伤盂唇软骨交界区。通常，在 II 型盂唇撕裂的地方发现钳夹撞击，须行髋臼磨削。关节囊盂唇复合体作为一个整体剥离，该复合体沿着钳夹撞击边缘的长轴覆盖在骨面上，盂唇软骨交界区保持完整，由于盂唇软骨交界区有一定的弹性，可以小心地越过髋臼沿，进行髋臼沿磨削。尽量减少为清理软组织而进行软组织的射频烧灼，保护周围的血供，避免盂唇失稳（图 37-3）。

然后，4.0 的加长圆形磨头，从 Dienst 入路进入，修整髋臼沿，磨削钳夹撞击，同时保护好盂唇软骨交界区（图 37-4A）。髋臼骨成形术是在放松大部分牵引、关节镜分别从前外侧和中前外入路观察下进行，透视确定磨削范围（图 37-4B）。非常重要的是，磨头在磨削髋臼的骨边缘时，注意不要损伤和切断盂唇软骨交界区，多数患者磨削 3～5mm 骨质，当然也要根据钳夹撞击大小而定（图 37-4C）。

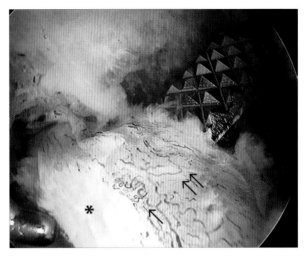

▲ 图 37-3　左髋，从前外侧入路观察 12 点钟位置
用锉刀剥离关节囊盂唇交界区（箭）以上 3～5mm 关节囊（双箭），保护盂唇的血供（星号）（经 Scott D. Martin, MD 许可转载，©2013 版权所有）

为了恢复盂唇的密封圈作用，盂唇必须解剖位固定在磨削过的髋臼上，作者使用 2.3mm 带单根 2 号编织线的复合材料锚钉（Smith & Nephew, Andover MA, USA）修复盂唇，当然也可以使用其他锚钉替代。从中前外入路，在髋臼边缘上沿着与髋臼沿大约成 45° 角的方向钻孔，对着离开髋臼关节软骨的方向，如果盂唇撕裂延伸到外侧，前外侧入路也可以用作锚钉的置入，这时把关节镜转到中前外或前方入路中。在关节镜直视下选择合适的钻孔位置和角度，同时透视下确定。锚钉置入的位置离开髋臼沿向近端过多，会导致盂唇外翻、非解剖的偏心固定，从而导致盂唇密封圈作用失效、盂唇重新固定"不圆"。

如果盂唇质量好，使用垂直褥式缝合；如果盂唇组织不足，采用如后面介绍的关节囊加强、简单间断缝合。近期肩关节的研究表明，褥式缝合在恢复盂唇高度方面要优于简单间断缝合[37]。通过 Dienst 入路过线时，为了减少盂唇的损伤，使用 10 英寸 17 号的腰穿针在靠近锚钉位置、盂唇软骨交界区里面 1～2mm 处穿过盂唇（图 37-5），抽出针芯，将一条 Chia Percpasser 线（DePuy, Warsaw, IN）穿过腰穿针作过线用（图 37-6）。可以使用任何微创过线技术，包括小的缝合钩。

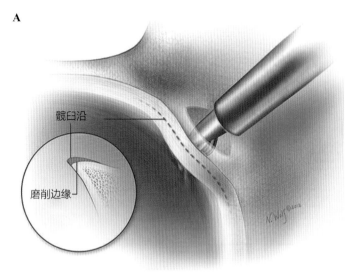

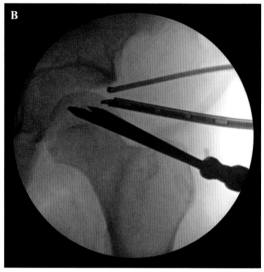

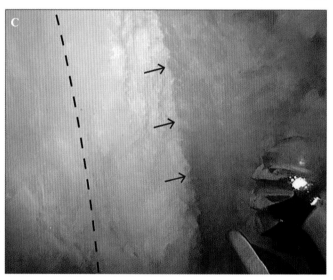

▲ 图 37-4　髋臼磨削

A. 左髋臼磨削侧面观，4.0 的加长圆形磨头，从 Dienst 入路进入，修整髋臼沿，磨削钳夹撞击；B. 左髋正位，透视确定磨削范围；C. 左髋，关节镜从前外侧入路观察 12 点钟位置，4.0 的加长圆形磨头，从 Dienst 入路进入，磨削钳夹撞击（原始位置位于虚线处），保护软骨盂唇交界处（箭）（经 Scott D. Martin, MD 许可转载，©2013 版权所有）

　　这样就完成了垂直褥式缝合（图 37-7 至图 37-9）或者简单间断缝合（图 37-10）。简单间断缝合的缝线尾端保持在关节囊侧，这样就可以保证线结离开关节软骨。我们比较喜欢采用关节镜的 Weston 滑结，再加上 3～4 个半结，在 Weston 结推到底之前（在快到时），放松牵引，这样使得缝合后的盂唇更贴附股骨头，恢复在磨削过的髋臼沿上的解剖位置，避免"不圆"的盂唇缝合[38, 39]。间断牵引同时也能减少整体牵引时间，减少神经麻痹发生机会。完全放松牵引后，将结收紧并锁定，但注

意不要过紧，注意不要将结推向锚钉，线结打紧后也不要拉线尾，避免锚钉松动。因此，是在髋关节外周间室完成盂唇缝合，这个技术避免了盂唇缝合后的外翻以及股骨头密封圈的丢失。加 3～4 个半结以保证牢固，然后剪线，后面每隔 8～10mm 置入一枚锚钉（根据撕裂大小决定锚钉数量）。如前所述在置入锚钉和过线时牵引，打结时放松牵引。

## 十二、关节囊加强盂唇

　　当患者盂唇明显不足，在不穿破的情况下无法

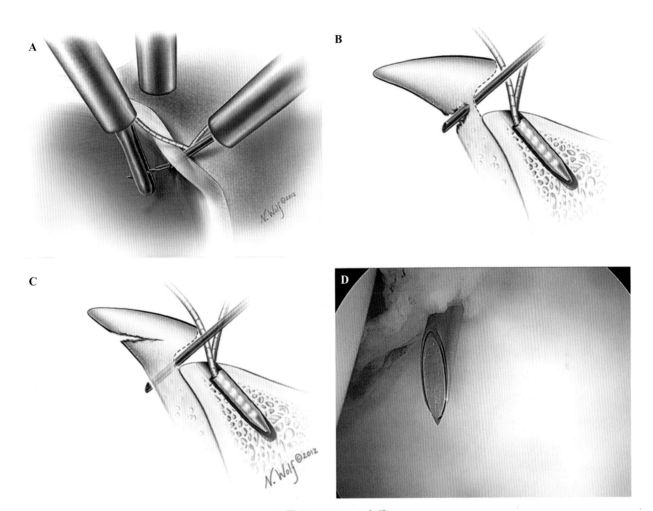

▲ 图 37-5　**Dienst 入路**

A. 左髋侧面观，10 英寸 17 号的腰穿针从 Dienst 入路进入，从盂唇软骨交界区里面 1～2mm 处穿过盂唇，提高缝合强度。B 和 C. 横断面显示第 1 针，第 2 针可以间断缝合或是垂直褥式缝合，取决于盂唇组织的质量。从 I 型撕裂的位置穿过（B）；从软骨盂唇交界区 II 型撕裂的位置穿过（C）（经 Nicole Wolf 许可转载，©2013 版权所有）。D. 左髋，关节镜从前外侧入路观察，腰穿针如图 A 和 B 示一样穿过盂唇撕裂处（经 Scott D. Martin, MD 许可转载，©2013 版权所有）

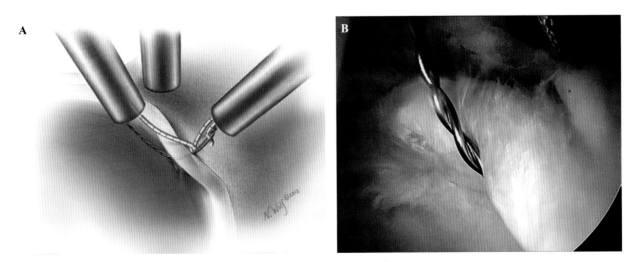

▲ 图 37-6　**左髋关节镜图**

A. 左髋侧面观，锚钉缝线由缝合钩的钢丝从 Dienst 入路穿过盂唇撕裂处，传送到中前外入路；B. 左髋，关节镜从前外侧入路观察如图 A 中所示的钢丝从 Dienst 入路传送到中前外入路（经 Scott D. Martin, MD 许可转载，©2013 版权所有）

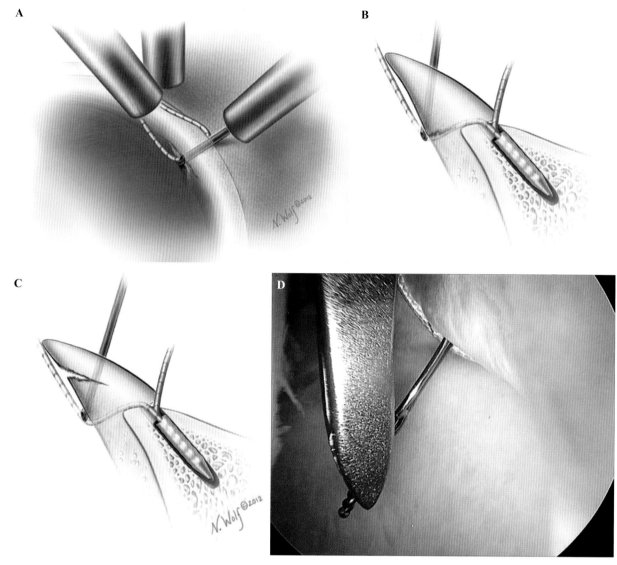

▲ 图 37-7　垂直褥式缝合

A. 左髋侧面观，从 Dienst 入路穿垂直褥式缝合的第 2 针；B 和 C. 垂直褥式缝合过第 2 针的横断面示意图。Ⅰ型撕裂（B），Ⅱ型撕裂（C）（经 Nicole Wolf 许可转载，©2013 版权所有）。D. 左髋，关节镜从前外侧入路观察，显示如图 A 和 B 所示的穿第 2 针（经 Scott D. Martin, MD 许可转载，©2013 版权所有）

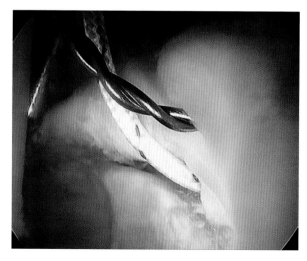

◀ 图 37-8　垂直褥式缝合完成

左髋，关节镜从前外侧入路观察钢丝从中前外入路传送到 Dienst 入路，完成垂直褥式缝合（经 Scott D. Martin, MD 许可转载，©2013版权所有）

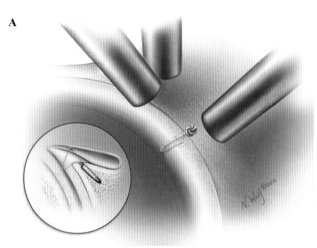
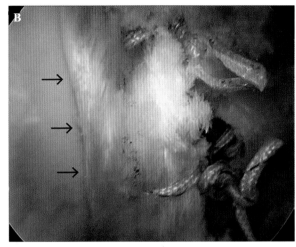

▲ 图 37-9　垂直褥式缝合

A. 垂直褥式缝合的最终状态；B. 左髋，关节镜位于前外侧入路从外侧间室观察，盂唇垂直褥式缝合后显示密封圈效应恢复（箭），此时牵引放松，股骨头复位（经 Scott D. Martin, MD 许可转载，©2013 版权所有）

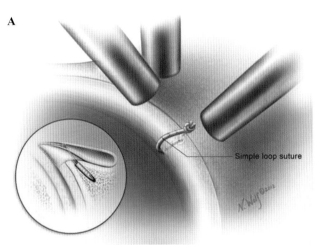
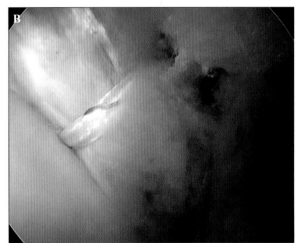

Simple loop suture

▲ 图 37-10　简单间断缝合

A. 简单间断缝合的最终状态；B. 左髋，关节镜置于前外侧入路，从外周间室观察简单间断缝合后显示密封圈效应恢复、盂唇没有外翻，此时牵引放松，股骨头复位（经 Scott D. Martin, MD 许可转载，©2013 版权所有）

缝合时，就可能需要进行关节囊加强缝合（图 37-11A）。该技术用邻近的关节囊组织加强盂唇，帮助缝合并恢复髋关节的盂唇密封作用。

　　手术要求游离临近关节囊盂唇交界区 5～8mm 的关节囊，移至髋臼沿（图 37-11B）；如果存在钳夹撞击，则在游离关节囊后进行突出骨的磨削，如前面描述的那样，小心保护好软骨盂唇交界区。

　　置入锚钉，简单间断缝合将盂唇和关节囊固定（图 37-11D）。用 5～8mm 关节囊加强盂唇，提供组织，以免间断缝合时穿破。在缝线打结收紧前

放松牵引，这样可以保护不足的盂唇，否则的话有可能要清理盂唇，失去盂唇的密封效应，可能需要移植重建盂唇。

　　盂唇缝合和髋臼成形术有一些独特的优点。Philippon 评估山羊髋关节盂唇损伤模型关节镜下修复术后 12 周组织学改变，缝合处稳定、但愈合还不完全；在缝合处的关节表面有一些浅表的裂缝，盂唇形态"皱缩"、不像正常的盂唇形态[35]。

　　强调将锚钉放置在髋臼沿上正确的位置非常重要，过于偏向近端会导致"不圆"缝合，盂唇呈

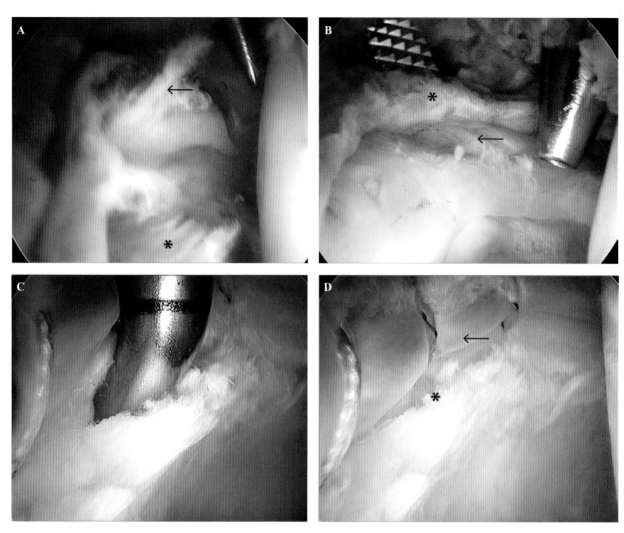

▲ 图 37-11　关节囊加强盂唇

A. 右髋，关节镜从前外侧入路观察，显示发育不良伴复杂撕裂的盂唇（黑箭），软骨盂唇瓣形成（星号）；B. 右髋，关节镜从前外侧入路观察，锉刀剥离盂唇（黑色箭头处）和关节囊（星号处），5～8mm 关节囊用于加强发育不良的盂唇；C. 右髋，关节镜从前外侧入路观察，在软骨瓣下方做微骨折，穿透软骨下层，刺激潜在的干细胞；D. 右髋，关节镜从前外侧入路观察，显示缝合好的加强盂唇（黑箭）和稳定的软骨瓣（星号）（经 Scott D. Martin, MD 许可转载，©2013 版权所有）

偏心状态，失去髋臼盂唇的真空密封作用。应用关节囊牵开技术保护关节囊向盂唇的血供，能够提高盂唇缝合后的愈合能力。其次，恢复盂唇的密封效应能恢复中央间室正常的分泌状态，将减轻髋关节的摩擦力，并提供软骨营养[39]。我们在线结收紧前放松牵引，有利于恢复这个密封作用，而打结过紧也会不小心破坏密封作用并使得盂唇组织外翻。

髋臼沿磨削技术保持软骨盂唇交界区的完整性，软骨盂唇交界区血液供应很差[32]，手术切开它并将盂唇掀起会产生医源性的愈合问题，会导致软骨盂唇交界区的进一步损伤；而且，重新固定游离的盂唇会使盂唇固定位置不佳而失去密封圈作用（图 37-12）。

我们觉得保护软骨盂唇交界区对于保护关节来说是首要的，如果软骨损伤形成软骨瓣，则在软骨瓣的后方进行微骨折术，以刺激骨髓以释放出干细胞（图 37-11C），软骨盂唇交界区小于Ⅳ级（＜2cm）的软骨损伤也进行微骨折术。然而，效果不一，取决于软骨损伤的大小和患者的年龄。软骨盂唇交界区完整性丧失，随着时间的推移，会出现髋臼软骨的分层和关节的退变。

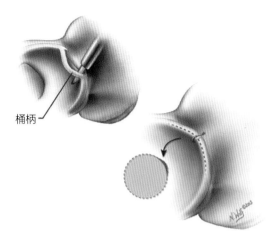

桶柄

▲ 图 37-12 手术剥离后的隐患：非圆形缝合

经 Nicole Wolf 许可转载，©2013 版权所有

## 十三、外周间室

髋臼骨成形和盂唇修复完成后，放松牵引，屈髋大约 40° 以放松前方关节囊。通过前方入路直接由中央间室进入外周间室，或者重新插入套管加闭孔器间接由前外侧入路进入。直接进入方式，关节镜位于前方入路，在盂唇连接处调整到髋关节前内区域。由于牵引已经放松、屈髋 40°，关节镜退入外周间室时，特别要注意不要让镜头撬着股骨头，以免损伤关节软骨。体型大或关节特别紧的患者，使用前外侧入路进入外周间室。

当从最初建立前外侧入路的位置进入外侧间室时，必要时可以用透视定位；穿刺针越过股骨颈的前方，从头颈交界区的远端进入外周间室；取出针芯，有液体反液则证明位置正确。如何找到外周间室的凸轮撞击和肿瘤将在其他章节讨论。

## 十四、髋关节肿瘤

髋关节镜可以作为髋关节疾病诊断和治疗的手段，包括多发性骨软骨瘤病、PVNS（图 37-13）和巨细胞瘤。注意仔细切除中央和外周间室的所有病变，比较多见的情况是，PVNS 发生于外周间室的沟槽和股骨颈关节的隐窝内。手术技术应该包括系统的髋关节检查，中央间室检查下方隐窝、髋臼窝、中央关节以及关节囊隐窝。外周间室检查内外侧沟槽、下方隐窝以及股骨颈关节囊返折处；可弯曲的器械包括射频，在切除肿瘤时非常有用，尤其是在处理外周沟槽和髋臼窝时。多个实用的辅助入路会让进入关节及肿瘤切除非常方便；仔细地完全切除所有肿瘤病变，不要有残留。射频可以提供比切除边缘更深几个毫米的作用而且非常稳定。给予充分的灌洗，避免温度过高损伤周围软骨。

## 十五、髂腰肌松解

髂腰肌腱的松解是为了解除对下方盂唇的撞击并导致盂唇的部分撕裂（图 37-14A）。在外周间室，可以看到髂腰肌腱在 12 点钟的位置从髋臼沿经过，通常关节囊被侵犯、磨损，在 MRI 上难以发现，需要在手术中才能探查到。手术时关节镜位于前外侧入路，从前方入路进入射频钩，在外周间室，盂唇稍远端的地方松解髂腰肌腱，保留下方的髂肌腱纤维（图 37-14B）。在髋臼沿水平松解髂腰肌腱，保留下方的髂肌腱，比较少发生术后屈髋无力（图 37-14C）。

## 十六、术后常规治疗

对于大多数患者来说，不需要正规的物理治疗，患者马上就可以在能忍受的范围内负重平足行走。如果盂唇缝合则扶拐 6 周，如果没有缝合则扶拐 2 周。扶拐有利于在行走时保持骨盆相对平衡，防止骨盆倾斜时压迫缝合的盂唇。平衡步态的负重，也使得股骨头同心地负荷在盂唇上，减少缝合盂唇与髋臼沿之间的挤压。术后 6 周可以开始低阻力的静态自行车，术后 8 周可以开始直踢腿的游泳。如果患者简单步行有困难，可以考虑只进行步态训练。4 个月内不做深蹲，通常要术后 4~6 个月恢复完全运动，包括对抗运动。完全恢复可能需要术后 1 年。

## 十七、手术技巧

• 在建立前外侧入路进入髋关节时，穿针位于冠状面内或者与冠状面轻微地向后方成角，以便更容易进入关节。

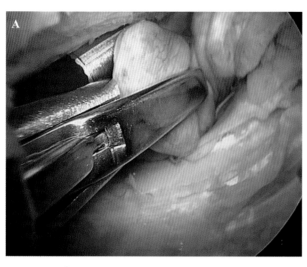
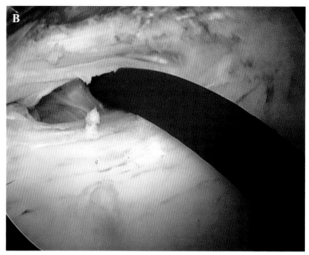

▲ 图 37-13　髋关节镜治疗

A. PVNS，左髋，关节镜位于前外侧入路，显示从远端前方入路取出结节状病变滑膜；B. 左髋，关节镜位于前外侧入路，显示肿瘤完全切除，从近端前方入路进入的射频用于清除内侧滑膜皱襞残留的病变滑膜（经 Scott D. Martin, MD 许可转载，©2013 版权所有）

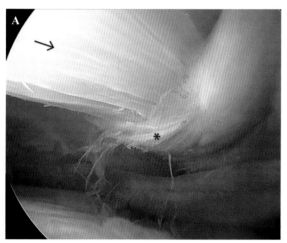
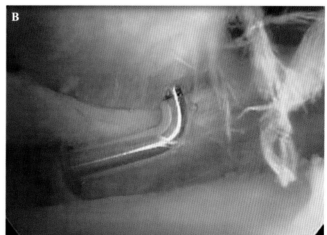

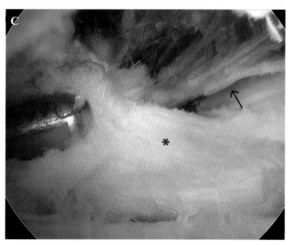

▲ 图 37-14　髂腰肌腱的松解

A. 右髋，关节镜从前外侧入路观察，髂腰肌腱（箭）撞击下方的盂唇（星号）；B. 右髋，关节镜从前外侧入路观察，从近端前方入路进入射频松解髂腰肌腱；C. 右髋，关节镜从前外侧入路观察，髂腰肌肌腱松解完成，下方的髂肌暴露（箭），盂唇（星号）不再和髂腰肌腱撞击（经 Scott D. Martin, MD 许可转载，©2013 版权所有）

- 在比较紧或者明显髋臼突出的髋关节，"股骨头下降技术"可以安全地得到更好的牵引；在关节腔内注入 30ml 液体破坏盂唇的封闭效应，可以增加几个毫米的关节牵开间隙，腰穿针能够安全地再次进入关节，这个方法降低在建立前外侧入路时的盂唇及软骨的损伤。
- 不要过度地进行关节囊切开或切除，避免关节不稳、关节囊缝合及预防形成异位骨化。
- 使用 Dienst 入路对于盂唇剥离、缝合以及髋臼骨成形非常方便。
- 髋臼骨成形时采用最小牵引，以减少牵引时间，磨头反转以免损伤软骨盂唇交界区。

- 盂唇缝合时锚钉置入靠近髋臼沿，以利于解剖缝合盂唇，避免盂唇外翻和（或）盂唇移位。
- 缝线收紧前放松牵引，使股骨头同心圆地复位盂唇至新磨削的髋臼沿上，避免因缝线过紧而导致盂唇偏心复位和（或）外翻，盂唇缝合时的间歇牵引也减少牵引时间。
- 在盂唇组织过少的患者，可以行关节囊加强手术；在盂唇重建时，将 5～8mm 关节囊和盂唇一起剥离，这类患者，采用简单的间断缝合以保护剩余的盂唇组织，维持盂唇的密封作用。

# 关节镜治疗的髋关节牵引原则
## Arthroscopic Treatment: Principles of Hip Distraction

Hassan Sadri 著
李 冀 译 谭洪波 校

## 一、概述

年轻人的髋关节疼痛通常表现为非特异性、影像学检查正常且病史和体检结果不典型，因此很难确定疼痛的来源和机制。同时，由于治疗方案将会在很长时间里都对患者产生影响，因此治疗更需要有针对性。髋关节镜在过去10年里取得了巨大的进步，是治疗复杂髋关节病变的一个重要工具。髋关节镜可将髋关节分为3个间室：中央间室、周围间室和关节外间室。有必要在牵引状态下观察3个间室，尤其是中央间室，因为这里最常观察到病变。中央间室的手术通常伴随周围间室的处理，例如在股骨髋臼病理治疗也需要牵引[1-6]。中央间室复杂的髋关节镜检查治疗包括股骨髋臼撞击综合征的矫正、盂唇缝合、盂唇移植、圆韧带重建、软骨重建、骨软骨瘤病、髋臼和股骨头（Pipkin型）骨折，关节镜下髋关节病变的彻底治疗不应受到时间限制。

由于这些治疗过程较为耗时，且学习曲线较长，可能引发严重的并发症[7-9]，外科医师必须意识到每种牵引技术的局限性。

在本章节中提出髋关节牵引的方法及其并发症，讨论了如何减少或避免这些并发症的手术技巧，还创新地提出了髋关节牵引器（Pin Hip Distractor, Swiss Medical Instruments, Wollerau, Switzerland）的使用方法（图38-1至图38-3），完全避免了上述并发症。髋关节牵引器[6, 10-12]允许外

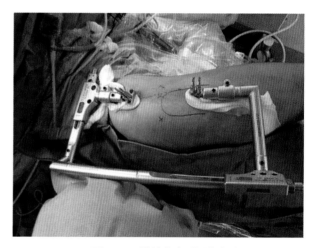

▲ 图 38-1　髋关节牵引器的安装

侧卧位右侧髋关节的后视图。在大转子前缘画有一条虚线，标记出大转子以及后外侧、前外侧和前方入路的位置（在皮肤上画 X）。近端 Schanz 螺钉（左）与皮肤上画的转子前缘虚线对齐。在透视下，将近端髋臼 Schanz 螺钉置于髋臼眉弓（sourcil）上方 1cm 处，并将远端（右侧）螺钉置于股骨近端前后径中间的小转子水平。注意前后螺钉的精确放置（左），有利于增加前后牵引向量，从而打开前关节间隙。近端到远端的牵引由远端（右）螺钉结构精确控制

科医师在时间充裕的情况下执行这些耗时的手术步骤，其精确度与开放手术相同。因此，手术结果与开放手术相同。这也是一个很好的教学工具，因为初学者可以在不担心牵引时间和相关并发症的情况下执行这些更复杂的操作。

## 二、髋关节牵引的并发症

为了进入髋关节中央间室，股骨髋臼牵引是必

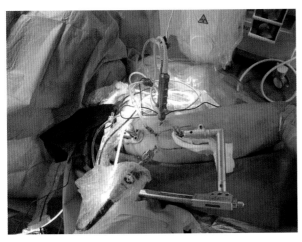

▲ 图 38-2　右髋关节的后视图，应用了髋关节牵引器和后外侧（关节镜）、前外侧入路（出水口）和前方入路（刨刀）。患者侧卧位，头部在左侧，脚在右侧。请注意，将腿和脚消毒以便术中自由移动

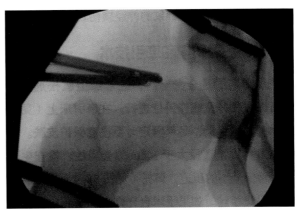

▲ 图 38-3　C 臂前后位透视
髋关节牵引器就位，股骨髋臼关节牵引。在 C 臂监控下，将近端髋臼 Schanz 螺钉置于髋臼眉弓上方 1cm 处，并将远端螺钉置于股骨近端小转子水平。施加牵引力使下肢处于中立位。请注意，在这个年轻且肌肉发达的患者中，已经看到超过 12mm 的关节牵引间隙。近端 Schanz 螺钉已经开始弯曲，因此显示出足够的 500 N 牵张力。对股骨髋臼凸轮撞击使用磨钻成形

要的。为获得最佳的视野和安全的手术，理想情况下至少要将股骨—髋臼之间牵开 12mm（图 38-3）。如果牵开过少，插入套管和器械时可能会损伤关节软骨。从传统和历史的角度来看，牵引床可以用于牵引（图 38-4 至图 38-6），可以通过特制的靴子和会阴柱进行渐进式牵引（图 38-4 和图 38-5）。据报道，牵引时间超过 90～120min 可导致 15% 的病例出现严重的神经和会阴皮肤损伤[7-9]。有人认为，在 90～120min 后松开牵引可降低神经并发症的发生率，但这在文献中尚未得到明确的证明。最常见的神经损伤是阴部神经损伤，由于会阴后神经受压而导致勃起障碍。为了尽量减少阴部压迫，建议使用直径 >20cm 的会阴柱。但这依然只能降低阴部神经和会阴皮肤损伤的发生率，并不能完全消除。此外，由于在较长时间内过度拉伸，牵引也有造成坐骨神经和股神经损伤的风险（见下文基础科学部分的过度拉伸神经）。足部皮肤损伤、动脉痉挛以及足部缺血也有报道[8, 9]。也有人认为压力会引起阴部神经和会阴皮肤压迫损伤。牵引力应与止血带的安全时间和压力相同，有人建议使用张力计来监测压力，但很少被常规使用。

由于神经系统并发症的发生率很高，我们和其他外科医师已经放弃在复杂的髋关节镜手术中使用牵引床。尽管我们遵循了文献中关于避免髋关节镜下神经并发症的标准建议（如使用较大的会阴柱），但在最初的 20 例患者中，仍有 2 例患者出现缓慢退行的阴部神经损伤，伴有勃起障碍症状。1 例勃起障碍症状持续 1 年。这可能是由于在本例矫正复杂的髋臼异常手术中牵引时间超过 90min。在 90min 内很难完成这些复杂的手术，有时需要 8 个锚钉，同时需要重建技术（原位自体软骨移植和基质诱导软骨形成）。当今髋关节镜的主要适应证是髋臼撞击[1-6]。如前所述，这些病例需要复杂的重建和矫正手术。

为了避免这些众多的牵引并发症，开始使用髋关节牵引器（图 38-1 至图 38-3），目前有超过 3000 例的经验。我们还注意到，手术时间没有改变，牵引时间也没有改变。这是由于关节镜下手术的病例越来越复杂，常常需要进行盂唇缝合和（或）复杂的重建，如盂唇移植物重建。在盂唇缝合的情况下，平均需要 4 个锚钉，有些情况下需要 8 个。这很费时，而且风险较高。我们所在机构自 2000 年至今一直使用髋关节牵引技术[6, 10-12]，该装置不仅避免了会阴部神经和会阴皮肤损伤，而且牵引髋关节而不会过度拉伸股神经和坐骨神经（见下面的基础科学）。在超过 3000 例的病例中，没有记录到

这种由于髋关节牵引导致的神经损伤。

### 三、基础科学和牵引技术

最常用的是全身麻醉，通常加上肌松剂。手术可以在侧卧位或仰卧位进行。在牵引床上（见图38-4至图38-6），足部固定时要注意保护皮肤。将腿外展，放置直径大于20cm的会阴柱。检查生殖器以确保最小的压迫，脚托（见图38-4和图38-5）与牵引臂相连。如果手术台允许会阴柱侧向（侧卧位抬高），这就增加了一个力矩，以更好地分散牵引力。施加牵引力之前，使用C臂透视髋关节，以观察髋部是否容易牵开（见下面的关节囊松解）。然后施加牵引力，使患者髋部屈曲15°，中性旋转，外展15°。髋关节囊在这个位置最大限度地放松。这是一个很好的起点，但在这个过程中可能需要进一步调整，然后对脚进行渐进式牵引。充分的髋关节牵引意味着牵引力为250～500N（即25～50kg）。在仔细的透视控制下，使用专用脊髓穿刺针（例如14G）来破坏髋关节腔的负压封闭状态。一旦负压密封损坏，所需的力就会显著减小。然而，使用牵引床时，大部分的牵引力都会分散至膝关节（大约5mm）和踝关节（另外5mm）。这种额外10mm的牵引量会使坐骨神经和股神经过度拉伸，使他们处于神经失调症的危险，甚至可能引起轴索畸形。如果使用牵引床，应仔细记录牵引时间。建议使用张力计测量压力的方法，外侧卧位和仰卧位已使用多年，同样安全。

髋关节牵引器[6, 10-12]启动后，仅在髋关节上产生牵引力，从而避免坐骨神经和股神经过度拉伸。且充分避免了阴部神经和会阴皮肤损伤。所需的初始500N牵张力由专用Schanz螺钉的弹性计算得出。一旦达到这个牵引力，专用的Schanz螺钉将开始在图像增强器上产生弯曲（图38-3）。

另外，在牵引床上，由于髋臼前倾，股骨头有向前滑动的趋势，减少了前关节间隙。大多数情况下，病变位于前部和上部区域（如经常遇到的股骨髋臼撞击），大多数外科医师更喜欢内旋下肢，以避免前关节间隙变窄。内旋使坐骨神经向前移动，

此时如果术者创建一个后外侧入路，就有损伤它的风险。通过在内旋时控制前后牵引力，固定髋关节可避免这种情况（图38-1）。因此，后外侧入路（图38-2）非常安全，不会损伤坐骨神经。后外侧入路可以看到髋臼前上区最常见的病变。这是因为摄像头离所观察的区域较远，并且比前外侧或前入路提供更好的视角。

对于复杂的髋关节镜手术，牵引时间可能大于90min，可考虑使用髋关节牵引器牵引。

(1) 股骨髋臼撞击症矫正（头颈结合部矫正、盂唇缝合、盂唇重建和软骨移植）。

(2) 盂唇缝合术。

(3) 盂唇重建（阔筋膜、同种异体或半腱肌移植）。

(4) 髋臼软骨细胞移植[11]或重建技术（基质诱导的自体软骨细胞移植术和自体基质诱导软骨生成）。

(5) 骨软骨瘤病和软骨瘤病。

(6) 重建圆韧带。

(7) 热衷于髋关节镜手术的初学者想学习到更复杂的手术。

(8) 高级髋关节镜外科医师指导初学者。

(9) 其他复杂的髋关节镜手术需要超过90min的髋关节牵引时间。

(10) 使用牵引床上的"无法牵开的"髋关节。

(11) 无法使用下肢牵引（如同侧下肢骨折、近期韧带损伤或膝关节假体）。

(12) 肥胖患者需要强有力的牵引（髋关节牵引器已成功应用于体重高达160kg的患者）。

### 四、髋关节牵引器的手术技术

我们已经尝试了侧卧位和仰卧位手，更倾向于侧卧位，设置与经典的"外侧入路"基本相同。使用3个标准的关节镜入路[13]：后外侧、前外侧和前入路（见图38-2）。

出于以下实际原因，首选外侧入路和置钉髋关节牵引。

1. 对于初学者来说，如果技术上有困难，有可

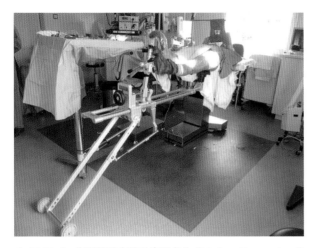

▲ 图 38-4 患者仰卧在移动牵引台上（**Medacta International**）
脚被很好地填充并固定在特制的靴子中。使用左侧的手柄施加牵引力，髋关节可以弯曲、伸展、外展和内收。对于内外旋，须从牵引器上松开靴子

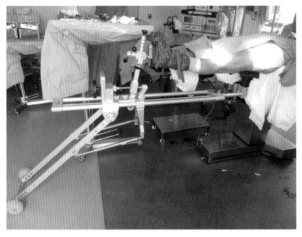

▲ 图 38-5 患者仰卧在带轮子的移动牵引台上（**Medacta International**）
注意渐进式牵引装置和手柄

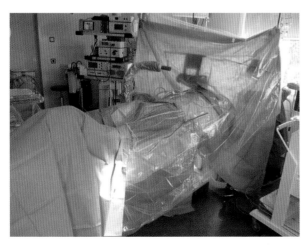

▲ 图 38-6 患者仰卧位，牵引台消毒铺单
注意带有蓝色按钮的气动辅助臂，它有助于外科医师把持关节镜

能转为小型开放手术或开放手术（如果使用标准牵引床，将不方便处理）。如有必要，在侧卧位也可以转为后入路，但仰卧位不行。可以将其与肩关节镜下的沙滩椅位置进行比较。例如，在器械损坏的情况下，器械在髋臼后缘沿横韧带方向滑动，很难取出。在侧卧位，器械会进入枕部，并阻止进一步滑动，因此更容易取出。

2. 更容易进入髋关节后外间室的新关节镜技术，如坐骨神经减压术。

3. 初学者无时间压力，可以进行更复杂的髋关节重建，如盂唇脱位、移植物重建和缝合。

4. 髋关节牵引器有利于松开牵引，以便动态地检查髋关节在术中和术后的撞击体位（完全屈曲、90°屈曲和最大内旋，以及最大外展）。如果这些运动可以轻松进行，可以确定没有撞击出现，这与开放手术的检验方法一致。可以在不影响无菌区的情况下进行。但如果使用牵引床，牵引靴可能会造成术区污染。

5. 最后，在侧卧位，射频装置产生的气泡很容易通过切口排出，而仰卧位则会在前方积聚。

将整个下肢消毒，以便术中能自由搬动下肢（图 38-1 和图 38-2）。C 臂置于手术台下方并盖上无菌手术单，可提供良好的前后位图像。髋关节牵引器将髋关节置于轻微屈曲状态。在 C 臂下，将专用的 Schanz 螺钉置于髋臼眉弓（sourcil）上方 1 cm 处，另一颗钉置于小转子水平（图 38-3）。髋臼近端 Schanz 螺钉与股骨大转子前缘对齐（图 38-1）。即使下肢没有内旋，近端和远端 Schanz 螺钉的相对位置也会产生前后方牵引向量，从而使关节间隙更大。髋关节牵引器安装在已钉入的 Schanz 螺钉上（图 38-1）。该装置有一个精密的螺丝结构，与 Schanz 螺钉配合可以精确地移动。安装牵引器后，通过其导向孔安装另外 2 个 Schanz 螺钉，一个在髋臼近端，另一个在股骨远端（图 38-1 和图 38-3）。这样可以稳定旋转力，并有利于更好的前后方向牵引。

因此，整个髋关节牵引器是一个稳定的结构，可提高牵引力。安装髋关节牵引器后，即可通

过旋转轴向牵拉螺钉将髋关节牵拉开。下肢外展30°~45°，轻微屈曲10°~15°，将使包括髂股韧带在内的前上髋关节囊松弛，并能更好地牵引（见图38-3）。为达到牵开 12mm 的理想效果，用一根大的腰穿针对髋关节进行减压，并破坏其负压状态。然而据统计，大约 5% 的髋关节在牵引床上牵引力不足。在这种情况下，牵引器牵引可通过关节囊松解（参见下文）牵开髋关节。关节囊松解技术也可以在牵引床上使用，但是，必须非常谨慎地控制牵引时间。利用导管鞘系统，关节镜首先进入前外侧间室。我们更喜欢使用 70° 镜，这样一开始就可以提供更好的视野，尤其是在组织较紧的地方。然后在直视下创建后外侧和前方入路，避免医源性盂唇和软骨损伤。

髋关节不能充分牵开时，探查关节时难免损伤关节软骨。牵引床或髋关节牵引器都是如此。如果关节间隙＜12mm，不建议盲目强行进入关节腔。一旦髋关节牵张器就位，就可以建立后外侧入路。将关节镜置于髋关节囊上，制作前外侧和前方入路。从后外侧入路观察时，上方及前上方关节囊与臀小肌纤维分离开（关节外关节镜检查）。然后进行前上关节囊切开术，直到可见头颈交界处。沿髋臼缘的方向切开关节囊，直到可以看到盂唇。关节间隙将随着前关节囊切开的程度缓慢打开。一旦该关节间隙足够，就将镍钛合金导丝和套管通过前外侧入路插入到盂唇和股骨头之间。然后，在直视下以类似的方式建立其他入路。

## 五、髋关节牵引器辅助关节镜术后的康复锻炼

本文介绍的术后康复方案主要用于复杂的关节镜重建手术，如股骨髋臼撞击综合征术后。患者挂拐杖，前 6 周允许 5~10kg 的部分负重。我们表示在负重方面一直较为谨慎。大多数病例都进行了头颈结合部大面积骨成形术，超过 3000 例患者均无股骨颈骨折或尚茨螺钉附近的股骨近端骨折。6 周后，可进行外展肌力量训练。在小的关节镜手术中，如盂唇切除术，术后允许负重，一旦疼痛消

退，通常在术后 1 周进行肌力训练。

## 六、牵引器髋关节牵引的少数并发症

监测前 1000 例患者的并发症，出人意料的是，未观察到股骨近端或头颈部交界处的骨折。我们认为，这是由于采用了严格的部分负重方案，将每位患者都当成没有发生移位的颈部骨折。我们观察到 3 例（0.3%）股外侧皮神经失用症，但与牵引无关。2 例在 48h 后缓解，另一例在 6 周后缓解。可能是由于前方入路非常靠近该神经的分支。由于大多数髋关节病变位于前上区，因此通常会通过该入路进行探查。通常尝试将前入路尽可能向外侧移动，在前入路和前外侧入路之间留出 3cm 的距离，以尽量减少对该皮神经的刺激。没有观察到阴部、坐骨或股神经损伤，也没有观察到会阴皮肤损伤。远端 Schanz 螺钉位置出现 5 例血肿并自发缓解。总体而言，对于牵引时间超过 90~120min 的复杂重建手术而言，与牵引床上进行的髋关节镜检查报告的并发症率相比，髋关节牵引非常安全。

## 七、技巧

1. 外侧卧位（笔者一般首选这位置）或仰卧位。

2. 下肢消毒铺单，使其可以术中无菌下移动。

3. 如果使用牵引床，请使用直径超过 20cm 的会阴柱。

4. 如果使用牵引床，将牵引时间限制为 90min，牵引力限制为 250N（25kg）。

5. 如果使用髋关节牵引器：

• 将 2 个近端 Schanz 螺钉与髋臼前缘对齐，并置于髋臼边缘上方 1 cm 处。

• 将 2 个远端 Schanz 螺钉放在小转子水平处的股骨中间。

• 应用牵引。

• 髋关节 10° 屈曲和 30°~45° 外展。

• 施加牵引力后，应至少牵开 12mm 的空间。如果达不到 12mm（5% 的病例），请使用上述的关节囊松解技术。

# 关节镜治疗的髋关节设备
## Arthroscopic Treatment: Fundamentals of Hip Joint Instrumentation

Sean Mc Millan   Brian D. Busconi   Craig M. Roberto   著

李 冀 译   谭洪波 校

**第39章**

## 一、概述

过去 10 年里，髋关节镜检查数量呈指数增长。通过研究 2004—2009 年间髋关节镜的发展趋势，Montgomery 等在 2012 年时指出髋关节镜使用率提高了 365%，而且大部分对象是 20—39 岁的患者[1]。髋关节镜技术发展的同时也带来了许多益处，包括提高对髋关节病理的认识，放射影像学的改进，保髋协会数量的增加，继续发表更多学术文章，培训中心的改进，以及使更容易手术操作的关节镜设备及器械的发展。本章将专注于后者。

## 二、手术床

传统的髋关节镜检查是在标准手术室的手术床和骨折手术床上进行的。然而，这些手术床虽然使用方便，但并不是专门针对髋关节镜手术的需要而设计的。因此，在术中会发现诸多不便，包括不能充分牵开髋关节，踝关节损伤，不能保持牵引，会阴部和（或）坐骨神经损伤，以及不方便透视等[2-4]。许多外科医师首选侧卧位行髋关节镜手术，而骨折手术床一般不适合侧卧位[5]。此外，在门诊手术中心安放的骨折手术床的使用不便也被认为是一个问题。

因此，专门为髋关节镜手术设计的商用手术床和（或）相关配件越来越多。第一个专用的髋牵引器是由 Arthronix 和 Innomed 制造的。后者由 McCarthy 设计，可以在侧卧位提供显著而有效的机械牵引，而且可用于传统手术床。Smith 和 Nephew 的器械系统可在仰卧或侧卧位使用。其他的，如 Arthrex 器械系统、Maquet 手术床、Athello 手术床和 Hanna 手术床，只允许在仰卧位使用（图 39-1 和图 39-2）。值得注意的是，其中许多手术床，包括 Athello、Maquet 和 Hanna 手术床，也可用于其他手术，如髋关节置换术。

手术床设计的改进很大。首先，所有新一代的手术床或配件系统都是可透视的。这有助于在侧卧位或仰卧位透视成像。然后，会阴柱体积增大，以最大限度地减少会阴和阴部神经损伤。立柱配有厚厚的缓冲垫，旨在提供"支撑力"，并取消了可能会导致患者受伤或挤压的坚硬表面。此外，新的手术床设计允许将立柱横向放在大腿内侧，以进一步防止受伤[6-8]。对脚托也做了改进，骨折手术床通常使用带摩擦张力的皮靴将脚固定。然而，现在更多的脚托是以"滑雪靴"的形式设计的。这一改进的目的是防止在牵引过程中脚部打滑，并通过将牵引力分散降低对脚的伤害。

## 三、相关设备

在髋关节镜发展的早期，尚无用于髋关节镜手术的专用仪器。常用肩关节的器械代替进行缝合线的传递和操作。虽然如今许多肩关节和髋关节器械都可交叉使用，但是髋关节镜专用器械可使手术

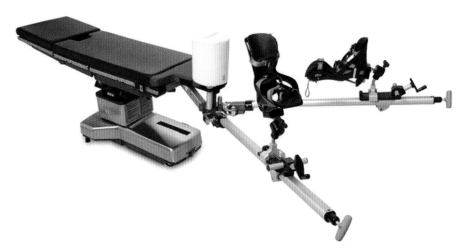

▲ 图 39-1　Smith & Nephew 髋关节牵引器

由于其填充良好的立柱和力量分布的脚部固定器，因此可以保护会阴和小腿的神经。这张手术床可以轻松转换成侧卧位，这使得它成为目前唯一可以同时容纳两个位置的手术床（图片由 Smith & Nephew 公司提供）

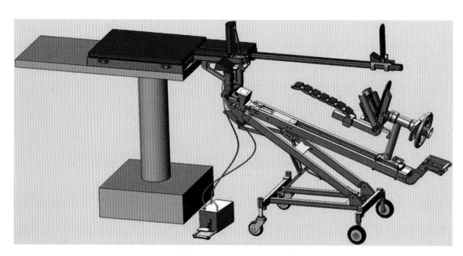

▲ 图 39-2　Athello 手术台

Athello 手术台的设计可进行前入路髋关节置换术和仰卧位髋关节镜术。手术床可根据患肢的高度和长度进行调整，并允许在股骨成形术中轻松地拆下脚托进行调整（图片由 ATHELLO 公司提供）

操作更加方便，并最大限度地降低医源性伤害的风险[9]。

许多髋关节镜标准检查器械包括滑槽或套管、交换棒和金属空心闭孔器。这些仪器有标准尺寸和加长尺寸。此外，可使用一次性部分螺纹和全螺纹套管，在保持入路通畅的同时，方便加长髋关节器械的进入。

几家商业公司发明了髋关节镜的"加长版"器械。包括抓钳、抓线器、过线器和组织松解器。加长髋关节器械比一般器械平均要长 2~8cm，以便于在髋关节较深位置操作。长度的变化取决于公司的设计。大量患者因此可以安全地进行手术。其次，许多髋关节器械的末端都设计有一个曲线，以允许在球形的股骨头周围操作。这一改进已减少了对髋关节软骨的医源性损伤。此外，这些设计使得器械可以通过标准关节镜入路到达整个髋关节内部。

最近，铰接式器械已经上市，使术者能够安全地绕过球形的股骨头进入髋臼。这些器械包括探针、抓取器、抓线器、高位拨片和射频设备（图 39-3 至图 39-5）。这类器械专为髋关节镜手术设计，比以前的版本更坚固，而且其长度适合大多数髋关节使用[10]。

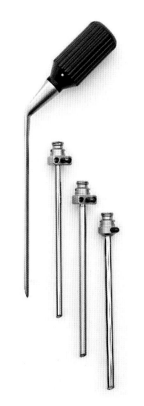

▲ 图 39-3　各种尺寸的开槽套管

各种尺寸的开槽套管可以安全地将器械送入髋关节。用于工作和观察的金属套管也有不同尺寸的倒圆边缘，以保护组织和软骨（图片由 Smith & Nephew 公司提供）

盂唇缝合的选择越来越多。这些增加的选择是目前的治疗理念从盂唇清创术转向盂唇修复的主要原因之一。在这些缝合线传递器械中，有"鸟嘴缝合钩""Clever 钩"和各种允许顺行或逆行针迹通过的经典仪器[10-12]。此外，过线器的直径也减小了，以便在盂唇周围进行精细的操作。以非创伤性方式修复盂唇的能力对髋关节镜医师有很大的吸引力[13]。

对于关节软骨损伤，特别是髋臼关节软骨，微骨折器械是专门为髋关节镜设计的。长柄环形刮匙也可用于清理软骨下骨的关节面。同样地，也可使用更大口径的刨削刀，例如 Arthrex 刨削刀，以保证软骨边缘稳定[10]。最后，在市场上可以买到长柄可变角度软骨镜，用于进行微骨折手术[10-12]。

在过去的几年里，关节囊缝合器械也得到了普及。关节镜手术完成后是否缝合关节囊的必要性一直存在争议。缝合关节囊的优点将在以后讨论。然

而，便于关节囊缝合器械的出现为不同技术水平的外科医师提供了这一选择[10, 13]。

## 四、关节入路

在过去的几年里，髋关节镜检查器械套装越来越受欢迎。在这些器械套装中，有一根细长的脊髓穿刺针，直径从 14～18 号不等[10-13]。镍钛合金导丝也是套件中的标准配置，其他各种可选部件也都是标准配置，例如注射器、直尺和记号笔。镍钛合金导丝的直径从 1.1～1.5mm 不等。不同公司生产的导丝的直径不同，在手术开始前了解这些信息非常重要。用于入路建立的金属闭塞器的套管尺寸不是通用的，因此，不同公司、不同直径的导丝可能不适合。此外，由于在进入过程中镍钛合金导丝会受力，建议在每次建入路时都更换新的导丝。因此，各种商业套件都标配 2～3 根导丝。

大多数髋关节镜检查套装均提供了直径4.5～6.5mm 的套管状金属闭塞器。这些套管可与髋关节镜入路套件配合使用，以便更精确地建立入路，同时将医源性损害降至最低。这些套管有不同的尺寸可以选择，直径依次递增 0.5mm。从 4.5mm的套管快速转换为较大尺寸套管的能力具有许多优势[12]。一般髋关节牵引可在股骨头和髋臼之间形成8～10mm 的空间。但是，具有较大钳形股骨髋臼撞击的患者可能只有 6mm 或更小的视野。因此，通过减小套管尺寸可以将建立入路时损伤软骨的风险降到最低[14]。可变尺寸的第二个优点涉及灌注液的管理。金属套管更易操纵流体的流入和流出。此功能可以优化手术视野，并限制流体外渗。新一代金属套管工艺的改进包括套管远端边缘更加光滑[10]，可防止软组织和关节软骨损伤。

金属套管的长度取决于所采用的商业系统。标准髋关节镜的长度从 160～180mm 不等。加长的髋关节镜可以达到 240mm[10, 12]。因此，金属套管的设计是为了适应相应的关节镜检查。为了避免术中不匹配，建议套管和成像系统配套结合使用。

一旦进入髋关节，术者就可以通过多角度关节镜进行观察。使用 70° 关节镜可以增加股骨头周围

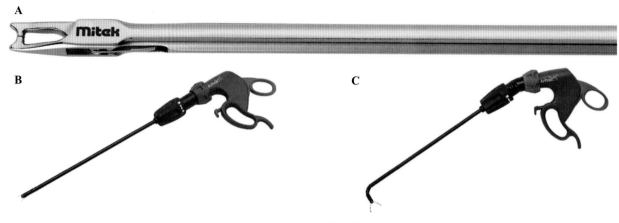

▲ 图 39-4　铰接式器械

A. 髋关节长度的抓线钳和钝的凹陷孔允许外科医师在髋关节内安全地推拉；B 和 C. 关节镜器械设计有更长、更硬的轴，并包含能够在工作区域内 360° 活动的尖端（图片由 Arthrex 公司提供）

的可视性。这一特点使它更不易在股骨头边缘遗漏病变，并有一个更广泛的视野。30° 关节镜在髋关节镜检查中也有作用。它更适用于外周间室和中央间室内的观察。

使用香蕉刀进行关节囊切开使术者能够在关节内有更多的操作空间。通过扩大在操作区域的视野，可更便于进行股骨成形术。随着可重复使用器械和一次性器械的出现，刀片也在不断发展，其应用范围逐渐扩大到其他手术的使用，例如盂唇摘除和髂腰肌松解，刀片的强度和锋利度也在不断提高。除全金属关节囊刀片外，手柄的握持力和外形也得到了改进，可以进行更精细的控制[10-13]。此外，还提供可伸缩的关节囊切开装置，该装置可通过镍钛合金导丝的引导进行工作，以进行靶向操作和保护软骨[10]（图 39-6）。

进一步提高髋关节镜检查的易用性，旨在使

医师通过参考标准前外侧入路来对辅助入路进行三角测量[10, 12]（图 39-7）。这些目标导向器通过夹在关节镜的套管上使用。快速定位并建立精确的辅助入路可以减少牵引力和总体手术时间。提高的精度可以增加术区的可操作性，并能更容易修复。

## 五、灌注夜管理

灌注液外渗是髋关节镜手术的常见并发症。在有症状的患者中，腹膜后和腹部的灌注液体积可达 1～3L[15, 16]。有几个因素被确定为外渗的原因，其中包括用于骨软骨成形术的关节囊切开术、生理盐水的使用、关节镜设备和泵的选择[17]。此外，某些手术操作，如髂腰肌松解，也与之有关。Sampson 根据他对液体外渗的少量病例回顾，推荐使用依赖外流的泵，也推荐使用压力敏感系统[18-20]。

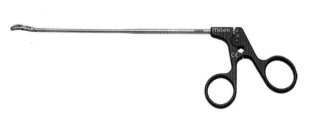

▲ 图 39-5　专为髋关节手术设计的左右弯曲的器械
可以安全地在股骨头周围操作（图片由 DePuy Synthes Mitek Sports Medicine 提供）

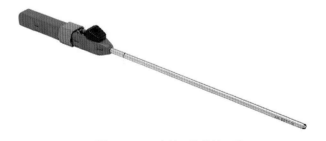

▲ 图 39-6　一次性可伸缩的刀片
用于镜下关节囊切开和髂腰肌松解。该装置是空心的，允许插入镍钛合金导线上（图片由 Arthrex 公司提供）

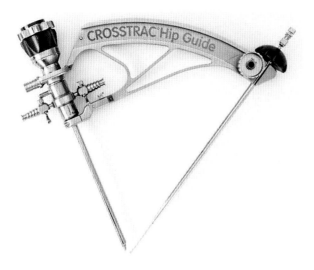

▲ 图 39-7　辅助入路定位系统

可以不在关节镜监视下快速且重复地建立入路（图片由 Smith & Nephew 提供）

还需要注意的是，将器械通过套管进入术区可减少液体外渗的风险。新型塑料套管已经上市，可以伸缩，操作范围更广 [13]。此外，对套管阀的改进液会限制灌注液的损失，使灌注液输入和输出的计算更加精确。

## 六、刨削刀、磨钻和射频

加长的髋关节刨削刀、磨钻和射频有助于扩大髋关节镜手术适应证。早期的髋关节镜器械设计依赖肩关节镜，但平均延长了 2cm；许多是专门为髋关节设计的。

由于股骨头的几何形状，弯曲刨削刀的使用已成为髋关节镜医师的首选。其弯曲度允许刨削刀安全地通过股骨头进入髋关节深凹区。同样地，它也更便于沿髋臼曲度进行清创。

随着对股骨髋臼撞击综合征的认识更新，用于髋臼缘切除和股骨颈成形术的磨钻的设计已取得重大进展。加长的髋关节磨钻在保持安全性的同时增加了进入的空间。另外，磨钻尖端的直径和形状使外科医师有多种治疗选择。笔者更喜欢在股骨成形术中使用 5.5 mm 的球钻，而在髋臼成形术中使用 4.0 mm 的透明柱状磨钻。使用较小、透明的带帽磨钻可在保护盂唇的同时进行精细的骨切除。

类似地，铰接式射频设备的出现使得更容易和更安全地进行更深的探查 [10-12]。铰接杆最初设计用于仰卧位。然而，一个更符合人体工程学的装置已经推出，允许在侧卧位进行操作 [11]。铰接杆允许在工作区域内 360° 移动（图 39-8）。

## 七、锚钉

髋关节镜检查的最大进步之一是不断更新设计的锚钉及置钉方法。在过去的 10 年中，随着单纯的清创术的普及，盂唇修复技术逐渐兴起，对专门为髋关节镜设计的锚钉的需求也在增长。如前所述，对钻孔导向装置已经进行了改进，以适应髋关节的置钉。这些改进包括将导向器延长 2~3 cm，应用弯曲的导向器及对导向器尖（如燕尾或锯齿）进行改进 [10-13]。

髋臼独特的骨质形态给盂唇修复带来了挑战。然而，随着关节镜下对盂唇的保护，锚钉的使用频率在过去 10~15 年中有所上升。盂唇所在的髋臼缘从前向后呈弧形弯曲。而且其边缘非常薄，在晚期股骨髋臼撞击综合征中可能还有囊肿。因此，外科医师面临的挑战是，要在不穿透关节软骨的情况下，尽可能靠近髋臼边缘置钉，以恢复盂唇的负压密封性。

为了避免锚钉穿入关节腔，以及矫正轻微的入路位置不当，越来越多的外科医师选择使用弯曲锚钉导向器。当利用正中入路进行置钉时，这些导向器特别有用，因为它可以增加锚钉与关节表面的分离度。Nho 等的一项研究发现在 1 点钟位置使用弯曲的锚定导向器是最有利的 [21]。

锚钉的组成和外形也发生了变化。目前，用于盂唇修复的锚钉有聚醚醚酮（polyetheretherketone，PEEK）、生物复合材料和 L/DL 聚乳酸（poly -L/D-lactide，PLDLA）[10-13]。对这些髋关节锚钉所做的改进包括减小直径、长度和缝合线尺寸。无结和打结锚钉系统以及单重和双重锚结构都可用。目前，适用于髋—唇修复的最小锚钉直径为 1.4mm[13]，还存在其他锚钉尺寸，包括 2.3mm、2.9mm 和 3mm。此外，由于减少了钻孔深度，设

A                                                      B

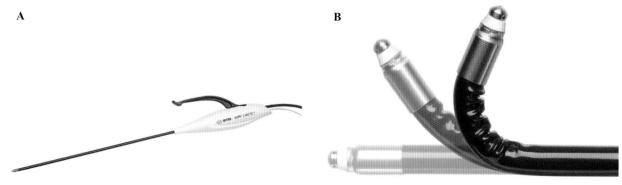

▲ 图 39-8　铰接式射频设备

可实现 360° 的工作范围，符合人体工程学的设计允许仰卧或侧卧使用（图片由 DePuy Synthes Mitek Sports Medicine 提供）

计了"短锚钉"。与传统的锚钉相比，这些锚钉的长度缩短了 1/3～1/2，但具有相同的拔出强度（图 39-9）[13]。

## 八、总结

　　髋关节镜是一个极具挑战性的领域，学习曲线较长。髋关节镜设备的发展促进了可重复性更高的结果和更短的手术时间。此外，这些进展还减少了医源性损伤。虽然没有某个商业系统是完美的，但大多数的系统都能够互换配套使用，为外科医师提供了多种选择。

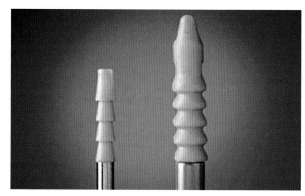

▲ 图 39-9　锚钉技术

锚钉技术的进步已使其长度减少了约 50%，同时保持了可接受的抗拉强度（图片由 Pivot Medical，A Stryker Sports Medicine Company 提供）

# 关节镜治疗的髋关节入路原则及设备
## Arthroscopic Treatment: Principles and Devices for Hip Joint Access

J.W. Thomas Byrd 著

李 冀 译 谭洪波 校

**第40章**

## 一、概述

髋关节的解剖结构对关节镜检查提出了独特的挑战，包括其局限性球窝结构、周围软组织的紧密包裹和活动度有限的关节囊。专业器械对于克服这些障碍至关重要（图40-1）。器械必须更长、更结实，以承受更长的杠杆力以及在关节周围深层软组织包裹下进行操纵时产生的弯曲力。要想达到髋关节内部更多的空间及其深处的位置，必须对髋关节镜器械有创新性的设计。

## 二、入路

由于其解剖学因素，进入髋关节更具挑战性，对于有效的手术操作也更为关键。例如，在膝关节或肩关节手术中，入路一般都是既定的，而在髋关节手术中，入路是在任何情况下都要密切关注的基本要素。进入髋关节的2个原则是：①以无损伤方式完成，避免对关节造成医源性伤害；②最佳定位，以达到髋关节内的各种位置，并有效地执行切除、修复和重建手术。

一旦进入髋关节，尽量保持入路方向工作，目的是尽量减少对周围软组织的损伤。这很重要，原因有三。首先，最大限度地减少对软组织的伤害，从而减少术后疼痛，减少麻醉需要，并促进早期康复和康复。其次，它减少了软组织内灌注液外渗的量，有助于完成时长更久的复杂手术，并且可减少术后不适的

程度。即使使用较长的器械，关节周围组织的液体外渗和肿胀也可能妨碍手术。最后，复杂的骨性手术，例如股骨髋臼撞击综合征的矫正，会带来异位骨化的风险。异位骨化不是手术破坏关节的结果，而是手术破坏周围软组织的结果。因此，减轻对软组织的损伤可减少异位骨化发生的风险。建立了入路虽然可以很容易地沿软组织道操纵器械，但一般来说最好使用某种结构装置来保护入路周围对软组织。

科技的进步极大降低了有效进入髋关节的技术限制。空心器械允许先用导针进行预定位，然后将器械套在导丝上即可（图40-2）。可使用多种桥接系统来增加标准关节镜的工作长度（图40-3）。各种套管设计都强调在不同的器械和设备进出时对关节表面无损伤且保持其在关节内的位置（图40-4）。不同的长度和可调节的设计可适应不同深度的软组织，并且大直径套管可使几乎所有器械通过（图40-5）。此外，开槽套管可提供最大的通用性，可容纳标准长度和加长的器械以及带有弧度或较大的器械（图40-6）。

关节镜一旦进入关节内，便可以使用基本的三角定位技术来确定辅助入路的位置。使用较长的仪器和受约束的关节结构可能会给三角定位技术带来更大的挑战。必要时，选择使用可减少这些限制的导向系统（图40-7）。

## 三、液体管理系统

可靠的液体管理系统的发展极大地推进了髋关

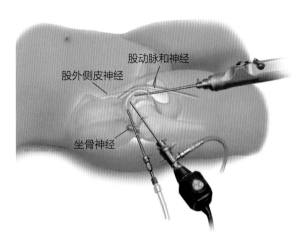

股动脉和神经
股外侧皮神经
坐骨神经

▲ 图 40-1　髋关节入路示意图

髋关节是位于软组织最深处的动关节。精确的入路位置对于通过重要的关节外结构以及优化关节内通路至关重要。较长的仪器设计和在球形范围内操作的特殊功能有助于手术的执行（经 J.W.Thomas Byrd 许可转载，©2015 版权所有）

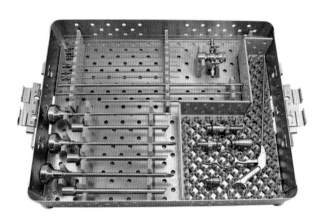

▲ 图 40-2　空心仪器系统

正如这套 Stryker 器械所展示的，空心仪器系统很受欢迎。用脊髓穿刺针进行预定位，将一根导丝穿过针头，然后将套管 / 闭塞器组件穿过导丝（图片由 Stryker® 提供）

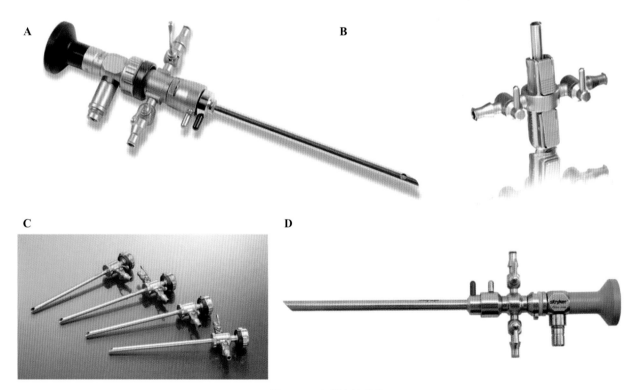

A

B

C

D

▲ 图 40-3　各种连接系统

以上各种连接系统来自不同的公司：图 A 来自 Arthrex（由 Arthrex, Inc. 提供，2015 年）；图 B 来自 Conmed–Linvatec（经 CONMED Corporation 许可）；图 C 来自 Storz（经 KARL STORZ Endoscopy–America,Inc. 许可转载，©2013 版权所有）；图 D 来自 Stryker（图片由 Stryker® 提供）

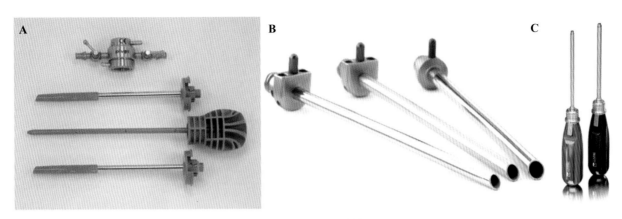

▲ 图 40-4　套管

套管设计强调对关节表面无损伤。A. 此版本的 Pivot 在接头内的套管末端有软材料（经 Stryker 许可）；B. Smith & Nephew 的这种设计特点是套管末端有一个钝边（经 Smith & Nephew 公司许可）；C. Conmed-Linvatec（图片由 CONMED Corporation 提供）

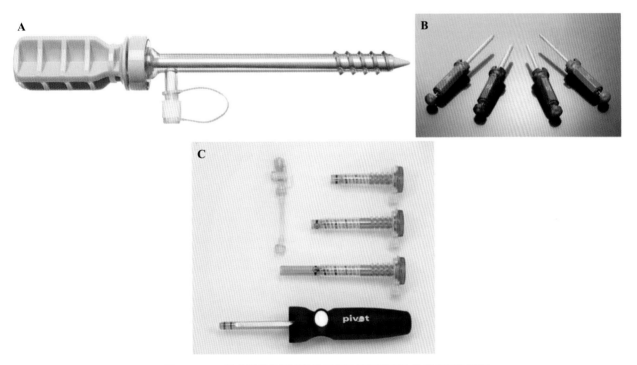

▲ 图 40-5　可适应髋关节周围的软组织的不同直径和长度的工作套管

A.Mitek（图片由 Mitek Sports Medicine 提供）；B.Storz（经 KARL STORZ Endoscopy-America,Inc. 许可转载，©2013 版权所有）；C. 此枢轴设计长度可调（图片由 Stryker® 提供）

节镜检查的进展。这促进了更广泛的恢复性关节内手术的发展以及关节外内窥镜方法的进步。高流量液体管理系统的优点在于，它可以实现迅速的抽吸和排水，从而允许通过透明的流体介质实现更佳的视野，不必需要更高的压力，可减少不必要的流体渗出。因此，可以进行关节囊外手术，以及持续时间长、渗出少的复杂手术。尽管众所周知，在一些经验丰富的外科医师手中重力能很好地起作用，但仅靠重力流可能不足以满足这些需求。有许多泵可以很好地用于髋关节镜检查，每个都有不同的表现，并且具有各自的特点。泵并非万无一失，因此外科医师必须熟悉他们选择使用的泵的特性。

四、切除

髋关节手术中的切除是使用刨削刀和其他手持器械组合的方式完成的，这与其他关节的手术操作

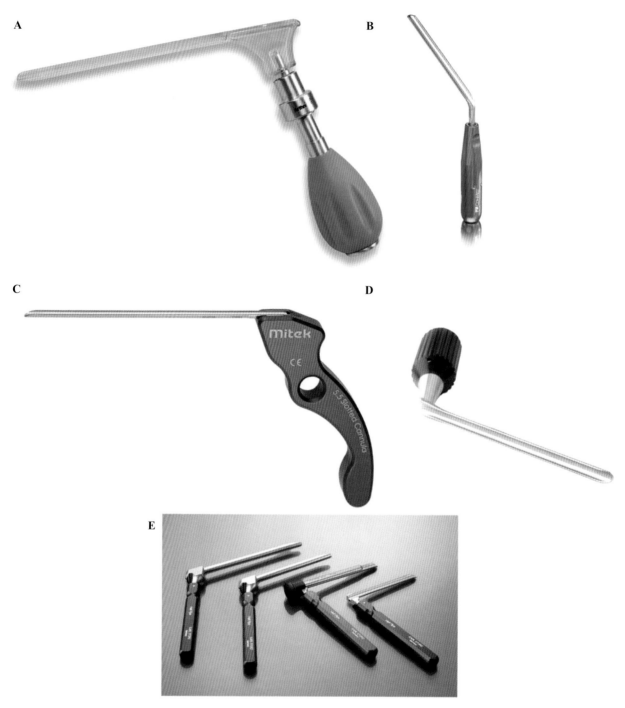

▲ 图 40-6　开槽套管

开槽套管提供了最大的多功能性，在引进仪器的同时，保持了入口轨迹。A. Arthrex（经 Arthrex，Inc. 许可转载，©2015 版权所有）；B. Conmed–Linvatec（图片由 CONMED Corporation 提供）；C. Mitek（图片由 Mitek Sports Medicine 提供）；D. Smith&Nephew（图片由 Smith&Nephew，Inc. 提供）；E. Storz（经 KARL STORZ Endoscopy–America,Inc. 许可转载，©2013 版权所有）

相同。髋关节镜器械长而结实，可适应通过软组织，通过空间有限的球形解剖结构的特点（图 40-8）。手持仪器的其他特殊功能有助于处理较厚的软组织（图 40-9）。顺利的切开对于修复手术和软组织准备都很

重要，可以使用专用的关节镜刀片（图 40-10）。

## 五、修整

目前的主要修整区域是盂唇、关节囊和关节表

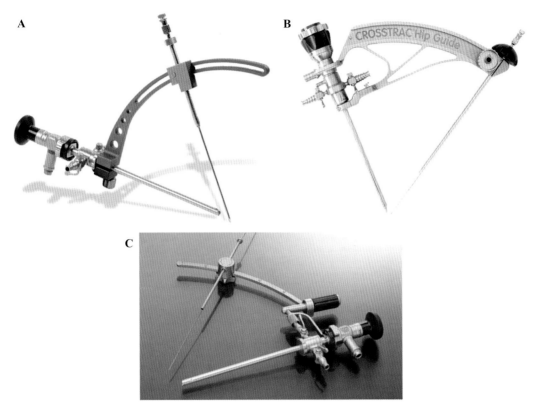

▲ 图 40-7　定位系统

定位系统可以协助进行三角测量，方便入路的建立。A. Arthrex（经 Arthrex，Inc. 许可转载，©2015 版权所有）；B. Smith & Nephew（图片由 Smith & Nephew，Inc. 提供）；C. Storz（经 KARL STORZ Endoscopy–America,Inc. 许可转载，©2013 版权所有）

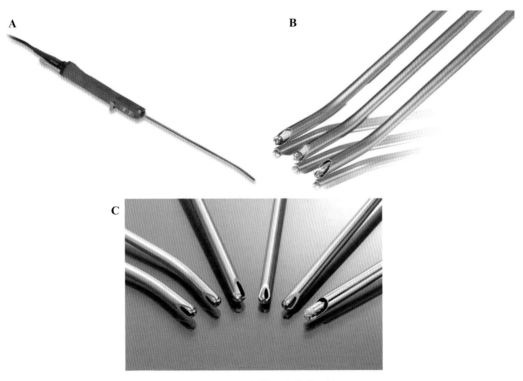

▲ 图 40-8　加长和弯曲的刀片

有助于在髋关节深处受限的结构内进行操作。A. Arthrex（经 Arthrex，Inc. 许可转载，©2015 版权所有）；B. Conmed–Linvatec（图片由 CONMED Corporation 提供）C. Storz（经 KARL STORZ Endoscopy–America,Inc. 许可转载，©2013 版权所有）

面。髋关节盂唇的修整比肩关节更具挑战性。髋臼的前表面比肩关节盂更尖锐，容积更小，并且在锚钉放置方向上要求更严格（图 40-11）。此外，可以通过周围软组织进行较少的操作，因此锚钉的放置关键取决于其通过软组织进入的角度。通常，需要一个更远端的入路，以确保锚钉与髋臼的关节表面充分分开。将入路设置在较远的位置可能会妨碍其他进入中央间室的常规入路。经皮锚钉递送系统不需要常规的锚钉入路，可选择能更好地解决其他关节病理问题的入路（图 40-12）。弯曲的设计是另一种兼容现有入路以置锚钉的方法，同时仍可确保足够的间距（图 40-13）。通常，较小的锚钉设计更适合在髋关节周围放置（图 40-14）。可以使用多种材料，包括金属和非金属惰性材料以及生物可吸收材料，具有骨传导性的材料和全缝线设计。通常，不使用含铁元素的金属锚钉，以免未来进行 MRI 检查时产生伪影。对于大多数锚钉来说，拔出强度要足够，而对于髋关节来说，拔出强度可能没有那么重要。盂唇的修复只需将其重新贴紧边缘，恢复其解剖结构即可。与肩关节不同的是，髋关节没有关节囊复合体，也无须进行关节囊移位，因此锚钉几乎没有静息张力。必要的拔出强度也是需要的，以确保在打结时结构能够稳定。也可以使用无结设计，尽管通常需要稍大的锚钉才能将其固定在骨质中（图 40-15）。许多进行髋关节镜手术的都是经验丰富的髋关节外科医师，可能不熟悉其他关节的关节镜技术的使用，因此，对于他们来说，无结缝合可能更有吸引力。

有许多用于将缝合线穿过盂唇进行修复的器械。可以将髋臼边缘的锚钉位置标准化，但是缝合的方法会大不相同，具体要取决于受损盂唇的大小、形态和病变情况（图 40-16）。因此，重要的是设备的多样化，以便于适应各种盂唇修复方法。软组织穿刺装置可在一个步骤中顺行和逆行缝合（图 40-17）。但是，它们在较为厚实的盂唇或存在坚硬组织的情况下效果更好，不适用于盂唇较脆弱的情况（图 40-18 和图 40-19）。可以提供最小的缝合器械来穿透组织（图 40-20），以更好地缝合小或脆弱的盂唇。这样，尽管需要一个额外的步骤（图 40-21 和图 40-22），仍然可以完成缝合线的顺行或逆行。许多创新的技术正在发展，旨在提高恢复盂唇解剖结构的能力。这些设备同样适用于使用自体移植或同种异体移植组织进行人工盂唇重建。

关节囊修复是在术中进行关节囊切开的情况下使用，并且有医源性损伤的可能。请记住，医源性不稳定更可能是由于过度或不适当地骨切除造成的，因此，不应仅仅依靠软组织闭合来补偿骨质破坏。必须有足够的关节囊和合理准备的关节囊边缘才能进行关节囊修复。关节囊修复的 3 个挑战围绕着缝合线管理。首先，缝合线必须穿过与周围软组织分开的关节囊表面。其次，必须从关节囊的深表面取回它，以避免损伤盂唇或关节表面。最后，缝合线打结通常是盲打，或者至少在接近关节囊时视野受限的情况下。在辅助缝线穿过方面已经取得了许多技术进步，这些技术补充了关节囊闭合的技巧（图 40-23）。通常情况下，即使在没有进行手术关节囊切开的情况下，也可以进行囊袋折叠术来消除关节囊的松弛或冗余。

关节软骨的修复最常用的是简单的骨髓刺激技术和微骨折，以增强纤维软骨的愈合反应（图 40-24）。最常见的情况是髋臼软骨的Ⅳ级病变，尽管有时是股骨头的病变（图 40-25）。正确进行微骨折操作可能是一个挑战，需要专门为髋关节设计的各种不同的锥子在不同的位置处理整个病变（图 40-26）。自体骨软骨塞移植和自体软骨细胞移植在髋关节的研究中都受到关注。未来的技术创新将改善由于关节的解剖结构而目前仍受限制的手术操作。纤维蛋白胶和其他修复不稳定关节软骨的方法也正在试验中。

在这些较成熟的修复和重建领域中，仍需进行许多改进。此外还有许多其他领域也需要改进。重建圆韧带的设备已经被设计出来，在血管重建和替换病变的骨和骨软骨节段的治疗缺血性坏死方面有许多潜在的可能。

## 六、射频设备

射频装置在髋关节中很受欢迎，因为它们补

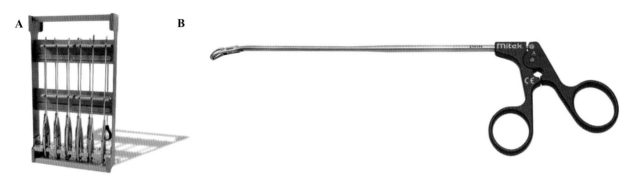

▲ 图 40-9　手持器械

手持器械的特殊之处在于适用于致密的组织。A. Arthrex 版本上的握把设计不受软组织的影响（经 Arthrex，Inc. 许可转载，©2015 版权所有）；B. Mitek 版本说明了较长轴和弯曲设计的优势（图片由 Mitek Sports Medicine 提供）

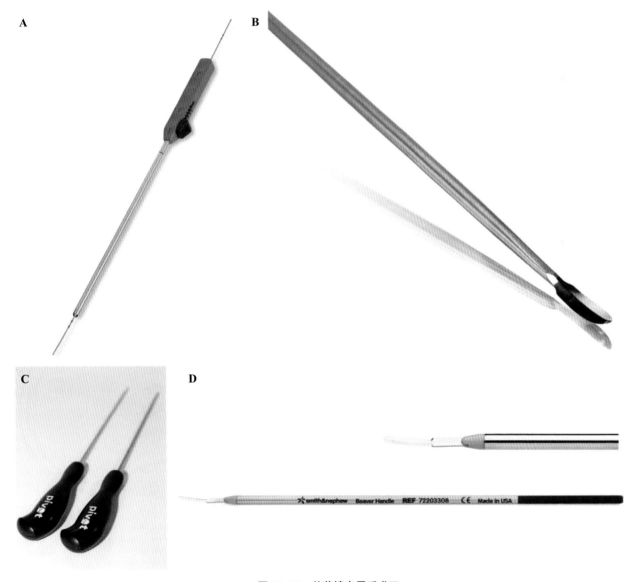

▲ 图 40-10　关节镜专用手术刀

A. Arthrex（经 Arthrex，Inc. 许可转载，©2015 版权所有）；B. Conmed–Linvatec（图片由 CONMED Corporation 提供）；C. Pivot（图片由 Stryker® 提供）；D. Smith&Nephew（图片由 Smith & Nephew Inc. 提供）

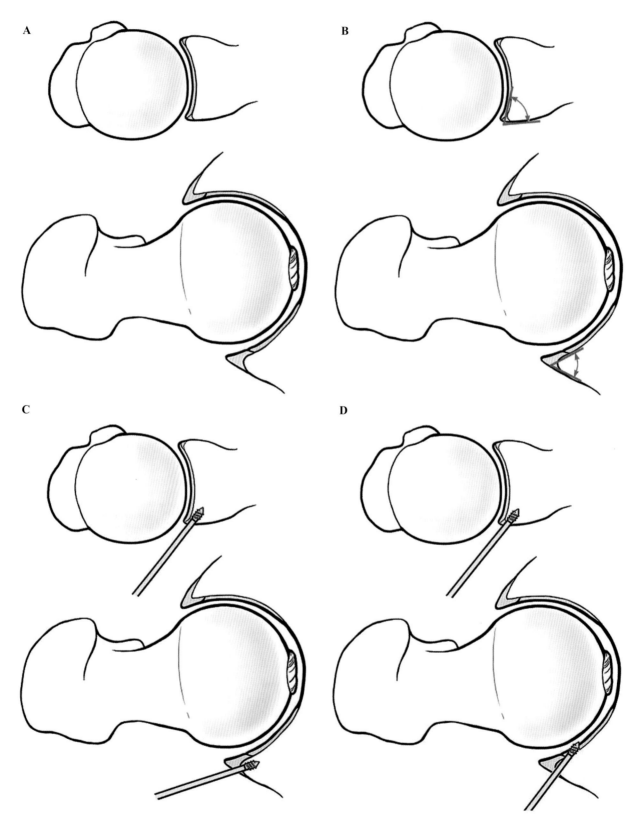

▲ 图 40-11　髋臼的修整

A. 肩关节盂和髋臼的横断面比较；B. 髋臼的前面比肩关节盂更尖锐，因此，对锚钉固定的位置选择空间不多；C. 锚钉的置入角度取决于穿过深部软组织的进入角度，这限制了角度的矫正；D. 最大的问题是避免髋臼的表面穿孔。通常情况下，这需要一个远端入路来保证锚钉的间距（经 J.W.Thomas Byrd 许可转载，©2015 版权所有）

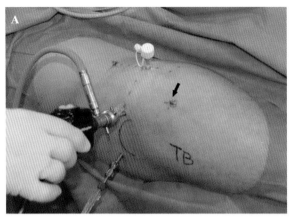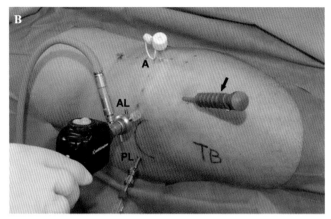

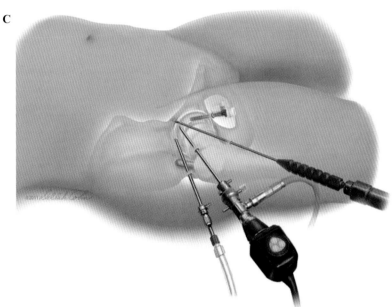

▲ 图 40-12　右侧髋关节的入路

有 3 个标准的入路可以方便地进入中央隔间。A. 脊髓穿刺针（箭）已预先定位在远端，以确保锚钉从髋臼关节面充分分散开；B. 空心钻套筒组件（箭）已经取代了脊髓穿刺针，并通过导丝进行了转换；C. 在髋臼的边缘钻孔（经 J.W.Thomas Byrd 许可转载，©2015 版权所有）

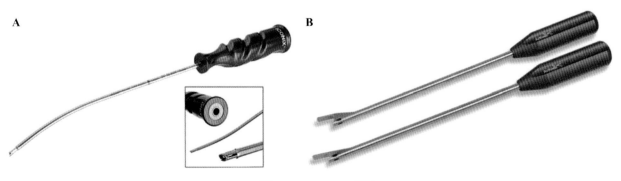

▲ 图 40-13　**Arthrex 系统**

Arthrex 系统包括一个支架，在锚定放置期间参考关节面（经 Arthrex，Inc. 许可转载，©2015 版权所有）。A. 这种弯曲的 Stryker 电钻导引系统可在锚钉置入时提供了与髋臼关节表面更大的偏离（经 Stryker® 许可）；B. 此 Arthrex 系统包括一个在放置锚钉时参考关节面的支架（经 Arthrex，Inc. 许可转载，©2015 版权所有）

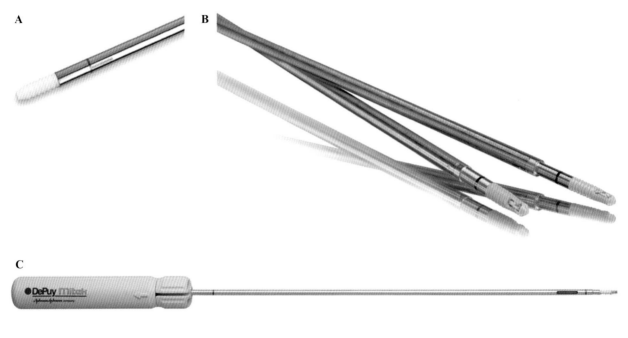

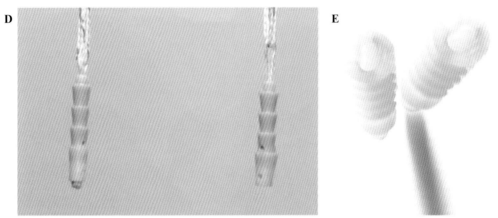

▲ 图 40-14　髋关节周围最好使用较小的锚栓

A. Arthrex（经 Arthrex，Inc. 许可转载，©2015 版权所有）；B. Conmed-Linvatec（图片由 CONMED Corporation 提供）；C. Mitek（图片由 Mitek Sports Medicine 提供）；D. Pivot（图片由 Stryker® 提供）；E. Smith & Nephew（图片由 Smith & Nephew Inc. 提供）

充了机械器械的使用限制，特别是在进入关节内的许多区域时，可提供更长而坚固的设计。柔性和可操纵的特征在髋部内尤其有利（图 40-27）。像任何仪器一样，必须正确使用射频设备，以避免医源性伤害。它可以消融病变组织并精确切割。在低频设置下，精确的使用它可以补充刨削刀的使用，特别是在创建稳定过渡区的部位，以去除受损的盂唇和关节软骨（图 40-28）。通常，由于刨削刀的可操纵性有限，切除时可能会导致不必要地去除健康组织。组织通过加热细胞中的水来响应热处理。病变的软骨（盂唇和关节表面）水含量增加，对热处理有选择性。因此，可以通过简单地观察患病部位的轻快反应来建立稳定的过渡区。

## 七、结论

外科医师和工业界的合作是髋关节镜发展的基石。优秀外科医师的技术进步与工业的技术创新相辅相成，缺一不可。这在所有外科领域都是通用的，但在关节镜和技术先进的学科中尤为突出，也许最能体现在髋关节迅速发展的区域，其重点关注保髋和修复性髋关节手术。

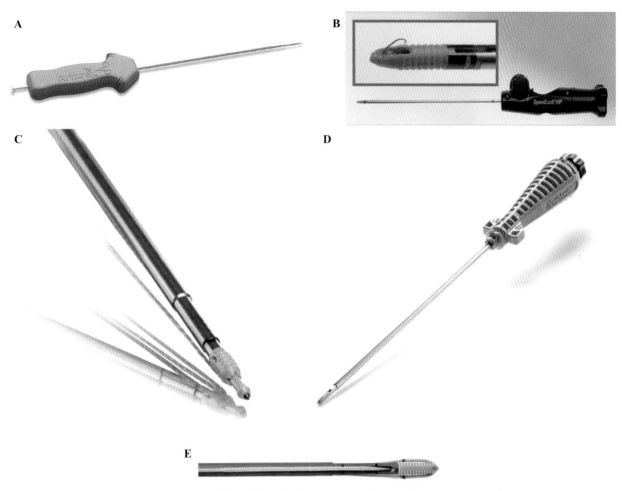

▲ 图 40-15　无结锚钉在髋关节中的应用

A. Arthrex（经 Arthrex，Inc. 许可转载，©2015 版权所有）；B. ArthroCare（图片由 Smith & Nephew Inc. 提供）；C. Conmed-Linvatec（图片由 CONMED Corporation 提供）；D. Smith&Nephew（图片由 Smith & Nephew Inc. 提供）；E. Stryker（图片由 Stryker® 提供）

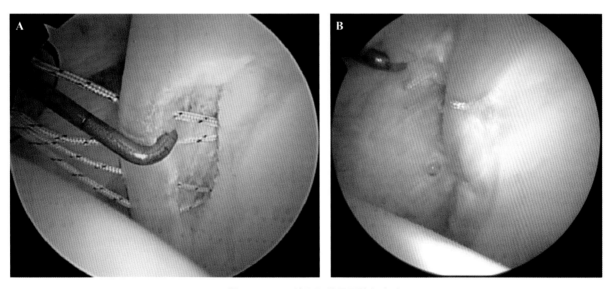

▲ 图 40-16　两种不同的盂唇修复方法

A. 使用坚韧的组织，以褥式缝合的方法进行，以牢固地重新缝合盂唇，避免将缝合线置于盂唇和股骨头关节面之间；B. 在这个例子中，盂唇组织是脆弱的，需要一个简单的环技术，以便有足够的组织来重新缝合到髋臼的边缘（经 J.W.Thomas Byrd 许可转载，©2015 版权所有）

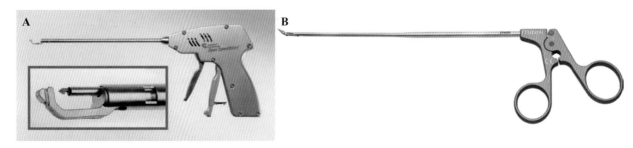

▲ 图 40-17  软组织穿刺装置

A. ArthroCare（图片由 Smith & Nephew Inc. 提供）；B. Mitek（图片由 Mitek Sports Medicine 提供）

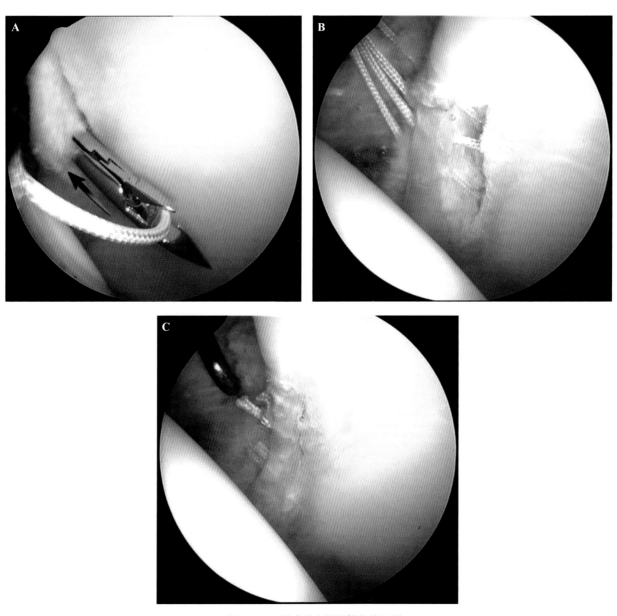

▲ 图 40-18  褥式缝合盂唇损伤的示例

锚钉被放置在上盂唇关节侧的髋臼边缘上。A. 软组织穿刺装置穿透盂唇，抓住缝线，然后将其拉回；B. 已经用 2 个锚钉创建了具有 4 次褥式缝合；C. 上盂唇已经被重新缝合到髋臼的边缘（经 J.W.Thomas Byrd 许可转载，©2015 版权所有）

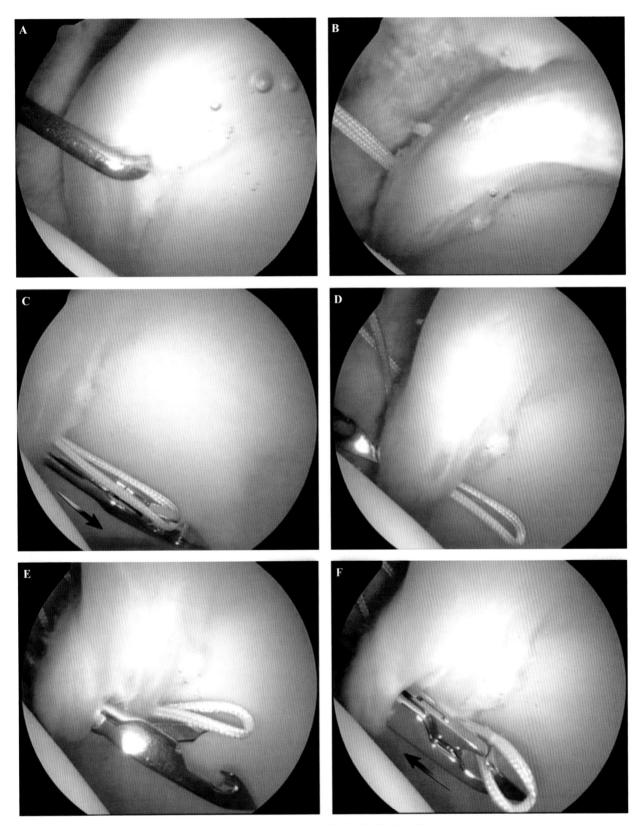

▲ 图 40-19 左侧髋关节的前外侧入路向前看

A. 盂唇肥大，使用探针确定在软骨盂唇交界处的撕裂；B. 将锚钉和缝合线放在唇的关节囊侧；C. 一种软组织穿刺装置，将缝合线的一股拉入软骨盂唇交界处；D. 当缝线位于关节内时，穿刺器被重新定位在盂唇组织的中下壁；E. 抓住缝线；F. 然后将缝合线拉回至关节外，形成单股改良缝合模式

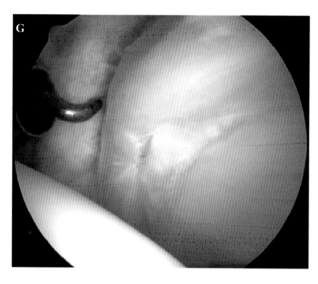

◀ 图 40-19（续） 左侧髋关节的前外侧入路向前看
G. 已经用 2 个缝合锚钉完成了修复，固定了盂唇，重建了软骨唇交界处，而不会扭曲盂唇的形态（经 J.W.Thomas Byrd 许可转载，©2015 版权所有）

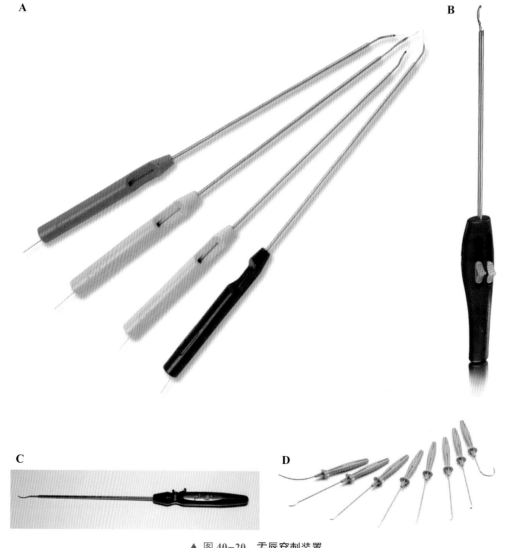

▲ 图 40-20 盂唇穿刺装置

当组织的质量较弱时，最好使用较小的盂唇穿刺装置。A. Arthrex（经 Arthrex，Inc. 许可转载，©2015 版权所有）；B. Conmed–Linvatec（图片由 CONMED Corporation 提供）；C. 枢轴（图片由 Stryker® 提供）；D. Smith & Nephew（图片由 Smith & Nephew Inc. 提供）

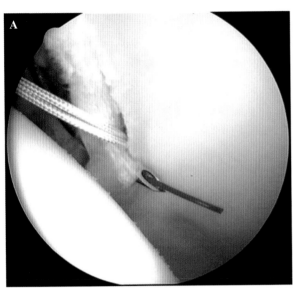
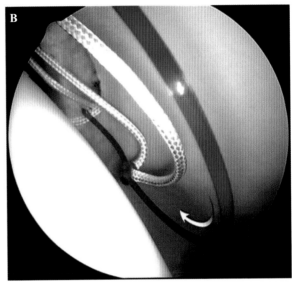

▲ 图 40-21 穿梭技术缝合

采用穿梭技术进行缝合是一种主要的盂唇修复方式。A. 用可以通过单股缝合线的小直径器械进行盂唇刺穿；B. 采用穿梭技术，将缝线从盂唇中穿过（经 J.W.Thomas Byrd 许可转载，©2015 版权所有）

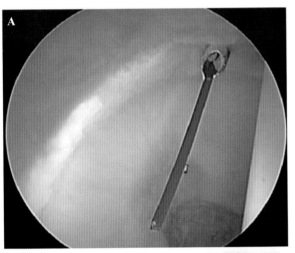
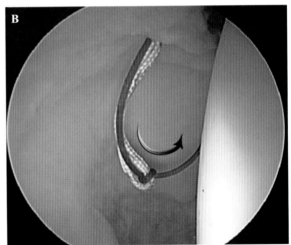

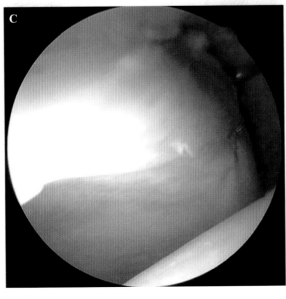

◀ 图 40-22 采用穿过盂唇的缝线恢复唇侧的稳定性

在这种情况下，已经进行了髋臼边缘修整，保留了软骨盂唇交界处。因此，使用穿过盂唇的缝线来恢复唇侧的稳定性。A. 单股缝合线穿过盂唇的中层；B. 然后用于将编织缝线从已放置在盂唇关节囊侧的锚钉上穿过；C. 放置了多根缝合线，以保持盂唇紧贴髋臼边缘（经 J.W.Thomas Byrd 许可转载，©2015 版权所有）

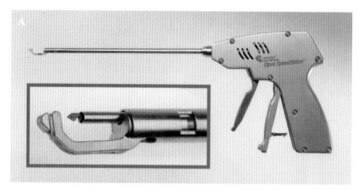
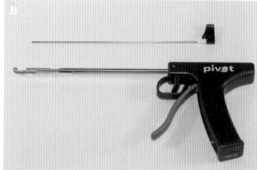

▲ 图 40-23　用于关节囊闭合的装置
A. ArthroCare（图片由 Smith & Nephew Inc. 提供）；B. Pivot（图片由 Stryker® 提供）

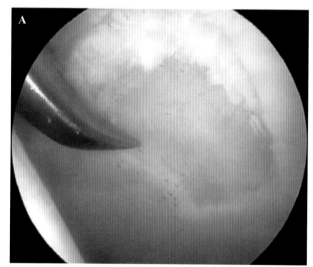
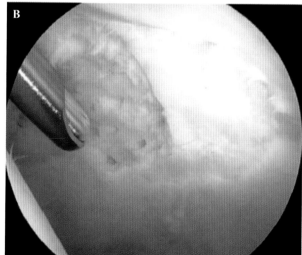
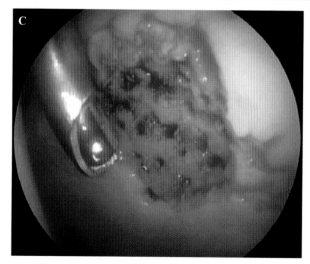

▲ 图 40-24　左髋关节Ⅳ级软骨损伤
从前外侧入路观察这个左髋关节，发现髋臼前部的一个Ⅳ级软骨损伤。A. 使用尖锥来进行微骨折术；B. 微骨折已完成；C. 通过打孔处的血液渗出得到证实

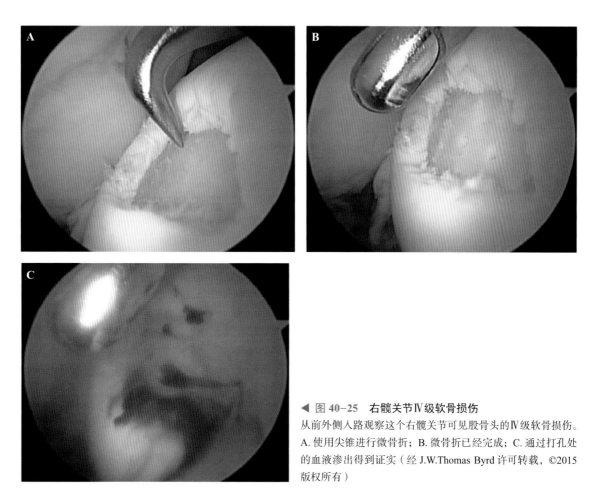

◀ 图 40-25　右髋关节Ⅳ级软骨损伤

从前外侧入路观察这个右髋关节可见股骨头的Ⅳ级软骨损伤。A. 使用尖锥进行微骨折；B. 微骨折已经完成；C. 通过打孔处的血液渗出得到证实（经 J.W.Thomas Byrd 许可转载，©2015 版权所有）

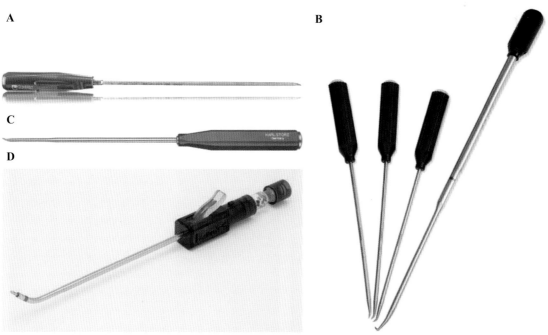

▲ 图 40-26　关节镜尖锥

有许多关节镜尖锥可供使用。A. Conmed-Linvatec（图片由 CONMED Corporation 提供）；B. Smith&Nephew（图片由 Smith & Nephew, Inc. 提供）；C. Storz（经 KARL StorzEndoscopy-America, Inc. 许可转载，© 2013 版权所有）；D. 此外，Arthrex 提供电源设备（经 Arthrex, Inc. 许可转载，© 2015 版权所有）

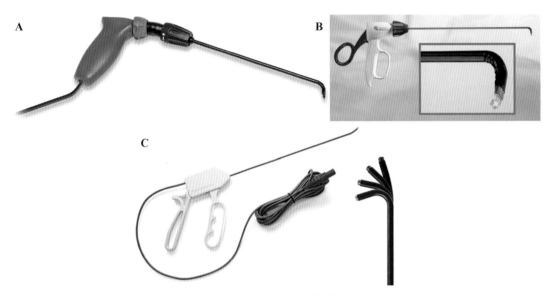

▲ 图 40-27　可转向的射频设备

可转向的射频设备在髋关节范围内提供更好的操作能力。A. Arthrex（经 Arthrex，Inc. 许可转载，© 2015 版权所有）；B. ArthroCare（图片由 Smith & Nephew，Inc. 提供）；C. Smith&Nephew（图片由 Smith & Nephew，Inc. 提供）

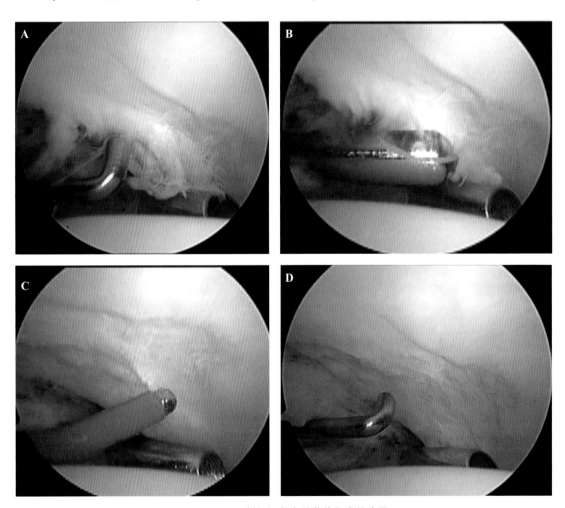

▲ 图 40-28　射频设备在关节修复中的应用

A. 可见一个实质退变基础上的盂唇撕裂；B. 用刨刀进行清创；C. 用射频对一部分粉碎的盂唇撕裂进行修整；D. 清楚受损部分，保留了盂唇的未受损部分（经 J.W.Thomas Byrd 许可转载，©2015 版权所有）

# 手术室布置与手术入路：侧卧位
## Arthroscopic Treatment: Layout of the Operating Room Surgical Approaches—Lateral

Thomas G. Sampson　著

黄添隆　译　殷庆丰　校

# 第41章

## 一、概述

笔者医院在 20 世纪 80 年代初开始行髋关节镜，首先是在骨折牵引床上仰卧位进行手术。由于当时并没有相关特殊操作器械和牵引装置，很容易出现难以进入关节中心间室，关节软骨损伤，器械操作不便，难以在过多液体外渗之前完成相关操作而致后续操作困难等并发症。在当时的条件下，顺利进入中央间室是一件非常困难的操作。

1931 年，Burman 医师[1] 首先在尸体上进行髋关节镜的相关解剖研究，他发现即使应用牵引也很难进入髋关节中央间室。1977—1982 年，笔者同事 James M. Glick 博士进行了 11 例解剖研究，其中 2 例难以进入中央间室[2]。由于笔者有着丰富的侧卧位行髋关节置换的经验，因此开始尝试侧卧位髋关节镜。笔者解剖了 1 例髋关节，确定了最容易到达关节中央间室的部位，描述了转子前方和转子后方入路的解剖（图 41-1），这些解剖知识有助于建立前外和后外入路。1986 年 Eriksson[3] 将骨折牵引床引入手术，这大大降低了进入中央间室的难度。笔者也参考肩关节镜手术自制了患肢牵引装置（图 41-2）。首例侧卧位关节镜患者是一个极度肥胖的女性，是 1 例先前 James M. Glick 在仰卧位下无法进入髋关节中央间室的患者。侧卧位下，脂肪组织受重力影响垂向内侧，因此大转子显露良好。术者非常熟悉关节周围血管神经解剖，因此从

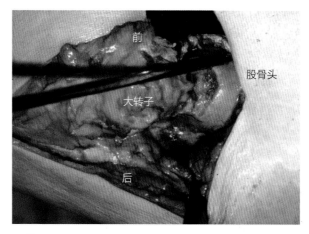

▲ 图 41-1　**James M. Glick 和 Thomas G. Sampson 完成的侧卧位入路相关解剖**

引自 Springer Science + Business Media: Nho SJ, Leunig M, Larson CM, Bedi A, Kelly BT. Hip Arthroscopy and Hip Joint Preservation Surgery, Hip Arthroscopy: Lateral Approach to Patient Positioning, Set–Up, and Traction, 2014, p. 304, Thomas G. Sampson, Fig. 1

外侧入路操作无血管神经相关风险，经外侧入路，可直接到达髋关节中央间室，无须按 Byrd 描述的仰卧位相关入路角度操作。在那段时期，很少有外科医师采用侧卧位髋关节镜，能够坚持到今天的就更为罕见了。

随着各种关节镜器械和牵引设备的出现，Byrd 医师提倡的仰卧位手术重返潮流。有很多社论、论文和书籍讨论两种体位的优势所在，就笔者的经验，使用何种入路基于术者所受的训练和个人习惯[4-7]。任何一种体位都能完成髋关节镜相关操

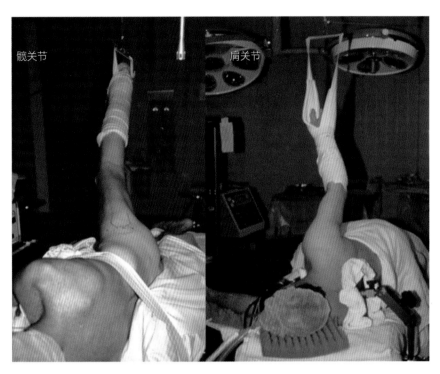

◀ 图 41-2　第 1 例 Buck 髋关节侧卧位牵引（左）类似于肩关节（右）用布类捆扎下肢，悬吊向天花板，使用 45 磅以上力量牵引（引自 Springer Science + Business Media: Byrd T. Operative Hip Arthroscopy, The Lateral Approach, 2005, p. 132, Thomas G. Sampson, Fig. 9.5）

作，没有哪种并发症与体位有特异性关系。Smith 和 Nephew 公司设计的牵引架能够应用于各种手术床，也能根据术者需要摆放任何一种体位，所有的髋关节镜相关设备也可以应用于任何一种体位。但笔者经验表明，侧卧位时软组织因重力因素垂向大腿内侧，入路与中央间室距离缩短，从而方便进行手术，缩短牵引时间。

为解决进入中央间室困难这一难题，对关节镜系统进行了很大的改进，首先是牵引的应用和套管系统的改进。其次发展出加长型套管、半管滑槽和可弯曲器械。这点和膝关节、肩关节镜的发展是类似的（图 41-3）。

## 二、手术指征

正如 Thomas Byrd 所说，成功的髋关节镜手术的关键是选择恰当的患者。笔者补充说道："患者的期望值要符合医师的预期。"20 世纪 80 年代早期，髋关节镜仍在摸索手术指征。随着这些年技术的发展，手术指征在不断地扩大。髋关节镜的适应证和禁忌证将在其他章节探讨。

### （一）股骨髋臼撞击综合征

股骨髋臼撞击综合征是髋关节镜的最常见手术指征，是股骨头颈接合部和髋臼缘解剖形态不匹配造成的盂唇和关节软骨超负荷损伤的症候群。2001 年之前，该疾病只能通过 Reinhold Ganz 医师发明的外科脱位技术进行处理，该技术首先应用于纠正髋臼截骨矫形过度后的前撞击。笔者于 2001 年开始在关节镜下行股骨头颈结合部成形术，该技术 2005 年发表相关论文。关节镜技术从开放手术技术中发展而来，股骨头颈结合部和髋臼缘成形及盂唇的修复固定目前已经成为一种治疗方式选择。

### （二）游离体及异物取出

早期髋关节镜应用于游离体取出，目前已成为最明确的手术指征。由于其创伤小已经取代传统开放手术。游离体可能来自于滑膜软骨瘤病，子弹以及髋关节镜置换术后骨水泥或钢丝。

### （三）骨软骨骨折取出

年轻人髋关节暴力伤可能导致关节软骨损伤、骨软骨骨折、游离体形成，甚至股骨头无菌性坏死。碎片取出及局部微骨折已被证明是有益的。

### （四）盂唇损伤

盂唇损伤是髋关节镜最常见的指征。既往切开

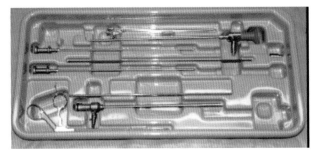
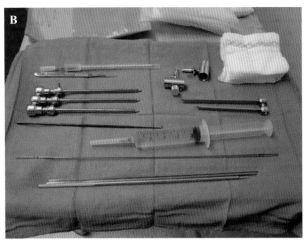

▲ 图 41-3　关节镜系统

A. Stryker 发明的第一例加长型髋关节镜系统（引自 Springer Science + Business Media: Byrd T. Operative Hip Arthroscopy, The Lateral Approach, 2005, p. 133, Thomas G. Sampson, Fig. 9.9.）；B. 各种型号的套管系统，交换棒和半管滑槽。这些套管和交换棒都是中空的，可以容纳一根细的镍钛合金导丝（引自 Springer Science + Business Media: Byrd T. Operative Hip Arthroscopy, The Lateral Approach, 2005, p. 134, Thomas G. Sampson, Fig. 9.11）

手术为主要治疗方式，但手术效果一般，尤其是对于合并软骨损伤和骨性关节炎患者，单纯盂唇修复手术当时具有相当的争议，预后难料。近年来发现股骨髋臼撞击综合征可以导致非创伤性盂唇撕裂，因此股骨头颈接合部和髋臼缘成形结合盂唇清创和（或）缝合术成为盂唇损伤更常见的治疗方式。

### （五）髋关节发育不良

既往髋关节发育不良是关节镜的禁忌证，一般需要截骨治疗。目前对于临界髋关节发育不良（中心边缘角在 20°～25°）或合并股骨髋臼撞击综合征的有症状患者，关节镜能有效缓解症状，其中央间室病变包括盂唇损伤、关节软骨损伤和圆韧带断裂，其周围间室病变包括关节囊松弛和前方增生骨赘。通过镜下有限关节切开和关节囊紧缩术，能够减少关节的不稳定，从而获得良好的治疗效果。

### （六）滑膜病变

髋关节镜在风湿性滑膜病变的活检或 PVNS、滑膜软骨瘤病以及感染的滑膜切除等治疗中都非常有效。手术难度在于难以到达关节中央和周围间室所有区域，但目前通过关节囊切开术能够最大程度解决这一难题。

### （七）粘连性关节囊炎

与肩关节类似，髋关节粘连性关节囊炎也是髋关节疼痛的原因之一。对原发性或翻修病例进行清创和滑膜切除术对患者是有益的。

### （八）感染

髋关节镜下清创和灌洗术对于急性髋关节感染和全髋关节置换术术后急性感染都有较好的疗效。

### （九）骨性关节炎

在髋关节炎的治疗中，髋关节镜作为一种过渡治疗技术，在全髋关节置换术前已然掀起一段热潮。关节镜下消磨骨赘、清创、微骨折等技术联合应用效果比单纯清创好。但对于合并关节间隙明显狭窄，活动度受限的中重度骨性关节炎是关节镜手术的禁忌证。

### （十）无菌性股骨头坏死

髋关节镜治疗晚期无菌性股骨头坏死效果不佳，但与带血管蒂腓骨移植技术联合使用效果良好。

### （十一）弹响髋

弹响髋可以通过髋关节镜下松解缓解症状。髂腰肌弹响可行髂腰肌松解术，该操作在小转子区和下方滑膜皱褶的关节囊移行区很容易完成。髂胫束弹响可行髂胫束松解和臀中肌（髋袖）修复，该操作在转子周围间室进行。

## 三、手术技术

### （一）麻醉

笔者一般采用全身麻醉，如果使用局部阻滞麻醉，必须配合肌松。术前使用头孢类抗生素预防感染，使用弹力袜和静脉泵预防血栓。

### （二）患者体位

患者侧卧位（图41-4），放置好腋垫和牵引相关设备固定骨盆。通过避免骨盆直接接触会阴柱，降低会阴神经麻痹的风险。

用软垫保护好足部后穿上足靴，注意避免皮肤压迫伤。通过足靴对下肢进行持续内收位牵引，会阴柱直径应＞9cm，所有专用髋关节牵引器械中的会阴柱都能满足此要求，注意保证生殖器不直接受压。

C臂位于手术床下半部分，正对大转子平面。术前照片确定髋关节位置。术前试行牵引有两大好处，首先能够确定关节间隙能达到满意程度，其次确定足部在足靴中固定良好。如果不能满意地牵开关节间隙，可能与关节囊过紧或关节囊肥大有关，可以持续牵引几分钟以保证关节囊松弛。如还未牵开则可能需要更大的牵引力，或行关节囊切开、髋臼缘成形以避免股骨头软骨损伤。如果足部从足靴中滑出，则需要适当减少足部保护垫，注意鞋带的位置及再次系紧。一定确保足部不会从足靴中滑

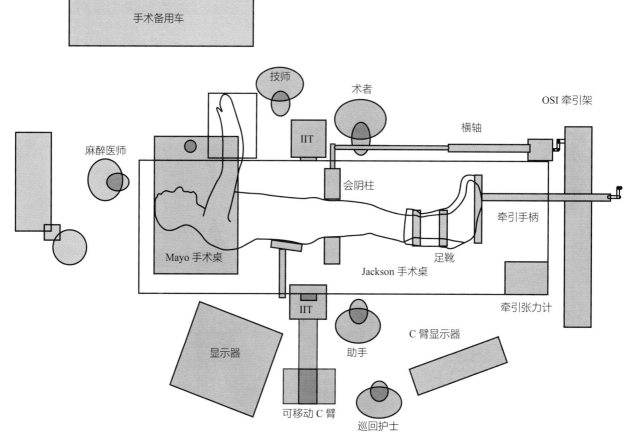

▲ 图 41-4　侧卧位髋关节镜手术室布置

术者在髋关节前方（部分术者由于采用后入路行髋关节置换术也可站在后方）。助手位于术者对侧，洗手护士位于术者同侧。C臂位于手术床远端。Mayo手术桌放置于肩关节水平（引自 Springer Science + Business Media: Byrd T. Operative Hip Arthroscopy, The Lateral Approach, 2005, p. 134, Thomas G. Sampson, Fig. 9.12）

出，如果在中央间室操作时发生，则会导致医源性关节软骨损伤。

铺巾范围为髂嵴到大转子下 6 英寸，髂前下棘前方到坐骨切迹后方。

麻醉医师位于手术床头，术者根据习惯可以在髋关节前方或后方，助手位于对侧，器械护士位于术者同侧，C 臂位于术者和器械护士之间。Mayo 手术桌放置于肩关节水平以方便拿取、放置关节镜器械。

笔者逐层铺盖手术单并使用大号塑料袋来收集灌注液。

### （三）牵引

为了保证充足的手术视野和手术安全，至少需要 1.2cm 关节间隙以进入中央间室。所有商用牵引架都能保证侧卧位达到满意的关节间隙，同时可以随时调整髋关节位置，以保证关节镜无障碍探查中央间室、周围间室和转子周围间室（图 41-5）。

不是所有的牵引架都有刻度显示牵引力量，其使用原则与止血带一致。James M. Glick 博士研究发现 75 磅以下的力量牵引 2h 以内是不会导致永久性神经失用症[2, 8]。然而，再次分析他的原始数据显示，比起牵引时间长短，牵引力大小与神经并发症的相关性更高[9]。根据笔者经验，即使不是用牵引张力计，通过注意控制牵引时间，尽量选用最小的牵引力，超过 1500 例髋关节镜中无神经失用症。良好的关节囊切开能够减少对牵引力的需求，手术团队所有成员需要明白牵引开始的时间和牵引时长。然而，要认识到牵引力太大或太小都会产生相

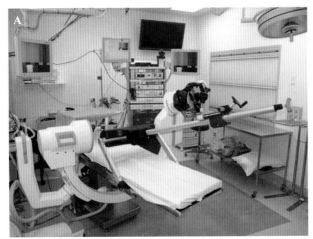
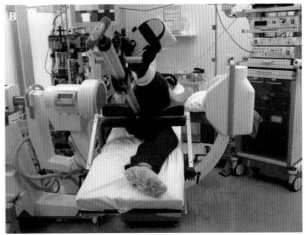
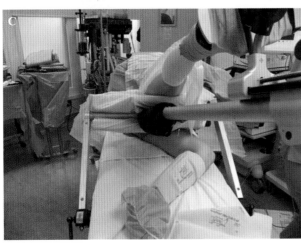
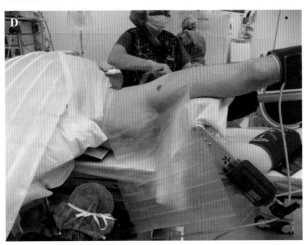

▲ 图 41-5　**手术室布置**

A. Smith 和 Nephew® 髋关节侧卧位牵引架以及相关手术室布置。C 臂横穿手术床，两侧都有显示器以方便术者和助手观看；B. 患者侧卧位，已上牵引架；C. 注意大号会阴柱位于患肢下方，以及小腿的静脉加压泵（D）

关并发症，恰当的牵引应该使关节间隙刚好容纳关节镜器械通过。

会阴柱直径最小为 9cm，会阴柱不能正对耻骨联合，应偏向于患肢放置以保证健侧大腿无压迫（图 41-6）。

确定所有术前准备完善后开始牵引，将牵引时间记录进手术记录单，每 15min 助手或巡回护士提醒一次牵引时间。

完成中央间室操作后立刻松牵引，周围间室的操作无须在牵引下进行。

### （四）手术室设置

#### 1. 下肢体位

髋关节屈曲 15°、外展 15°、中立位旋转时关节囊最为松弛。笔者按照此体位进行术前准备，术中根据需要微调下肢体位。会阴柱偏心放置于手术腿侧能够提供良好的外展力矩以保证视野。

#### 2. 关节镜设备

30° 镜下方便定位，笔者喜欢应用 30° 镜建立外侧入路随后进入中央间室操作。70° 镜更适用于周围间室，如股骨头周围、深部髋臼窝、股骨头凹和建立辅助入路。对于体型偏瘦的患者，标准关节镜设备即可完成手术，专用髋关节镜设备包括一些多种长度和型号的护套和套管系统以方便手术。对于肥胖患者或手术当中发生严重肿胀的患者，术中可能需要加长的髋关节镜设备。

各种直的和可弯曲的抓钳和刨削器都需要准备，当使用这些可弯曲设备进入时，应注意使用半管滑槽或可弯曲套管保护。

射频电热探头用于止血、切割和消融关节囊、盂唇等软组织。使用带弧度的设备可以扩大操作范围，使用手动式设备更为方便。

内侧髋臼窝和前内侧髋臼处的软骨损伤和游离体往往难以处理，如果有带角度的刮匙和抓钳会提高手术效率。

#### 3. 液体泵

使用液体泵能够控制和检测灌注液压力和流速。笔者推荐使用流出依赖型液体泵，这种液体泵有利于减少灌注液外渗进软组织。压力设置与肩关节一致，压力适当高于血管舒张压，或者在保证视野清晰不出血的前提下维持尽量低的压力。

#### 4. 关节镜塔架

关节镜塔架用于放置监视器和主机，放置于术者对侧和患者头侧，紧邻 C 臂，以利于术者看到所有器械。各种器械工作缆从吊塔经过，分门别类归集在 Mayo 手术桌上，以方便术者拿到相关手术器械。术中操作器械以 Mayo 手术桌作为中心最为安全、有效，器械每次仅 1 人拿取，以免传递过程中不慎导致手套破损（图 41-7）。

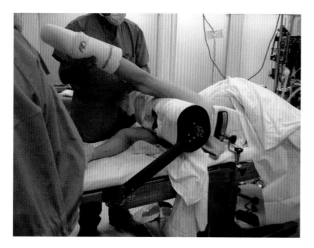

▲ 图 41-6　患者右下肢放置于牵引架中
注意髋关节后方固定架、大号会阴柱以及足部保护套。未使用腋垫

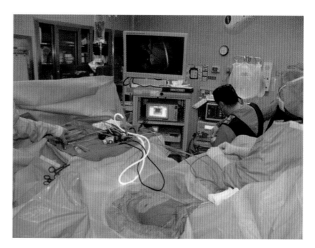

▲ 图 41-7　手术室设置
术者面向患者，可以清楚地看到关节镜塔架上显示器、液体泵和相关器械。梅奥手术桌放在患者肩关节平面，其上器械整齐摆放，监视器放于患者头侧，面向患者足侧

## （五）手术过程

与仰卧位建立外侧入路一致，外侧入路位于髂前上棘垂线外侧 2cm 处，入路从缝匠肌和阔筋膜张肌之间进入关节（图 41-8）。

完成消毒铺巾，确保所有设备运行正常后才可以开始牵引下肢。对于偏瘦并关节活动灵活的患者，从 25～50 磅牵引力开始；对于肥胖合并其他关节僵硬的患者，往往需要 50～75 磅牵引力。C 臂确认牵开 8～12mm 关节间隙以保证正常手术。

首先建立前外侧入路，使用 17 号长腰穿针在 C 臂透视下进入髋关节，注意腰穿针更靠近股骨头以避免直接穿过盂唇。关节封闭效应消失时，手术室内空气被吸进关节可听见有嘶嘶声，同时牵引刻度记上可显示牵引力突然降低或关节间隙突然增大。确定 1.2cm 关节间隙后插入导丝，11 号刀片建立皮肤切口。使用空心关节镜套管顺着导丝进入关节，一定确保沿着导丝进入关节，防止导丝弯曲和折断。套管进入时不时抽出一段导丝有利于避免软骨损伤。

如果难以进入关节，需排除导丝穿过盂唇可能。一旦有此怀疑，最好是退出并再调整针头位置后重新开始，以避免医源性盂唇损伤。某些僵硬髋，前关节囊非常肥厚而难以穿透，对此可以先建立后外入路，或者将关节镜置入关节囊外，直视下使用香蕉刀切开部分关节囊再进入关节。进入关节的过程中应时刻注意，以避免损伤盂唇或软骨。术者必须清楚，与其他关节相比，空心关节镜套管穿过前关节囊更为困难，需要的力度也更大（图 41-9）。

置入 30° 关节镜，初步探查关节腔后直视下建立前入路和后外入路，建立入路时恰当引用导丝和相关设备有利于预防医源性软骨和盂唇损伤。建立前入路时注意仅仅做皮肤切口，然后使用止血钳分离皮下组织，有利于避免损伤股外侧皮神经分支。如需插入大号或可弯曲设备时，建议使用半管滑槽辅助（图 41-10A）。

有部分术者喜欢先到周围间室进行关节囊切开，然后再进入关节间隙内。笔者发现对于有关节置换经验的医师，该方法本质上是经过肌肉达到深层的髋关节囊切开术，故而学习曲线更快。对于大部分病例，笔者采用前外侧入路和中前入路。非牵引状态下轻度屈髋放松关节囊，C 臂透视下在前外入路皮肤切口处插入腰穿针，朝向髋臼外侧盂唇的上缘，大约在股骨头上方 0.5cm 处。通过关节镜套管系统和导针，将 30° 关节镜插入股直肌反折头平面的前方脂肪垫处。建立中前入路，使用 4mm 刨削器清理该间隙。然后使用射频自股骨颈基底部的轮匝带纵行切开关节囊，近端到髋臼上缘，注意避免损伤盂唇。在盂唇和关节囊移行处的前方和外缘彻底切开，以充分暴露股骨头 - 颈接合部、盂唇、

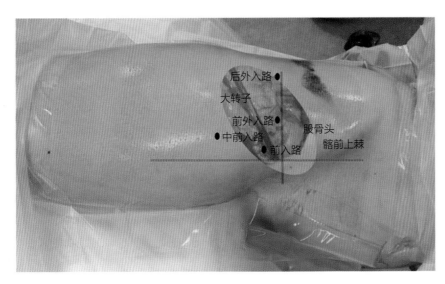

◀ 图 41-8　右髋关节入路示意图

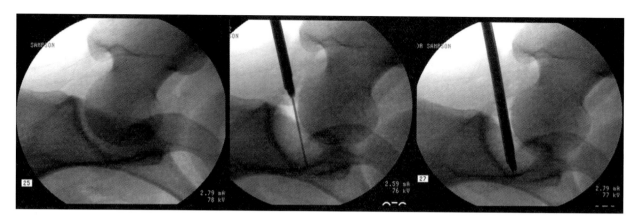

▲ 图 41-9　C 臂监控下牵开关节，插入导针和关节镜套管

髋臼缘、周围间室和髂下间室。然后再行下肢轻微牵引，将关节镜置入中心间室，注意避免损伤软骨和盂唇。笔者通过此方法完成超过 1500 例关节囊切开，从未发生过脱位或半脱位并发症。如有指征则行关节囊缝合术（图 41-10B）。

系统全面、快速有效地进行中心间室相关操作时，应时刻注意牵引时长、患者体温和腹部情况，有助于纠正问题和减少潜在的并发症发生。

（六）镜下解剖

镜下首先探查的是髋臼相关结构，髋关节未脱位前无法充分观察股骨头情况，检查周围间室时应注意不要忽略一些隐蔽部位（图 41-11）。

通过关节镜首先观察到髋臼窝和脂肪垫，由于牵引造成血管负压损伤所致点状出血很常见。脂肪垫萎缩不是正常现象。注意是否存在游离体和骨赘，将关节镜往深处推进，并观察是否有圆韧带损伤和撕裂，除非患者关节过度松弛，在大部分患者中很难观察到髋臼横韧带。

将镜头转向后方和下方以观察后盂唇，注意盂唇后方的是否存在游离体，沿后盂唇向外向上可观察后方盂唇软骨裂隙，此处为后关节囊边界，常被误认为陈旧性撕脱骨折或后方半脱位。注意排除盂唇磨损、撕裂和关节软骨改变。

检查中央间室时，注意是否存在盂唇软骨分离、磨损和退行性改变。关节退变早期可以表现为表面平滑，也可能呈鹅卵石样改变。

对存在腹股沟疼痛、不稳和卡压症状的关节发育不良患者，术中可以观察到前间室的盂唇肥厚，髋臼软骨可能变软、起疱或剥离。将关节镜移到关节上沟，从前到后观察关节周围间隙中上盂唇的非关节面。盂唇外缘可能存在滑膜炎和游离体，使用探钩或交换棒探查盂唇关节囊面观察以寻找囊肿、骨刺及盂唇撕裂的原因。

随后充分探查股骨头，最好使用 70° 镜头，结合下肢内外旋以充分观察股骨头凹以排除股骨头圆韧带止点处损伤。

完成前外入路探查后，如果尚未明确诊断，建议从后入路同一流程再次探查关节内相关结构。

如果一开始难以进入中央间室，或者手术计划先行股骨髋臼撞击的骨成形术，须先行关节囊切开。交换棒分离肌肉，刨削器清理滑囊后可以清楚看到关节囊。使用射频刀头自股骨颈纵行切开关节囊，注意不能越过股骨颈基底部前外侧，避免损伤旋股内侧动脉的外侧骨骺支，同时小心不要损伤盂唇。轮匝带很容易被误认为盂唇，注意其远端附着于股骨颈，C 臂透视可以进一步明确切开位置。如果关节囊过度肥厚，可行关节囊部分横向切开。

根据诊断完成中央间室修复手术后，应及时松开牵引，让髋关节正常旋转和屈曲。

轻度屈髋、内外旋中立位下自前外侧入路插入 17 号腰穿针，C 臂辅助下将其插向股骨头颈结合部。穿过关节囊时会有落空感，同时可见少量关节液流出（图 41-12）。反复抽动导针已确认其在关节腔内，沿导针置入套管进入周围间室并全面检查前、内、

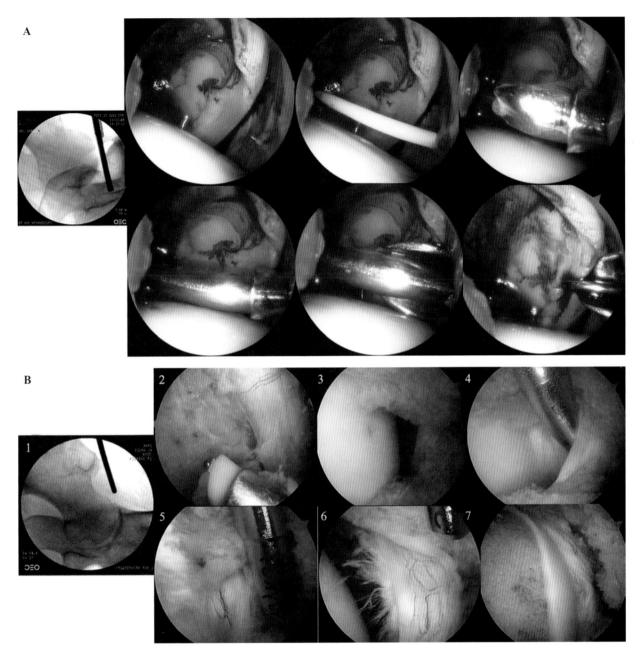

▲ 图 41-10　关节腔探查

A. 建立右髋前外侧入路步骤：一次插入腰穿针、导丝、空心套管、交换棒、半管滑槽。最后经前入路引入探钩（引自 Springer Science + Business Media: Byrd T. Operative Hip Arthroscopy, The Lateral Approach, 2005, p. 139, Thomas G. Sampson, Fig. 9.21b）；B. 前外侧入路行关节囊切开步骤：①C 臂确认操作器械朝向髋臼缘前外侧；②显示股直肌反折头；③纵行切开关节囊；④切开关节囊时注意避免损伤盂唇；⑤刨削器清理关节囊和盂唇接合处以暴露盂唇；⑥牵引下肢显露中心间室；⑦完成髋臼缘成形、盂唇固定、头颈结合部成形后所见

下、后间室。

　　注意观察盂唇包绕股骨头，下方移行为髋臼横韧带，轮匝带穿过此区域。在外侧滑膜皱褶处可以看到系带样血管进入股骨颈。应注意深面和后方隐窝以免遗漏游离体。

　　随后回退关节镜以观察前方、内侧和下方间室，途中可以看到髂腰肌肌腱在关节囊的返折处。髂腰肌肌腱在关节囊处明显凸出，与股骨头颈接合部的下方滑膜系带明显不同，此点可以与轮匝带相鉴别。适当增加屈髋能够松弛关节囊以获得更大的空

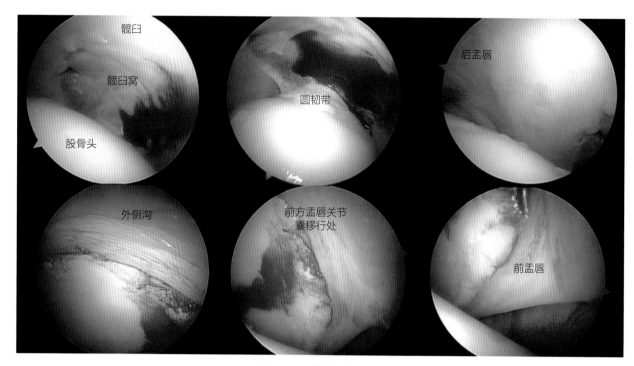

▲ 图 41-11　未灌注前关节镜检

引自 Springer Science + Business Media: Byrd T. Operative Hip Arthroscopy, The Lateral Approach, 2005, p. 140, Thomas G. Sampson, Fig. 9.22

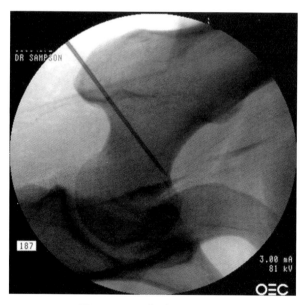

▲ 图 41-12　C 臂透视下进入关节囊

C 臂透视下，前入路引入导丝进入左髋关节周围间室，此时导丝抵达内侧关节囊处

间完成相关操作（图 41-13）。此时在股骨颈中段，股骨头颈结合部与小转子之间建立中前入路有利于相关操作。

如果需要小转子处的髂腰肌松解，可以通过建立远端前下入路辅助操作。

完成手术后缝合伤口，加压包扎。关节腔内注射长效镇痛药物可以减轻住院期间疼痛，由于罗哌卡因软骨毒性更小，笔者偏好使用。

督促患者早期行被动和主动髋关节活动度锻炼，可扶拐下床，具体负重程度根据诊断和手术操作决定。

敷料 24h 后移除，可以洗澡。1 周之内开始活动度和肌肉力量锻炼。

**（七）康复**

大部分髋关节镜手术无须过于激进的康复计划，否则容易引起不必要的疼痛反而适得其反。如果有康复师介入，他们必须了解手术的全过程以及拥有相应的康复知识。

术后 1 个月内让患者自行康复有利于减少相关并发症。1 个月以后开始进行相应个体化康复锻炼。笔者一般推荐患者使用固定自行车和椭圆机锻炼，然后开始游泳。早期的活动度锻炼和负重有利于增加关节的灵活度和本体感觉。

大部分情况下，需要等关节疼痛感和肿胀完全消失，稳定性良好才能开始跑步等运动，根据笔者

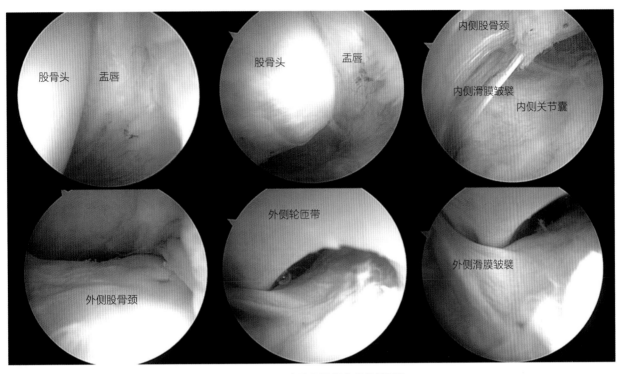

▲ 图 41-13　右髋周围间室关节镜图像

的经验，一般需 3 个月以后。

### 四、评分结果

前瞻性双盲研究无法评估侧卧位的优势，但是必须承认该体位更容易进入中央间室。在专门的髋关节牵引架和相关器械出现之前，它是第一种可重复性强、广泛使用的体位。两种体位治疗结果将在本书其他章节讨论。

### 五、并发症

该术式仍有一些潜在并发症，但随着术者经验的增加和对细节的掌控，并发症的发生率能够降到最小。笔者最初 60 例手术有 15% 患者存在相关并发症，而最近的 1000 例手术仅有 0.4% 存在并发症。所有病例中无深部感染发生，仅有 4 例前入路的浅表感染。由于术中反复进出操作器械，相关入路很容易发生皮肤软组织损伤。

早期侧卧位关节镜手术，经常发生等渗液外渗进入大腿。其中有 9 例患者发生等渗液渗入后腹膜间室需前往重症监护室监护治疗，1 例患者需要穿刺置管引流。但应用现代压力泵后，注意缩短手术时间后再无发生此类并发症。

以前会阴部神经麻痹很常见，但通过偏心放置直径 >9cm 会阴柱后，该并发症明显减少。

主要神经损伤发生率更低，尤其是使用现代牵引架，保证牵引时间小于 2h 后更为罕见。

即使是最有经验的外科医师，也不能保证一定不会发生医源性关节软骨损伤。

关节镜器械断裂也时有发生，大部分情况下都能得到妥善处理。

感染极为罕见，笔者尚未碰到过髋关节镜术后深部感染。一旦发生可以采用关节镜下冲洗、滑膜切除术，同时给予静脉抗生素治疗。

### 六、手术技巧

- 不要将患者放在手术床中心，适当偏向术者一些有利于减少术者疲劳，也更符合人体工程学。
- 用软垫保护好骨性突起部位，尤其是腓总神经和足部。
- 注意腋垫位置。
- 避免会阴柱直接压迫生殖器。

- 将足部用软垫妥善保护好再放入牵引架，反复确认足部完全置入牵引架当中不落空，确保足部妥善安全结实地固定在足靴里。

- 消毒前试行牵引，以免术中牵引时发生足部滑脱。

- C 臂专用，处理好 C 臂与其他手术器械的摆放位置，以便检查手术进展。

- 经常使用 C 臂确认腰穿针和关节镜套管的操作部位。

- 选用专用器械进行相关操作，比如使用脊柱刮匙和大号异物抓钳取较大的游离体或清除骨赘，使用髋关节盂唇修复专用锚钉。

- 一旦腰穿针阻力明显增加，需考虑可能穿在 C 臂无法透视到的髋臼缘或盂唇，应退出腰穿针调整角度再行穿刺。

- 如果牵引后关节间隙仍＜0.5cm，可以使用腰穿针破坏真空效应。

- 如果各种体位下都无法获得满意的关节间隙，先进入周围间室行关节囊囊外切开和髋臼缘成形术。

- 关节囊切开术有利于器械操作。

- 使用前入路进行中央间室操作时，适当伸直髋关节能够获得更大的关节间隙。

- 进出任何操作器械前都可以使用滑槽辅助。

- 中央间室操作才需要牵引，周围间室操作无须使用牵引。

- 适当屈曲、外旋髋关节有利于进入内侧以及后内周围间室。

- 行游离体取出术和处理股骨髋臼撞击综合征时，可以扩大切开关节囊。

- 操作困难时应毫不犹豫地建立新入路以方便操作。

# 手术室布置与手术入路：仰卧位

## Arthroscopic Treatment: Layout of the Operating Room—Surgical Approaches, Supine

Carlos A. Guanche　著

黄添隆　译　殷庆丰　校

**第42章**

## 一、概述

髋关节手术在仰卧位或侧卧位下均能顺利完成。对于有经验的团队，可以在数分钟内完成体位的相关布置。仰卧位有其优势，如大部分髋部骨折手术都是在仰卧位下完成，骨科医师非常熟悉这一体位下髋关节的解剖关系，同时手术室相关人员也很熟悉此体位下如何布置手术间。更重要的是，之后无论采用什么新技术，仰卧位下很容易建立相关标准入路，通过改变下肢的体位来到达髋关节周围间室以及髂腰肌、大转子和坐骨神经周围等关节外间室。

随着髋关节镜手术数量的不断增多，有学者对比了仰卧位和侧卧位下髋关节镜的优缺点[1]。模拟教学显示仰卧位下建立入路更为简单，更容易建立三角对应关系以完成相关操作，一些复杂操作完成度也更加精准。但该结论目前尚未得到临床数据证实。

仰卧位还有一关键性优势就是减少液体深入腹腔，这是髋关节镜潜在的严重并发症，常见于侧卧位关节镜中[2, 3]。侧卧位下由于重力的因素，液体更容易灌注入腹腔和盆腔，同时存在灌注液经过腰大肌滑囊进入腹腔和盆腔可能。除了腹腔间隙综合征，其他罕见并发症在两种体位中并无差异。

髋关节分为中心和周围间室，既往注意力多集中在中心间室疾病，目前越来越多的发现周围间室疾患也扮演着重要的角色。外科医师必须认识到牵引是进入髋关节中心间室的必须手段，但在周围间室操作中并非必要。

由于非牵引状态下无法进入髋关节中心间室，因此无牵引髋关节镜手术并不常用，但必须意识到髋关节镜并非每个操作都需要牵引[4, 5]。屈曲髋关节能够使前方关节囊放松，此时关节镜可以进入关节囊内的关节周围间室，仔细观察很容易发现存在滑膜病变（如 PVNS）和游离体（内侧隐窝），这些病变在牵引状态下很容易被忽略。股骨头颈部的凸轮畸形也最好在周围间室进行处理。同时，屈髋状态下也能更好地进行前关节囊的重叠加强缝合。

## 二、手术室布置

### （一）麻醉

麻醉一般在预备室完成，大部分患者行全身麻醉，也可以使用硬膜外麻醉，但需行神经阻滞以保证足够的肌肉松弛，也可以采用髂筋膜阻滞联合全身麻醉，该技术已经成功应用于髋部骨折手术，有利于术中和术后的疼痛管理[6]。笔者的经验是该技术镇痛效果可达 12～24h。髂筋膜阻滞最好是在全麻诱导后进行，从髂腹股沟韧带（体表标记：耻骨联合与髂前上棘连线）中外 1/3 处下方 1cm 处进针，该点位于股动脉（可扪及）外侧 2～3cm 处。针头与皮肤成 40°～70°，面向髂筋膜间室进针，有 2 次落空感（分别为阔筋膜和髂筋膜）后提示达到髂筋膜间室（图 42-1）。在笔者单位，该操作在超声引

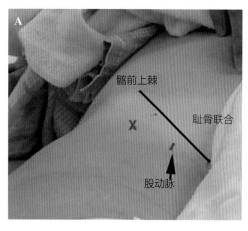
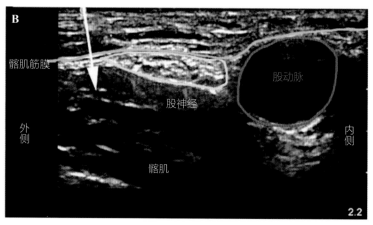

▲ 图 42-1　髂筋膜组织技术

A. 右髋，髂腹股沟韧带的体表标记为耻骨联合与髂前上棘连线。将该线三等分，进针点位于中外 1/3 处下方 1cm 处，股动脉外侧 2~3cm 处（红 X）。针头与皮肤呈 40°~70° 角，需有 2 次落空感（分别为阔筋膜和髂筋膜）；B. 超声显示针头进入髂筋膜间室（白箭），紧贴股神经外侧。该图像为右髋图像，探头位于身体横轴

导和神经刺激器下进行，此时针头与皮肤的进针角度降至 30°，20ml 麻醉药打入以扩张髂筋膜，随后导管再向头侧进入 15~20cm，然后再多给 10ml 麻醉药[6]。麻醉完毕后患者摆放手术体位。

## （二）体位摆放

仰卧位一般使用标准骨折牵引床，很多公司也出产了相关牵引架以适应标准手术床，如髋关节牵引架（Smith & Nephew, Inc. Andover, MA）。患者仰卧位，使用超大号会阴柱（12cm 以上），这种大号的会阴柱可以将牵引力均匀地分散到会阴部，可以更好地抵抗患侧髋关节牵引。患肢外展，会阴柱偏向患侧放置，紧贴患侧大腿内侧（图 42-2），这种超大号会阴柱偏心放置会将牵引力转化为横向和远端力矩，有利于将股骨头牵引出髋臼窝（图 42-3）。使用恰当的牵引架能够减少牵引力量和阴部神经牵拉，从而减少压迫性神经失用症的发生风险[2]。牵引时间的延长会增加神经血管并发症发生的风险，因此术中一定要时刻注意牵引时间。术侧髋关节置于轻度屈曲外展位。轻度屈髋有利于松弛关节囊和牵引，但屈曲过度则可能导致坐骨神经张力过高，从而发生失用症。可利用牵引架将患髋置于轻度内收位（图 42-4），下肢中立或轻度内旋有利于正确建立入路。当然，术中需保证可以灵活旋转下肢以方便清晰识别股骨头的边界。

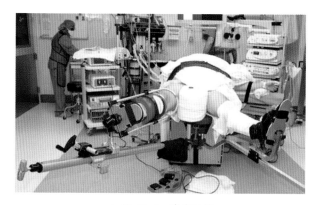

▲ 图 42-2　患者体位

患者置于牵引床上，会阴柱偏患侧（右髋）放置，紧贴右侧大腿内侧，右髋外展

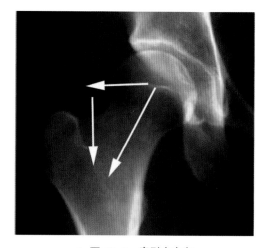

▲ 图 42-3　牵引力方向

最理想的牵引力方向应与身体纵轴有一定的倾斜角，即同股骨颈轴线平行。这种合力由髋关节外展和横向力矩产生，从而使髋关节同心性牵开

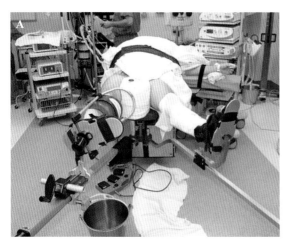
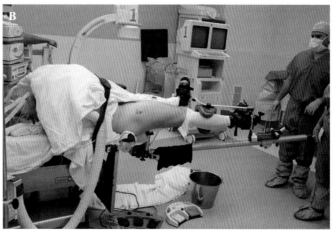

▲ 图 42-4　放置好会阴柱后将髋关节调整至轻度内收、内旋

A. 从足部观看体位摆放情况：注意大腿内侧脂肪被挤出，这是由于会阴柱向患侧偏心放置以获得良好的牵引力臂；B. 从患侧观察体位摆放情况：注意会阴柱稍远端放置和足部内旋情况

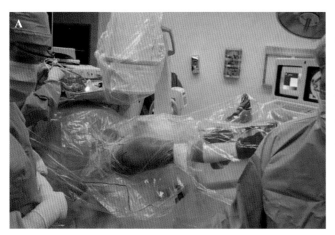
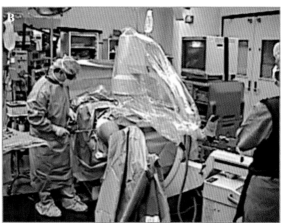

▲ 图 42-5　消毒铺单，所有器械准备就绪后体位示意图

A. 使用髋关节牵引架示意图（Smith & Nephew, Inc.; Andover, MA）。注意 Mayo 手术桌放在术者对侧，用于放置刨削器等关节镜相关设备。C 臂从术者对侧放入；B. 标准骨折牵引床示意图，摆放布局基本一致，但 C 臂从两腿之间放入

健侧髋关节置于 25° 外展位，在牵引患侧髋关节之前，适当牵引健侧髋关节以稳定躯干，减少骨盆旋转。

术侧消毒范围包括臀部、大腿以及腹股沟前方（图 42-5）。术中常规使用 C 臂以保证入路的正确建立和减少医源性损伤。一般需要 50 磅牵引力以保证患侧髋关节获得足够的关节间隙，关节间隙通过 C 臂透视确认。有些病例会需要更大的牵引力，但此时应要加小心（图 42-6）。

如果常规牵引力未建立足够的关节间隙，无须立刻加大牵引力量，可以适当等待一段时间，让关节囊适应牵引力即可。此时 C 臂透视可见关节囊内负压造成的真空效应（图 42-6）。该效应可以由手术时液体灌注解除，解除后关节间隙可能更容易牵开。但注射液体的效果并不稳定，因此不能解决所有的牵开不足问题[7]。当无法在加大牵引力时，可以将腰穿针刺入关节腔以联通关节腔和外界大气压以消除真空效应，之后关节间隙可进一步增加以方便植入操作器械，避免不必要的医源性关节软骨和盂唇损伤[8-10]。

明确关节间隙足够后记录牵引体位和力量，放松牵引。做好其他所有相关术前准备后再次牵引准备置入关节镜。术者、助手、洗手护士均位于患者手术侧（图 42-7）。显示器、关节镜车（放置关节镜、

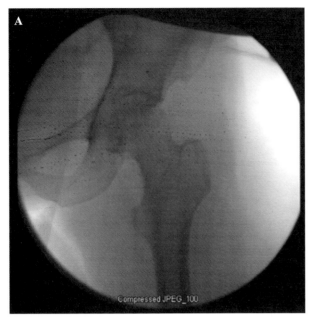

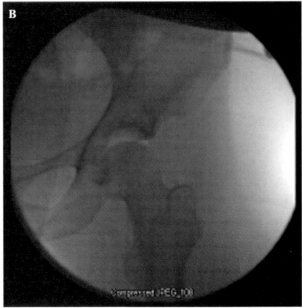

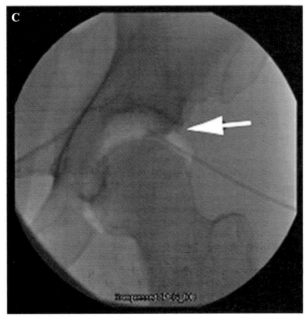

◀ 图 42-6　牵引左髋关节并确保足够的关节间隙

A. 牵引前关节影像；B. 牵引后关节囊内负压导致的真空效应；C. 腰穿针辅助建立前外侧入路。穿刺针解除真空效应，同时显示外侧盂唇的边缘（箭）

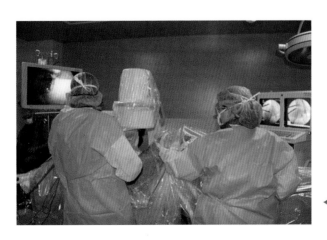

◀ 图 42-7　周围间室操作人员位置图

患髋已经解除牵引、屈曲 45°，手术区域仍被无菌巾完整覆盖刨削器等）位于对侧（图 42-5 ）。

由于髋关节本身的解剖结构限制，需交替使用 30° 和 70° 关节镜以获得良好的视野和充分的探查。30° 镜主要用于髋臼窝的上方和股骨头，70° 镜用于关节外间室、盂唇、关节囊和髋臼窝的下方。

所有手术应用液体泵以保证视野清晰，高流系统加压泵能够提供足够的液体流量但又不产生过高的压力，保证灌注液的流动性以保证手术安全、有效地进行。术者应确保液体泵正常工作。由于高处悬挂灌注液不能精准控制水流，常会导致视野模糊以及液体外渗。

按照标准流程行关节镜检查 [11] 以全面评估中央间室，避免遗漏诊断。一旦完成中央间室的诊断和治疗操作，应解除牵引。患髋屈曲 45° 准备进入周围间室 [4, 5]，进入周围间室方法众多。其中一种是 C 臂透视下经前外侧入路将腰穿针穿破关节囊到达股骨颈前方，然后使用套管系统建立其他多个通路。可以在前外侧入路远端 5cm 处建议辅助入路。也可以经前外侧入路直视，利用腰穿针从内向外定位到相应周围间室以建立入路 [12]。

周围间室病变众多，将在之后章节详细阐述，髋关节镜操作很重要的一步就是评估和治疗周围间室的相关病变 [4, 5, 11]。

## 三、总结

髋关节镜操作难度较大，随着各种器械的不断改良，手术技术逐渐完善。手术原则与其他关节镜手术一样，首先是正确的手术体位。能够进入并全面探查中央和周围间室是至关重要的，手术团队必须熟练掌握对髋关节进行牵引、松牵引、术中保证关节屈曲、伸直和内外旋等体位的相关操作。

# 第43章

# 关节镜下矫正股骨髋臼撞击综合征的最佳显露及视野

## Optimizing Exposure and Accessibility for Arthroscopic Correction of Femoroacetabular Impingement

Christopher M. Larson　著

李颖智　译　殷庆丰　校

## 一、概述

系统评价支持关节镜下股骨髋臼撞击综合征治疗，如果手术适应证选择恰当，结果与外科髋关节脱位相似[1-4]。髋关节镜的普及程度不断提高，技术和器械的改进使外科医师能够接触到更深的部位，包括髋臼边缘、骨盆和股骨头颈部交界处。早期，在尸体研究中证实了股骨头颈前交界处切除范围与开放入路相当[5,6]。髋臼缘切除和盂唇再固定，保留盂唇优于广泛的盂唇切除[7-11]。最近，外科医师已经能进入髋臼边缘的大部分，包括后缘以及股骨头-颈部交界处的前后畸形（后外侧/后内侧）[12,13]。此外，一些外科医师建议，对于混合型撞击、不稳定、极限运动（如曲棍球守门员、舞者）以及髂前下棘撞击的患者，在股骨粗隆间线附近的股骨颈远端切除的重要性[14-17]。本章将讨论能够最大限度地矫正髋臼侧、股骨侧和髂前下棘撞击的技术因素。

## 二、髋臼

据笔者的经验，大多数髋臼只需在髋臼前上方切除或根本不需要边缘切除。髋臼后倾是一种相对常见的现象，尤其是男性，并不总是导致钳状撞击。周围盂唇损伤和变性可能提示钳状撞击。虽然整体性过度覆盖（内陷/突出）不太常见，但这种情况通常需要全局性的边缘切除，包括基于后方的

切除，这可能更具挑战性。深部手术要求术者必须有经验，通常需要增加一个后外侧的入路，以达到后下方切除的目的。暂时增加牵引力和附加的后关节囊切开术有助于进入后下缘和前下缘（图43-1）。在许多这样的病例中，盂唇边缘骨化或严重退变，需要清创或切除。虽然一些作者建议在这种情况下进行盂唇重建术，但笔者建议盂唇重建术用于盂唇撕裂不愈合的翻修病例。在某些情况下，过度覆盖可能与臼缘骨折有关。笔者先前已经描述[18]。如果碎片导致撞击而不是稳定，则切除骨碎片（剩余CE角20°～25°）。如果骨折同时有增加撞击，则部分切除骨折，用一枚或两枚空心螺钉固定，然后进行盂唇再固定（图43-2）。骨碎片在没被正式取出之前，通常碎片和自然髋臼在两者交界处有完整的关节软骨。克氏针刺穿纤维软骨交界处，以促进骨化。此外，盂唇有时会部分骨化，因此在这种情况下，在没有盂唇损伤就切除了唇缘。

## 三、髂前下棘

髂前下棘在某些情况下可导致撞击，可能是陈旧性髋臼顶部撕脱、陈旧性股直肌撕脱后的骨化、髋臼周围截骨术后的过度矫正或病因的发展所致，常见于髋臼后倾[14-17]。此外，根据既往的研究，在髋臼前倾的情况下，较低的髂前下棘会导致髋臼后倾的外观[19]。髋关节伸直、屈曲受限、疼痛和髂前下棘区域的局灶性瘀斑（图43-3）。根据

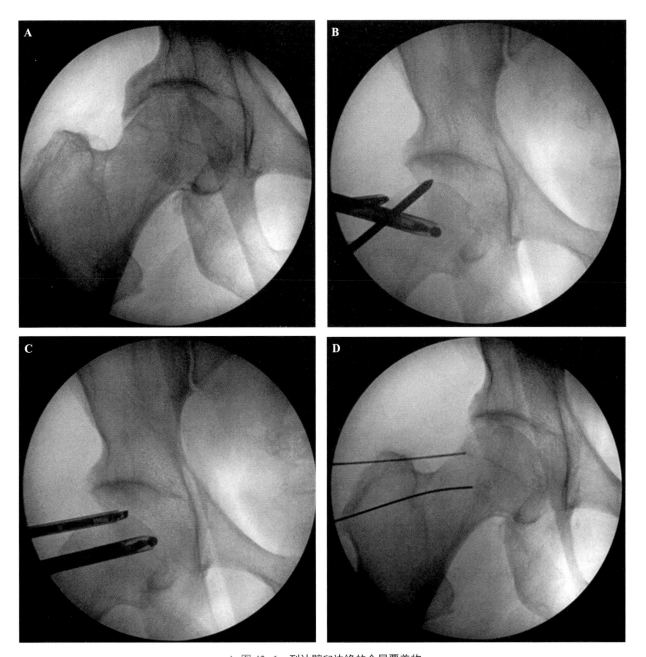

▲ 图 43-1　到达髋臼边缘的全局覆盖物

A. 术中透视右髋关节显示整体髋臼过度被覆盖，伴唇部 / 缘骨化；B. 增加牵引力和后外侧入路允许到达髋臼后下缘；C. 术中透视图像，显示进入髋臼前下边缘；D. 整体髋臼边缘切除后术中透视图像

笔者最近的尸体研究，髂前下棘可以位于钟面上的 1:00—1:30 和 2:00—2:30（右髋关节）[17]。可以通过将磨钻放置在髋臼边缘并在术中透视图像上来定位髂前下棘。一旦定位，可以在盂唇周围剥离关节囊，并通过中前入路直接可视切除髂前下棘。股直肌的直头有时会限制近端的切除范围，笔者偶尔会用刀片在直肌上开一个窗口进行进一步的近端切除，以避免过度的关节囊切除或股直肌损伤（图 43-3）。

## 四、股骨

股骨头颈交界处非球面的处理是关节镜下最常见的髋关节手术之一。股骨近端的形态有很大的差异，因此需要不同的技术进入这些不同的区域。为

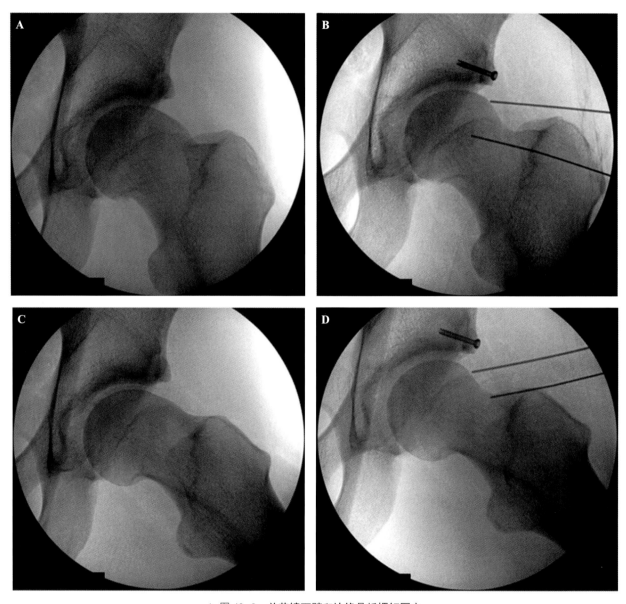

▲ 图 43-2 关节镜下髋臼边缘骨折螺钉固定

A. 术中前后位透视左髋关节边缘骨折有助于了解髋关节撞击和稳定性以及凸轮型形态（箭）；B. 部分臼缘骨折切除术后的前后位透视，用空心螺钉内固定，股骨成形（箭）；C. 术中侧位显示凸轮型形态和唇缘骨折（箭）；D. 臼缘骨折固定和股骨凸轮切除后侧位（箭）

了更好地确定头颈交界处及切除的充分性，目前笔者在每个病例的手术前和手术后都拍摄了 6 张透视图像来评估头颈交界的形态和切除的充分性（图 43-4）。在髋关节处于中立、30° 外旋和 60° 外旋屈髋 20°～40° 评估头颈前后交界处。为了更好地确定股骨头颈交界处的外侧和内侧 [20, 21]，伸髋 30° 内旋、旋转中立位和 30° 外旋的情况下，拍摄了 3 张全髋关节前后位片 [20, 21]。笔者最近进行的一项研究将这些透视图像与三维 CT 扫描进行了比较，结果显示：

伸髋外旋前后位和屈髋旋转中立侧位最能体现最大的凸轮畸形 [21]。前方头颈交界处可以通过有限的关节囊切开术进入，而这一区域是关节镜手术中最容易进入部位。从前中 / 前入路至前外侧 / 后外侧入路切开，髋关节屈曲 20°～40°，可很好地暴露于头颈交界处。目前笔者用关节镜在前中入路中观察髋关节，而大多数情况下，磨钻是通过前外侧入路引入的。可以更好地接触到经典的股骨凸轮尖端。

根据目前笔者的经验，磨钻可以到达关节囊粗

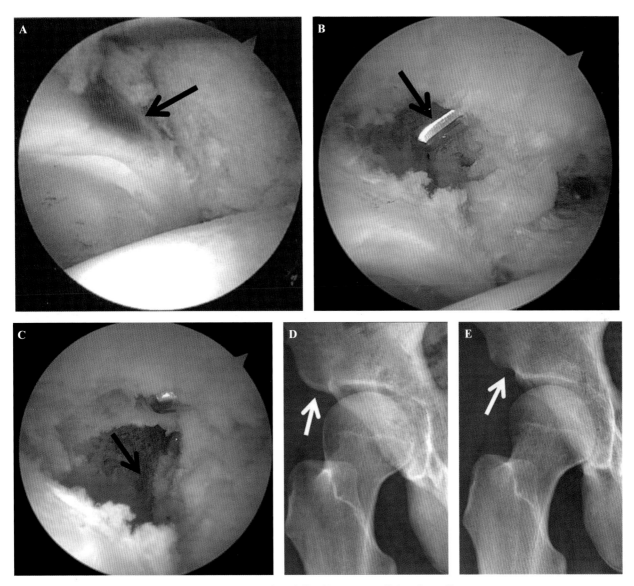

▲ 图 43-3　关节镜下髂前下棘 /subspine 撞击 / 减压图像

A. 通过直头外侧入路在关节镜下显示右髋关节髂前下棘的局灶性瘀斑（箭）；B. 关节镜下的刀（箭）是通过前中入路引入的，用于通过股直肌和关节囊创建一个窗口，行近端髂前下棘减压；C. 使用磨钻完成髂前下棘减压（箭）；D. 术前右髋关节的假侧位，髂前下棘的远端和前部的突出与皮质硬化（箭头），与髂前下棘撞击一致；E. 髂前下棘减压术后（箭）

隆间线的水平，而不需要增加 T 形切口（图 43-5A 至 F）。外侧和内侧股骨头 - 颈部交界处在前后位片上显示最佳，是更具挑战性的区域（图 43-6）。进一步切开股骨颈（T 形切口）有助于看清股骨头颈后外侧和后内侧交界处。然而，目前笔者并不经常使用这项技术，而是依靠改变腿部的位置，并将关节镜滑动到内侧关节囊和外侧关节囊技巧包括更大程度的屈髋 / 外旋接近股骨头颈后内侧交界处，以及完全伸髋 / 内旋，偶尔施加牵引力以接近后外侧

头颈交界处（图 43-5E 和 F）。在这些区域重要的是仅切除 / 重塑外侧和内侧滑膜皱褶血管近端的骨。将磨钻切换到前中入路，可以更好地进入股骨头颈部内侧交界处，当在前后位 X 线片上发现内侧畸形时，可能需要这样做。虽然上述技术允许外科医师进一步向后（图 43-5G），但侧位 X 线片上可见的股骨头 - 颈部后部交界处畸形关节镜难以到达，在这些不常见的情况下应考虑开放手术。此外，当存在大的凸轮畸形时，在最初进入周围室之后可能看

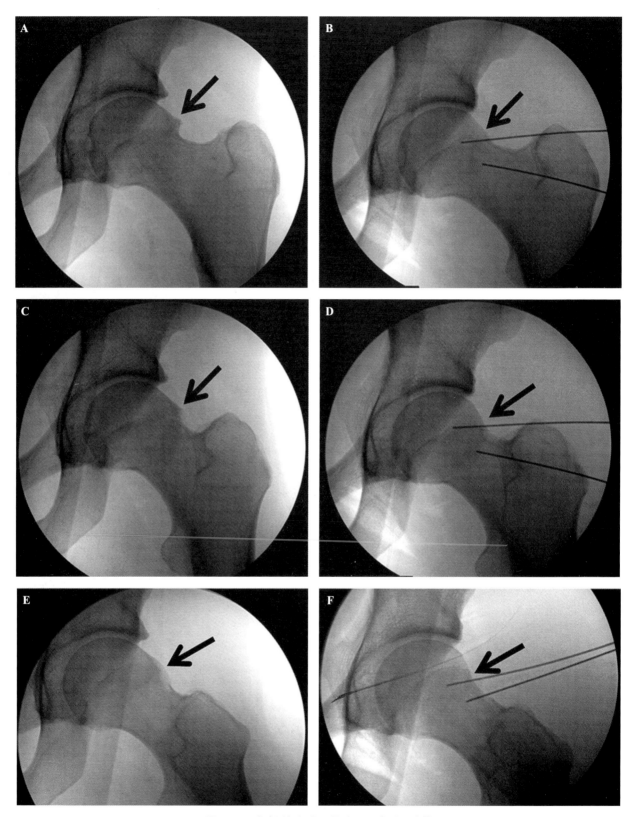

▲ 图 43-4　术中透视评估股骨头 – 颈交界切除前后

伸髋股骨内旋 30° 前后位（A 和 B），旋转中立位（C 和 D），评估后外侧头颈交界（箭）切除前（A 和 C），股骨和臼侧切除后（箭）（B 和 D）外旋 30°(E 和 F) 和 60°(G 和 H)，侧位（屈髋）术前评估前方头颈交界，股骨头颈交界臼缘切除术后（F 和 H）

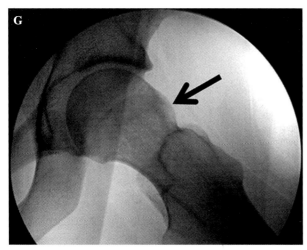 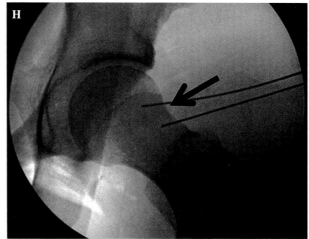

▲ 图 43-4（续）　术中透视评估股骨头 - 颈交界切除前后

不到整个畸形和相关的血管。然而，在初次凸轮切除后，前面创造了更多的空间而进入。最后，系统地动态评估撞击是否存在，矫正是否充分。目前作者使用几种体位在关节镜下对髋关节进行评估，既能直接看到撞击，又能在活动范围内感觉到撞击。前头颈交界处和髋臼前缘采用 90° 屈髋和内旋进行评估。采用蝶泳试验（屈髋 20°~40° 外展）评估股骨外侧和髋臼后外侧。通过伸髋外展来评估股骨外侧和髋臼外侧。在大多数情况下，在完成适当的切除后，术中髋关节活动范围和影像表现、参数都有显著的改善。前面提到的 6 个透视评估最终切除效果。

## 五、结论

关节镜下股骨髋臼撞击综合征矫正手术需要一个长期的学习曲线。术中透视和动态评估相结合可以准确评估股骨髋臼撞击综合征畸形和矫正。合理手术入路、调整髋关节的位置和系统的入路可以矫正髋臼边缘的大部分，到达前、后外侧和后内侧股骨头 - 颈部交界处。关节镜手术不能直接触及股骨后方畸形，在这种情况下应考虑开放手术。最终，处理这些不同类型的股骨髋臼撞击综合征应该基于外科医师纠正现有病理解剖结构的能力选择入路。

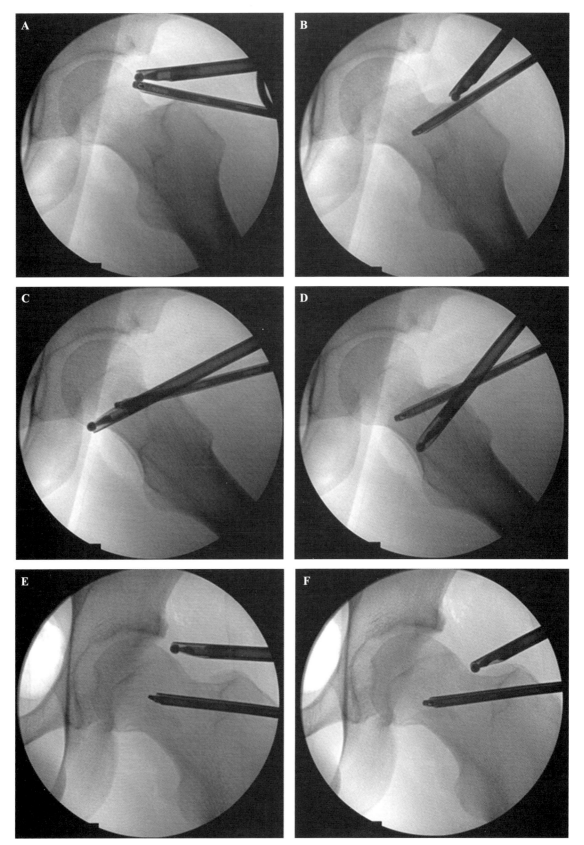

▲ 图 43-5　透视磨钻显示进入股骨头 - 颈部交界处

关节囊切开术后，左髋关节的透视磨钻能够进入前外侧头颈交界处的近端（A）和远端（B）、前内侧头颈交界处的近端（C）和远端（D）、外侧头颈交界处近端（E）和远端（F）及股头头颈交界处后外侧（G）

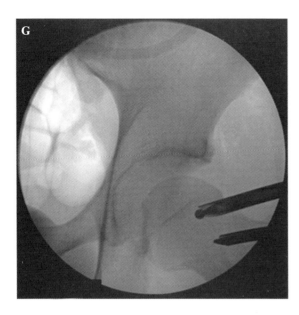

◀ 图 43-5（续）　透视磨钻显示进入股骨头 - 颈部交界处

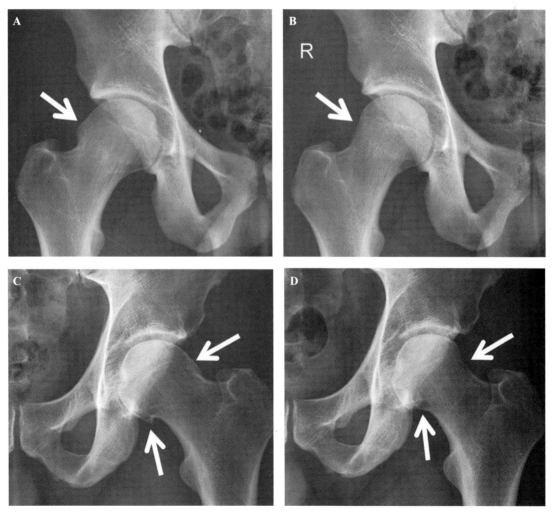

▲ 图 43-6　术前和术后平片

术前、术后平片证实关节镜能够纠正头颈交界内外侧畸形。右髋前后位平片术前外侧凸轮畸形（箭）（A），股骨成形术后头颈偏矩改善（B）。左髋关节术前前后位平片示内外侧凸轮畸形（箭）（C），股骨成形术后头颈偏矩改善（D）

# 第44章 髋关节手术麻醉及镇痛

## Anesthesia and Analgesia for Hip Surgery

Sunit Ghosh　Amo Oduro　Stephen Webb　**著**

李颖智　**译**　殷庆丰　**校**

尽管骨科术后效果主要取决于患者术前状态和并发症，并不是取决于麻醉剂的选择，但麻醉师可以通过详细的术前评估和对患者的优化影响最终结局。术中区域麻醉或者局部麻醉作为全麻辅助或替代方法，可能对患者恢复有益。但是，在考虑局部麻醉对个体的风险和益处时，必须兼顾病史、用药和选择适当的患者。

某些措施对改善疗效至关重要，包括最大限度地减少失血、输血，术中维持体液平衡，维持体温以及预防深静脉血栓（deep venous thrombosis, DVT）等，这些问题将在下面进一步讨论。

在计划开放性手术（如关节置换术）围术期策略时，手术和麻醉医师团队应考虑将输血可能性降至最低[1-4]，如通过术前自体采血[5]、术中术后血细胞回输[5, 6]、复杂病例抗血纤蛋白溶解[7]。对于没有重大心、脑血管疾病的患者，明智地使用低压麻醉可以改善术野，并减少失血[8]。

有证据表明，术中预防体温过低[9, 10]，酌情输液控制体液平衡能减少并发症发生，并提高康复率。英国NICE建议使用无创心输出量监测设备，如经食管多普勒监测仪，在所有大手术中优化液体治疗方案[11]。

围术期预防深静脉血栓至关重要，尽管有多种药物治疗方案可选择，尚无任何证据支持某一种方案有明显优势。成功降低深静脉血栓发生率，关键要有明确指导原则，以选择药物、给药时机和用药时间，并制订早期活动计划[12, 13]。

术后，制订适当的疼痛管理指南以及治疗术后恶心、呕吐大有帮助。在一般情况下，不同药理机制止痛剂组合的"多模式镇痛"，倾向持续缓解疼痛[14]。从患者自控镇痛泵（patient-controlled analgesia infusion pump，PCA）到口服阿片类药物、非甾体抗炎药和简单的镇痛药（如对乙酰氨基酚），镇痛技术的快速发展实现了无痛活动，避免麻醉镇痛时间过长或输液灌注负担的不良后果。在一些中心，髋部大手术常规使用局部麻醉药或局部麻醉药与阿片类药物的混合物进行硬膜外镇痛。硬膜外麻醉比没有硬膜外麻醉的患者需要更高水平的护理观察和监测，这增加了医疗负担，而未必改善镇痛效果。毫无疑问，某些亚组患者，例如呼吸功能衰弱的患者，受益于延长至术后的硬膜外镇痛。也许，硬膜外镇痛最适合那些使用全身性阿片类药物会损害其恢复的人群[15]。

目前，治疗术后恶心呕吐建议预防性使用止吐药[16]，如恩丹西酮。如果有必要，可以在恢复过程中根据情况给予追加剂量，并与其他药物（如赛克力嗪）一起合用。常规使用类固醇（如地塞米松）来消除恶心的益处尚未得到证实，但对于那些有术后恶心病史的患者可能有价值。

关于髋部疾病的诊断和治疗，麻醉实践中最常见遇到4个情况是：①在麻醉下松解，同时向关节内注射局部麻醉剂和类固醇；②关节镜检查；③全髋关节置换术；④股骨颈骨折固定。

## 一、麻醉/关节腔内注射松解

麻醉下松解髋关节，通常关节内注射类固醇和（或）局部麻醉药相结合，为了在活动关节时患者舒适，有时选择全身麻醉。该过程耗时较短（通常需要 10～20min，具体取决于是否需要 X 线成像），并且术后不适感极小，因此不需要麻醉剂或最小剂量的麻醉剂。通常使用异丙酚诱导麻醉，使用吸入麻醉和喉罩（laryngeal mask，LMA），气道控制效果良好。麻醉目的是患者手术后尽快出院并且能够活动，在一些中心，常规使用苯二氮䓬或小剂量丙泊酚输注镇静来代替全身麻醉。

## 二、髋关节镜

髋关节镜技术自 20 世纪 90 年代已经从主要的诊断技术发展成治疗手段，这是由于专家操作日益熟练、设备器械的发展以及对于髋关节镜技术更广泛地接受。关节清理、软骨修复、股骨髋臼撞击综合征中的软组织和骨质的切除现在常规采取关节镜治疗。

公开报道髋关节镜麻醉方案的资料较少，我们有超过 20 年 4000 多个案例的经验。该手术最好在全身麻醉下进行，为确保能够轻松地进入关节腔，通常会施加相当大的牵引力，这样一来，不仅在下肢而且在脊柱上都施加了应力。通过全身麻醉使肌肉松弛，可减小牵拉力，从而减少施加至四肢和脊柱的力。笔者选择丙泊酚（2mg/kg）和芬太尼（1～2μg/kg）诱导麻醉，喉罩稳定气道，七氟醚或地氟醚维持麻醉。由于有时牵引会诱发心动过缓，因此建议使用低剂量的抗胆碱能药（阿托品 0.3mg 或格隆溴铵 0.2mg），并在需要时给予追加剂量。在手术过程中，静脉给予吗啡（2～2.5mg/kg）或二氢吗啡（0.5～1mg/kg），静脉滴注对乙酰氨基酚（15mg/kg）和非甾体抗炎药例如帕瑞昔布（40mg）或双氯芬酸（50mg）等镇痛剂，预防性使用恩丹西酮（4mg）止吐。

重要的是，必须确保呼吸管道固定满意，并保持呼吸通畅，并在手术开始之前建立起功能良好的静脉通路。一旦完成术前准备和铺单，施加牵引力，麻醉师就无法操控气道或获得静脉通路。

患者仰卧或侧卧，将术侧肢体放入与牵引架相连的牵引靴中并牢固固定，髋关节附近放置 C 臂机，便于关节牵引开之前和之后透视。一旦准备好术区，整个患者覆盖手术单，使用透明不渗透的塑料单可以使患者在手术过程中保持可视。

推荐使用保暖垫或毯子维持体温，因为在关节镜检查期间会使用几升的关节冲洗液。

笔者发现在冲洗液中添加肾上腺素可以减少关节内出血，从而改善视野，特别是在需要滑膜组织切除的手术中，笔者的经验是每 4L 冲洗液加入 1mg 肾上腺素。

应该强调对生命体征的持续掌控是必要的，尤其是对于那些需要骨质切除而进行较大关节囊切开的手术而言。从关节流出的冲洗液会产生大量的腹膜后积液，从而导致低血压和其他并发症。

对患者的生理刺激，手术通常会持续 60～90min，包括定位和透视成像的时间，不仅仅是插入关节镜开始手术，以及稍后的清创外周室的操作过程。笔者的做法是在进入外周室时使用大剂量麻醉药以加深麻醉。

手术结束后，外科医师在关节镜入路皮下或者关节周围注射左丁哌卡因或丁哌卡因（0.5%，10～20ml）以减少术后疼痛。直到目前为止，局部麻醉剂仍被注入关节腔内，但鉴于可能引起关节软骨溶解，这种方法已被终止。

在一些中心，麻醉师将全身麻醉与区域麻醉技术结合起来进行髋关节镜检查，包括脊髓麻醉、硬膜外麻醉或腰丛神经阻滞。但是由于残留运动不足，使用此类技术可能会妨碍当天出院。目前，正在研究大腿外侧皮神经的局部麻醉阻滞剂以减少术后不适。

术后，可根据需要静脉给予托拉多尔和（或）追加剂量的吗啡（1mg），但大多数患者发现口服对乙酰氨基酚、非甾体抗炎药和曲马多的组合令人满意。

英国及爱尔兰麻醉师协会（Association of Anesthetists of Great Britain and Ireland，AAGBI）成立的股骨近端骨折管理工作组专家成员共同制订的共识性文件摘要[1]。

- 髋部骨折患者在急诊科以标准流程绿色通道入院。
- 髋部骨折患者需要由老年医学专家领导的多学科护理。
- 手术是髋部骨折的最佳镇痛方式。
- 入院48h内应进行髋部骨折手术。
- 手术和麻醉必须由经验丰富的外科医师和麻醉师进行。
- 临床医师与康复人员之间必须进行高质量的沟通。
- 尽早活动是髋部骨折治疗的关键所在。
- 术前管理应包括考虑到出院计划。
- 应采取措施防止二次坠落。
- 为了告知和改善对髋部骨折患者的管理，应该进行连续评估和针对性研究。

## 三、髋部骨折手术

髋部骨折对于麻醉师来说是巨大的挑战，患者往往年老体弱、活动受限、认知障碍有多种并发症。急诊手术以及从入院至出院期间多学科合作，是患者早日康复改善疗效的关键因素。许多组织最近制订了髋部骨折治疗指南[17-20]，治疗的重中之重是协调组织，以定制全面计划，其中包括快速入院，紧急手术，由经验丰富的人员进行充分的镇痛、手术和麻醉，术前和术后的老年医学管理以及早期康复。

骨折术前适当控制急性疼痛，建议使用疼痛评分系统，以准确地评估静止和运动时的疼痛并指导镇痛[21]。如果对乙酰氨基酚、非甾体抗炎药和阿片类药物不能很好地控制疼痛，则应考虑术前周围神经阻滞（股神经阻滞和髂肌筋膜阻滞），可在髋部骨折后有效缓解疼痛[22,23]。

术前评估涉及老年骨科医师、麻醉师、外科医师、护士和物理治疗师的多学科。建议老年骨科加入到髋部骨折患者的治疗，以快速优化术前准备工作。手术应在入院48h内进行[18]。进行充分的术前检查、稳定患者一般状态延迟手术，似乎不能改善预后。应迅速治疗急性紊乱，不得延误手术。麻醉师术前评估识别合并症，制订麻醉方案并评估围术期风险。最近已经开发的诺丁汉髋关节骨折评分系统，可以根据年龄、性别、贫血、认知障碍、恶性肿瘤、并发症数量和居住地来预测术后死亡率[24]。

引起呼吸和认知功能障碍的脂肪栓塞综合征并不少见，在围术期的任何时候都可能出现急性或渐进性表现。

髋部骨折手术可以选择全身麻醉或局部麻醉，没有强有力的证据表明一种方法优于另一种，因此基于患者倾向和麻醉师专业知识，选择麻醉方式[25,26]。如果单单采用局部麻醉技术，则必须进行中枢神经麻醉（脊髓麻醉或硬膜外麻醉）。

髋部骨折手术常用脊髓麻醉（蛛网膜内/蛛网膜下腔），使用较低剂量的丁哌卡因（如0.5%，2～3ml）和重比重的丁哌卡因，可以减少与脊髓麻醉有关的低血压。脊髓阿片类药物作为局麻药的辅助药物，可延长术后镇痛。硬膜外麻醉（包括脊髓麻醉、硬膜外联合麻醉）可能会阻碍术后运动，因此不太常用。在手术过程中，镇静剂可与区域麻醉剂一起使用，以提高患者的舒适度，尤其是在牵引床上将术肢牵引的情况下。术中外周神经阻滞延长术后镇痛时间，可以考虑作为全身或腰麻的辅助手段。后腰丛神经阻滞（腰大肌间室阻滞）可阻断股神经、闭孔神经和大腿外侧皮神经，但有深部血肿和神经轴索阻滞的风险。股神经阻滞和髂肌筋膜阻滞不能全部可靠地阻滞3条神经，但是对专业知识要求少于后腰丛神经阻滞。使用大剂量、低浓度局部麻醉药进行局部浸润镇痛可能对髋部骨折手术有价值，但在这种方面尚未得到良好的评估。

2011 年全髋关节置换术疼痛管理的简要建议[15]

推荐的术后干预措施：

- 患者苏醒后及时使用环氧化酶（cyclooxygenase, COX）-2 选择性抑制剂，提供足够的镇痛作用。
- 建议的术后干预措施：
- COX-2 选择性抑制剂或常规非甾体抗炎药与对乙酰氨基酚和（或）强阿片类药物联合治疗高强度疼痛，或与对乙酰氨基酚和（或）弱阿片类药物联合治疗中或低强度疼痛。
- 强阿片类药物与非阿片类药物镇痛相结合治疗高强度疼痛，并在术后恢复早期及时提供镇痛，根据疼痛强度通过静脉自控镇痛或静滴进行镇痛。
- 如果常规非甾体抗炎药或 COX-2 选择性抑制剂效果不足或存在禁忌，则用弱阿片类药物对中或低强度疼痛镇痛。
- 对乙酰氨基酚与常规非甾体抗炎药或 COX-2 选择性抑制剂联合使用，或者联合使用抢救性阿片类药物。
- 对于有心肺功能风险的患者，脊髓麻醉结合局部麻醉药和阿片类药物，以便术后早期恢复及时镇痛。
- 腰后神经丛阻滞或股神经阻滞或单次推注吗啡作为脊髓麻醉的一部分，具体应权衡患者个体的疗效和风险。
- 术中大容量、低浓度伤口浸润（局部浸润镇痛）。

## 四、髋关节置换术

髋关节置换术后疼痛严重，麻醉和镇痛技术的选择可能会影响患者术后活动以及住院时间。近来对提高康复水平和减少术后住院时间的关注，优化围术期镇痛的兴趣随之不断增加[27]，使得髋关节置换快速康复成为可能，恢复涉及早期活动、液体管理、营养支持和预防恶心和便秘。建议使用多模式阿片类药物分散技术结合全身镇痛和区域麻醉，以使术后迅速恢复[28, 29]。术后特定程序疼痛管理（procedure-specific postoperative pain management，PROSPECT）最近更新了其基于证据的髋关节置换术指南[30]。

接受髋关节置换的患者通常是老年人，可能有明显的并发症。与髋周骨折手术相反，关节置换是一种择期手术，并且有足够的时间在术前充分调整患者的一般状态到最佳，术前告知术后镇痛、积极参与早期活动的重要性和理疗的信息。

髋关节置换一个值得注意之处是固定某些假体会用到骨水泥，而骨水泥会产生不良生理反应，当甲基丙烯酸甲酯从骨水泥中释放到血液中时，可能导致不同程度的心血管和呼吸系统损害。如果选择骨水泥假体，麻醉师需要特别警惕关注并治疗骨水泥置入后即刻发生的血压、心率和血氧饱和度变化[31]。

没有哪种特定的术中麻醉技术更具有优势，应根据患者情况和麻醉师的经验进行选择。虽然全身麻醉或中枢神经麻醉（有或没有镇静）均令人满意，但不建议单单采用全身麻醉，术中应当辅助某种形式的局部麻醉以增强术后镇痛效果。

髋关节置换术常使用局部麻醉和类阿片药物进行脊髓麻醉，脊髓长效阿片类药物（如吗啡）优于短效阿片类药物（如芬太尼），能够提供更长时间的术后镇痛效果，但可能晚期发生呼吸抑制、恶心、呕吐和尿潴留。不建议使用可乐定和连续性麻醉，因为它们具有心血管不良反应。

对于术后可能存在心脏和呼吸系统并发症高风险的患者，考虑采用局部麻醉和阿片类药物持续镇痛。由于心血管和呼吸系统的不良反应，不建议硬膜外使用可乐定、镁剂和缓释吗啡[32]。

髋关节置换时，腰后神经丛阻滞或股神经阻滞可作为全身麻醉或脊髓麻醉的补充。腰后神经丛阻滞比股神经阻滞提供更有效的镇痛作用，但少数病例可能发生硬膜外或硬膜内扩散或深部血肿形成。另外一个替代方法，用于股神经阻滞的大剂量"三合一"局部麻醉药混合液同样可用于闭孔神经和大腿外侧皮神经阻滞，可以通过神经鞘内或附近置管输注局麻药实现持续局部镇痛。但是周围神经阻滞可导致长时间的运动受限，可能会延迟活动。

使用大量低浓度的局部麻醉药进行局部浸润镇痛，逐渐成为髋关节置换术的有益技术。术中关节周围局部浸润可改善术后镇痛效果，但需要更多有说服力的证据支持，连续伤口局部浸润镇痛似乎没有益处 [33]。

## 五、结论

当前，髋关节手术麻醉技术仍在不断发展。在过去的 10 年中，优先联用镇痛药方法极大地改善了围术期患者的舒适度，减少了并发症，并促进了快速康复。对于髋关节手术，综合的术前医学评估和麻醉师与医师之间的术中密切沟通相结合，可显著提高患者的安全性和治疗效果。

# 第七篇　特殊髋关节疾病的外科治疗

## Surgical Treatment of Specific Hip Conditions

**Rodrigo Mardones**　著

# 第45章

## 盂唇生理
### Biologic Labrum

Joseph C. McCarthy　Leah Elson　JoAnn Lee　著

李颖智　译　殷庆丰　校

### 一、正常盂唇

盂唇是由 I 型胶原和透明软骨组成的纤维软骨样结构[1]。盂唇衍生自髂骨、耻骨和坐骨，延伸到髋臼边缘。盂唇纤维结构沿髋臼环形分布，跨越整个髋臼切迹（位于下方），此处盂唇加入横韧带，完全包裹股骨头[2]。在髋臼的前部（耻骨附近）盂唇纤维与髋臼平行，而后方盂唇纤维沿垂直方向生长。几位作者指出盂唇两种类型的纤维生长方式差异，可能是导致该区域发生盂唇损伤的因素之一[2-4]。盂唇在髋臼的上方区域最厚，在前方区域最宽[3]。在显微镜下，盂唇的关节面（在髋臼和股骨头之间）间接附着在髋关节上，位于髋关节软骨上方并与之融合[3]。然而，在非关节面部分盂唇与骨骼直接接触，神经血管束穿过骨质，提供盂唇血运[5]（图 45-1）。

盂唇从髋臼外表面高度血管化的滑膜接收血液和营养[3]。从宏观上看，血液供应来自闭孔动脉和臀上动脉和臀下动脉[1, 6]。对尸体 54 例髋的研究，没有证据表明血管从下层骨质渗透到盂唇[5]。这一事实得到了几位作者的观察证实，盂唇的免疫组化染色中层粘连蛋白缺乏表明盂唇的 2/3 确实无血管结构[1, 5, 7]。评估非手术干预情况下盂唇愈合的可能性时，盂唇内侧缺乏血管这一因素就变得很关键（请参见"手术 / 治疗"部分）。

Kim 等证实在整个盂唇上存在许多神经末梢，在盂唇前部和上方更密集[8]。在同一项研究中，Kim 等发现了感受器，包括 Vater-Pacini 小体、Krause 小体、Golgi-Mazzoni 小体和 Ruffini 小体。髋臼唇内这些结构的存在表明盂唇具有伤害感受和本体感受功能。

有关盂唇的确切功能已经争论了一段时间，通常认为盂唇能够增加髋关节的稳定性，有助于在髋臼软骨表面应力分布[9-12]。盂唇通过阻止滑液从中央室流向外周室，反之亦然，形成密封腔增加髋关节的稳定性。这种密封性产生负压机制，抵消髋关节在极限范围运动时可能产生的关节应力增加，阻止股骨头从髋臼中分离。

盂唇分别加深髋臼窝、加大关节面积、扩大髋臼容积约 21%、22% 和 33%，进一步增加了髋关节的稳定性[3, 13]。通过增加结构支撑和接触面积降低了由于髋臼与股骨头之间的接触应力，减少关节表面损伤的风险[12, 13]。

此外，Ferguson 等研究证实从髋臼缘去除盂唇，接触应力将增加 92%。此外，这项研究表明，去除盂唇也使髋臼和股骨头彼此接近的速度（蠕变率）提高了 40%[14]。在另一项研究中，Ferguson 等在 6 例尸体髋部中去除盂唇，髋部的蠕变率增加 22%，最终位移提高 21%[15]。Smith 等在 22 个尸体髋关节研究结果显示，盂唇环状撕裂大大降低髋关节的稳定性，而盂侧放射状撕裂只会当撕裂＞2cm 后才会降低稳定性[16]。Crawford 等的 6 例尸体研究表明，盂唇撕裂降低了髋关节的稳定性，特别是当髋关节处于最大运动范围时[17]。将关节间隙撑开 3mm，盂唇撕裂时所需的力减少 60%，完整的盂唇对于在极限位置保持髋臼中的股骨头稳定很重要。从这些研究中表明，盂唇在维持髋关节稳定和预防关节表面变性方面起着至关重要的作用。

## 二、盂唇病变

髋臼盂唇的确切生物力学作用仍在评估中，研究已经揭示这种外围的软骨结构可能是髋关节整体运动功能不可或缺的一部分[16-22]。

作为髋臼本身的延伸，盂唇加深了髋臼窝，使股骨头半脱位更加困难[16, 17, 20]。另外，盂唇有助于关节内压力密封，最终有助于将压力分散在髋臼的关节软骨表面上，并在运动极限角度时关节复位[17]。盂唇对髋关节整体功能重要，盂唇解剖值得重视。因此，了解盂唇完整性如何，对于判断患者预后至关重要。

盂唇受损可引起腹股沟区疼痛，疼痛也可能来源于脊柱、腹股沟区域、髋关节周围肌肉组织或邻近骨盆结构病变的放射痛。如果不加以治疗，疼痛及其病因可能最终导致患者残疾[16]。

盂唇损伤并不常作为一个孤立的疾病而发生，而是与一种或多种其他疾病共存。从病因学上看，盂唇病变与退行性疾病、发育不良、股骨髋臼撞击综合征和创伤性损伤并存[21-25]（图 45-2）。通常，大多数盂唇病变发生在髋臼的前部或前上部[25-28]。但是，损坏的位置、程度和分类有不同。常见的盂唇病变按形态分 3 类：盂唇与髋臼缘分离、盂唇放射裂或者体部磨损以及特发性损伤[20, 24, 25, 27-31]。

发生在盂唇软骨交界的盂唇撕裂，通常表现为桶柄样，盂唇自身毫发无损。这种特殊类型与外伤和髋臼撞击有关。对于没有脱位的低度创伤（运动员发生某些旋转运动而造成的重复负荷），通常在髋臼前部发生环形撕裂（图 45-3）。但是，外伤决定了病变位置和程度的特性。股骨髋臼撞击综合征固有的凸轮和钳夹样骨性异常引起髋关节非同心载荷，进而导致髋臼缘处的盂唇分离。当非球形的股骨头在髋臼旋转时，将挤压盂唇组织，从而将其损坏并与髋臼边缘分离[20]。尸体研究结果表明，撕裂的长度达到 3cm 或更长时，环向撕裂才会破坏髋关节的稳定性[16, 17]。

放射状撕裂和磨损会损坏盂唇体部，从而破坏环形纤维的完整性（图 45-4）。这些病变通常与发育不良有关，包括髋臼或股骨前倾减少、髋臼后倾、髋臼过浅、股骨头偏矩减少，迫使股骨头产生非同心圆模式的运动[20, 32-40]。这种不利的载荷增加关节表面内和盂唇上应力，最终损伤盂唇和关节软骨，降低关节的稳定性[20, 23, 24, 32, 41-43]（图 45-5）。

特发性损伤的程度、类型和位置可能有所不

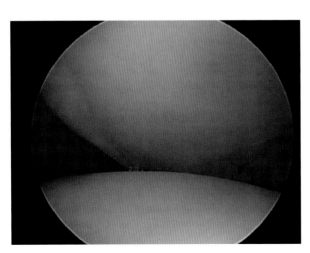

▲ 图 45-1　股骨头及与之对应的前方象限中的盂唇软骨交接区（术中图片）

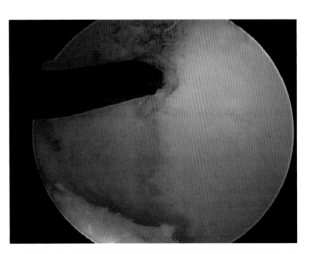

▲ 图 45-2　退化的盂唇以及邻近的髋臼软骨广泛的变性（术中图片）

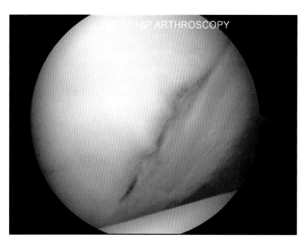

▲ 图 45-3　在一个前内侧的盂唇软骨交界处的盂唇撕裂（术中图片）

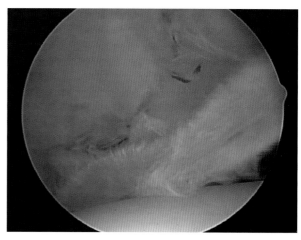

▲ 图 45-4　髋臼发育不良患者的盂唇增大和撕裂（术中图片）

同，其原因要么是模糊不清，比如遗传易感性，要么是完全未知的。虽然这种类型的病变因人而异，但仍会引起机械症状 [20, 25, 44]。

### 三、临床表现

通常，盂唇损伤多发生在年轻活跃人群中，症状包括机械异常，如绞锁、咔嗒声或无力，存留部分关节间隙，运动旋转范围不令人满意 [20]。

症状的进展通常是渐进的，患者可能主诉各种类型的疼痛，并在进行诸如跳跃、跑步或步行之类的冲击活动时症状加剧。但是，有些患者在久坐或仰卧时也可能会感到不适 [20, 45]。

这些患者可能经历康复和（或）消炎药非手术治疗无效，与任何手术治疗一样，患者的正确选择是临床治疗成功的关键。考虑到这一点，患者临床症状超过 6 个月，并对术后效果有合理期望，才是理想的关节镜候选者 [18-20]。

据报道，多达 55% 的患者因髋部或腹股沟疼痛而发现盂唇病变 [12, 26, 32, 46]。由于诊断方法尚无统一意见，以及需要专门设计的用于诊断盂唇撕裂工具，盂唇损伤得不到确诊的情况并不罕见 [20]。

有几种可靠的体格检查可以筛查盂唇病变可疑患者。首先是髋关节前撞击试验 [45, 47, 48]。患者仰卧，屈髋屈膝 90°，内旋髋关节，施加内收应力，阳性体征表现为髋部前外侧或腹股沟区出现疼痛。另一个鉴别试验是髋关节后撞击实验：患者仰卧，伸髋、伸膝、内收并外旋，患侧髋关节容易诱发疼痛，阳性体征表现为骨盆后部和（或）髋关节前方疼痛不适 [20, 45]。McCarthy 征：患者仰卧，双髋完全弯曲，伸展受累的髋关节，首先是外旋，然后是内旋，能复制出疼痛即为阳性，髋关节伸展终末时会产生痛苦的咔嗒声、震颤感或在极少数情况下会锁定关节。体格检查可能无法准确证实存在盂唇损伤，因此有必要使用影像学进一步确认。

### 四、放射成像

普通 X 线是最基本的检查，可以评估引起疼痛和机械症状的其他潜在原因，包括退行性疾病、缺血性坏死，股骨头骨骺滑脱和发育异常。骨性结构诊断的 3 种标准体位：骨盆前后位、穿桌侧位、蛙式位。特殊体位成像例如假侧位（Lequesne 位）可能有助于识别骨形态异常，尤其是髋臼前缘的骨形态异常。合适的 Dunn 位（髋关节屈曲 45° 或 90°）也可以明确股骨的骨性异常 [49]。一旦发现任何骨质异常，就必须进行软组织成像。非造影 MRI 和 CT 已被证明对软骨或盂唇病变的诊断并不可靠。因此，磁共振关节造影是首选影像诊断方法 [20, 24, 32, 45, 50-52]（图 45-6）。

一旦确定诊断，患者和医师共同决定治疗方案。通常首先非手术治疗，包括让受累关节休息

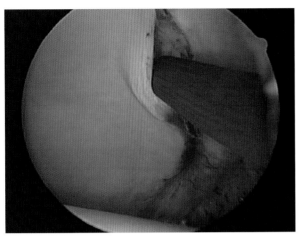

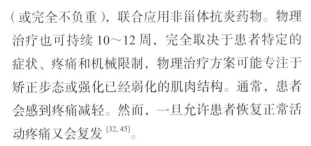

▲ 图 45-5　前唇撕裂并伴有相邻髋臼软骨损伤（术中图片）

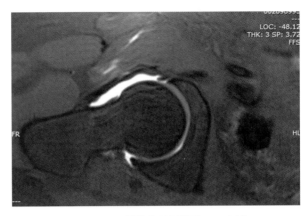

▲ 图 45-6　斜轴位盂唇撕裂 MRI 图像

（或完全不负重），联合应用非甾体抗炎药物。物理治疗也可持续 10～12 周，完全取决于患者特定的症状、疼痛和机械限制，物理治疗方案可能专注于矫正步态或强化已经弱化的肌肉结构。通常，患者会感到疼痛减轻。然而，一旦允许患者恢复正常活动疼痛又会复发[32, 45]。

当保守治疗方案失败，患者对受限的功能不满意时，就需要求助于外科。当前的关节镜治疗重点是修复盂唇撕裂周围的受损组织，并纠正任何结构异常[5, 28, 41, 45, 47, 53-55]。这种修复方法可以促进盂唇撕裂周围组织的愈合，减轻疼痛，并恢复适当的关节功能[56-59]。

## 五、结论

尽管学界对盂唇精确运动学功能的认识还存在分歧，但逐渐明确的是盂唇有助于完美的功能和髋关节的健康。由于多种多样病理原因导致各种各样的疼痛和不适感，因此，充分了解治疗盂唇损伤最佳方法至关重要。在大多数情况下，关节镜技术已被证明是治疗髋关节疼痛和不稳定的最佳方法。经过验证的评分测试系统（例如 NAHS 和 iHOT）已证明，如果能够在发展到晚期软骨损伤发生之前进行手术，不仅可以短期缓解症状，而且可长期（现有证据超过 15 年）维持关节功能和无痛。

# 第46章

# 特殊组织与疾病：软骨病变
## Specific Tissues and Conditions: Chondral Lesions

Daniel L. Skinner　Edward D.R. Bray　Giles H. Stafford　Richard N. Villar　著
李颖智　译　殷庆丰　校

## 一、软骨组织学

在健康的滑膜关节中，关节表面被无血管的透明软骨覆盖[1, 2]。透明软骨最丰富的成分是细胞外基质（extracellular matrix，ECM）。水与糖蛋白和盐等其他物质共同占60%～85%[3]，透明关节软骨占15%～22%，由Ⅱ型胶原纤维组成，而主要细胞——软骨细胞仅占结构的10%。主要成分是蛋白聚糖（4%～7%）[1, 3]，蛋白聚糖是以共价键结合糖胺聚糖如硫酸软骨素的蛋白质。

关节软骨覆盖软骨下骨，分成4层，最表面的区域是"表面切向区（superficial tangential zone，STZ）"[1, 3, 4]。它占软骨厚度的10%～20%，由紧密排列并与关节表面平行的胶原纤维组成[1, 3, 4]。在该层的正下方是"中间（过渡）区域"（占软骨厚度的40%～60%）[1, 3, 4]，其中的胶原纤维堆积松散且杂乱无章。向下，"深（放射）区"（占软骨厚度的30%～40%）[1, 3, 4]结构紧凑，由大直径的胶原纤维构成，呈垂直径向排列。在"放射区"的下表面，胶原纤维在潮线处渗透到下方的"钙化区"，将软骨黏附到下方的软骨下骨（图46-1）。

蛋白多糖、蛋白聚糖的结构特性能产生渗透作用，将水分吸入软骨当中，同时蛋白多糖与胶原纤维结合，这样构成坚硬的构架结构[2, 5]。另外，糖蛋白软骨素将胶原纤维与蛋白聚糖结合，将软骨细胞包埋在细胞外基质中[6]。软骨细胞负责细胞外基

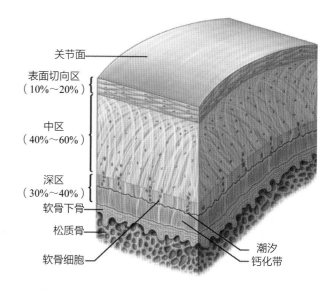

▲ 图 46-1　显示软骨细胞和胶原纤维走向的关节软骨横断面

质的维持和产生胶原蛋白。随后，它们的走向反映了胶原纤维在分化区中走行方向[3, 6-8]。

## 二、显微镜下的软骨退变病理生理

关节透明软骨的低摩擦、抗压、承重表面，能够分散施加在其上的压力和剪应力[2, 6]。在表面切向区的最外层统称为板样层，除了由密集平行排列胶原纤维组成，蛋白聚糖润滑素能够渗透过板样层[3, 9]，它是关节滑液的组分之一，辅助润滑。

关节软骨具有双相黏弹性特性[7]。"固相"表示由聚合蛋白聚糖 / 胶原蛋白界面[2, 7]产生刚度增加，而"流体相"则是由于细胞外基质内的高渗透压和

水分所致。这使得关节软骨能够抵抗突然的载荷，同时又能够消除连续的低载荷[2]。因此，表面切向区能够比底层过渡区域变形多达 25 倍[7]。

退化性变化和周期性应力负荷已被证实可促进软骨细胞内的转化，而保存的透明软骨通常不会观察到这种转化[9]。软骨细胞诱导的 MMP 上调导致蛋白聚糖、胶原蛋白和细胞外基质降解[5, 7]。此外，TNF-α、IL-1β 和 IL-6 促炎细胞因子上调辅助 MMP 促进软骨变性，并促进滑膜炎[5, 7, 10]。胶原蛋白和基质降解的最终结果是增加了组织的通透性和水分流失，导致关节软骨双相特性丧失。结果，降低了对压力的抵抗力，导致疲劳并最终导致软骨软化症[7]。

## 三、肉眼可见的髋关节软骨变性和磨损模式

导致软骨缺损的原因很多，包括髋关节发育不良、股骨髋臼撞击综合征、创伤、退行性疾病和股骨近端骨骺滑脱[11-13]。已经设计分类系统来帮助定位和分级软骨缺损[14, 15]。

1961 年制订的 Outerbridge 分类法（表 46-1）是一种描述性系统，最初用于髌骨软骨缺损分级[16]。分级量表描述了与上述微观组织病理学过程相关的宏观变化（图 46-2）。然而，尽管它很流行且频繁使用，但由于很难准确区分 2 级和 3 级病变，因此该方法被贴上了模糊的标签[15, 16]。

确定了股骨髋臼撞击综合征与早期骨关节炎之间的因果关系，因此需要比 Outerbridge 分类更具体

**表 46-1　Outerbridg 分类[16]**

| 等　级 | 说　明 |
| --- | --- |
| 0 | 正常 |
| 1 | 软骨软化和肿胀 |
| 2 | 在直径不到半英寸面积的碎裂和裂开 |
| 3 | 在直径超过半英寸面积的碎裂 |
| 4 | 侵蚀到软骨下骨 |

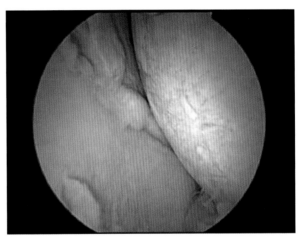

▲ 图 46-2　**Outerbridg 3 级缺陷（图片由 Mr G. Stafford 提供）**

的系统针对髋臼软骨缺损进行分级。2004 年，根据接受外科脱位和股骨髋臼撞击综合征偏矩矫正的患者制订了 Beck 分类方法（表 46-2）[14]。然而，这种分类并没有逃脱批评，因为它仅提供了描述性分析，缺乏损伤进展的内容[15]。

另外一种评价系统（表 46-3）显示了观察者之间和观察者内部良好可靠性，以对软骨缺损进展提

**表 46-2　髋臼软骨缺损的 Beck 分类[14]**

| 阶　段 | 说　明 | 指　标 |
| --- | --- | --- |
| 0 | 正常 | 肉眼良好的软骨 |
| 1 | 软化 | 表面粗糙，波动征 |
| 2 | 点状软化灶 | 粗糙化，部分变薄和全层缺损或深到骨质的龟裂 |
| 3 | 解离 | 失去在骨质上的固定，大体看起来正常；地毯现象 |
| 4 | 劈裂 | 失去软骨下骨的固定，边缘磨损，变薄 |
| 5 | 缺损 | 全层缺损 |

表 46-3　伦敦大学学院（University College London，UCL）软骨分类和缺陷亚分类 [15]

| 等级 | 说明 |
| --- | --- |
| 0 | 正常 |
| 1 | 失去软骨下骨的固定，波动征阳性 |
| 2 | 劈裂型撕裂 |
| 3 | 关节软骨分层撕裂 |
| 4 | 髋臼骨质外露 |
| 缺陷进展的亚分类 | |
| A | 从髋臼边缘到髋臼窝距离＜1/3 |
| B | 从髋臼边缘到髋臼窝距离 1/3～2/3 |
| C | 从髋臼边缘到髋臼窝距离＞2/3 |

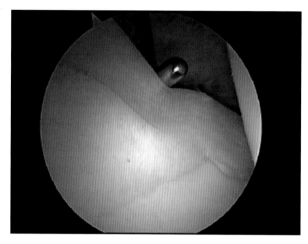

▲ 图 46-3　波动征阳性的 1 级软骨缺陷（图片由 Mr G. Stafford 提供）

供更先进的解释 [15]（图 46-3）。每个软骨病变（除2 级劈裂缺损外）均根据缺损的跨度，进一步按字母分亚类（A～C）。由于卵裂裂口不会导致分层现象 [15]，所以 2 级病变没有进一步分类。

为了准确记录髋臼软骨缺损，历史上一直使用钟表盘方法，但随着关节镜技术的发展，现在取代该方法，将髋臼划分为 6 个解剖区域 [15, 17]（图46-4）。

## 四、髋臼软骨缺损

髋关节镜检查股骨髋臼撞击综合征时发现，髋臼侧主要是位于软骨盂唇交界处的病变 [15, 18]。凸轮畸形是股骨头颈部交界处不规则的骨软骨隆起 [11, 19, 20]，导致股骨头非球形 [19-21]。当髋关节屈曲外展或内旋时，隆起部位接触髋臼上缘和盂唇缘，产生压缩剪切力，导致软骨盂唇交界处"由外而内"损伤 [18, 22]。临床上，在髋关节镜检查过程中发现"波纹征" [15]，表明该放射区域内胶原纤维疲劳。

一旦起锚固作用的放射性胶原纤维失效，软骨从下方的软骨下骨撕脱而引起关节软骨分层，从而导致裂隙样撕裂 [15, 22]。软骨缺损使髋关节压力增加了多达 92% [13, 23]，促进了裂隙性撕裂向关节内延伸以及软骨变性 [24]。凸轮病变中观察到软骨缺损是经典的 Beck 3 级或 4 级病变（瓣状裂）模式 [18]，主要发生在前上髋臼 2～4 区 [20, 21]。

相反，钳夹畸形则由于髋臼缘的过度覆盖、髋臼后倾或髋臼深陷 [20-22, 25]。生物力学上，髋臼加深导致髋臼边缘压缩股骨颈，撬开髋臼内的股骨头，

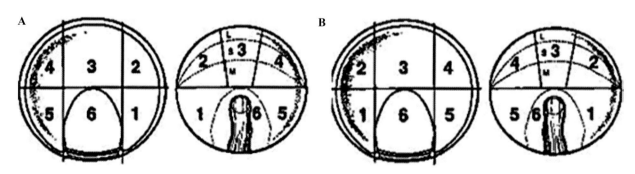

▲ 图 46-4　Ilizaliturri 髋臼分区
A. 左髋关节；B. 右髋关节 [ 引自 Ilizaliturri VJ et al. A geographic zone method to describe intra-articular pathology in hip arthroscopy: cadaveric study and preliminary report. Arthroscopy. 2008;24（5）:534-9。经 Elsevier Limited 许可转载 ]

从而导致软骨放射撕裂[18, 22, 26]。已经观察到伴随着区域 2 和区域 3 的缺损，慢性钳夹撞击和由此产生的股骨头杠杆作用在髋臼后下部区域 4 和区域 5 造成了"对冲"缺损[22]。

## 五、股骨头软骨病变

传统证据认为股骨头的软骨病变继发于髋臼发育不良、股骨近端骨骺滑脱、骨坏死、剥离性骨软骨炎和 Perthes 病以及外伤性脱位[19, 27, 28]。髋关节镜已经从诊断技术转变为保留关节的治疗方法，能更多地识别出与股骨髋臼撞击综合征相关的股骨头软骨损伤[27]。除了对冲伤，生物力学上凸轮畸形会导致股骨头和髋臼之间的短暂半脱位或非同心运动[19, 29-31]，这会导致典型的后上方缺损，通常位于中央凹的侧面[19]。有趣的是，当术中发现与术前影像相联系时，这些缺陷看起来通常类似骨坏死或终末期关节炎[19, 29]。

## 六、临床表现

由于软骨缺损通常是潜在髋部病变的继发性结果，因此症状通常与主要原因有关。随着时间的推移以及软骨缺陷大小和位置的进展，患者会出现腹股沟前疼痛，伴或不伴前大腿、臀部或外侧髋部疼痛。通常会出现诸如绞锁、不稳定、僵硬和运动范围减少等相关症状。

在临床检查中，患者经常表现出腹股沟前方深部痛，疼痛范围较小，位于大腿外侧或臀部[32]，分布特点表现为 C 形征阳性[32, 33]，即患者使用拇指与示指包绕髋关节来描述疼痛部位。髋关节主动活动受限范围取决于软骨缺损的严重程度，当与股骨髋臼撞击综合征相关时，髋关节屈曲、内旋和内收的联合运动会诱发疼痛。

## 七、影像学

多种方式用于髋关节软骨病变的诊断[32]，骨盆前后位和髋关节侧位 X 线片是最常用的方法[32]。但是，有许多报道表明影像表现与软骨状态之间的相关性较差[34-36]。

然而，包括 CT 关节造影、骨显像和 MRI 在内的高分辨率成像技术对关节表面的形态变化更敏感，对于诊断早期软骨退变作用有限[34]。

MRI 技术，3T-$T_2$ 软骨定位 MRI 和 dGEMRIC 对软骨退变的早期生理变化敏感。因此，考虑保髋手术时，这些检查有价值。dGEMRIC 扫描需要在成像前注入带负电的钆，软骨中钆和糖胺聚糖均带负电。因此，钆与糖胺聚糖含量成反比渗透到软骨中，并提供有关软骨健康的信息[37, 38]。

$T_2$ 软骨定位 MRI 评估软骨的横向弛豫时间和水迁移率[39, 40]。胶原蛋白的降解会增加组织的通透性，从而导致水分流失，反映在 $T_2$ 值降低。在临床上，$T_2$ 值用彩色光谱在图像上表示，绿色表示软骨健康，而蓝色（降低值）和红色（升高值）均为病理性疾病（图 46-5 和图 46-6）。髋关节 $T_2$ 软骨成像研究 Outerbridge 分级为：0 级，软骨损伤的平均 $T_2$ 值为 25.2ms；1 级，软骨损伤的平均 $T_2$ 值为 18.1ms；2 级，软骨损伤的平均 $T_2$ 值为 16.3ms；3 级，软骨损伤的平均 $T_2$ 值为 13.8ms[41]。

## 八、处理方案

软骨分层和软骨瓣的处理措施很多，包括切除、软骨下骨微骨折、自体软骨细胞移植（autologous chondrocyte implantation，ACI）和纤维蛋白胶修复[28]。最近的组织学研究表明，软骨瓣中有 40%～90% 的软骨细胞仍然有活性，透明质酸和纤维软骨的持续沉积表明可以尝试修复[18, 26]，以上发现以及软骨缺损修复固定后积极的随访结果，选择修复相对于清理更令人鼓舞[18, 42]。

## 九、总结

总之，软骨缺损是关节承受异常压力和一些前置因素诸如形态异常或损伤共同作用的结果。保留关节手术的进步已使人们对软骨病变的进展有了更深入的了解，从轻微的软骨绒毛样改变到全层缺损以及脱落入关节。因此，识别软骨早期改变是保留关节手术的最前沿技术，这有助于在损伤早期，在软骨组织中仍然存在活的软骨细胞时进行处理。

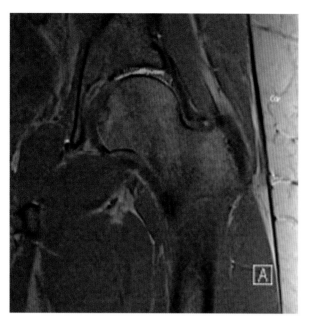

▲ 图 46-5　T₂ 软骨定位（T₂ 软骨成像 MRI；图片由 Mr G. Stafford 提供）

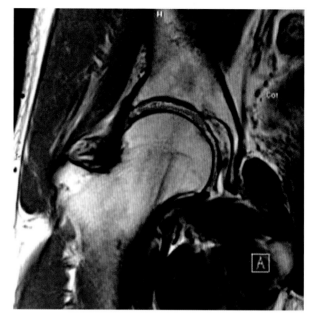

▲ 图 46-6　T₂ 软骨定位 MRI

蓝色和红色区域表示严重的软骨缺陷（图片由 Mr G. Stafford 提供）

# 特殊患者与疾病：股骨髋臼撞击综合征

## Special Patients and Conditions: Femoroacetabular Impingement

Óliver Marín-Peña　Lissette Horna-Castiñeiras　著

李颖智　译　殷庆丰　校

**第47章**

## 一、概述

20 世纪，一些作者提出髋关节骨关节炎的早期症状与股骨头非球形解剖有关[1]。Smith-Petersen 描述了经髋关节前方入路到达髋臼前壁和股骨头-颈部交界处"畸形"[2]。股骨髋臼撞击综合征的概念已被普遍认为是髋部疼痛和髋部骨关节炎发展的机械因素[3-6]。自那时起，已经有 500 多篇关于该主题的论文发表在同行评审期刊上。然而，高质量证据的研究很少[7]。

股骨髋臼撞击综合征被认为是髋关节骨关节炎的主要原因之一[3, 4, 8]，即股骨头-颈交界处前方和髋臼前缘之间的动态碰撞，由于反复运动而导致盂唇损伤。撞击可能是由于结构异常引起的，包括前外侧股骨头的头颈偏矩减少和髋臼前上缘的过度覆盖。在屈曲、内旋和内收中，股骨头颈部交界处可能会接触到髋臼缘，从而导致盂唇和髋臼软骨处形成病变[3, 9, 10]（图 47-1）。随着时间进展，重复性创伤会导致进行性软骨损伤[11-15]，最终导致早期骨关节炎[4, 16-18]，但是在当前文献中[19, 20]这方面尚不明确。在无症状的高加索人群中，股骨髋臼撞击综合征发生率为 15%～20%[21, 22]，运动员是高危人群，据估计患病率（包括无症状病例）在男性中为 65% 以上，在女性中为 50%[23, 24]。如果考虑 55 岁以下行全髋关节置换术患者，高加索人中 36%～60% 有股骨髋臼撞击综合征影像学表现[22, 25-27]，是导致骨关节炎的重要原因。而在日本人这一比例为 0.6%[28]，印度人的比例为 11.7%[29]。基于存在的骨性畸形，股骨髋臼撞击综合征分两种不同类型，即凸轮型和钳夹型[6, 8, 13, 30, 31]，但是这些形态变化并不是相互排斥的。

凸轮撞击经常发生在男性，头颈部交界前外侧处形成"隆起"，导致非球形的股骨头在髋关节屈曲和内旋时接触并抬高盂唇。这种"由外而内"的力学刺激导致盂唇撕裂或从髋臼边缘撕脱。同时，髋臼前上软骨可能会分层并与软骨下骨分离[4, 12, 14, 17]（图 47-1）。这种非球形股骨头与骨骼生长和发育过程中股骨近端的骨骺异常闭合有关[32]，经常是双侧发病[33]。

钳夹撞击在中年女性中更为常见，由于髋臼前缘突出，导致股骨头过度覆盖。突出的髋臼在髋关节极度屈曲和内旋时接触股骨颈。诸如髋臼过深、髋内翻、髋臼后倾常与钳夹撞击有关[34, 35]。盂唇在髋臼前上缘的局部区域受伤[18]，但重复的钳夹应力可导致髋臼前上缘和后下缘（对冲效应）软骨受损（图 47-2）。通常，患者会同时具有凸轮和钳夹样畸形，据估计有 70% 以上的患者是混合型。

当笔者评估年轻人的髋部疼痛时，经常会发现股骨髋臼撞击综合征。股骨髋臼撞击综合征通常与内收肌腱炎、腹股沟疝或耻骨病变混淆。影像检查可帮助区分诸如股骨头缺血性坏死、Legg-Calvé-Perthes 病或髋关节发育不良等关节内疾病。

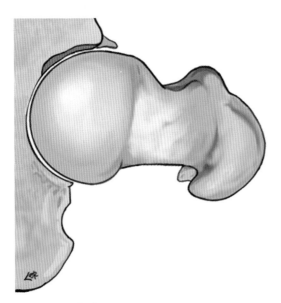

▲ 图 47-1　股骨头颈结合部凸轮畸形导致髋臼软骨盂唇损伤（红色着色）

引自 MarínPeña,Ó.Open Surgical Treatment of FAI: Safe Surgical Dislocation of the Femoral Head. In: Femoroacetabular Impingement. Leunig Met al., eds. Springer Berlin Heidelberg. 2012:77-86. 经 Springer 许可转载

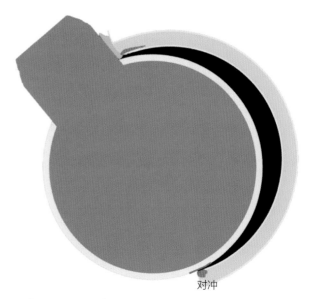

对冲

▲ 图 47-2　股骨髋臼撞击综合征钳形畸形表现为髋臼软骨盂唇损伤（上方红色）和对冲伤（下方红色）

## 二、病史和体检

进行全面的查体非常重要，其中必须包括运动范围评估。股骨髋臼撞击综合征通常屈曲、内收和内旋受限，当髋关节屈曲 90° 时更明显[4, 36-38]。典型的股骨髋臼撞击综合征患者是活跃的 20—50 岁中青年，抱怨进行性疼痛而没有外伤史。疼痛通常在腹股沟、大转子和臀部，甚至可能辐射到膝盖。患者通常使用拇指和示指包绕髋关节来描述疼痛部位（C 形征）。最初疼痛是间歇的，并随着长距离散步和超屈活动（坐下并交叉双腿、击打球、跳篱笆、练习武术和驾驶）而加剧。久坐或轻微外伤时会出现疼痛[18, 38]。据报道，股骨髋臼撞击综合征是运动员髋部疼痛的最常见原因[39]。有几种特定的体格检查可识别症状性股骨髋臼撞击综合征。在撞击试验中[4]，患者在 90° 屈曲、内旋和内收髋关节时抱怨腹股沟疼痛（图 47-3），此方法敏感性强，但并非特定见于股骨髋臼撞击综合征。当撞击试验阳性时，笔者通常在关节内注射局部麻醉剂后重复检查，确定关节内的疼痛程度。恐惧试验：患者仰卧

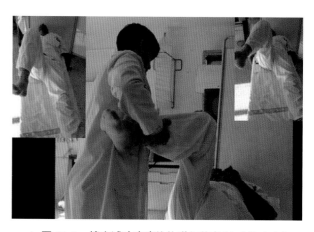

▲ 图 47-3　撞击试验疼痛体位详细信息（右上和左上）

位且患肢伸展，进行轻微外旋时出现中度疼痛为阳性。尽管特异性不强，但轻度髋臼发育不良阳性提示可能与盂唇损伤有关。屈曲、外展和外旋试验：患腿处于 4 字位，在膝盖上施加一定力，测量从膝盖到检查床边缘的垂直距离，如果该距离在患肢中比对侧大即阳性[38]。其他试验（例如滚动试验或拨盘试验）已被描述用于诊断髋部病变，但最近系统文献综述结论没有体格检查可在临床实践中确认股骨髋臼撞击综合征或盂唇病变[40]。

## 三、放射学评估

### （一）标准 X 线

普通 X 线平片有助于股骨髋臼撞击综合征的诊

断，笔者通常采用一种以上的标准透照方法评估股骨髋臼撞击综合征。骨盆前后位尤其是 Lequesne 假侧位对于评估关节退变程度很有用[41]。>2mm 的关节间隙对于选择最佳治疗方案至关重要[42-44]。诊断凸轮型股骨髋臼撞击综合征的最佳方法是骨盆前后位，45°Dunn 位和蛙式位摄片（图 47-4）。笔者还采用"穿桌"侧位评估股骨头颈交界前上方隆起[45-48]（图 47-5）。凸轮型股骨髋臼撞击综合征中骨凸出物被称为"手枪柄征"[37]。通过测量 α 角，即股骨颈轴线与连接头中心与头颈轮廓非球面起始点之间连线的夹角（图 47-6）[14]，可以在标准 X 射线，CT 断层片或 MRI 上进行测量，凸轮型股骨髋臼撞击综合征时 α 角增大。α 角阈值 60°，其灵敏度为 72%～80%，特异性为 73%～76%[49-51]。文献中曾尝试设计一种简单的模板工具，以测量术前的 α 角并计划要切除的骨量，直到 α 角标准化为止[52]。凸轮型股骨髋臼撞击综合征的另一种测量方法是前向偏矩，即穿桌位前方股骨头与股骨颈半径之间的差，还可以确定偏移率即前向偏矩与头部直径之间的比率[53]。

钳夹型股骨髋臼撞击综合征评估采用以尾骨为中心的骨盆前后位片，尾骨与耻骨联合之间的距离应为 1～2cm[18]。透照技术影响髋臼倾斜度和股骨头的过度覆盖的评估。建议采用直立骨盆前后位，以获得更生理性的骨盆倾斜并控制腰椎前凸[45]（图 47-7）。在钳夹型前后位片，显示髋臼前壁和后壁

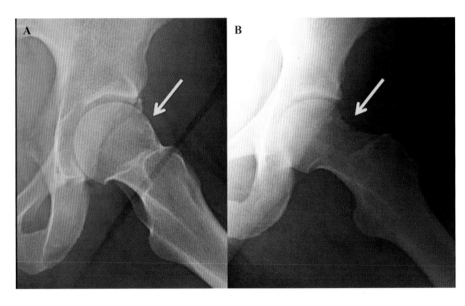

◀ 图 47-4　Dunn 位
修整股骨髋臼撞击综合征凸轮术前（A）和术后（B）

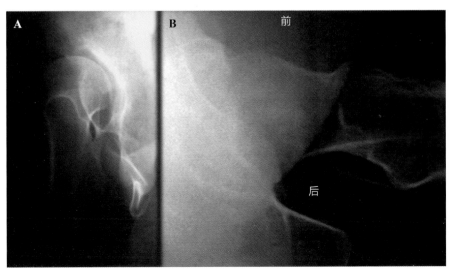

◀ 图 47-5　假侧位（A）和"穿桌位"（B）用于评估股骨髋臼撞击综合征

的重叠影像学表现称为交叉征（图 47-8）。为了排除髋臼发育不良，前后位片中测量中心边缘角（正常值应在 25°~39°）和髋臼指数（正常值在 0°~10°）[54]。笔者还用突出指数评估股骨头的覆盖率，该指数表示平行于泪滴间连线绘制水平线，未覆盖的股骨头的百分比。突出指数高于 25% 提示发育不良 [55]。钳夹型股骨髋臼撞击综合征其他放射学征象是坐骨棘征（当在标准前后位骨盆中可见坐骨棘时为阳性）[30] 和后壁征（定义为当后壁向内延伸至股骨头中心时为阳性）。在穿桌位片评估钳夹型股骨髋臼撞击综合征时，可能会在头颈交界处观察到线性压痕 [6, 31, 56-58]。

### （二）计算机断层扫描

更详细髋臼后倾诊断可通过 CT 扫描确定，冠状、矢状和横切面将有助于识别退行性状态和髋臼前倾，尽管不同的作者提到了对此测量的一些担忧 [31, 57, 59]。三维重建在骨成形术前规划时有帮助 [60, 61]（图 47-9）。

### （三）磁共振成像

常规（非造影）髋关节 MRI 包括没有脂肪抑制的 $T_1$ 加权成像、流体敏感序列 $T_2$ 或质子密度以及 STIR[62]。沿颈轴获得斜轴切片可显示退化性盂唇撕裂、盂唇囊肿和头颈部交界存在的骨隆起 [36]。$T_2$ 磁共振定位技术可以间接评估软骨，可能是预后评估重要指标 [63]。

直接磁共振关节造影是 MRI 与钆基造影剂关节内注射的结合。它通常用于简化盂唇、透明软骨和游离体的评估 [12, 36]，但是在检测软骨分层时存在一定的局限性 [10]。凸轮型撞击具有一系列病理学发现：α 角增加，前上盂唇损伤和髋臼前上软骨损伤 [64]（图 47-10）。

间接磁共振关节造影包括静脉注射钆造影剂，然后进行延迟成像或通过身体活动改变成像效果 [65]。dGEMRIC 利用静脉注射钆的特性间接评估软骨的生化特性 [66]，主要优点是能显示出总体上形态正常的髋关节软骨的异常生化特性 [67]。

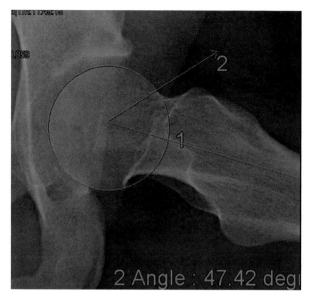

▲ 图 47-6　正常 α 角

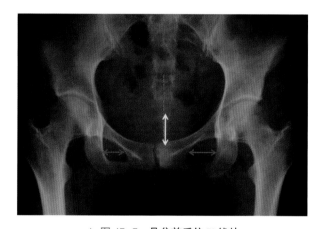

▲ 图 47-7　骨盆前后位 X 线片
不连续的红线表示骨盆不在尾骨耻骨轴中心，闭孔不对称（红色箭）。黄色箭表示尾骨 - 耻骨距离（骨盆倾斜）

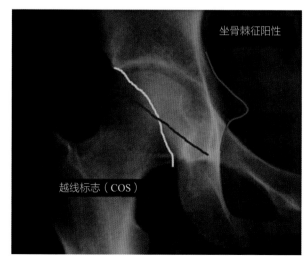

▲ 图 47-8　钳夹型式交叉征
髋臼前壁（棕线）和后壁（黄线）。红色：坐骨棘征

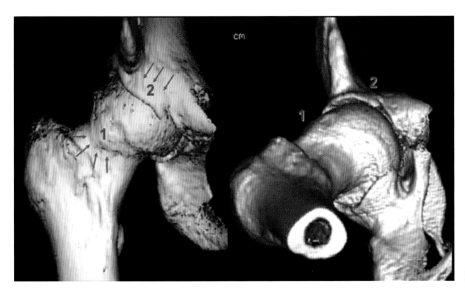

◀ 图 47-9　混合股骨髋臼撞击综合征中的三维 CT 重建

## 四、治疗

世界范围内开展了针对股骨髋臼撞击综合征外科治疗医学实践，并提出了不同的入路方法。最近的一项系统文献综述结论是，开放性脱位、小切口和关节镜治疗症状性股骨髋臼撞击综合征，都能够在短期至中期有效改善疼痛和功能，并且相对安全[68, 69]。然而，开放性脱位手术具有较高并发症发生率，而小切口方法医源性损伤股外侧皮神经的发生率很高，关节镜手术的主要并发症发生率较低，但需要有经验的外科医师进行手术[70]。准确的术前临床评估和影像学检查是确定手术指征的关键因素。手术适应证包括腹股沟疼痛、查体能够复制出疼痛、影像学上撞击性骨结构异常和关节炎前期（Tönnis 评分＜2）[41]。需要精心挑选适合的患者，最终目标是缓解髋部疼痛并保护髋关节。

对于钳夹型股骨髋臼撞击综合征，与关节镜手术相比，之前更多采取开放性手术脱位和联合入路手术进行盂唇修复[69]。有 2 种方法可以矫正这种畸形：第一种，分离唇唇，并用磨钻修整髋臼边缘，然后，用锚钉将盂唇重新固定到髋臼；第二种技术从修整盂唇边缘开始，而盂唇仍附着在髋臼边缘，用射频清理盂唇沟，用磨钻切除髋臼缘。常规用术中透视验证髋臼矫正良好。尽管与局部盂唇部清理相比，盂唇固定有更好的预后和效果，当盂唇撕裂无法修复时则行盂唇清理[68, 71]。当盂唇不足（通常

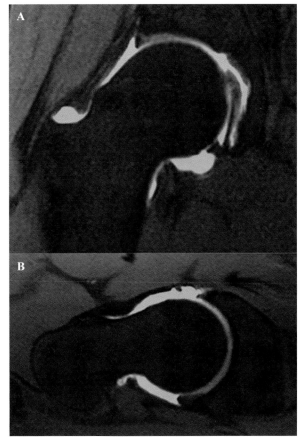

▲ 图 47-10　斜冠状位（A）和沿颈轴的斜轴位（B）直接磁共振造影

宽度＜5mm）时，见于先天性发育不全或之前曾手术治疗，建议使用髂胫束带进行盂唇重建[72]，甚至采用关节囊盂唇移植[73]。修剪过多异常增生的髋臼边缘可能导致髋关节不稳。切除量影响校正后的中

心边缘角度，髋臼切除 1mm CE 角将减小约 2.4°，而修剪 5mm CE 角减小约 5°，切勿将 CE 角度减小到小于 25°[74]。软骨损伤从稳定的分层病变到整个宽度和深度的软骨损伤。有多种修复方法治疗髋关节软骨损伤，例如切除不稳定的软骨碎片，使用纤维蛋白胶[75]，缝合稳定的瓣状撕裂，自体骨软骨移植[76]，自体软骨细胞移植[77] 或全层软骨病变微骨折[78]。分层的软骨损伤不需要清除，仅去除不稳定的软骨。

在评估凸轮型股骨髋臼撞击综合征时，术前必须用适当的工具清楚地描述股骨头的特定位置。通常，骨变形发生在头颈交界前上方。由于高度血管化，异常软骨呈中等程度的粉红色外观[79]。股骨头畸形通常从滑膜内侧褶皱延伸至支持血管的前外侧入点。大多数情况下这些血管清晰可见，必须加以保存。术中放射学评估准确切除可以减少股骨颈骨折的风险，同时保持盂唇对股骨头的密封效果[80]。而且，定位可能会增加骨软骨成形术的安全性[81]。头 - 颈交界前上方存在囊肿可能与撞击区相关，股骨头隆起切除术应谨慎进行，以免切除过度削弱股骨头颈交界。股骨头侧矫正的目的是恢复正常的头颈交界偏矩和头臼间隙。即使进行了完美的股骨头矫正，术后临床效果通常取决于关节损伤的程度[16, 82-84]。

### （一）非手术治疗

依患者选择非手术治疗方案，在大多数情况下，最初尝试保守治疗。保守治疗包括活动限制或

调整以及应用非甾体抗炎药。物理治疗应着重于加强腹部、腰部、屈髋肌和外展肌。

由于可能发生进行性软骨损伤，保守治疗通常有较高的失败率，尤其伴机械症状时。物理治疗师试图改善被动运动范围通常并不有益，并且可能适得其反，因为股骨髋臼撞击综合征内旋受限是由于骨性异常造成的。最近，保守治疗已被提议作为 α 角<60° 的股骨髋臼撞击综合征患者最初的选择[85]。

### （二）安全外科脱位入路

Ganz[11] 描述了髋关节的安全外科脱位技术，可以充分显露股骨头和髋臼并识别软骨病变，这种方法在常规股骨髋臼撞击综合征病例中显示出了优良的效果[86, 87]，也用于其他方法不适合解决的大的畸形或关节镜治疗失败的病例[11, 35, 48]。患者侧卧，直侧切口，建立常规的后外侧入路行股骨大粗隆截骨术（图 47-11）。该截骨片完美保留近端臀中肌、臀小肌和远侧股外侧肌的连续性[88]。控制外科脱位过程，保护旋股内侧动脉[89]。然后开始截骨，在臀小肌和梨状肌之间暴露髋关节囊，Z 形切开关节囊，然后向前方脱位股骨头（图 47-11）。记录并修复髋臼软骨和唇唇的损伤。术后 6~8 周，患者扶拐部分负重站立，并且限制屈髋 70°，通常在 3 个月内允许进行全部活动。

### （三）小切口前路关节镜辅助入路

几位著名的外科医师采用结合前方入路和关节镜辅助的技术，以避免股骨大粗隆截骨，并减少髋

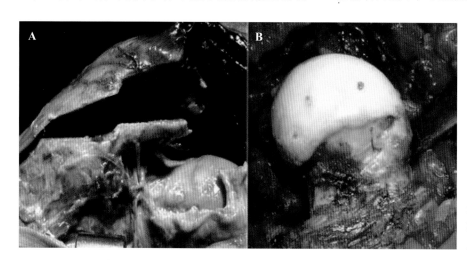

◀ 图 47-11　股骨头脱位入路股骨大转子截骨术的侧面观
在截骨部位中间制造一个台阶以增强稳定性（A）。股骨头脱位（B）。股骨头 - 颈交界处凸轮畸形（B）

关节镜学习过程中的并发症[18, 90-101]。关节镜辅助可精确评估关节内病变，而有限的切开可直接进入髋臼前缘和头颈部交界处。该技术的主要优点是避免了股骨的粗隆截骨和髋关节脱位，能够直视矫正凸轮和钳夹畸形，并且比关节镜下的骨软骨成形术的技术要求低。然而，处理髋臼后缘病变能力有限，对股外侧皮神经有中等程度的损伤风险。患者仰卧牵引床上，改良的 Hueter 微型前方入路。皮肤切口开始于髂前上棘的远端和外侧各 1cm，远端向腓骨头方向延伸 6～8cm（图 47-12）。从缝匠肌和阔筋膜张之间的肌间隙进入，30° 屈髋，分离股直肌反射头，通过 I 形或 H 形切开关节囊广泛暴露。直视凸轮畸形，并施加轻微的牵引力，充分进入中央室。然后将 70° 关节镜在没有液体的情况下引入髋关节，干式关节镜下直视软骨盂唇损伤。与单纯的关节镜技术相比，以较少的牵引时间完成了盂唇和髋臼软骨的修复和骨软骨成形术（图 47-12）。轻微伸展髋部闭合关节囊，然后是浅筋膜、皮下和皮肤层。患者扶拐部分负重 3 周，鼓励尽快开始蹬固定自行车练习。盂唇修补时，建议在初始康复阶段限制屈髋 80°～90°。允许 12 周后恢复低接触运动[79]。几项研究显示该手术的中期结果令人鼓舞，可改善疼痛并允许年轻的股骨髋臼撞击综合征患者恢复运动[94]。即使在运动人群中，也已被证明是一种有效方法，可以使患者成功恢复高水平运动，并且在高期望患者人群中，可以与开放手术和关节镜治疗相媲美[96]。

## （四）关节镜治疗

髋关节镜已成为治疗股骨髋臼撞击综合征最流行的手术方法[69]，髋关节镜技术的进步使外科医师能够检查髋关节并治疗股骨髋臼撞击综合征畸形[102-104]。尽管关节镜治疗股骨髋臼撞击综合征在骨科医师团体中已越来越普遍，但对股骨髋臼撞击综合征关节镜治疗临床和放射学指征仍缺乏共识[105]。最近的一项研究表明，对于没有关节炎（关节间隙＞2mm）的股骨髋臼撞击综合征患者，髋关节镜是一种经济有效的干预措施[106]。关节镜治疗

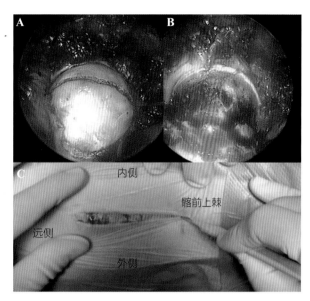

▲ 图 47-12　关节镜辅助小切口前方入路
皮肤切口（C）；需要切除的凸轮畸形的边界（A）；股骨头 – 颈交界处骨性凸起切除后的上面观（B）

股骨髋臼撞击综合征，医师经验是最大的影响因素[107, 108]。在学习过程中，建议避免复杂的股骨髋臼撞击综合征病例[109]。可以根据外科医师的喜好，选取仰卧或侧卧位手术[110, 111]。需要动态的术中评估，医师必须在术中释放牵引并活动髋关节。大多数医师手术首先通过牵引进入中央室，其他人则首先在没有牵引的情况下进入外周室，然后在关节镜直接观察和牵引下移至中央室[112]。大转子和髂前上棘作为皮肤标记建立入路[113]。前外侧入路位于大转子前外侧角，后外侧入路位于大转子后外侧角，前入口位于从大转子尖延伸的水平线与从髂前上棘向下延伸的垂线的交点（图 47-13）。中央室是股骨头和髋臼之间的空间，以髋臼唇为界，需要牵开至少 10mm 间隙才能轻松进入关节，在中央室治疗钳型畸形和关节内病变。在透视辅助下首先建立前外侧入路，经该入路引入 70° 关节镜到中央室，然后在直视下建立后外侧和前方入口，以避免医源性损伤盂唇或软骨。然后，通过识别盂唇、髋臼软骨、髋臼窝、圆韧带、星状皱褶、横韧带和股骨头负重部分进行系统检查（图 47-13）。

外周室是围绕股骨颈位于盂唇外侧的空间，通过释放牵引和屈髋，可以轻松地从中央室移动到外

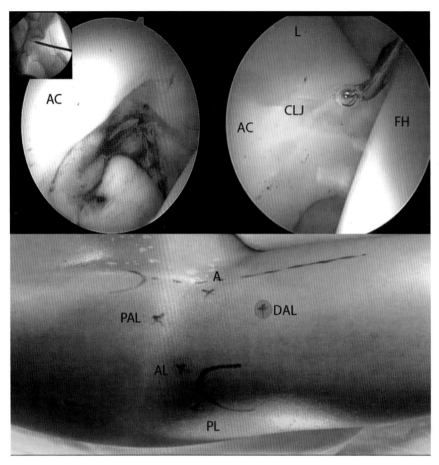

▲ 图 47-13　关节镜入路
入路（下图）：前方入路（A），前外侧入路（AL），后外侧入路（PL），远端前外侧入路（DAL），近端前外侧入路（PAL）。经前外侧入路的中央室视图（左上图）。髋臼软骨（AC）和股骨头（FH）。通过远端前外侧入路引入器械，检测到软骨盂唇损伤并在软骨唇部交界处（CLJ）修复（右上图）

周室。获得宽敞视野关键因素是前方关节囊切开[114, 115]。在此间室中，通过术中撞击试验来检测并界定凸轮畸形，一旦确定凸轮病变的大小和位置，经第二入路引入磨钻切除。动态关节镜检查和透视以确定不存在任何残留撞击（图 47-14）。

尽管目前的证据表明髋关节镜可以显著减轻髋关节关节内病变患者的疼痛，并改善其功能[116]，通过增加髋关节训练项目，减少与学习曲线相关的并发症[117]。最容易医源性损伤的关节内结构是关节软骨[118]和盂唇[119, 120]，神经系统并发症(坐骨神经、阴部神经、大腿皮神经和股神经损伤) 可能与入路位置、过度关节牵拉和直接压迫有关。关节镜骨软骨成形术效果已被证明等同于开放手术[121, 122]。多篇文章介绍关节镜治疗股骨髋臼撞击综合征早期到中期效果良好，80% 的患者获得 3 年以上的满意效果[123]，50 岁以上接受关节镜治疗股骨髋臼撞击综

合征的患者，最初也能减轻疼痛改善功能，但是，当术前关节间隙＜2mm 时，43% 的患者最终需要全髋关节置换[42]。不考虑年龄因素，关节间隙宽度是主要危险因素[124]。当根据 1 年的生活质量来分析关节镜治疗股骨髋臼撞击综合征效果时，76.6% 患者评分提高，14.4% 保持不变，而 9.0% 加重[125]。

总之，股骨髋臼撞击综合征是普通人群中的常见病，可能导致年轻患者活动严重受限，如果不加以治疗，可能会导致髋关节退行性变。对于有症状的患者，确定合适的手术指征，是获得长期疗效的重要前提。当选择手术治疗股骨髋臼撞击综合征时，几种技术可供选择，股骨头外科脱位技术能够提供良好视野，但有和转子截骨相关的缺陷；关节镜辅助小切口前方入路是一种有价值的选择，并且效果极佳；尽管学习曲线较长，纯关节镜下股骨髋臼撞击综合征治疗实际上仍是最受欢迎的选择。

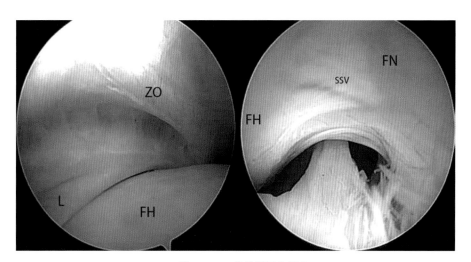

▲ 图 47-14　关节镜下外周室

股骨头非负重区域（FH），关节外侧盂唇区（L）和圆韧带（ZO）（左图）。滑膜下血管（SSV）在股骨颈交界处（FN）进入股骨头（FH）（右图）

## 第48章

# 关节镜治疗混合型（凸轮型合并钳夹型）股骨髋臼撞击综合征

# Arthroscopic Treatment of Combined Cam- and Pincer-Type Femoroacetabular Impingement

Christopher M. Larson　Rebecca M. Stone　Patrick M. Birmingham　**著**

周阳升　**译**　陈光兴　**校**

## 一、概述

股骨髋臼撞击综合征是一种与关节软骨损伤和骨关节炎进展相关的疾病[1-6]。最常见的两种类型为凸轮型和钳夹型[1-6]。凸轮型通常由股骨头颈区非球面改变及股骨头颈偏心距减小所引起，而钳夹型撞击常由髋臼过度覆盖所致[1-3,5,6]。股骨髋臼撞击综合征亦可由关节外因素引起，如髂前下棘撞击/棘下撞击[7,8]、坐骨-股骨撞击[9-11]。本章内容将介绍股骨髋臼撞击综合征的病理机制、常见分型、临床表现、影像特点、手术适应证、手术技术及疗效。

## 二、解剖与病理机制

钳夹型股骨髋臼撞击综合征是由髋臼缘及盂唇与股骨颈或股骨头颈交界区反复撞击引起。单纯钳夹型撞击常导致髋臼骨性臼缘及盂唇的边缘应力负荷增加（图48-1A），但并不会引起盂唇软骨连接部的分离[1-6]。钳夹型股骨髋臼撞击综合征也会引起股骨头向后方半脱位的病理改变，从而导致髋臼后方"对冲"位置的软骨软化[1-6]。钳夹型股骨髋臼撞击综合征可分为3个类型：前方局部过度覆盖、髋臼后倾引起的前方相对过度覆盖以及全环的髋臼过度覆盖。

凸轮型股骨髋臼撞击综合征的发病机制尚不清楚。有观点认为，在青春期，体育运动时过度的应力负荷，导致适应性骨骺重塑，最终形成股骨头颈部非球面形态的骨性突起[12]。过度的髋内翻，相对的股骨颈后倾，均易引起股骨近端撞击。单纯凸轮型股骨髋臼撞击综合征容易产生剪切力，从而引起髋臼软骨从盂唇连接部位剥离（图48-1B）[1,12-15]。

近来，由关节外因素引起髋关节撞击已有报道。髂前下棘撞击是相对少见的髋臼源性的撞击类型。髂前下棘是股直肌的起点，髂前下棘撞击常见于有髂前下棘撕脱性损伤史，骨盆截骨手术史及存在髋臼后倾的患者[7,8]。坐骨股骨撞击是极少见的发生于股骨小转子和坐骨结节之间的股骨源性撞击。股方肌位于坐骨、股骨之间，当其空间减小时将引起股方肌的卡压。正常股骨小转子与坐骨结节间距为20mm[9]。在坐骨股骨撞击征患者中，该距离减少至13mm左右。当然，女性因坐骨结节间距相对宽大，自然增加了坐骨股骨撞击的风险[10]。

## 三、临床表现

患者主诉运动时腹股沟前方间歇性疼痛，可进展为运动中或运动后活动痛性受限。患者亦可能主诉在扭转性活动时出现疼痛，如上下车，不能久坐，穿鞋袜困难，不能盘腿、跷二郎腿或交叉腿。凸轮撞击，混合型撞击，一定程度上也包括单纯钳夹病变，均可引起明显的活动受限。髂前下棘撞击典型表现为屈髋活动时腹股沟疼痛及屈髋活动受限[7]。坐骨股骨撞击患者表现为无任何外伤情况下

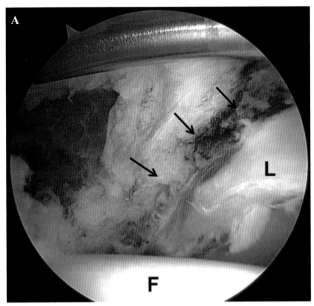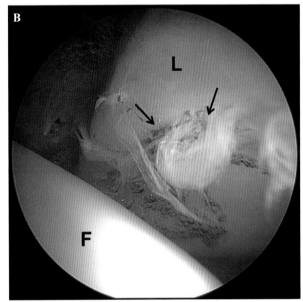

▲ 图 48-1　股骨髋臼撞击综合征

A. 关节镜下左髋关节盂唇周围充血（箭）合并钳夹型撞击。B. 关节镜下所见盂唇软骨分离（箭）合并凸轮型撞击。F. 股骨头；L. 盂唇

腹股沟或臀部慢性疼痛，疼痛可向远端放射，也可表现为慢性腰痛和（或）近端腘绳肌腱炎[11]。

## 四、体格检查

在对股骨髋臼撞击综合征患者的体格检查中，关节活动度评估可反映髋关节前屈、内旋、外展受限的程度，也可表现为做屈曲、外展和外旋试验时膝外侧与检查床的距离增加。髋关节内旋减小、外旋增加可能提示股骨颈后倾。髋关节前屈活动度测试时髋关节出现被动的外展外旋可能提示髋关节前外侧撞击。前方撞击试验（前屈、内收、内旋）引起腹股沟疼痛提示髋臼前外侧缘病变，而后方撞击试验（后伸、外展、外旋）诱发后外侧疼痛，可提示髋臼后外侧缘病变[16-19]。髋伸直外旋诱发前方疼痛或恐惧，提示髋关节结构性不稳定。体格检查或激惹性活动后，少剂量关节腔封闭注射（＜5ml）在明确是否为髋关节内源性疼痛时有无可比拟的价值。

在髂前下棘撞击病例中，髋关节屈曲活动受限，触诊髂前下棘可重复诱发典型疼痛。若合并关节腔内病变，则关节腔注射可使疼痛部分缓解，但活动受限依然存在。髂前下棘局部注射可有助于明确诊断。对于坐骨股骨撞击，症状可由髋关节后伸

内收外旋活动时反复诱发[9]。CT 引导下股方肌局部封闭可临时缓解症状[20]。

## 五、影像检查

常规行双髋关节前后位，改良 45° 屈髋 Dunn 位，穿桌侧位，患髋假斜位 X 线片检查。值得注意的是，在前后位 X 线片上尾骨应位于耻骨联合正上方 0～3cm 处，如此方可精确地评价髋臼的角度[21]。钳夹型撞击的三种亚型可在 X 线片上按照后述方法获得准确评估。局限性前方过度覆盖影像表现为交叉征阳性，后壁征阴性，外侧 CE 角＞25°；髋臼后倾则在影像上表现为交叉征阳性，后壁征阳性，坐骨棘征阳性；广泛髋臼过度覆盖，常继发于髋臼过深或髋关节内陷。髋臼过深是指在骨盆平片上泪滴位于髂坐线内侧，同时外侧 CE 角＞35°，而髋关节内陷是指在骨盆平片上股骨头弧线位于髂坐线内侧。凸轮型股骨髋臼撞击综合征表现包括 α 角＞55° 和（或）股骨头颈偏心距＜8～10mm[13, 21-24]。上方和下方的凸轮形态在正位片（前后位片）可见，但前、后方的凸轮形态则应在侧位片上评估。

髂前下棘撞击可在标准正位及假斜位 X 线片上评估。明显的髂前下棘撕脱及股直肌起点钙化在上述 X 线片上可见。在正位 X 线片上，如髂前下棘延

伸至髂前下棘沟下方，提示存在髂前下棘撞击（图48-2），其于前侧向远端的延伸在假斜位上更明显。

## 六、进一步的影像检查

MRI 在评估盂唇损伤方面比评估软骨病变更有优势[25, 26]。股骨头颈区轴位和斜矢位像能评价股骨近端头颈区的形态[13, 27]。对于坐骨 – 股骨撞击，X 线片无特异性表现，此时 MRI 和 CT 可能为最佳的诊断工具。轴位和冠状位 $T_2$ 加权像表现为股方肌肌腹水肿信号，但股方肌肉并无肌纤维紊乱表现[28]。

尽管 MRI 能用于评价骨的病变，但三维 CT 仍有其不可替代的价值。它可非常直观地显示髋臼缘骨赘、髋臼缘骨折、髋臼小体、髂前下棘畸形。轴位像可评估髋臼的角度，前后覆盖情况，凸轮畸形的范围及与支持带动脉的距离。通过膝关节轴位像参照可测量股骨颈前倾角度，可更全面地评估髋关节影像。当然，即便特定的 CT 参数可以将辐射剂量降至最低，但是仍然存在辐射暴露的问题。

## 七、关节镜手术适应证

前方的凸轮型撞击可通过关节镜手术来处理。在正位 X 线片上可见的凸轮型撞击，意味着病变范围延伸至外侧支持带血管（后上）和内侧滑膜皱

褶（后下），这种情况下关节镜操作上相对更困难，但是对于经验丰富的医师仍是可行的。两项尸体研究比较了开放手术和关节镜下的股骨头颈联合部成形，无论是在切除深度还是在弧度上，都没有明显的差异[29, 30]。虽然在前后位 X 线片上可见开放性手术后股骨头颈联合部形态表现更好，但另一个对比开放和关节镜手术前后 X 线片的临床研究发现，两者没有任何差异[31]。对于局限性前方过度覆盖、中度髋臼后倾、髋内陷和在某些情况下的股骨头内陷，均可经关节镜处理，大部分髋臼缘可凭经验处理。

## 八、禁忌证

有症状的股骨头 – 颈联合部后方畸形不建议行关节镜治疗，而应考虑经外科脱位入路来处理。中到重度畸形（如中到重度股骨头骨骺滑移、严重的 Perthes 病）需要开放手术予以纠正。另外，髋关节发育不良病例中凸轮畸形并不常见，当患髋以发育不良为主时，手术治疗应考虑截骨矫形方案。当外侧 CE 角＜20°，前方 CE 角＜15°，Tönnis 角＞15°，股骨外移超过 1cm 和（或＝ Shenton 线不连续时，有经验的医师会考虑行截骨矫形术。

关节镜下处理髋关节内陷非常具有挑战性，因

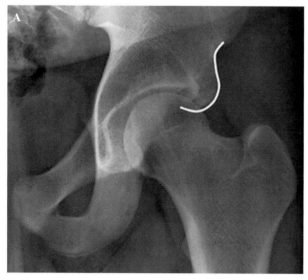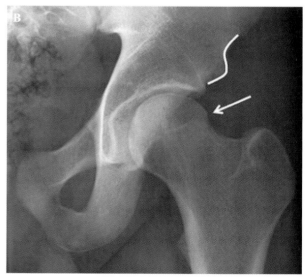

▲ 图 48-2　髂前下棘撞击

A. 术前左髋正位 X 线片显示髂前下棘向远端前下方增生（曲线）及轻度的股骨颈上方凸轮畸形（箭）。B. 关节镜术后髋关节正位 X 线片显示髂前下棘及凸轮畸形部位均获得减压

为相比外科脱位而言，镜下动态评估受限。此外，有证据支持内陷增加的应力位于内侧壁而非臼缘。所以对于上述病例，一些学者建议选择前倾骨盆截骨术，后侧臼缘成形，必要时行股骨近端截骨[32]。而对于严重髋臼后倾的情况，应用前倾骨盆截骨术不失为一个更好的选择。

## 九、手术技术

通常采用仰卧位，建立 2～3 个手术入路，常规选择前外侧入路和中前入路，偶尔在髋臼内陷的情况下，为了处理髋臼后缘而建立后外侧入路[33, 34]。如果可以，保留盂唇比盲目清理和切除更为理想[2, 33, 35]。当然，如果盂唇内部存在囊性改变，钙盐沉积或骨化，则行盂唇清理更为合适。对钳夹型撞击的盂唇修复，髋臼缘成形后有剥离盂唇或不剥离盂唇两种技术[36]。不剥离盂唇修复技术：经中前入路用 5.5mm 磨头将盂唇旁的髋臼骨缘由前方至上方予以成形（图 48-3A 和 B），然后磨头经前外侧入路对髋臼缘上方至后方进行磨除直至接近髋臼与盂唇的连接部（图 48-3C）。临时增加牵引或经

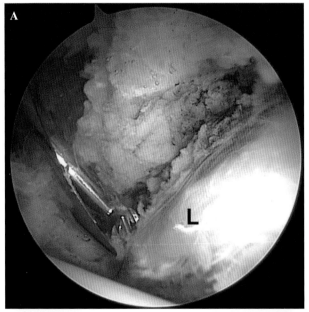

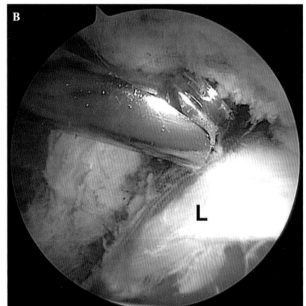

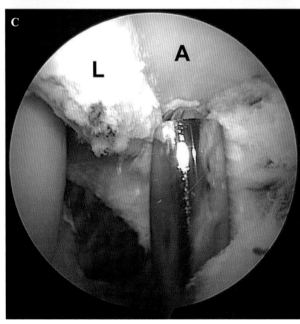

◀ 图 48-3　不剥离盂唇修复技术
左髋关节镜下自前方（A）至上方（B）髋臼缘成形。磨头经前外侧入路完成盂唇与髋臼缘连接部的成形，该病例没有将盂唇与骨分离（C）。L. 盂唇；A. 髋臼

后外侧入路操作有助于进一步后方成形。此后将锚钉（标准3～4枚）置于距离髋臼边缘1～2mm位置，间距约1cm，注意避免穿透髋臼关节软骨，建立一个远端入路有助于在更安全的角度置钉。其后将锚钉其中一条缝线置于盂唇下方，另一缝线穿过盂唇做褥式缝合并进行标准打结，这可以更好地重建盂唇的密封功能（图48-4）。盂唇剥离修复技术：在完成髋臼缘成形后，用关节镜刀将盂唇从髋臼边缘锐性分离，然后如前所述置钉和打结。当需要做更广泛的髋臼缘切除时，笔者倾向于盂唇剥离修复技术，以去除盂唇和髋臼缘间的关节软骨移行区域。

如果存在髂前下棘撞击，则在髋臼前缘进一步向近侧磨除，以确保对凸出的髂前下棘减压（图48-5）。射频可以用来更好地向近端界定髂前下棘，有时可在股直肌做一个纵行窗口，以便于近端磨除更为彻底。笔者利用术中透视来评估钳夹撞击的镜下成形情况[37]。

盂唇再固定完成后松开牵引，屈髋20°～40°，探查凸轮畸形（图48-6A和B）。这时需在髋关节屈曲、外展、内外旋（后上方撞击），最大限度地屈髋（通常是与骨科牵引床成100°）、内收、内旋（前方撞击）等不同体位下进行动态评估（图48-6C）。

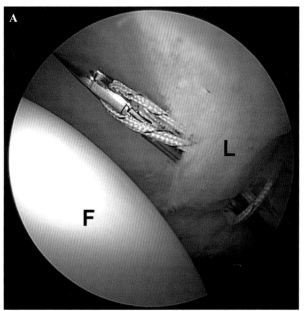

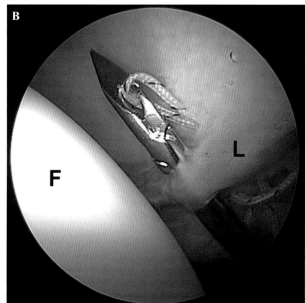

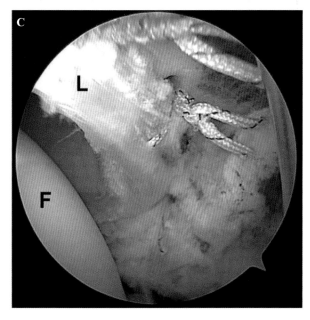

◀ 图48-4 盂唇修复/再固定
可以用褥式缝合技术来完成。其中一条线穿过盂唇软骨连接部（A）再从盂唇中部回抽（B）；C. 盂唇修复/再固定后镜下图片。F. 股骨；L. 盂唇

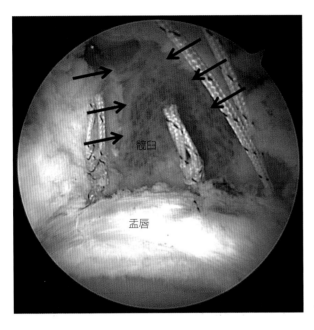

髋臼

盂唇

◀ 图 48-5　盂唇修复和髂前下棘减压术后镜下图片（箭）

如果股骨颈和（或）头 – 颈联合部撞击盂唇，或使股骨颈局部形成杠杆支点，则需要进行凸轮减压。股骨颈切除多少需根据术前 X 线片评估，并在术中反复确认。尽管资深手术医师很少这样做，但股骨颈前方的关节囊 T 形切开有利于改善术中视野。对于股骨头 – 颈联合部前下区域可通过在屈髋外旋体位下显露（图 48-6D），而股骨头 – 颈联合部后上区域，则在髋关节伸直内旋体位时显露最佳。

成形通常从内侧滑膜皱襞开始（图 48-6E），向外侧支持带血管区域行进（图 48-6F），但也因人而异。当关节镜位于中前入路，磨头位于前外侧入路时可对近端进行延伸磨除。潜在的硬化骨即提示撞击区域（图 48-7A）。然后自内侧滑膜褶皱到支持带血管区域进行磨除，目的在于重建正常的股骨头 – 颈联合部球面和偏心距（图 48-7B 至 D）。

磨头可在屈髋状态下切换至中前入路，如此可显露内侧滑膜皱襞的内侧区域。在髋关节伸直位时自前外侧入路引入磨头，必要时可借助牵引，磨除越过血管的区域。但在超过外侧滑膜皱襞区域时，要保持操作区域位于支持带血管近端。当在关节镜下全范围活动无撞击，术中透视正侧位 X 线片显示股骨头颈区获得正常的曲面形态和偏心距时，则认为髋关节成形完成（图 48-8）。其后用单丝缝线圈经切开部位的远侧关节囊进入（图 48-9A），并从近侧关节囊穿出（图 48-9C）。引入 2 号维乔缝线穿过切开的关节囊并打结固定（图 48-9D）。经验丰富的术者常缝 2～4 针来关闭 50%～90% 的关节囊。

当存在坐骨股骨撞击时，可建立小转子入路来处理。具体有两种方法：Ilizaliturri 等报道采用两个前方入路，其中上方辅助入路位于股骨大转子顶点以远 2cm 再向前方 2cm 的部位，另一个入路位于该入路以远 3～4cm 处 [38]。Martin 等报道在仰卧患肢内旋体位下采用两个后外侧入路来处理。其中后外侧入路位于股骨大转子顶点后方 3cm 的位置，而辅助后外侧入路则位于后外侧入路上方 3cm 处 [39]。当到达该间室后，可用电动磨头对股骨小转子进行磨除，以对坐骨股骨空间进行容积减压 [9, 11]。另外，在门诊手术时，可采用微创小切口直视下处理股方肌撞击，这也可避免旋股外血管损伤。

## 十、预后与并发症

对于髋关节镜治疗股骨髋臼撞击综合征疗效相关的文献报道逐年增多 [2, 33, 34, 40-46]。现有的研究显示与开放性外科脱位手术比较，关节镜手术能进一步提高疗效。盂唇切除与盂唇保留或再固定比较，在 3.5 年的近期随访中，盂唇再固定疗效更好，X 线片上可见关节退变更少 [2, 34, 35, 40]。

有系统回顾分析了包括关节镜技术在内的多种

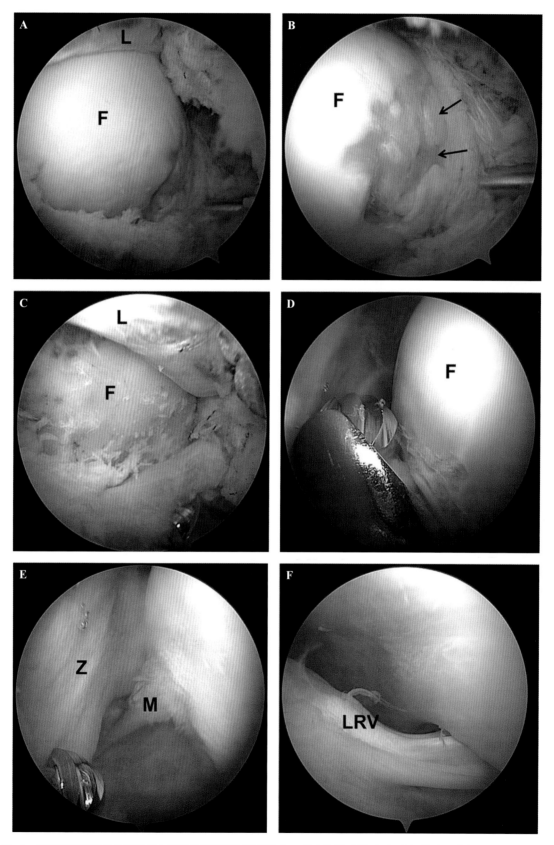

▲ 图 48-6　关节镜下图示放松牵引后左髋关节盂唇密封性能恢复，前方凸轮畸形（A）和股骨头颈区损伤（图 B 中箭）合并凸轮型撞击；C. 动态评估显示活动受限，股骨头颈区和盂唇 / 髋臼之间形成撞击；D. 磨头明确下方磨除边界；E. 磨除的下界靠近内侧滑膜皱襞（M），上方界限为旋股外血管（F）。F. 股骨头；L. 盂唇；Z. 轮匝带；M. 内侧滑膜皱襞；LRV. 旋股外血管

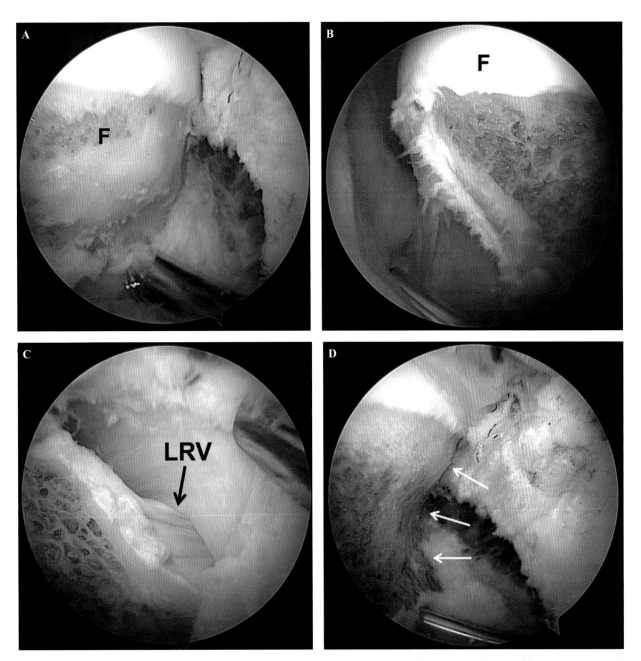

▲ 图 48-7　关节镜下左髋股骨侧撞击区硬化骨（**A**），股骨侧成形范围自内侧滑膜皱襞（**B**）至旋股外血管（**C**）。**D**. 术后凸轮减压，曲面恢复，头颈部偏心距改善（箭）。**F**. 股骨头；**LRV**. 旋股外血管

方法治疗股骨髋臼撞击综合征的有效性[47-50]，一项研究支持关节镜治疗股骨髋臼撞击综合征的可靠性[48]。另两项开放和镜下联合手术的研究发现，手术使大部分患者症状改善，68%～96% 的患者疼痛缓解[47,50]。另一项对比关节镜、开放以及联合技术的研究，提示不同手术入路最终疗效无显著性差异[49]。

髋关节镜相关的并发症包括医源性盂唇损伤[51,52]和软骨损伤；牵引相关的股神经、坐骨神经、阴部神经及周围神经麻痹[53]；与近端前方入路和中前入路有关的股外侧皮神经麻痹；腹腔积液外渗；缘于牵引的会阴部皮肤破裂[53]；深静脉血栓[53,54]。与镜下股骨成形潜在相关并发症包括股骨颈骨折、股骨头坏死、撞击残留。镜下股骨成形后股骨颈骨折已有临床报道。尸体研究发现磨除股骨颈前外部超过 30% 股骨颈横径时，可显著减少引

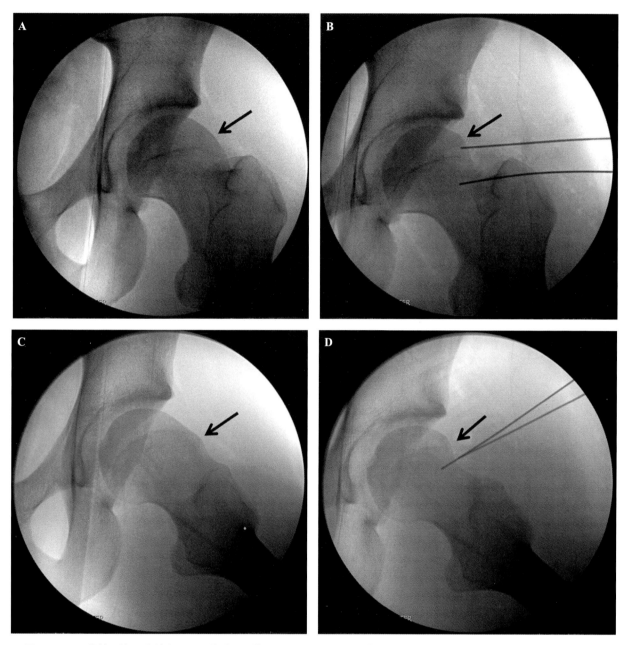

▲ 图 48-8　A. 术前正位 X 线片上显示凸轮畸形（箭）；B. 术后正位 X 线片示股骨头颈部曲面恢复，偏心距改善（箭）；C. 术前侧位 X 线片示存在大的凸轮畸形（箭）；D. 术后侧位 X 线片示股骨头颈部曲面恢复，偏心距改善（箭）。两条镍质导针置于入路位置，以便经透视评估后还需进一步成形操作

起模型股骨颈骨折所需的加载应力[53, 55-57]。尽管外侧支持带血管损伤可能引起股骨头缺血坏死，但这在头颈部成形术后的文献中尚未见报道。另一篇髋臼缘成形后出现骨坏死的报道，认为这可能是过度牵引造成的[58]。诸多无论行或不行髋臼缘成形的研究，报道出现医源性髋关节不稳，因此要特别注意避免过度磨除髋臼缘以及过多切除盂唇，尤其对于髋臼发育不良的患者要行关节囊缝合[59-62]。

十一、结论

越来越多的文献显示，对比外科脱位手术而言，经过慎重选择的股骨髋臼撞击综合征病例行关节镜治疗在大多数患者中可获得满意疗效。对髋关节生物力学和病变的全面认识，有助于筛选镜下治疗的病例。选择适合的患者、合适的适应证，能改善大多数接受关节镜治疗的患者的预后。

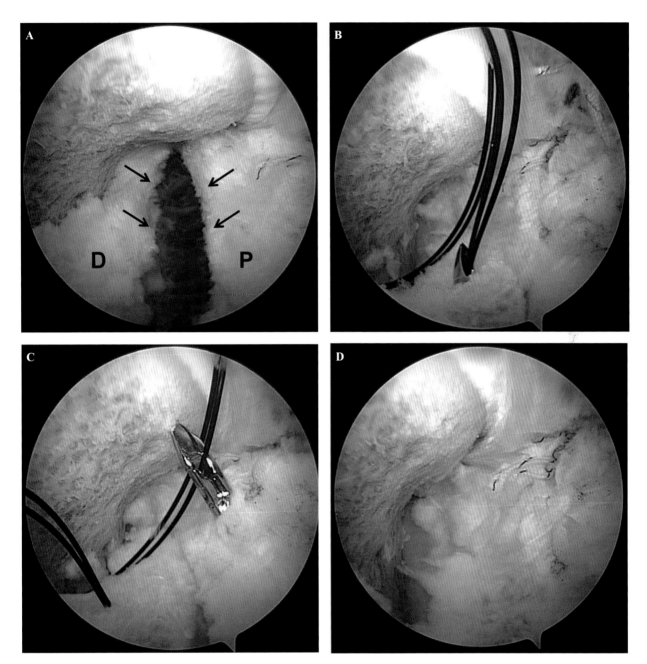

▲ 图 48-9　**A.** 关节镜下左髋部股骨侧成形术后及关节囊切开后空隙（箭头所示）；**B.** 用缝合器引入单丝缝合线圈，穿过关节囊切开部的远端；**C.** 然后用穿刺设备经关节囊切开部近侧穿过，将缝线抽出；**D.** 用 **2** 号维克力线套入线圈，缝合切开的关节囊，并打结，关闭关节囊切口

# 第49章

## 特殊患者与疾病：其他形式的撞击（坐骨股骨撞击、内侧滑膜皱襞撞击）

### Special Patients and Conditions: Other Forms of Impingement (Ischiofemoral, Pectineofoveal)

J.W. Thomas Byrd　著

周阳升　译　陈光兴　校

---

## 一、概述

股骨髋臼撞击综合征的概念作为髋关节继发损伤的原因，最早由 Ganz 教授团队在 2003 年报道。很快它便被认为是髋关节病变的常见原因。股骨髋臼撞击综合征并不是所有髋关节问题的根源，它迅速被接受说明必须时刻保持开放的思维，研究那些近期发现的或尚未被阐明的髋关节病理改变。这一章节重点讲述另外两种撞击形式：坐骨股骨撞击和内侧滑膜皱襞撞击[1-4]。

## 二、坐骨股骨撞击征

当提及髋关节弹响时，有句格言："当你跨过门槛时，是否能听到响声。如果你能听到响声，这是髂腰肌腱的问题，而如果你能看到弹跳，那就是髂胫束的问题。"基于这种理解，你可以在接触患者之前诊断 90% 的髋关节弹响征。剩下的 10% 则是对临床医师智慧的挑战。笔者应用关节镜松解髂腰肌腱消除弹响的病例中，有 4.5% 的失败率[5]。这些病例即使再次接受手术，仍有部分病例无法消除弹响。实际上，这显然不是手术技术的问题，而是因为笔者做了一个错误的手术，因为弹响很可能是由髂腰肌之外的因素引起的。坐骨股骨撞击可能是其中常见的原因。

坐骨与股骨小转子间的撞击作为髋关节疼痛的原因，最早是在 3 个伴有股骨近端严重畸形的髋关

节置换病例中发现的[6]。诊断基于 X 线片上坐骨与股骨间距狭窄的影像表现。对这 3 个病例行股骨小转子切除术后症状随即缓解。

近来，Torriani 等先报道了 1 例自然发育的坐骨股骨撞击痛患者，并在随后报道了一组类似病例[1, 7]。坐骨股骨撞击在 MRI 的特征表现为股方肌水肿和脂肪浸润，坐骨股骨间距变窄，坐骨股骨间软组织挤压。目前该病的临床表现、治疗、预后相关报道有限。在一个大型机构的数据回顾性研究中，Tosun 等确认了 50 例有 MRI 证据的坐骨股骨撞击，然而，这与引起患者症状的原因并无关联。

## 三、诊断

对于坐骨股骨撞击典型的临床表现尚无定论，可有腹股沟和（或）臀部疼痛，也可向远端不同部位放射[2]。从数据看，坐骨股骨撞击征的病例都为女性。以作者经验，这是一种突发的难以忍受的疼痛或尖锐感觉，促使患者求治。体格检查各异，可有轻微的髋关节不适或触诊压痛，特别注意触诊股方肌止点区域。最有代表性的体征是步行时突发撕裂样或锐痛的感觉，尤其是在步态中单腿站立相终末期，髋关节后伸时。患者描述疼痛的部位会倾向于后方多一点，有时前方也疼，但很少有固定位置。坐骨股骨撞击引起的弹响最易与髂腰肌撞击引起的弹响相混淆，这需要鉴别排除。

骨盆和患髋 X 线片是常规检查，但很少有特殊

发现。需要注意评估髋外翻和股骨过度前倾，尤其是单侧发病，这可能与坐骨股骨空间狭窄有关联。

MRI 可提示股方肌异常，特征表现为肌肉水肿，有时有脂肪浸润或部分撕裂（图 49-1）。Torriani 等描述了两种测量方法[1]。坐骨股骨间隙定义为坐骨结节外侧皮质和股骨小转子内侧皮质之间的最小距离。股方肌空间定义为股方肌通过所需的最小空间，被限制于腘绳肌腱外上与髂腰肌腱内后区域。研究发现，在坐骨股骨撞击的患者中，坐骨股骨间隙变窄为（13±5）mm，而对照组为（23±8）mm。股方肌空间缩小为（7±3）mm，而对照组为（12±4）mm。Ali 等描述该类病例中股方肌退化[9]。Tosun 等指出腘绳肌腱近端越粗大，股骨颈干角越大（髋外翻），则更容易在 MRI 中发现股方肌病变[8]。O'Brien 和 Bui-Mansfield 的研究发现 4 名女性患者存在股方肌撕裂，但并没有发现坐骨股骨间隙减小[10]。笔者也有 8 名存在弹响和疼痛的女性患者合并股方肌病变，但其坐骨股骨间隙和股方肌空间未见减少。

## 四、治疗

虽然没有特效的保守治疗策略，但先尝试保守治疗是合适的方案。主要的方法包括应用抗炎镇痛药物和避免诱发疼痛的活动。但这很难做到，因为疼痛常常发生在正常步行时。有报道介绍在 CT 引导下行股方肌和坐骨股骨间隙封闭，笔者也有类似经验[9]。这兼具诊断和治疗价值。也有报道利用超声引导，这被证实也是达到目标位置同样有效的方法[11]。

尽管对坐骨股骨撞击的实质已有报道，但其典型的临床表现和病理机制还不完全清楚，因此手术干预需慎重。Johnson 首次报道在髋关节置换术完成后发现了股骨小转子与坐骨撞击，并注意到行小转子切除是有效的[6]。Ali 等报道应用开放手术方法，松解股方肌起点和髂腰肌止点，显露并切除股骨小转子，再重建前述肌肉附着点，获得了良好疗效[9]，但随访时间仅 10 周。笔者注意到另一个病例，经关节镜切除股骨小转子，虽然功能康复期延长，但最终疗效满意。笔者对 6 个由坐骨股骨撞击、股方肌病变引起痛性弹响，但坐骨股骨间隙正常的病例，选择关节镜下臀下区切除股方肌（图 49-2 和图 49-3），不切除小转子的原因是坐骨股骨间隙正常，不想治疗对无关的髂腰肌腱造成干扰。治疗结果并不明晰，现有数据尚不足以说明这是一个处理该问题的可靠技术。切除股方肌的 2 个关注点：①在切除过程中，要保护好坐骨神经；②是否会损伤位于股方肌上方区域和闭孔外肌后下方的旋股内侧动脉尚不清楚。对一个合并坐骨股骨撞击和髂腰肌撞击症状的病例，笔者镜下磨除了大部分股骨小转子，几乎完全解除症状（图 49-4 和图 49-5）。

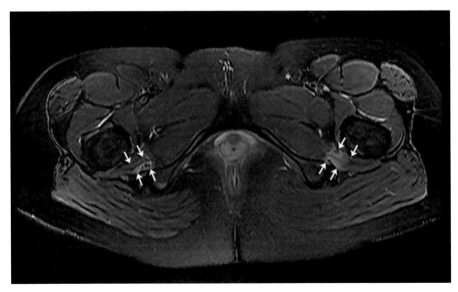

◀ 图 49-1　患者，女，20 岁，双侧坐骨股骨撞击引起痛性弹响
骨盆轴位 MRI T$_2$ 加权图示双侧股方肌肌腹内水肿并囊性变（箭头）（经 J.W Thomas Byrd 许可转载，©2015，版权所有）

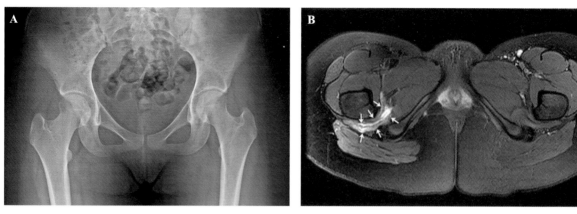

▲ 图 49-2　患者，女，17 岁，右髋坐骨股骨撞击致顽固性疼痛，特点为行走时研磨样 / 爆破样疼痛
A. 骨盆正位未见明显异常；B. 轴位 MRI T₂ 加权像显示股方肌内严重水肿（箭）（经 J.W Thomas Byrd 许可转载，©2015 版权所有）

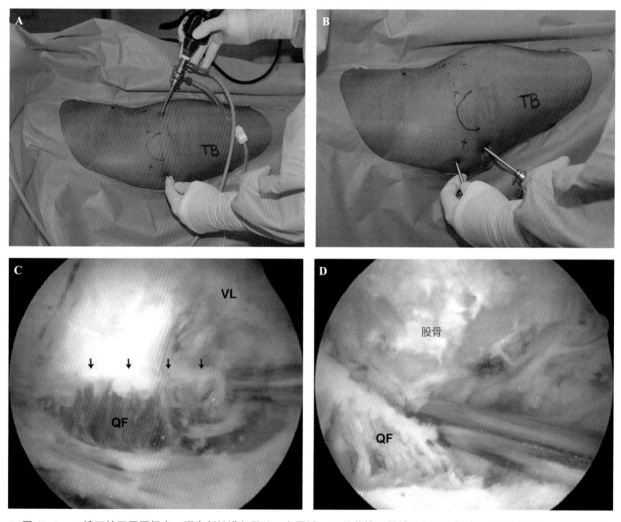

▲ 图 49-3　A. 镜下转子周围间室，腰穿刺针进入臀肌下方区域；B. 关节镜及器械置入臀下间室；C. 臀下间室，镜下见股方肌（QF）止于股骨近端后外侧（箭）位于股外侧肌后方（VL）；D. 将股方肌自股骨近端后方股方肌（QF）止点处将切断；E. 当股骨小转子（LF）内侧显露时股方肌的松解完成；F. 后面观，股方肌（QF）后方薄的脂肪垫（F）包绕坐骨神经（J.W Thomas Byrd 2015 版权所有，许可转载）

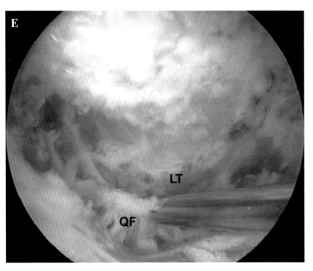
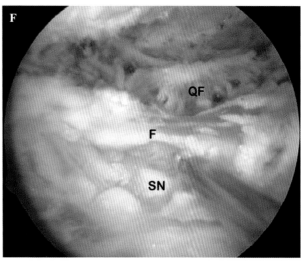

▲ 图 49-3（续）　**A.** 镜下转子周围间室，腰穿刺针进入臀肌下方区域；**B.** 关节镜及器械置入臀下间室；**C.** 臀下间室，镜下见股方肌（**QF**）止于股骨近端后外侧（箭）位于股外侧肌后方（**VL**）；**D.** 将股方肌自股骨近端后方股方肌（**QF**）止点处将切断；**E.** 当股骨小转子（**LF**）内侧显露时股方肌的松解完成；**F.** 后面观，股方肌（**QF**）后方薄的脂肪垫（**F**）包绕坐骨神经（**J.W Thomas Byrd 2015** 版权所有，许可转载）

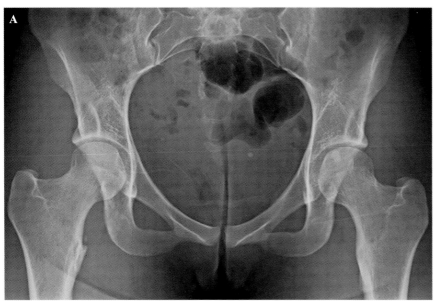

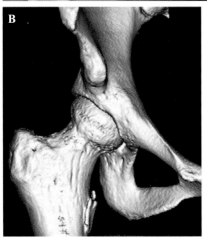
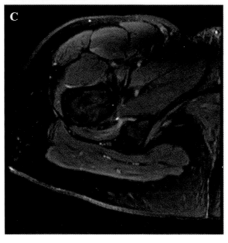

◀ 图 49-4　患者，女，25 岁，右髋反复疼痛，弹响 8 年

关节镜下髂腰肌自股骨小转子处松解手术史。体格检查发现符合坐骨股骨撞击，每于步行时出现爆破样疼痛。**A.** 骨盆正位 X 线片上可见髂腰肌在股骨小转子部的附着部骨密度轻度增加；**B.** CT 显示坐骨股骨间隙正常，三维重建显示股骨小转子周围有小的马刺样改变（箭）；**C.** 轴位 MRI $T_2$ 加权像提示股方肌轻度的水肿（箭）（经 J.W Thomas Byrd 许可转载，©2015 版权所有）

411

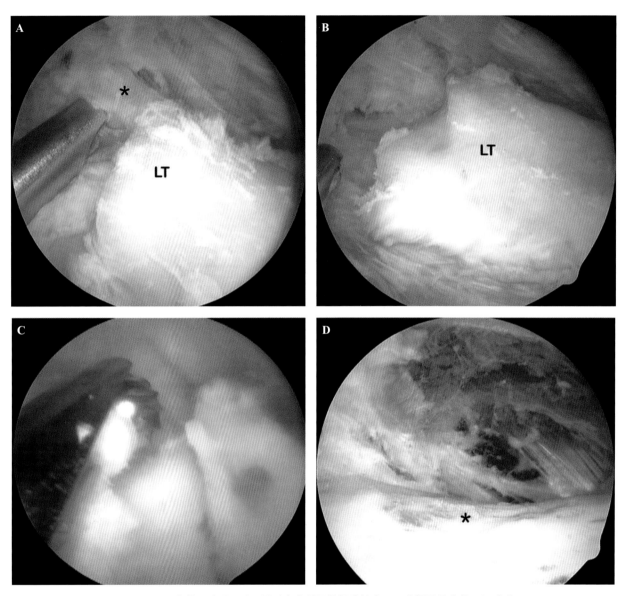

▲ 图 49-5　为处理髂腰肌腱，同时为坐骨股骨间隙扩容，可选择股骨小转子切除术

A. 髂腰肌囊，在股骨小转子（LT）上的止点处确定髂腰肌腱（星号）；B. 紧贴股骨小转子（LT）骨面，将髂腰肌腱松解；C. 用磨头将小转子磨除；D. 将股骨小转子近端 2/3（星号）切除后，完成手术（经 J.W Thomas Byrd 许可转载，©2015 版权所有）

## 五、结论

坐骨股骨撞击可能是髋关节区域疼痛性弹响的原因之一。影像诊断标准已有很好的描述。对临床表现的阐述正逐步规范，但可靠的治疗策略，包括手术矫形的可预测性及对预后的理解等仍有待进一步明确。

## 六、内侧滑膜皱襞撞击

内侧滑膜皱襞撞击作为髋痛的原因之一，是由于内侧滑膜皱襞的病变引起的，当症状顽固时，可考虑予以切除[3, 4]。笔者遇到过 1 例屈髋抗阻时顽固性、激惹性疼痛的女子短跑运动员，其尝试改变训练方式配合物理治疗症状均未能缓解。关节镜探查见局部区域滑膜增厚，内侧滑膜皱襞部肥大（图 49-6A），切除病变部分（图 49-6A 至 C）后疼痛迅速缓解。内侧滑膜皱襞是一个存在一些形态变化的正常解剖结构。它的异常和病变更多可能是和其他关节病变同时存在，很少是引起疼痛的孤立原因。进一步的深入研究将有助于对这一情况更全面的理解。

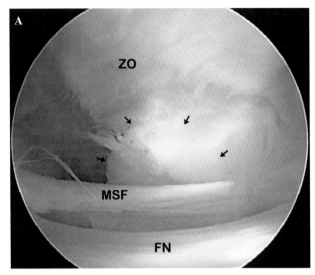

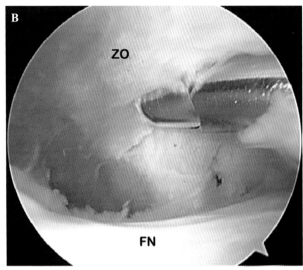

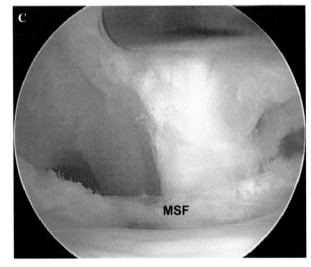

◀ 图 49-6　患者，女，17 岁，女子顶尖短跑运动员，右髋关节顽固性激惹痛伴屈髋肌症状

A. 镜下见外周间室滑膜病理性增厚（箭），嵌顿于内侧滑膜皱襞（MSF）和股骨颈前方轮匝带（ZO）之间；B. 刨刀切除轮匝带（ZO）和股骨颈之间的病变组织；C. 清理直至保留内侧滑膜皱襞正常的部分（经 J.W Thomas Byrd 许可转载，©2015 版权所有）

# 第50章

# 滑膜疾病
## Synovial Disease

J.W. Thomas Byrd 著

周阳升 译 陈光兴 校

## 一、概述

关节镜在髋关节滑膜清理中应用的文献报道相对较少，仅有 2 篇非原创研究的综述[1, 2]。一般而言，髋关节镜下滑膜清理的适应证和其他关节基本相似。也许，关节镜下彻底清除滑膜是不可能的，但处理中央间室和外周间室，相比切开手术而言，关节镜可以在微创条件下清除尽可能多的滑膜组织。髋关节滑膜病变可累及髂腰肌滑膜囊，有时可能需要同时行髂腰肌滑膜囊关节镜清理。

Hajdu 等基于来源对软组织肿瘤分型[3]。腱滑膜组织肿瘤似乎更好发于髋关节，包括滑膜软骨瘤病和 PVNS。

这与笔者的观察是一致的，因为笔者治疗最多的 2 种病变就是滑膜软骨瘤病（n=38）和 PVNS（n=13）。另外，笔者治疗了一部分类 PVNS 病例（n=4），之所以称为类 PVNS，其依据是临床、影像和关节镜下所见均为 PVNS 样改变，但组织学上缺少巨细胞，因而缺乏诊断 PVNS 的组织学依据。关节镜很少处理炎症性关节炎，比如最常见的类风湿性关节炎，因涉及其他关节，同时药物方面的不断改进，对这类疾病行手术切除滑膜的情况越来越少。

非特异性滑膜化生常出现在合并关节其他病变的髋臼窝内。在髋部各种各样的病变中，髋臼窝内组织（滑膜包裹的脂肪垫）是"煤矿里的金丝雀"。

该组织表现出某些类型的反应几乎和髋关节所有其他病变同时存在。

软骨钙化症是代谢性疾病，并非由滑膜病变引起，之所以也纳入本章，是因为它仅具有常见的炎性成分。

## 二、滑膜软骨瘤病（图 50-1 至图 50-3）

滑膜软骨瘤病是正确的术语。滑膜骨软骨瘤病是指游离体骨化，意思是游离体骨化，但它并不总是出现，这在某种程度上解释了疾病初诊时不易被发现的原因。McCarthy 报道有将近一半的病例在行关节镜前并未被诊断出来[4]。虽然对于目前的影像技术而言，这一数值有点高，但诊断仍然没那么显而易见。MRI 可检测滑膜软骨瘤病，但特异性不高。即便使用关节内造影剂，滑膜紊乱可能也根本不明显，必须集中精力寻找游离体，其直径有时仅数毫米。

笔者碰到过很多典型股骨髋臼撞击综合征合并滑膜软骨瘤病的病例。以明显的撞击来解释髋关节的问题，可能会忽略滑膜的病变。临床评估可以为诊断提供线索，滑膜软骨瘤病的患者有静息痛，程度重，同时在髋关节所有方向活动时均可疼痛。这与单纯的撞击相关表现形成了对比，更具特异性。

髋关节的滑膜软骨瘤病发病率仅次于膝关节和肘关节[5, 6]。Milgram 等基于发病时间先后顺序描述了滑膜软骨瘤病的 3 个阶段[7]。第一阶段，滑膜

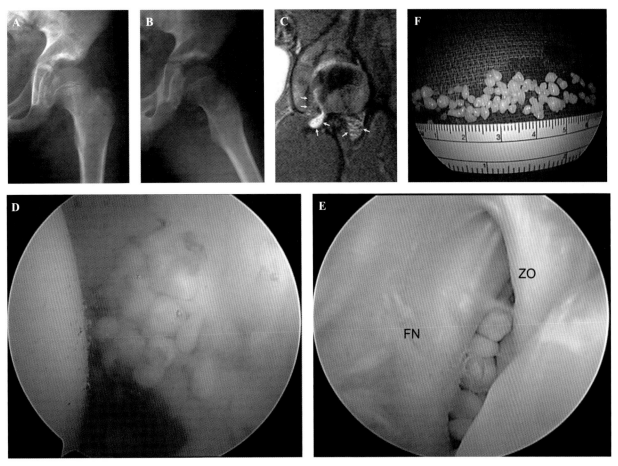

▲ 图 50-1　患者，男，10 岁，左髋疼痛 2 年

A 和 B. 髋关节正侧位 X 线片提示与滑膜软骨瘤一致的大量高密度的影像；C. 冠状位 MRI 提示更多部位的低信号影像，提示存在骨化或非骨化的游离体；D. 关节镜在中央间室发现聚集在一起的游离体团；E. 在周围间室发现在轮匝带下方更多的游离体，镶嵌在股骨颈后部；F. 用刨刀将大部分游离体清除，镜下观游离体如图所示（经 J.W Thomas Byrd 许可转载，©2015 版权所有）

病变活动期，但尚无游离体形成。第二阶段为转化期，滑膜增生活跃，出现游离体。第三阶段，滑膜病变静止期，但游离体仍然存在。该病起病隐匿，只有当症状足够明显时才能获得诊断和手术干预。此时滑膜病变早已消失，仅留下游离体引起症状，因此组织学诊断通常不明确，除非滑膜病变尚在活动期并产生游离体。病情反复发作是可能的，但关节镜术后复发常是由残留病变组织引起的，毕竟术中很难确保完全彻底的清理。

Boyer 和 Dorfmann 报道关节镜下治疗 120 例滑膜软骨瘤病的大宗病例[8]。其中 23 例行再次关节镜手术，42 例再次行开放手术，另外有 22 例改行髋关节置换术。这其中很多病例均在未行牵引的条件下仅对外周间室进行了处理。而如今的关节镜技术常规采用患肢牵引，同时处理中央间室和外周间室，因此可以更为彻底地清理病灶。

笔者的经验提示，关节镜手术存在 20% 的再手术率，但再次关节镜手术仍可获得好的结果，这其中超过 1/3 的患者合并股骨髋臼撞击综合征。

## 三、色素沉着绒毛结节性滑膜炎（图 50-4 和图 50-5）

PVNS 有结节型、弥散型两种病变类型[9]。髋关节是同时具有这两种类型病变的第二好发部位[6, 10]。

推荐的治疗方案是滑膜切除。因为对该疾病确诊时，很多患者都继发了关节的病变。所以微创的关节镜手术可应用于这类患者。以笔者的经验，术

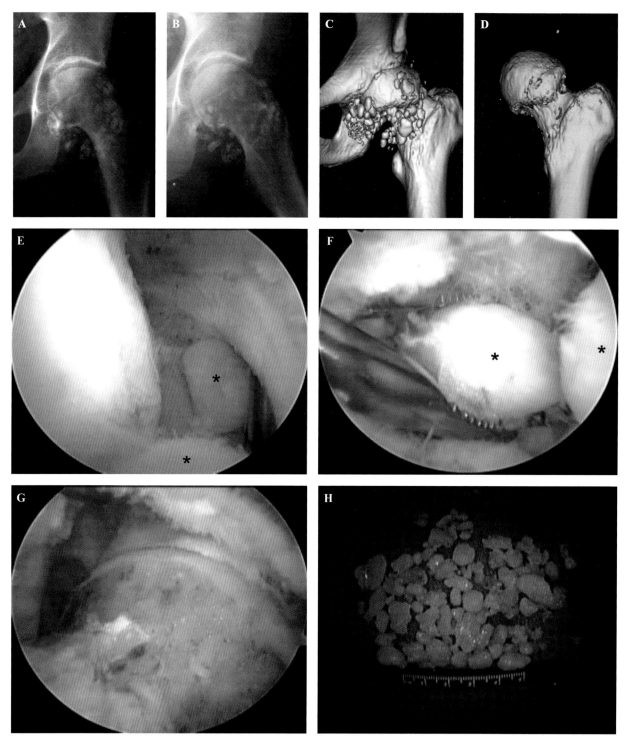

▲ 图 50-2　患者，男，48 岁，左膝关节慢性疼痛

经体格检查其膝关节症状是由髋关节放射引起。A 和 B. 髋关节正侧位 X 线片提示典型的滑膜软骨瘤病；C. 进一步 CT 三维重建可见存在明显的游离体；D. 数字减影图像提示存在典型的凸轮畸形；E. 关节镜下中央间室内明确游离体存在（星号）；F. 周围间室可见大块的游离体（星号），需要用手动器械将其清除；G. 股骨侧成形完成；H. 部分移除物的展示（经 J.W Thomas Byrd 许可转载，©2015 版权所有）

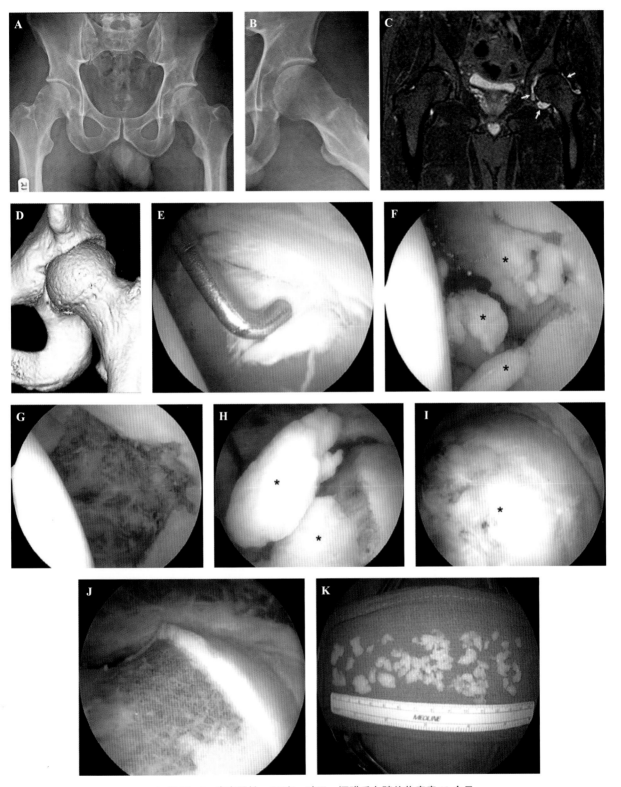

▲ 图 50-3　患者男性，36 岁，矿工，深蹲后左髋关节疼痛 10 个月

A. 骨盆正位 X 线片提示双髋存在滑膜疝窝，左髋关节发育不良，CE 角 19°；B. 侧位 X 线片显示股骨前方偏心距丢失；C. 冠状位 MRI T₂ 加权提示左髋关节积液；D. 三维 CT 可见合并的凸轮撞击及发育不良的髋臼边缘；E. 关节镜下用探钩探查见前方髋臼分层改变，同时合并有凸轮撞击的病理改变；F. 在髋臼马蹄窝内可见游离体（星号）；G. 髋臼马蹄窝清理后；H. 外周间室内游离体（星号）；I. 去除游离体后，明确了凸轮畸形的存在；J. 凸轮畸形已被修正；K. 部分被清除的碎片如图所示（经 J.W Thomas Byrd 许可转载，©2015 版权所有）

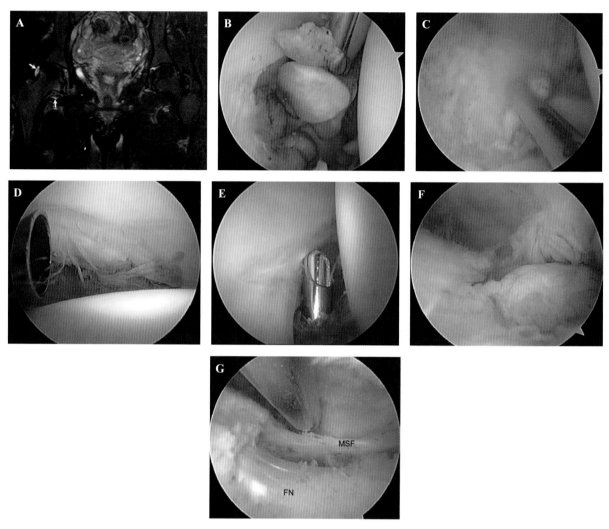

▲ 图 50-4　患者，女，23 岁，右髋关节疼痛 2 年（无 X 线片）

A. 冠状位 MRI $T_2$ 加权提示左髋关节大量积液（箭）；B. 内侧在髋臼马蹄窝可见弥散性色素沉着绒毛结节性滑膜炎改变。用刨刀经前方入路开始清理；C. 经后外侧入路用刨刀完成马蹄窝内滑膜切除；D. 检查后方，在盂唇后面仍可见滑膜病变；E. 经后外侧入路清除后方关节囊部滑膜；F. 在外周间室，因滑膜病变导致正常的解剖结构模糊不清；G. 滑膜切除术后保留的视图可见股骨颈前方，内侧滑膜皱襞（经 J.W Thomas Byrd 许可转载，©2015 版权所有）

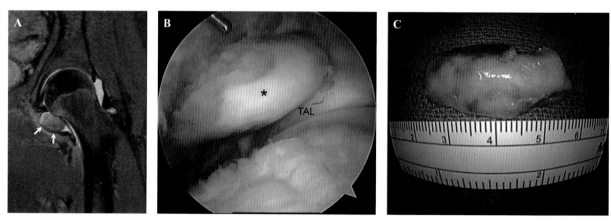

▲ 图 50-5　患者，女，14 岁，舞蹈者，左髋关节渐进性疼痛 3 个月

X 线片无特殊。A. 冠状位 MRI 提示股骨颈基底内侧结节样病变（箭）；B. 关节镜可见在髋臼横韧带下方有结节样病变（星号）；C. 被切除的结节型色素沉着绒毛结节性滑膜炎组织（经 J.W Thomas Byrd 许可转载，©2015 版权所有）

前即已得到诊断的患者少于一半。关节镜滑膜清理可获得良好甚至优秀的疗效，它也可以用来处理继发的关节病变。有 1/3 的患者合并股骨髋臼撞击综合征，在这些病例的影像分析中，原发性的滑膜病变可能会被忽略，误认为仅仅是继发的滑膜炎。

治疗就是单纯的清除单个或多个结节，在弥散型病例中，需更进一步将中央间室和外周间室做更广泛的滑膜切除，甚至切除髂腰肌滑膜囊。笔者对比结节型和弥散型病例，没有发现滑膜疾病复发需要进一步手术处理的情况。预后通常取决于术中所见继发关节病变的严重程度。因此，即使部分患者用关节镜成功地处理了滑膜疾病，后期仍有可能面临关节置换治疗。

关节腔内同位素注射是滑膜电离切除的一种方法[11, 12]。然而，在髋关节的相关应用资料很少，疗效有限。也许这可作为关节镜滑膜切除的一种辅助治疗，但其作用尚不明确，到目前为止，笔者仅单独行关节镜手术也获得良好的疗效。

## 四、髋臼窝组织非特异性炎症疾病

有研究报道髋臼窝组织是重要的疼痛来源，它有实质的神经支配[13]。在骨关节炎疼痛的情况下，神经元兴奋性明显上调。笔者也发现该区域损伤可引起剧烈疼痛，这相当于 Scott DyeD 描述在神经映射中的膝关节脂肪垫。

滑膜组织的化生有时可成为髋关节疼痛的原因，这常与多种类型的关节病理有关[14]。这些化生改变是多样的，以绒毛滑膜炎、纤维增生或致密挛缩纤维化为典型特征。正如开篇中所说，于髋关节而言，髋臼窝内组织是"煤矿中的金丝雀"，它对所有关节疾病几乎都有反应。

该区域原发性滑膜病变可引起剧烈疼痛，非常适合行清理手术。因此，当合并其他病变时，笔者倾向于切除所有异常组织。术中注意保留股骨头圆韧带非常重要，若其尚完整，术中应避免对该结构造成不必要的干扰。当然，对于某些髋关节而言，显露髋臼窝非常困难，术者在尽量清除病变组织的同时，应尽力避免损伤关节面。对于进展性滑膜疾病（如色素沉着绒毛结节性滑膜炎），可用可弯曲的射频进行热消融。为了进入卵圆窝内侧及下方的大部分区域，可以通过临时加大牵引，建立额外的辅助入路，应用弯曲、有弹性、可延伸长度的器械来操作。

## 五、软骨钙化症（图 50-6）

软骨钙化症常因焦磷酸盐钙沉着（或假性痛风）所致[15]。痛风通常累及外周关节，如足或膝关节，低温促使尿素钙沉积，这在髋关节非常罕见[16]。实际上，目前仅有 1 例单纯髋关节痛风性关节炎的报道[17]。

软骨钙化症的特征是晶体物质被包裹在透明软骨内，有时在盂唇里。这与不规则钙化沉积物不同，后者在病变的盂唇内形成（图 50-7），原因是病变盂唇失去了抑制这些沉积的能力。这种钙盐沉积的病理生理学改变更类似于病变肩袖内的钙盐沉积。

髋关节的软骨钙化症在影像上的表现不如膝关节那么明显，因为膝关节半月板往往有钙化沉积的轮廓。这些沉积物改变了关节表面和盂唇的结构特性，使它们更容易被破坏。治疗时应同时处理损伤的软骨，有时可以用钝头探针刮除表面的沉积物，但没必要过度积极地清除被包裹的沉积物。膝关节镜处理软骨钙化症，术后早期常常因为反复的痛性关节积液而令人困扰。庆幸的是，这种情况在髋关节仅是偶尔发生，但这是值得注意的潜在风险，一定要告知患者，以便他们做好在术后初期康复困难的心理准备。

## 六、总结

在髋关节诸多疾病中，关节镜下滑膜切除是一种合适的手术选择。通常，关节手术的继发损伤是存在而明显的，这更凸显了较少侵入性的关节镜手术的优势，尤其对那些未来仍面临关节置换的患者。

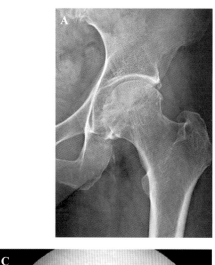
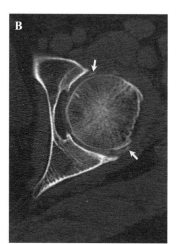
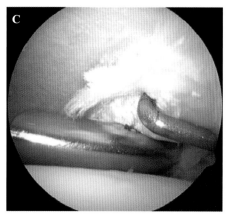
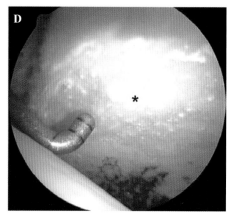

◀ 图 50-6　患者，女，59 岁，久站后左髋关节疼痛

A. 髋关节正位 X 线片提示髋臼周围存在高密度影像；B.CT 轴位片可见髋臼表面有钙化物嵌入。C.关节镜下探钩探查在退变的盂唇组织内钙质沉积；D. 髋臼关节面上粗糙的、颗粒样钙质沉积（星号）（经 J.W Thomas Byrd 许可转载，©2015 版权所有）

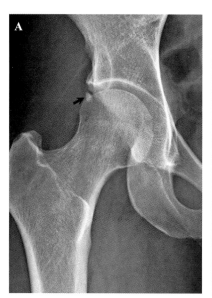
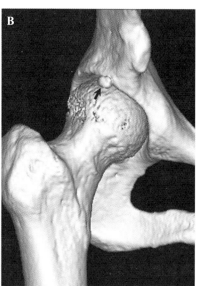
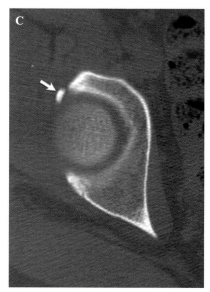

▲ 图 50-7　患者，女，41 岁，右髋关节前外侧盂唇内钙质沉积病

A. 髋关节正位 X 线片可见一小的高密度影像（箭）；B. 三维 CT 提示前外侧盂唇部高密度影（箭）；C. 轴位 CT 上显示该组织密度比骨密度更高，提示为钙质沉积，而非骨化（箭）

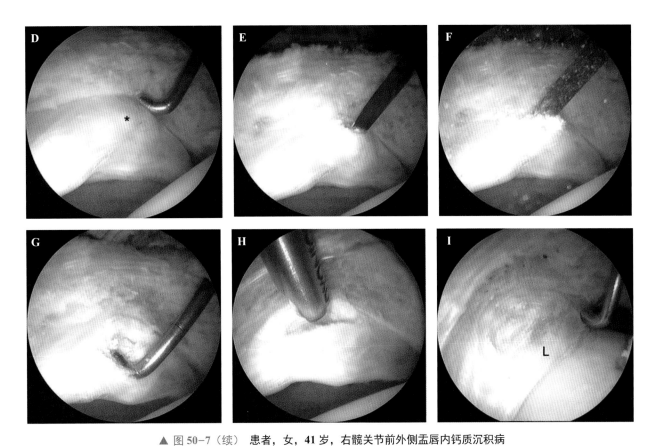

▲ 图 50-7（续） 患者，女，41 岁，右髋关节前外侧盂唇内钙质沉积病

D. 经前外侧入路关节镜下见前外侧盂唇内钙质沉积部位（星号）；E. 用关节镜刀将钙质沉积部位切开；F. 泥浆样钙质颗粒像雪花样充满术野；G. 打开病灶囊腔；H. 用刨刀将其清理干净；I. 放松牵引，完成清理，保留盂唇完整结构（L）（经 J.W Thomas Byrd 许可转载，©2015 版权所有）

# 第51章

# 特殊髋关节疾病的手术治疗：圆韧带损伤

## Surgical Treatment of Specific Hip Conditions: Ligamentum Teres Injuries

Alexandra Dimitrakopoulou    Richard N. Villar    著

谢宗刚 译    陈光兴 校

## 概述

近年来，随着外科技术和影像学方法的改进，对圆韧带病理学的认识有所提高。圆韧带的损伤被认为是髋关节疼痛的一个重要原因，也是髋关节机械性不稳的原因之一。

### （一）圆韧带损伤

#### 1. 流行病学

文献报道，髋关节镜检查发现圆韧带损伤的发生率为4%~17.5%[1-3]。Byrd等[2]报道24例患者，其中40%是单纯圆韧带撕裂，60%合并其他相关的关节内病变。最近的一项研究显示[4]，558例髋关节镜检查的患者，51%（284例）有圆韧带撕裂，最常见的类型是部分撕裂（43%），其次是退变性撕裂（4.5%）和完全撕裂（3.7%）。在运动员中，圆韧带的断裂是影响髋关节的第三大常见原因[5]。

#### 2. 病因学

尽管文献报道有单纯圆韧带断裂，但是很少见[6,7]，往往伴有髋关节内其他病理改变。其病因包括创伤、反复的应力、微不稳及退变[4]。一项研究[8]观察了48例髋关节发育不良患者，13例（27%）有圆韧带断裂，这提示髋关节发育不良患者容易发生圆韧带损伤。

#### 3. 损伤机制

一般来说，圆韧带的断裂与严重创伤相关，如道路交通事故[2,9]、高处坠落、体育活动[10]。Philippon等[10]报道，14名曲棍球运动员在体育活动中发生创伤性髋关节脱位，其中12名（85.7%）患者有圆韧带撕裂。Ilizaliturri[9]报道了17例髋关节后脱位患者，圆韧带周围有增生组织（疤痕组织）。同时也可能发生圆韧带在股骨附着点的撕脱骨折[7,11]。

一些病例报道[6,7,12]表明，轻微损伤也能导致圆韧带断裂，它们发生在髋关节过度的外展损伤后[6,12]。因此，扭转性损伤也是圆韧带断裂的损伤机制之一[2,13]。

在髋关节发育不良患者中，由于其特殊结构或退变，圆韧带的卡压可能是髋关节机械性疼痛症状的来源[8]。有趣的是，在一项关于19例髋关节早期Perthes病的研究中[14]，作者通过关节腔造影，测量了股骨头球形度和髋关节半脱位的关系。认为股骨头球形度和半脱位没有相关性，且似乎半脱位发生于股骨头变形之前。再次回顾所有的关节造影片，笔者认为是圆韧带的肿胀引起了股骨头的外侧半脱位。

有报道称，在某些末端病中（强直性脊柱炎和弥漫性特发性骨骼增生）出现了圆韧带的骨化[15,16]，这可能是股骨头外侧半脱位的机制，并且最终导致了关节外上方间隙狭窄[15]。

股骨髋臼撞击也可能是圆韧带损伤的机制之一。在髋关节屈曲外展过程中，为防止股骨头向下的半脱位，具悬吊功能的圆韧带承受了额外的张力[17]。

4. 损伤分类

Gray 和 Villar[18] 最早将圆韧带损伤进行病理分类，分为三型：Ⅰ型，损伤引起的圆韧带完全断裂（图 51-1）；Ⅱ型，圆韧带部分断裂，没有特殊损伤但长期存在髋关节问题（图 51-2）；Ⅲ型，圆韧带退变，韧带磨损合并有关节的广泛退行性改变（图 51-3）。基于术中发现及圆韧带撕裂的比例，又提出了新的分类[4]：0 级是正常；1 级是圆韧带部分撕裂＜50%；2 级是圆韧带部分撕裂＞50%；3 级是圆韧带完全撕裂。

（二）圆韧带损伤的诊断

1. 临床表现

创伤后出现急性疼痛的发作[4]，患者表现为在活动过程中，出现持续的腹股沟前深部疼痛或者大腿疼痛，活动度降低及关节僵硬。可出现一些机械症状如卡压、弹响、交锁及打软腿，但这不是圆韧带病变的特异性表现[2]，也可能出现跛行。详细的临床病史及损伤机制的仔细分析将有助于圆韧带损伤的诊断。

2. 体格检查

髋关节的体格检查是个挑战，没有一个特殊

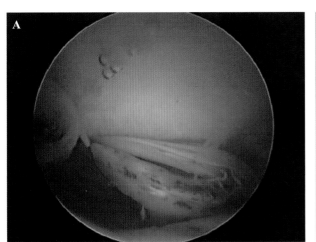
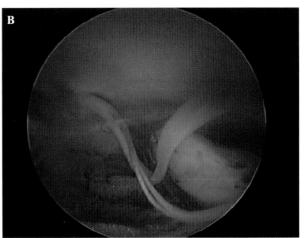

▲ 图 51-1 关节镜图像
A. 内旋显示圆韧带可能断裂；B. 外旋显示完全断裂

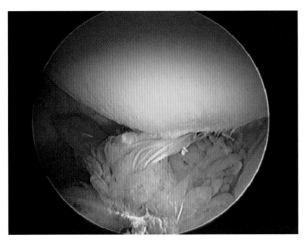

▲ 图 51-2 关节镜图像
圆韧带部分断裂

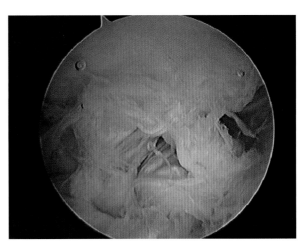

▲ 图 51-3 关节镜图像
圆韧带退变，韧带磨损合并股骨头广泛退行性改变

检查能明确圆韧带的损伤。推荐检查方法：仰卧位，屈膝90°，大腿由完全内旋到完全外旋，在旋转运动中引发疼痛，即为阳性[19]。这个试验敏感性83%，特异性90%，阳性预测值93%，阴性预测值77%[19]。

轴向滚动试验有助于鉴别病变是来自于髋关节内还是关节外。外旋拨号试验能提示髋关节松弛，对评估前方关节囊的松弛更有特异性[20]。患肢施加外旋应力，如果患肢能保持在外旋位或过度外旋，该试验为阳性。撞击试验会引起不适感，直腿抬高试验会引起疼痛。轴向牵引恐惧试验可以评估髋关节的整体不稳[20]，方法是对患肢施加轴向牵引，造成髋关节的分离，如果患者感到恐惧，就是阳性。当患肢的屈曲、内收和外旋活动组合进行时，该动作可通过挤压部分损伤的圆韧带而引发疼痛。

关节活动范围可能会减小，内旋和伸直时会有疼痛[1, 2]。Botser等[4]报道圆韧带损伤后，关节活动范围会增加，尤其是屈曲内旋活动时，体格检查可听到或触到髋关节有明显的咔嗒声。

3. 鉴别诊断

鉴别诊断包括髋关节屈肌拉伤、内源性弹响和其他关节内疾病，如盂唇撕裂、骨软骨缺损或游离体。

4. 影像学评估

髋关节是一个位置深且紧密的关节，其关节内结构啮合紧密，因此很难准确评估圆韧带的病理变化。

在透视下，轴向牵拉可以评估髋关节的松弛度，X线出现"真空征"则提示阳性[20]。CT和MRI能显示圆韧带的病变情况（图51-4）。Rao等[3]在关节镜治疗前的检查中，仅明确了4%的1型损伤，以及2型和3型共4%的患者。但3.0T MRI平扫能准确反映圆韧带病变[20]。

钆增强的磁共振关节造影和CT关节造影是检查圆韧带撕裂的首选方法（图51-5）。显示圆韧带的最佳图像是冠状位、轴位、斜轴位。不连续、波纹样或松弛的轮廓是急性撕裂的表现（图51-6、图

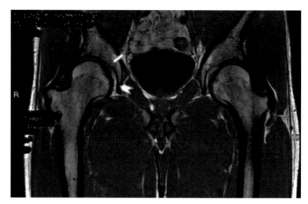

▲ 图51-4　MRI 冠状面 $T_1$ 加权像
图示圆韧带完全断裂（箭），关节间隙增宽（箭头）

51-7）；韧带局部连续性缺失、延长或不规则的变薄、松弛的轮廓则是慢性撕裂的征象；黏液性或黏液样变性则见于退变（图51-8）或慢性撕裂。圆韧带在中央凹附着点的撕脱性骨折，可以表现为无移位、部分移位或者完全移位[21]圆韧带的异常包括肥大、磨损、延长或缺如。

Botser[4]认为，磁共振关节造影检出圆韧带撕裂的敏感性非常低（<2%），准确率也低，阳性和阴性的预测值分别为56%和49%。

5. 治疗

圆韧带损伤一旦确诊，治疗方法可采用关节镜手术。虽然圆韧带损伤有单独发生的情况，但大多数情况下是伴有其他关节内病变的发生，这些病变也需要处理。

对磨损、撕裂的纤维进行清创可以减轻疼痛和机械症状[1, 2]。手术应该在髋关节轻度外旋下进行，这样会增大手术视野和方便进入手术区域。偏后的入路有时能更好地进入到髋臼小凹内的结构。但是，由于圆韧带完全切除会导致医源性的髋关节不稳，因此，在这个区域的手术应十分谨慎。部分撕裂的患者，在髋关节中立位，使用射频设备紧缩圆韧带（图51-9），射频工具也可以进行臼底脂肪垫内血管的止血。

经过这些处理后，成纤维细胞反应性增生将提高圆韧带残留纤维的生物力学强度，但过度的紧缩可能会导致术后髋关节外旋受限。另外，圆韧带的完全撕裂和撕脱性骨折可以做关节镜下清理[12, 22]。

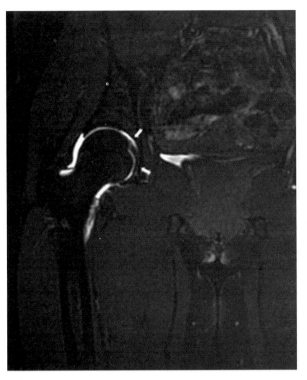

▲ 图 51-5　MRI 冠状面 T₁ 加权脂肪抑制像

图示圆韧带的连续性和全长（双箭示髋臼横韧带的起点，单箭示股骨头小凹的止点）

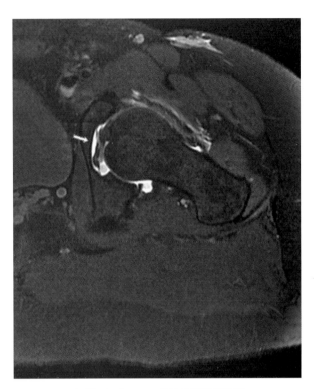

▲ 图 51-6　MRI 斜轴位脂肪抑制像

图示圆韧带部分撕裂（箭示圆韧带不连续）

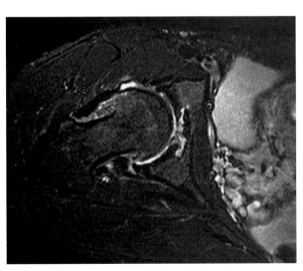

▲ 图 51-7　MRI 斜轴位脂肪抑制像

图示圆韧带完全撕裂

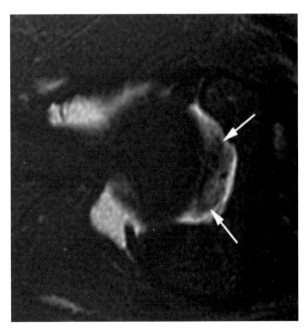

▲ 图 51-8　MRI 轴位

图示圆韧带弥漫性退变增厚（箭）

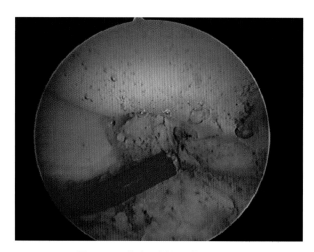

▲ 图 51-9　术中用射频设备紧缩圆韧带

关节镜下对圆韧带退行性断裂的清理疗效可靠，能立刻减轻症状[23]。

　　为数不多的文章和病例研究报道显示，关节镜下清理术的短期疗效非常满意[2, 12, 18, 22, 23]。Haviv 和 O'Donnell[24] 评估了 29 例单纯圆韧带损伤的患者，随访 12 月，平均 mHHS 评分由 70 提高到 86，平均 NAHS 评分由 64 提高到 86。82.7% 的患者症状持续好转，17.3%（5 例）的患者出现复发，随后再次行关节镜手术。再手术患者都有复发的部分性撕裂，行清理和关节囊加强术，术后髋关节在屈曲和伸直时的外旋角度有 10°～15° 的减少。

　　有 2 例关于创伤性髋关节脱位后圆韧带再生的报道[25]，关节镜下也见到髋臼小凹和股骨头之间的软组织连接。

　　关节镜下圆韧带重建已经有所开展，Simpson[26]第一个发表了关节镜下使用人工韧带 [Ligament Augmentation & Reconstruction System–LARS, LARS（France）] 对 1 名舞蹈者进行圆韧带重建。在 10 周的随访期间，虽然患侧髋关节外旋活动度只有健侧的 50%，但没有不适症状。随访到 8 个月时，患者功能呈持续性改善，1 年时又恢复了舞蹈。Amenabar 和 O'Donnell[27] 报道了关节镜下双股半腱肌重建 1 名女性患者的圆韧带，术后 12 个月，mHHS 评分从 53 提高到 100，NAHS 评分从 73 提高到 95，术后 15 个月再次关节镜检查，虽然移植物已经吸收，但编织移植物的缝线牢固固定于两端，相当于一个人工韧带。最近，Philippon[20] 报道了 4 名女性运动员在关节镜下采用自体髂胫束重建圆韧带。在术后平均 31 个月时，所有患者均诉症状解除，且恢复到她们所预期的运动水平，3 年随访中，仅 1 名患者接受了髋关节置换术。但对该手术疗效的评估，还需要大规模的系列研究和长期随访。术后康复包括可耐受情况下的即刻负重及早期活动髋关节。

# 特殊疾病的治疗：游离体

## Treatment of Specific Conditions: Loose Bodies

Matías Salineros    Rodrigo Mardones    著

谢宗刚　译　陈光兴　校

随着关节镜手术的发展，一个显著优点就是不用切开关节就能从有滑膜内衬的关节中取出游离体。在几乎所有的关节中，包括肩关节、腕关节、肘关节、膝关节和现在的髋关节，关节镜都是成功和有效的游离体取出方式[1-3]。

早在 20 世纪 80 年代，就有关于髋关节游离体取出的报道[4,5]。此后，又有很多文章或病例报道发表，包括子弹、骨软骨碎片、金属碎片的取出[6]。

过去 10 年中，髋关节镜被广泛运用于治疗关节周围的问题。

髋关节镜的报道直到 20 世纪 80 年代初都非常有限。《关节镜》杂志的编辑回顾了与髋关节镜相关论文的发表率，1984—1994 年期间，每年约 1 篇论文发表。最近的文献综述表明，自 2003 年以来，每年都有 10 篇以上的论文发表。关于游离体处理的论文报道也是随之增加[7]。

关节切开术曾经被认为是金标准，因为它是在直视下操作并能完全进入髋关节。但是现在髋关节镜是首选，主要是因为它没有切开手术所带来的并发症。在切开手术中，为了能观察到髋关节的全貌，必须将股骨头脱位，从而牺牲了圆韧带。关节镜手术无须脱位，只需在牵引下就能获得良好的视野，因此在门诊即可进行，且并发症发生率低[8-11]，术后康复时间显著低于关节切开术[12,13]。更为重要的是，尝试关节镜下取游离体术后，对以后需要采取的治疗方式并不妨碍，也不会使其变复杂或没有退路。

## 一、临床表现

髋关节游离体是由以前的创伤或髋关节疾病直接造成的。详细询问病史可能会发现有轻微外伤、创伤史或者持续加剧的疼痛。在髋关节创伤性损伤或脱位的病例中，关节内游离体的诊断和来源应该是显而易见的，这类患者要高度怀疑有游离体的存在。

游离体的存在将表现为一系列严重症状，腹股沟区的疼痛是最严重和最常见的主诉。髋关节交锁和异响也很常见，通常在屈曲和内旋活动过程中出现。也可能出现臀部疼痛，这与髋臼后方和下方的游离体有关。McCarthy 等认为髋关节内游离体最常见的症状是交锁伴腹股沟前的疼痛[14,15]。

每一个怀疑游离体的患者都应该做 X 线片检查，推荐拍摄骨盆平片、患髋正位片和穿桌位片。X 线片能明确或怀疑有骨化的和骨软骨游离体，2mm 层厚的 CT 能明确诊断。由于大多数游离体是骨化性质的，所以这两种检查基本都能发现，但是对于一些非骨化、纤维性和软骨性质的游离体则是不能检出的。因此，对于有症状的患者，MRI 就成为检出游离体和滑膜炎的金标准[16-19]。

## 二、游离体的类型

犹如前面所提到的，髋关节游离体分两大类：

骨化和非骨化。非骨化的也可以分为软骨、骨软骨、纤维和异物。

骨化——单个或多个钙化影。

非骨化——软骨的、骨软骨的、纤维的和异物。

髋关节骨软骨游离体有多种来源，最常见的是骨赘、剥脱性骨软骨炎、滑膜骨软骨瘤病及骨软骨骨折。异物产生于髋关节镜操作过程中器械的损坏，如刨刀的金属碎屑。另外，也有报道称，通过关节镜取出既往手术留下的断裂导丝和子弹。

### 三、创伤后的游离体

髋关节脱位不论是否合并髋臼骨折，都可能有骨软骨的骨折，通常是由髋关节高能量损伤造成的，如创伤性脱位。这种损伤多发生于机动车事故或体育运动，如滑雪，以年轻人多见。正常髋关节的脱位需要很大的能量才能产生[20]。年轻人的关节受到损伤性应力的作用，会因为后期的并发症如骨关节炎或骨坏死，而导致长期的残疾和功能障碍。根据髋臼损伤和骨折的范围统计[20, 21]，髋关节脱位后骨关节炎的发生率在24%～88%。要排除闭合复位后的游离体，必须行X线平片和2mm的薄层CT。Mullis等的研究发现X光照片和CT对关节内游离体的检出有很高的假阴性率[22]。因此，有些患者可能存在未被发现和治疗的关节内碎片。MRI可以用来评估这些碎片以及软组织的嵌入。一个非同心性的复位，提示临床医师可能有软骨或骨软骨碎片的存在。如果碎片位于臼底脂肪垫内，将会获得一个满意的复位。Evans等提供了基础研究的证据，兔子关节内的软骨碎片会引起关节积液、滑膜炎及未受损关节软骨的退变。Dahners等对39例髋关节后脱位复位后的患者做关节镜检查，发现92%有游离体。Foulk等发现9例经X线片和CT提示没有关节内病变的患者，78%有游离体。尽管有基础研究支持髋关节脱位后使用关节镜来取出游离体，但到目前为止，尚无有证据的前瞻性研究。髋关节脱位复位后关节镜检查的适应证是，CT或MRI上显示有非同心性的复位、关节负重区的游离体及患者

功能受损（图52-1）[20]。

### 四、继发游离体

剥脱性骨软骨炎（osteochondritis dissecans, OCD）是青少年和年轻人的一种常见病变，可累及所有活动关节。髋关节中，只有少数病例报道为髋臼或股骨侧的孤立性病变。病程始于关节受到反复低能量损伤，导致软骨下缺血性坏死，当软骨下变得不稳定时，就出现软骨瓣或完全剥离，这时做关节镜的手术对患者就非常有益，通常行固定或者清除。Bowen等描述了Perthes病软骨剥脱的游离体取出，儿童Perthes病剥脱性骨软骨炎的发病率在3%左右[23, 24]，在有症状的患者中，采用关节镜取出松动的骨软骨碎片，结果非常满意。Filipe等的结论认为以前患过Perthes病的患者，当松动的碎片凸到关节间隙，或者有早期关节病的征象，应该通过手术取出碎片[25]。

软骨性的游离体很难诊断，因为常规的MRI通常不能明确[26]，体格检查有高度怀疑的将指导诊断。由于髋关节的约束机制，这种病变在髋关节的发生较其他关节少见。通常来说，创伤事件或者直接跌倒在髋关节外侧或极度的轴向压力都可能导致软骨损伤[27]。股骨头缺血坏死也可导致软骨退变，软骨一开始表现为软骨瓣样损伤，然后变得松动，引发髋关节机械性症状。

骨软骨瘤病是一种少见的良性病变，病因不明。其特征是形成软骨结节，从滑膜分离形成关节内碎片，然后变成骨性的或软骨内成骨，最常见于膝关节，其次是髋关节。这种疾病的软骨损伤是由于机械性摩擦造成的，治疗采用开放切开和关节镜手术都可以取出。开放手术切实有效，但它是一个切开性的手术且明显有潜在风险，髋关节镜只需很小的切开就能进行充分清理、滑膜切除及游离体摘除。Crnobaric等发表了一系列关节镜治疗髋部疾病的病例[28]，相比于开放手术，关节镜手术患者的手术并发症很少，术后康复更快，满意度更高。笔者建议如果外科医师有很好的关节镜技术就应该采用关节镜来治疗，给患者的建议是，关节镜不是最完

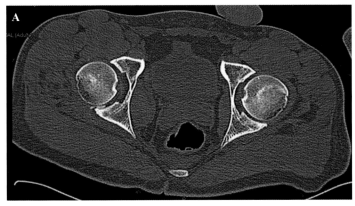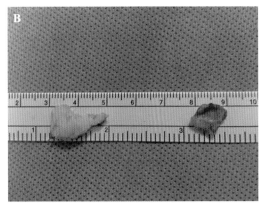

▲ 图 52-1　髋关节后脱位复位后关节内游离体

A. 与对侧相比，因碎片的嵌入，股骨头非同心性复位；B. 使用髋关节镜经前入路和前外侧入路，从关节内取出两个主要的骨软骨碎片

美的治疗方式，但是笔者的研究结果及很少的并发症仍然支持关节镜作为首选。

### 五、异物

髋关节异物已有报道，通过关节镜取出的异物有针、子弹、弹片、排水管、断裂的关节镜器械及全髋关节置换术产生的碎片[29-31]。

### 六、手术的要点

在髋关节镜广泛开展前，报道了一些取出游离体的"创造性的解决方法"。在过去 10 年里，使用专门的工具、长抓钳和 70° 关节镜，几乎能取出髋关节任何部位的大多数游离体。为了取出游离体和减少术后并发症，术前计划就很重要。术前的研究包括 MRI 和 CT，它们将告诉术者哪些关节镜入路是必须要建立的，比如，游离体位于横韧带附近，建立后外侧入路就非常有帮助。

外科医师最好从简单病例开始，必要时可行关节囊切开延长，以减少对股骨头的损伤，并使得器械能够顺畅地探查关节。为了获得好的视野必须要有足够的牵引，牵引时间不要超过 2h，以免引起神经性并发症。碎片的机械分割必须使用适当的工具，以避免不适当工具的断裂。首先取小的游离体，如果先取大的游离体，可能需要扩大入路，就会发生明显的灌注液渗漏。几乎所有的髋关节镜器械盒里都有开槽的套管，这个非常有帮助，特别是需要使用弯曲型工具的时候，这种半管型工具能防止游离体在取出过程中停留在软组织中。

### 七、结论

髋关节内游离体如果不加以治疗，往往会导致软骨损伤。如果这种机械性损伤持续存在，最终导致关节退变的过早发生。这种磨损性损伤的重要性不应该被低估，手术治疗也不能拖延。Epstein 在一项长期随访研究中证实，髋关节脱位伴髋臼后壁骨折的患者中，有关节内游离体的患者预后都非常差。Santora 发现，青少年的游离体即便是诊断延迟，但只要取出了游离体，结果都很好[32]。文献显示只有创伤性的关节内游离体，通过治疗可以预防后期的关节损伤，而病理情况出现的游离体，通过治疗可以改善症状，但对关节后期的影响则取决于基础病变的自然进程（缺血性坏死、滑膜软骨瘤病）。

髋关节镜因其并发症少、康复快，是一个很好的手术治疗选择，与开放手术对比，关节镜的中短期疗效没有差别，但是关节镜手术显著降低了并发症和治疗费用。

# 第 53 章

# 特殊组织与疾病：创伤
## Specific Tissues and Conditions: Trauma

Christopher Betz　Michael A. Flaherty　Craig M. Roberto　Scott King　Joshua A. Tuck
Brian D. Busconi　著
谢宗刚　译　陈光兴　校

髋关节的损伤最常涉及肌肉或软组织，通常经过休息、抗炎药物及物理治疗就能解决。本章节重点讲述髋关节创伤性损伤的诊断和治疗。

## 一、骨隆起的撕脱性损伤

骨隆起是青少年生长时期的次生骨化中心，在13—15 岁的年龄段。骨骺主要提供骨的长度生长，骨隆起则提供骨的形态和轮廓的形成。在儿童和青少年时期，韧带、肌腱和肌肉强度远强于次生骨化中心，因此，通常导致成人肌肉拉伤的损伤机制，对发育中的青少年则可能是撕脱性损伤[1]。

在一定范围内，恒量、反复牵拉一个肌腱单元能使骨隆起产生炎性反应，导致骨隆起炎的发生，表现为局部隐痛，一般在活动时加重，休息后缓解。为了完全康复，建议治疗方式是短时间内不做以前的活动，随后行物理治疗，物理治疗重点在于周围肌肉的拉伸和训练，限制重返运动[1]。

过去的数十年里，骨盆的骨隆起撕脱性骨折发病率有所上升，可能是由于越来越多的青少年参与竞技体育活动。这些损伤通常发生在运动员试图快速加速或减速或改变方向时，同心或偏心的肌肉突发强力收缩，导致骨隆起被强力牵拉，从骨盆上撕脱分离[1-4]。那些需要突然加速或减速以及突然改变方向的运动有足球、英式足球、短跑、棒球、网球和体操[1]。撕脱性损伤也可发生在那些突然过度被动拉长肌肉的活动中，如啦啦队队员或舞蹈者在做

劈叉动作时，可导致坐骨结节的撕脱性损伤[3]。撕脱性损伤常见于男性，但女性发病率也在增加[1, 3]。Metzmaker 和 Pappas 在 1985 年报道的一系列病例中，27 例骨盆撕脱性骨折，其中 22 例（88%）是男性[3]。Rossie 和 Dragoni 在 2001 年发表的论文中，收集了大量骨盆急性撕脱性骨折病例共 203 例（1976—1998 年共 22 年的病例），其中男 139 例（68.5%），女 64 例（31.5%）[4]。

青少年运动员会描述在受伤时，听到"砰"声或感到有弹响的感觉，伴有突然发生的疼痛。疼痛使人非常虚弱，运动员不能舒适行走[1]。体格检查时，患者通常会保护受伤区域，并保持一种姿势来缓解相关肌肉群的张力，导致在检查时活动范围减少。可能有肿胀或受累区域的捻发音，触诊局部有压痛。

骨盆骨隆起撕脱性骨折最常见于坐骨结节，其次是髂前下棘、髂前上棘，最后是小转子[1]。在Rossi 和 Dragoni 的研究中，53.7% 撕脱性骨折是坐骨结节，22.2% 是髂前下棘，19.2% 是髂前上棘[4]。

这些病例大多数都没有经过手术治疗，初期非负重予拐杖支撑，以帮助减轻不适感。然后患者在可耐受情况下逐步负重训练，这可能需要 2～4 周[1]。Per Moeller 等认为一旦患者能承受完全负重和日常生活的活动，就可以开始进行小范围活动和适应性训练，在耐受的情况下逐步增加强化训练，还要进行本体感觉和平衡的训练。一旦患者在做拉伸或强

化训练时没有疼痛（根据受伤部位不同，可能需要 3～12 周），就可以开始慢跑和特定的体育活动。随后逐步增加强度并最终恢复全部运动[1]。

## 二、坐骨结节撕脱骨折

坐骨结节是半腱肌、半膜肌和股二头肌长头的起始点（图 53-1）。撕脱性骨折常常发生在次生骨化中心出现以后，青春期生长速度的改变关系到骨隆起弹性的降低和应力的增加[5]。青少年骨盆坐骨结节强度比腘绳肌相对较弱，故坐骨结节撕脱性骨折（ischial tuberosity avulsion fractures，ITAF）最常见于爱好运动的年轻人（12—18 岁），尤其是需要短跑的体育活动，如足球、英式足球、网球[6-8]。骨骼发育成熟的骨盆也可能发生创伤性的撕脱损伤，但对于成年人，没有创伤情况下出现的骨盆撕脱性骨折应该考虑是病理性的，除非另有证明。

坐骨结节撕脱性骨折都是急性发作（图 53-2），特征性表现是大腿后侧和一侧臀部的突发疼痛，运动员立即就不能参与涉及腘绳肌收缩的活动。由于撕脱部位紧邻坐骨神经，故有时会出现坐骨神经症状[9-11]。

坐骨结节撕脱性骨折应与进展缓慢的慢性骨隆起炎相鉴别。坐骨结节撕脱性骨折的症状与腘绳肌拉伤相似，表现为大腿后侧的瘀斑，但是坐骨结节的压痛点的出现，提醒医师应该行骨盆 X 线片来明确诊断。摄片包括骨盆正位片、患髋的正侧位片。急性损伤可见骨皮质不规则及骨隆起向下方移位，慢性损伤则可出现丰富的骨痂，可被误认为是骨赘[12]。CT 有助于更好地描述骨折块和评定骨痂形成，MRI 是最具敏感性和特异性的影像学检查。

坐骨结节撕脱骨折的治疗取决于骨折块的移位程度。没有移位或移位很小的骨折，治疗包括休息、限制活动，随后是康复，一旦患者没有疼痛就进行运动专项训练。虽然没有强有力的证据，但许多作者对移位 2cm 或以上的撕脱性骨折，主张行切开复位内固定[13, 14]。手术治疗是基于这样一种观念，即明显分离的骨折块可能形成纤维性骨不连，这种骨不连常常引起臀部疼痛、坐骨肿块或者明显

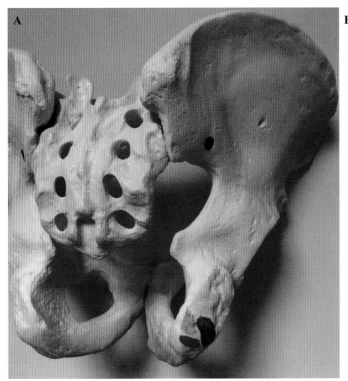
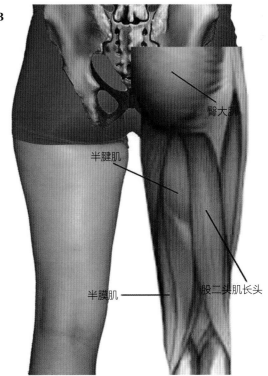

▲ 图 53-1　坐骨结节
A. 半腱肌、半膜肌和股二头肌长头在坐骨结节的起点；B. 腘绳肌的表层和深层解剖

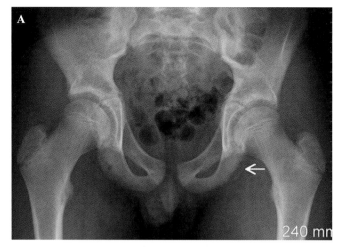
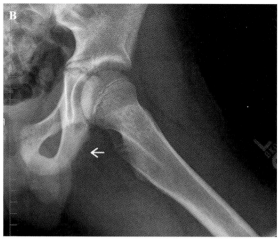
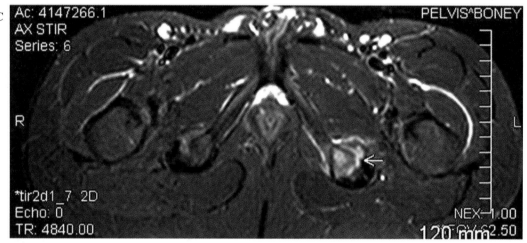

▲ 图 53-2　坐骨结节撕脱性骨折

A 和 B. 箭示坐骨结节骨隆起撕脱性骨折；C. MRI 确诊撕脱骨折

的屈膝力量减弱，以致降低了运动员的竞技水平。对于那些不能获得满意复位的患者，就有必要切除撕脱的骨块[7, 13]。对于骨折移位＞2cm 的手术治疗效果，虽然只限于几个病例报道或小样本研究，但报道称疗效满意。

### 三、髂前上棘和髂前下棘撕脱性骨折

髂前上棘和髂前下棘是骨盆另外的骨隆起骨化中心，大多数青少年在 13—15 岁时才出现。髂前上棘是缝匠肌和阔筋膜张肌肌腱单元的起点，髂前下棘是股直肌直头的起点。这两个骨化中心受伤机制相似，最常见于短跑和踢腿。在短跑中，髂前上棘和髂前下棘的最大偏心负荷出现在运动启动时的推离，同时伸髋屈膝[1]。踢腿时，随着髋部的有力

屈曲和膝关节的伸展，产生一个初始的同心力量，随后当足触地遇到地面反作用力时，突然转为偏心载荷[1]。

髋关节的旋转负荷可引起髂前上棘的骨隆起损伤，扭转时阔筋膜张肌的偏心性收缩，产生较大的撕脱骨块[15]。White 等描述了 2 个类似的棒球损伤病例，在击球的初始挥拍阶段，突然感到疼痛[15]，在击球的过程中，后腿是固定不动的，随着摆动时的扭转运动，后腿阔筋膜张肌产生偏心性收缩，引发大的撕脱骨块向外侧移位。而骨块向下方移位则通常见于缝匠肌引起的撕脱损伤。

髂前上棘和髂前下棘撕脱损伤的运动员，不论是听到还是感觉到"砰"的声音，都会有骨盆前方的突发疼痛。运动员患侧负重困难，通常保持患侧

髋关节一定程度的屈曲，以减轻相关肌腱单元的张力。受伤部位可能出现肿胀，触诊有压痛，主动屈髋会加重疼痛。被动伸髋也会引起不适，尤其是同时行被动屈膝的动作[1]。

患者应该行骨盆平片，包括正位片和斜位片。斜位片能更好地评估髂前下棘撕脱骨折，因为相对髂前上棘而言，髂前下棘撕脱部位有更多软组织附着，骨折移位都比较小[1]，再者，股直肌牵拉引起的骨折通常是向远端移位。缝匠肌牵拉引起的骨折也是向远端移位，但是如果有阔筋膜张肌的参与，骨折将向外侧移位。如果要进一步的软组织评估就需要 MRI（图 53-3、图 53-4）。

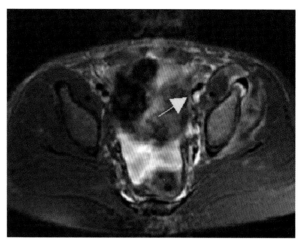

▲ 图 53-3　13 岁男青少年 MRI 轴位 $T_2$ 加权像
图示髂前下棘的撕脱骨折，局部有水肿信号

治疗和其他的骨隆起撕脱性骨折一样，有症状的需要休息，初期使用拐杖，直到骨盆疼痛缓解，在可耐受情况下逐步负重。一般来说，运动员在受伤后 2~4 个月就会完全康复，没有无力和持续疼痛的问题，也没有体育活动的限制[16, 17]。

大多数运动员保守治疗效果良好，关于髂前上棘和髂前下棘骨隆起撕脱骨折的手术适应证还存在争议。Rosenberg 等[18] 报道，保守治疗患者随访的普通 X 线片显示，虽然撕脱骨块位移在比原部位更远的位置，但大部分患者都没有明显的临床功能障碍。患者可能会有丰富的骨痂、外生骨疣、畸形愈合和有症状的骨不连。有些人认为手术切开复位内固定，即便是在急性期，也能让患者快速回到全部活动中去，很少有畸形愈合和骨不连，效果良好[19]。Veselko 和 Smrkolj 报道了 2 例髂前上棘撕脱骨折，在受伤后 2 天行切开复位内固定[19]，2 名运动员在受伤后 3~4 周返回训练，没有明显的肌肉力量减弱和残留症状，最后运动水平恢复到受伤前的状态。这就得出一个结论，在治疗竞技运动员的损伤时，不管撕脱骨折的移位程度如何，要想快速返回运动，手术治疗可能是一个选择。

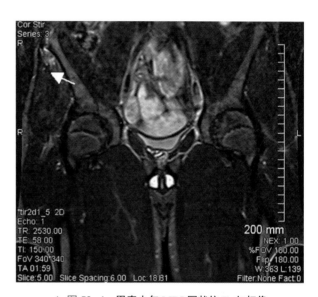

▲ 图 53-4　男青少年 MRI 冠状位 $T_2$ 加权像
图示右侧髂前上棘的撕脱骨折（引自 Hsu JC. Proximal Rectus Femoris Avulsions in National Football League Kickers A Report of 2 Cases. Am J Sports Med. 2005. 33; 1085-1087. 经 Sage Publications 许可转载）

Kameyama 和 Ogawa[20] 报道了 30 例髂骨棘的撕脱骨折（20 例髂前上棘，10 例髂前下棘），11 例行切开复位内固定（open reduction and internal fixation，ORIF），19 例非手术治疗，切开复位内固定组采用螺钉或克氏针固定。结果显示，19 例保守治疗患者的骨折愈合良好，日常活动功能满意，除了 2 例患者在做某些体育活动时偶尔会感到疲劳，大部分患者都能参加体育活动并达到受伤前的水平。2 名患有严重畸形的髂前上棘骨折患者，其中 1 例因过早恢复运动，导致带骨条的碎片出现明显移位。作者推测，肌肉的显著移位以及肌肉附着的骨碎片在原部位以远的愈合，可能是引起患者的疲劳的原因。

目前主要的争论是关于骨折的移位程度和这些

骨折是否需要手术治疗，以及预防形成有大骨条的明显畸形、肌腱单元的乏力和畸形愈合导致的单元短缩[19, 20]。尽管大多数情况下保守治疗和切开复位内固定的结果相似，但是依照 Moeller 和 Veselko 的文章，对于上述骨折移位超过 2cm 的患者建议急诊手术。当然，这类骨折相对少见，还需要进一步的调查研究。

## 四、腘绳肌近端损伤

起始于坐骨结节的腘绳肌有股二头肌长头、半腱肌、半膜肌（图 53-1），这三块肌肉均跨越髋和膝关节。Feely 等[21] 研究了国家橄榄球联盟的一个球队训练营病的流行病学，发现在 1998—2007 年，每 1000 次体育活动中有 2.2 次腘绳肌拉伤。尽管腘绳肌的损伤比较普遍，但自坐骨结节的完全撕脱还是少见的，这些完全撕脱的真实发病率很难评估，因为它经常被误诊。发病年龄常见于 30 多岁和 40 多岁，对 18 项研究的回顾[22] 报道示平均年龄 39.7 岁。

腘绳肌近端撕脱性损伤的典型表现是，运动员因大腿后方的突发剧痛不得不停止体育运动。最常见的受伤机制是腘绳肌强力收缩以对抗突然的偏心性负荷[23]，这种损伤在多种有偏心负荷的运动中都有描述，特别是在短跑期间，包括橄榄球、网球、棒球以及滑冰等活动[24]。患者通常描述在受伤时，患髋处于一个最大限度屈曲，膝关节伸展的姿势，就像跨栏一样，这种姿势会产生突然的偏心负荷。他们经常在大腿近端后方听到"砰"的声音或者有撕裂样的感觉，查体时可见广泛的瘀斑和大腿后部肿胀[25-27]。患者通常会避免髋或膝关节的屈曲。在俯卧位很容易检查到膝关节屈曲无力，有时会触到明显的间隙，不过这种间隙常常会被水肿所掩盖。也有一些短暂性坐骨神经痛的病例报道，原因是该神经与损伤部位非常接近。腘绳肌近端撕脱性损伤往往被误诊为腘绳肌的拉伤，而错过了早期治疗。Folsom 和 Larson[24] 报道了 25 例腘绳肌修复的病例，有 5 例是慢性撕裂，在受伤后 4 个月到 116 月内才进行手术。建议评估筋膜室综合征的体征，因为先前已有该后遗症发生的报道[28]。

超声和 MRI 对诊断都非常敏感，虽然通常认为 MRI 对于评估解剖结构更有用[29-31]（图 53-5），但两者对腘绳肌近端撕脱损伤的诊断优劣尚无定论。即使根据病史和体格检查得出了明确的诊断，但 MRI 对明确撕裂的准确解剖结构还是非常有帮助

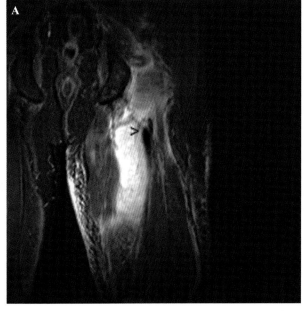
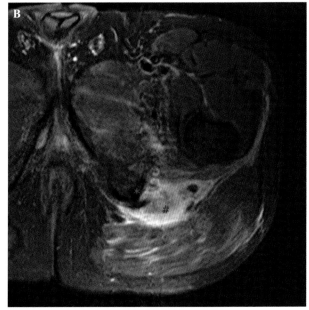

▲ 图 53-5　腘绳肌近端损伤 MRI
A. 冠状位显示坐骨结节（星号）和近端腘绳肌的残端（＞）；B. 轴位显示坐骨结节（星号）和大量炎症反应（＃），没有腘绳肌的附着

的，包括累及的肌腱和回缩的程度，轴位像有助于明确哪些肌腱被撕裂，矢状位和冠状位可以帮助确定损伤的程度和回缩的大小。

腘绳肌撕脱损伤的分类方式有多种。方便又简单的方式是分为急性和慢性，再按累及肌腱数量分型，并描述其他因素，如累及坐骨神经。Wood 等[32] 最早提出了分类，后来 Sallay 做了修改[33]。病程不超过 4 周为急性损伤，4～12 周之间为亚急性，超过 12 周为慢性。不全撕裂是指 1 个或 2 个肌腱的损伤，完全撕裂是指 3 个肌腱都损伤，两种撕裂按照移位大小（＞2cm 或＜2cm）还可以进一步细分。

尚未有正式的对照研究报道来检验腘绳肌近端撕脱损伤的治疗选择，也没有形成专家共识的指南。非手术治疗适合于老年人、活动少且损伤较轻的患者，以及不完全撕裂和完全撕裂移位＜2cm 的患者[34]，如果这些患者继续有症状，由于存在小的移位和肌肉挛缩，还是可以后期行手术治疗的[35]。非手术治疗包括保护性行走、冷冻治疗和口服镇痛药。建议早期活动以避免静脉血栓形成，对于有静脉血栓风险的患者可以考虑使用药物。然后根据疼痛程度开始徐缓的治疗（如超声波和电刺激），在可耐受的情况下恢复关节的正常活动。采用治疗性拉伸和活动范围的训练，一旦患者没有疼痛和肌肉力量恢复，就可以逐步恢复体育活动。

对于有 3 个肌腱撕裂且回缩＞2cm 的急性患者，建议行手术治疗。在手术修复前对患者谈话时，很重要的一点是告知手术的风险，解释术后康复的过程，以确保患者的依从性。手术采用俯卧位，仔细解剖显露坐骨结节和近端腘绳肌的残端，同时保护好坐骨神经和股后皮神经。向上牵拉臀大肌时要谨慎，因为臀下神经也可能被损伤。如果肌腱近端有足够的残端，可以直接修复，如果没有可用于直接修复的近端残端，则需要用骨膜剥离器和刮匙对坐骨结节表面进行骨创面的准备，然后放置缝合铆钉将近端肌腱修复到其解剖位置。

术后患者要佩戴安全带或支具以保持膝关节的屈曲。术后第 1 个月，通过避免患肢的负重来保护修复的肌腱，但允许扶拐行走（第一阶段）[35]。可

依据手术者的喜好，仅在患者行走时才佩戴安全带。第 4 周开始去除安全带或支具，然后根据耐受情况逐步弃拐（第二阶段）。第二阶段的目标是恢复步态和无痛的日常生活。康复的第三阶段（2～4个月）包括腘绳肌肌力的强化和无痛的有氧运动。第四阶段（4～6 个月）进行高级本体感觉训练，并恢复患者的特定体育活动。一旦患髋的力量和健侧相当，大多数患者能够在 6 个月后恢复慢跑和其他的体育活动，并完全参加运动。

Birmingham 等[36] 报道了完全撕裂的病例，9例急性修复和 14 例慢性修复，平均随访 43.3 个月，几乎所有的患者（95%）在 9.8 个月后恢复到受伤前的活动水平，78% 的患者随访报道了良好的疗效，与对侧相比，腘绳肌力量恢复了 90% 以上。在最近一项 18 个研究的系统综述中，298 例患者（300例撕裂），手术治疗（286 个损伤）和非手术治疗（14个损伤）进行了比较[22]，手术修复组主观疗效良好，有显著差异（P＜0.05），有更高的概率恢复到受伤前的运动水平。手术组患者的力量和耐力要高于非手术组，不过非手术治疗的患者人数太少。在手术治疗组中，急性修复优于慢性修复，且并发症少，再次断裂的风险小。

手术并发症与其他下肢手术的并发症相似，如感染、切口裂开、血肿和深静脉血栓[26, 36, 37]，也可能发生再撕裂。如前所述，处于危险状态的神经结构有坐骨神经、股后皮神经（posterior cutaneous femoral nerve，PCFN），以及向上过度牵拉臀大肌可引起的臀下神经损伤。股后皮神经损伤可导致大腿后部神经痛、感觉过敏或感觉减退的症状，这些症状通常随时间推移而消失。

## 五、髂嵴的挫伤（"髋骨隆凸挫伤"）

在运动医学中肌肉挫伤很常见，尤其是接触性运动，如足球、冰球、英式橄榄球。"髋骨隆凸挫伤"是外行的描述，是指髂嵴和附着的软组织挫伤，致伤原因是髂嵴受到直接打击，常见于参与接触性运动者，患者防护不够或髋部护垫没有正确使用。

髂嵴挫伤可能会非常痛苦和令人虚弱，周围结

构也可能受伤，包括臀肌、阔筋膜张肌和相邻的腹部肌肉。血肿也很常见，血肿撑开髂嵴和周围软组织之间的间隙，导致难受性疼痛[38]。运动员一般表现为疼痛，触诊压痛点在髂嵴表面组织和周围相连的软组织，常有瘀斑和肿胀。根据损伤的严重程度，患者也可能会有防痛步态。尽管通过病史和体格检查能得出初步诊断，但普通X线片对于排除髂骨翼骨折或青少年运动员的骨隆起骨折很重要[38]。

治疗包括休息、冰敷和服用消炎镇痛药物。一旦可以忍受，就可以开始着重于拉伸和强化的物理治疗，增加同侧髋关节的活动范围。完全康复通常需要2~4周，具体取决于挫伤的严重程度。并发症有骨化性肌炎和肌纤维化[38]。

## 六、肌肉拉伤

肌肉拉伤是运动中最常见的肌肉损伤，通常是由于主动或被动强力拉伸肌肉导致的，但更多的是运动中的偏心性收缩导致的[39]。控制关节活动范围的肌肉容易拉伤，尤其是跨越髋和膝关节的肌肉。这些肌肉通常参与高速运动的控制，并含有相当高比例的快动（Ⅱ型）肌纤维[39]。产生这种拉伤的常见体育活动包括快速加速或减速、剪切或旋转。

组织学研究表明，肌纤维的断裂发生在肌腱的结合部附近[39]。损伤时，肌肉内可见出血。周围的水肿来自炎症过程，炎症通常发生在受伤后1~2天，大约1周后，炎症阶段被纤维组织替代，但炎症反应依然存在[39]。

内收肌拉伤是冰球运动中最常见的损伤。一项对芬兰冰球运动员肌肉拉伤的研究报道中，内收肌拉伤占所有肌肉拉伤的43%[40,41]。在"推进"运动中，髋关节快速有力的外旋来发起滑行冲程，引起内收肌的拉伤[42]。蛙泳运动员也可能在训练和比赛时遭受内收肌拉伤，在髋关节用力内收、膝关节屈曲，再强有力蹬腿（蛙泳的特征性动作）之前发生肌肉拉伤[43,44]。

运动员在强烈运动时通常会经历剧烈的疼痛，能否参加进一步的比赛，取决于拉伤的严重程度。如果所累及的肌肉被激活，运动员在最初受伤后将经历进一步的疼痛，偏心激活时更加明显[39]。体格检查时，运动员会有局部压痛，并可能出现肿胀和瘀斑。可能会有保护性姿势、活动受限以及继发于疼痛的无力。

大部分患者没必要行影像学检查，因为根据病史和体格检查就能得出诊断。MRI在形态学上通常会显示肌腱单元附近的局部水肿、出血和肌纤维中断，但不是诊断所必需的。

一般来说，急性治疗包括休息、冰敷、抗炎药物，以及采用加压来减轻肿胀和疼痛。一旦疼痛和肿胀消退，就可以开始物理治疗，提高活动范围和恢复肌肉力量。通常，在完成全部的动作和力量训练后，运动员便会重新参加比赛。研究表明，在那些容易发生肌肉拉伤的运动员中，在赛季开始时就出现了相关肌肉的无力[40,45]。Orchard等报道了在澳式足球中，腘绳肌的相对无力与腘绳肌拉伤的发生率有关[40,45]，季前赛时期，拉伤的腘绳肌肌肉力量降低了16%，腘绳肌的弹性不是重要的危险因素。Tyler等强调力量训练能降低肌肉拉伤和再次发生的风险性[40]。应该制订一个着重强化力量训练和逐步增强的对抗性训练的计划，来降低损伤发生率和再次发生率。物理治疗计划还应包括平衡训练和核心强化，以增加周围肌肉的整体力量。

除了加强力量以外，充分的运动前热身，尤其是"处于风险中"的肌肉，可能是最重要的预防步骤[46]。Ekstrand等报道一组足球运动员做了热身和拉伸活动后，髋内收肌拉伤的发生率降低了75%[47]。

## 七、运动疝（详情请参照运动疝的部分）

虽然运动疝是反复的压力作用于前方骨盆，随时间延长而形成的症状，但是外伤可导致急性发作。可能的损伤模式是骨盆前方腹直肌起点的附着点撕裂，最终导致腹股沟管后壁薄弱并可能膨出。正如Meyers等[48]所提到的，损伤机制似乎包括腹部的过度伸展和髋关节的过度外展，导致骨盆前方稳定装置的压力增加。在公牛骑手中可见这种类型的急性损伤，他们的损伤模式很夸张，腹直肌和内收肌在前方骨盆的完全撕脱，这些急性损伤的患者经过手术治疗都能取得好的效果[48]。

## 八、结论

髋部经常发生创伤性损伤，尤其是在青少年和运动员中。这些骨盆和关节周围的损伤不应该和关节内病变相混淆。但有时候，盂唇和软骨损伤可能与骨盆异常并存，比如耻骨联合炎或运动疝。详细的病史、体格检查和适当的影像学检查有助于正确诊断。

# 关节镜治疗：骨性病变
## Arthroscopic Treatment: Bony Lesions

Thomas G. Sampson　著

谢宗刚　译　陈光兴　校

## 一、概述

在过去几年里，由于认识了与股骨髋臼撞击相关的关节病理学[1-8]，使得髋关节周围骨性病变的治疗呈指数级增长。关节镜下切除凸轮型和钳夹型病变初期仅限于处理股骨侧病变，这个时间持续了近 4 年，随后才开始治疗髋臼侧的边缘性撞击和相关病变[9, 10]。

因此在早些年，几乎没有髋臼缘的修整和盂唇的修复[11, 12]。目前，每一个动态显示有骨撞击的患者，都予以髋臼边缘修整、盂唇软骨再固定以及股骨侧成形。

本章节将讨论引起髋关节病变的骨性异常。如果不考虑盂唇和关节软骨的损伤及其导致损伤或关节炎的破坏力[7, 13]，就很难去讨论骨性病变。本章节大部分是基于近 30 年来髋关节镜下观察，以及从文献、经验和结果中得出的观点，来讨论源于与股骨髋臼撞击相关的疾病。这些文献、经验和结果来自于髋关节镜治疗的 1500 例骨性病变，虽然大多数股骨髋臼撞击被认为是两种类型——凸轮型和钳夹型[3, 7, 14]，但观察是有一个很大的灰色区域，股骨头交界处对边缘过度生长有反应，反之亦然，这不能定义为上述两型（图 54-1）。因此，最终手术中切除股骨头颈交界处和髋臼边缘的骨量多少，取决于髋臼边缘过度增生、盂唇和软骨损伤的关系，以及手术中动态活动观察到的撞击和头颈交界处的畸形（图 54-2）。

Reinhold Ganz 教授在大约 15 年前提出了股骨髋臼撞击征的概念，并最早描述了凸轮型和钳夹型[1]。他的研究认为异常的形态并不会对髋关节造成静态损伤，但会增加运动负荷。凸轮型主要的破坏性改变是在髋臼关节软骨内 1~2cm，钳夹型的破坏主要是在髋臼边缘和盂唇。很多文献描述了这两种不同类型，但笔者的经验是很少看到单一类型的存在[4-7, 14-18]。

在做骨性病变修整的计划时，如果 α 角＞55o[19, 20]，手术者要考虑到这个增大的角度。此外，还应该了解头颈交界处对撞击的反应以及对髋臼前缘的影响，这可能会形成 X 线、CT 和 MRI 不能检测的非骨化性骨畸形。另外，在计划切除边缘过度增生和骨赘的时候，最好不要过度切除骨组织，要保证外侧中心边缘角和前方中心边缘角不小于 20°~25°（图 54-3）。

关节软骨和盂唇损伤将进一步证实骨形态异常的影响，矫正手术应该兼顾盂唇软骨保留和骨切除之间的平衡[8, 21-23]。术中认定的关节软骨和盂唇损伤程度，直接影响手术结果和最终的疗效（图54-4）[8, 21-31]。此外，年龄、性别、活动水平和预期目标对个人满意度都有重要影响。

## 二、诊断方法

大多数股骨髋臼撞击征的患者主诉在腹股沟区感到髋部疼痛，但也可能在转子周围、阔筋膜张

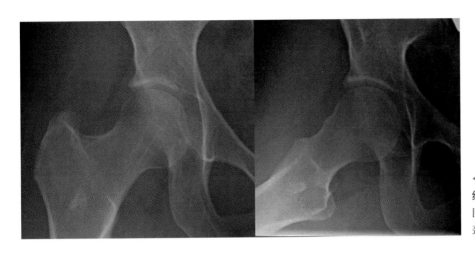

◀ 图 54-1　右髋正位和蛙位 X
线图
图示髋臼前方边缘撞击引起的股骨
颈小凹陷和隆起

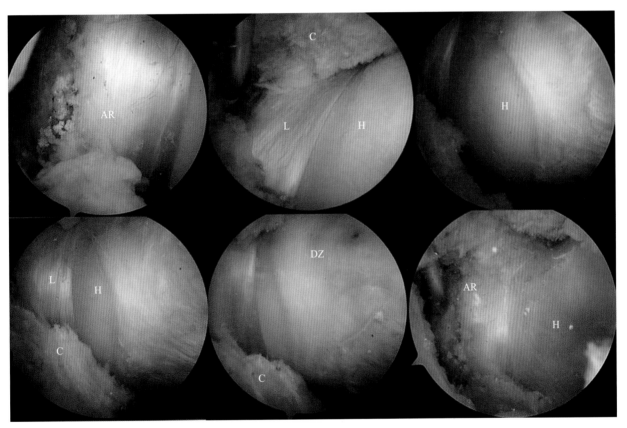

▲ 图 54-2　动态活动
判断头颈（H）和髋臼缘（AR）的撞击，注意分界区域（DZ）、切开的关节囊（C）、盂唇（L）

肌或臀肌深层、臀大肌深面后方。John Hilton 定律
描述了为什么关节疼痛是通过跨关节肌肉来感知
的 [32]，这个定律的一个很好例子就是髋关节，近端
可通过髂腰肌在脊柱中段感到疼痛，远端可达阔筋
膜张肌在膝关节止点位置。

可观察到砰或咔嗒的声响，并且只有在髋关节
屈曲和伸直涉及髂腰肌的病变时，才会发生。随机

的砰或咔嗒声可能来自于盂唇软骨结合部的病变以
及异常骨形态撞击软组织。

很多人有活动范围受限，或不同于对侧髋的活
动范围。内旋不足是凸轮型撞击的普遍现象，但笔
者发现它与前缘钳形损伤和软组织撞击也相关。与
骨病变相关的盂唇和软骨病变，大多数都发生在髋
臼面的 1～3 区，大的凸轮畸形和大的前缘病变可

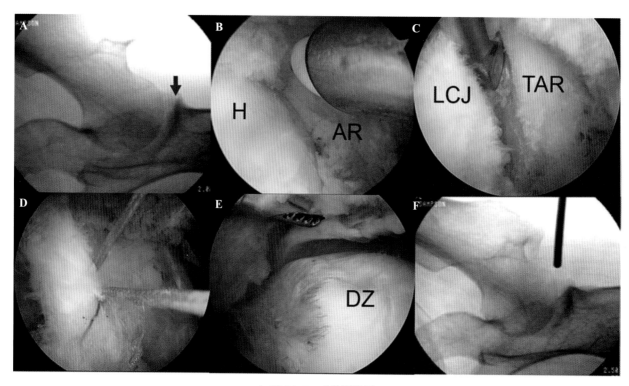

▲ 图 54-3　术前透视图

A. 图示右髋发育不良和过多的前缘（箭）；B. 前缘（AR）显露；C. 前缘修整（TAR）后准备修复，注意盂唇 – 软骨交界处；D. 盂唇再附着在髋臼缘；E. 股骨头牵开后显示髋臼边缘撞击造成的分界区（DZ）凹陷；F. 前缘修整后的术后透视，注意外侧中心边缘角与术前透视没有改变

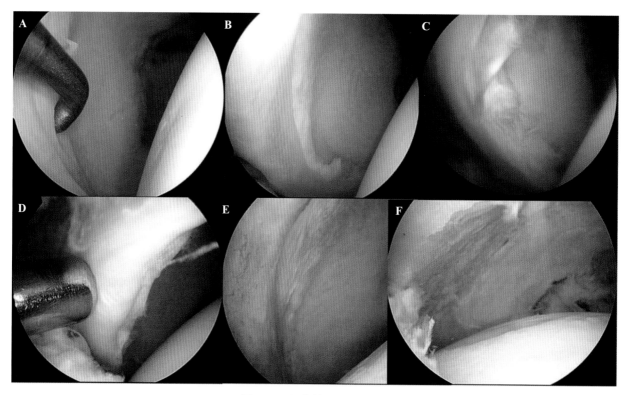

▲ 图 54-4　经中前入路的左髋视图

图示钳夹型比凸轮型损伤严重（A 和 B）、混合型（C 和 D）、大的凸轮型（E 和 F）引起的严重损伤

导致股骨头的半脱位，造成髋臼后部的损伤。

（一）骨撞击的定位试验

患者仰卧位，检查者握住患侧腿，膝关节屈曲90°，髋关节也屈曲90°，髋关节外旋到一个舒适的位置，然后内旋并增加一点屈曲，直到患者开始感觉到腹股沟疼痛或挤压。接下来将腿伸直，最大限度内旋然后慢慢屈曲，当患者感觉到相似的疼痛或

挤压时停止，记录两次引起症状的腿的位置和对应的髋臼区域，然后仔细检查 MRA 或 MRI 这些区域与骨病理改变的关系。笔者观察到，这个试验和术中所见病变有很强的相关性，与髋关节软骨全层脱离密切相关（图 54-5）。

（二）影像学

病变很明显时，对骨缺损进行影像学检查就很

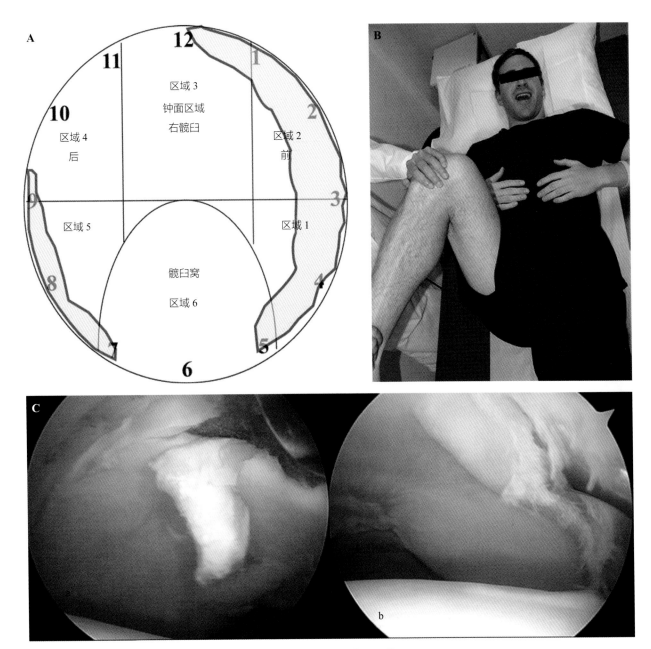

▲ 图 54-5 髋臼损伤图像

A. 右侧髋臼的钟面区域；B. 患者表现为屈曲内旋疼痛；C. 对应的镜下所见：a. 右髋 3～5 区域所见；b. 1～3 区域所见，注意关节软骨在前方的分层和后方的剥脱

有帮助，很多人采用三维 CT 来描述骨缺损。笔者关心的是 CT 检查时的辐射暴露量，因为目前还没有关于降低患者辐射暴露的安全标准。因此，依靠平片、MRI 或者 MRA，以及术中反复透视来帮助定位骨性病变，寻找细微的异常，如"股骨头颈的凹陷或隆起"、髋臼前缘小的骨赘生物、股骨头颈交界处的异常形态。异常的 α 角不会体现这些问题。在年轻人中，经常会出现 MRI 或者 MRA 是完全正常，但他们可能有与前缘骨过度生长相关的髋臼关节软骨全层脱离。

## 三、术前规划

当采用开放外科脱位来治疗骨病变时，术者应该按计划的步骤来解决病变，笔者认为髋关节镜手术也应该遵循同样的计划步骤，以达到理想的效果。

步骤如下。

· 显露。

· 动态试验来明确异常解剖结构、形态、病理。

· 矫正异常形态。

· 修复病理。

· 关闭。

大多数髋关节镜手术者会通过牵引首先进入中央间室，然后再观察周围间室，最后做关节囊切开来处理骨病变。笔者所有病例采用的是由外向内、有计划切开关节囊的技术，其优点是几乎所有髋关节的显露都可以重现，并且可以在术前根据髋臼指数、中心边缘角和髋关节松弛指数，来确定关节囊是切开、切除还是修复（紧缩缝合）。另外，在最初显露周围间室的过程中，不需要牵引，从而减少牵引带来的潜在并发症（图 54-6）。

### （一）外科技术

笔者习惯于采用侧卧位进行髋关节镜检查，但是，该手术也可在仰卧位进行（图 54-7）。

### （二）术前透视

在患者准备和铺巾之前，需要多次骨盆正位透视，寻找头颈交界处明显的和细微的骨畸形及其与髋臼缘的关系。包括轻度外展下的中立位、外旋、内旋，屈曲 45° 并外旋 45°（Dunn 位），最大限度地外展外旋和内旋。这些透视将提醒术者大多数的撞击发生在头颈交界处。切除骨量最大的部位，最常见于外侧和内侧滑膜皱襞之间的前外侧部分（图 54-8）。

### （三）入路

几乎所有的手术都是采用两个入路的技术：

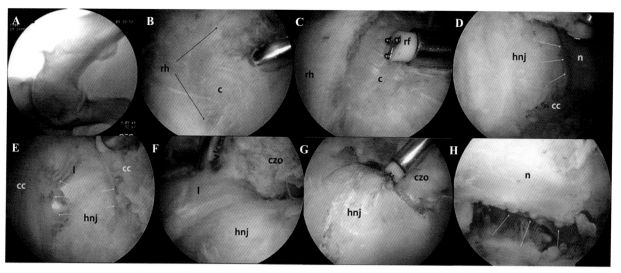

▲ 图 54-6　左髋由外向内的关节囊切开术与开放关节囊切开术相似

A. 左髋正位透视；B. 显露关节囊；C. 股直肌返折头（rh）；D. 显露头颈交界处（hnj），切开的关节囊缘（cc）、股骨颈（n）、凸轮型隆起（箭）；E. 切开关节囊（箭）；F. 显露盂唇（l）；G. 去除凸轮型隆起表面的软组织和切开轮匝带（czo）；H. 显露颈的内侧部分，注意滑膜炎和骨赘

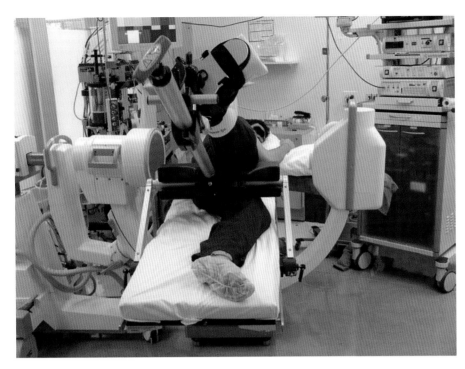

◀ 图 54-7  **手术体位**

侧向入路患者的体位，右腿置于牵引架上，C 臂透视机位于患者下方

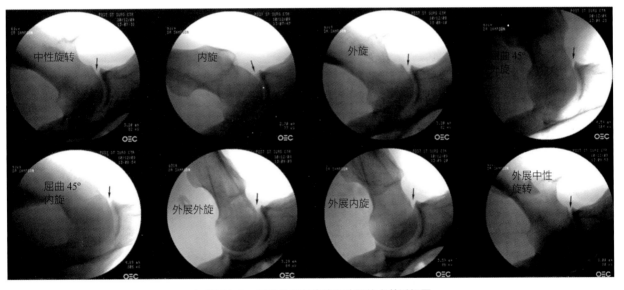

中性旋转　　内旋　　外旋　　屈曲 45°内旋

屈曲 45°内旋　　外展外旋　　外展内旋　　外展中性旋转

▲ 图 54-8  **侧卧位多向旋转和外展的术前透视图**

前外和中前入路。有时可能需要辅助入路，如后外侧入路就能到达髋臼和头颈交界处后方更远的位置，或用于盂唇缝合修复的辅助入路。标准技术是关节镜和操作工具通过入路置于关节囊水平（图 54-9）。

### （四）关节囊切开术

30° 关节镜经前外侧入路观察，通过手术器械确认前方脂肪垫和股直肌返折头。用 4mm 的刨刀切除部分前方脂肪垫，显露前外侧关节囊，接下来用射频消融刀头从股骨颈基底向近端切开关节囊到髋臼缘盂唇，注意不要损伤髋臼盂唇，然后横向经过 3 区和前方经过 1 区切开关节囊。用刨刀将切开关节囊的上缘部分切除，就可见头颈交界区和髋臼边缘的骨畸形。随后做髋关节活动试验来确定头颈交界处与髋臼缘的撞击，同时观察撞击对盂唇的影响。评估盂唇的功能和质量及对股骨头的密封效

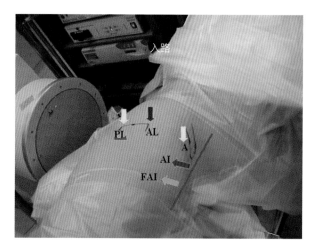

▲ 图 54-9　右髋入路的外侧面观
后外（PL），前外（AL），前（A），中前（AI），远前下（FAI）

果。某些情况下，因盂唇的退变或者边缘的过度增生导致盂唇回缩，而没有密封作用（图 54-10）。

（五）关节牵开

一旦关节囊切开完成后，髋关节被牵开，就可以进入中央间室。这种分离使得器械进入能够在直视下完成，从而减少了对盂唇和股骨头、髋臼关节软骨损伤的潜在风险。如果有前方边缘的过度增生或整体的过度覆盖，在进入前需要用磨头修整边缘，然后检查中央间室的损伤情况，有计划地修复盂唇软骨连接处，治疗软骨缺损，并设计髋臼缘和（或）头颈交界处的骨切除（图 54-11）。

（六）髋臼缘

通常髋臼缘的显露在 1~3 区的外部，因为这是髋臼关节软骨和盂唇损伤最常见的区域。从前外侧入路观察，用 4mm 的髋关节磨头修整髋臼前方多余的骨质，在此过程中要保留盂唇的附着。确定切除骨量的依据是，突出的骨赘变成一个浅的凹陷形状，以适应头颈交界处的新形状。为了不影响其连续性和密封效果，要有意识地保留盂唇软骨连接处的完整。然后将关节镜转到中前入路，操作工具转到前外侧入路，在股直肌返折

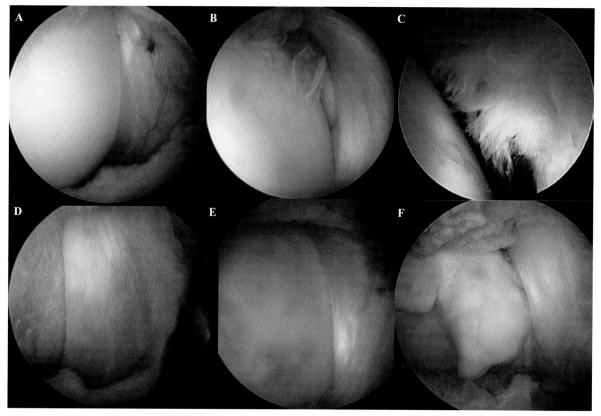

▲ 图 54-10　盂唇密封性评估
A. 良好的密封；B. 回缩的密封；C. 无密封；D. 有退变的良好密封（黄色）；E. 头颈反应形成的良好密封（红斑点）；F. 头颈骨赘导致密封很差

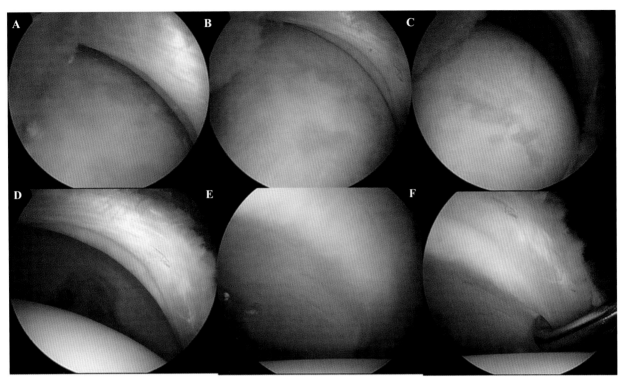

▲ 图 54-11 经前外侧入路观察右髋关节囊切开术后的牵开状态

头附着点外下完成髋臼缘的修整（图 54-12）。对于整体的钳形撞击，骨的切除要尽量向后延伸到 5 区。可以在术前以 Matsuda 描述的技术来决定外侧骨的切除量，即用记号笔在透视图像上标记要切除的部分，间歇性透视直到标记下的骨从图像中去除[33]。

### （七）股骨成形术

笔者认为，切除头颈交界处的凸轮型骨隆起或其他病变，要有一个系统的计划，这将有助于充分的切除。这个计划包括首先去除切除区域的软组织，然后用 5mm 的磨头打磨出一个要切除区域的大致轮廓（图 54-13）。笔者通常从头颈交界处的分界线开始（如果有的话），然后从前方到前外侧，最后完成后外侧的切除。

切除过程中不需要牵开关节。直到最后行后外侧骨切除时，因为要显露该区域，并为了让股骨头远离髋臼缘以避免盂唇的损伤，这时才需要牵开关节（图 54-14）。屈曲 45° 并外旋能很好地显露头颈交界处的前部（图 54-15）。

### （八）盂唇固定和软骨修复

髋臼缘和股骨头颈交界处的骨切除完成后，接下来就可以在直视下固定盂唇软骨的分层、盂唇撕裂或从髋臼缘分离的盂唇。确定计划要修复的区域，钻好所有的锚钉孔（图 54-16），在髋关节牵引下，采用基底修复技术序贯缝合，高强度的缝线穿过盂唇，然后用骨锚钉固定（图 54-17）。盂唇被固定在髋臼缘上的新位置，保持合适的张力以确保是一个良好的密封圈。如果有软骨分层（全层关节软骨的分层），笔者倾向于先用刮匙做髋臼骨的准备，然后予微骨折来提高骨折愈合反应，再重新固定盂唇（图 54-18）。

### （九）骨切除和盂唇修复的评估

在透视下活动关节，以评估股骨头颈交界处和髋臼盂唇之间的撞击情况，如果不理想，可能需要进一步切除头颈的畸形。最后，在手术完成前再次透视，显示没有残留撞击（图 54-19）。

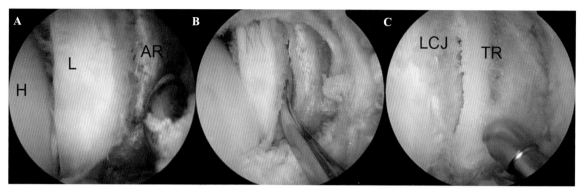

▲ 图 54-12　前外侧入路右侧髋臼边缘的修整

A. 关节囊切开显露头（H）、盂唇（L）、髋臼缘（AR）；B. 反折的盂唇（L）；C. 4.0mm 的磨头在靠近盂唇软骨连接处（LCJ）修整骨面

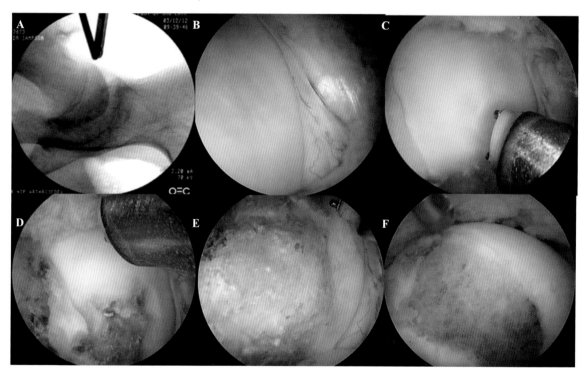

▲ 图 54-13　股骨成形前去除头颈交界处的软组织

A. 侧位透视右髋正位片（注意下面图像中镜子和工具的位置）；B. 前外侧入路显露右髋；C. 头颈交界的分界线处置入射频探头清除软组织；
D. 部分软组织切除；E. 切除软组织和骨膜；F. 完成股骨部分成形

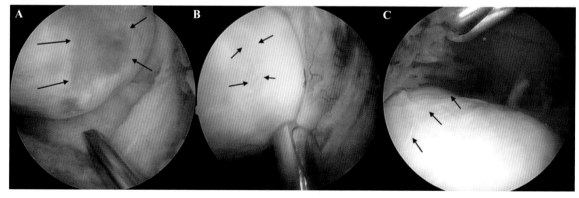

▲ 图 54-14　头颈交界的分界区域（箭）

A. 右髋前外侧入路观察，受损区域在正常软骨和结合部撞击性斑块之间，轮廓清晰；B. 结合部软骨呈淡黄色；C. 结合部的头形状发生改变

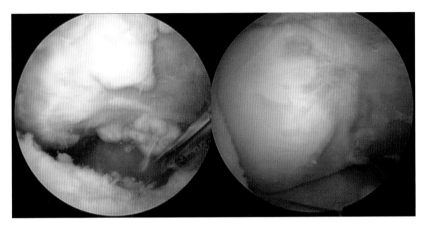

◀ 图 54-15 屈曲 45°

屈曲 45° 和外旋有助于增加视野，30° 镜子经前外侧入路到达前方外周间室，中前入路置入操作工具

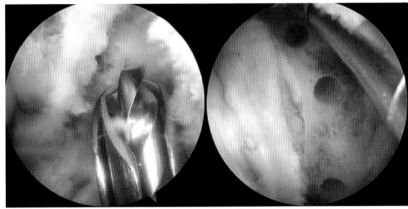

◀ 图 54-16 前外侧入路

前外侧入路观察右侧髋臼边缘，中前入路钻孔，盂唇缝合前在髋臼缘预先钻孔

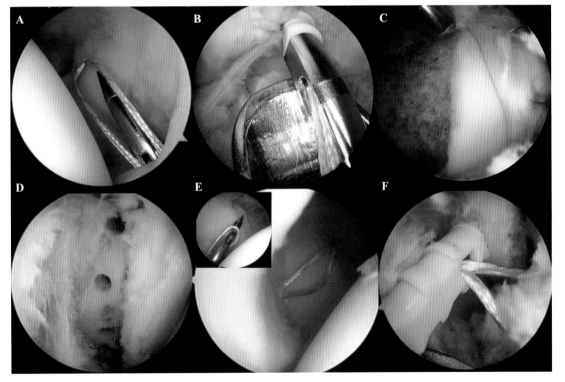

▲ 图 54-17 盂唇基底修复

A. 右髋前外侧入路显示穿透器和缝线通过盂唇软骨结合部；B. 第二次穿过盂唇后，锚钉挤压进钻好的孔道；C. 股骨头被盂唇密封（注意基底的缝线）；D. 左髋预先钻好的孔道；E. 缝线通过盂唇基底（小图显示第二次穿透器抓回缝线）；F. 锚钉挤压进钻好的孔道（注意缝线在盂唇的基底）

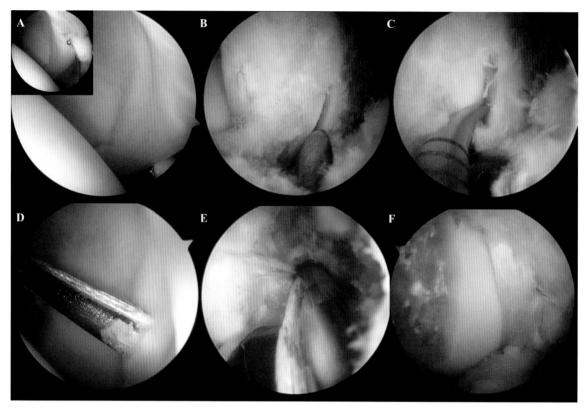

▲ 图 54-18　全层髋臼关节软骨缺损的修复

A. 右髋前外侧入路显示关节软骨分层的界线（小图是探查缺损）；B. 剥离髋臼面松散的软骨；C. 髋臼面的微骨折；D. 盂唇软骨基底修复；
E. 置入铆钉，盂唇有张力的固定在髋臼缘；F. 股骨头复位显示良好的密封

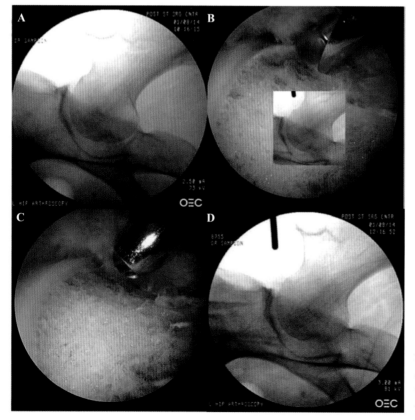

◀ 图 54-19　活动试验后做头颈交界处的
最后清理

A. 术前透视显示凸轮型隆起；B. 用磨头初次
切除（小图显示残留隆起）；C. 良好的修整
切除；D. 术后透视显示理想的切除

（十）关节囊的处理

笔者大多数的病例关节囊是开放的。如果担心因髋关节发育不良而导致的潜在不稳，或松弛指数大于 3，则在轮匝带区域部分关闭关节囊。

## 四、术后

手术区域使用长效麻醉药，并使用标准敷料。然后指导患者使用拐杖，并鼓励患者在能耐受的情况下完全负重，缝线在 1 周内拆除。

## 五、康复

鼓励患者在固定自行车上开始恢复活动，随后是椭圆训练器，再后是跑步机。在第 4 周时接受检查，如果他们的活动范围有限，就要开始物理治疗来获得更好的活动。如果担心患者的自我康复能力，那么一开始就要有物理治疗师参与康复。

## 六、结果

从 2002 年 1 月到 2012 年 12 月，1302 例患者的 1532 个髋关节接受了股骨髋臼撞击的治疗，有 154 个髋关节做了翻修。女性 794 个，男性 738 个，平均年龄是 39.7 岁（12—73 岁），平均随访时间为 97 个月（6～119 个月），术前平均 mHHS 评分 68.9，术后平均 mHHS 评分 91.7。股外侧皮神经暂时性麻痹的并发症发生率为 0.5%。最严重的并发症是 1 例后腹膜液体渗漏，经 12h 的观察及镇痛治疗后消失，3 例股骨颈骨折，1 例前脱位。

## 七、结论

在过去的几年中，关节镜下治疗髋关节周围骨性病变取得了长足的进步。相对于开放手术脱位，关节镜已成为公认的治疗选择。笔者建议了一个具有和开放手术同样视野及疗效可重复的手术路径及方法。所有的骨异常、盂唇和软骨损伤及病理得到认识和综合的治疗，将会获得最佳的结果。笔者认为股骨头颈区域和髋臼缘的骨切除量应基于术前的症状和体征，以及 X 线片、MRI 和术中透视情况，最终要根据术中所见及术中活动做出决定。仔细观察盂唇和关节软骨损伤类型将提示髋臼缘和股骨头颈交界处骨切除的位置和数量。笔者的结果显示，在中期随访中，该手术有助于缓解疼痛，并发症少。

# 第55章

# 特殊组织与疾病：骨坏死和缺血性坏死

## Specific Tissues and Conditions: Osteonecrosis, Avascular Necrosis

Athanasios V. Papavasiliou　Ioannis Gliatis　著

殷庆丰 译 曾 春 校

股骨头坏死或股骨头缺血性坏死主要好发于30—50岁（平均年龄35岁）的年轻活跃人群，病情进展可能引起残疾[1, 2]。虽然准确发病率尚不明确，但美国每年会有 10 000～20 000 的新发病例[3]。2013 年英国、澳大利亚的国家关节登记系统显示股骨头坏死占各类关节置换病例的 2%～3.5%[4]，而在美国这一占比估计是 10%[5]。

MRI 是诊断股骨头坏死敏感度最高的影像检查，其敏感度为 99%，特异性为 98%，能早于平片发现股骨头骨髓坏死水肿以及间充质组织充血的表现[1, 2, 6]。磁共振的多平面成像能够显示骨坏死的位置和大小，使用高分辨图像可以发现软骨下骨折，这一点不亚于 CT[7, 8]。基于优异的成像能力，磁共振甚至具有对股骨头坏死塌陷的预测评估能力[9]。尽管具有如此多的优势，还能够早发现关节内病变（盂唇、游离体等），但是磁共振和磁共振造影并不能完全评估关节的软骨[4, 8, 10, 11]。最近的一项 Meta 分析研究显示，以手术所见（关节镜或开放手术）为参考，横向比较磁共振、磁共振造影、多源 CT、CT 造影，发现就关节软骨评价而言，关节镜是最准确的[12]。

建立有效的股骨头坏死处置策略并不容易，这是因为它的病因和自然病程都还不够明确。目前的诊断流程主要基于疾病的分期以及患者个体因素，这包括多项影像学的分级系统[1, 13-18]。影像学表现将影响治疗计划，包括：①是否存在塌陷；②坏死病灶的大小；③股骨头坏死压缩的范围；④是否存在髋臼受累[1, 2]。患者个体因素也应该在考虑内，包括（1）并发症；②坏死的病因，若能确定；③患者的术后依从性；④患者的年龄；⑤期望值；⑥是否存在机械性症状。在治疗决策中较薄弱的一环是目前的影像技术对于软骨完整性的评估还不足，而这也是选择最佳治疗时需要考虑的。

## 一、治疗

### （一）非手术治疗

非手术治疗包括观察或拄拐或手杖部分负重，而临床效果有限，因为甚至无症状的小病灶都可能已经出现塌陷[6]。

### （二）药物

针对股骨头坏死发病机制的药物具有潜在功效，二磷酸盐药物（阿仑膦酸）能够抑制破骨过程，影响骨转化和改建，并可能降低股骨头坏死的塌陷风险[3, 6]。但还需要进一步的大样本临床随机试验和更长时间随访来评估此临床效果。

### （三）手术治疗

手术治疗分为保髋手术和置换手术。保髋手术的适应证包括塌陷前期或塌陷初期[1]。手术方式通常包括髓芯减压，带血管或不带血管的骨移植、截骨术。对于病灶较大的病例，如果保髋治疗预期效果不佳，就应当考虑关节置换。

## 二、关节镜治疗

### （一）诊断

髋关节镜作为一种诊断工具，通过股骨头和髋臼负重区关节软骨状态的直视评价，有助于加强外科医师对疾病的准确分级能力。

### （二）解决关节内病损

临床经验表明，髋关节镜可以处理股骨头坏死常见的机械性病变，从而发挥治疗作用。对于由软骨损伤、盂唇撕裂、游离体引起的关节弹响、绞锁等，关节镜治疗可以缓解[19-21]。

关节内病变通常是继发的，股骨头坏死塌陷局部变软不足以支撑负重，进而造成股骨头变形，活动中继发盂唇或软骨的机械性损伤[4, 22]。关节镜探查可以发现局部软骨软化以及漂浮试验阳性，这一征象由 Sekiya[22] 描述，用以评估坏死区域的关节软骨是否稳定，其阳性表现为当用探钩轻压软骨会引起局部的塌陷，而后自行弹起（图 55-1A），股骨头漂浮试验阳性通常和盂唇损伤共同存在（图 55-1B）。对这一区域的识别也有利于关节镜辅助下钻孔减压（图 55-1C）。同时坏死还常伴有关节积液和滑膜炎表现[7]。作者认为，选择合适的患者进行髋关节镜关节清理和滑膜切除术，可以得到较好的临床获益，能够减轻疼痛，减少积液，改善关节获得

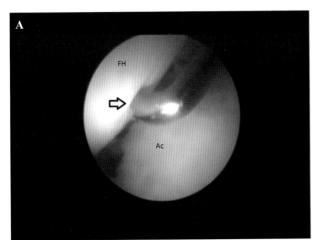
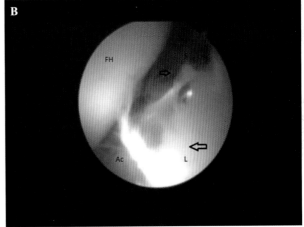
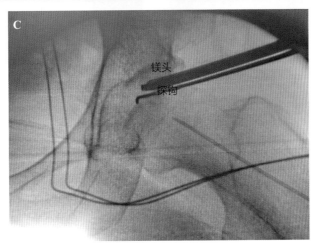

▲ 图 55-1　髋关节镜的应用

A. 关节镜可见股骨头漂浮试验阳性，使用探钩轻压可出现软骨塌陷（箭）并可自行复原；B. 同一个髋关节可以发现滑膜炎（S—小箭）以及退变性盂唇撕裂（L—大箭）（FH. 股骨头，Ac. 髋臼）；C. 导针指向探钩，探钩位于漂浮试验阳性的股骨头塌陷区，以确保导针不穿透软骨

范围，并可能通过降低关节囊内应力改善血供[4]。

### （三）股骨髋臼撞击综合征

股骨髋臼撞击综合征与骨坏死共存的发病率未知，两者好发年龄段重叠，目前缺乏有效的临床手段来进行区分。但可以通过诊断性髋关节封闭来进行鉴别，若疼痛减轻则提示症状来自关节内，而不是来自骨坏死。这种"测试"的准确性较高[23, 24]。有些作者也把诊断性封闭作为凸轮和钳夹畸形股骨髋臼撞击综合征手术的参考指征[25]。而笔者认为应该谨慎，应当以骨坏死治疗优先，股骨髋臼撞击综合征手术其次。

## 三、手术技巧

股骨头髓芯减压手术通常适合中小型病变的股骨头坏死，特别是塌陷前阶段的病例[1, 26, 27]。这是一个技术要求很高的手术，需要双平面成像定位保证钻孔位置的准确[28, 29]。髋关节镜可以辅助顺行钻孔，使钻头的尖端能够精确地到达坏死区域，镜下可以观察到坏死区域软骨软化和关节软骨的轻微震动（图 55-1C）。关节镜的辅助可以提高病灶定位的准确性，降低钻孔穿透软骨的可能。

骨隧道内置镜检查也可以进一步验证髓芯减压是否准确达到坏死病灶区，因为"白色"坏死骨的出现提示钻孔位置是其正确的（图 55-2）[30]。髓芯减压还可以补充注射生物因子如富血小板血浆、骨形态蛋白或干细胞[1, 6, 31]。

还有一种方法是，关节镜直视下通过其他操作通道在股骨头颈区域皮质进行开窗（灯泡入路）[31]。移植物可以经此通道引入到坏死区域。最近的研究报道显示，关节镜辅助的髓芯减压，可以刮除坏死病灶，以及自体骨或人工骨的打压植骨，获得良好的临床结果[32-34]。笔者也进行了相关技术的临床使用，临床结果确实令人鼓舞（图 55-3）。

总之，目前已经有足够的临床证据支持，髋关节镜作为股骨头坏死治疗的辅助手段具有安全可靠的特点，不管是作为病变分期评估手段还是用于辅助髓芯减压手术。当前文献也支持这一点，塌陷前期、非骨关节炎期出现的机械性症状和关节内病变是关节镜检查的最好的适应证。重度骨关节炎提示临床预后不佳[4, 19, 35-37]，这样的病例其症状改善是短暂的，并不能证明手术的疗效[35]。作为一项技术，髋关节镜应该成为股骨头坏死治疗的一部分，髋关节镜的临床效果还需要高质量的临床对照研究来评估。

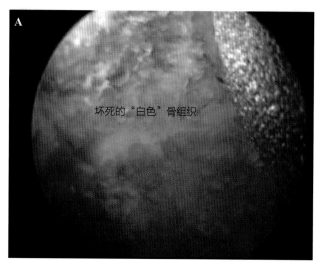
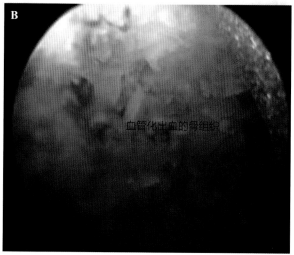

坏死的"白色"骨组织

血管化出血的骨组织

▲ 图 55-2　骨隧道内置镜检查
A.骨隧道内镜可以发现坏死区的骨组织呈现白色；B.随着镜头撤出坏死区，出现红色和出血的骨组织

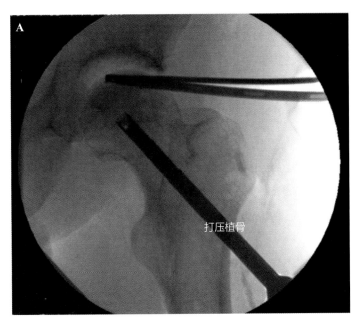
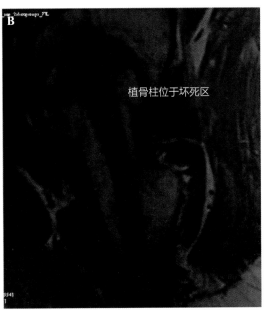

▲ 图 55-3　关节镜的辅助应用

A. 使用膝关节骨软骨移植器械，从髂棘取骨柱，关节镜下辅助进行植骨和打压；B. 术后 4 个月，早期 MRI 复查可见植骨柱位于坏死区，填满隧道，关节完整

# 特殊组织与疾病：儿科髋病
## Specific Tissues and Conditions: Pediatric Conditions

Giancarlo C. Polesello  Miguel Akkari  Marcelo C. Queiroz  著

殷庆丰 译 曾 春 校

## 一、概述

微创手术在医学各个领域都有发展，关节镜的应用在骨科领域至关重要。然而，自从 1931 年 Michael Samuel Burman 对髋关节技术进行初步描述以来，这种技术在髋关节上的使用一直发展缓慢。几十年来几乎没有相关文献发表。直到 20 世纪 80 年代，随着体位和牵引技术的改进，髋关节镜迎来了较大发展，笔者认为儿童或青少年的髋关节疾病具有其特殊性，在成人中，创伤、退变性疾病占主导地位，而儿童的情况完全不同。

目前有关儿童和青少年髋关节镜的文献很少[1,2]，并且多为病例报告研究，还没有深入探讨技术细节和儿童手术的难点。

本章的目的是介绍儿童髋关节镜的手术指征、手术技术、并发症。

## 二、适应证

同其他手术技术一样，进行髋关节也应当谨慎。目前尚不知道该技术在小儿髋部疾病的应用范围。Oliveira 等[3] 对新生儿尸体进行的研究描述可应用髋关节镜的最小体重仅为 1700g。据文献显示 Chung 等[4] 在临床使用髋关节镜治疗儿童病例，最低年龄 2 年 4 个月。笔者的临床病例中，最小患者是 11 月龄（8kg）的股骨颈骨髓炎和髋关节化脓性关节炎（图 56-1）。

笔者不提倡进行探索性的或随意的髋关节镜手术，而应当是基于对疑难病例详细评估的基础上，这包括完整的病史、体格检查和放射学检查，具有相对明确的临床诊断的病例，退一步讲，至少要有诊疗策略。

## 三、禁忌证

皮肤感染、蜂窝织炎以及关节外脓肿和易感染皮肤等病变是手术禁忌证。因为难以进入关节腔，强直或关节纤维化也被许多学者认为是髋关节镜手术的禁忌证，但笔者认为在特定的临床情况下，髋关节镜能够松解粘连纤维和钙化，增加关节活动度。

髋臼骨折也是相对禁忌证，这可能会引起灌注液体的过度泄漏至腹腔，缺血性坏死是成人髋关节镜的相对禁忌证。然而在儿童中，活动期但无进展的儿童 LCP 病患者可以考虑。

根据笔者的经验，对于软骨溶解的患者应该特别小心；尽管在麻醉状态和骨性阻挡解除后活动度会有改善，但术后很容易再次出现活动受限。

## 四、手术技术

### （一）体位

髋关节镜手术有两种体位：侧位或仰卧位，侧卧位方便牵引，特别是对于肥胖患者，可以更好地借助重力，这有利于关节镜侧方入路的建立。仰卧

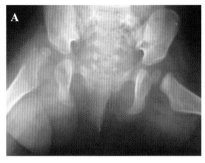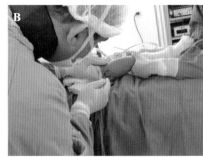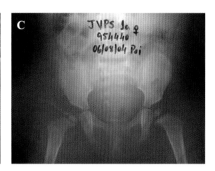

▲ 图 56-1　11 月龄的儿童右髋关节骨骺化脓感染进行关节镜治疗
A. 术前 X 线片显示髋关节半脱位；B. 外侧入路建立的情况；C. 手术后复位引流后复查 X 线片所见

位的优势在于可以使用大多数医院都有配备的传统的骨科手术床，这也是笔者的体位选择。

（二）牵引的使用

基本上，髋关节镜手术可以在牵引或没有牵引的情况下进行，有时需要这两种技术结合使用。将患者固定在骨科床上，脚和踝部进保护和固定。使用柔软的加粗会阴柱，偏心放置可以获得侧方的力矩。若不具备偏心卡口，可使用大泡沫包裹加粗会阴柱，也可以起到类似的效果，并且能够保护阴部神经。对侧肢体需要外展位摆放，方便使用术中透视。

笔者进行儿童髋关节镜的手术床是中心放置的会阴柱。只要下肢长度适合手术台，普通的骨科手术台可以用于青少年和 5 岁以上的儿童。针对年幼的儿童，笔者开发了特殊的牵引床，还根据不同儿童体型使用不同直径的会阴柱。笔者会手动施加牵引，儿童患者的髋关节比较容易牵引开，但需要提醒和注意的是要做好牵引区域，特别是会阴区的保护（图 56-2）。

年幼的儿童可进行手动牵引，笔者对 2 例患者进行了手动牵引下的关节镜手术，获得满意的关节间隙，但不推荐这种牵引方式，因为这可能在穿刺过程中造成关节的损伤。

当只需要处理外周间室，关节外病变或关节已经脱位的情况时，可以采取无牵引的关节镜技术，患者平卧手术台，下肢自由活动。

（三）器械设配

合适的手术床和透视设备是必要的，通常使用 4.5mm、5.0mm 和 5.5mm 套管，2.7mm 的套管可以用于幼小儿童，但它没有内芯，这不方便进入关

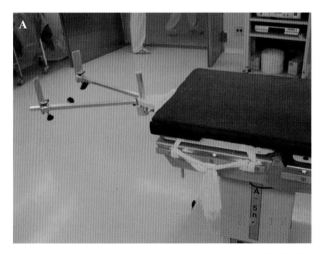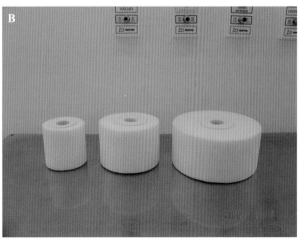

▲ 图 56-2　牵引区域
A. 骨科牵引床配置的牵引架；B. 不同直径的海绵会阴柱可以产生侧向牵引力矩

节。最常用的是 70° 镜头，30° 镜头较少用。

### （四）入路

常用的入路包括是前入路、外侧入路和后入路[5]。在小儿身上，入路之间的距离更近，这增加了器械操作的难度，同时入路离重要神经血管结构的距离也更近了，因此必须始终非常谨慎（图56-3）。还有一些解剖差异如髋内翻、骨盆截骨术以及大转子高位等，这更增加髋关节镜入路的难度。

要意识到儿童存在较厚的软骨，不要被透视所误导。为避免不必要的损伤，建立入路时可注射空气来确定软骨边界，有时候大转子区域的软骨也可能对入路建立造成影响[6]。

## 五、儿童特异情况

### （一）病因检查、病理活检、关节清理

关节镜检查有助于明确儿童髋关节疼痛的病因，可以对关节结构进行直视观察，同时获得病理标本和进行微生物研究。

慢性炎症可引起关节腔炎性组织和纤维组织的填充，甚至造成关节半脱位和持续的疼痛。这种情况下，髋关节镜检查清理有助于关节半脱位的复位。与开放手术相比，关节镜的优势是不会造成继发髋关节不稳，术后较少使用支具、石膏或牵引等辅助稳定措施。

### （二）化脓关节炎

髋关节化脓关节炎是一种常见的严重致畸性疾病，多数需要进行感染关节的外科引流。以前主要进行切开手术，但是最近出现更具优势的关节镜手术，它可以进行关节清理和灌洗，并进行关节内病变的检查，其优势还有不会增加继发的不稳定，术后可以安装负压吸灌，康复速度较快，住院时间更短，并且切口更美观[7-9]（图56-4）。

### （三）发育性髋关节脱位

髋关节镜在 DDH 治疗的不同时间阶段均具有适应证[10,11]，包括如下。

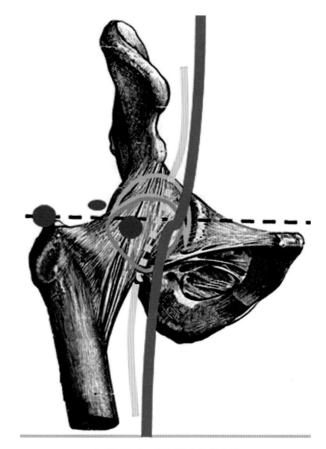

▲ 图 56-3　儿童髋关节前入路
通常认为儿童髋关节前入路距离动脉和神经更近。红线：股动脉；黄线：股神经；红点：前方，前外和后外入路；蓝圈：外周间室；绿圈：中央间室

(1) 髋臼清理，便于复位：在进行髋关节的复位时，可能会遇到一些意想不到的情况，比如不能复位或复位后不稳定，这可能就需要进行切开复位。开放手术可能存在股骨头坏死和瘢痕挛缩的危险。关节镜手术则可以探查关节腔，进行关节清理，在更加安全的情况下进行复位，这在一定程度上代替了手术切开复位（图56-5）。

(2) 作为骨盆截骨术的辅助手术：关节镜检查有助于进行关节腔探查和关节清理或修复，可以作为骨盆截骨术的辅助操作。

(3) 关节匹配度的术后探查：术后髋半脱位持续存在可能是因为关节囊成型不充分，髋臼清理不充分，股骨或髋臼畸形以及其他物理阻隔。借助关节镜，可以进行探查，去除这些引起半脱位的原因，其中之一就是由于关节囊缝合所造成的半

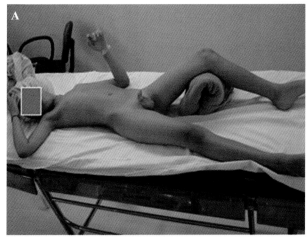
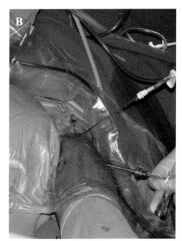

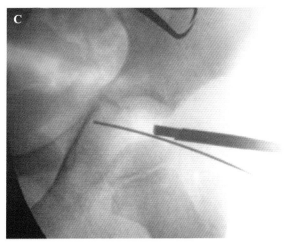

▲ 图 56-4　7 岁男童化脓性关节炎左髋关节镜治疗
A. 因为化脓关节炎疼痛引起左髋屈曲畸形；B. 前方和前外入路用于冲洗和引流；C. 关节间隙牵开满意

脱位。

（4）盂唇和软骨清理术：髋关节镜可用于修复或清除盂唇或软骨损伤。

（5）术后关节纤维化的松解：术后僵硬是最可怕的并发症之一，尽管关节术后纤维化和僵硬被认为是髋关节镜的禁忌证之一，但对于术后的粘连和僵硬，关节镜可能增加活动度。

（四）Legg-Calvè-Perthes 小儿股骨头缺血坏死病

有儿童股骨头缺血坏死病史的青少年和年轻人髋痛可以有几个原因：髋臼和股骨畸形，关节软骨损伤或盂唇软骨损伤，圆韧带；骨软骨炎；游离体；髂腰肌腱紧张，以及生物力学异常引起的肌肉疲劳。

髋关节镜手术可能有助于治疗以下这些疾病。

（1）游离体清除：有时在股骨骨骺再生过程中可能形成游离体。这种情况关节镜切除明显优于切开手术。

（2）滑膜炎的关节清理：对于改善患者的活动能力和减少疼痛的滑膜清理可能是有效的。

（3）圆韧带治疗：圆韧带损伤可能是 LCP 患者的疼痛原因，圆韧带病变最常见的损伤充血水肿、断裂、异常卡压或退行性病变，关节镜手术是诊断和治疗圆韧带的手术。

（4）股骨髋臼撞击综合征治疗和盂唇、软骨清理术。

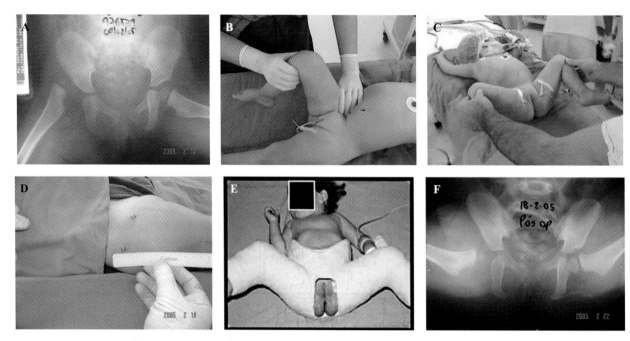

▲ 图 56-5　16 月龄女童，右髋关节发育性脱位无法复位，关节镜髋臼清理帮助复位
A. 右髋半脱位；B. 无法复位；C. 关节镜术后复位；D. 前方和前外入路；E. 人字形石膏；F. 复位术后 X 线片

（五）肌腱结构的治疗

腰大肌腱病变可能是引起前方髋关节疼痛的原因，但诊断往往困难，可以通过治疗性测试辅助诊断。也可以通过关节镜（经关节）探查和评估肌腱的盆内部分和股骨止点，Ilizaliturri 在 2005 年的文章对此进行了描述[12]。

（六）股骨头骨骺滑脱

关节镜手术对股骨头滑脱患者的治疗很有帮助，正如前面列举的适应证[13]。

(1) 股骨髋臼撞击综合征治疗的骨软骨成形术：临床实践证明，髋关节镜对股骨头的隆起进行成型，可以消除撞击，改善活动度[14, 15]（图 56-6）。

(2) 关节镜下股骨颈的梯形矫正：采用股骨颈梯形截骨矫治严重畸形的开放骨骺患者，可以降低股骨头坏死的发生率。笔者进行了关节镜经皮固定股骨骨骺的手术，此类手术主要适用那些严重滑脱病例并且存在关节活动受限的病例。

我们报道了 5 例严重股骨头骨骺滑脱患者行髋关节镜下梯形矫正手术[16]，患者平均年龄为 13.2 岁，平均随访 2 年，结果显示改良 Harris 髋关节评分术前为 17.2 分，术后为 86.6 分。平均骨骺滑脱角度从术前 82° 矫正到术后的 14°，除 1 例发生股骨头缺血性坏死外，未发现其他并发症[13]（图 56-7）。

（七）小儿创伤

(1) 髋部骨折脱位：可用于游离体骨软骨损伤（图 56-8）。

(2) 股骨骨骺坏死引起的后遗症：骨切除和骨骺成型。

(3) 难复位的创伤性髋关节脱位：关节清理，复位和恢复关节对位（图 56-9）。

(4) 骨肿瘤切除：可采用关节镜切除骨样骨瘤、成骨细胞瘤、骨囊肿、滑膜软骨瘤病等。

## 六、并发症

Nwachukwu 等报道的系列病例显示并发症发生率为 1.8%，最常见的并发症是短暂的阴部神经麻痹、器械断裂、缝合失败[17]。笔者发现很少有文献提及儿童髋关节镜检查的并发症[18-20]。从临床病例看，有 1 例因为牵引不充分造成股骨头软骨损伤，另一个患者的关节游离体没有完全取出，需要第二次关节镜手术。

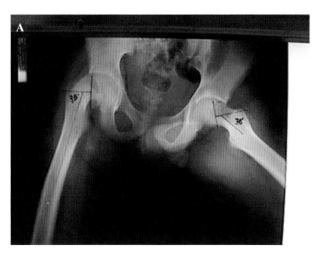
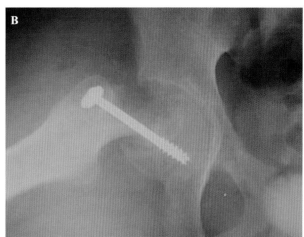

▲ 图 56-6　**14 岁骨骺滑脱的男孩，行关节镜辅助股骨骺滑脱原位固定手术**
A. 术前 X 线片；B. 术后 X 线片

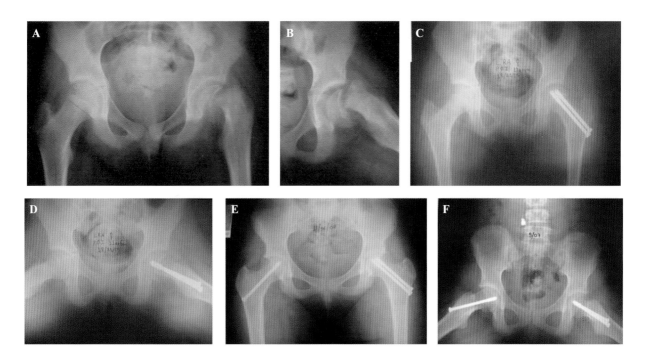

▲ 图 56-7　**12 岁男童严重的骨骺滑脱，行关节镜梯形股骨颈成形右侧预防性固定**
A. 左髋骨骺滑脱；B. 左髋侧位滑脱明显；C. 梯形截骨并 2 枚螺钉固定后即刻所见；D. 术后即刻的侧位；E 和 F. 术后 2 年随访

## 七、结论

髋关节镜应被视儿童和青少年的髋关节疾病治疗的有效辅助，这种微创手术应当遵循基本的治疗原则。良好的临床结果不是千篇一律的，而应当是个性化的。

关节镜手术可能会减轻患者的痛苦，具有组织损伤小，并发症少，恢复快，更加美观等优点。

笔者认为，通过评估患者可以通过手术获益的情况下施行手术才更有意义。为此，笔者认为临床医师进行儿童髋关节疾病诊治时除了要具备良好的外科手术经验外，还需要了解髋关节镜的理论和技术。

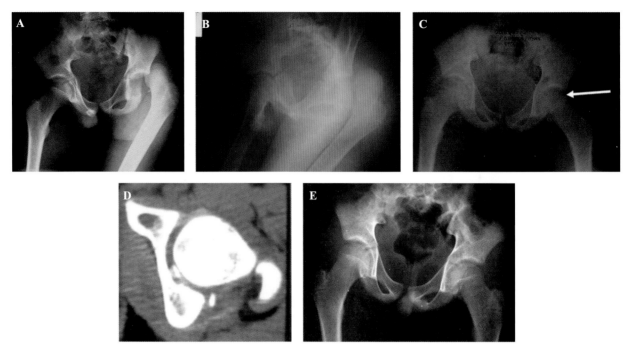

▲ 图 56-8　**12 岁男童左髋关节骨折脱位，由于游离体卡住未完全复位，关节镜手术去除后，完全复位**
A 和 B. 骨折脱位；C. 闭合复位后持续半脱位；D. CT 显示半脱位和游离体；E. 关节镜去除游离体后完全复位

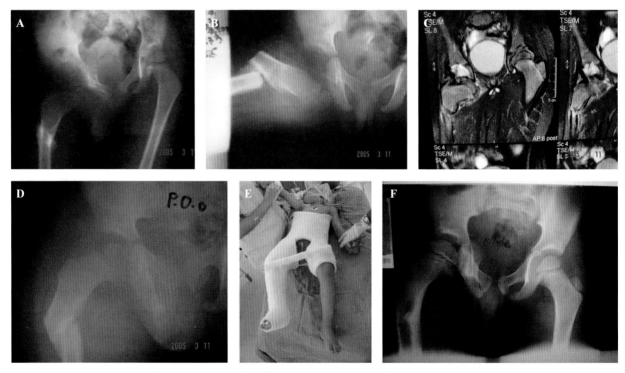

▲ 图 56-9　**3 岁男童，难复性的右髋关节创伤脱位，闭合复位失败，关节镜清理卡压组织后复位，并人字形石膏固定**
A 和 B. 难复性创伤髋脱位；C. 磁共振可见卡压组织；D. 关节镜移除卡压组织术后所见；E. 镜清理卡压组织后复位，并人字形石膏固定；
F. 术后 3 年所见

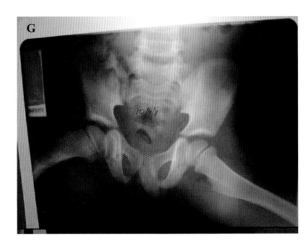

◀ 图 56-9（续）　**3 岁男童，难复性的右髋关节创伤脱位，闭合复位失败，关节镜清理卡压组织后复位，并人字形石膏固定**
G. 术后 3 年所见

# 特殊组织与疾病：关节外病变
## Specific Tissues and Conditions: Extra-articular Pathologic Conditions

Shane J. Nho    Richard C. Mather III    Andrew E. Federer    Ryan Freedman    Frank McCormick
Michael J. Salata    著
殷庆丰 译  曾 春 校

## 一、概述

在过去的 10 年中，髋关节镜技术经历了大发展，成为骨科发展最快的领域之一，关节镜技术的发展进一步促进了髋关节疾病的治疗。一方面关节镜在髋关节内疾病治疗方面快速发展，另一方面，骨科医师逐渐将关节镜技术应用到关节外软组织疾病的治疗中。关节镜技术具有更好的可视性，通过小切口完成以前需要大切口才能进行的诊断和治疗。

关节镜或内镜手术可以在许多疾病治疗中发挥作用，包括：经关节或从关节外进行髂腰肌腱的松解，治疗内源弹响髋；经关节外松解髂胫束治疗外源弹响髋；以及内镜下修复臀中肌撕裂（表 57-1）。本章的目的是阐释髋关节周围疾病，并简述相关的保守和手术治疗方案。

## 二、大转子周围间隙病变

### （一）外展肌肌腱病和撕裂

GTPS 是以髋关节外侧疼痛为特点的一组疾病，可能包括大转子滑囊炎、臀中肌或臀小肌撕裂、外源性弹响髋 [16, 17]。臀中肌或臀小肌撕裂，也被称为"髋关节旋转袖撕裂"，最常见也最容易发生在顽固性大转子滑囊炎的患者中 [18, 19]。髋外展肌腱病的自然发病机制与身体其他部位的肌腱退化疾病发病具有相似的发病起始，伴随发生滑囊炎、肌腱炎、肌

腱病、非全层撕裂、全层撕裂甚至巨大撕裂。

患者通常表现为臀部和髋外侧以及腹股沟等多部位的疼痛组合，产生这种疼痛位置不确定的原因是由于大转子周围神经支配变异，以及局部的炎症也可引起放射痛和感觉异常，这需要在更广的疾病范围内进行鉴别诊断。患者在进行需要髋关节外展肌参与的活动时出现疼痛，表现为从坐姿到站立的疼痛或爬楼梯的困难。在大多数情况下，患者的发病较为隐匿和缓慢，但也有一些患者会在外伤后出现急性加重 [1]。臀中肌撕裂的患者可能出现明显的跛行，甚至需要使用助行器 [20, 21]。由于大转子受压迫的情况，患者也可出现侧卧睡觉痛醒的情况。另外膝外翻、肢体不等长等解剖异常可能导致异常的机械性摩擦，随后可能由于髂胫束紧张而造成外展肌的损伤 [22]。

髋关节的查体应当从步态评估开始，观察是否存在 Trendelenburg 步态，然后进行 Trendelenburg 疲劳试验。非支撑侧骨盆出现明显下降提示外展肌无力或功能丧失。患者侧卧位时，医师应触诊大转子的前方、外侧和后方，明确有无压痛。外展肌力测试要在屈膝或伸膝状态下分别进行，评估是否能对抗重力。疼痛诱发试验包括检查是否存在"大转子疼痛征"，患者取仰卧位，髋部屈曲 90°，外展体位，若此刻外旋髋关节，如果出现疼痛则认为阳性。另外，大转子疼痛综合征患者也可表现为屈曲、外展和外旋试验阳性，这就需要进行仰卧位屈

表 57-1　大转子疼痛综合征相关疾病的诊治

| 病　名 | 临床表现 | 病理改变 | 治　疗 | 结　果 |
|---|---|---|---|---|
| 外展肌腱病 | • 髋外侧、臀部、腹股沟痛，上楼梯困难，侧卧痛，夜间痛，弹拨感，外展力弱<br>• 臀中肌止点压痛或大转子压痛（+），单腿站立疲劳试验<br>• 大转子上方磁共振 $T_2$ 高信号 | • 髂胫束紧张引起的磨损导致前 1/3 外展肌的退变损伤，转子间线前方骨赘，肌腱局部缺血退变撕裂<br>• 3 种类型：腱内撕裂、部分撕裂、全层撕裂 | • 非甾体抗炎药<br>• 物理治疗<br>• 激素注射<br>• 开放或内镜手术 | • 手术修复缓解疼痛改善症状<br>• 10 例结核患者臀中肌内镜下修复，所有患者在 25 个月时疼痛完全缓解，外展肌力量恢复 [1] |
| 外源性弹响 | • 髋关节屈伸过程，可见或可触及髂胫束在大转子发生弹跳或撞击<br>• 内收髋或伸直膝关节加重这种弹响，Ober 试验（+） | • 骨盆形态导致的髋内翻，股骨颈前倾大，步态异常导致髂胫束后 1/3 增厚 | • 非甾体消炎<br>• 物理治疗拉伸髂胫束<br>• 激素注射<br>• 手术：大转子后方的髂胫束松解。从股外侧棘到大转子，Z 字形松解，纵行松解，菱形松解 | • 多数病例经过物理治疗、非甾体抗炎药、滑囊封闭治疗后缓解<br>• 镜下滑囊切除，纵行髂胫束松解 11 例，术后 2 年，10 例疼痛消失恢复病前活动水平 [2, 3] |
| 内源性弹响 | • 通常可闻及髋前方弹响<br>• 医师手触及弹拨感并可成功阻止弹响 [4, 5]<br>• 查体可复现弹响，仰卧位屈髋外展外旋位逐渐伸直过程 [5-7] | • 髂胫束滑过髂耻骨隆起或钳夹或凸轮畸形，引起可闻及的痛性的错动感 | • 物理治疗对大多数病例有效<br>• 髂腰肌关节囊封闭<br>• 切开或关节镜髂腰肌腱松解对缓解疼痛和弹响都十分有效 | • 关节镜手术虽然新颖但已经展现出与开放手术类似的疗效<br>• 开放手术并发症包括弹响复发，屈髋力弱，切口大，感觉缺失等 [6] |
| 坐骨股骨撞击 | • 缺乏典型的查体<br>• 病例报道显示在髋关节屈伸、内外旋转、内收外展时疼痛<br>• 由 Tosun 完成的一项最新回顾性研究显示多数患者分别做屈曲、内旋、外展动作时，都可出现后方臀部疼痛 [8-13] | • 坐骨和小转子之间的股方肌受挤压<br>• 老年患者发生股骨坐骨撞击的情况则包括小转子骨折，转子间外翻截骨，以及重度骨关节炎造成的股骨头向内上方移位 | • 手术切除受挤压的股方肌，或切除引起撞击的小转子或坐骨 | • 关节镜下进行坐骨股骨撞击的切除手术还处于探索阶段 |
| 髂前下棘撞击 | • 深度屈髋和久坐时，出现髋关节前方和腹股沟的疼痛<br>• 髋关节内收和内旋也可以诱发这种髋关节疼痛和活动受限，并可能在屈髋和外向研磨时出现"磨擦"的感觉<br>• 触诊髂前下棘可有局部疼痛 | • 股直肌腱直头和股骨颈远端的碰撞<br>• 可能继发于髂前下棘撕脱或骨盆截骨术 [14] | • 切开或关节镜髂前下棘减压 | • 3 个病例的报道显示患者术后改良 HHS 评分和视觉模拟评分均有明显改善。HHS 评分平均从术前的 75.6 增加到术后的 93.3，视觉模拟评分从 6.18 改善到 1.13 [15] |

髋 90° 抗阻外旋检查[23, 24]。

平片有助于排除骨关节炎以及钙化性肌腱炎，MRI 和超声是诊断肌腱病变最常用最主要的检查手段。与肌腱病变并发的病变包括臀小肌和臀中肌下滑囊炎、大转子止点内病变和脂肪萎缩[22]。在磁共振 $T_2$ 加权像可以发现局部高信号，可能提示髋外展肌腱增厚、肌腱病或肌腱撕裂。虽然磁共振的整体特异性还存在争议[25]，但 Kingzett-Taylor 等报道根据大转子上方的 $T_2$ 加权图像对外展肌腱部分撕裂的诊断，其最高的敏感度为 73%，特异度为 95%[17]。

手术技术

大转子疼痛综合征的关节镜手术可以使用标准手术床侧卧位进行，或使用骨折牵引床仰卧位进行。本章笔者一般选择仰卧位，常规气管内麻醉，使用骨科牵引床，髋关节牵引间隙达 1cm，进行消毒铺单，为方便手术定位，手术开始前标记髂前上棘和大转子的骨性轮廓，参照大转子定点位置，其在前方和近端各 1cm 建立前外入路（图 57-1A）。先进行中央间室的关节镜探查，明确关节内病变，处理完关节内病变后放松牵引，将髋关节置于外展 15°～20°。

使用 5.0mm 金属套管经中前入路穿刺进入大转子周围间隙，确定套管位于髂胫束和大转子的间隙，通过从近端向远端的钝性分离建立腔隙。关节镜在近端入路镜头朝向远端，方便观察大转子周围间隙远端部分，使用脊椎穿刺针定位后依次使用交换棒和 5.0mm 金属套管建立入路，插入 4.5mm 刨削刀，使用刨削刀头进行彻底的滑囊切除，显露臀大肌肌腱远端止点，确认髂胫束和近端的臀大肌的深面，以及深层的外展肌腱和股外侧肌。

关节镜于前外侧入路，刨削刀置入中前入路，清除多余的滑囊组织。逐渐显露臀中肌和臀小肌，辨别撕裂类型和大小，评估撕裂的张力和活动性以及肌腱组织的质量。使用组织抓钳牵拉肌腱，评估是否可以无张力的覆盖臀中肌足印区，使用 5.0mm 圆柱磨头打磨足印区至点状出血（图 57-1B）。对于中小型的撕裂，可使用 1～2 枚锚钉进行单排修复。对较大的撕裂，使用双排锚钉缝合桥技

术是首选。在大转子后上各 1cm 建立外侧入路，并经此置入锚钉，将带有 2 号高强线的 2 枚 5.5 mm 的生物复合材料锚钉置足印区内缘（图 57-1C），然后通过使用组织缝合器（InJector, Pivot Medical, Sunnyvale, CA）或过线器（Crescent SutureLasso, Arthrex, Naples, FL），经中前入路抓出并进行缝线管理。一般来说，每个锚钉可以进行两个水平褥式缝合，通过关节镜下多个反向半结打结。经过后外入路置入一个 8.5mm 的透明塑料套管，双排缝线桥时，2 枚锚钉各取一根尾线穿过组织后压一个外排钉（Swivelock, Arthrex, Naples, FL），另一根线同法压第二个外排（Swivelock, Arthrex, Naples, FL）（图 57-1D）。缝合完毕后切断尾线，旋转测试髋关节以确保臀中肌缝合修复足够稳定。

笔者的术后方案包括佩戴支具，部分负重 6 周。术后 6 周内进行轻柔的被动活动以防止粘连，6～8 周逐步过渡到完全负重，但可以继续使用助行器或拐杖直至术后 3 个月。

慢性撕裂的手术修复可能并不能使病变痊愈。一项全髋关节置换术后外展肌损伤晚期修复的研究报道，使用磁共振评估臀中肌修复后的预后进展，为期 1 年的随访研究发现臀中肌前部的脂肪变性没有逆转或改善。这说明外展肌撕裂时间长了，即使进行了修复，也可能无法逆转已经发生的脂肪变性[26]。

Lequesne 等[27] 的临床研究报道，对 8 例磁共振诊断的臀中肌撕裂患者施行手术，7 例患者术后的自觉疼痛和诱发疼痛完全消失，1 例患者的症状部分缓解。6 例患者磁共振检查（平均术后 20.5 个月）发现肌腱止点恢复良好。在一项由 Voos 等[1] 进行研究中，10 例经磁共振诊断和关节镜证实的髋关节外展肌撕裂的患者，手术修复后 1 年随访，HHS 评分为 94 分，HOS 评分为 95 分。术后 25 个月的随访显示，7 例自觉髋关节"正常"，而 3 例报道"接近正常"。

（二）外源性弹响综合征

弹响髋根据不同病因分为外源性和内源性两

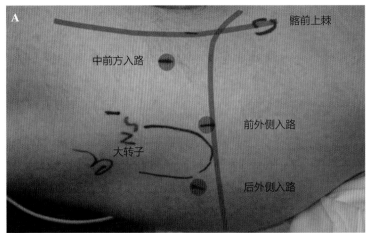
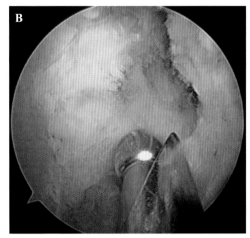

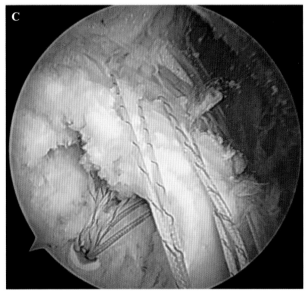
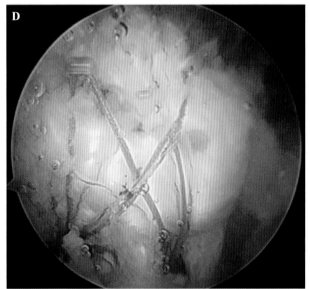

▲ 图 57-1 大转子疼痛综合征的关节镜手术
A. 转子周围间室的体表标记；B. 巨大的臀中肌撕裂；C. 大转子内排锚钉；D. 双排缝线桥修复臀中肌

种。外源性弹响髋通常是由于髂胫束后 1/3 增厚引起，它在中立位时位于大转子的后方[22]。进行髋关节反复屈伸时，紧张的髂胫束会在大转子上方反复滑过，出现"弹跳"或"撞击"的征象，进一步内收髋关节和膝关节伸直可能更加凸显这种"弹跳"征象[28]。骨盆较宽大或大转子突出的女性，更容易发生外源性弹响，这通常发生在行走过程中肢体摆动跨过中线内收的时段[28]。

髂胫束的摩擦和弹响通常是不痛的[22]。然而外源性弹响髋的病理在于由此引起的并发症，通常认为的大转子滑囊炎可能就是因为外源性弹响引起的磨损病变[29]。另外，Kingzett-Taylor 等也支持这一观点，即外展肌肌腱病和大转子滑囊炎是紧张的髂

胫束摩擦引起的，引起大转子疼痛的病因也会催生其他问题和症状，这使得疾病更加复杂。

对外源性弹响髋患者进行查体，在髋关节屈伸过程中，可以看到或触及髂胫束在大转子的弹跳滑动。嘱患者侧卧位进行单腿蹬车动作时也可以诱发弹响，同时会观察到髂胫束明显紧张，Ober 试验阳性，以此作为评价参考是否需要进行髂胫束的松解和滑囊清除手术[30]。

手术技术

手术前，需要对存在压痛和弹响的部位进行标记，以便指导术中进行定位和参考。与臀中肌修复手术入路类似，首先进入大转子周围间隙，完成滑囊切除后，进行髂胫束的松解和延长（图 57-2A 和

B）。关节镜置于中前入路，视野朝向外侧方便观察髂胫束的深面。使用硬膜外穿刺针，在后外入路水平髂胫束后 1/3 进行定位，然后使用 11 号手术刀建立皮肤切口，然后向更深层切割切开髂胫束，先沿髂胫束纤维方向纵向切开 2～3cm，然后在中间位置分向前方和后方垂直方向切开约 1.5cm（图 57-2C）。最后经后外入路使用 4.5mm 的刨削刀去除髂胫束的褶皱部分形成菱形切口（图 57-2D）。

临床研究显示外源性弹响髋的关节镜手术疗效是肯定的（表 57-2）。Ilizaliturri 等报道了 11 例髂

胫束松解手术，10 例疼痛完全缓解[22]。Zini 等施行了 15 例髂胫束松解，视觉模拟评分从术前平均的 5.5 提高到 0.53，9 例患者完全解除了疼痛（引自 ZINI）。

（三）内源弹响髋

另一种髋关节弹响称之为内源性弹响，最早是由 Nunziata 和 Blumenfeld 在 1954 年首次报道，他们认为这是由于髂腰肌肌腱在髂耻骨连线上滑动引起的[35]，也有说法认为是屈伸髋关节时髂腰肌肌腱在股骨头和前关节囊滑动造成。内源性弹响被认为

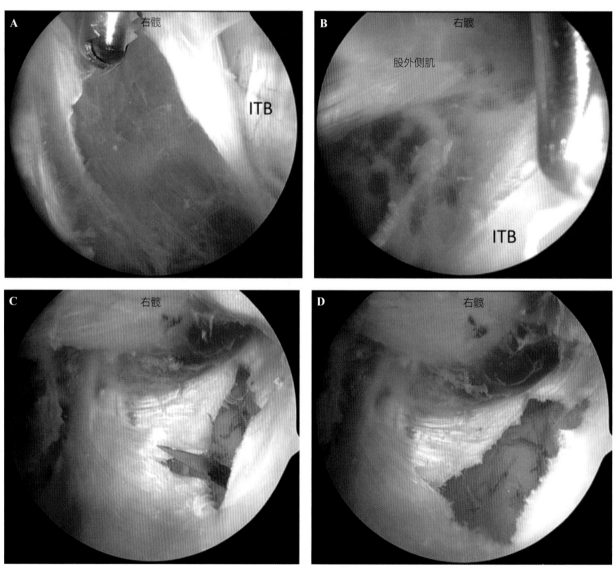

▲ 图 57-2　髂胫束延长

A. 大转子外周间室关节镜滑囊切除；B. 完全暴露髂胫束和臀大肌在股骨棘远端的止点；C. 使用手术刀经皮纵行切开髂胫束然后横行切开；D. 髂胫束菱形松解后的情况所见。ITB. 髂胫束

表 57-2　关节镜下和切开行髂胫束松解治疗外源性弹响髋的临床结果

| 作者，年 | 手术方式 | 患者数量 / 年龄 | 平均随访 / 结果 |
| --- | --- | --- | --- |
| Provencher 等 [31]，2004 | 切开髂胫束 Z 字成形 | 连续的 8 髋，1 例为双侧，平均 25.6 岁 | 随访 22.9 个月，8/9（89%）弹响完全缓解，1 例残余疼痛但无弹响，其他都可进行无限制活动 |
| White 等 [32]，2004 | 切开髂胫束松解，一竖六横 | 16 例患者（13 女，3 男），平均年龄 33 岁 | 随访 32.5 个月，14/16（88%）最终缓解，包括 2 例因为复发而翻修。12/12 电话随访对手术满意 |
| Ilizaliturri 等 [3]，2005 | 镜下髂胫束松解 | 11 髋（9 女，1 男，1 双侧）；平均 26 岁 | 随访 24 个月，10/11（91%）髋痛完全缓解，1/11（9%）残存无痛弹响 |
| Zini 等 [33]，2013 | 镜下髂胫束松解 | 15 髋（12 女，3 男）；平均年龄 25 岁 | 随访 33 个月，所有患者弹响缓解，9/15（60%）无痛。VAS 评分 5.5 改善到 0.53（P＜0.0001），术后 HHS 97.5 |
| Polesello 等 [34]，2013 | 镜下臀大肌和髂胫束松解 | 9 髋（7 女，1 男，1 双侧）平均年龄 35 岁 | 随访 32 个月，7/9（78%）患者疼痛缓解，1/9（11%）症状无缓解需要翻修。HHS 从 61 提高到 78，都恢复到病前活动水平 |

是髂腰肌肌腱在骨盆或股骨凸起的部位滑过引起痛性、可闻及的弹响[4, 36]。典型内源性弹响表现为行走、长跑或其他体育活动是出现弹响感[6]。

通过查体可以重现弹响感，具体手法是患者仰卧位先将髋关节屈曲外展外旋，而后逐渐伸直[5-7]，如果医师能够触及弹跳感则可诊断内源弹响[4, 5]。

曾经较为普及的髂腰肌滑囊造影已经被具有更好成像能力的动态检查所取代[5-7, 37]。近年来，X 线片和超声的组合已被证明是既廉价又有效的诊断方法[5-7, 37, 38]，尽管如此磁共振也仍然是最有效的诊断工具。

内源性弹响综合征的治疗通常先进行休息和活动调整这样的保守治疗。物理治疗至关重要，以深层组织按摩、主动放松和拉伸等方式为主[4, 5]。对于那些疼痛顽固、弹响明显的病症，髂腰肌滑囊封闭通常是有效的。在极少数情况下，如果非手术治疗无效，则可进行髂腰肌的手术松解。与开放手术相比，关节镜或内镜手术的临床疗效并不差，甚至更优，微创关节镜手术可以减少和避免开放手术的并发症和劣势，包括弹响复发、屈髋力弱、切口大

以及局部神经麻痹等。此外，关节镜技术还可以对关节内病变进行直观的检查和诊断[39]。具体在哪个平面对髂腰肌进行松解都不影响手术效果[40]。

目前髂腰肌腱松解的手术方式有 3 种，越靠肌腱远端松解，被松解的腱性比例越大（表 57-3）。髂腰肌肌腱松解的方式之一，牵引状态下关节镜位于前外入路观察，通过前方入路进入器械，在股直肌的反折头和髋臼边缘水平对髂腰肌腱进行松解[45]。另外一种方式是可以从外周间室即股骨头颈交界处（轮匝带的近端和内侧滑膜皱褶前方）进行松解，使用这种方法最好放松牵引，将髋关节置于屈曲 30°，前外入路用于观察[46]。最后一种方法是在小转子止点位置进行腰肌肌腱松解，体位是将髋关节屈曲和外旋各 30°[47]。术者应当注意此时旋股内侧动脉距离较近需要注意保护[48]。

**手术技术**

患者平卧骨折牵引床并施加牵引后，首先建立标准前外入路，然后建立前方入路，具体定位是以髂前上棘纵线和大转子尖端横线交汇点。通过硬膜外穿刺针沿着导丝用 5.0mm 金属套管建立入路。在

表 57-3  关节镜下治疗内源性弹响的结果

| 作者，年 | 手术方式 | 患者数量 / 年龄 | 平均随访 / 结果 |
|---|---|---|---|
| Dobbs 等[41]，2002 | 切开手术，改良的髂股入路，腱腹部分松解延长 | • 9 例未成年（11 髋），平均年龄 15 岁 | 1/9（11%）复发无痛弹响，9/9 恢复病前活动无屈髋力弱，2/9（22%）有一过性的前外侧麻木 |
| Gruen 等[42]，2002 | 切开髂腹股沟，骨盆内入路，部分松解延长 | • 11 例患者，12 髋，平均年龄 31.5 岁 | 11/11 弹响消失，9/11（82%）满意疼痛缓解，7/11（64%）疼痛完全消除，3/11（27%）不能达到病前活动水平，3/11（27%）较前活动水平略低，5/11（45%）主动屈髋力弱 |
| Hoskins 等[4]，2004 | 切开手术，髂股入路，切开手术，改良的髂股入路 | • 连续 92 髋（80 例患者），平均 27.3 岁 | 40/92（43%）具有并发症：6/92（7%）复发，20（22%）弹响复发，8（9%）前方感觉缺失，11/92（12%）切口问题。整体满意率为 89% |
| Flanum 等[43]，2007 | 镜下髂腰肌腱松解 | • 6 例患者 6 髋；平均 38.8 岁 | 术前平均 HHS 58，术后 6 周到 62，12 周到 85，6 个月到 90，12 个月到 96，2/5（40%）在 1 年左右还偶有疼痛，6/6 没有发生痛性弹响 |
| Ilizaliturri 等[40]，2009 | 镜下髂腰肌腱松解：小转子水平 vs. 经外周间室切开关节囊 | • 经小转子 10 例（5 男 5 女），平均 29.5 岁 <br> • 经关节囊 9 髋（8 女，1 男），平均 32.6 岁 | 经小转子：术前 WOMAC 70.1 ± 10.7 到 83.7 ± 7.1（$P = 0.0001$）。经关节囊：术前 WOMAC 67 ± 11.4 到 83.5 ± 5.9（$P = 0.001$）。术前 WOMAC 评分无差异，所有患者对功能改善满意，无并发症 |
| Ilizaliturri 等[44]，2014 | 镜下髂腰肌腱松解：外周 / 小转子水平 vs. 经中央间室切开关节囊 | • 经小转子 6 例（4 男 2 女），平均 35.7 岁 <br> • 经中央间室 14 髋（9 女，5 男），平均 30.9 岁 | 经小转子：术前 WOMAC 46.33 ± 21.83 到 89.33 ± 1.36。经中央室：术前 WOMAC 56 ± 13.21 到 89.57 ± 3。经中央室组有 1 例复发，所有患者 WOMAC 评分改善 |

大多数情况下，可以在髋臼 3:00 位能看到盂唇损伤，并多发生在关节囊缘（图 57-3A）。前方关节囊切开约 1cm，方便显示髂腰肌腱性部分。然后使用双极射频进行腱性组织的松解，保留肌肉部分（图 57-3B 和 C），也可沿髋关节囊向远端继续松解。有时候也会发现髂腰肌腱两分变异，需要进行充分松解，以防止术后弹响复发[49]。在头颈交界区到小转子中间 1/3 部分需要非常小心，避免损伤旋股骨内侧动脉的分支[48]。

### （四）坐骨股骨撞击

坐骨股骨撞击被描述为股骨小转子与坐骨之间的股方肌受挤压的一种异常状况。Johnson[8] 首次描述了这种病理现象，一组髋关节置换术后疼痛病例，经手术切除小转子后疼痛症状缓解。最近发现髋关节创伤或其他改变骨结构的手术，以及遗传性外生骨疣等先天性异常也可能导致股骨坐骨撞击[8-11]。老年患者发生股骨坐骨撞击的情况则包括小转子骨折、转子间外翻截骨，以及重度骨关节炎造成的股骨头向内上方移位[10, 50]。

坐骨股骨撞击更多见于女性，原因可能是由于典型的女性骨盆宽而浅[10]，小转子较为突出，因此股骨坐骨间隙狭窄[51]。

目前还缺乏经典的股骨坐骨撞击查体方法。从临床病例的情况显示，髋关节屈伸，内外旋转，外展、内收都可能诱发疼痛[8-12]。由 Tosun 等[13] 完成的一项最新回顾性研究显示患者内旋、屈曲和外展时出现疼痛，多数患者疼痛定位在臀部后方，结合临床图像学检查将更有助于诊断。

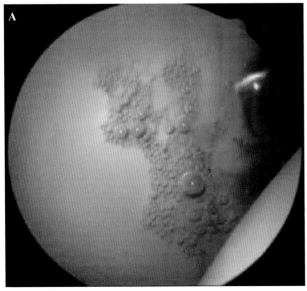

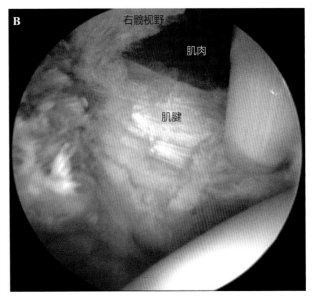

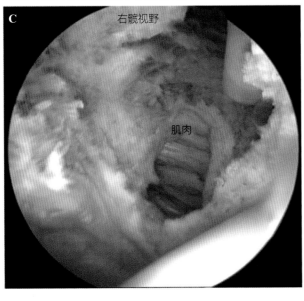

◀ 图 57-3 髂腰肌撞击

A.3 点位盂唇损伤提示来自髂腰肌的弹响和损伤；B. 在中央间室所见的髂腰肌结构；C. 经中央间室进行髂腰肌松解

由 Torriani 等[12] 完成的一项研究发现，MRI 可显示坐骨和小转子间隙狭窄以及股方肌信号异常。坐骨股骨间隙狭窄可以是先天的双侧存在，大约占股骨坐骨撞击患者的 25%。股骨坐骨撞击的诊断是复杂的，因为对此缺乏文献和临床探讨。到目前为止，还缺乏诊断股骨坐骨撞击的统一标准。当怀疑髋痛可能是股骨坐骨撞击引起时，应该特别注意需要将查体和磁共振结合起来分析才有助于明确诊断，坐骨股骨撞击症的治疗包括保守和手术两大类。

关节镜下进行股骨坐骨撞击手术目前还处于探索阶段，手术可以部分切除撞击部位的外旋肌（股方肌），或在小转子和坐骨处进行骨性减压手术。

### （五）髂前下棘下撞击

虽然股骨髋臼撞击综合征是近年来研究的热点[52-54]；除此之外，关节外撞击也逐渐被认识到是髋部及腹股沟疼痛和活动受限的重要病因[14, 55]。正如 Larson 和 Kelly 所描述的那样，股直肌撞击或髂前下棘 / 棘下髋关节撞击，是指股直肌肌腱直头与股骨颈远端发生的碰撞[15]。髂前下棘撞击往往是后天形成的，容易继发于髂前下棘撕脱或骨盆截骨术[14]。由于髂前下棘撞击在髋臼后倾的患者中常见，因此影像学上容易将其被误认为髋臼后倾。在一项研究中通过3954个半骨盆的解剖研究发现6.4%的标本存在髂前下棘的畸形，其中以男性和非裔美国人为高发，可以分为3种：柱状、球状和钩状（图57-4）[56]。Hetsroni 等根据三维CT将髂前下棘形态分为三种类型，并发现其与髋关节活动度相关[57]。Ⅰ型是指髂前下棘下缘的和髋臼盂唇之间有一个平坦的间隔；Ⅱ型是指髂前下棘下缘延续到髋臼盂唇边缘；Ⅲ型是指髂前下棘下缘超越髋臼盂唇边缘下方。Ⅱ型、Ⅲ型髂前下棘可引起髋部屈曲和内旋的受限，这在解剖学上支持对某些病例进行髂前下棘成型减压[57]。

髂前下棘下撞击通常表现为深度屈髋和久坐时，出现髋关节前方和腹股沟的疼痛，髋关节内收和内旋也可以诱发这种髋关节疼痛和活动受限，并可能在屈髋和外向研磨时出现"磨擦"的感觉，触诊髂前下棘可有局部疼痛。

支持髂前下棘撞击的放射学表现包括髂前下棘撕脱伤，髋臼后倾并髋臼前缘的硬化，股直肌起点的钙化沉积，以及股骨颈远端撞击形成囊肿[15]。撞击囊肿的位置有助于区分髂前下棘撞击还是凸轮和钳夹造成的股骨髋臼撞击。骨盆正位X线片可以显示髂前下棘下缘超越髋臼眉弓硬化，在假斜位上可以更好发现髂前下棘前方和远端形态。同样，三维CT可以显示撕脱造成的畸形，发现髂前下棘的凸起形态以及可能越过髋臼边缘，拉森和凯利将三维CT作为评估髂前下棘撞击的诊断工具。

手术治疗可以通过关节镜下或开放进行，关节镜手术是在镜下使用刨削刀、射频、磨头等工具，在髋臼成形的基础上，向上方做扩大成形直到股直肌的止点。在最近的案例报道中，患者术后改良HSS评分和视觉模拟评分均有明显改善。HHS评分平均从术前的75.6增加到术后的93.3，视觉模拟评分从6.18改善到1.13[15]。下一步还需要对髂前下棘的危险因素、影像学表现及手术技术进行深入研究。

## （六）潜在并发症和局限性

髋关节外病变的内镜手术是一个全新探索的领域，相关技术和器械还有待进一步优化，使其更加适合关节外手术操作。目前最大的挑战是对疾病的认识和患者选择，这有赖于进一步的临床和研究。

关节外疾病进行髋关节手术的并发症目前还没有被很好地描述，但通常认为它比髋关节内病变的关节镜手术并发症更少也更轻。因为大转子周间隙在骨盆外面，潜在的严重并发症如液体外渗并未见报道。其他并发症如股骨头缺血性坏死、股骨颈骨折、术后关节不稳定或粘连等也没有报道。但如果手术操作太靠近后方和近端，可能造成医源性臀血管损伤或者坐骨神经损伤。Walsh 等[58]报道从

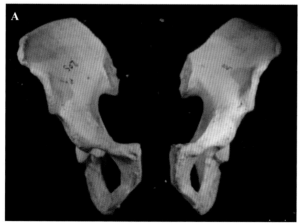 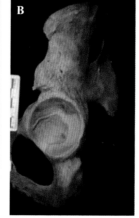 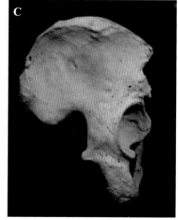

▲ 图 57-4　髂前下棘撞击
A. 柱状；B. 球状；C. 钩状

2000—2008 年共计 89 例外展肌内镜修复术病例的临床结果，发现主要并发症（6%）为深静脉血栓形成，但与其他下肢矫形手术相比发生率较低。

### 三、总结

髋关节外疾病的诊断和治疗是一个迅速发展的领域，随着对疾病的了解和手术适应证扩大，微创手术治疗的开展令人鼓舞[59]。虽然髋关节疾病的关节镜治疗越来越普及，手术也较为安全和少有并发症，但还需要进一步的临床科学研究，让合适的患者从治疗中真正获益，才能推动关节镜在髋关节外疾病诊疗中应用。

# 第八篇 特殊患者与疾病

## Special Patients and Conditions

**John M. O'Donnell** 著

# 特殊患者与疾病：优秀运动员
## Special Patients and Conditions: Elite Athletes

John M. O'Donnell    Michael George Pritchard    Mohamed S. Gobba
George Chukwuka Ozoude    Philip C. Noble    Parminder J. Singh    著
陈冠宏  译  殷庆丰  校

## 一、概述

在许多方面，对优秀运动员的治疗会面临多方面的挑战。与普通人群相比，体育活动产生的极端关节负荷会使运动员在较早的年龄就更容易遭受肌肉骨骼损伤，无论原因是直接创伤还是重复性负荷。由于优秀运动员需要在高水平的比赛中竞技，那些普通人可以忽略或不在意的小损伤，会成为他们的治疗需求。因为大多数优秀运动员对治疗都有很高的积极性，并努力将自己的竞技状态保持在他们运动领域的巅峰水平，所以他们通常会尽一切可能恢复到髋关节发病之前的竞技水平。但是，这种治疗的积极性是把双刃剑，由于优秀运动员在骨科治疗的过程中投入了很大的精力，并且需要依赖巅峰时期的身体素质来维持生活和职业状态，因此对治疗结局更加关注。

在治疗运动员的过程中，医师所面临的主要挑战来自与损伤、诊断、治疗和康复等生理过程不直接相关的次要因素。在顶级体育赛事活动的范畴里，运动员的治疗和康复并非只与运动相关，通常受到的影响来自运动员自身的利益、运动医学医师以及其他存有利益关联的群体 [1-6]。这种"利益冲突"在职业体育中尤其容易理解，并且在许多方面影响医患关系，有时候甚至会出现运动员意愿与医师专业建议之间存在冲突。医师的独立判断通常是通过对球员尽早重返赛场的渴望来检验，但他们的竞技状态要达到受伤前的水平。这是可以理解的，因为优秀运动员的健康通常与团队的成功息息相关，并且与多个利益相关者（包括医疗保健提供者、运动员、管理层、代理商、家庭成员和球迷）的竞争利益息息相关 [7]。优秀运动员受伤后，受经济利益和竞争机制的影响，医师可能更倾向允许运动员更早的重返赛场。作为队医，认识到这一事实变得至关重要，同时仍要设法提供公认的医疗标准。

队医面临的主要挑战还包括维护运动员保密性和隐私的问题 [8]。其他挑战还有，尽管缺乏高质量的证据 [9]，仍需要在诊断和治疗方式中使用最新技术。尽管如此，其他挑战还包括，其做出的医疗决定具有法律方面的问题和医疗不当的后果 [10]。这些冲突导致一系列伦理困境，包括患者信息的保密、患者的知情同意权、药物及新兴技术的使用 [6]。许多研究还着重指出，缺乏有关约束队医适当道德行为的明确指导原则。

在治疗优秀运动员的髋部疾病方面也存在临床挑战。通常，尚未明确指导方针用于定义恢复"正常"和重返比赛状态的准则，这使得验证最优术后康复方案是很艰难的。并没有明确的客观指标来衡量肌肉骨骼损伤的恢复情况，必须经常依赖于运动员对自己症状的评估。这通常会使队医陷入两难的境地：判断运动员的康复速度是否比普通人群中的一般患者要快，或者运动员是否因过早返回精英水平比赛而遭受不可挽救的重伤风险。

但是，在一些涉及髋关节损伤且因这些损伤限制运动表现的诊断和治疗中，髋关节镜发挥了积极的作用。在优秀运动员中，髋关节镜已被证明可以用于改善受伤后的表现并且缩短了重返赛场的时间。在本章中，明确了将优秀运动员与其他髋关节疾病普通患者区别对待的因素。本章将不详细介绍所有患者共有的一般原则和程序，在本书的其他章节可以找到相关内容。

## 二、髋关节损伤导致运动能力丧失的机制

髋关节病理和潜在的骨形态异常可以在体育活动中显著地影响髋关节的功能。在一项研究中观察了从高中到职业水平的优秀女足运动员髋关节活动范围，与其他所有组相比，职业运动员的内旋、外旋和屈髋均有所减少（内旋：28° vs. 34°；外旋：40° vs. 56°；屈髋：105° vs. 115°）[11]。在同一作者的类似研究中，与一组年轻的成年非运动员相比，还发现职业运动员的髋关节活动范围平均值也降低了[12]。

影响运动成绩的首位因素也是最明显的因素是髋关节内异常的病理结构或周围结构异常引起的疼痛。例如盂唇撕裂、软骨损伤、圆韧带撕裂、腰肌滑囊炎、肌腱刺激、臀肌拉伤或撕裂均可引起明显的疼痛，从而限制了髋关节的功能，并降低了髋关节的运动能力。

影响运动能力下降的第二位因素是其对活动范围的限制，如股骨髋臼撞击综合征就可能会发生这种情况。在对优秀运动员进行检查时，需要着重考虑有关髋关节的骨性形态。每个运动员的髋关节先天运动范围，由骨性结构、关节囊结构和韧带结构所决定，每项运动所需的活动范围都会发生变化，高水平地完成该特定运动的任务。由于凸轮畸形、钳夹畸形撞击或髋臼过度包容，股骨后倾、髋臼后倾或其他与髋关节发育不良相关的异常而导致活动范围减少的患者会发现，他们最佳运动表现可能会受到损害，可以尝试通过其他机制弥补。

髋部活动范围的减小可能会导致运动员的步幅、速度降低。它可能会改变自行车运动员的生物力学，这将影响在他们骑行中髋关节屈曲和膝关节距离自行车的顶杆的最佳位置。优秀的赛艇划手可能会发现他们的划桨姿势因缺乏髋关节屈曲而改变，从而导致腰椎和胸椎的过度使用，导致肋骨应力性骨折。这种髋关节活动范围受限带来的变化有很多组合模式，最终会影响运动表现。

除此之外，运动员们有不同程度的韧带松弛。有些运动员柔韧性更好，其实是韧带松弛，这使得软组织对关节活动度的"回止阀"限制作用减弱，从而可以使关节获得更大的活动自由度。这种约束作用可以防止在运动范围内，髋关节的盂唇和关节结构发生撞击。那些韧带和关节囊松弛度增加的患者将拥有更大的关节活动范围，并且缺乏防止股骨髋臼撞击的软组织限制，更容易发生损伤。

运动员运动表现下降的第三个主要原因更为微妙，这是由于肌肉力量和平衡的改变所致。在运动方向上某些激动肌群和拮抗肌群的肌肉强度降低。这些肌肉力量的变化是通过疼痛来影响的。疼痛可以通过盂唇结构、软骨结构和软骨下骨以及包括圆韧带在内的髋关节周围韧带结构来调节。

根据笔者的经验，首先受髋部病变影响的肌群包括腰大肌、屈髋肌、内收肌、阔筋膜张肌和臀中肌。当然，从临床角度来看，这些肌肉群最先出现的症状为酸痛，并表现出肌力下降[13]。外旋肌，特别是股方肌，早期损伤就可以显示出肌力下降，髋关节的主要肌肉力量的减弱将损害髋关节稳定，进而引发生物力学异常[13]。运动员通常会感到内收肌、阔筋膜张肌、腰大肌和臀中肌群的不适感或紧绷感增加。这种松弛感的改变可能与疲劳有关，而非力量的真正丧失。先前已经证明，通过在髋关节关节囊内进行局部麻醉药物注射，之后进行髋关节肌力的测量，提示疼痛减轻后可以逆转髋关节肌力下降，特别是内收肌和外旋肌所支配的肌力[13]，这提示，通过疼痛通路，这些肌肉的感觉和肌力可以受到抑制。

## 三、与个人运动有关的注意事项

事实证明，有些体育运动项目已被证实与有症状的股骨髋臼撞击综合征高发病率有关，包括冰球、澳式足球以及其他踢脚运动，如足球、橄榄球和武术等。在对年轻、活跃的成年男性进行研究，支持以下结论：在骨骼生长和成熟期间，经体育活动中长时间重复加载后，股骨凸轮畸形在青春期形成[14]。有学者研究表明，在诸如篮球、冰球和足球等高强度运动中，头颈部交界区会产生较大的剪切应力，使髋关节容易形成凸轮型畸形[15]。但是，仍在等待有关此结果的确切证据。其他涉及极限动作的运动，例如芭蕾舞、舞蹈和体操，往往会选择韧带松弛程度更大的运动员，有时甚至会选择髋臼发育不良的运动员，因为他们开始训练时髋关节活动范围更大。经过额外的拉伸，他们似乎特别容易产生髋关节不稳，从而出现圆韧带撕裂和盂唇损伤。

## 四、冰球

冰球作为一种高对抗性运动，在这项运动中，尤其是运动员髋关节损伤的风险大大增加[15]。发病的主要原因是臀部及腹股沟拉伤。据报道，参加美国国家冰球联赛（National Hockey League，NHL）的运动员中，每年每100名运动员的累积发病率是19.87%[16]。在一项类似的研究中，Molsa等计算出，芬兰优秀冰球运动员受伤的总体风险为每1000名上场比赛球员受伤人时数为66人[14]。

在每个赛季中，约有20%的优秀冰球运动员会出现髋关节疼痛，而在同一年龄段的瑞士陆军新兵中，这一比例仅为1.5%，这表明在参加冰球训练的运动员中髋关节损伤且出现症状的相对风险增加了15倍[17, 18]。冰球运动员出现髋关节损伤的平均年龄只有15.5岁，这比包括篮球（17.6岁）在内的其他任何体育项目都要年轻[18]。优秀滑冰运动员最常见的损伤是肌肉拉伤和盂唇损伤，内收肌拉伤尤其常见，通常发生在髋外展肌和内收肌相对力量不平衡的运动员身上[19]。

与这项运动有关的髋部损伤高风险的可能因素主要归因于，职业联赛中运动员身体接触的普遍性和高能碰撞以及滑冰作为重复性体育活动的机械要求。作为一项体育运动，滑冰经常会在髋关节内外旋的体位施加很大的力。在短跑开始期间，选手在髋关节处于外旋、外展的状态下发力，随后在恢复阶段进行内旋并增加髋关节屈曲度，从而使选手的髋关节体位处于"危险中"[20]。特别是守门员，据报道由于守门员独特的蝶式关节姿势，守门员的髋关节损伤风险更大。即守门员试图通过"摊开"小腿来覆盖球门。这是通过跪在冰上并使两个股骨最大限度地向内旋来完成的。特别是在优秀运动员中，由于髋部屈曲和内旋的联合运动，蝶式关节姿势与过度使用髋部，股骨髋臼撞击综合征与这种损伤的发展有关[21]。

冰球运动让运动员的髋关节面临巨大负荷，而且有如此多的运动员从童年到青春期到成年都参与这项运动，人们对这项运动参与和正常骨骼发育之间的相互作用进行了大量研究[17, 18, 22]。Siebenrock等对来自瑞士首届国家冰球联盟的招募计划中的77名精英级别球员进行了描述性研究。报道包括从问卷、临床查体和MRI所获得的数据结果[17]。这些运动员提示股骨近端的凸轮型畸形的患病率增加，经股骨头中心向股骨头开始失去圆弧的点做直线，该直线与股骨颈轴线构成的夹角即α角，其中56%的病例α角超过55°。在骨骺闭合和未闭的运动员中观察到较大的α角值（分别为58° vs. 49°；$P < 0.001$），在有症状和无症状的运动员中观察到的结果（62° vs. 52°；1：00位置；$P < 0.001$）。

在参加滑冰比赛的运动员中，股骨头颈交界区的异常结构在运动员很小的时候就出现了。在一项针对10—18岁青少年运动员的研究中，Philippon等研究发现，与年龄相仿的滑雪者相比，冰球运动员的凸轮型股骨髋臼撞击综合征患病率更高，这使他们怀疑这项运动的独特性会导致股骨髋臼撞击综合征发病[23]。总体而言，75%的冰球运动员的α角会＞55°，而青年滑雪者为42%。研究还发现，α角会随着年龄的增长而增加，这与参加其他几项运动的运动员观察结果一致。

随着冰球运动在青年及职业水平上的日益普及，在精英级别联赛竞争几年之后，髋关节内损伤的患病率预计将上升，这不仅会影响这项运动中运动员的表现和职业生涯，而且还会增加退行性关节疾病的风险。这表明，在进行精英比赛之前，对运动员进行放射学拍片筛查可能在评估具有关节内损伤风险增加方面起到了有益指导作用。

## 五、美式橄榄球

在以美式橄榄球为代表的对抗性运动中，据估计，在比赛中髋关节的负荷高达体重的 12 倍，从而导致髋关节损伤的发病率相当高[24]。软组织损伤的"髋关节运动型三联征"（盂唇撕裂、股直肌拉伤和内收肌拉伤）通常是由髋关节反复屈曲、外展和外旋负荷以及股骨头颈交界区异常增生引起的[24, 25]。当这种情况与股骨或髋臼的形态同时发生改变时，可能会导致发生股骨髋臼撞击，并限制髋关节运动、损伤盂唇及髋臼缘[25]。

在大学水平和职业水平的优秀橄榄球运动员中普遍存在股骨和髋臼畸形。在接受国家橄榄球联赛（National Football League，NFL）评估的大学运动员中，有 94% 的运动员存在髋关节疼痛，同时影像学也存在股骨髋臼撞击综合征的征象[26]。类似地，Larson 等指出[25]，股骨髋臼撞击综合征的影像学征象经常出现在大学水平的 NFL 联赛中，其中 90% 的影像学证据显示出凸轮或钳夹撞击。α 角增加、凸轮、钳夹混合型撞击与腹股沟及髋部疼痛的发生率之间也存在相关性。在一份类似的报道中，Kapron 等展示了 67 名 1A 级大学生橄榄球运动员的髋关节查体和影像学检查结果[27]。应用 50°α 角作为截点，78% 的运动员中股骨至少有一种征象支持凸轮畸形（α 角＞50° 或头颈偏心距＜8mm），而 95% 的病例至少有凸轮或钳夹畸形征象。

## 六、篮球

髋关节病变在优秀篮球运动员中会经常遇到，据报道约有 15% 运动员会出现髋关节前方撞击试验阳性同时伴有髋部疼痛史[28]。基于对年轻活跃成年男性的研究中得出的普遍假设为，凸轮畸形是在青少年时期经过长时间的过度运动锻炼后形成的[28]。最近，Siebenrock 等研究表明，年轻的篮球运动员存在凸轮畸形的风险更高，这种畸形尤其发生在骨骺愈合前后，在精英（全联盟）篮球运动员中患病率高达 89%[28]。将 8—28 岁的篮球运动员与年龄匹配的非运动型普通人群对照组进行比较，发现与对照组相比，最年轻运动员的 α 角度没有差异。但是，在青春期和成年期，运动组的平均 α 角逐渐增加，同时伴有屈髋内旋功能丧失。

## 七、过顶运动员

过顶运动员对髋关节功能要求较高，使他们更容易发生髋关节损伤而不仅仅是股骨髋臼撞击综合征[29]。一项研究表明，在髋部施加高轴向和扭转负荷的运动可能会使优秀运动员更容易出现松弛现象，从而导致关节内病变[31]。最常见的是，关节承受过度的外旋或内旋，导致髂股韧带或坐股韧带的永久性拉伸[30]。导致髋关节不稳的力量通常与髋关节旋转、紧急加速和减速的动作有关[30, 32, 33]。如果过顶运动员存在获得性关节囊松弛的情况，这可能会导致前上盂唇的过度负荷，从而导致盂唇软骨损伤[32, 34]。

## 八、评估：查体与病史采集

在评估优秀运动员时，需要详细地询问病史，并仔细回顾与每个患者运动相关的需求，包括从运动范围、负荷和力量方面对患者体征的要求。

在髋关节功能障碍的早期阶段，患者经常会抱怨髋关节周围力量的下降，特别是在短跑、跳跃或踢腿时。在持续的运动中球员的表现会有所下降，经短暂的休息后回到赛场时，这种症状可能会更加明显。这可能是疼痛抑制肌肉收缩的第一个信号，运动员可能不会针对腹股沟疼痛、髋部外侧疼痛或不适给出明确的主诉。在这一阶段，症状通常可以通过理疗和按摩获得暂时的缓解。

患者可能由于感到不舒服而无法奔跑，这种不适感通常位于髂前下棘下方阔筋膜张肌前缘的前腹股沟或前外侧腹股沟区。这可能是最常见的不适部位，从臀部放射出来。疼痛也可以通过内收肌起始部向内延伸，向外延伸至臀后部。患者有时会以 C 字征握住臀部，他们可能会描述髋关节的绞锁或卡压症状，这提示可能存在游离体、软骨游离瓣、盂唇不稳或圆韧带撕裂。他们可能主诉无法弯曲小腿和直腿抬高，这表明他们患有腰大肌疾病。在没有活动的情况下，他们的疼痛并不总是存在，因此需要仔细记录他们的疼痛发作不适或功能下降的原因。

对具有髋部疼痛的优秀运动员的检查应包括适当的功能评估，例如步态分析、跳跃测试或单腿深蹲。向运动员施加应力（例如让他们奔跑）激起疼痛然后重复进行这些测试可能会有所帮助。在患者进行体育运动过程中对髋部进行评估也很重要。在某些情况下，这需要让患者进行实际运动时对其进行检查。例如，对于划船运动员来说，可能需要在船上观察他们，以评估完成一次完整划桨所需的髋部屈曲幅度。疼痛可能是在运动员反复进行的运动循环中反复引起。这将有助于确定需要改变运动范围的哪一部分。

体格检查应包括触诊髋关节本身及其相关的肌肉，还应包括触诊腹股沟管以检查疝气，如果病史可疑，应评估睾丸结构。应评估腰椎，尤其是骶髂关节，因为骶髂关节常会因髋关节病变而松弛度增加从而出现炎性改变。更重要的是，对髋关节的撞击和不稳进行特殊的检查，包括 FADIR 试验、屈曲、外展和外旋试验，以及圆韧带试验对髋关节的活动范围进行准确评估是非常重要的。

通过评估腿部在休息位的位置寻找不对称的迹象，特别是外旋增加，可以发现髋关节囊的损伤。拨号试验（或拨盘试验）阳性可能提示髋关节囊松弛或撕裂，如果拨号试验阴性，则可通过恐惧试验进一步评估和明确诊断。

## 九、影像学评估

对于大多数患者，首先需要做的影像学检查是髋关节平片，应包括双髋站立正位片，患髋的标准髋关节侧位片和 Dunn 位片（屈曲 90°，外展 20°）[30]。当怀疑存在凸轮畸形时，可使用 CT 三维表面重建术评估股骨头交界区的形态，以便对此处骨的异常凸起进行可视化成像并规划手术当中磨除范围（图 58-1）[28]。此外，如果怀疑存在过度前倾或后倾，那么 CT 扫描也有助于评估股骨颈的形态 [32, 33]。

通过改变患者 CT 扫描时的体位，以允许将髋部放置在引起症状的位置。例如，一个网球运动员可能描述为髋关节极度外展时引起疼痛，可以以这个姿势进行 CT 扫描。类似地，可以在仰卧姿势下扫描足球运动员髋关节，使髋关节屈曲、内收、内旋，模拟踢球动作。后一种投影称为"不适位置（position of discomfort，POD）"视图，特别适用于显示股骨髋臼撞击综合征病变位置和撞击区域（图 58-2）[34, 35]。

MRI 和关节磁共振造影扫描对于检查所有患者的关节内结构也非常有用 [36-40]。在运动员中，MRI 对于鉴别关节外症状也很有价值，尤其是运动性耻骨痛。

超声成像也可用于识别肌肉和韧带损伤，特别是具有经验并熟悉髋关节周围结构的超声医师提供的图像。如果对运动员疼痛根源仍然存有疑问，那么超声引导的局部麻醉药物注射可能会非常有帮助，并且已证实其准确率约为 90%。

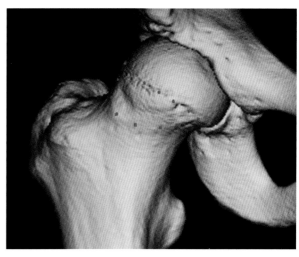

▲ 图 58-1 术前 CT 平扫
图示手术中需要磨除的骨的异常增生区域

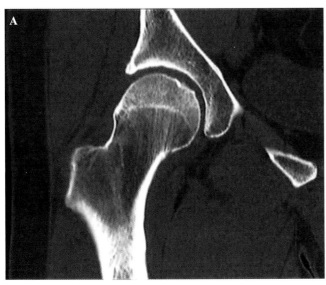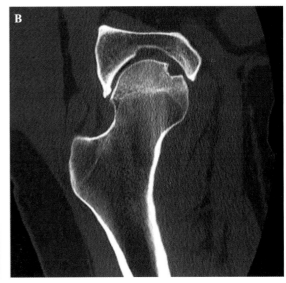

▲ 图 58-2　具有典型凸轮畸形的患者髋部影像图

A. 通过扫描具有典型凸轮畸形的患者髋部截取的轴向 CT 切片。可以看到前方头颈交界区因撞击而产生的囊变，但没有明显的关节间隙缩小的征象（感谢 James Linklater 医师）。B. 与图 A 为同一的髋关节，扫描"不适位置"，模拟踢球动作。显示撞击区病变的位置，并在撞击时确认有无关节软骨的缺失

## 十、手术治疗

除了正常的手术计划外，在治疗优秀运动员时还需要考虑其他额外的几个因素。重要的是要谨记，恢复期的训练和比赛是最为重要的。运动员需要早日动员、早日恢复功能并早日恢复正常的体能和力量状态。同样，手术时机的选择对缩短离开赛场时间也非常重要。有时运动员可以继续比赛直到赛季结束后再考虑行手术治疗。这在很大程度上取决于运动员所经历的功能障碍和疼痛程度以及运动员对球队的重要性。在特殊情况下，运动员会遭受严重伤病，需要立即行手术治疗。

在大多数情况下，优秀运动员将不会接受长时间的休赛。因此，由于患者恢复的周期较长，运动员能否恢复到以往水平的不确定性，运动员往往会拒绝接受髋臼周围截骨术和股骨截骨术来矫正前倾角异常。有时可能需要进行临时手术，以确保运动员在接受效果更确切的治疗之前完成职业生涯。

无论如何，尽管在肌肉骨骼解剖或功能方面存在潜在的"缺陷"，但运动员在他们的运动项目中已经达到了精英水平。因此，可以考虑在关节镜下对明显妨碍正常功能的异常结构进行矫正，而无须对关节进行广泛的重建以使运动员在理论上认为是完美的。这种简单的方法往往足以使运动员恢复到受伤以前的运动水平，增加了髋关节的活动范围，减少抑制了髋关节功能丧失，同时减少对运动员比赛的影响。

为了使手术过程简单且创伤最小，病变修复后进行最优化的康复。关节内病变通常是因为继发一系列运动缺陷所引起的，必须纠正这一缺陷，以使运动员避免继续出现问题。因此，除非出现严重的盂唇损伤，否则不应常规切除盂唇及臼缘。对于临床医师来说，遇到头颈部偏心距减少或凸轮病变的情况要普遍得多，而这种情况可通过软骨盂唇交界处的清理而切除。通常在那些有凸轮撞击的运动员中，髋臼包容过浅而不是深，因此除了进行大量股骨头颈交界区磨除外，不需要进行臼缘的磨除。

为了能够充分进入股骨头颈交界区，可以采用多种技术。笔者倾向于进行有限的关节囊切开术，在适当的情况下将其扩大充分显露，如果关节囊切开术范围很大，则进行修补。关节囊会起到实质性的控制作用，以防止撞击事件进一步发生。关节囊

切开手术需要更长的康复时间，以便所形成的瘢痕组织得以充分愈合和成熟，并使运动员早日康复失败的风险加大。

## 十一、康复

目前，有关股骨髋臼撞击综合征术后的优秀运动员和一般普通患者的康复指南在文献中并不常见。当前可用的大多数证据并不是完全基于高水平的证据，无法针对一般人群。很少有研究专门研究优秀运动员的康复情况。Philippon 等[41] 在以 1 名职业足球运动员为例的研究中成功报道四阶段康复计划。Cheathem 等[42] 描述了一个案例研究的结果，该案例涉及 1 名 18 岁的高中足球运动员，他接受了盂唇修复以及髋臼和股骨颈的矫形术。Spencer-Gardner 等[43] 描述了一个五阶段康复计划，该计划在 52 名患者中获得成功；但是尚不清楚这些人是否为精英水平的运动员。其他一些研究提供了有关髋关节镜治疗术后康复方案的个人经历[44-46]。尽管这些努力可以为这一新兴领域提供一些平台，但仍需要对优秀运动员群体进行严格的对照研究来进行验证。

在指导优秀运动员的康复方案时，必须考虑到髋关节形态和功能随年龄，性别和运动的变化。Pierce 等[47] 描述了冰球守门员的功能锻炼程序，该程序也可以适应于冰球运动其他位置，以帮助髋关节镜术后的运动员髋关节功能康复，预计重返冰球赛场的恢复时间为 4 个月。该计划分为四个阶段的康复方案，并有六个阶段的冰上康复训练。这些阶段取决于运动员，意味着应考虑运动员个体康复能力的差异。当受伤的球员在 Vail 髋关节运动测试中获得高于 17/20 或 20/20（对于职业运动员）的分数时，且在训练过程中不会感到疼痛或肿胀时，将决定此项目的完成。

与其他任何关节一样，物理治疗是促进和优化髋关节镜术后恢复的重要组成部分。一些中心已经制订了特定的康复方案供髋关节镜术后使用，对于这些不同方法的相对优缺点，还没有做研究。笔者的方法在其他章节已有描述[47, 48]。

## 十二、结果

在过去的 10 年中，外科手术治疗运动员的非关节炎性髋关节病变变得越来越普遍，许多运动员恢复了受伤以前的竞技体育活动水平[47, 50]。Singh 和 O'Donnell 报道 26 名澳式足球精英级运动员的治疗结果，随访时间至少 2 年（范围：2～8 年）[49]。除了 1 名运动员外，其他所有运动员都恢复到受伤之前的运动水平或更高的水平。改良的 Harris 评分从平均 83.6 提高到 98，非关节炎髋关节功能评分从 85 提高到 97，这些症状的改善持续到手术后 8 年[51]。

许多关于优秀运动员治疗结果的报道，都来自于髋关节镜下对职业冰球运动员治疗股骨髋臼撞击综合征和盂唇损伤的研究。在该组患者中，成功的案例显示运动员可早期恢复训练并迅速重返赛场，在术后平均 3～4 个月参加滑冰 / 冰球训练。这种功能的恢复与 Harris 评分的显著改善有关，该评分从术前平均 70 分提高到术后 24 个月的平均 95 分。在接受髋关节镜治疗的运动员中，有很大一部分球员在治疗后恢复到受伤前的体育比赛水平。在一项临床研究中，45 名职业冰球运动员经关节镜治疗股骨髋臼撞击综合征后重返了职业赛场，其中 78% 的人在术后 1.6 年仍能获得职业报酬[47]。在这项研究中，从受伤到手术治疗的延迟时间越长，手术中出现的软骨损伤程度就越大，并且球员从受伤到重返赛场的恢复时间越长。平均而言，受伤后超过 1 年接受髋关节镜治疗的运动员比受伤后不到 1 年接受手术的运动员要多花了 1.1 个月才能恢复运动，这就突出了早期手术干预对职业冰球运动员的益处。

一些研究也关注优秀运动员和业余运动员在关节镜下骨软骨成形术后的结局差异[52-55]。Malviya 等研究发现，与业余运动员相比，职业运动员行关节镜治疗股骨髋臼撞击综合征，恢复到受伤之前的运动水平比值差不多，在术后 1 年时分别达到 88% 和 73%（$P=0.09$），但是平均返回赛场时间要早得多，分别为 4.2 个月和 6.8 个月（$P=0.03$）[53]。同样，在涉及开放性手术和关节镜干预治疗研究的系统评价中，Alradwan 等的研究发现，与业余运动员相比，职业运动员的重返运动比率和恢复到受伤前运动水平的比率往往更高，重返运动比率分别为 95% 和 87%；RTPL 分别为 92% 和 84%[54]。虽然众所周知，社会经济动机可能会促使职业运动员尽快重返赛场，但是对于一名队医而言，了解这些恢复趋势并管理优秀运动员的康复期望值仍然非常重要。同样，队医也应该意识到，职业运动员在职业生涯中出现并发症或不良结果的可能性较小。

## 十三、结论

本章中报道的结果支持未来的研究，以确定发生在髋关节关节内损伤的危险因素，以便及时有效地进行预防和治疗。此外，这篇文章中包含的信息应该使队医和运动训练师能够更好地了解这些损伤的本质和发病率，为运动员和教练员提供咨询。

在本章中，笔者努力找出已知髋部功能缺陷，这些缺陷会影响高水平的运动表现。作为运动医学医师，目标是在必要时纠正这些缺陷，同时还要尽量缩短运动员重返运动的时间。这就要求医师在选择手术时机要格外的小心，以便运动员在不延长关节保护的情况下进行早期或快速的康复，同时也要提供一个持久、长期的解决方案。

# 特殊患者与疾病：包括 Ehlers-Danlos 综合征在内的关节囊松弛

## Special Patients and Conditions: Capsular Laxity Including Ehlers-Danlos

Lourenço P. Peixoto    Peter Goljan    Brian M. Devitt    Marc J. Philippon    著

陈冠宏 译    殷庆丰 校

## 一、概述

髋关节作为球窝关节，由股骨头紧贴髋臼半球窝构成。髋臼周围有一圈纤维软骨缘，称为髋臼盂唇，它能有效地增加髋臼窝的表面积和容积，分别高达 28.3% 和 30%[1, 2]。髋关节的内部和周围是由髂股韧带、耻股韧带和坐股韧带，以及轮匝带和圆韧带组成，所有这些结构都扮演着重要的静态稳定的角色。髂股韧带是一股强大的韧带，它横跨髋关节的前方，在 12 点 45 分位置至 3 点钟位置起到增强稳定性作用。它起源于髂前下棘的下方，在穿过关节时韧带通常分为两束，其中一束继续向下通过并固定在转子间线的下部，另一束则向下向外，并止于转子间线的上部。关节囊的薄弱区通常在两束之间延伸。在一些解剖变异中此韧带并没有发生分开，取而代之的是韧带呈扇形分布成一个扁平的三角形带，然后沿整个转子间线附着。由于其独特的解剖学形状，该韧带通常被称为毕格罗 Y 形韧带，它是髋关节屈伸各个角度对抗外旋的主要约束力，所占的比重超过 50%[4]。韧带的外侧臂也起着一个小作用，作为内旋的次级限制器。耻股韧带起源于闭孔嵴和耻骨上支，穿过转子间线，与关节囊以及髂股韧带垂直束的深面融合。该韧带的作用是限制髋关节屈伸时的外旋角度，但当髋关节完全伸直时，它的作用最大（34%）。坐股韧带是由三角形的粗纤维组成，粗纤维起源于髋臼下缘坐骨后

方，并向外上跨过股骨颈的后方，与关节囊的环形纤维混合。该韧带的主要功能是限制髋关节屈伸全程中的内旋。股骨圆韧带是一条三角形的略扁平的带子，它起源于股骨头中央窝的前上方，分为前束和后束，然后直接越过两侧的髋臼切迹切于髋臼横韧带相连。圆韧带随着髋关节的屈曲、内收和外旋而收紧。轮匝带是由髂股韧带末端纤维形成的环状结构，环绕股骨颈至股骨头的远端，构成髋关节囊中最狭窄的区域。在牵张中，它是维持髋关节稳定最重要的结构[5]，在步态的摆动阶段起着锁定环的作用。

关于髋关节的动态稳定结构，最重要的两个稳定结构是髂关节囊肌和髂腰肌肌腱。髂关节囊肌起源于髂前下棘的下边缘，覆盖于前内侧的髋关节囊上，并跨过股骨小转子的远端。当髂关节囊肌收缩时，可以收紧髋关节囊，从而稳定股骨头。髂腰肌肌腱的位置随着髋部位置的不同而不同；当髋关节完全伸直时，肌腱与前内侧关节囊密切相连，但在髋关节屈曲时，肌腱向髂耻隆起的外侧移位。

上述所有结构在维持正常的髋关节生物力学中都起着不可或缺的作用，准确地诊断和及早地治疗任何结构的功能障碍都对恢复正常的髋关节功能至关重要。这在静态髋关节稳定结构（例如盂唇和关节囊韧带）损伤后导致复发性髋关节不稳的情况下尤为重要，因为此时维持髋关节动态稳定肌肉的收缩是唯一可用的保持髋关节稳定的方法。

## 二、非创伤性不稳定

髋关节不稳的非创伤性因素包括轴向负荷反复外翻，全身多发韧带松弛和胶原蛋白紊乱，如Ehlers-Danlos 综合征。由于缺乏明确的诱发因素，非创伤性髋关节不稳通常起病隐匿。

职业运动员需要参加重复髋关节旋转和轴向负荷的运动（如高尔夫、足球和芭蕾）可能会发生髋关节盂唇或韧带损伤，导致关节囊松弛和相对不稳定。当髋关节的这些静态稳定结构受到损伤时，为了维持髋关节稳定，就必须收缩腰大肌腱和髂胫束等次级稳定结构。随着时间的推移，这可能会导致继发性的问题，如腰大肌肌腱炎、髂腰肌或髂胫束在骨附着处的撕脱骨折，或髂胫束挛缩从而引起髋关节外侧疼痛。这就使得临床诊断非创伤性髋关节不稳更具挑战，因为患者可能出现了多种髋关节症状，然而只有某些症状的细节提示髋关节松弛。因此，当高度怀疑患者为非创伤髋关节不稳，必须与详细地询问病史、彻底全面的体格检查和适当的影像学检查相结合。

对于有髋关节不稳定症状，又缺乏明确的外伤史或不参加涉及重复性髋关节运动的患者，应怀疑其存在过度松弛状态。Beighton 修正的 Carter 和 Wilkinson[7] 评分系统是一个有用的筛选指南，可以用来诊断广义的过度松弛状态。然而，在那些关节松弛度增加的患者中，区分特发性过度松弛和病理性过度松弛（如 Ehlers-Danlos 综合征）仍然十分重要。患有该综合征患者通常表现为关节活动范围过大、皮肤弹性过强、皮肤及血管脆弱三大特征，临床症状的范围非常广泛。然而，最轻的病例仅表现与正常状况稍有偏离，最严重的病例表现为危及生命的胶原组织功能障碍和继发于广泛组织畸形的严重残疾。典型的 Ehlers-Danlos 综合征是一种可遗传的常染色体显性遗传病，主要的诊断标准包括皮肤过度伸展、萎缩性瘢痕增宽（表现为组织脆性）和多发性关节过度活动。次要诊断标准包括家族史阳性、皮肤光滑如天鹅绒、软体类假瘤、皮下结节、反复关节脱位或半脱位、肌张力减退、运动发育迟

缓、组织脆性增加表现，如易瘀青、食管裂孔疝、儿童期肛门脱垂、宫颈功能不全及术后切口疝。经典的 Ehlers-Danlos 综合征通常会显示 V 型胶原的 proα$_1$（V）或 proα$_2$（V）链的异常电泳运动，但到目前为止，尚未开发出高度灵敏的筛选方法，因此尚无可检测的方法。通过生化或分子生物学分析得出的异常不一定能排除 V 型胶原蛋白的缺陷。

在考虑髋关节不稳患者治疗方案时，一旦患者出现临床症状，就应该认真考虑采用开放或关节镜下关节囊提拉紧缩缝合。

## 三、创伤性不稳定

髋关节脱位和半脱位在病史上与髋关节受到外力的高能损伤机制有关，如机动车事故、跌倒和对抗性运动[8, 9]。为了防止股骨头坏死，这种损伤的初始治疗是紧急复位，最好是闭合。很少有患者会发展为复发性的前后髋关节脱位，这种情况就需要手术治疗。髋关节前脱位是比较罕见的损伤，约占所有髋关节脱位的9%，正如 Epstein 最初所描述的，可进一步分为上（腹股沟）或下（闭孔）两个亚型[8]。在前位脱位病例中，下（闭孔）亚型脱位更为常见，约占92%。髋关节后脱位更为常见，通常继发于髋关节屈曲和内收时的直接或间接损伤。

创伤性髋关节脱位也会损伤髋关节周围的许多结构。Philippon 等的研究表明，在关节镜检查中，后脱位最常见的髋关节内损伤为盂唇撕裂、软骨缺损和游离体形成[10]。在该研究中，从最初的创伤事件到患者接受手术的平均时间为125天，14%（2/14）的患者发现了关节囊损伤，需要手术修复。Moorman 等观察到，在一组 7 名患者的研究中，7 名患者诊断为髋关节急性半脱位后进行了急诊 MRI 检查，所有患者都有髂股韧带断裂、髋臼后缘骨折和关节内积血的证据[11]。这些结果表明髋关节脱位后会对髂股韧带造成严重的损伤。一旦受损后如果韧带不能正常愈合，不稳的症状就可能随之出现，尤其在高度活跃的患者中。

在髋关节脱位之后，如果排除股骨头坏死，又经过正规保守治疗，患者仍感到持续髋关节疼痛，

必须高度怀疑其髋关节不稳的可能性。同样重要的是要留心可能发生了盂唇或软骨损伤、出现关节内游离体或圆韧带撕裂，因为这些都是关节内最常见的与髋关节脱位相关的病变，可能会导致出现髋关节不稳的症状。

## 四、体格检查

在有髋关节不稳表现的患者中，排除全身过度松弛总是非常重要的。此外，Beighton 修正的 Carter 和 Wilkinson [7] 评分系统是一个诊断广义过度松弛症有效的筛选指南。根据临床经验，松弛可分为四型（表 59-1）。在创伤性髋关节脱位或半脱位发生后出现剧烈症状的患者，查体时通常会表现为疼痛和活动范围受限。相比之下，慢性髋关节不稳定的患者可以在检查室中再现导致髋关节不稳定的方法。在查体过程中，当患者处于俯卧位 [12] 时，与髋关节不稳相关的疼痛可通过被动拉伸关节囊结构和外旋来重现。关节活动范围测试对于确定骨和韧带结构的功能至关重要。通常患者采用仰卧或坐姿，将髋部屈曲至 90° 时进行内外旋检查。将这些数值与髋部伸直时的数值进行比较也是有帮助的，后者是在俯卧位进行的。在屈曲位，控制外旋的髂股韧带的内侧束和外侧束松弛。然而，对内旋的主要控制是坐股韧带，在伸直和屈曲的过程中始终是紧张的。髋关节活动范围由一个固定的终点或患者的疼痛决定 [13]。髋关节拨盘试验也应进行，因为它通常在髋关节不稳的情况下呈阳性（图 59-1）。在该试验中，患者仰卧在检查台上，检查者内旋有症状的腿，然后释放肢体，允许肢体被动地向外旋转。如果腿在轴向平面内从垂直方向外旋转超过 45°，且没有明确的止点感，则认为拨盘试验阳性。也可以进行阳性轴向牵拉试验，通过动态透视检查中是否存在真空信号来确认。

## 五、放射学和磁共振评价

为了有效评估髋关节内的病理改变，需要行 X 线和 MRI 检查。笔者进行的髋关节影像学检查包括仰卧位的骨盆正位片、穿桌位片和假斜位片 [13]。放射线成像用于评估髋臼有无后倾、髋关节发育不良、股骨髋臼撞击征以及退行性改变。所获得的影像学测量数据包括髋臼的前倾、中心边缘角、负重面关节间隙、Sharp 角和 α 角 [13]。MRI 可用于进一步描述任何缺血性坏死以及撞击或盂唇损伤病变的存在。在创伤所致的髋关节脱位后急症行髋关节 MRI 检查，有可能检测到髂股韧带断裂、盂唇撕裂和关节内出血。在慢性非创伤性不稳的患者中，可以率先检查到继发性关节囊增厚，其表现为信号强度的增加。在疼痛起源不明的情况下，行 MRI 检查时在髋关节腔内注射局部麻醉药物，有助于确认疼痛是否来源于关节内。

## 六、治疗

对创伤性髋关节脱位或半脱位后的患者进行急性评估，我们将接受制订的标准化影像学检查方案。急症外科干预的临床手术指征为影像学表现提示包括关节内碎片或 30% 以上的髋臼后缘骨折。如果没有急症手术指征，则指导患者使用拐杖，仅允许用脚趾接触负重 6 周。建议采用物理治疗方案以

表 59-1　髋关节松弛的分期 ª 系统

| 分　期 | 真空标志和（或）轴向撑开松弛 | 临床感觉 |
| --- | --- | --- |
| 1（轻微） | 没有疼痛（轴线牵引试验阴性） | 软止点 |
| 2（中等） | 疼痛（疼痛阳性） | 45° 时松弛 |
| 3（严重） | 疼痛（活塞运动时疼痛） | 患者可表现为半脱位 / 脱位（既往脱位史），45° 无止点感 |
| 4（胶原蛋白病） | Ehlers-Danlos 综合征、唐氏综合征、马方综合征 | 上肢和下肢关节松弛 |

a. 必须考虑髋臼和股骨颈的前倾角

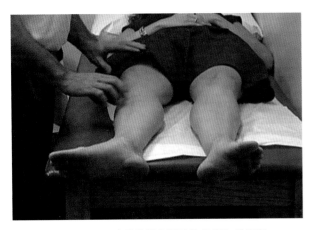

▲ 图 59-1 髋关节拨盘试验外旋增加的证据

减少炎症过程，并加强髋关节次级稳定结构的训练。在创伤发生最初 6 周后复查 MRI，如果没有发现股骨头缺血性坏死，则允许患者逐渐增加活动水平，并在可耐受的情况下恢复比赛。

如果患者严格遵循保守治疗方案病情仍无法得到改善，则应怀疑髋关节继发性病变的可能，例如盂唇撕裂或关节内游离体，以及圆韧带损伤、软骨或关节囊病变，所有这些病变必须通过外科手术解决[10]。

疑似非创伤性髋关节不稳的患者也应该尝试保守治疗，包括改变日常活动、服用非甾体类抗炎药和物理疗法。如果尽管采取了正规的保守治疗，但患者髋关节疼痛仍然持续，则可能需要手术治疗，以解决可能存在的关节囊松弛或盂唇撕裂。为了治疗关节囊松弛，笔者推荐关节囊提拉缝合术，其目

的是在切开的关节囊内缝合，以去除关节囊多余的部分并缩小整体体积（图 59-2）。使用弯曲的穿线装置刺破其中一侧的关节囊，然后用穿针器从另一侧抓住缝线环，然后将缝线在关节镜下进行标准的打结。在髂股韧带外侧束与坐股肌韧带之间进行关节囊的提拉紧缩缝合。必须注意关节囊不要缝合过紧，否则可能会导致术后外旋功能受限。

同时，髂腰肌肌腱或髂胫束是否需要手术松解，这取决于术中解剖发现[14]（图 59-3）。Philippon等[15]已经发表了 12 例因非创伤性髋关节不稳继发的关节囊组织多余或减少的患者，采用热囊技术联合部分盂唇切除术取得了良好的随访结果。同样，Epstein 等[16]发表了一篇关于关节镜下行关节囊提拉缝合和盂唇缝合，报道了成功治愈了复发性髋关节前方不稳的病例。

强调术前诊断严重髋关节发育不良的重要性，因为根据笔者的经验，这些患者通常会受益于外科手术，以解决其骨性畸形，特别是髋臼覆盖不足。区分特发性韧带松弛症和遗传性胶原蛋白病也很重要，因为后一组的患者需要持续的多学科治疗，并且笔者认为在手术时需要谨慎考虑关节囊紧缩缝合的重要性。此外，还有一部分髋关节不稳的患者，由于髋关节长期生物力学的改变，可能继发股骨髋臼撞击征，这可以与原发的髋关节不稳在手术过程中一起得到解决[17]。

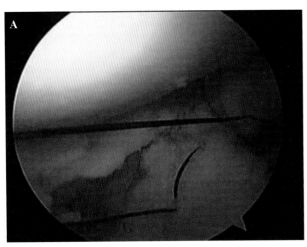

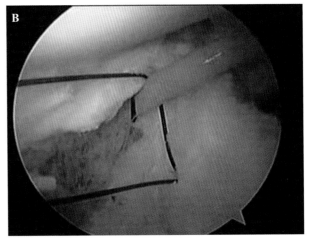

▲ 图 59-2 关节囊提拉缝合
A. 关节囊缝线的位置；B. 使用韧带凿的精确缝合线的定位

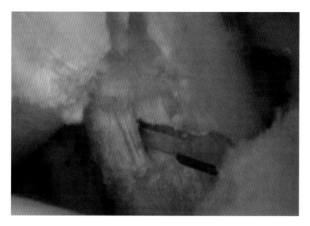

▲ 图 59-3　髂腰肌肌腱松解

## 七、结论

考虑到每年诊断为髋关节不稳的患者越来越多，以及那些希望通过手术治疗来干预挽救髋关节功能的患者比例不断上升，髋关节不稳的治疗已迅速成为髋关节镜外科医师的一个新领域。在笔者的经验中，在关节镜下治疗髋关节不稳的结果表明，修复静态髋关节稳定结构同时行关节囊提拉缝合术是治疗这种病变正确和恰当的方法。进一步的循证医学研究将有助于阐明针对这些症状的最佳远期治疗方法。

# 目前治疗髋关节骨坏死的方法和技术

## Current Procedures and Techniques for the Treatment of Osteonecrosis of the Hip

Samik Banerjee　Bhaveen H. Kapadia　Jeffrey J. Cherian　Michael A. Mont　著

陈冠宏　译　殷庆丰　校

**第 60 章**

## 一、概述

髋关节骨坏死是一种极具破坏性的疾病，通常在 30—50 岁的年轻活跃人群中发病。在疾病自然病史的早期诊断出患者，了解各种与骨坏死相关的危险因素是非常必要的。这些危险因素和发病机制在前面章节已经详细阐述。制订最佳的骨坏死治疗方案需要详细询问病史、仔细体格检查和影像学评估。一旦确诊，就必须对病变的大小、塌陷的范围、塌陷的程度、髋臼受累情况以及是否存在关节炎进行分级 [1]。早期骨坏死治疗的主要目的是保留关节。因此，必须尽早诊断病情并防止进展为关节表面塌陷。关节面塌陷的进展是该疾病病理生理学中的一个关键阶段，它与疼痛、进展为继发性退行性关节炎以及是否需要进行全髋关节置换术相关。尽管目前有许多非手术和手术治疗方法可供选择，但仍没有治疗这种疾病的金标准，而且对这些患者的管理也是构成治疗上挑战的一部分。本章旨在提供一种法则，以帮助诊断同时优化治疗，进一步优化髋关节骨坏死患者的围手术期管理。

## 二、患者评估

### （一）病史

与其他疾病的诊断一样，详细的询问病史至关重要。在引出病史时，需要考虑与髋关节骨坏死发展过程中假定存在因果关系及其之间的各种相关因素。这些在前一章中已经详细阐述过。

### （二）临床表现

患者典型的临床表现是腹股沟区疼痛，这种疼痛程度随着体重的增加而增加，尽管在疾病的早期阶段，这种疾病在临床上是没有症状的。小部分患者会出现非特异性的转子痛、臀部疼痛或膝关节疼痛。腹股沟疼痛通常被描述为深部、搏动性、间歇性的疼痛，疼痛通常是潜伏性的，尽管有时可能是突发。通常这些症状出现在没有任何影像学改变之前，应高度的怀疑，尤其是易感患者，对早期诊断至关重要。

### （三）体格检查

在疾病早期阶段体格检查发现的阳性体征可能并不明显，仅提示髋关节前方压痛或轻微的运动功能丧失，尤其是髋关节内旋。大腿和臀部可能会出现肌肉萎缩，当病程进展到关节面出现塌陷时，有时会引出关节出现弹响。然而，随着疾病的进展，固定畸形和下肢长度短缩可能会发生。对对侧髋关节进行彻底和系统的检查也至关重要，因为 40%～80% 的病例可能是双侧发病。此外，约 10% 的患者可能存在其他关节受累，特别是在存在全身性危险因素（如使用皮质类固醇）的情况下，检查其他关节对于避免遗漏其余关节的早期病变至关重要 [2]。

## 三、诊断

最终诊断需要行放射线成像检查。诊断髋关节骨坏死的两种常用检查方法是 X 线平片和 MRI[3]。

### （一）X 线平片

X 线平片应是在询问病史及体格检查后首次进行的检查（图 60-1）。通常应获得 2 个正交的 X 线图像（前后位和蛙式侧位平片）。由于有很高比例的病例涉及双侧，因此获取对侧髋关节的图像也很重要。然而，由于早期以囊肿、硬化或"新月征"为特征的影像学改变通常在发病后数月才会出现，因此对疾病的早期诊断并不敏感。一旦影像学诊断成立，就必须评估病变的大小，确定病变的位置，并结合 Kerboul 计算坏死角。Kerboul 坏死角定义为前后位片及侧位片中骨坏死表面受累的联合弧，分级为小（＜150°）、中（150°～200°）、大（＞200°）[4]。对于评估软骨下骨折、髋臼是否受累和是否存在退行性关节炎也非常重要[5]。这些因素对疾病的分期和制订治疗管理计划具有重要意义[1]。

### （二）磁共振成像

MRI 是用于诊断髋关节骨坏死的最敏感和最具特异性的影像学方法之一，被认为是在临床高度可疑和缺乏放射学证据的情况下进一步进行的影像学检查方法（图 60-1）[6]。据报道，MRI 的灵敏度在 80%～100% 范围内，比其他现代影像学检查更高（如普通 X 线片、CT、核素骨扫描）。此外，在鉴别其他髋关节病变时特异性也非常高，这使其成为可选择的检查方式。T_2 加权像上的双线信号实际可诊断骨坏死，而 T_1 加权像上骨坏死区周围的单密度线被认为对诊断具有高度的特异性。除了诊断，MRI 扫描可以用来评估病变的受累程度（MRI 对 Kerboul 角的评估），髋臼及股骨头软骨的病变程度，是否存在盂唇损伤以及病变治疗后血运重建情况，预测治疗效果和指导进一步治疗。其他辅助检查，如骨髓压力检测、骨活检或静脉造影术，由于其自身的侵入性及 MRI 扫描高度准确性而很少进行。同样地，骨扫描不再被推荐，由于准确性较低及假阴性率高达 25%～45%，其价值有限。

总而言之，经过详细地询问病史和查体后，临床仍高度怀疑髋关节骨坏死时，需要至少行 MRI 检查以尽早明确诊断。根据 X 线片和 MRI 扫描对疾病进行分期，对于评估患者预后并指导患者恰当的治疗至关重要。

### （三）鉴别诊断

一过性髋关节骨质疏松症是一种自限性疾病，是髋关节骨坏死最重要的鉴别诊断之一。短暂性骨质疏松症的患者通常是 50—60 岁的男性，或在女性怀孕后期出现。这些患者经常表现为髋关节无力，并抱怨腹股沟区的严重疼痛。MRI 常显示股骨颈和股骨近端干骺端骨髓水肿，但很少发生骨坏死。然而，这些患者需要仔细随访，直到他们的症状消失，因为 2%～5% 的患者最初有过一过性骨密

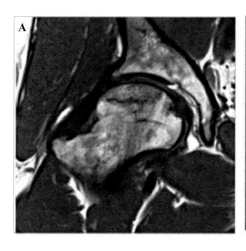
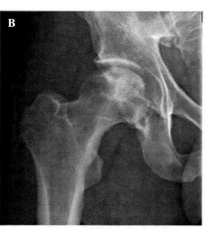

◀ 图 60-1 患者，女，39 岁，右侧髋关节骨坏死

Ficat-Arlet 分期系统 Ⅲ 级的磁共振成像图（A）和右髋前后位放射学检查（B）（经 Sinai Hospital of Baltimore, Inc 许可使用）

疏松症，可能最终会发展为髋关节骨坏死。

### （四）骨坏死的分期

目前有许多分类系统可用来根据放射学成像对患者进行分期。这对于指导进一步的治疗和比较各种治疗方案的结果至关重要。其中，Ficat 和 Arlet、日本骨坏死调查委员会、Steinberg、宾夕法尼亚大学和 ARCO 分期系统更为常用[7]。所有分期系统的共同主题是认识到软骨下骨折和发展至塌陷作为疾病的放射学分期的一个关键点，超过这一关键点，疾病就会快速进展，从而发展为退行性关节炎。然而，还必须确定病变的范围（如<15%、15%～30% 和>30% 的股骨头部受累）、病变的位置（内侧、中央和外侧）和塌陷的程度（<2mm、2～5mm 和>5mm），因为根据病变的特点，总体预后可能会有所不同。

Ficat 和 Arlet 分期基于放射学征象，描述了疾病自然病史和病程的 4 个阶段（表 60-1）。这一分类描述了该疾病自然史的 4 个阶段及其自身进展。在放射前阶段，患者常表现为骨坏死的临床症状，然而，没有放射学的征象。在股骨头中存在多个囊变和硬化区域，诊断为放射学 II 期疾病。新月征的出现标志着疾病由 II 期向 III 期过渡，代表软骨下骨折的发生。在 III 期疾病中可发现股骨头的塌陷和变平，而存在退行性改变并失去关节间隙则意味着疾病的 IV 期。Steinberg 分期是一种更详尽的分类，它基于平片和 MRI 进行分期，并考虑了髋臼塌陷的程度和髋臼受累的存在（框 60-1）。日本骨科协会的分期包括病变的位置，而 ARCO 分期包括病变的累及程度和病变的位置，作为治疗指南（表 60-2）。尽管对这些病变进行了分期，但笔者通常是利用存在或缺失的一些放射学征象来制订治疗方案（请参阅本章"四、手术治疗"中的"患者注意事项"）。

## 四、手术治疗

### 患者注意事项

需要评估患者的年龄、活动水平、疾病病因、既往治疗的经历，配合治疗的医患双边关系和健康

**表 60-1　骨坏死 Ficat 和 Arlet 分期**

| Ficat 和 Arlet 分期 | 影像学表现 |
| --- | --- |
| 1 | X 线无异常（仅在磁共振扫描阳性） |
| 2 | 弥漫性硬化，囊变（在 X 线片上可显示） |
| 3 | 软骨下骨骨折（新月征） |
| 4 | 股骨头塌陷，髋臼受累和关节破坏（骨关节炎） |

状况，这是针对髋关节骨坏死个性化治疗的必要条件。对于年轻且对运动要求较高的患者，应将所有精力都放在保髋上，如果病情不允许的话，则应考虑选择合适的摩擦界面和固定界面，以在进行全髋关节置换时提高植入物的寿命。在规划治疗时，还应考虑疾病病因，因为其中一些因素可能使患者更容易出现并发症。例如，获得性免疫缺陷综合征病毒（human immunodeficiency virus，HIV）感染的患者可能有伤口感染和伤口愈合延迟的风险。

许多出现症状的患者都很年轻，一生中可能经历了多次保髋手术，在制订治疗计划时需要考虑这些因素。尽管先前的股骨头髓芯减压术或多点钻孔技术很少影响远期全髋关节置换术的手术效果，但是在这些患者中，行股骨近端截骨术或带血管蒂腓骨移植术治疗后股骨近端形态的异常可能会增加初次全髋关节置换术的复杂性。由于该疾病通常是双侧的发病，并且患者可能需要行双侧全髋关节置换术，因此，已行手术治疗的髋关节完全康复之后，再考虑对对侧髋关节进行进一步治疗可能是有益的。但是，如果对侧髋关节处于早期阶段，对侧可能需要进行损伤更小的操作，例如多点钻孔技术，这两种手术可以同时进行。通常，首先治疗受影响最重的髋关节，除非对侧髋关节病变处于早期阶段，否则必须及时治疗以防止股骨头塌陷。严重的全身性疾病或预期寿命有限，可能无法行保髋手术，而为了达到确定性的手术效果（例如全髋关节置换术）而无法达到平衡的目的。因此，可能需要根据患者需求、人口统计学、生活方式和活动需求来量身定制治疗方案。

笔者的选择通常是基于许多影像学特征，而

表 60-2　骨坏死的 ARCO 分期

| | 影像学表现 | 影像学技术 | 子分类 | 病变范围 |
|---|---|---|---|---|
| 0 | 正常的 X 线检查，只有组织学可以发现阳性改变 | X 线，CT 扫描，闪烁成像（骨扫描），MRI | 无病变 | 无病变 |
| 1 | X 线和 CT 扫描正常，其他技术（骨扫描、MRI）中至少有一项是肯定的 | 闪烁成像（骨扫描），MRI | 病变部位<br>• 内侧<br>• 中央<br>• 外侧 | 病变范围（百分比）<br>A：<15% 的股骨头受累<br>B：15%～30%<br>C：>30% |
| 2 | 硬化，溶骨，局灶性疏松 | X 线，CT 扫描，闪烁成像（骨扫描），MRI | 病变部位<br>• 内侧<br>• 中央<br>• 外侧 | 病变范围（百分比）<br>A：<15% 的股骨头受累<br>B：15%～30%<br>C：>30% |
| 3 | 出现新月征和（或）关节面扁平 | X 线，CT 扫描 | 病变部位<br>• 内侧<br>• 中央<br>• 外侧 | 新月的长度<br>A：<15% 的股骨头受累<br>B：15%～30%<br>C：>30%<br>表面塌陷和圆顶凹陷<br>A：<15% 和<2mm<br>B：15%～30% 和 2～4mm<br>C：>30% 和>4mm |
| 4 | 骨性关节炎，髋臼受累，关节破坏性改变 | X 线 | 无病变 | 无病变 |

框 60-1　Steinberg 分期系统

Ⅰ　X 线正常，骨扫描或 MRI 异常
　Ⅰ A　轻微（<15% 股骨头受累）
　Ⅰ B　中等（15%～30% 股骨头受累）
　Ⅰ C　严重（>30% 股骨头受累）
Ⅱ　股骨头内囊性、硬化性改变
　Ⅱ A　轻微（<15% 股骨头受累）
　Ⅱ B　中等（15%～30% 股骨头受累）
　Ⅱ C　严重（>30% 股骨头受累）
Ⅲ　股骨头软骨下塌陷、囊性和硬化性改变（新月形征），但未变平
　Ⅲ A　轻微（<15% 股骨头受累）
　Ⅲ B　中等（15%～30% 股骨头受累）
　Ⅲ C　严重（>30% 股骨头受累）
Ⅳ　股骨头变平
　Ⅳ A　轻微（<15% 的关节面受累且塌陷<2mm）
　Ⅳ B　中等（15%～30% 的关节面受累或塌陷 2～4mm）
　Ⅳ C　严重（>30% 的关节面受累或塌陷>4mm）
Ⅴ　关节间隙变窄和（或）髋臼受累（此阶段可根据严重程度分级）
Ⅵ　晚期退行性改变

不是其他任何患者人口统计学因素。通常使用的 4 个影像学特征是：①塌陷前后；②病变的大小；③头部塌陷的程度（>2mm 与<2mm）；④髋臼受累（或关节炎证据）。对于塌陷前的中小型病变，通常采用保髋手术。然而，在存在明显的软骨分层，病变范围较大，严重的头部塌陷（>2mm），髋臼受累或退行性关节炎的情况下，全髋关节置换术仍然是唯一可靠的治疗选择。在以下各节中，将对髋关节非创伤性骨坏死的手术治疗选择进行概述。描述的各种技术如下：①股骨头髓芯减压和多点钻孔技术；②骨移植术；③近端股骨截骨术；④人工股骨头表面置换术；⑤全髋关节置换术。

## 五、保髋手术

### 股骨头髓芯减压术

最初是由 Ficat 和 Arlet 在 1964 年描述的一种治疗方法，单独的髓芯减压或结合植骨是目前常用的治疗股骨头坏死的治疗方法。它基于髓芯减压术

会降低股骨头骨性高压的原理，这种情况通常会出现在疾病的早期阶段。这种骨内压力的降低会导致流向缺血区的血流得到改善，有助于促进坏死区域中新骨的形成。除了增加血流量外，一般认为切除髓芯组织可以减轻疼痛，刺激血管生长，有助于病变的愈合。

尽管作为治疗早期病变的一种术式选择已被普遍接受，但其存在潜在不良风险因素的情况下的有效性仍有争议，如股骨头病变受累＞50%、髋臼负重区的受累、塌陷≤2mm、镰状细胞病等。然而，当适应证局限于小范围（＜50%的头部受累）Ficat-Arlet Ⅰ期和Ⅱ期病变，Kerboul 坏死角＜200°时，股骨头髓芯减压术可取得良好的结果[8-10]。Ficat 和 Arlet 描述的标准股骨髓芯减压技术包括用大直径（8～10mm）环钻股骨头钻孔或环钻在透视引导下切除髓芯组织坏死中心地区，为了缓解股骨头内压力（图 60-2）。然而，在股骨头内钻大直径的孔会大大削弱股骨头强度，增加股骨头穿透和股骨粗隆下骨折的风险。

对经典技术进行了各种改良，例如由 Kim[11] 和 Mont[12] 等推广的 Steinberg 技术和多点钻孔技术，都被描述为可以降低这些风险。Steinberg 技术包括在头部钻两个额外的 6mm 孔，以移除病灶周围的髓芯组织，尽管外侧皮质仍有一个单一的外部入点。在此过程中，从粗隆区获取的松质骨被松散地挤压到中心病变区。在 Song[13] 等描述的多点钻孔技术中，用一个 3.2mm 的钻头在股骨头的坏死区域钻 1～8 个钻孔，而 Mont[12] 等则在骨坏死区域钻了 1～3 个孔。

从历史上看，股骨头髓芯减压是治疗早期骨坏死最常见的手术方式之一，成功率在 40%～80%（表 60-3）[14, 15]。在对 2605 髋的系统回顾中，Marker 等比较了 1992 年以前（n=1337 髋）手术的髋关节骨坏死行髓芯减压效果与这一时期之后（n=1268 髋）手术的效果[16]。作者报道说，与对照组相比，1992 年后采用现代技术进行手术的患者平均再次手术率显著降低（30% vs. 41%；$P<0.05$）。此外，作者发现Ⅲ期病变患者的临床失

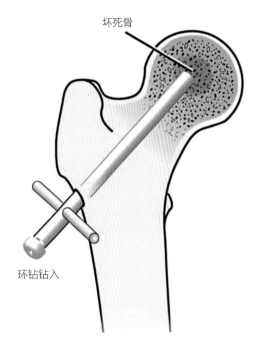

▲ 图 60-2　股骨头髓芯减压技术（经 **Sinai Hospital of Baltimore, Inc** 许可使用）

败率和影像学进展率高于早期病变。

在另一项系统回顾中，Rajagopal 等发现，处于不同影响分期的病例进展到终末阶段需全髋关节置换术的风险是不同的。Ficat Ⅰ 期病变行全髋关节置换的风险为 0%～17%，Ⅱ 期病变的风险为 17%～44%，Ⅲ 期病变的风险为 66%。Israel 等对 152 例宾夕法尼亚大学Ⅰ～Ⅳ期髋关节骨坏死同时进行双侧股骨头髓芯减压的结果进行了评估，平均随访 56 个月（范围 24～136 个月）[17, 18]。作者发现在最终的随访中，32% 的双侧髋关节病变需要行全髋关节置换术。

在一份 45 例关于 Ficat Ⅰ～Ⅱ期髋关节骨坏死的研究报道中，Mont 等发现，在多点钻孔术后平均 2 年的随访中（范围 1.7～3.3 年）[19]，总成功率为 71%（45 例髋中有 32 例髋）。作者发现，Ⅰ期髋关节轻到中度病变（＜50% 病变大小）比Ⅱ期重度病变（80% vs. 57%）获得了更好的结果。同样，Song 等[13] 也报道了平均随访时间大约 7 年（范围 5～11.2 年）多点钻孔技术，治疗中小程度病变的成功率为 88%（59 例髋中的 52 例髋）。

综上所述，对股骨头坏死早期病例，病灶范围

表 60-3　髓芯减压结果

| 作者（年份） | 证据水平 | 髋关节分期 | | | | 平均年龄（岁） | 随访（年） | 生存率（%） | | | |
| --- | --- | --- | --- | --- | --- | --- | --- | --- | --- | --- | --- |
| | | 阶段 1 | 阶段 2a | 阶段 2b | 阶段 3 | | | 阶段 1 | 阶段 2a | 阶段 2b | 阶段 3 |
| Al Omran 等 [96]（2013） | Ⅲ | 13 | 25 | 23 | – | 26 | 6.1 | 100 | 80 | 52 | – |
| Lieberman 等 [97]（2004） | Ⅳ | – | 15 | 1 | 1 | 47 | 4.4 | – | 93 | 0 | 0 |
| Aigner 等 [98]（2002） | Ⅳ | 30 | 9 | – | 6 | 41 | 5.7 | 97 | 44 | – | 33 |
| Lavernia 等 [99]（2000） | Ⅳ | 15 | 30 | – | 22 | 40.2 | 3.4 | 100 | 83 | – | 44 |
| Maniwa 等 [100]（2000） | Ⅳ | 10 | 16 | – | – | 46 | 7.8 | 100 | 56.4 | – | – |
| Bozic 等 [101]（1999） | Ⅳ | 12 | 12 | 2 | 0 | 38 | 10 | 92 | 52 | 20 | 0 |
| Iorio 等 [102]（1998） | Ⅳ | 7 | 20 | 6 | – | 41 | 5 | 71 | 45 | 33 | – |
| Powell 等 [103]（1997） | Ⅳ | 18 | 8 | – | – | 35 | 4 | 80 | 37 | – | – |
| Markel 等 [104]（1996） | Ⅳ | 10 | 32 | 7 | 4 | 38 | 4 | 45 | 38 | 14 | 25 |
| Fairbank 等 [15]（1995） | Ⅳ | 25 | 51 | – | 52 | 40 | 11 | 88 | 72 | – | 26 |
| Saito 等 [32]（1988） | Ⅲ | 17 | – | – | – | 33 | 4 | 100 | – | – | – |

小、尚未塌陷，进行股骨头髓芯减压手术有助于缓解疼痛，并在影像学上延缓病情进展。笔者认为，联合使用植骨替代物（人工骨材料）和生长因子，可以更好地促进骨诱导和血管生成，从而促进骨愈合，这进一步提高了股骨头髓芯减压的效果。此外，股骨头坏死双侧受累的发病率高达 60%，因此最好同时治疗双侧，以防止疾病的进展。近年来，多点钻孔技术作为一种更为简单、微创的替代方法越来越受欢迎。然而，这种改良技术还有待更进一步的临床研究。

骨髓滴注技术和间充质干细胞已被用来填补股骨头髓芯减压术后的缺陷，目的是增强骨坏死病变的修复和重建过程 [20-22]。众所周知，骨髓基质细胞可以分泌血管生长因子，从而刺激血管的发育，最终导致成骨。

Liu 等 [23] 对 53 例髋关节骨坏死进行了回顾性研究，比较了骨髓滴注联合股骨头髓芯减压与单纯髓芯减压的疗效。在平均 2 年（范围 1～3.3 年）的随访中，作者发现骨髓滴注组有明显更高的影像学和临床成功率，以及更低的影像学进展率（21.4%），与单纯股骨头髓芯减压组比较，差异有统计学意义（59.3%）。在一项前瞻性随机试验中，Gangji 等 [24]

比较了在 ARCO Ⅰ～Ⅲ 期 24 例髋的自体骨髓滴注与股骨头髓芯减压的结果。在最后 5 年的随访中，作者发现骨髓滴注组的影像学进展率低于股骨头髓芯减压组（23% vs. 73%）。然而，在功能结果或最终需要进行全髋关节置换术方面，两组间并未发现明显差异。

关于骨髓滴注的初步报道表明，这种方法对治疗早期骨坏死病变是有效的，可以延缓疾病的进展。这与具有刺激血管生成和成骨特性的多能间充质干细胞的可用性有关。然而，需要更多的随机试验来更好地评估骨髓滴注在治疗髋关节骨坏死中的作用。

## 六、带血管和不带血管蒂的骨移植

### （一）不带血管蒂的骨移植

Phemister 首先描述了不带血管蒂的骨移植在治疗骨坏死中的应用 [25]。之后，Bonfiglio 和 Bardenstein 在 1958 年报道了这种情况下使用不带血管蒂腓骨移植 [26]。任何一种植骨手术的目的都是在去除死骨后刺激骨坏死病变愈合并增强其修复。骨移植物为新骨形成提供了一个支架，并且取决于所用移植物的类型，骨移植物还可以提供结构稳定性以防止覆盖软骨的塌陷。通常情况下，不带血管蒂骨移植的适应证为治疗局限于轻中度的早期病变（＜50%）（Ficat Ⅰ期、Ⅱ期，ARCO 分期为 1～3A 期）。据报道，在髋关节病变出现软骨分层、髋臼受累或塌陷＞2mm 的情况下效果较差。

历史上已经使用了多种技术，例如菲米斯特技术、开窗技术和灯泡技术。Phemister 技术包括通过股骨颈中钻孔建立通道后植入不带血管蒂的胫骨支撑物。在植入支撑移植物之前，首先对骨坏死区进行正规的股骨头髓芯减压和病变刮除术。另外两种不带血管蒂的骨移植技术包括在关节软骨中开窗

（开窗技术）或在股骨颈上开窗（灯泡技术）以植入骨移植物或骨移植替代物（图 60-3 和图 60-4）。开窗技术要求髋关节手术脱位，以接近头部的患病部位。该手术的关键步骤包括从头颈交界区取出完整的皮质—松质骨栓，然后彻底清除病灶并刮除病变，然后填充自体松质骨移植物。皮质松质骨栓在移植物植入后被替换。类似地，在灯泡技术中，在完成皮质骨开窗之后，进行坏死骨的清创术并用松质骨移植物填充缺损。

关于不带血管蒂骨移植术的多个研究报道提示，根据疾病分期的不同，成功率也不同

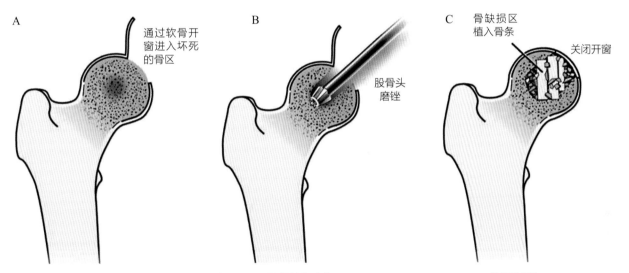

▲ 图 60-3　开窗技术清除坏死骨和植骨的程序（经 Sinai Hospital of Baltimore, Inc 许可使用）

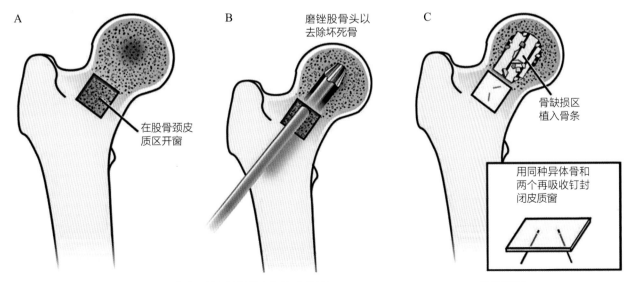

▲ 图 60-4　清除死骨和植骨的电灯泡手术（经 Sinai Hospital of Baltimore, Inc 许可使用）

（70%～90%）（表 60-4 和表 60-5）[27]。在 2～7 年的随访中，Phemister 技术的成功率在 17%～90%[18, 28, 29]。Keizer 等报道 78 例 Ficat Ⅰ～Ⅳ期的髋关节骨坏死，采用 Phemister 技术后随访时间 5 年，手术成功率为 59%。采用灯泡技术，报道的放射成像成功率在 60%～80%[30, 31]。在一项对 39 例 Ficat Ⅰ期、Ⅱ期髋关节骨坏死的研究中，Seyler 随访了 2～4 年，报道了 78% 的成功率[30]。Rosenwasser 等也在一项平均随访 12 年（范围 10～15 年）的 13 个髋关节患者研究中评估了灯泡手术的效果[31]。作者报道说，在最终的随访中，有 87% 的患者无症状且放射学进展至骨关节炎的概率很小。Saito 等报道 18 例Ⅱ期、Ⅲ期髋关节骨坏死患者，平均大约 48 个月（范围 2～14 年），总体临床成功率为 72%[32]。然而，在他们的报道中，放射学的成功率只有 60%。Seyler 等对 21 例髋关节骨坏死患者进行了研究，患者平均随访 4 年（范围 36～55 个月），评估了灯泡手术中应用同种异体骨植骨联合骨形成蛋白的结果。作者发现 86% 的髋关节骨坏死患者在最终的随访中获得了临床成功。

总之，不带血管蒂的骨移植术是治疗早期髋关节骨坏死简单、可重复性技术。严格筛选患者，彻底清除坏死区病变，以及用供体移植物填充缺损区对结果优化至关重要。自体移植中具有成骨特性的干细胞的可用性可能与这些技术的成功有关，因为在愈合过程中股骨近端间充质干细胞池的减少可能不足。

## （二）带血管蒂的骨移植术

为了改善血供和促进愈合，Meyers 等[33]于 1978 年提出了肌瓣骨移植，随后 Judet 等[34]于 1980 年提出了游离腓骨血管蒂移植治疗骨坏死，这一技术在 20 世纪 90 年代被 Urbaniak 等进一步推广[35]。带血管蒂的移植原则包括减压和去除坏死骨组织，然后在修复和重塑骨坏死区病变的过程中，通过移植物为覆盖的软骨和软骨下骨提供一种可行、强有力的机械支持。这被认为可以加速血管重建和防止关节面的塌陷。

带血管蒂的骨移植术主要用于治疗 Ficat Ⅰ～Ⅱ期骨坏死。尽管该技术的支持者已经报道治疗患者病变塌陷（<2mm）的成功结局，但这些患者是否可以从该手术中受益尚存在争议。可能影响骨坏死病变治愈率的不良风险因素，包括患者当前吸烟或有重度吸烟史以及酗酒。这些患者需要在手术前进行严格筛查。

文献报道的常见的带血管蒂的骨移植术包括带血管蒂的游离腓骨移植、髂骨、缝匠肌、臀中肌、股方肌蒂骨移植等。带血管蒂的游离腓骨移植物常与腓血管蒂一起取自同侧，用于与旋股外侧动脉升支的显微外科吻合。从股骨外侧嵴的远端开始在股骨头中钻出 16～19 mm 的核心区域。然后从头部去除坏死骨，并用从转子骨区域钻取的自体松质骨填充至坏死区域。然后将带血管蒂的腓骨通过髓芯减压管道插入到距软骨下骨 3～5mm 的范围内，并用

表 60-4　不带血管蒂的骨移植术

| 作者（年份） | 证据水平 | 分　期 | 病例数 | 平均年龄（岁） | 平均随访时间（年） | 生存率（%） |
|---|---|---|---|---|---|---|
| Zhang 等（2012） | Ⅳ | Steinberg Ⅱ～Ⅳ | 85 | 31.4 | 2.3 | 85.4 |
| Wei 等（2011）[105] | Ⅳ | ARCO Ⅱ～Ⅲ | 223 | 33.5 | 2 | 81 |
| Wang 等（2010）[106] | Ⅳ | ARCO Ⅱ A～Ⅲ A | 138 | 32.3 | 2 | 68 |
| Yuhan 等（2009）[107] | Ⅳ | ARCO Ⅱ C～Ⅲ A | 11 | 37 | 5 | 73 |
| Seyler 等（2008）[30] | Ⅳ | Ficat Ⅱ、Ⅲ | 39 | 35 | 3 | 67 |
| Mont 等（2003）[108] | Ⅳ | Ficat Ⅱ、Ⅲ | 19 | 31 | 4 | 86 |
| Mont 等（1998）[109] | Ⅳ | Ficat Ⅲ、Ⅳ | 30 | 26 | 56 | 80 |

表 60-5　带血管蒂的骨移植术

| 作者 / 年份 | 证据水平 | 分　期 | 病例数 | 平均年龄（岁） | 平均随访时间（年） | 生存率（%） |
|---|---|---|---|---|---|---|
| Eward 等（2012）[37] | Ⅳ | Ficat Ⅰ、Ⅱ | 65 | 32.1 | 14.4 | 75 |
| Yin 等（2011） | Ⅳ | Steinberg Ⅱ～Ⅳ | 14 | 34 | 3.3 | 100 |
| Chen 等（2009）[110] | Ⅳ | ARCO ⅢA、ⅢB | 33 | 37 | 6.2 | 24 |
| Sun 等（2009） | Ⅳ | Steinberg Ⅱ～Ⅴ | 80 | 31 | 4.3 | 100 |
| Babhulkar 等（2009） | Ⅳ | ARCO ⅡB、ⅢC | 31 | 32 | 8 | 96.7 |
| Bakshi 等（2009）[39] | Ⅳ | Ficat Ⅰ～Ⅲ | 187 | 35.5 | 16.5 | 71 |
| Kawate 等（2007）[111] | Ⅳ | Steinberg ⅠB～Ⅴ | 71 | 39 | 7 | 83 |
| Marciniak 等（2005） | Ⅳ | Marcus Enneking Ⅱ～Ⅳ | 101 | 37 | 8 | 42 |
| Hasegawa 等（1997）[112] | Ⅳ | Inoue 和 Ono Ⅰ、Ⅱ | 31 | 38.3 | 8 | 70 |

0.62mm 克氏针固定。在腓骨血管和旋股外侧动脉升支之间进行微血管吻合。当裸露的腓骨内膜有回血时，检查吻合口的通畅性。

所使用的肌肉蒂移植术的类型取决于病变的位置。髂嵴移植物或缝匠肌蒂移植物常用于前方病变，而股方肌移植物用于后方病变。

尽管不同的报道显示，带血管蒂的移植物治疗骨坏死的成功率在 60%～90%，但在髋部塌陷超过 2mm 的情况下，其效果较差。Urbaniak 等对 103 例处于 Ficat Ⅱ期和Ⅲ期的髋关节骨坏死进行了研究，并在平均约 5 年的随访中报道带血管蒂腓骨移植的结果。作者发现Ⅱ期病变的总体存活率为 91%，而Ⅲ期病变的最终随访成功率为 77%[35]。类似地，Yoo 等在约 10 年（平均 13.9 年，范围 10～23.7 年）的随访中发现[36]，Ficat Ⅱ期和Ⅲ期的髋关节存活率为 89%。Edward 等也报道了有 75% 的髋关节在股骨头塌陷前期（65 例髋中的 49 例髋）行带血管蒂的腓骨移植治疗后取得成功，在至少 10 年的随访中不需要行全髋关节置换术[37]。然而，尽管手术效果改善明显，在选择这种治疗方法时，仍必须考虑潜在的高达 25% 的供区病变风险和 2.5% 的转子下病变风险。

虽然有些作者报道了肌肉蒂骨移植治疗髋关节骨坏死的成功结果，但这种方法目前在美国不太流行[38-41]。Baksi 等评估了阔筋膜张肌或缝匠肌移植在 152 例 Ficat Ⅰ～Ⅲ期髋关节骨坏死的 187 例研究中的治疗效果[39]。在平均 17 年（范围 10～21.5 年）的随访中，81% 的Ⅱ期患者和 70% 的Ⅲ期患者发现放射学改善。类似地，Stein 等评估了 37 例 ARCO Ⅱ期和Ⅲ期症状性髋关节骨坏死患者行阔筋膜张肌蒂骨移植治疗的手术效果。作者发现 89% 的患者在 12 年的随访期间获得了成功的结果，并且在术后 12 年随访中不需要行全髋关节置换术[40]。

总之，带血管蒂的骨移植术具有恢复循环并为上层软骨提供结构支持的优势，被认为是一种生物保髋技术，可以维持髋关节的完整性并防止关节炎的进展。尽管已经有些中心报道了使用游离带血管蒂的游离腓骨移植术可以保持股骨头的长期完整，但是由于其技术复杂性、腓骨切除的并发症以及需显微外科吻合，这种术式的普及性受到了限制。

（三）骨形成蛋白

骨形成蛋白作为骨传导剂用于治疗骨坏死，以刺激修复和重塑过程[42, 43]。在一项对 17 例髋关节骨坏死的研究中，Lieberman 等报道了 82% 患者接受了不带血管蒂的骨移植术联合骨形成蛋白治疗，患者在术后平均 4.4 年（范围 2.2～7.8 年）的随访中证实了行此方法治疗的成功[43]。

虽然目前关于骨形成蛋白治疗骨坏死的数据有限，但早期的结果似乎很有希望。进一步的研究将表明结果是否优于传统的植骨手术。

### （四）近端股骨截骨术

已经应用各种各样的截骨术治疗股骨头坏死。文献中描述的两种主要类型的截骨术是股骨转子间内翻、外翻截骨术以及经粗隆旋转截骨术。

### （五）转子间截骨

1965 年 Merle D'Aubigne[44] 以及后来在 1968 年 Pauwels，描述了成角截骨术治疗髋关节骨坏死[45]。所有股骨近端截骨术治疗髋关节骨坏死的目的是将股骨头的骨坏死骨段从负重区旋转，以防止其向塌陷进展，并用健康的完整骨替代它。一些作者推测，这些截骨术益处是通过降低静脉高压以及随后骨内压力的降低而实现的。

通常情况下，报道中提示在髋关节疾病处于 Ficat Ⅱ 期和Ⅲ期且联合坏死角<200°，完整比率（完整的头臼关节与髋臼负重部分的比率）>35%～40%，与那些坏死角更大和完整比率较小的患者相比，股骨近端截骨术具有良好的效果。

成角截骨术包括在转子周围做楔形截骨，这取决于病变在股骨头中的位置和大小。当病变累及头部内侧时，常选择内翻截骨术，从而将头部负重部分的位置改变为未累及的前上部分。反之，当股骨头前上部分受累时，选择外翻截骨术，将股骨头内外侧未受累区转移至承重轴。然而，考虑到外展肌无力、下肢不等长和大转子的上移，对经典的内翻楔形截骨术进行了一些改良，如弧形转子间截骨术和内翻半楔形截骨术。弧形截骨术在生物力学上更为稳定，因为骨接触面的表面积更大。然而，与传统的楔形截骨术相比，这些手术在技术上要求更高。虽然这些改良具有减少肢体长度差异和保持外展肌力量的优点，但患者内翻畸形超过 25° 不适用此术式矫正[46]。

在许多关于股骨转子间截骨术的报道中都描述了中期到长期随访的成功率高达 90%。然而，其中大多数都是单个Ⅳ级证据的外科医师系列[46, 47]。文献中很少有前瞻性随机研究对比转子间截骨术与其他保髋手术治疗方案的疗效[17, 47-52]。在一项对 62 例患者 73 例髋关节骨坏死的研究中，Zhao 等报道了平均随访约 13 年的弧形转子间截骨术的结果。作者发现在 73 个髋关节中仅有 6 个（8%）在最后的随访中需要行全髋关节置换术[52]。

综上所述，股骨转子间近端截骨术治疗髋关节骨坏死在美国的受欢迎程度已经下降，原因是缺乏可重复的结果，此外，如果将来需要进行全髋关节置换术，还会增加全髋关节置换术的困难。此外，由于截骨手术的复杂性，最好由经验丰富的外科医师进行。

### （六）经粗隆旋转截骨术

经粗隆旋转截骨术最初是由 Wagner 和 Zeiler[53] 在 1960 年描述，后来在 20 世纪 70 年代由 Sugoika[48] 推广普及。这些截骨术涉及通过股骨颈的纵轴使头部向前或向后旋转，通过整个健康的头部传递承重力增加关节的一致性。在进行经粗隆旋转截骨术之后，愈合被认为是通过血管结缔组织的向内生长而发生的，附着新骨形成于死骨小梁上。然而，放射学上 70% 的患者仍表现为骨硬化区，而 30% 的患者在长期随访中表现出正常的影像学表现。

尽管 Sugoika[48] 最初建议即使在患有关节塌陷的患者中也可以进行这种截骨术，但其他研究人员发现对于塌陷后的病变进行此术式治疗预后是不一致的。这可能与病变塌陷后较重的不稳有关[54]。大多数研究人员认为，当存在<2mm 的塌陷且完整比率>35%～40% 时，经粗隆旋转截骨术适用于局部 Ficat Ⅱ 期和Ⅲ期的病变。

各种关于经股骨粗隆旋转截骨术的报道（主要来自日本和其他亚洲国家）显示出成功率从 17%～94% 不等。然而，欧美的报道发现旋转截骨术的失败率很高[55, 56]。在对平均年龄 16 岁的 22 例患者中 27 例髋关节骨坏死的研究中，Ikemura 等进行了研究，报道了经粗隆旋转截骨术的结果，作者发现平均随访 15 年（2～32 年），仅 7.4% 的髋关节需要行全髋关节置换术[57]。同样，Zhao 等在对 51 例 Ficat Ⅲ期、Ⅳ期髋关节的研究中，报道术后平均随访 11 年的后路旋转截骨术结果[52]。在这 51 例髋关节中，有 31 例的塌陷程度 <3mm，有 18 例的塌陷程度 >3mm，还有 2 例具有骨关节炎的影像学证据。作者发现，与那些塌陷程度较大且完整率较低的患者相比，塌陷程度最小（<3mm）且完整比率 >37% 的患者具有更好的结局，并且不易发展为塌陷和骨关节炎。Hasegawa 等[17] 在对 86 例髋关节的研究中，比较了旋转截骨术与带血管蒂的骨移植术的结果。在平均 5 年的随访中，作者报道 2 个队列中的生存率分别为 67% 和 85%，并且在 10 年的随访中也保持了类似的结果（61% 和 71%）。然而，作者报道说，与呈Ⅲ期疾病的患者相比，Ficat Ⅱ期疾病的患者进行旋转截骨术的效果更好。然而，其他作者报道的经转子旋转截骨术的最优结果较差。Rijnen 等[58] 平均随访约 9 年，报道 26 例髋关节截骨术的结果。作者报道，在 7 年的随访中，有 56% 的患者的结局不理想，需要行全髋关节置换术。目前，大多数支持股骨近端截骨术的文献都是基于单水平外科医师，证据水平较低。经粗隆旋转截骨术需要周密的术前计划、高超的手术技能、高水平的培训，并且对于经验不足的外科医师来说要求可能是极其苛刻的。为了保证股骨近端截骨术的成功，严格选择患者手术适应证至关重要。此外，如果这些操作失败并且需要行全髋关节置换术，则需要考虑股骨前倾角异常、大转子明显突出、先前内固定的存在、以往手术切口的位置以及出血量增加的可能性。

## 七、牺牲股骨头的手术：关节成形术的选择

### （一）表面成形术

从历史上看，由于髋关节骨坏死的患者，相对年轻和其他各种与植入物有关的因素，包括较早的使用陶瓷界面、聚乙烯磨损，全髋关节置换术治疗此疾病的手术效果不佳。这引起了人们对保髋手术的更多兴趣，例如半髋和全髋关节表面置换术。据报道，与传统的全髋关节置换术相比，患者生活质

量、活动水平、疼痛缓解和术后功能得到了类似的改善，关节表面成形术的支持者认为，它仍然是治疗髋关节骨坏死 Ficat Ⅲ期和Ⅳ期可行的治疗选择[59-63]。此外，有争议的是，表面成形术后的步态可以更加接近正常，保持股骨近端的生理压力，降低脱位的风险，如果有可能进展为最终行全髋关节置换术治疗，对翻修的技术要求不高[59, 61, 64-68]。尽管有这些优点，在髋关节骨坏死中使用表面置换一直是有争议的，因为它涉及在死骨床上进行安放假体，除此之外，最近还涉及金属过敏、金属病和金属对金属界面导致的局部不良组织反应[69, 70]。

### （二）股骨头表面置换术

在股骨头表面置换手术中，用半球形假体替换原有的股骨头，假体的直径大致与髋臼的直径相匹配。髋臼软骨本身没有再表面化。股骨头表面置换被认为是治疗 Ficat Ⅱ期、Ⅲ期年轻骨坏死患者的一种争取手术时间的合理选择[71]。然而，据报道，在有明显的髋臼软骨退变和病程较短的情况下，该手术在减轻疼痛方面的疗效较低[62, 63]。大多数作者报道了髋臼侵蚀或腹股沟疼痛是股骨头表面置换术后翻修手术的两个常见原因。

Amstutz 等[72] 在一篇Ⅱ～Ⅳ期的 54 例髋关节骨坏死的报道中评估了股骨头表面置换术的效果。作者发现假体术后 10 年的累积生存率为 63.3%（95%CI；45.0%～77.0%），15 年时的累积生存率为 36.4%（95% CI；17.3%～55.9%）。然而 Cuckler 等在他们 59 例髋关节骨坏死Ⅲ期患者进行股骨头表面置换术的报道中发现了较差的结果[71]。作者在大约 5 年的平均随访中发现了累积失败率达 32%。

行股骨头表面置换是否会延迟对全髋关节置换术的需求，也是有争议的。目前的证据表明，将手术适应证限制在髋臼软骨完整以内，可能会有更好的手术效果。由于大多数Ⅲ期或Ⅳ期的患者都有一些软骨退变的证据，因此股骨头表面置换术在髋部骨坏死中的作用似乎有限。

### （三）全关节表面成形术

在髋关节骨坏死行表面成形术时，患者手术

适应证的选择对改善术后结果和减少并发症至关重要。为了延长使用寿命，一些作者建议，需要将脆性、微黄色的坏死骨充分清创为正常的反应性骨。这被认为是必要的，以避免在死骨上放置植入物，可能提供较少的机械支持。然而，也有人建议在对坏死区域进行最低程度的扩孔后进行放置植入物，以清除疏松的纤维组织[73]。大多数作者推荐用3mm的钻头在股骨头的死骨区进行多处死骨钻孔穿孔，是改善骨水泥固定的最佳方法。然而，应该注意避免过多的骨水泥渗入头部，以减少对剩余活骨的热损伤。据报道，年龄＜55岁的年轻男性，头部直径为＞50mm，头部缺损超过1cm的患者预后更好[74-77]。在全关节表面成形术的过程中，必须采取更精确的手术技术，以避免杯的倾斜角超过55°，导致边缘负荷过大，而这些过大的倾斜角已被报道会对结果产生不利影响[74-77]。一些报道提出该术式的禁忌证包括钴、铬过敏，存在多处囊变，头部和股骨近端的骨质明显减少。

然而，多位作者报道了在短期至中期随访中非感染假体的持久存活（图60-5）[63, 70, 78, 79]。Sayeed等对16例（20例髋关节骨坏死）年龄＜25岁行全关节表面成形术的患者进行了手术效果评估[78]。在大约7.5年的随访中，作者报道了非感染假体的累积生存率为100%。Mont等在配对研究中比较了在骨坏死患者（n=42）和骨关节炎患者（n=42）中行全关节表面成形术的结果。作者报道了两组均取得了优异的结果，骨坏死队列的生存率为93%，骨关节炎组的生存率为98%，两组均至少随访2年（范围2～6年）[59]。在一项针对94例髋关节骨坏死的研究中，Bose等[80]报道了平均5.4年（范围4～8.1年）的全关节表面成形术的结果。在最后的随访中，作者报道了UCLA评分的显著提高，从术前平均大约3分提高到术后平均7分，累计假体生存率为95.4%。

全关节表面成形术在髋关节骨坏死患者的中期随访中具有良好的功能结果和生存率。然而，这些报道大多来自经验丰富的外科医师。严格的患者选择和精确的手术技术，对于晚期骨坏死的患者行全关节表面成形术可以期待更可预测的结果。目前正在等待长期的研究结果，在这一患者群体以期待更好地评估临床和放射学的结果。

### （四）全髋关节置换术

在所有可用于治疗终末期骨坏死的方案中，全髋关节置换术最有可能提供最可预测的临床结果、关节功能改善和疼痛缓解。普遍共识是，当患者髋关节骨坏死进展为晚期退行性关节炎（Ficat Ⅳ期、ARCO Ⅳ期），股骨头和髋臼软骨严重损伤，有严重的临床症状，且对功能要求较低，有广泛股骨头塌陷的影像学证据（Ficat Ⅲ期，图60-6）。

多数早期报道发现，与骨关节炎患者相比，该患者组由于界面磨损和无菌性松动导致的失败率较高，这可能与年轻人群活动水平增加有关[81-87]。其他可能与生存率较低有关的因素包括骨质量差以及

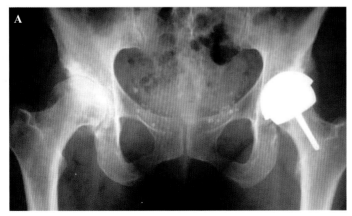
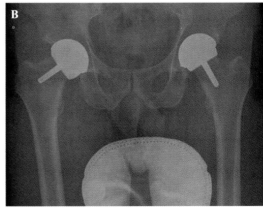

▲ 图60-5　全关节表面成形术治疗晚期髋关节骨坏死（经 Sinai Hospital of Baltimore, Inc 许可使用）

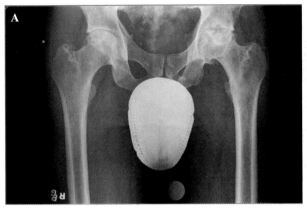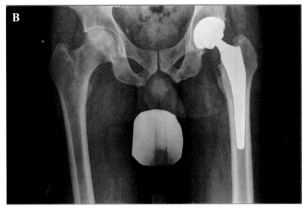

▲ 图 60-6　患者，男，43 岁，双侧髋关节骨坏死的骨盆前后位片

A. 左股骨头的 Ficat 和 Arlet Ⅳ 期病变；B. 全髋关节置换术治疗（经 Sinai Hospital of Baltimore, Inc 许可使用）

股骨近端和髋臼中存在致密的硬化骨，这阻碍了使用非骨水泥植入物的骨水泥指间和骨融合。最近的证据表明，骨坏死患者的非感染的假体存活时间更长。Johansson 等对 3277 例髋关节进行了系统评价，发现 1990 年之前对骨坏死患者行全髋关节置换的研究报道提示总体翻修率为 17%（范围：0%～50%），平均随访 9 年，与 1990 年后平均随访 6 年的研究中的返修率为 3%（范围：0%～7%）相比[88]。

界面技术的进步导致了第三代陶瓷界面和高交联聚乙烯材料的发展。1994 年以后开发的现代陶瓷-陶瓷界面具有更好的抗刮擦性、更高的吸水性、更强的抗碎裂强度和更优的润滑性[81, 82]。这些特性的改进假设在年轻的骨坏死患者中应用比原来设计更有优势。目前也还认为通过 γ 射线照射交联聚乙烯可以生产出高交聚乙烯，该交联聚乙烯可以显著减少黏合和避免磨损[89, 90]。据报道，这些界面最初一些成功可能与使用这些界面产生的磨损颗粒数量减少导致的骨溶解率降低有关。

Min 等对 162 例髋关节骨坏死（140 例患者）进行了研究，评估了高交联聚乙烯界面在全髋关节置换术中的效果。在平均随访 7.2 年（范围 5～10.6 年）的随访中，作者发现在 10 年的随访中，因任何原因翻修的累积假体存活率为 100%。作者报道极低的线性聚乙烯的磨损率，为 0.037mm/ 年（范围为 0～0.099mm/ 年），发现该磨损率远低于 0.1mm/年的溶骨阈值[81, 82]。同样，Byun 等[91] 报道 41 例

骨坏死患者使用第三代陶对陶界面的结果。其中假体存活率为 100%，平均随访 7.7 年（范围 6.0～8.5 年）。最重要的是，作者没有发现任何影像学上的松动、衬垫破裂或骨溶解的情况。目前，中期数据表明，使用这些较新的界面选择可获得出色的生存率、临床结局和功能结局。但是，有关这些界面的长期数据对于更好地评估这些结果指标更有必要。

此外，随着用于非骨水泥髋臼固定的超多孔生物材料的发展，现代的非骨水泥植入物的发展以及骨水泥技术的改良，最近在全髋关节置换术治疗骨坏死患者中报道了更好的总体效果。在对 148 例髋关节骨坏死患者的研究中，Kim 等比较了混合固定和非骨水泥固定的结果[11]。作者发现，在大约 17 年（范围 16～18 年）的平均随访中，骨水泥和非骨水泥柄的假体的存活率为 98%。他们还报道，与混合组 83% 相比，非骨水泥髋臼假体的存活率为 85%。结果发现髋臼周围的骨溶解和磨损是最终随访失败的主要原因。Bedard 等[92] 在一项研究中报道非骨水泥全髋关节置换术的长期随访结果，平均随访期为 12 年（范围为 10～16 年），报道累计无菌生存率为 100%。尽管这些结果得到了改善，但作者在随访中发现股骨近端骨溶解的发生率为 21%，骨盆骨溶解的发生率为 7.5%。作者发现，与传统聚乙烯（0.22mm/ 年和 70.85mm³/ 年）相比，具有适度交联聚乙烯的髋部的线性和容积率磨损显著降低（0.06mm/ 年和 20.76mm³/ 年；$P < 0.0001$）。

许多先前研究报道了在某些特定的髋部骨坏死患者中，假体的生存率较低。Johansson 等在一项系统综述中报道，与心脏移植受者和患有系统性红斑狼疮或特发性疾病的患者相比，全髋关节置换术后患有镰状细胞病、戈谢病和肾衰竭患者的最佳结局较少[88]。类似地，在一项对 41 例患者（55 例髋关节骨坏死）进行了全髋关节置换术的研究中，Radl 等[93]（2005 年）报道了在平均 6.4 年（范围 2～12.8 年）的随访中，笔者发现，具有系统性危险因素的骨坏死患者 10 年累积假体植入生存率（57%）明显低于特发性或创伤后骨坏死患者（100%）。

镰状细胞病患者继发于免疫抑制和骨质减少的继发感染的高风险以及围术期较高的外科手术并发症，与这些不良预后相关。最近，许多作者反驳了这些结果。Issa 等[94] 在一项比较研究中发现，接受全髋关节置换术的镰状细胞患者（n=42 髋）和非镰状细胞患者（n=102 髋）的结局相似。作者发现两组之间的无菌假体生存率相当（分别为 95% 和 97%；P=0.85），SF–36 得分（P=0.84）和 Harris 髋关节评分（87 分和 88 分；P=0.75）。同样，Changet 等[95] 在 52 例肾移植受者的 74 例髋关节骨坏死的研究中评估了非骨水泥全髋关节置换术的效果。作者报道非感染的股骨柄的生存率为 100%，平均随访时间约为 10 年。尽管最近的文献报道了令人鼓舞的结果，描述了骨坏死患者全髋关节置换术的结果，但仍需要进一步的长期数据来评估这些现代摩擦界面和固定界面的疗效。

## 八、总结

髋关节骨坏死的治疗具有挑战性。年轻患者出现腹股沟疼痛或有发生骨坏死的危险因素时，放射学和 MRI 的低阈值是早期诊断的关键。为了根据疾病的分期选择合适的治疗方案以阻止疾病的发展，对疾病进行分期是非常重要的。早期疾病的目标是保留髋关节，而终末期病变通常需要行全髋关节置换术。虽然使用干细胞作股骨头髓芯减压辅助治疗的初步报道显示了令人鼓舞的结果，但目前还没有长期的数据。最近的研究表明，在骨坏死患者中行全髋关节置换术采用现代摩擦界面和固定界面技术，在中期随访时可显著提高植入物的使用寿命。此外，在最近的报道中，对高危患者组，如镰状细胞患者和肾移植受者行全髋关节置换术的疗效更好。尽管有这些改善的结果，手术外科医师仍有必要就翻修手术的可能性和避免高强度对抗运动以延长假体寿命的必要性向患者提供咨询。

# 特殊患者与疾病：运动性疝气
## Special Patients and Conditions: Sports Hernia

Michael A. Flaherty    Joshua A. Tuck    Jeffrey F. Murray    Brian D. Busconi    著

陈星佐 译 徐 雁 校

**第61章**

## 一、概述

在某些特定运动如足球、橄榄球、英式橄榄球、网球、冰球和曲棍球中，常见下腹和腹股沟部位的运动损伤[1]。这些运动需要高速的反复扭转身体，因此容易导致涉及下腹和腹股沟区域的运动损伤，其总体发生率约为 6%[2]。此类损伤大多属于肌肉拉伤，为自限性疾病，通常会在几周内痊愈。然而，有几个产生慢性下腹和腹股沟区域疼痛的病因，可以会导致运动员能力下降，严重者甚至会因此结束职业生涯。该类疾病要求鉴别诊断的范围较广，涵盖了从骨科、运动医学到泌尿外科、普通外科等多学科因素。除复杂的鉴别诊断外，下腹部和骨盆区域解剖结构复杂，因此运动员可能在同一区域内存在多处损伤，这也增加了明确诊断的困难程度。

运动性耻骨痛或"运动性疝气"是一类涉及下腹和腹股沟区域的疾病，它不仅是医师们的挑战，也给竞技运动员带来很大的痛苦。Taylor 等[3]首次将这类疾病定义为"耻骨痛"，而后 Meyers 等[4]将其观点推广，认为"耻骨痛"可以影响髋关节周围的多种解剖结构，包括腹部和骨盆前部。此类损伤可累及下腹部肌群和附着在骨盆前部的肌肉，特别是髋内收肌群和屈肌群。Meyers 等[4]认为医师在评估此类疾病时，应该把这个区域的损伤看作是由许多重叠肌肉之间的不平衡所造成，这种不平衡导致

了肌肉的拉伤、撕裂和进一步的软组织损伤。在本章节后面叙述局部解剖并了解其损伤机制会提到典型的损伤模式，包括耻骨上支腹直肌止点处撕裂，与此同时还能观察到其相应后壁变弱以及周围肌肉组织的拉伤，以髋内收肌群为著[4-6]。因此，"耻骨痛"的适用范围包含了腹部和骨盆前部肌群的损伤。

翻阅过去有关此类疾病的文献很容易使人产生困惑，几十年来在处理运动性耻骨痛方面发展为两个学派[5]。也有许多不同的术语被用来描述现在所定义的运动性耻骨痛，包括相关的症状、体征和病理学基础。运动性疝气、运动员疝气、Gilmore 腹股沟、曲棍球腹股沟、耻骨炎和耻骨肌综合征等术语，都曾被用来描述慢性下腹和腹股沟区疼痛。事实上，运动性耻骨痛并非疝气，而曾经却因为错误的认知而进行一些毫无根据的疝气修补术，可想而知治疗效果不佳。因此在讨论运动性耻骨痛时，尽量不要使用运动性疝气的名称，它可能会导致人们认为疝气是主要病因，而医师则会想到另一类特定疾病[7]。运动性耻骨痛包含在下腹部和前骨盆周围紧密重叠的肌群复合体，并以不同的症状表现出来。本章的目的是帮助读者明确运动性耻骨痛的定义、临床表现以及目前的检查和治疗策略。

## 二、历史

在过去的几十年里，慢性下腹部和腹股沟疼痛困扰着许多运动员，甚至结束了许多专业运动员的

职业生涯。在 1980 年，O.J.Gilmore 是最早认识到在足球运动员中存在慢性下腹部和腹股沟疼痛问题的医师之一，他尝试通过外科手术修复腹股沟的破裂，这被描述为腹外斜肌屠弱并出现肌腱与腹股沟韧带的分离，同时存在腹横筋膜的松弛 [5, 8, 9]。他在 1992 年的一篇论文中描述了这些发现并分享了他的手术经验，研究中涉及 313 例运动员，其中大多数是欧洲的足球运动员，并创造了"Gilmore 腹股沟"一词来描述这种病情 [5]。20 世纪 80 年代中期，在处理这种损伤的经验被广泛发表之前，Meyers 遇到了 Duke 大学的运动员们出现慢性下腹部和腹股沟区的疼痛。当时，Meyers 承认，他在处理这些不明因素的运动损伤方面没有太多经验，因为其他人也遇到并在尝试这种疾病的治疗 [4]。在与一位名叫 Nesovic 的南斯拉夫医师沟通后，Meyers 与 Basset 和 Garrett 博士一起，并通过他在 Duke 大学的经历，形成了以"耻骨联合"为中心观察前骨盆的概念，认为下腹和腹股沟区域的损伤是由于该关节的不平衡所引起的 [4]。笔者将在本章稍后分享"耻骨联合"的概念。

当 Gilmore 第一次开始治疗腹股沟破裂时认为其损伤主要是肌肉损伤，而当时欧洲的其他医师则认为这种慢性损伤是腹股沟后壁疝的发展结果。这在 1980 年由 Gullmo 首次提出 [4, 10]。在 20 世纪 90 年代早期，另一些学者则通过手术治疗此类疾病时，发现腹股沟管后壁存在过度屠弱。Polglase 等 [11] 报道在 64 名澳大利亚职业足球运动员中的 85% 存在后壁变弱，并通过手术来治疗慢性下腹部和腹股沟疼痛。1991 年，Taylor 等 [12] 分享了他们对患有慢性腹股沟疼痛运动员的研究结果，在手术时发现了可触及和不可触及的疝气包块，并发现了可累及下腹部肌肉的微小撕裂。Taylor 将腹部和腹股沟区各种肌肉损伤和腹壁薄弱统称为"耻骨痛"，这也反映出这种损伤临床表现的模糊性。

20 世纪 80 年代和 90 年代早期，医师对运动性耻骨痛的病因进行了研究和理论推导，形成了两派观点：①损伤是由于肌肉撕裂导致；②损伤是由于腹股沟疝的早期发展 [4]。为更好地了解这两个理论，必须首先回顾下腹部和前骨盆肌肉的相关解剖和功能，并讨论理论上导致运动性耻骨痛综合征的病理生理过程。

## 三、解剖

骨盆骨性复合体由骶骨和 2 块无名骨组成，2 块无名骨分别在耻骨联合和骶髂关节相连接。无名骨是由髋臼处三叉软骨融合形成的，包含了髂骨、坐骨和耻骨骨化中心。骨盆环的稳定性主要由耻骨联合、骶髂关节和盆底提供 [13]。耻骨前联合和耻骨支为骨盆环提供了 40% 的稳定性，而骶髂复合体则提供了 60% 的稳定性 [13]。骨盆周围的进一步稳定来源自周围软组织复合体，包括重叠交叉走行的复杂的肌肉以及周围韧带。骨盆的主要功能是为身体提供一个平衡中心，将体重通过中轴骨从上体转移到下体，保护盆腔内的器官，并承受和消散在人体活动中产生的压力 [2, 7, 13]。骨盆周围的解剖结构复杂，如 Meyers 所说"骨盆内的肌肉、韧带、骨骼和其他软组织比体内任何部位都多" [14]。

运动性耻骨痛的相关损伤主要集中在骨盆前部。耻骨联合被认为是在运动过程中大部分力传导的中心点 [7]。耻骨联合属于微动关节，在 2 块耻骨之间通过纤维软骨盘在骨盆前方连接 [6]。耻骨联合周围有 4 条韧带为其提供稳定性。上韧带和下韧带主要提供抗剪切应力 [6]。耻骨上下支由耻骨联合向外侧延伸。这些结构像耻骨联合一样为周围的肌肉提供了附着点，也有助于减少耻骨联合的压力，将应力传递到骨盆的其他位置 [6]。

耻骨联合是许多肌腱的附着点，它作为主要的支点，需要这些肌腱为前骨盆提供动力稳定性 [6]。腹直肌与对侧的长收肌是为该支点提供稳定性的最主要的肌肉复合体，也是运动性耻骨痛最易受损的肌腱组织 [2-4, 6, 7]。腹直肌位于中线并成对，起于耻骨联合，止于剑突下缘及第五至第七肋软骨，其呈带状肌肉结构，在剑突及肋软骨的近端附着点更宽，而在耻骨联合上的远端附着点则逐渐变细 [6]。根据 Omar 等的研究，在剧烈和（或）重复性运动中，腹直肌耻骨区的锥形附着点容易产生应力集中进而导致损伤[6]。腹直肌的主要功能是屈曲躯干，为腹前壁提供肌肉张力，并为髋关节运动提供锚定点[6, 7]。

长收肌在耻骨联合前缘及耻骨嵴下方的附着点为一条较窄的肌腱，其向远端延伸并附着于股骨粗线。长收肌在股骨粗线的附着点较宽大，这有助于髋关节内收、屈曲及内旋[6]。长收肌能够产生与腹直肌作用相反的向前下方向的应力，支点同样为耻骨联合。骨盆的前倾是由多种复合力共同作用产生的[7]。当探究疾病的病理生理过程中，将看到这些作用相反的肌肉将如何为骨盆前部提供稳定性，而当肌群之间出现的力量不平衡时则可能会产生耻骨痛。

虽然腹直肌和长收肌是骨盆前部的主要动力稳定结构，但探讨和了解腹壁周围的其他肌肉也同样重要，这些动力稳定结构的损伤同样也是运动性耻骨痛综合征的成因。在腹直肌周围构成腹壁的肌肉包括有腹外斜肌、腹内斜肌、腹横肌及其筋膜以及腹横筋膜[15]。腹内斜肌和腹横肌腱膜在走行至腹中线时融合形成"联合腱"，并止于耻骨结节上[15]。在运动性耻骨痛的患者中，该结构常被发现与腹直肌共同存在撕裂。

在耻骨联合远端，其他内收肌肌腱也可能发生损伤从而产生运动性耻骨痛。短收肌和大收肌同长收肌一样，起自耻骨下支，止于股骨粗线。内收肌群的功能是内收大腿、与髂腰肌和缝匠肌一起共同协助髋关节屈曲，以及同闭孔外肌一起共同协助髋关节外旋。内收肌肌群也有助于在步态的摆动阶段稳定骨盆前部[6]。股薄肌起自耻骨弓，止于鹅足在胫骨近端的止点，同内收肌肌群一样位于大腿的内侧间室。股薄肌的主要作用为协助髋关节的内收和内旋，同时也有屈曲膝关节的作用。大腿内侧间室的最后一块肌肉是闭孔外肌，它起自骨盆闭孔，止于股骨大转子窝[6]。闭孔外肌的主要功能是外旋髋关节。

大腿前部肌群的损伤也可能与运动性耻骨痛有关，但并非常见原因[7]。这些大腿前部肌群包括耻骨肌、缝匠肌、腰大肌、髂肌、股直肌、股外侧肌、股内侧肌和股中间肌等。腰大肌肌腱起自$T_{12}$～$L_5$椎体和椎间盘以及腰椎横突，止于股骨小转子。髂肌起自骨盆髂窝内面，其远端与腰大肌融合形成髂腰肌肌腱止于股骨小转子。髂腰肌是髋关节的主要屈肌。髂腰肌肌腱被认为是内源性弹响髋综合征的病因，该类疾病是由于当髋关节从屈曲到伸直的过程中，髂腰肌肌腱从外侧至内侧滑过股骨头或髂耻嵴时产生痛性弹响。耻骨肌起自耻骨上支，止于股骨耻骨线上。耻骨肌的作用为协助髋关节的内收和屈曲，同时也有助于内旋。缝匠肌起自髂前上棘，并与股薄肌共同止于胫骨近端内侧的鹅足止点。缝匠肌作用为屈曲、内收和外旋髋关节。股直肌起自髂前下棘，穿过髋关节和膝关节，形成股四头肌肌腱并共同止于髌骨和胫骨结节。股外侧肌、股中间肌和股内侧肌分别起自大转子、股骨近端和股骨粗隆间线。股直肌由于跨过髋关节和膝关节，因此具有屈髋关节和伸膝关节的作用，其他四头肌作用为伸膝关节。

大腿后方肌群对骨盆前部的稳定性影响最小[7]。大腿后方肌群包括腘绳肌，其由股二头肌的长头和短头、半腱肌和半膜肌组成。

## 四、病理生理学

了解该区域的解剖结构和每块肌肉对骨盆前部稳定性的影响，有助于诠释运动性耻骨痛综合征是由于区域的不平衡造成了相应损伤进一步导致的各种临床表现。

Meyers 等将前骨盆描述为类似膝关节样的"耻骨关节"，由"耻骨、腱膜和整个围绕它们的前骨盆肌肉"所构成[4]。"耻骨关节"的主要稳定结构是位于腹侧的腹直肌，以及在其相反位于前骨盆下方的长收肌。这种作用相反的肌肉复合体作用类似于膝关节内的交叉韧带[4, 14]。而位于侧方包绕骨盆前部的韧带及肌肉，如腰大肌、缝匠肌等则作用类似于膝关节的侧副韧带[14]。如 Meyers 所述[14]，这些侧方结构"提供了重要的支撑，但对于稳定性来讲则作用甚微，可以在没有外科手术干预的情况下自行愈合"。

目前认为累及骨盆前部的损伤通常由反复扭转和快速改变方向的运动所导致。Meyers 等[4]认为最常见的损伤机制是"腹部过度伸展和（或）大腿过度伸展"的结合。这种运动模式在斗牛士身上最为明显，在较极端的情况下甚至出现了腹直肌或收肌完全断裂的病例报道[4]。施加在骨盆前部肌群上的巨大扭转应力通常首先会造成较弱的腹部肌肉的损伤，这既可以发生在一个剧烈动作后，抑或是受到反复的应力作用。这将会导致腹直肌位于耻骨联合的止点发生撕裂。此后，开始产生作用力的不平衡，导致收肌要承受更大的作用力。可以推断这种不平衡的力可能会导致肌腱的撕裂在耻骨联合上沿着腱膜方向继续进展，首先将会累及长收肌肌腱，随后，其他的内收肌肌腱则要承受更大的应力，导致疾病的进一步进展[4, 6]。最终，这种损伤模式将会破坏骨盆侧方平衡性从而累及对侧。

如前所述，关于运动性耻骨痛损伤在这个假设之前存在两个学派。一派观点认为，耻骨痛之所以存在较模糊的临床表现，其背后的原因是起源自腹股沟疝的早期[5]。这种反复的扭转运动会导致腹股沟管后壁的薄弱。在手术治疗这些慢性下腹部和腹股沟损伤时，发现腹股沟管的后壁有隆起，这部分患者可以通过传统的疝修补技术进行修补。部分患者手术后恢复良好，但大部分患者仍存在骨盆前方的疼痛，无法恢复到各自运动项目的竞技水平。另一派观点则认为，最初的损伤发生在肌肉止点，无论是累及下腹部或骨盆前部肌肉的慢性扭伤还是撕裂。

现在人们的观点认为肌肉损伤很可能首先出现下腹部肌肉的劳损和断裂，而最终会导致腹股沟管后壁横筋膜的失效，发生手术中出现的隆起[5]。尽管 Meyers 假设损伤是肌肉来源的，但他的研究小组确实发现在 157 名运动员接受手术时，57% 的运动员腹股沟底部存在"松脱感"[16]。Polglase 则认为损伤主要是进展中的腹股沟疝，他们发现 26% 的患者在进行疝修补时存在"联合肌腱的明显断裂"[5, 11]。运动性耻骨痛可能首先起源于肌肉，随着病情的演变出现腹股沟后壁的减弱。

运动性耻骨痛损伤可累及任何下腹部或骨盆前部的肌肉，并可能出现一系列模糊的症状；然而，随着对损伤机制和累及肌肉理解的不断加深，目前认为运动性耻骨痛损伤通常累及腹直肌和收肌肌群（图 61-1）。

## 五、流行病学

随着对运动性耻骨痛的诊断在医师、运动教练、物理治疗师和放射科医师中认识的不断加深，对最有可能发生此类损伤的患者有了更好的了解。

根据 Meyers 等的研究，"骨盆的受力随着肌肉力量的增加而增加"，他们的经验，解释了为什么大多数运动性耻骨痛病例发生在身体状况最好的患者身上[7]。大多数患者为男性，虽然年龄范围正在扩大，但典型患者年龄在 40 岁以下[6]。20～30 年前，人们认为运动耻骨痛患者以男性居多是参与运动的性别差异所致。Meyers 等在 20 世纪 80 年代中期的研究中并没有女性在运动性耻骨痛的文献中出现，但在最近的一份资料中，女性患者占 8.2%[17]。尽管越来越多的女性开始参与需要迅速改变方向的运动，但性别差异仍然存在。

据推测，男性和女性骨盆的解剖差异以及骨盆前部肌肉附着情况的差异，导致男性耻骨痛的发生率更高。首先，女性骨盆更宽，与男性骨盆相比具有更大的耻骨下角，这可能有助于女性更容易将受力从骨盆前部扩散到膝关节[4, 6]。这可能也在一定程度上解释了为什么女性在落地时比男性更容易扭伤膝关节。男性的骨盆相比于女性更厚更重，这会导致在体位变化较多的运动中骨盆需要承受更大的剪切应力[7]。此外，女性腹直肌的肌腱附着点比男性更宽，这有助于肌肉的收缩力在更大范围内消散。不过，女性似乎更容易发生外侧肌群的损伤，如缝匠肌、股直肌或腰大肌等，这可能因为女性骨盆更宽，因此更依赖于外侧肌肉结构的机械支撑作用[7]。

运动性耻骨痛发病率最高的运动项目分布见表61-1。

## 六、鉴别诊断

下腹部和腹股沟疼痛的鉴别诊断非常广泛（框

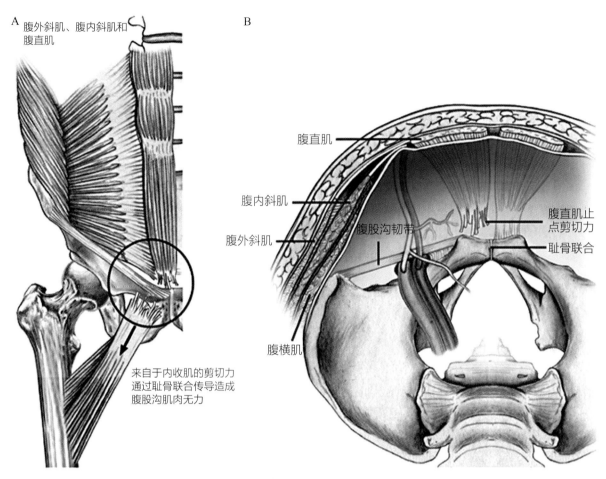

A
腹外斜肌、腹内斜肌和
腹直肌

来自于内收肌的剪切力
通过耻骨联合传导造成
腹股沟肌肉无力

B

腹直肌

腹内斜肌

腹外斜肌

腹股沟韧带

腹横肌

腹直肌止
点剪切力

耻骨联合

▲ 图 61-1　运动性耻骨痛的解剖和模拟剪切力的病理生理学
A. 腹部外视图；B. 腹部内视图（图片由 Barre AA，Guanche CA[35] 提供）

表 61-1　运动性耻骨痛按运动类型的分布情况 [7]

| 运动损伤前 6 名（共 8490 名运动员） | |
| --- | --- |
| 运动 | 比例（%） |
| 足球 | 44.6 |
| 橄榄球 | 22.3 |
| 曲棍球 | 8.1 |
| 棒球 | 6.3 |
| 篮球 | 6.2 |
| 长跑 | 1.2 |

61-1）。

不同的临床问题可能出现相似的症状和体征及相似和重叠的临床检查结果。患者可能有其他需要注意的骨科、神经科、普通外科、泌尿生殖科、妇科、肿瘤和（或）腹部疾患等诸多问题。Meyers 分析了连续 100 名运动性耻骨痛患者的骨盆 MRI，发现超过 15% 的患者同时存在髋关节病变 [17]。医师应考虑可能存在或共存的其他疾患，并根据病史、体格检查和影像学检查进行相应评估。

在过去，由于笔者仍在学习运动性耻骨痛的病理生理学和临床表现，往往需要数月甚至于数年后，运动员的慢性下腹部和腹股沟疼痛才被诊断为运动性耻骨痛。不过随着对该疾病理解的不断加深，明确的病史、特征性体格检查的发明以及更好的 MRI 结果，都使得运动性耻骨痛的诊断变得更加清楚。

## 七、临床表现

运动性耻骨痛所引起的疼痛通常起病隐匿，表现为单侧深部的锐性烧灼痛，并可能放射至阴囊、会阴、大腿内侧、下背部甚至对侧，具体取决于损

框 61-1　运动员下腹部和腹股沟疼痛的鉴别诊断

**骨骼肌肉因素**

* 髋关节相关疾病
  - 髋臼盂唇撕裂
  - 股骨髋臼撞击综合征
  - 股骨颈应力性骨折
  - 内 / 外源性弹响髋综合征
  - 股骨头骨骺滑脱
  - 股骨头骨骺骨软骨病
    ○ 股骨头缺血性坏死
    ○ 骨关节炎
    ○ 类风湿性关节炎
    ○ 大转子滑囊炎
* 骨盆因素
  - 耻骨骨炎
  - 骨突炎
  - 骨骺撕脱性骨折
  - 骶髂关节炎
  - 梨状肌综合征
  - 腘绳肌近端扭伤 / 断裂
  - 髋屈肌 / 内收肌扭伤
  - 髂嵴挫伤（髂隆突挫伤）
* 其他
  - 腰骶部疼痛 / 椎间盘突出

**感染性因素**

* 骨髓炎
* 化脓性关节炎
* 睾丸炎
* 附睾炎
* 尿路感染
* 憩室炎
* 前列腺炎

**炎症性因素**

* 子宫内膜异位症
* 盆腔炎
* 炎症性肠病

**肿瘤性因素**

* 睾丸癌
* 髋 / 骨盆 / 腰骶脊柱转移癌
* 卵巢癌
* 原发性骨肿瘤

**其他因素**

* 睾丸扭转
* 卵巢囊肿
* 睾丸鞘膜积液
* 神经卡压（闭孔神经）

伤形式[4-6, 14, 15]。尽管受伤时多为隐匿起病，但部分运动员亦可回忆起受伤时的具体情况[5]。疼痛通常随活动加重，休息时减轻。患者可因为僵硬而出现晨起困难[5]。疼痛也可以由 Valsalva 动作引起，如咳嗽或打喷嚏。这种疼痛在休息后逐渐变为钝痛，通常需要很长时间的休息并且避免加重的动作才能慢慢消除疼痛。运动员可能会忍痛继续运动，但一般无法达到之前的竞技水平，部分运动员可能因为疼痛而无法继续运动[5]。

Kachingwe 等总结了一组临床症状和体格检查的表现，包括①运动员主诉腹股沟深部疼痛；②活动时可引起疼痛，如进行扭曲、转动、踢腿等动作，休息可缓解；③耻骨支腹直肌止点处压痛；④髋关节内收痛；⑤最后，抗阻仰卧起坐痛[5, 18]。

和运动性耻骨痛的与活动相关的肌肉疼痛不同，髋关节的相关疼痛通常出现在轻微活动时，如长时间的坐位、站立、行走或上下楼梯[14]。根据 Meyers 的说法，髋关节疼痛通常"更加不定时并不可预测"[14]。

与其他下腹部疾病相关的疼痛通常表现为持续性或偶发性疼痛，并与活动无关[14]。Meyers 等对高水平运动员下腹或腹股沟疼痛的原因进行了评估，发现在他们的研究中，20 名女性患者中有 16 名疼痛原因与运动性耻骨痛无关[16]。研究中的女性被发现患有子宫内膜异位症、卵巢囊肿、盆腔炎、克罗恩病或与月经周期相关的疼痛[16]。在同一项研究中，通过术前检查发现引起下腹或腹股沟疼痛的最常见原因是炎症性肠病[16]。同病史一样，体格检查和影像学检查都对准确的诊断有较大帮助。

## 八、体格检查

运动性耻骨痛的患者可表现为在耻骨结节 / 嵴的腹侧腹直肌附着点存在局部压痛，疼痛可向近端延伸[5, 15]。尽管运动性耻骨痛并非真正存在腹股沟疝，但有时也可以触摸到腹股沟浅环存在扩张和触痛[5]。检查对侧也很重要，以评估是否双侧受累。抗阻仰卧起坐可诱发在耻骨腹直肌附着区域的疼痛，这是运动性耻骨痛最典型的诱发试验。患者在内收肌起点区域可存在压痛，并沿收肌方向走行。在进行大腿主动内收动作时也可引起内收肌区域的疼痛，有时这也可能会加重腹直肌区域的疼痛症状[5]。

评估髋关节内的病变也很重要，因为髋关节内疾病很容易与运动性耻骨痛相混淆。髋关节的活动范围，包括在髋关节屈曲、伸展、内旋、外旋、外展以及内收都必须进行评估。股骨髋臼撞击综合征的患者可存在髋关节内旋受限。下肢滚动试验在髋关节内存在病变时可诱发疼痛。旋转试验，如 4 字试验（屈曲、外展和外旋；FABER 试验）和前方撞击实验（屈曲、内收和内旋；FADIR 试验），如检查过程中出现疼痛则提示患者可能存在股骨髋臼撞击综合征。如果骨盆后部，如骶髂关节存在炎症，"4" 字试验也可表现出阳性。

触诊髋关节前部腰大肌肌腱区域，可鉴别同样作为髋前方疼痛来源的腰大肌源性疼痛，其可与运动性耻骨痛共存。抗阻髋关节屈曲也可产生腰大肌来源的疼痛。当患者采取健侧位于下方的侧卧位时可以评估髋关节外侧和后侧区域。触诊大转子区和大转子远端髂胫束明确是否存在大转子滑囊引发的刺激症状。髂胫束实验（Ober 试验：伸直大腿，然后让大腿内收）用于评估是否存在髂胫束挛缩。如果大腿在该位置无法向对侧内收，则认为髂胫束试验阳性。侧卧位梨状肌区域触诊可用于评估梨状肌综合征。腹股沟疝的检查则必须采取站立位。评估胸腰段是否有任何导致下肢产生神经根症状的因素。检查单腿独立实验（Trendelenburg 实验）是否阳性。

## 九、影像学检查

运动性耻骨痛的诊断主要通过病史和体格检查两方面。影像学检查主要被用来排除其他可能引起下腹部或腹股沟疼痛的原因。MRI 在帮助明确诊断，或帮助确认是否存在其他潜在疾病方面已经取得了长足的进步。

在评估运动性耻骨痛时，应拍摄腰椎、骨盆和髋部平片以排除可能存在的任何其他疾病。耻骨炎可能存在骨形态不规则、骨吸收、骨硬化和耻骨联合增宽等表现[15]。髋关节需要明确是否存在发育不良、缺血性骨坏死、股骨髋臼撞击征或关节炎等。腰椎则要确定是否存在关节炎、腰椎滑脱或任何可能由于侵犯神经而引发腹股沟区疼痛的因素。评估骶髂关节是否存在关节炎改变，或青少年运动人群中骨盆是否有典型的骨骺撕脱性骨折发生。

骨扫描也可以用来排除一些可能引起下腹部或腹股沟疼痛的原因。对于耻骨炎、骨性关节炎、某些特定肿瘤和骨髓炎，骨扫描时会发生摄取增加。骨扫描并不是评价或诊断运动性耻骨痛的最佳检查方法，但它可以用来评估更大范围的骨结构。尽管在腹直肌或内收肌的附着处可能会存在摄取增加，但总体而言，骨扫描缺乏特异性[19]。

动态超声已被一些临床医师用于诊断运动性耻骨痛。超声可以用于检测在做 Valsalva 动作时腹股沟管后壁可能由于缺损而产生的突起[15]。虽然后壁的薄弱可能继发于腹直肌或联合腱的撕裂，但超声的使用并不能为疾病的病理过程提供临床证据。超声可用于诊断腹部或腹股沟区可能存在的原发性疝，或用于其他疾病的诊断，如卵巢囊肿、子宫内膜异位症以及其他软组织包块或肿瘤。动态超声是一种无创的检查方法，而且很容易获得。但是，在评估运动性耻骨痛时，则是高度依赖于操作者的水平[19]。

在欧洲曾经风行的疝造影术可以提供与超声相似的信息，其可以详细地标记腹腔轮廓和下腹或腹股沟区是否存在疝气。这是一种有创性的诊断技术，需要将造影剂注入腹腔，在患者进行 Valsalva 动作时进行透视观察[15, 19]。如果在腹膜腔的正常轮廓范围内发现疝气，则认为检查阳性[15]。然而，运动性耻骨痛的主要病因是腹直肌或内收肌群的撕裂，因此，我们通过疝造影术来确定其诊断。有创操作也有发生潜在并发症的风险，如感染、空腔脏器穿孔、血肿、血管迷走神经反射和染色反应等[19]。并发症发生率从 3%~6% 不等[19-22]。疝造影术不推荐应用于运动性耻骨痛的诊断[5]。

与其他影像学检查相比，MRI 在提供下腹及腹股沟区复杂的软组织解剖影像是最可靠的。在 20

世纪 90 年代早期，MRI 可以识别 10%～15% 的特定骨骼肌肉疾病，为一些软组织损伤提供诊断依据 [4]。当时，临床医师偶尔可以在临床诊断运动性耻骨痛的患者检查时发现一些可能相关的"软"表现，如微小的撕脱骨折和损伤侧有水肿 [4, 17]。这些损伤侧的"软"表现引起了对该区域的关注，并增加了放射科医师对于研究骨盆前部各种附着结构的兴趣，进而改进了 MRI 技术 [4, 17]。

Omar 等开发了一种特殊的 MRI 序列用于协助诊断运动性耻骨痛 [6]。首先要进行大范围的定位，通过定位扫描拍摄骨盆区域以检查任何可能为典型的运动性耻骨痛的可疑损伤。如果在骨盆区域内发现病变，则可在该特定区域聚焦进行高分辨率的小视场成像 [6]。MRI 扫描以耻骨联合为中心，以获得可疑病变区域更为精准的专用图像 [6]。在横断面、矢状面和冠状面上进行扫描，需要采集 $T_1$ 非脂肪抑制序列图像和 $T_2$ 脂肪抑制流体敏感序列图像 [6]。流体敏感序列在流体破坏区域即提示存在撕裂，其在 $T_2$ 图像上表现为信号增强 [6]。Omar 等发现，腹直肌—内收肌腱膜在耻骨前方发生的撕裂在耻骨联合侧方 1～2cm 的位置，在轴位和矢状位 $T_2$ 图像最容易被观察到 [6]。耻骨联合上的腹直肌腱附着点在该序列上可能表现为水肿或萎缩 [6]。这种同侧的损伤也被称为"继发性裂隙征" [6, 23, 24]。"继发性裂隙征"被认为是内收肌附着点的一个微小撕裂，表现为"与耻骨联合相邻的高信号曲线区" [6, 23, 24]。内收肌腱最常累及长收肌，也可出现水肿、增厚、断裂或直接从耻骨体附着处撕裂 [6]。

Meyers 等分析了连续 100 例运动性耻骨痛患者的 MRI 检查，发现最常见（93%）的阳性表现为同侧的包括腹直肌和内收肌耻骨附着点的软组织撕裂 [17]。长收肌最常受累，其次是耻骨肌和短收肌 [17]。除内收肌和腹直肌外，最常累及的肌肉是髂腰肌、股直肌和缝匠肌 [17]。

Meyers 等通过 MRI 发现 15% 的运动性耻骨痛患者同时还存在髋关节疾患 [17]。区分这两种均可引起腹股沟疼痛的疾病以及其他可能引起骨盆内和骨盆周围疼痛的疾病是非常重要的。如果高度怀疑髋关节存在疾病，可以利用钆造影剂行增强 MRI 关节造影检查，这可以为任何可疑的髋关节疾患提供临床证据，如盂唇撕裂、髋臼软骨损伤等。局部麻醉药也可以在关节造影时同时注射到髋关节内，达到诊断和治疗的目的。

通过手术证实 MRI 用于运动性耻骨痛诊断的准确率可达 91% [17, 25]。尽管 MRI 的评估手段持续改进，但运动性耻骨痛的诊断仍需结合病史和临床体格检查 [26]。随着 MRI 技术的不断发展，以及对骨盆前部复杂重叠的解剖结构的进一步了解，可以更准确地研究运动性耻骨痛的病理生理过程。

## 十、保守治疗

大多数涉及下腹和腹股沟部位的损伤对保守治疗反应良好，包括休息、运动方式调整、抗炎药物使用、冰敷和物理治疗等。Meyers 等描述了许多运动性耻骨痛中不同的肌肉肌腱损伤模式，其中一些对保守治疗的反应优于其他。对于最常见的运动性耻骨痛，即腹直肌—内收肌复合体在耻骨附着点的"中央"区域损伤，通常需要进行手术治疗 [14]。而对于"非中央"区域损伤通常对非手术治疗反应良好，但如果发展为慢性损伤则需要手术干预 [5]。

对于运动性耻骨痛目前还没有标准化的治疗流程。Litwin 等建议从出现症状开始，应至少进行为期 3 个月的保守治疗 [5]。对于赛季期的运动员，Litwin 等建议运动员休息 4 周，并在腹直肌或内收肌的耻骨附着处注射皮质类固醇以缓解症状，不建议口服短期类固醇药物 [5]。治疗还应包括典型腹股沟拉伤的治疗手段，闭链式下肢锻炼，核心肌群力量训练重点是腹部肌肉、腰椎、臀部和大腿肌肉。治疗的目的是恢复髋关节和骨盆的平衡，以恢复稳定 [14, 15]。在 4 周休息期结束后，运动员可以参加与其运动有关的恢复性功能训练，此时需要评估运动员是否存在不适感，是否能够在期望的竞技水平上完成动作 [5]。如果疼痛持续存在，则由运动员决定是否继续参加运动或考虑接受手术治疗。腹直肌或内收肌腱附着点的撕裂不会因为运动而继续恶化 [5]。

## 十一、手术治疗

只有在保守治疗无效不短于3个月且通常在患者运动赛季结束后，才考虑进行手术治疗。术前需要详细了解患者的病史和体格检查，在排除引起慢性下腹部和腹股沟疼痛的其他潜在原因后，方可考虑手术治疗。

目前，尚无已达成共识的首选手术技术，因为外科医师也仍在学习复杂的骨盆前部结构，而且疾病的病理生理过程也尚存争议。目前主要应用的手术方式分为三大类，存在若干种不同的手术技术应用于治疗运动性耻骨痛[5, 15]。手术方式包括开放式缝合修补术（无补片）、开放式补片修补术和腹腔镜下补片修补术。也有这三种类型的组合，例如将骨盆前部缝合修复后与补片加强，或增加神经松解或肌肉松解术[5]。所有这些技术都演变自传统的腹股沟疝修补手术[5]。

腹腔镜辅助手术存在两种不同的技术，虽然它们都在可能存在缺陷的腹股沟区引入补片，但它们在腹腔镜下是否通过腹膜的方式不同[5, 27, 28]。一种技术采用经腹腹膜前（transabdominal preperitoneal，TAPP）入路，该术式需要进入腹腔，在腹股沟有缺陷的腹膜区域造出一个腹膜瓣，然后在该区域放置补片[5]。如Litwin等所述，补片需要覆盖"整个耻骨肌膜裂孔，从而封闭可能由于直接、间接或股骨间隙中产生的任何缺陷"[5]。另一种技术为完全腹膜外（totally extraperitoneal，TEP）入路，此方法不进入腹膜腔，而在腹膜前间隙进行解剖，直到形成一个可以看到腹股沟区怀疑有缺损位置的区域，然后在该缺损位置放置补片[5]。

开放式缝合修补术和开放式补片修补术是根据病理生理过程所进行的选择，目前仍存在争议。缝合修补术主要修复腹直肌在耻骨的附着区域，而补片技术则主要防止膨出和缺损（经典的疝修补术）。与腹腔镜技术相比，开放手术可以更好地显露骨盆前部结构，并允许外科医师在需要时结合缝合修补术和补片修补术。缝合修复的主要目的是将腹直肌的下外侧缘及其筋膜缝合固定于耻骨结节，建立一

个更广泛的附着点，以帮助恢复骨盆前部与耻骨体下侧内收肌的附着点的平衡[15, 16]。紧缩和加宽腹直肌肌腱止点也有助于加强腹股沟后壁，因此无须使用补片。

腹直肌止点加宽缝合修补术首先由Meyers提出[16]。Meyers认为运动性耻骨痛的病理基础是骨盆前部软组织结构之间受力的不平衡，手术应该针对"相关"结构的"紧缩"或"松解"[14]。他认为使用补片治疗运动性耻骨痛是不必要的，应该避免，而且一旦手术不成功，将会很难确定失败是由于补片还是未处理的损伤引起[14]。

Muschaweck和Berger则提出了另一种被称为"微创修复"技术的开放式缝合修补术，术后效果良好[29]。与Meyers不同，Muschaweck和Berger认为运动性耻骨痛的诊断需要在做Valsalva动作时腹股沟管后壁出现局部隆起[29]。这种局部的隆起会导致腹直肌在收缩时会偏向头侧与内侧，此时会增加对骨盆前部施加的张力，进而产生与运动性耻骨痛相关的疼痛[29]。Muschaweck和Berger也提出腹股沟管后壁的局部隆起也可压迫生殖股神经的生殖支，并在腹股沟区域产生疼痛[29]。

Muschaweck和Berger所提出的"微创修复"技术只开放后壁缺损区域，而不扩大进入周围软组织内[29]。在腹股沟后壁"重叠加倍腹横筋膜（仅包裹）加强缺损区域"，通过"几乎无张力缝合"稳定其结构[29]。手术需要将腹直肌止点向外侧调整，这有助于抵消腹直肌在偏向头侧与内侧收缩时在耻骨上产生的附加张力[29]。如果确定生殖股神经的生殖支被后壁的隆起压迫则将其切断[29]。

JB Hanks在2009年报道了一系列未发表的数据，评估运动性耻骨痛患者采用Meyers的手术技术或Muschaweck和Berger的手术技术的治疗效果[15]。其中一组共17名运动员接受了类似于Meyers所描述的腹直肌修复手术，16名运动员同时行内收肌松解术[15]。在另一组中，10名运动员接受了Muschaweck和Berger的"微创修复"手术技术。两组运动员在患者满意度方面结果类似，并可恢复至伤前的运动水平，但采用"微创修复"技

术治疗的患者（平均 4.5 周）比采用 Meyers 技术治疗的患者（平均 16.5 周）可以更快地恢复运动 [15]。

文献回顾表明，运动性耻骨痛采取手术治疗时，35% 的开放手术和 100% 的腹腔镜手术均使用补片 [27]。Meyers、Muschaweck 和 Berger 则都认为补片不应该用于运动性耻骨痛的治疗 [14, 29, 30]。Muschaweck 和 Berger 认为"放置补片会导致腹部肌肉的局部僵硬，因此可能限制活动……尤其是对于腹部需要良好柔韧性和肌群运动的运动员" [29]。补片的使用也存在感染、瘘管形成、补片移位和异物反应等并发症 [29]。对于那些使用补片的外科医师来说，无论是在治疗传统的腹股沟疝修补术还是运动性耻骨痛，补片的重量及孔隙度也都存在争议，因为这会影响瘢痕形成的程度 [5]。

无论对疾病的病理生理过程是如何理解的，各种手术方式在运动性耻骨痛的总体治疗结果尚可 [5]。腹腔镜手术和开放手术的成功率为 63%～97%，运动员能改善症状并恢复到受伤前的运动水平 [27]。根据 Caudill 等进行的系统回顾研究，开放性和腹腔镜下治疗运动性耻骨痛的成功率相当，开放性病例的成功率为 92.8%（标准差 9.9%），腹腔镜病例的成功率则为 96.0%（标准差 4.5%）[27]。在 Nam 和 Brody 发表的一篇类似于系统回顾的文章中，有 12 篇行开放性修复手术的研究，7 篇腹腔镜下修复的研究 [5, 31]。结果显示开放性修复手术的成功率为 77%～100%，对比于腹腔镜下修复的成功率则为 87%～100% [5, 31]。

Litwin 等认为"所有这些手术都在一定程度上满足了一个统一的治疗原则"。目前报道的多数成功的开放和腹腔镜手术都包括：①加固腹股沟管后壁；②固定腹直肌或腹直肌／联合腱复合体 [5]。使用补片加固后壁也可能会无意中通过补片和腹直肌之间形成的纤维束达到紧缩和扩大腹直肌附着点的作用 [5]。

在运动性耻骨痛的外科治疗中也包括内收肌松解术。根据 Meyers 等的观点，如果腹直肌复合体被破坏，这可能导致内收肌的无对抗性牵拉，进一步在收肌间室内产生筋膜室综合征现象，并产生内

收肌相关疼痛 [16]。内收肌的损伤很可能是一种"继发现象"，在 MRI 上亦可看到水肿存在，这也反映了内收肌起点处存在腱病 [16]。在手术时，内收肌外膜的松解可以缓解收肌间室内的压力。Meyers 认为在做内收肌松解时需要"在其距耻骨附着点 2～3cm 处完全松解长收肌外膜纤维，注意保持肌腹完整"。在收肌的耻骨腱性附着部位也做多处纵行切开，这类似于治疗肱骨外上髁炎时对肌腱止点部位的切开 [16]。

Muschaweck 和 Brody 认为运动性耻骨痛另一个引起腹股沟区疼痛的重要原因，是腹股沟管后壁的局部隆起对生殖股神经生殖支的压迫 [29]。越来越多的观点认为在治疗运动性耻骨痛时，神经松解可能是关键一步 [5]。

运动性耻骨痛的病因有待进一步研究发现。有必要进行前瞻性随机对照研究来比较开放缝合修补手术和补片修补手术，此外还需要评估手术效果的研究，这些研究不能仅仅根据运动员是否恢复运动，而且也要考虑到以患者为导向的结果评估。

## 十二、术后康复

切开手术后，康复方案包括 4 周的相对休息，此时可进行简单的日常生活活动，但不允许进行抬举重物或任何剧烈活动。在这段时间内，允许使用固定自行车、轻柔拉伸或泳池内走步。手术 4 周后，开始进行核心肌群力量训练、闭链式训练，并进行提高耐力和协调性活动的训练 [5, 32]。在 6～8 周时开始逐步增加跑步练习，到术后 3 个月时，可以开始练习冲刺、侧切、旋转以及其他特定于某种运动的动作 [24, 32]。在没有疼痛的情况下大多数康复方案允许在 3 个月时完全恢复竞技运动。一般情况下在接受腹腔镜手术后，大多数运动员能够在 6～8 周完全恢复到竞技状态 [27]。

Muschaweck 和 Berger 提出的切开"微创修复"手术允许更为积极的康复方案，术后即可尝试举起 44 磅的重量，术后第 2 天开始进行跑步和骑自行车，术后第 4 天开始进行运动专项训练 [29]。该康复方案相比于其他切开手术所采用的 3 个月的传统康复期

要快得多，相比于腹腔镜手术也要早很多。

预防运动性耻骨痛的重点是通过锻炼腹部和骨盆肌肉组织的平衡、拉伸肌肉并加强核心肌群锻炼，以达到降低下腹部和腹股沟区域肌肉拉伤的风险[15]。Orchard 等使用超声波作为筛查工具，在季前赛时对无症状足球运动员的腹股沟后壁进行评估[33]。霍根等则发明了一个使用血压计袖带的内收肌挤压实验，根据内收肌力量是否存在减弱以协助诊断早期的微小撕裂[34]。挤压试验每周进行 1 次，那些明显存在内收肌无力的运动员则应该降低训练负荷，同时增加核心稳定性训练。未来的研究需要探索这些预防性锻炼方式的有效性。

## 十三、总结

运动性耻骨痛是一种引起下腹和腹股沟区域疼痛的综合征，主要影响运动员在各自的运动项目中反复扭动和转体。这种反复的负荷会导致骨盆前部动力稳定结构扭矩和张力的增加。损伤很可能始发于肌肉，最常见受累的是腹直肌—内收肌复合体，最终导致腹横筋膜的断裂，导致腹股沟管后壁隆起。运动员可以为运动时的急性损伤，但通常是在不知不觉中慢性起病的，并且随着下腹和腹股沟区域的疼痛进展和加剧，会对运动员的竞技水平产生负面影响。随着人们对这一综合征认知的不断提高，医师和训练师可以更快地诊断损伤、更快地治疗运动员，并让运动员为了重返赛场能接受更好的疾病知识教育。运动性耻骨痛的非手术治疗通常不能长期缓解疼痛，需要进行手术干预。直到现在，外科医师仍在争论运动性耻骨痛的真正病因，人们也尝试了多种手术治疗方法。不过无论哪种治疗手段，其基本原则都涉及加强腹股沟管后壁和固定腹直肌的撕裂，无论是通过直接缝合修复技术还是补片修复技术。未来的研究方向需要探索和比较不同的手术治疗方式的优劣，明确疾病尚未完全研究清楚的病因，并对复杂的骨盆前部解剖能有更为深刻的认知。

# 第62章

# 髋臼发育不良的病因分类
## Acetabular Dysplasia: Aetiological Classification

Jason Brockwell    John N. O'Hara    David A. Young    著

陈星佐 **译** 徐 雁 **校**

## 一、概述

髋臼发育不良是髋关节疼痛和骨关节炎的病因之一。各种放射学测量方法已经被应用来量化髋臼发育不良。随着人们对保髋手术的兴趣越来越大，有必要对不同类型的髋臼发育不良进行分类以指导手术方式。笔者所提出的病因分类包括覆盖方向异常和股骨头有效的骨覆盖不足导致的关节半脱位和脱位。

## 二、髋臼发育不良的病因分类

### （一）I 型——原发性或"经典型"发育不良

1. 最典型的特点是髋臼顶部倾斜，如 Tönnis sourcil 角＞10°。

2. 发育过浅的髋臼伴随外侧中心 – 边缘角的减小，形成"短臼顶"。

3. 关节相对不匹配。

4. 髋臼倾斜角可以增大，正常或减少。

5. 通常有"心形头"——畸形的心形股骨头和（或）股骨头的其他异常形状。

6. 股骨倾斜角通常增大。

7. 颈干角增加伴随中央凹过高，与髋臼切迹不匹配。

8. 常伴随有韧带松弛。

### （二）II 型——撞击或"平臼顶"型发育不良

1. 最典型的特点是"平直的髋臼顶"，如 Tönnis sourcil 角＜10°。

2. 发育过浅的髋臼伴随外侧中心边缘角的减小，形成"短臼顶"。

3. 关节匹配可。

4. 髋臼倾斜角通常正常。

5. 股骨近端撞击样形态，如股骨头颈结合区存在由于股骨上段骨骺滑脱或青春期运动而形成的手枪柄样畸形。

6. 正常或减小的股骨倾斜角。

7. 正常颈干角。

8. 与韧带松弛无关。

9. 股骨颈骨内因撞击形成囊肿。

### （三）III 型——"髋臼倾斜角异常"

1. 最典型的特点是在深度发育正常的髋臼中存在倾斜角异常。

2. 外侧中心边缘角正常。

3. Tönnis sourcil 角正常或增大。

4. 股骨可能正常或异常。

### （四）IV 型——血管源性

1. 充血型：（通常继发于炎症）导致头膨大畸形和半脱位，因为头部扩张比髋臼快。通常存在较浅的髋臼和倾斜的臼顶、关节半脱位和头膨大畸形，并伴随有轻度的球形丢失。

2. 坏死型：如骨折、镰状细胞病、戈谢病 & 股骨头骨骺坏死症，一般特征与单纯充血型相同，但通常的股骨头的球形丢失会更严重。

### （五）V型——感染

感染：通常破坏股骨的纵向生长板，导致短颈畸形，或破坏Y形软骨，导致髋臼直径偏小。

### （六）VI型——创伤

创伤：Y形软骨的损伤会导致髋臼直径偏小。次级骨化中心的损伤会导致髋臼发育过浅。股骨头损伤所致的后果主要取决于是否有纵向生长板的损伤和（或）股骨头缺血性坏死。

### （七）VII型——医源性

表现需要根据损伤所决定。

通常包括：①由于切除次级骨化中心导致髋臼加深失败，源于髋关节发育不良切开手术术后。②Y形软骨的过早融合，源于截骨术中的损伤。③髋臼前倾或后倾过大，源于骨盆截骨术后。④髋臼前部和上部覆盖减少，源于关节镜下髋臼边缘的打磨。

## 三、髋关节的发育

通过对髋关节发育的全面了解，外科医师才能更好地根据关节损伤的性质和时间了解髋臼发育不良的不同类型。Siffert 写了一篇关于这个主题的优秀文章，向感兴趣的读者推荐[1]。

在胎儿早期，髋臼和股骨头的软骨是由一个独立的间充质块演变发育而来的。当髋关节在出生后进一步发育时，它会根据"相互适应"的原则发展，也就是说，股骨头和髋臼相互塑造。如果两者之间的压力太大，软骨生长就会受到抑制，如果压力太低，没有对抗的软骨就会过度生长。

股骨近端有 3 个生长区域：纵向生长板，主要负责股骨长度的增加；粗隆生长板和股骨颈峡部生长板（股骨颈的侧面），它们在结构上是连续的，负责股骨颈的增宽。纵向和粗隆生长板是沿着股骨的轴线生长的。这种平衡的失调会导致股骨颈出现外翻或内翻的成角畸形。

青春期前，髋臼通过 Y 形软骨进行生长（图

62-1 至图 62-3），主要表现为直径的增加。Y 形软骨融合后会出现 3 个次级骨化中心（图 62-4 至图 62-6），每一个都与一个无名骨相关，其作用主要是在股骨头继续生长的同时增加髋臼深度。

对相关术语目前也存在一些分歧[2]（表 62-1）。Ponseti[3] 使用"髋臼骨骺"表示耻骨骨骺，主要形成前壁；使用"髋臼外侧骨骺"表示髂骨骨骺，主要形成上壁；使用"坐骨骨骺"表示形成后壁的骨骺。Zander[4] 则使用"放射性髋臼骨骺"表示坐骨骨骺，使用"解剖性髋臼骨骺"表示耻骨骨骺。其他作者也使用了一些其他术语。笔者建议使用"耻骨、髂骨和坐骨髋臼骨骺"这一术语，并建议放弃使用"髋臼骨骺（os acetabulare）"这一术语，因为在笔者看来，它可以被错误地用于描述髋臼外侧的任何骨化，包括未融合的髂骨骨骺和盂唇基底部的骨化生。

Scheueur 的研究[2] 显示，耻骨髋臼骨骺在 9—10 岁出现；坐骨髋臼骨骺在 10—11 岁出现；髂骨髋臼骨骺出现在 12—14 岁。全部融合则在 18 岁左右。

一些研究已经指出了医源性损伤对儿童早期次级骨化中心的影响[5, 6]。O'Hara[5] 描述了一些采取切开手术治疗髋关节发育不良的时候进行了盂唇切除术（切除了内翻盂唇和相关的关节软骨）的儿童患者，在这些病例中会出现更严重的髋关节发育不良；研究发现在这些病例中，髂骨髋臼骨骺在患者 13 岁都还没有出现，这导致了患者在术后 30 年随访时股骨头无覆盖。而所有未接受盂唇切除术的患者则均出现了髋臼外侧骨骺。Bohler 用"抗 Chiari 效应"这个术语来描述骨盆内移截骨术（Chiari 截骨术）中由于髂骨髋臼骨骺损伤造成的髋臼覆盖的损失。如果在截骨术中损伤了髂骨髋臼骨骺，就会出现"抗 Chiari 效应"，如果截骨位置在髂骨髋臼骨骺的近端则不会发生[6]。

粗隆生长板是一个牵张性骨骺，它在受到外展肌正常收缩力的刺激下容易生长，如在肌肉无力的情况下则受到抑制。股骨颈峡部生长板倾向于与粗隆生长板共同生长，因为其通常受到相同力量的刺

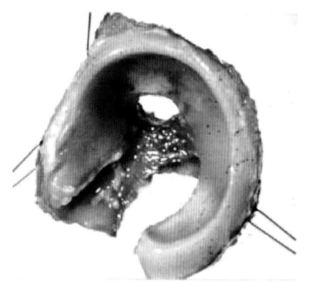

▲ 图 62-1　1 天龄婴儿的正常左髋臼软骨复合体

毗邻的骨已切除。半透明的髂骨区位于最上方，坐骨区则位于其下方和右侧，由 Y 形软骨的后肢分隔开来。耻骨区位于左侧厚软骨的深方，通过 Y 形软骨的前肢和垂直肢分别与髂骨和坐骨分开。侧视图也显示了髋臼窝与髋臼软骨和盂唇的连续性 [ 引自 J Bone Joint Surg Am，1978，60（5）：575-585]

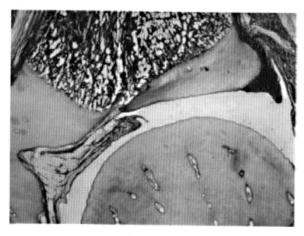

▲ 图 62-2　新生儿髋关节切片（三色染色，30×）

髋臼由透明软骨组成，肉眼观察与盂唇连续，通过染色可区分边界。透明软骨有三层，关节面浅层为扁平细胞；干骺端生长层软骨靠近髂骨；在这两层之间有空泡状的骨前软骨。中间可见 Y 形软骨的垂直肢 [ 引自 J Bone Joint Surg Am，1978，60( 5 )：575-585.]

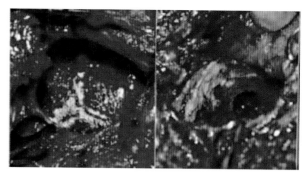

▲ 图 62-3　髋关节离断术术中图

左图：8 岁儿童因恶性肿瘤行髋关节离断术所显露的髋臼。在 Y 形软骨的三个方向上都可以看到两条骨化线；右图：13 岁的女孩相同的手术显露。Y 形软骨已经融合，髂骨髋臼骨骺位于尚未骨化的外周软骨块内

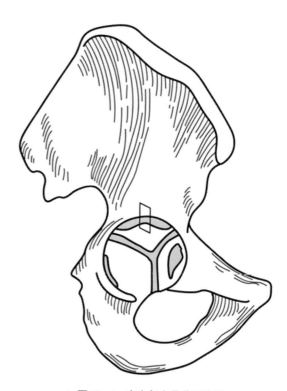

▲ 图 62-4　青少年右骨盆示意图

骨骺，包括 Y 形软骨，是灰色的。耻骨髋臼骨骺位于毗邻于耻骨的软骨内。髂骨髋臼骨骺位于毗邻于髂骨的软骨内，并在随后的图示中显示其横断面（由平行四边形表示）。坐骨髋臼骨骺位于毗邻于坐骨的软骨内（引自 Dr. I.Ponseti）

激或抑制。

## 四、髋臼发育不良疾病谱

### （一）Ⅰ型原发性或"经典型"发育不良

在 Ⅰ型（"经典型"）髋臼发育不良中，髋臼顶是倾斜的（即不是水平的），发育过浅的髋臼窝不能充分覆盖股骨头。因此，中心边缘角减小[7]而 Tönnis sourcil 角增大[8]。症状通常在负重运动时首次出现。此后患者通常情况下会减少体育活动、长距离步行和在大型商店、超市中购物等活动。

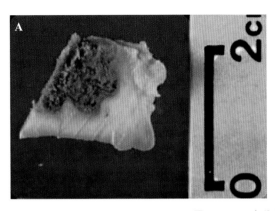
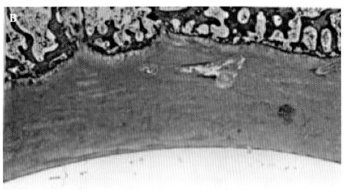

▲ 图 62-5　9 岁儿童髋部的冠状位切面图和组织切片图

A. 冠状位切面（如图 62-4 中的平行四边形所示），患者因骨肉瘤行关节离断术，图示髋臼未骨化闭合部分；B. 组织切片（三色染色，100×）。注意软骨成骨前的局部破坏、血管入侵和部分钙化

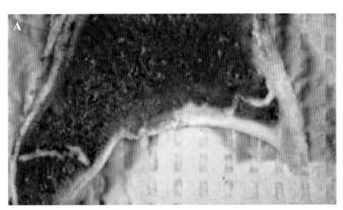
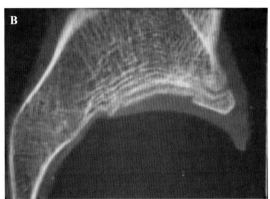
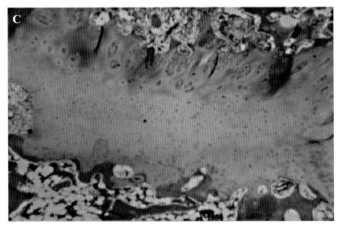

◀ 图 62-6　1 名因多发伤死亡的 14 岁男孩的髂骨髋臼骨骺大体切片、透视图及切片

A. 大体切片图，图示髂骨骨骺。注意 Y 形软骨几乎已经完全闭合 [ 引自 J Bone Joint Surg Am，1978，60（5）：575-585]；B. 相同部位的透视照片 [ 引自 J Bone Joint Surg Am，1978，60（5）：575-585.]；C. 同一标本的冠状位切片（HE，100×），在这个生长阶段，髂骨髋臼骨骺组织通过透明软骨和生长板与髂骨组织相隔（由 Dr. I.Ponseti 提供）

表 62-1　次级骨化中心和骨化小骨的命名

| 位　置 | 推荐名称 | 其他名称 |
| --- | --- | --- |
| 上盂唇基底部 | 骨化生 | 髋臼骨骺 |
| 髋臼前壁 | 耻骨髋臼骨骺 | 髋臼骨骺；解剖性髋臼骨骺 |
| 髋臼上壁 | 髂骨髋臼骨骺 | 髋臼骨骺；外侧髋臼骨骺 |
| 髋臼后壁 | 坐骨髋臼骨骺 | 放射性髋臼骨骺；上缘髋臼骨骺；上缘核髋臼骨骺 |

病因

经典型髋臼发育不良可能是由遗传和机械因素混合引起的[9]。宫内的机械因素可能是最常见的原因。在日本人[9,10]和纳瓦霍人[9,11]的生活习惯中，经常将婴儿在臀部伸展位进行包裹，时至今日这种现象仍然非常常见，这导致了日本的髋关节和髋臼发育不良的发病率非常高。在20世纪70年代中期的一次公共卫生运动之后，这一比例下降到了与世界其他地区同等水平[9,10]。可能产生的原因是由于缺乏运动而导致关节匹配的失败，进一步导致畸形。

肌肉失衡：包括脑瘫、骨髓增生异常、脊髓灰质炎、腓骨肌萎缩症（Charcot-Marie-Tooth disease）[12]。由于外展肌无力，在粗隆生长板上缺少肌肉的牵拉作用，从而抑制了它的生长，为了让生长方向的合成矢量沿股骨轴线，纵向生长板的生长方向将更水平，因此产生股骨颈的外翻[1]。

韧带松弛：此种类型的发育不良常与韧带松弛有关，女性比男性高发4~5倍。一个出生时正常的髋关节，由于韧带松弛所致的关节半脱位，可进一步由于关节匹配失败而发展为发育不良[1]。

当综合观察时，股骨头中央凹与髋臼切迹不在同一水平，会给人一种负重不协调的感觉（图62-7和图62-8）。

髋臼顶倾斜和髋臼发育过浅是因为一旦失去股骨头对抗所产生的抑制作用，Y形软骨深层的生长软骨就会无休止地增厚。此时由于髋关节半脱位，股骨头会对髋臼的外侧边缘施加过大的压力，从而抑制了髋臼的发育[1]。

继发性发育异常也经常存在，包括股骨前倾角的异常，尽管原因尚不清楚但通常是前倾角过大[13]。

股骨颈干角可能存在过大，这可能是由于疼痛和旋转中心的改变产生了肌肉的无力，作用在粗隆生长板上的力相应减小。此时纵向生长板的生长方向将更加水平，导致了股骨颈的外翻，但却保持了股骨的垂直发育，这是粗隆和纵向生长板的共同作用，让生长方向的合成矢量与股骨纵轴保持一致的结果[1]。

通常情况下，"经典型"髋关节发育不良的患者会存在一个畸形的"心形"股骨头[9]，这可能与颈干角过大和（或）股骨头外翻有关，这种情况下中央凹和圆韧带将直接与关节软骨相接触，而不是正常情况下与髋臼切迹相接触（图62-7和图62-8）。此时由于圆韧带缺少空间，因此它将被迫压缩股骨头骨质直到压缩进入股骨头内，这将导致股骨头心形畸形的出现，即"心形头"。

"心形"股骨头很容易被误诊为凸轮撞击的手枪柄样畸形，因此会有关节镜医师进行股骨成形术。鉴别诊断在于股骨近端形态在影像学检查上是否对称，例如在改良蛙式侧位（图62-9）或Dunn位上，此外其形状是心形外观而不是手枪柄样外观，在中央凹处可见凹陷（表62-2）。

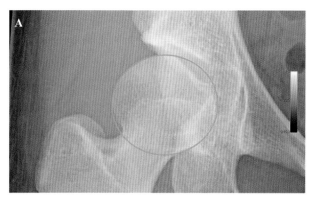
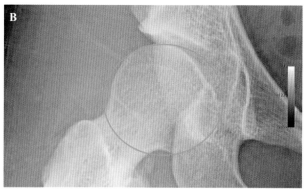

▲ 图 62-7 经典型发育不良

A. 经典型发育不良前后位X线片，显示中央凹周围扁平的"内球形"股骨头。中央凹位置很高，更靠近马蹄窝而不是髋臼切迹。注意股骨头的扁平通常出现在外侧，此时股骨头的中心与髋臼是匹配的因此很容易进行髋关节外展，无明显不良后果；B. 经典型发育不良的"心形头"45°Dunn位投照

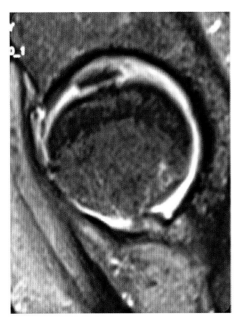

▲ 图 62-8　矢状位核磁共振成像图

图示中央凹周围股骨头变平，其中圆韧带与马蹄窝相邻而非髋臼切迹，这导致了"心形头"的外观

## （二）Ⅱ型撞击或"平臼顶"型发育不良

这种髋关节发育不良的典型特征是髋臼顶平坦，即具有 Tönnis sourcil 角＜10° 且中心边缘角减小的较浅髋臼窝（图 62-10）。症状通常在长时间坐位后首次出现，甚至于是在去医院预约时长时间坐在车内引起。如出现与负重相关的晚发症状则提示可能存在关节软骨损伤。

*病因*

髋臼平臼顶畸形是在 Y 形软骨融合后至骨骼发育成熟期间，因长期撞击导致，同时伴有髂骨髋臼骨骺损伤。凸轮型股骨髋臼撞击，会在生长发育的关键时期，对髂骨髋臼软骨和髂骨髋臼骨骺造成损伤。

畸形的类型取决于撞击发生的时间。如果撞击畸形发生在 Y 形软骨融合之前，例如在股骨头骨骺坏死症（Perthes disease）中，髋臼中心软骨的生长是无对抗的，这将导致浅髋臼和倾斜臼顶的出现，即"经典型"发育不良。此外，股骨头半脱位也将引起髋臼边缘压力增加，导致髂骨髋臼骨骺不能闭合甚至消失，这也造成髋臼外侧发育不足。

如果撞击畸形发生在 Y 形软骨融合后，但在髂骨髋臼骨骺融合前，此时中心髋臼深度正常，臼顶平坦正常，但髂骨髋臼骨骺将受到影响。继发于撞击损伤所致的髂骨髋臼骨骺将会吸收，导致髋臼外侧缺损，典型表现为"短"或"平臼顶"型发育不良，

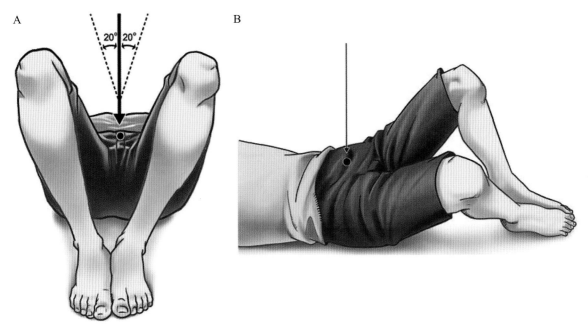

▲ 图 62-9　改良蛙式侧位 X 线片的拍摄体位

双侧髋关节屈曲 70°，外展 20°，脚底放在桌子上，而不是像传统的青蛙侧位投照那样面朝对侧。这更类似于 Dunn 位的投照体位。改良蛙式侧位片能清楚地显示头颈结合部，而在传统的蛙式侧位片中这个区域通常被大粗隆所遮挡

表 62-2　Ⅰ型"经典型"和Ⅱ型"撞击型"发育不良中股骨畸形的鉴别

| 外　观 | 正常情况 | Ⅰ型"经典型" | Ⅱ类"撞击型" |
| --- | --- | --- | --- |
| 股骨近端形态 | 对称的灯泡形 | 对称的心形 | 不对称的手枪柄样畸形 |
| 中央凹 | 与髋臼切迹对位正常 | 扩大并与马蹄窝对位 | 与髋臼切迹对位正常 |
| 凸轮畸形 | 无 | 存在 | 存在 |

此时 Tönnis sourcil 角正常，但中心边缘角减小。如果髂骨髋臼骨骺没有被破坏吸收，但不能融合，则会出现一个巨大的未融合的髂骨髋臼骨骺，最近有人将其称之为"髋臼骨骺"，但在笔者看来这是错误的。笔者认为在逻辑上这种情况应该被称为"未愈合的髂骨髋臼骨骺"。

凸轮型股骨髋臼撞击综合征最常见的原因，包括迟发性股骨头骨骺坏死、股骨头骨骺滑脱（图62-11）；"特发性"股骨近端手枪柄样畸形，笔者认为这与青春期时运动有关[14, 15]。有时，它可能以一个轻度的股骨头骨骺滑脱引发，造成纵向生长板后下方因压力过高抑制生长，进一步引起后倾的增加和相对内翻，但并无进一步地滑脱。在没有手枪柄样畸形的情况下，髋臼或股骨的相对后倾（图62-12）也可以引发撞击。

如果髂骨髋臼骨骺没有破坏，其可能不会融合，此时将会形成"平臼顶"或撞击型发育不良的典型表现。

在没有手枪柄样畸形或其他因素引起凸轮型股骨髋臼撞击综合征的情况下，髂骨髋臼骨骺的异常增大是不常见的。通常可能继发于股骨头骨骺坏死病、股骨头骨骺滑脱或青少年运动，这在男性中更常见。

Klaue、Durnin 和 Ganz 将发育不良分为Ⅰ型和Ⅱ型，并创造了"短臼顶型发育不良"这一名词[16]。然而，区分Ⅰ型和Ⅱ型发育不良的显著特征并不在于臼顶的长度（在两种情况下都很短），而在其倾斜度上：在Ⅰ型中倾斜度大，而在Ⅱ型中倾斜度正常，因此笔者使用"平臼顶"一词。关于髋臼前上缘的小骨是应力性骨折，还是未愈合的骨骺，目前仍尚存争论。如果分离面是垂直的，则更可能是应力性骨折，如果分离面沿骺方向，则更可能是未愈合的骨骺[17]。

（三）Ⅲ型"髋臼倾斜角异常"

这种类型的髋关节发育不良的显著特征是髋臼的深度正常但倾斜角异常，此时外侧中心边缘角一般正常。Tönnis sourcil 角可能正常或略大。股骨形态可能正常或异常。

病因

目前尚不清楚大多数单纯的倾斜角异常是如何发育而来的。笔者已经观察到了一些处于青春前期的患者出现髋关节屈曲时疼痛，伴有正常的股骨倾斜角，针对这部分人群应怀疑是否存在轻微的髋臼后倾，但无法准确测量这个年龄段的髋臼倾斜角，因为骨骺尚未完全骨化，同时也无法预测。

在股骨头骨骺坏死症中，髋臼最初有正常的前倾角，但却逐渐发展成为后倾角[18]，这可能是由于外侧髋臼软骨的前部（耻骨）相对过度生长所致。有人提出这是由于股骨头前上方坏死而失去对抗作用的结果[1]。

笔者认为单纯倾斜角异常畸形的形成机制，可能是胎儿时期间充质的定向分裂异常或关节匹配异常导致，伴有耻骨髋臼骨骺和（或）坐骨髋臼骨骺的相对过度或抑制生长。

（四）Ⅳ型血管源性

继发于血管损伤的髋关节发育不良的特征是损伤会随时间和性质的变化而变化。骨折、镰状细胞病、戈谢病和股骨头骨骺坏死症所引起的缺血性坏死（图62-13），最初时坏死会导致股骨头体积丢失，这降低了髋臼侧软骨的压力导致其过度生长；随着股骨头血运的重建，开始出现充血和过度生长，出

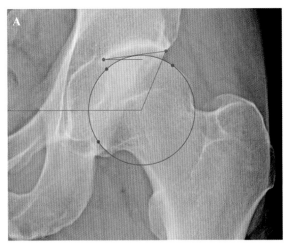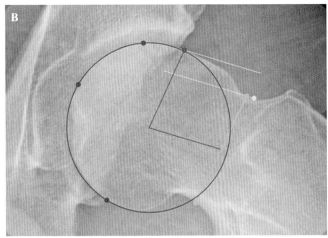

▲ 图 62-10　平臼顶型发育不良伴撞击

A. 前后位像。这是一个很精妙的病例，中心边缘角为 23°，大多数外科医师将其归类为单纯撞击。笔者有意选择这个病例来说明撞击型发育不良。B. 改良蛙位像。α 角 [29] 达到 80°（红色），头颈偏心距 [30] 为 0.15（黄线）。用单独的股骨成形术治疗重度的凸轮撞击和轻度的髋臼发育不良是合适的。如进行髋臼边缘的修整则会适得其反

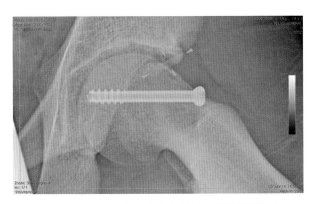

▲ 图 62-11　一名 14 岁男孩患有股骨头骨骺滑脱并存在未融合的髂骨髋臼骨骺

髂骨髋臼骨骺（箭头）可能由于来自骨性或螺钉的撞击而无法融合，并且在骨骼成熟后仍未融合，或可能被直接吸收，导致 Ⅱ 型"撞击型发育不良"

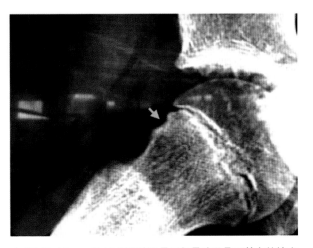

▲ 图 62-12　一名 10 岁男孩股骨后倾导致股骨颈前方的撞击

笔者处理的早期病例。图示股骨后倾导致股骨颈前方（箭）的撞击，髋臼边缘的钝化已经明显存在。在这个病例中存在 10° 的后倾，通过内旋截骨术成功纠正为 30°

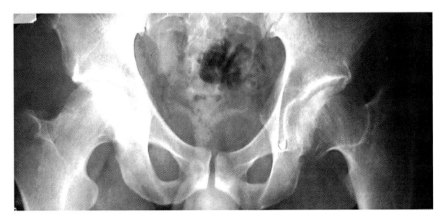

◀ 图 62-13　一位 28 岁男性在儿童股骨头骨骺坏死症后出现左侧股骨头增大和继发性髋臼发育不良

该病例虽未出现关节不匹配，但功能上受到髋臼发育不良、短腿和潜在关节外撞击的影响。治疗上该病例接受了同期髋臼周围截骨术和股外翻截骨术，应用 Birmingham 锁髓内钉固定 [31]

现头膨大畸形，再加上髋臼软骨的过度生长，综合结果导致了髋关节的半脱位，此时将进一步降低股骨头的压力更加放纵地过度生长。如果半脱位发生在血运重建之前或过程中，股骨头将是非球形的，但如果股骨头仍留在髋臼中，则股骨头将是球形的。单纯充血而无坏死的特征与之相似，股骨头和髋臼的过度生长导致浅髋臼和大股骨头，因此产生半脱位，但因为没有股骨头的坏死和血运重建的额外损伤，因此通常股骨头球形一般保持较好。

### （五）V型感染

感染的影响取决于感染的位置和造成的损伤。最常见的是由于股骨纵向生长板损伤而导致的短颈畸形。股骨头损伤的后果主要取决于是否存在纵向生长板损伤和（或）股骨头缺血性坏死。

### （六）VI型创伤

创伤的影响取决于发生的位置和时间：Y形软骨的损伤将导致一个小直径的髋臼窝。髋臼次级骨化中心的损伤会导致一个小容积的髋臼窝。股骨纵向生长板的损伤会导致短颈畸形。

### （七）VII型医源性

表现需要根据损伤所决定。通常包括：①由于切除次级骨化中心导致髋臼加深失败，源于髋关节发育不良切开术术后[5]。②Y形软骨的过早融合，源于截骨术中的损伤[19]。③髋臼前倾或后倾过大，源于骨盆截骨术后。Salter截骨术，因为它以耻骨联合作为支点旋转，固定后即产生后倾。任何骨盆截骨术多会产生一个全新的髋臼中心，并可能固定在各种意外的位置上。④髋臼前部和上部覆盖减少，源于关节镜下髋臼边缘的打磨[20-22]。

### （八）临床处理的考虑

在这个对股骨髋臼撞击综合征的认知不断增强的时代，笔者担心发育不良正在成为一个被忽视的诊断。笔者发现，用于检查股骨髋臼撞击综合征的前方撞击试验（屈曲、内收和内旋转）在髋关节发育不良的患者中同样适用。这是因为股骨颈在内旋时对盂唇产生的挤压痛与股骨髋臼撞击综合征相

同，不过在髋关节发育不良的情况下通常需要更大的内旋角度才会产生阳性结果。

股骨头可能为"心形"（图62-7B），尤其是在I型经典型发育不良中，可能看上去有点偏心。不过，大多数股骨头形状还是为"球内"，也就是说，股骨头可以放置在模拟以头部为中心的球体内（图62-7A），并允许通过髋臼窝形态进行调整。

疾病的分型有助于提醒临床医师，一个髋关节发育不良的患者是否存在有撞击，以及在治疗发育不良的时候是否充分解除了凸轮型撞击对关节的影响。

在经典型发育不良中，即使在轻度股骨头畸形的情况下也可以采取单纯骨盆截骨术，因为术后不太可能发生明显的撞击。相反，在撞击型发育不良中，通常需要在骨盆截骨术的同时进行股骨成形术，以避免术后发生严重的撞击。

## 五、放射学评估

笔者认为基础的筛查检查应为骨盆平片和"改良蛙式侧位"片，即髋关节屈曲70°和外展20°拍摄（图62-9）。改良蛙式侧位片可以清楚地显示头颈结合部，而在传统蛙式侧位片中，这个区域通常被大粗隆所遮挡。

两个最有用的放射学测量参数是中心边缘角和Tönnis sourcil角。

在平片上，笔者也可以通过记录髋臼前后缘之间的距离来评估髋臼的倾斜角，如Tönnis所述[8]。Tönnis认为1.5cm为髋臼前后缘之间的正常距离，距离增大表示前倾较大，距离减小则表示后倾更大。为了减小患者身体的大小和不同放大倍数对测量结果的影响，可以将距离换算成为股骨头直径的百分比来应用。笔者用<25%来定义相对后倾，>33%来定义前倾的增加。这项技术只有在用于正常容积的髋臼时是准确的。如果髋臼容积较小，比如髋臼的前、后壁缺损外加外侧壁位于股骨头中心的内侧时，这种方法则是不准确的。

在断层扫描或磁共振检查时，笔者认为髋臼倾斜角最重要的测量位置是负重面的倾斜角，即臼

顶边缘角 [23]。此外，笔者同意 Tönnis 的观点，即在头部中心附近测量 "深窝" 髋臼的倾斜角是合理的 [8]，不过这种测量可能会将正常骨质与边缘骨赘相混淆。

X 线平片很难准确地评价股骨倾斜角，笔者认为所有患者都应进行断层扫描或磁共振检查来评估股骨倾斜角。用于断层扫描或磁共振存在多种测量方法，笔者认为一致性最好的是 Murphy 方法 [24]，它定义股骨近端的参照点为股骨头中心平面，而股骨干的参照点则选在小粗隆水平。断层扫描或磁共振能显示关节间隙，但目前尚无进一步的研究表明其对手术计划的必要性。

现代软件，如应用于临床的图形软件，可以根据患者的断层扫描或磁共振数据创建虚拟的三维髋关节动画，这将有助于明确和计划股骨髋臼撞击的治疗。理论上，此类软件可以帮助外科医师进行虚拟的骨盆和（或）股骨截骨术，并预测任何术后可能存在的股骨髋臼撞击，如果模拟的截骨术后存在撞击，则可以改变手术计划，通过增加切开或关节镜下的股骨成形术来完成 [25]。

有些病例笔者会在麻醉下检查，有时候在诊室会徒手将局部麻醉药注入髋关节，这种方法还是准确的 [26, 27]。麻醉后透视可以让我们判断髋关节是否存在外展不匹配的情况，例如股骨头骨骺坏死症的铰链式外展，或是否有大的手枪柄样畸形。

## 六、髋臼发育不良的治疗（一）

### （一）Ⅰ型原发性或 "经典型" 发育不良

- 核心稳定性练习。
- 髋关节囊紧缩。
- Heyman 型股骨成形术纠正小的凸轮型撞击，可通过切开或关节镜辅助手术。必须认识到疾病的核心问题是发育不良而不是撞击，不要做任何增加髋关节不稳的操作。
- 股骨旋转截骨术。
- 骨盆截骨术。

注：不要与撞击相混淆——心形股骨头可能会引起轻微的凸轮效应，但是核心问题并非撞击。

### （二）Ⅱ型撞击性发育不良

- 避免引起撞击的体位和活动。
- 手术修复未融合的较大的髂骨骨骺。
- Heyman 型股骨成形术。
- 骨盆截骨术。

注：主要问题是撞击，但重要的是要认识到需要根据髋臼发育不良的严重程度进行相应的治疗。如果进行骨盆截骨术则需要同时进行股骨成形术，否则会引起更严重的关节撞击。

### （三）Ⅲ型髋臼倾斜角异常

- 髋臼周围旋转截骨术或股骨截骨术。

评估股骨倾斜角和髋臼倾斜角——如果股骨倾斜角异常，可以通过单独的股骨截骨术来纠正 McKibbin 指数 [28]。笔者倾向于治疗最严重的骨畸形。

### （四）Ⅳ型血管源性

- 原则是尽可能纠正解剖结构的异常。一般情况下，可以接受一个大的股骨头，但是要尽量纠正髋臼和股骨倾斜角。一个大的非球面的头可以在一个臼顶较平且较深的髋臼中发挥良好的功能，即使在关节存在匹配不良的情况下。进行股骨截骨术可能有助于外展肌的杠杆作用。

### （五）Ⅴ型感染

- 原则是尽可能纠正解剖结构的异常，笔者采取与血管源性发育不良相同的治疗策略。

### （六）Ⅵ型创伤

- 原则是尽可能纠正解剖结构的异常，笔者采取与血管源性发育不良相同的治疗策略。

### （七）Ⅶ型医源性

- 原则是尽可能纠正解剖结构的异常，笔者采取与血管源性发育不良相同的治疗策略。

注：最常见的医源性问题是错误的将髋臼发育不良误诊为撞击进行手术治疗，进行关节镜下髋臼边缘修整 +/– 股骨成形术。而对异常的股骨倾斜角则未进行治疗。

骨盆截骨术可能由于错误的对位，因后倾过大而产生前方撞击，或前倾过大而产生后方撞击。

## 七、髋臼发育不良的治疗（二）

### （一）Ⅰ型原发性或"经典型"发育不良

保守治疗，如核心稳定性训练和髋关节囊紧缩手术，在笔者的经验中，不会产生可预期或持久的预后。切实有效的治疗要根据患者的骨畸形情况进行准确的手术矫正，主要通过骨盆截骨术、股骨截骨术或两种术式的联合应用，必要时还需要进行关节内手术。

如果关节的两侧都存在可测量的畸形，并且其中一个比另一个更明显，此时，可能需要决定是仅纠正一个畸形还是两个都进行纠正。一般情况下，笔者更倾向于选择矫正一个更为严重的畸形。例如股骨前倾角的正常范围（95%）为11°～29°。由于现存的手术技术难以做到精准的调整，需要给矫形手术留有15°的误差范围，也就是说通常不会尝试手术纠正在5°～35°范围内的股骨前倾角。同样，<15°的髋臼外侧覆盖不足的手术调整可能很难准确实现，对于经验不足者不应尝试。不过，在精确调整髋臼前倾角方面并没有遇到类似的困难，手术误差可以控制在10°。

### （二）Ⅱ型：撞击性发育不良

在理解疾病的发生过程时，重要的是要记住在没有相对的股骨后倾的情况下股骨头骨骺滑脱几乎不会发生，其本身就是引起撞击的一个重要原因。生活方式的改变，如避免发生撞击的动作和活动，可能有助于缓解症状。

建议使用断层扫描或磁共振评估股骨倾斜角。治疗上通常需要进行关节内手术，如股骨成形术和盂唇修复术，再根据骨的畸形位置选择骨盆截骨术 +/- 股骨截骨术。大的未融合的髂骨髋臼骨骺可能需要外科修复。

### （三）Ⅲ型髋臼倾斜角异常

评估股骨倾斜角和髋臼倾斜角，如果股骨倾斜角异常，可以通过单独的股骨截骨术来纠正McKibbin指数[28]（图62-12）。如果髋臼体积大，可以进行边缘修整；如果体积小，则必须进行髋臼旋转截骨术。

### （四）Ⅳ型血管源性

原则是尽可能纠正解剖结构的异常。一般情况下，可以接受一个大的股骨头，但是要尽量纠正髋臼和股骨倾斜角。一个大的非球面的头可以在一个臼顶较平且较深的髋臼中发挥良好的功能，即使在关节存在匹配不良的情况下。进行股骨截骨术可能有助于外展肌的杠杆作用。

### （五）Ⅴ型感染

原则是尽可能纠正解剖结构的异常，我们采取与血管源性发育不良相同的治疗策略。

### （六）Ⅵ型创伤

原则是尽可能纠正解剖结构的异常，我们采取与血管源性发育不良相同的治疗策略。

### （七）Ⅶ型医源性

原则是尽可能纠正解剖结构的异常，我们采取与血管源性发育不良相同的治疗策略。

最常见的医源性问题是错误的将髋臼发育不良误诊为撞击进行手术治疗，进行关节镜下髋臼边缘修整 +/- 股骨成形术。而对异常的股骨倾斜角则未进行治疗。

骨盆截骨术可能由于错误的对位，因后倾过大而产生前方撞击，或前倾过大而产生后方撞击。应按照第三部分所述对病情进行评估，并采取相应治疗。应尽量降低翻修手术患者的期望值。

## 八、股骨近端形态发育不良

在经典型发育不良的病例中，常有中央凹周围变平——如圆韧带从股骨头分离的现象（图62-8）。这是由于颈干角过大及股骨头外翻时，中央凹和圆韧带直接与马蹄窝的关节软骨相接触，而不是正常情况下与髋臼切迹相接触（图62-7和图62-8）。笔者称这种独特的畸形为"心形头"。股骨近端会相应出现α角增大[29]和头颈偏心距减小的变化[30]，呈现出凸轮畸形的表现。

# 髋关节镜术后生活质量的评估

## Quality–of–Life After Hip Arthroscopic Surgery

Nicholas G.H. Mohtadi  著

陈星佐 译 徐 雁 校

**第63章**

## 一、概述

想要了解髋关节疾病治疗后的"生活质量",首先要清楚地理解这个词的含义。

每个人都对生活质量有一个直观的理解,这个词有很多不同的用法。它可能代表身体和心理的健康、满足、幸福,甚至收入水平。WHO 将生活质量定义为个人在其所处文化和价值体系的背景下,根据其目标、期望、生活水平和关切事件所产生的对生活的感知。它是一个广泛的概念,受人的身体健康、心理状态、独立程度、社会关系、个人信仰及其所处环境特征等诸多复杂因素的影响[1]。这一定义与世界卫生组织章程相符,该章程定义健康是一种完全的身心健康和社会幸福的状态,而不仅仅是没有疾病。这个定义或多或少反映了社会经济对健康和疾病的影响;在全球范围内亦然。

不过,如果是在治疗髋关节疾病的背景下,则必须考虑一个更特性的定义,该定义可用于评估跨地区、国家和大陆的患者。与健康相关的生活质量(Health-related quality-of-life,HRQL 或 HRQOL)是更适合于本章的专业术语[2]。与健康相关的生活质量有多种定义,更普遍接受的定义是:与健康相关的生活质量是主观的、多维的,包括生理和职业需求、心理状态、社会交往和躯体感觉[3]。

因此,如果想要做好髋关节镜术后生活质量的评估,则必须使用一种能解决其内在主观和多维性的方法。

## 二、与健康有关的生活质量的评估

最简单的方法,生活质量可以通过询问患者"你最近过得怎么样?"来衡量[4]。这种方法得到答案是主观的,但它反映了许多方面。此时无法确定评估的具体内容或患者可能强调的内容。使用单一问题,如在视觉模拟量表上评估疼痛,或使用单项评估数值评估的方法则显得更为合理。实际上,这些简单的测量与更复杂的生活质量测量结果是相关的[5]。然而,采取这种简单方法所获得的信息可能是不全的或丢失的。

区分与健康相关的生活质量评估和其他类似的患者评估也非常重要。临床医师有时会混淆或互换使用术语"功能评估"或"患者满意度"以及"与健康相关的生活质量"。患者满意度是一个多方面的概念,包括对外部服务的评价,如获得护理、与医护的互动、花费成本以及治疗结果等[6]。而功能评估则主要涉及步态、力量或活动范围等患者的客观恢复指标的测量[7]。

在所有领域的结果评估都有其具体的优点和局限性。因此,临床医师必须了解所测量指标的具体概念。生活质量评估测量可以被称为工具、量表、分数、指数、测量、结果或问卷等。就本章而言,这些术语可以互换使用。测量可以根据疾病特异性进行分类选择，如用于评估骨关节炎的量表或关节特异性量表，再如用于评估髋关节病变的量表。另外也可以根据完成评估的人员进行分类。一般情况下，综合评分系统比较受到临床医师的青睐，包括综合体检结果和客观测量如放射学评估等。一些评估量表还会要求临床医师通过询问患者关于疼痛和其他主观指标的情况后进行评估。这些"以临床医师为基础"或"以临床医师为管理者"的测量工具可能会因为评估者的存在而引入偏倚，但更重要的是可能无法了解患者真实的感受[8]。最近，已经创建了基于患者管理的测量工具[5, 9-18]。这些患者报告结局通常是自我管理的，可以在对患者没有"威胁"的环境中完成。患者报告结局可以作为其他临床评估工具的参考标准。有必要区分患者自我管理的评估项目和那些不仅由患者自我管理并且自我获得的评估项目。关于什么构成了患者报告结局存在一些争论[19-23]。普遍接受的定义是："没有医师或其他人的解释的任何直接来自患者的自我报告，关于他们在健康状况及其治疗所恢复的功能或感受"[21]。这个定义对于简单的评估非常有效，比如使用视觉模拟量表评估疼痛。但是如果试图测量更复杂的概念（如与健康相关的生活质量）时，患者报告结局则需要测量不同的内容。患者报告结局的一个更完整的定义是，它是从患者那里收集的，但更重要的是，"获得的信息必须与患者直接相关"[19]。众所周知，患者的观点不同于临床医师，而且患者的观点更重要[8]。因此，如果接受患者报告结局的第一个简单定义，即患者是信息的来源，那么定义和（或）标记特定患者报告结局的内容、结构或概念就变得至关重要[24]。通常，这一内容包括"患者对其健康要素的直接主观评估，包括症状、功能、幸福感、与健康相关的生活质量、对治疗的看法、对所接受护理的满意度和对专业沟通的满意度。这要求患者通过各种模式总结其对疾病、治疗或医疗保健系统的评价，提供与疾病、对机体的影响及功能恢复的直观感受"[22]。从文献中可以明显看出，目前对这一相关领域尚存在较多的探讨和争议，主要包括针对患者报告结局的定义、患者报告结局的评估内容、患者自我输入的重要性以及如何分析患者报告结局[19-25]。

所选择的评估工具的客观性也必须加以考虑。如果既定的目标是观察患者随着时间的推移所出现的变化，则必须确立一个评估性参数，因为它可以测量个人或一组个人的纵向变化幅度[26]。如果目标是在患者之间进行区分以确定治疗效果，则应使用一个辨识度高的指数，因为它可以区分不同的个人或群体[26]。重要的是要认识到采用每个测量方法所得到的结果是不同的，这依赖于所用测量工具的客观性。有辨识度的工具需要高度可靠，这些工具中包含的问题必须提升测量可变性的能力。从本质上说，这类问卷应该有不同于其他所有患者能够回答的专有项目。多余的问题不会增加有辨识度问卷的准确性，应予以摒弃。一个评估性指标的关键特性则反应在其灵敏度[26]。灵敏度是指测量工具在检测患者随着时间的推移所产生变化的能力[2]。一个有辨识度的指数需要在特定的时间点在不同患者之间进行区分。换言之，能够分辨出患者"疾病"状态的轻或重。盖亚特用量化信噪比的统计概念来解释了这两种测量工具的区别[2]。信噪比越高，工具越好。"如果患者之间的辨识度（信号）远大于患者内部的辨识度（噪声），则工具将被视为可靠的。"[2]评估性指标则需要鉴别出细微的不同，因为它们需要检测随着时间的推移而发生的变化，而灵敏度正是这种变化的反映。灵敏度"与患者体现是否改善或恶化的评分大小直接相关（信号），而在患者情况未发生明显变化时则评分几乎一致（噪音）"。随时间的推移，如果变化具有临床意义，那么采用的测量工具就将能够测量出特定治疗（即手术）是否改善了患者的预后。最后，需要明确患者报告结局中的每个测试项是如何确定的。如何在初始测试项中选择测试项的是重要的[2, 27]。在确定了一个全面的项目库后就要开始从中选择相应需要的项目，最终保留的一组项目即形成问卷[27]。"在为评价工具选择项目库时，要根据需要辨识度还是预测性工具来进行不同的选择。"[26]在辨识度指数中，让大多数受访者回答问题是很重要的。不过，在评价性指标中，所有相关和重要的方面都应包括在内，以衡量临床的重要结果[26]。

当涉及与健康相关的生活质量时，这可以选择使用一般测试工具进行，这些测试应该被设计成可应用于多种疾病或状况，并可应用于多种患者[28]。还有一些量表，它们是根据疾病或关节特定的状态进行评估。

## 三、与健康有关的生活质量评估的通用工具

通用的评估量表包括医疗结果研究 SF-36 健康调查、疾病影响状态调查（sickness impact profile，SIP）和欧洲生活质量评估工具（EuroQol Instrument，EQ-5D）[3, 4, 28-32] 等。文献包括上述量表和其他一般量表结果的比较[28, 31]。医疗结果研究 SF-36 健康调查是最常用的方法。它测量了 8 个独立的健康概念，并将其分为生理成分评估量表（Physical Component Scales，PCS）和心理成分评估量表（Mental Component Scales，MCS）。它可以在短时间内让患者完成自行评估。疾病影响状态调查是一个基于行为的量表，包括 12 个独立类别共 136 个项目[30]。疾病影响状态调查可以用于医疗保健评估、项目规划和政策制订等，其根据研究结果进行开发[28]。EQ-5D 被认为是一种更有倾向性的测量工具，旨在与特定条件下的结果结合使用，包括两部分内容。患者可以通过自我管理，根据健康的五个方面来确定他当前状态，包括行动能力、自我护理、日常活动，疼痛 / 不适和焦虑 / 抑郁，然后在一个长为 20cm 的视觉模拟量表上对他的健康状态进行评价，0 表明他处于其想象中最糟糕的健康状态，100 则代表他处于其想象中最佳的健康状态。对比其他类似的评估量表，它们相对更加先进[28, 31]。它们都表现出良好的心理测量特性，没有具体的推荐使用哪一种[28, 31]。在比较不同疾病状态的不同人群时，一般健康状况测量是有帮助的。不过，对比于疾病或关节所特定的评估结果，它们通常不会向临床医师、研究人员或患者提供具有特定性或有效性的信息[13, 33]。

## 四、疾病或关节所特定的生活质量评估结果

关于髋关节镜术后的生活质量，有两种方法来评估这方面的结果。一种方法是考虑病情或疾病，利用针对特定疾病开发的与健康相关的生活质量工具进行评估。第二种方法则是使用与髋关节区域所相关的疾病或关节所特定的评估结果。

关节镜对髋关节的治疗涉及几种不同的疾病。笔者有理由将"髋关节"疾病分为与髋和腹股沟区软组织相关疾病、关节炎前期疾病和髋关节关节炎。从评估结果的角度来看，虽然重点在于评估关节镜治疗，但必须考虑到比较非手术治疗与手术治疗以及关节镜治疗三种不同的治疗方式的预后结果。另一个重要的概念，是有必要区分是利用评估结果来对病情进行分类并确定疾病的严重程度，还是利用评估结果来确定患者是否需要手术。这些需要一个有辨识度的与健康相关的生活质量工具[27, 34]。然而，如果目标是随着时间的推移跟踪患者并比较其治疗前后的不同结果，那么就需要一个评估性工具[27, 34]。临床医师最理想的是寻找一种能同时满足以上两种需求的测量工具，而且从医疗系统的角度来看也希望其可以反映医疗质量[35]。

有 3 种测量工具可被应用于疾病或关节所特定的与健康相关的生活质量研究。第一个是 WOMAC[36, 37]。严格地说，WOMAC 的设计是用于测量髋关节和（或）膝关节骨性关节炎患者的疼痛（5 项）、僵硬（2 项）和机体功能（17 项）。它被用于与健康相关的生活质量评估方法，并与医疗结果研究 SF-36 进行了比较[33]。不过，由于没有与职业相关、心理状态或社会互动等相关的问题，因此，它在评价生活质量上收到了一定的限制[3, 27]。WOMAC 在其他方面是一个认可度较高的疾病特异性专业问卷，已经在多个方面得到验证，并且被翻译成 65 种文字，对于所提问题有两种回答形式（李克特量表和视觉评估量表），可以通过文字、计算机、电话和移动设备上进行管理；它已经被使用了近 30 年。

生活质量的第二个评估指标是 HAGOS[38]。这一"特定关节"评估的项目包括髋关节和（或）腹股沟疾患所引起的损伤（身体结构和功能）、活动（活动受限）和参与（参与限制），本指标依据的标准为 ICF，其针对人群为日常生活活跃伴有髋痛的中青年患者[38]。HAGOS 的最终版本包括 6 个独立子量表的 37 个项目：疼痛（10 项）、症状（7 项）、日常生活能力（5 项）、运动/娱乐（8 项）、体育活动（2 个项目）和生活质量（5 个项目）。HAGOS 最初源自发表的问卷（WOMAC、HOOS），其中生活质量测评部分则源自前十字韧带—生活质量测评问卷[16, 36, 39]。在生活质量的分量表中增加了一些项目后明显提升了测评的灵敏性[38]。HAGOS 因此符合与健康相关的生活质量评估测量的一些标准，因此被证明是有效、可靠且较灵敏的评估量表。

最后，唯一专门针对生活质量设计的量表是 iHOT-33 和 iHOT-12[11, 18]。iHOT-33 和 iHOT-12 的开发是为了评估患有髋关节疾病的年轻活跃患者，该量表综合了 400 多名患者的评估结果后重新开发，以确保所有问题都是患者提出的，因此非常适用于髋关节存在问题的患者[11, 18]。iHOT-33 包括了来自 4 个领域的共 33 个问题（症状和功能限制 16 项，体育和娱乐活动 6 项，工作相关事宜 4 项，社会、情感和生活方式 7 项）[18]。iHOT-12 则包含 12 个涉及相同领域的问题。国际髋关节评分工具问卷是为自我管理而设计的，采用 100 分的视觉评估量表进行问题的回答，便于分析，结果证明其可靠、有效且灵敏性较高[18]。建议 iHOT-33 可以作为临床研究时的评估工具，而在临床工作中则更推荐简单可行的 iHOT-12。iHOT-12 也被证明是一个辨识度较高的量表，使用上更为便捷，可靠性较高，并且所有问题都涉及患者本身[11]。

## 五、总结

了解髋关节镜术后的患者的生活质量的评估取决于如何定义与健康相关的生活质量，如何对其进行测量，以及对测量工具的了解。与健康相关的生活质量是一个多维结构，包括患者的症状、功能、心理和社会领域等诸多因素。有一些常用的通用的工具，其并不区分不同的疾病和特定的关节。而 iHOT-33 则是唯一专门用于评估髋关节疾病和关节镜治疗的患者与健康相关生活质量的工具。

# 保髋手术的效果评估：功能、满意度、功能障碍

## Evaluating the Outcome of Hip Preserving Procedures: Patient Function, Satisfaction, and Impairment

Maureen K. Dwyer    Philip C. Noble    著

王志学　译　徐　雁　校

髋关节镜手术的优势是有助于髋关节疾病的鉴别和治疗。虽然髋关节镜技术在最初只是用于髋臼盂唇病变的诊断和清理，但是现在该技术已经经常用于一些复杂情况的处理，如骨性形态异常的骨软骨成形。随着关节镜技术的复杂性不断增加，评估这些手术技术的效果为患者确定合适的治疗方案至关重要。由于髋关节镜是一种治疗髋关节疾患相对较新的技术，对于患者功能和满意度的长期评估方法也是有限的。另外，经过验证后特定有效的能够评估患者术后功能的测量工具也很少。很多髋关节镜患者更年轻且活跃程度更高，相对于接受传统开放手术的患者来说有不同的康复目标和期望值。因此，可获取的有限测量工具使髋关节镜术后患者的功能评估受到了限制。尽管如此，从老年患者效果评估工具中获取的现有证据证实，通过髋关节镜施行的保髋手术可以显著缓解患者疼痛和改善功能。本章节将会回顾患者髋关节镜术后的功能、满意度以及功能障碍，包括潜在的可能会提升或限制手术成功率的变量因素。了解哪些因素与术后效果优劣相关，对于术者为以后的患者制订合适的手术方案是非常关键的。

## 一、髋关节镜术后患者功能和功能障碍：基于常规效果评估方法的结果报告

### （一）改良的 Harris 髋关节评分

患者之所以选择接受髋关节镜手术主要是为了重返全范围的无痛的关节运动，而患者在术前和术后的关节功能的定量就成为评估关节镜手术是否成功的核心。虽然已经有多种效果评估工具用于评估髋关节镜术后的患者报告功能，但是多数研究都采用改良的 HHS 评分，该评分是一个最初为施行髋关节置换患者设计的 HHS 评分的改良版[1-14]。改良的评分包括疼痛评估、步态异常（跛行、需要辅助工具）、行走距离和上下楼梯、穿鞋袜、坐，以及使用公共交通的能力等项目。原来的评分中关于畸形和活动范围的项目被省略掉了[15]。在改良版的 HHS 评分计算时，将所有项目的总和乘以 1.5，得到总分 100 分。改良版 HHS 已被用于评估全年龄段和身体能力范围的患者髋关节镜术后的结果。因为这其中很多年轻和比较活跃的患者并没有慢性髋关节功能障碍性疾病，因此改良版的 HHS 评分经常被报道存在天花板效应。尽管如此，大量的关于髋关节镜术后的患者信息仍然可以在改良的 HHS 评分表中获得，可进行组间对比，并有机会从不同的研究里汇总数据进行整体趋势的检验。

采用改良的 HHS 评分对髋关节镜下不伴有骨性形态异常的盂唇损伤的治疗进行效果评估已有长达 10 年的时间[2-14, 16]。在一些研究中，改良的 HHS 评分从术前的平均 59 分提升到术后的平均 82 分，提升了 39%。当单独地检查短期（1～3年）[2, 4, 7, 8, 10, 13, 15]、中期（3～5年）[9, 11, 14, 16]和长期效果（5～10年）[3, 5, 6, 12]时，也报道了相似的评分

提升模式。研究报道短期功能效果提升为38%。改良的HHS评分从平均60分提升到82分，80%的优良率。中期效果略差，评分从55分提升到75分，只有56%的优良率。3个研究报道观察到了长期的优良效果，改良的HHS评分从62分升高到90分，提升了45%，长期效果的优良率为62%。在一个评估髂胫束作为移植物进行关节镜下盂唇重建的单独研究中，改良的HHS评分显示从62分升高到85分，提示该技术可能是关节镜下盂唇清理的可靠替代术式。基于以上的发现，不伴有骨性形态异常的盂唇损伤患者，在髋关节镜术后均得到了疼痛缓解和功能改善。

对于进行关节镜治疗的髋关节撞击征的患者，改良的HHS评分已经应用了术后长达4.5年的时间[1, 17–36]。总的来说，总分从64分升高到了87分，升高了37%。短期效果（1～3年）的提升（64～88分，升高了38%）[1, 18, 21–24, 26, 27, 29, 30, 32–34, 36–39]与中期（3～5年）效果（63～86分，升高了37%）[17, 19, 20, 25, 28, 31, 35, 40]是相同的。另外，77%的患者报道了优良效果。对于接受骨软骨成形术的患者来说，年龄可能是一个影响术后效果评分的因素。3个针对青少年人群的研究显示，术后1～3年改良的HHS评分平均为87分，相比之下，两个研究显示年龄＞50岁的患者术后2～3年的评分平均为78分。除了年龄外，骨软骨成形术的同时进行盂唇的修复还是切除也会影响术后改良HHS评分。同时进行盂唇修复的患者，改良HHS评分从60分升高至94分，而进行盂唇切除的患者从63分升高至88分。另外，盂唇切除患者的优良率只有68%，而盂唇修复患者的优良率则为92%。总的来说，临床效果支持对症状性髋关节撞击征的患者进行髋关节镜手术。

除髋关节撞击征和盂唇损伤之外，关节镜下治疗其他髋关节疾患（如滑膜软骨瘤、圆韧带断裂）在文献记录中可获得的数据是有限的。在一组滑膜软骨瘤患者的研究中，只有一半（48%）的患者报道了术后平均5年的优良效果[41]。这个亚组显示如果在手术时仅合并有Ⅰ度和Ⅱ度的髋关节软骨损伤，那么髋关节镜对于有限的髋关节退变情况下

的滑膜软骨瘤会是一个有效的治疗手段，而对于存在更加严重的关节疾病的患者来说却不是。关节镜下对于创伤性圆韧带断裂的治疗显示出了更好的效果。在一个术后平均随访29个月的研究中，改良的HHS评分从43分升高到90分。另外，96%的患者在疼痛和功能改善评分方面升高＞20分。虽然以上研究为髋关节撞击征和盂唇损伤之外的髋关节疾病的镜下治疗提供了治疗方案制订的主要依据，但是仍然需要更多的研究来评估这些治疗方式的有效性。

如前所述，改良HHS评分存在天花板效应。相对于功能活动较低的患者来说，功能活动较高的患者的分数可能是虚高的。事实上，相对于其他研究（80分）（n=13）来说，无论术后多长时间，对于不伴有骨性形态异常的运动员人群（n=3）进行髋关节镜下盂唇清理有更高的术后评分（94分）。尤其是对于同一术者进行的关节镜术后10年效果随访对比来看，运动员患者的改良HHS评分（96分）高于非运动员患者（81分）。相反，关节镜下治疗髋关节撞击征患者的研究显示，在术后的改良HHS总评分方面，运动员人群的评分（88分；n=9）与其他患者的评分（86分；n=13）并没有差异。因此，在进行髋关节镜下治疗不伴有骨性形态异常的盂唇损伤术后效果评估时，应考虑患者的活跃程度。

能够显著影响髋关节镜治疗伴有或不伴有骨性形态异常的术后效果的还有其他因素。有研究证明伴有软骨病变是髋关节镜术后不良效果的独立预测因素[3, 15, 17]。相对于没有骨关节炎的患者，术后平均4年随访显示，患有骨关节炎的患者术后效果不良的风险升高2.5倍[17]。髋关节镜术后8年，手术时伴有骨关节炎是术后效果不良的最强烈预测因素，只有19%的患者改良HHS评分显示效果优良[3]。次生问题（残疾、潜在诉讼、工伤赔偿）也是髋关节镜术后效果差的预测因素[4, 17]。涉及次生问题的患者术后效果更差而且更难重返他们之前的运动水平。实际上，在研究中报道的涉及次生问题的患者都没有获得优良效果。相对年轻是术后优良效果的独立预测因素。＜39岁的患者术后获得优良

效果的可能性是大于该年龄患者的 7 倍[17]。因此，在评估盂唇损伤患者的髋关节镜治疗效果时，应考虑软骨病变、功能障碍情况和患者年龄。

### （二）非关节炎的髋关节评分

NAHS 是为了评估患者更高水平功能而设立的。该评分可评估患者日常活动时的疼痛，关节交锁感、不稳，关节僵硬，日常活动功能，娱乐和运动时的功能[42]。有一项研究采用 NAHS 对不伴有骨性形态异常的盂唇损伤患者进行关节镜治疗术后的效果评估。术后 3 年，所有类型的盂唇损伤的非关节炎髋关节总评分从 61 分上升至 78 分。在本组患者中，手术时软骨损伤的存在对术后效果有负面影响。对于进行髋关节镜治疗髋关节撞击征的患者，非关节炎的髋关节评分从平均 61 分上升到 83 分，提高了 38%[22, 25, 35-40]。术后短期非关节炎的髋关节评分（1～3 年；84 分）与所报道的中期效果评分（3～5 年；81 分）是相似的。

相对于改良的 HHS 评分来说，关于 NAHS 评估潜在因素对于患者术后效果影响的信息是比较少的。一项研究报道了计算机导航系统在骨软骨成形术中改善手术效果的作用[39]。平均 27 个月的术后随访显示，应用导航治疗组的非关节炎的髋关节评分（90 分）略高于非导航治疗组的评分（82 分）。这些结果表明，正如 NAHS 结果显示的一样，骨软骨成形术中改进的手术技术可能会对患者的预后产生积极影响。相反，合并软骨损伤会对术后的 NAHS 产生负面效果。研究里伴有软骨损伤的患者评分（n=3；77 分）小于不伴有软骨损伤的患者评分（n=8；85 分）。有意思的是，骨软骨成型术后 NAHS 在运动员群体（87 分）的得分与其他人群的得分（81 分）是有轻微差别的，运动员群体却在 NAHS（87 分）和改良的 HHS 评分（88 分）得到了几乎一样的平均得分。考虑到 NAHS 的设立就是为了解决部分改良 HHS 评分存在的天花板效应，所以应用 NAHS 对术后效果评估的总分可能不会比改良的 HHS 评分获得更多信息。要想更加全面地理解运动员人群的治疗效果，最好通过每个测量工具的每个范畴获得的平均分来评估。

### 二、疼痛测量工具：视觉模拟评分

疼痛是髋关节疾病患者进行关节镜治疗的主要原因之一。虽然像改良的 HHS 评分和 NAHS 都有专门针对疼痛的等级评估，但是大部分研究只是报道了也包括功能在内的总体效果。因此，关节镜手术对关节疼痛的缓解程度必须通过进一步的研究来评估。少数髋关节镜治疗髋关节撞击征的研究采用了疼痛视觉模拟评分来评估与关节功能无关的疼痛水平[20, 37, 39, 40]。该评分要求患者从 1～10 分来量化疼痛，10 分代表最严重的疼痛。术后 1～3 年随访显示疼痛评分从术前的平均 5.7 分到 1.6 分。术中计算机导航的应用可能会带来更大程度的疼痛症状改善[39]。在一个术后平均 27 个月随访的研究中，接受计算机导航手术的患者疼痛评分为 1，而没有用导航手术的患者评分为 2。另外，盂唇修复的患者报道的疼痛评分（0.7）略低于盂唇清理的患者评分（1.7）[20]。总之，这些结果表明髋关节镜下进行骨软骨成型可以缓解患者疼痛症状。

### 三、患者满意度

目前髋关节疾病患者选择关节镜手术治疗的原因有多种，包括缓解疼痛，恢复关节活动度和功能，和（或）重返娱乐和体育运动水平。现有的评估工具或许并不能反映用来评估患者临床效果优劣的所有重要的指标。为了弥补这一不足，除了评估患者的功能外，评估患者的满意度可以提供有关整体手术结果的有价值的信息。对于不伴有骨性形态异常的盂唇损伤进行髋关节镜治疗的患者，很少有研究报道患者的满意度[3-5, 9]。最终，75% 的患者对于术后效果感到满意。研究显示，术后短期（1～3 年）的患者满意率（75%）[4, 43]与中期（3～5 年）满意率（67%）[9]以及长期（5～10 年）满意率（82%）[3, 5]是相近的。对于髋关节镜下治疗髋关节撞击征的患者，很多作者都报道了满意率[17, 22-25, 27, 31, 35, 36]。短期满意率（1～3 年；80%）略低于中期满意率（3～5 年；89%）。一般来说，多数患者对于他们的术后效果是满意的。

髋关节镜术后某些因素会影响患者满意度。合并关节软骨退变会对患者满意度造成负面影响[3, 5]。同样地，涉及诉讼的患者相比于没有涉及诉讼的患者（84%），报道的术后满意度减少了（50%）[4]。因此，虽然证据有限，以上这些变量因素均应考虑会对患者的髋关节镜术后满意度造成影响。

## 四、结论

由于髋关节疾病的关节镜治疗技术相对于其他关节来说仍处于起步阶段，评估该技术的成功与否对技术的发展至关重要。对于盂唇损伤伴有或不伴骨性形态异常的患者，证据表明术后患者的功能提升和疼痛减轻。此外，多数患者对于他们的治疗效果是满意的。然而，有一部分患者在关节镜下治疗髋关节疾病并不成功。对这一部分患者，合并软骨缺损是最常见的原因。患者年龄和功能水平也可能会影响术后的疼痛和功能恢复。在术前了解每个患者的诉求并且制订一个能够解决患者诉求和满足患者期望的最佳治疗方案，对于手术成功是非常重要的。

髋关节修复：关节镜、关节置换、截骨与保髋手术国际新进展
Hip Joint Restoration: Worldwide Advances in Arthroscopy, Arthroplasty, Osteotomy and Joint Preservation Surgery

530

# 第九篇 关节软骨损伤的预防与治疗

## Articular Lesions: Prevention and Treatment

Marc R. Safran 著

# 软骨再生生物学
## Biology of Cartilage Regeneration

Cecilia Pascual-Garrido　Scott A. Rodeo　著

王志学　译　徐　雁　校

## 一、关节软骨结构和组成

关节软骨的功能是在关节运动时提供平滑无痛的滑动。关节软骨是由大量的细胞外基质和包裹在其中的软骨细胞组成，包括Ⅱ型胶原蛋白和蛋白多糖。胶原纤维赋予软骨的形态和抗拉强度，水占软骨重量的 75%～80%，主要起压缩作用。软骨细胞负责维持基质的生理活动，包括蛋白酶、蛋白多糖酶和可能由软骨细胞产生的氧自由基的降解[1]。关节软骨的结构可分为不同的区，包括浅层、中层、深层，每个区域都赋予了关节软骨表面的机械特性[1]（图 65-1）。在浅层，软骨细胞扁平，胶原纤维平行于软骨表面排列。该层的主要作用是抵消剪切应力。浅层的软骨细胞合成一种称为"表面区域蛋白"的分子，为关节软骨提供了几乎无摩擦的光滑表面。中层由斜行排列的胶原纤维构成，这些胶原纤维主要功能是抵抗压力。深层的胶原纤维垂直于软骨下骨板排列，可以抵抗压力和剪切应力。深层的钙化软骨在较浅的非钙化软骨和下层的软骨下骨之间提供了缓冲过渡的机械特性。关节软骨缺乏血管的特性使其依赖于基质渗透来获取营养。从软骨下骨的血管和滑膜组织渗透获取的营养，对于保持正常成人的软骨内环境稳态和功能至关重要[2]。

## 二、软骨的愈合能力

软骨部分和全层缺损的修复能力都是有限的。

动物模型的骨软骨缺损建立后，通常能够观察到关节软骨的重构最早也需要 4 周。但是，在 12 周时就会出现早期退变痕迹，而且会随着时间推移持续进展[3]。不只是在缺损区域，缺损的周边软骨也会出现退变，表现为一种"受影响区"，这可能解释了局部软骨缺损会进展成为更广泛退变的原因[4]。软骨修复潜能的差异将急性关节软骨损伤分为 3 种常见类型：①基质大分子缺失或大分子结构破坏而无可见组织破坏；②单纯的关节软骨机械性破坏；③关节软骨和软骨下骨的机械性破坏。

### 1. 基质大分子缺失

这可能会改变软骨细胞的功能，或者甚至会破坏软骨细胞。软骨细胞能够感受到基质成分的改变，并能合成新的可允许细胞修复大分子结构损伤的分子。现有证据表明，为了应对蛋白多糖的缺失，基质的修复可能需要数周甚至数月的时间。如果细胞不能够修复明显异常的基质大分子，或者基质大分子缺失进一步发展，组织将会随着时间推移出现退变。不可逆损伤和关节软骨进行性缺失的阈值尚不清楚[5,6]。

### 2. 单纯的关节软骨机械性破坏

当损伤局限于软骨组织时，局部反应完全依赖于软骨细胞。未分化的间充质细胞不能从血管迁移到损伤部位。邻近损伤部位的软骨细胞对组织损伤的反应是增殖和增加基质大分子的合成。但是，新合成的基质和增殖的软骨细胞并不能够填充组织缺

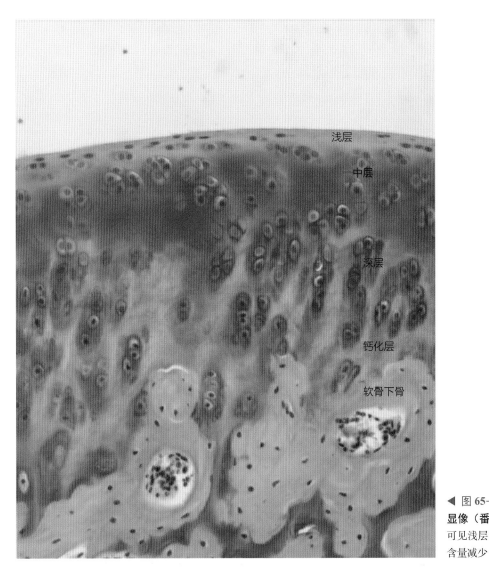

浅层

中层

深层

钙化层

软骨下骨

◀ 图 65-1　关节软骨的显微镜解剖
显像（番红染色）
可见浅层、中层和深层，伴有蛋白聚糖
含量减少

损，而且，加快增殖和合成活动在损伤后不久就会停止[7]。

### 3. 关节软骨和软骨下骨的机械性破坏

当关节损伤累及软骨下骨时，纤维蛋白凝块形成并伴有出血，激活炎性反应。在动物试验中，组织修复可填充大约整体软骨缺损部分的 2/3，但这些填充几乎都发生在骨软骨缺损的骨性部分[8]。缺损区软骨部分和骨性部分在成分上呈现显著差异。软骨修复组织不包含骨或者血管，而且含有透明样软骨或者纤维软骨比例明显更高。然而，软骨下骨内的修复组织富含血管，软骨内骨的形成通常是非常明显的[3]。随着时间的推移，软骨修复组织有时候保持不变，或者逐步重塑。多数情况下，软骨修复组织开始出现基质蛋白多糖的消耗，并通过纤维化和破裂逐渐退变。

有研究认为存在一些能够阻碍软骨愈合的因素，包括关节内环境、年龄、遗传学改变、细胞凋亡，以及修复组织的生化组成[9-11]。

有几个因素或可导致软骨缺损修复手术的失败，包括修复组织的生化成分异常，与周围软骨的理化连接的质量，以及软骨下骨的硬度改变[12]。相对于正常软骨来说，新修复的软骨组织更加脆弱，含水量更多，而且蛋白多糖含量更低[13]。

患者年龄会显著影响软骨修复的潜能，修复通常发生在正在发育的儿童身上，而不是成人[12, 14]。作为生长过程的一部分，软骨基质的更新和重塑在儿童中要快得多。尽管成人软骨损伤后分子合成增加，但是这些新合成的分子会退化[15, 16]。单纯的基质合成刺激还不足以保证修复治疗的成功，因为新合成的分子必须得到保护而不被蛋白水解，才能保留下来并与新生成的修复组织融合[17]。

软骨损伤后关节内环境的改变也和软骨退变有关。软骨受伤之后，MMP、蛋白聚糖酶-5（ADAMTS-5）、半胱天冬酶（3-9）表达增加，促进软骨细胞凋亡[11, 18-21]。也会有炎性介质因子，如IL-1，对软骨基质有降解作用。

当前进行的探明阻碍软骨修复因素的研究认为，干预措施的发展可能会促进软骨修复甚至防止软骨退变。

## 三、髋关节软骨再生新技术

关节软骨缺损的手术治疗选择可以分为姑息治疗、修复治疗和再生治疗。姑息治疗包括清理和冲洗，主要目的是缓解症状，对软骨再生几乎没有作用。修复治疗尝试恢复原有软骨下骨交界处的完整性，并保留关节软骨面的覆盖[22]。治疗方式包括钻孔和切开复位内固定，通常用于距骨和膝关节的剥脱性骨软骨炎造成的软骨缺损[23]。再生治疗是使用透明或者类透明软骨组织替换掉已经破损的软骨[24]。在进行软骨缺损的治疗时，术者必须考虑假如手术治疗失败后的"下一步"怎么办。治疗原则要从最少破坏和微创的方法开始，如果治疗失败了，还可以保留采用其他治疗选择的能力。尽管目前还没有任何已发表的数据说明怎样进行髋关节软骨缺损的治疗，但应该可以假设髋关节软骨缺损的治疗原则与其他关节相似[25]。因此，髋关节软骨缺损的治疗原则似乎应该包括缺损区解剖定位的考虑（髋臼侧或股骨头侧）和缺损区的面积（小面积或者大面积）、深度（表浅的或者深的）。并发症情况如髋关节撞击征（股骨髋臼撞击综合征，凸轮-钳夹软骨缺损）、盂唇损伤或髋关节发育不良，都应该在考虑范围之内并且同时治疗。

髋关节软骨缺损患者有一个典型的类型就是合并凸轮型髋关节撞击征[26, 27]，而且最常见的缺损区

位于髋臼的前上方[28]。普遍认可的受伤机制是当髋关节进行屈曲和内旋动作时，凸轮滑入髋臼窝的前上方，反复的挤压和剪切应力导致盂唇—软骨交界区损伤。这种情况下会导致盂唇受到推挤并移位，而软骨直接受压导致盂唇和软骨之间分离，因此，许多病例都表现为瓣状软骨撕裂（图65-2）。这些软骨缺损可能会导致疼痛，而且，如果没有得到治疗的话，可能会发展为更广泛的退变[27, 29]。Beck等曾提出了髋臼侧软骨损伤的分型[30]（表65-1）。

软骨再生手术如骨髓刺激术或微骨折术、新鲜骨软骨同种异体移植、自体骨软骨移植和自体软骨细胞移植，已经在不同关节如膝关节、肩关节和踝关节上被广泛描述[25]（图65-3和图65-4）。但是，

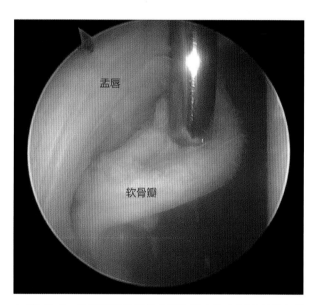

盂唇

软骨瓣

▲ 图 65-2　凸轮型股骨髋关节髋臼撞击综合征患者术中观察到的典型瓣状软骨损伤
损伤通常位于髋臼侧前上区域

表 65-1　软骨损伤分类

| 类　型 | 表　现 |
| --- | --- |
| 正常 | 软骨表面无损伤 |
| 软化 | 表面粗糙，纤维化 |
| 剥脱 | 与软骨下骨失去连接，表面无损伤；地毯现象 |
| 分层 | 与软骨下骨失去连接，边缘磨损，软骨变薄，瓣状 |
| 缺损 | 全层厚度缺损 |

Beck 提倡的髋关节软骨缺损术中分型[30]

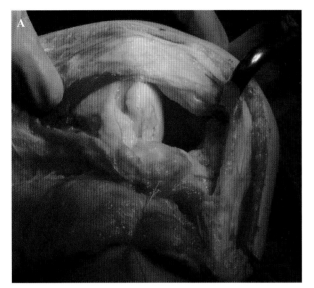

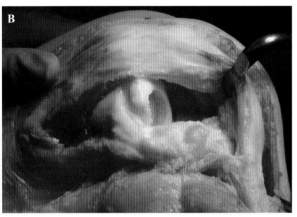

▲ 图 65-3 软骨再生手术

A. 股骨外踝可见明显的软骨缺损。对此患者进行了股骨远端截骨、异体骨软骨移植及异体半月板移植术治疗。术中关节切开并向近端延长切口以显露股骨远端。B. 使用移植物获取工具进行缺损区准备

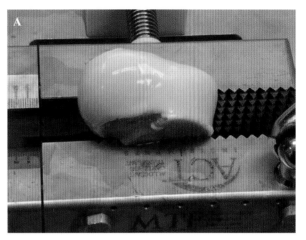

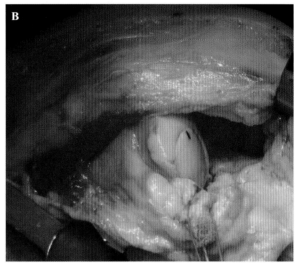

▲ 图 65-4 软骨再生手术移植物置入

A. 股骨髁供体由器械夹持并获取骨软骨移植物；B. 骨软骨移植物置入受体缺损区。在异体移植物上标记 12 点钟位置，对应缺损区的最高点

目前髋关节软骨修复效果的发表数据还很少。

微骨折术是目前应用最为广泛的用于髋关节软骨缺损的治疗方法之一。该技术通常用于任何尺寸都≤ 10mm 的小面积软骨缺损。这些软骨缺损通常多见于凸轮型股骨髋臼撞击综合征患者的髋臼前上区域（图 65-5 和图 65-6）。

临床结果令人鼓舞[31-33]。Karthikeyan 等近期报道了微骨折治疗髋关节撞击征患者伴有髋臼侧软骨缺损的效果观察[33]。所有患者在微骨折术后平均 17 个月时进行二次关节镜检查，采用 Blevins 等报道的方法进行修复组织的评估[34]。据报道，93% 的患者可见软骨缺损的填充。临床方面，NAHS 从

55 分提高到术后的 78 分。组织学方面，修复组织为纤维软骨。在大部分样本中可见 I 型和 II 型胶原蛋白。Philippon 等[32] 报道了微骨折治疗髋臼软骨缺损术后二次关节镜检查发现 9 个患者中有 8 个 95%～100% 的填充。他们证实在平均 20 个月的随访中填充率为 91%。在此研究中没有进行临床评估。

对于面积较大的软骨缺损或者伴有缺损累及软骨下骨的患者，应该考虑软骨镶嵌成形术或者自体骨软骨移植技术。这些软骨缺损通常多见于遭受髋关节创伤性脱位或者缺血性股骨头坏死的股骨头表面。软骨镶嵌成形术在膝关节软骨缺损的治疗方

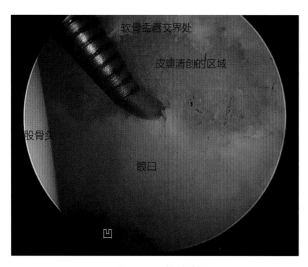

▲ 图 65-5　软骨缺损

图中可见软骨缺损，已经进行清创和微骨折准备。微骨折使用尖锥完成

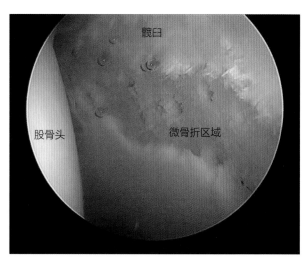

▲ 图 65-6　微骨折已完成

软骨缺损区可见明显的微骨折孔

面获得了很好的效果[35, 36]。但是应用在髋关节的软骨缺损方面的文献很少，仅有几个病例报道。在全部的这些报道中，短期效果是令人鼓舞的，表明患者有望重返正常的活动水平而不出现软骨退变。Gagala 等近期发表了纳入 20 个缺血性股骨头坏死伴有软骨缺损患者采用自体骨软骨移植治疗的临床结果和放射学结果[37]。术后 18 个月时，他们报道临床效果提升（HHS 评分从 42 分到 87 分），只有 1 例患者转为全髋关节置换手术。目前，该技术只能在髋关节外科脱位下进行，这增加了并发症发生率。未来大样本量的研究将更进一步评估该技术在股骨头创伤性骨软骨损伤治疗的有效性。

自体软骨细胞移植技术在近 15 年来广泛应用于软骨缺损的治疗[38]。该技术曾经成功治疗膝关节和踝关节的全层软骨缺损，尤其是年轻和活跃患者。而应用该技术治疗股骨头的缺血性坏死仅有病例报道[25, 39, 40]。和自体骨软骨移植技术相似的是，自体软骨细胞移植也需要外科脱位。

越来越多的新技术，如年轻同种异体软骨移植（De Novo NT®）、自体软骨移植系统（cartilage autograft implantation system，CAIS）、自体基质软骨细胞移植（matrix autologous chondrocyte implantation，MACI），第二代和第三代的自体软骨细胞移植和特色软骨细胞移植（characterized

chondrocyte implantation，CCI）正在膝关节软骨缺损的治疗方面的应用日渐广泛，这些技术在髋关节软骨缺损治疗方面或许是未来趋势[34-36, 41]。MACI 在髋关节的应用已经有临床结果报道。该技术建议在关节镜下进行。术后 5 年随访，患者临床效果提升并且无失败或者不良事件报道[42, 43]。关节镜手术技术的持续发展，将会对髋关节软骨缺损的细胞治疗提升未来的适用性[44]。

## 四、展望

软骨再生的未来发展主要聚焦于生长因子、干细胞和新型生物材料，同时还有 MRI 和新的生物标记物对早期诊断水平的提升[45]。各种生长因子作为早期关节疼痛或骨关节炎，关节软骨退变的一种治疗方式仍在不断的研究之中，近期有研究对其进行了回顾[46]。合成生长因子如 OP-1 和 IGF-1 的组合由于具有协同效应，似乎是最具希望的生长因子方法[47]。应用干细胞进行关节软骨细胞的再生一直是研究热点。新型生物材料能够吸引内源性干细胞到损伤部位，而不是植入外源性细胞，这也是一个很有前景的研究领域。当前研究的目的是了解干细胞为什么和怎么样在损伤部位"安家"。在正常人类的关节软骨中发现了祖干细胞。这些研究表明软骨祖细胞可能是间充质干细胞的优良来源。还需要更多的研究来了解怎样吸引这些原有的软骨祖细胞迁移到缺损部位 [48-50]。

自体富血小板血浆疗法的应用促成了相对较新的生物技术，将来可能会促进和加速软骨修复技术的发展 [51-53]。与对照组相比，结合富血小板血浆的软骨细胞和间充质干细胞（mesenchymal stem cells，MSC）均可增加细胞增殖，并促进 II 型胶原蛋白和蛋白多糖的软骨细胞外基质合成 [54]。

富血小板血浆治疗早期髋关节骨关节炎的临床效果报道很少。富血小板血浆的最佳配比、注射时机和注射次数仍存在争论。存在不同的富血小板血浆制备方法，这使得效果对比非常困难。Battaglia

等近期报道了富血小板血浆注射治疗髋关节骨关节炎的效果，短期随访所有患者的临床效果均有显著提升。在注射期间和随访期间没有出现明显的并发症和不良事件 [55]。

磁共振仍然是软骨精细成像的最佳方式。除了可以进行常规的形态评估之外，更为先进的软骨定量成像技术，如 $T_1\rho$、$T_2$ 映射和 dGEMERIC，正在越来越广泛地应用于软骨修复生化过程和相关疾病预先临床诊断的无创评估。新的观念是如果软骨损伤的特征能够在发展为形态异常之前尽早发现，那么早期的干预性治疗将会预防而不是减缓或消除退变的进展。

# 第66章

# 髋关节的微骨折治疗
## Microfracture in the Hip

Fernando Portilho Ferro　Peter Goljan　Marc J. Philippon　著

王志学 译　徐 雁 校

## 一、概述

无论是由于急性、慢性或自然退变原因导致的关节软骨缺损，很少能够自行愈合[1]。由于关节表面没有血供，软骨一旦损伤很难修复[2]。因此，为了防止发生继发性和持续性的关节退变，通常需要手术干预。在软骨修复技术应用之前，治疗方式是非常有限的，关节置换是严重骨关节炎疼痛患者恢复功能的唯一有效治疗方法。而现在，术者可以选择多种不同的软骨修复方法，包括磨损软骨成形、骨软骨钻孔、自体或异体骨软骨移植、大面积同种异体移植、软骨细胞移植和微骨折[3-6]。

微骨折技术于20世纪80年代初首次引入，当时是作为一种利用人体自身多向分化干细胞的愈合潜能刺激软骨修复的手段而发展起来的[6-8]。该术式相当于一种"基于骨髓的策略"来刺激软骨修复，通过创造适宜的关节内环境引导自体干细胞迁移到缺损区并形成新生的软骨组织[9]。

微骨折的目的是刺激患者自身的骨髓干细胞形成修复组织来填充缺损。术中，尖锥穿透位于缺损区深层的软骨下骨板，这样可促使具有多向分化潜能的干细胞向上迁移至目标区域并形成富含骨髓的血凝块。一旦凝块就位，这些干细胞就会分化成修复组织，填补缺损区。微骨折技术的优势是操作简单，损伤小获益多，而且还可为可能的后续治疗保留余地。自从该技术开展以来，已经成为治疗症状性膝关节软骨缺损的最常用技术之一[10]，现在这种技术已经应用在包括髋关节在内的其他关节。

## 二、髋关节软骨损伤

髋关节软骨损伤可继发于多种病因，包括严重的急性高能量创伤导致的髋臼或股骨头骨折脱位[11]，还有起病较为隐匿的关节囊松弛、盂唇损伤、游离体、髋关节发育不良或股骨髋臼撞击综合征等[12, 13]。股骨髋臼撞击综合征的患者，软骨损伤在髋臼侧和股骨头侧均可出现，而且软骨损伤的具体位置取决于撞击发生的位置。髋臼侧软骨损伤多见于凸轮型股骨髋臼撞击综合征患者[14, 15]，尤其是多见于髋臼前方[16, 17]，这是由于不规则形状的股骨头滑进关节腔时像杠杆一样产生的剪切应力导致。位于软骨和盂唇的交界处（"分水岭"）的损伤经常被称为髋臼的"剥脱性"损伤，软骨分层的真正严重程度只有通过对软骨的瓣状撕裂的探查才能发现，瓣状撕裂是关节软骨从软骨下骨剥离产生的"地毯"或"波纹征"[18]。虽然钳夹型股骨髋臼撞击综合征导致的盂唇损伤多于软骨损伤，但是在髋臼上缘的软骨盂唇交界区可能会存在环形分布的软骨损伤[16]，而且股骨头向后方的轻微半脱位可能会导致髋臼后下方"对冲性"软骨损伤[15]。

髋关节撞击征患者的股骨头也会出现软骨损

伤，尽管并不常见。股骨头和髋臼撞击可能会导致软骨损伤的出现，"对冲伤"的病理机制也可导致软骨损伤，髋关节本身股骨头和髋臼平移活动的增加也可导致潜在性的软骨损伤。Zaltz 等报道了一系列股骨头中央凹周围软骨缺损的患者，作者认为一些股骨髋臼撞击综合征患者的持续撞击改变了正常关节的生物力学，导致了不稳和股骨头髋臼之间的平移增加。关节内异常活动的增加可能导致两个关节表面接触点的软骨缺损 [19]。

## 三、术前计划

术前辨别合适的髋关节微骨折治疗的患者仍然比较困难，微骨折治疗的施行经常是在术中决定的。目前还没有足够具体的体格检查来诊断值得微骨折治疗的全层软骨损伤类型 [20]。因此术者更依赖于影像学检查来诊断软骨损伤，尤其是像磁共振和磁共振造影一类的高端检查。但是，软骨损伤诊断的最重要因素，依然是术中检查时对损伤的直接观察。平片尽管不能明确软骨损伤，但它仍然是术前计划中实用的一部分。放射学检查能使术者明确退行性疾病的退变程度、撞击的严重程度，还可以明确骨性缺损、畸形改变或者游离体 [21]。

磁共振和磁共振造影可提供髋关节周围软组织和关节表面软骨的改善成像。虽然过去认为磁共振对于包括软骨缺损在内的髋关节内软组织病理改变的辨识度不如磁共振造影 [22, 23]，但是随着髋部成像技术的进步，以及髋部特定的成像线圈的出现 [24]，使得医师开始重新评估这种方式的价值。就像过去 10 年对髋关节镜的认识在不断提升一样，对髋关节成像的理解和经验也同样在进步，许多国际先进的医疗中心对使用标准的磁共振诊断髋关节腔内病理改变更具信心，对于那些复杂病例或者当非增强磁共振的结果不明确时，才会依赖 MRI [24]。

无论术前采用哪种影像检查，术中全面彻底地进行关节腔的探查仍然是至关重要的，术中探查的目的是对髋关节疾病进行提供全面诊断，包括是否存在软骨损伤。

## 四、微骨折的适应证、禁忌证、手术技术

微骨折的适应证包括局部包容性的软骨损伤，尤其是面积<4cm 的软骨损伤。从不稳定的非全层软骨损伤到全层软骨损伤，包括之前提及的髋臼"剥脱样"损伤，都是微骨折技术可接受的适应证。患有退行性关节疾病的患者仍然可以选择这种手术，只要病变呈局灶性，周围的软骨边缘足以容纳凝血块，并且在整个关节腔内没有广泛的Ⅳ度退变，否则将需要进行关节置换术。

微骨折技术的禁忌证包括稳定的非全层厚度的软骨缺损和伴有骨性缺损的软骨损伤。关节间隙<2mm 的患者不推荐微骨折术，因为已有研究证实这些患者髋关节镜术后效果较差，最终更容易转为全髋关节置换术 [25, 26]。术后康复计划比较复杂，所以如果患者不能完成术后康复，不应选择这个治疗。患有系统性免疫疾病和多关节炎的患者也不适合该手术 [13]。

髋关节镜手术时，患者取改良平卧位躺在标准的创伤手术床上，髋关节屈曲 10°，内旋 15°，侧向倾斜 10°，外展中立位。使用填充良好的会阴柱以预防阴部神经损伤。患肢牵引的应用是为了充分分开股骨头和髋臼，更好地观察关节表面，对侧肢体只需轻柔地对抗牵引。为了获得足够的观察视野，通常需要 25～50 磅的牵引力量牵开至少 8～10mm 的关节间隙。前外侧入路和中前入路的建立通常足以观察到关节腔内所有想要观察的部位。手术中可一直使用 70° 关节镜。进入关节腔后，在处理任何可疑的软骨损伤之前，应进行全面的髋关节腔内诊断性检查，以探明所有的损伤部位。

当发现软骨缺损后，病灶周围所有的不稳定软骨都应切除和刮匙清理（图 66-1），直到缺损区周围仅剩余健康软骨作为缓冲带。确保发现和清除所有的不稳定软骨是非常关键的，为了保留健康软骨缓冲带的完整性，这个过程应该非常小心细致。清创深度必须足够，以充分清除软骨钙化层，但是不能过深而破坏软骨下骨板的完整性（图 66-2）。软

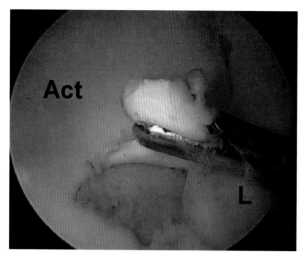

▲ 图 66-1 清除不稳定软骨

在软骨盂唇交界区显露软骨损伤处骨质。Act. 髋臼；L. 盂唇

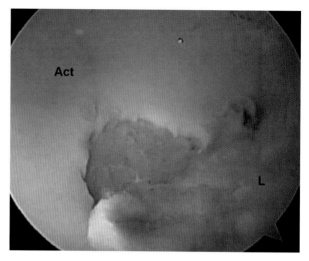

▲ 图 66-2 清除不稳定软骨直至缺损区周缘软骨稳定并能容纳血凝块

Act. 髋臼；L. 盂唇

骨钙化层的清除是手术成功的关键，因为它可使合适的血块黏附到位 [27]。

骨床准备完成之后，镜下使用尖锥刺至软骨下骨板，选择各种不同角度的尖锥以确保锥尖始终垂直刺入软骨下骨面。然后在缺损区钻多个孔（微骨折）（图 66-3）。每个微骨折钻孔的深度应为 2~4mm，这样的深度刚好足够允许骨髓因子的渗出，微骨折钻孔之间间隔 3~4mm。微骨折全部完成后，关节腔内的灌注压降低，可观察到每个钻孔部位出血和脂滴的出现（图 66-4）。最后骨髓血块形成并覆盖微骨折区，提供富含间充质干细胞的环境，然后分化成修复组织（图 66-5）。可观察到脂滴后退出微骨折工具，常规关闭入路，无菌辅料覆盖切口。

## 五、术后护理和康复

微骨折患者的术后管理与常规的髋关节镜术后处理原则类似，但是限制负重的时间除外。与髋关节镜下非微骨折治疗的患者术后 4~6 周开始负重不同的是，微骨折术后 6~8 周持拐辅助下负重着地，逐渐增加到完全负重 [28]。限制负重的时间较长，是为了使新引出的间充质干细胞和生长因子形成理想的修复面 [6, 9, 30]。这一过程比较缓慢，因为血凝块非常脆弱，需要保护其免遭破坏 [27, 29-31]。尽

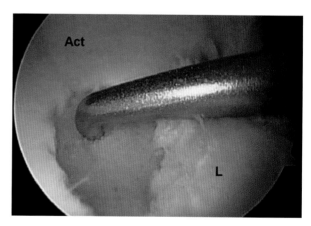

▲ 图 66-3 微骨折

使用微骨折尖锥刺穿软骨下骨板，锥尖垂直于软骨下骨。Act. 髋臼；L 盂唇

管提倡术后及早开始关节活动，但是为了减轻关节囊 - 韧带结构的压力，仍然建议患者避免髋关节过度屈曲、外展或外旋。在早期康复阶段进行髋关节环转活动对防止关节粘连的发生非常重要。

患者对康复计划的依从性是获得最终优良效果的关键。锻炼的方式包括关节活动度和肌力，可能会根据同一手术当中进行的不同操作而各异。但是，重视负重限制是确保关节表面纤维软骨修复组织形成的关键。

## 六、已发表的早期结果

虽然膝关节微骨折的手术效果已经被广泛报

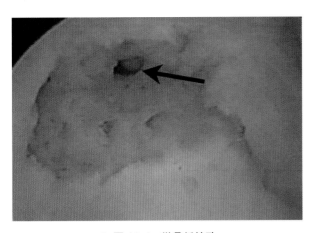

▲ 图 66-4　微骨折钻孔
每个微骨折钻孔的深度应为 2～4mm，这样允许骨髓因子从钻孔处渗出（箭），微骨折钻孔之间间隔 3～4mm

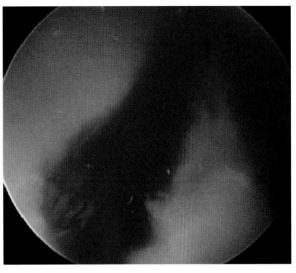

▲ 图 66-5　当灌注压降低时，出血覆盖微骨折区

道 [9, 10, 30]，但微骨折在髋关节应用的数据还相对较少。Byrd 报道的早期结果总体是令人满意的，21 例患者 2 年随访的成功率为 86%[32, 33]。Philippon 等研究了 9 例接受二次髋关节镜检查的微骨折患者软骨缺损区的修复能力。该研究中，作者明确了术后平均 20 个月 9 例患者中有 8 例在之前的软骨缺损区形成 95%～100% 的覆盖 [18]。在另外一项由 Karthikean 等进行的研究也报道了相似结果，该研究显示 20 例患者中有 19 例在术后平均 17 个月的二次关节镜随访中发现原缺损区的平均填充为 96%[34]。研究中取修复组织进行活检显示主要成分为纤维软骨，在最靠近骨质的区域伴有部分 Ⅱ 型胶原成分。

微骨折技术对高水平运动员重返运动的治疗也非常成功。McDonald 等最近的一项研究，比较了两组接受髋关节镜治疗的髋关节撞击征运动员在接受微骨折治疗和未接受微骨折治疗后的恢复情况 [35]。结果显示，两组在短期随访（3 年）的结果无显著差异，两组均可重返高水平的竞技运动 [35]。这些与 Singh 等报道的结果相似 [36]，后者的研究中

报道了 6 个专业的足球运动员中有 5 个接受微骨折治疗后成功地重返术前的专业运动水平。

微骨折对于髋关节的治疗仍然是一项相对较新的技术，因此，大多数已发表的研究只是报道了短期结果。在真正明确髋关节微骨折技术对骨关节炎的治疗有效性之前，仍需要长期随访研究。

## 七、结论

微骨折技术已经在短期随访中被证实可成功地修复局灶性的髋关节软骨缺损，为了达到最佳效果，需要谨慎细致的手术技术，并着重强调患者必须严格遵从术后康复原则。通过适当的患者选择和合格的手术技术，微骨折已成为髋关节全层软骨损伤的良好选择。

**潜在的利益冲突**：Smith & Nephew[a, b]，Arthrosurface[a]，HIPCO[a]，MIS[a]，Bledsoe[a]，DonJoy[a]，Slack[a]，Ossur[b]，Arthrex[b]，Siemens[b]

[a]Consulting/Royalty payments（MJP），[b]Research support of the Steadman Philippon Research Institute

# 软骨移植
## Cartilage Grafting

Andrea Fontana　著

王志学　译　徐　雁　校

## 一、概述

从损伤到发育不良以及退行性疾病不同病因都可轻易导致髋关节疼痛。股骨髋臼撞击综合征是导致髋关节疼痛的常见原因，最多见于运动员或者年轻活跃的人群[1, 2]。

预计盂唇磨损或撕裂的患者中有 73% 合并有髋臼软骨损伤的存在。几乎所有的患者（94%）盂唇和关节软骨损伤位于髋臼的同一区域[3]。

除了关节活动受限之外，股骨髋臼撞击综合征会导致关节不适和疼痛，引起软骨损伤和盂唇撕裂，还可能引起髋关节的退行性改变，如骨关节炎[4, 5]。

关节镜已被确立为髋关节疼痛患者的诊断标准，可提供比放射学检查、关节造影、CT 或磁共振更加精确的诊断[6]。

髋关节软骨缺损目前的治疗方式包括关节镜下清理、微骨折术和开放手术马赛克移植。面积较小，部分厚度的软骨缺损通常仅行清理[1]。面积 $<2\sim4cm^2$ 的全层软骨缺损采用微骨折治疗通常可获得满意效果[1, 7-9]。大多数接受微骨折治疗的患者功能改善且无并发症，最重要的是能够重返运动[3, 10-13]。对于合并有软骨软化（股骨侧或髋臼侧）或骨关节炎改变的患者，微骨折术的效果不理想[9, 14]。

膝关节的大面积软骨缺损可应用自体软骨细胞移植或者基质相关的 MACI 治疗。上述的两项技术须从健康的软骨部位获取软骨细胞并进行体外扩增。然后，将扩增好的软骨细胞注射入骨膜底部、人工生物膜或者基质支架。MACI，软骨细胞获取后嵌入基质形成移植物进行移植。自体软骨细胞移植和 MACI 均已被广泛地应用于膝关节软骨缺损的治疗[15, 16]。但是，自体软骨细胞移植应用于髋关节的报道还很少[17-19]。

自体基质诱导软骨细胞移植（autologous matrix-induced chondroplasty，AMIC）是一项治疗软骨缺损的改进技术。该技术在 I 型 / III 型胶原基质（Chondro-Gide®, Geistlich Pharma AG, Wolhusen, Switzerland）移植后进行微骨折，只需一个步骤即可完成，该胶原基质可作为一种微骨折处渗出的骨髓细胞的支架。之前已有研究报道了该技术应用于膝关节[20-24]和距骨[25]的软骨缺损和骨软骨缺损修复治疗，但是并未用于髋关节。

髋关节疾病的镜下治疗仍具挑战性，该技术通常只是专家的选择。对髋关节疾病认识的加深、先进技术和器械的发展和医师培训的规范化，正在推动髋关节镜技术的广泛应用。

## 二、方法

### （一）研究人群

一项非随机的回顾性研究纳入 142 例髋关节撞击征患者，其中男 60 人，女 82 人（表 67-1）。与钳夹型（37 例，26%）和混合型髋关节撞击征（24 例，18%）相比，大多数患者为单纯凸轮型股骨髋

表 67-1　患者基本特征

| | ACI 透明质酸支架（*n*=34） | ACI 聚合物支架（*n*=46） | AMIC（*n*=62） |
|---|---|---|---|
| 性别（男 / 女） | 12/22 | 20/26 | 28/34 |
| 年龄（平均值，SD）<br>年龄区间 | 40.26（8.19）<br>19—51 | 38.91（8.80）<br>19—50 | 38.48（9.94）<br>18—50 |
| FAI 类型 | | | |
| 　凸轮型（例） | 17 | 26 | 36 |
| 　钳夹型（例） | 12 | 13 | 13 |
| 　混合型（例） | 5 | 7 | 13 |
| 平均缺损面积（cm²） | 3.7 ± 1.8 | 3.4 ± 1.7 | 3.6 ± 1.8 |
| MHHS 基线（平均值，SD）<br>区间 | 44.65（5.71）<br>34～56 | 45.30（6.68）<br>34～62 | 44.58（6.34）<br>34～60 |

ACI. 自体软骨细胞移植；AMIC. 关节镜下基质诱导的自体软骨细胞移植；FAI. 股骨髋臼撞击综合征；MHHS. 改良 HHS 评分

臼撞击综合征（80 例，56%）。在研究早期纳入的患者采用聚合物支架（46 例）或者透明质酸支架（34 例）进行自体软骨细胞移植，后期纳入的患者采用 AMIC（62 例）。患者年龄从 18—51 岁不等，3 个不同的治疗组患者年龄相当（自体软骨细胞移植聚合物支架组：39 岁，自体软骨细胞移植透明质酸支架组：40 岁，AMIC 组：38 岁）。

### （二）软骨损伤的治疗

根据 Outerbridge 分级进行软骨缺损的镜下评估[26]，当明确软骨的缺损的位置后采用如图 67-1 所示的定位系统进行标记。所有入组患者的软骨缺损面积都 >2cm² 并经评估 Outerbridge 分级Ⅲ级或Ⅳ级[26]。全部患者平均软骨损伤面积为（3.6 ± 1.8）cm²[从 2～12cm² 不等；自体软骨细胞移植为（3.5 ± 1.7）cm²，基质诱导的自体软骨细胞移植为（3.6 ± 1.8）cm²]。自体软骨细胞移植组和 AMIC 组共有 27 例患者合并股骨侧 Outerbridge 分级Ⅱ级、Ⅲ级或Ⅳ级的软骨损伤，自体软骨细胞移植组平均缺损面积为（2.4 ± 0.5）cm²（2～3cm²），AMIC 组平均缺损面积为（3.0 ± 1.7）cm²（2～10cm²）。第二处软骨缺损仅进行微骨折处理。

自体软骨细胞移植组（采用聚合物支架）有 2 例患者合并有髋关节撞击征之外的其他髋关节病变

（1 例盂唇剥脱，另 1 例盂唇桶柄样撕裂），AMIC 组有 7 例患者合并有其他病变（1 例桶柄样盂唇撕裂，1 例既往股骨头骨折，1 例盂唇瓣状撕裂，1 例既往股骨颈骨折，1 例髋关节外侧弹响，1 例 Perthes 病，1 例股骨头骺分离）

## 三、手术技术

### （一）自体软骨细胞移植 / 自体基质软骨细胞移植

关于基质相关的自体软骨细胞移植之前已有叙述[27]。简单地讲，首先进行诊断性关节镜检查评估软骨损伤并进行髋臼窝顶周围软骨取样。获取软骨细胞后在实验室进行扩增。扩增完成的软骨细胞嵌入聚合物支架（一种由聚乳酸和己酮构成的可吸收复合材料）[Bioseed®-C, BioTissue AG, Freiburg, Germany] 或透明质酸支架（Hyalograft C®, Fidia Farmaceutici S.p.A., Abano Terme, Italy）。软骨细胞移植在关节镜下完成[27]。

### （二）自体基质诱导软骨细胞移植

AMIC 在笔者所在医院是全关节镜下一期完成的。

术中，患者取侧卧位。通过转子上方入路，转子旁前方入路和转子旁后方入路进入关节腔（图 67-2），使用纵向和外展的联合牵引后评估软骨缺

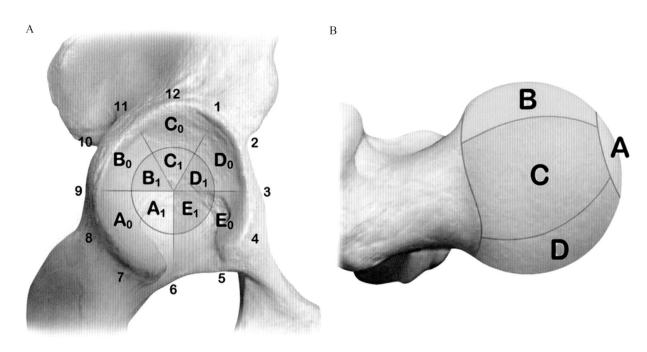

▲ 图 67-1　髋关节软骨缺损部位定位图
A.髋臼侧定位；B.股骨头侧定位

损（图 67-3）。软骨缺损经评估后如符合关节镜下基质诱导的自体软骨细胞移植适应证，则仔细进行缺损区的清创。使用弯头刮匙或刨削器切除不稳定软骨显露软骨下骨，在缺损区和正常软骨之间清理出清晰边界（图 67-4B）。镜下探钩测量缺损区尺寸。仔细切除软骨非常重要，当松开牵引后，锐利的缺损区边缘可给予基质移植物充分的稳定性。如

前所述，微骨折的应用已非常成熟，通过软骨下骨板钻孔使含有骨髓细胞和生长因子的混合物渗出并形成新的修复组织。利用镜下尖锥进行软骨下骨钻孔，深度为 2～4mm（由于髋关节的球形结构使用 30°～45° 角更合适），钻孔呈口大底小的 V 形，直径为 1.5～2mm（图 67-4C）。微骨折先由周围开始然后再中央，孔距 5mm。垂直进行软骨下骨钻

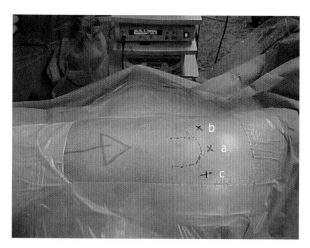

▲ 图 67-2　髋关节镜入路
a：转子上方入路，b：转子旁前方入路，c：转子旁后方入路

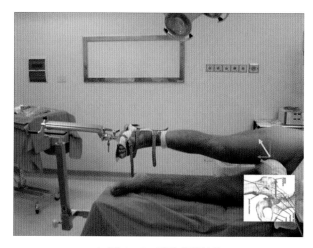

▲ 图 67-3　髋关节镜体位
患者取侧卧位，采用两个不同方向进行牵引：纵向牵引、外侧牵引。两个牵引力量的合力 "R" 可沿股骨颈走向牵引，适当牵引可使股骨头和髋臼分离（1.5～2.0cm）。牵引的间隙恰好足够关节镜手术器械安全进入关节腔而不损伤关节结构

孔。关节腔灌注压降低后可见钻孔处骨髓渗血（图 67-4D）。

在润湿前修剪胶原基质使其略小于缺损区的尺寸，润湿后尺寸增大恰好填补间隙。将基质置入关节之前，使用手术标记笔在移植物的光面画线以区分正反面及辅助置入定位。然后将移植物的多孔面对准骨面直接置入。为了避免移植物丢失，这一过程是通过关节镜套管完成的。必要时可调整基质移植物以完全匹配软骨缺损区（图 67-4E）。

基质移植物置于软骨缺损区之后可松开牵引，并进行 4～6 次髋关节伸直和旋转活动。然后再次牵引，关节镜下确认移植物是否在位。如果基质移植物稳定性不可靠应使用纤维胶固定。

### （三）术后康复计划

所有患者都进行术后物理治疗。从术后第 1 天开始股四头肌等张和等长练习。屈髋 60° 的持续性关节被动活动也可进行。患者术后第 2 天出院，接受主动和被动的物理治疗以完全恢复关节活动。术后前 4 周内允许部分负重，包括骑固定自行车和游泳。4 周后不再需要持拐，患者可恢复正常的工作活动。术后 3 个月可慢跑，术后 6 个月可完全恢复体育活动。

### （四）临床效果评估

所有患者在术前和术后均行改良 HHS 评分，90～100 分为优，80～89 分为良，70～79 分为中等，60～69 分为差，<60 分为失败[28]。各组的术前改良 HHS 评分相近，采用透明质酸支架进行自体软骨细胞移植组平均为（44.7±5.7）分（34～56 分），聚合物支架进行自体软骨细胞移植组平均为（45.3±6.7）分（34～62 分），而 AMIC 组平均（44.6±6.3）分（34～60 分）。

### （五）结果

自体软骨细胞移植术后患者平均随访（74±10）个月（48～84 个月），AMIC 患者术后平均随访（51±9）个月（36～60 个月）。研究过程中，所有患者改良 HHS 评分提升（图 67-5）。3 组所有

患者的最终改良 HHS 评分相近 [ 自体软骨细胞移植透明质酸支架组为（81.1±6.7）分（70～100 分），自体软骨细胞移植聚合物支架组：（80.1±6.1）分（70～98 分），基质诱导的自体软骨细胞移植组为（84.0±6.4）分（72～100 分）]。术后 6 个月至 1 年评分提升最为显著，1 年之后改良的 HHS 评分无降低，逐渐趋于稳定。

透明质酸支架自体软骨细胞移植组最终得分优良（改良 HHS ≥ 80）的患者约占 68%（23/34），聚合物支架自体软骨细胞移植组最终得分优良的患者约 61%（28/46）。AMIC 组共 62 例患者中有 49 例获得优良效果（79%）。改良 HHS 评分并没有提高到 80 分以上的患者确实存在，这一类患者往往改良 HHS 得分基线更低，但是提升幅度（从得分基线算起）与那些得分在 80 分以上的患者是相似的。值得注意的是，并没有改良 HHS 评分得分差（<70 分）或者失败（<60 分）的患者。各组中效果不满意主要见于那些股骨头软骨缺损或者标准 X 线片显示关节间隙受累或变窄的患者。

所有患者均计算了改良 HHS 评分从基线到末次随访的升高平均值。透明质酸支架自体软骨细胞移植的患者从得分基线到末次随访平均升高了（36.4±5.6）分（26～48 分），聚合物支架自体软骨细胞移植组升高了（35.7±5.2）分（24～46 分），AMIC 组为（39.4±6.2）分（26～50 分）（图 67-6）。对年龄（≤ 35 岁 vs. >35 岁；≤ 40 岁 vs. >40 岁）、性别或者撞击类型（钳夹型 vs. 凸轮型）进行的亚组分析显示，改良的 HHS 评分变化无显著差异。

各组均无患者在随访期间接受二次手术，包括全髋关节置换。

## 四、讨论

本研究评估了髋关节撞击征导致的中至大面积软骨缺损患者进行 AMIC 或者自体软骨细胞移植治疗术后长达 7 年随访的临床效果。

关节镜技术在膝关节应用普遍，可进行包括软骨损伤在内的膝关节疾病的诊断。关节镜在髋关

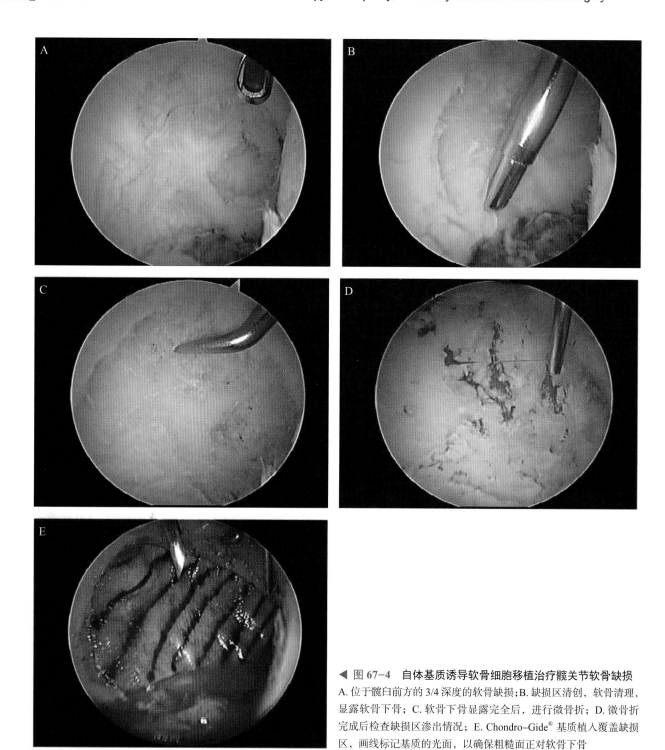

◀ 图 67-4　自体基质诱导软骨细胞移植治疗髋关节软骨缺损
A. 位于髋臼前方的 3/4 深度的软骨缺损；B. 缺损区清创，软骨清理，显露软骨下骨；C. 软骨下骨显露完全后，进行微骨折；D. 微骨折完成后检查缺损区渗出情况；E. Chondro-Gide® 基质植入覆盖缺损区，画线标记基质的光面，以确保粗糙面正对软骨下骨

节的应用相对少见，因为髋关节周围有大量肌肉包裹，且关节位置较深，所以手术操作困难。以往，关节切开曾是髋关节探查治疗的金标准，因为该法可进行开放脱位和几乎 360° 的观察。但是，髋关节开放脱位存在严重的股骨头无菌性坏死风险[29]。髋关节疾病关节镜下治疗技术的发展可解除关节切

开相关的不良反应。近期的一篇综述评估了开放脱位、关节镜和两者结合治疗 1462 例髋关节撞击征患者，结果显示采用关节镜技术治疗的患者术后改良 HHS 评分提升最为显著，而且重返运动的比率更高，并发症发生率最低（关节镜组 1.7%，开放脱位 9.2%，两者结合 16%）[30]。相似的是，另外

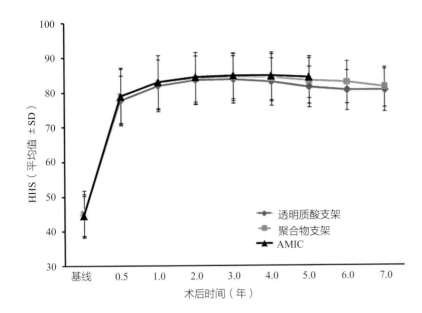

◀ 图 67-5 **ACI 和 AMIC 术后改良 HHS 评分基线和最长 7 年评分情况**

术前和末次随访时（AMIC 术后 5 年，ACI 术后 7 年）记录改良 HHS 评分。ACI. 自体软骨细胞移植；AMIC. 自体基质诱导软骨细胞移植；MHHS. 改良 HHS 评分

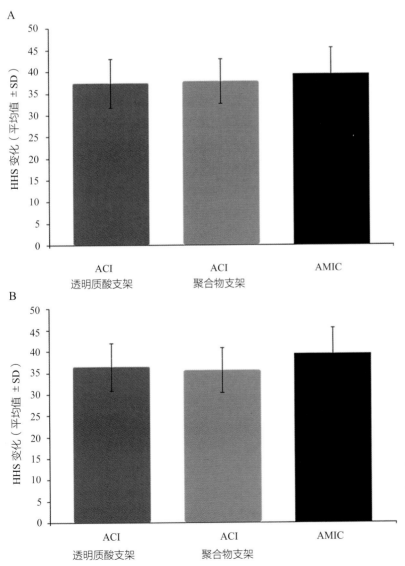

◀ 图 67-6 **ACI 和 AMIC 术后改良 HHS 评分的提升**

A. 术后 5 年（AMIC 术后最长随访时间）改良 HHS 评分升高；B.EOS（AMIC 术后 5 年，ACI 术后 7 年）改良 HHS 评分升高。ACI. 自体软骨细胞移植；AMIC. 自体基质诱导软骨细胞移植；EOS. 末次随访；MHHS. 改良 HHS 评分

一篇综述发现微创开放手术和关节镜手术治疗髋关节撞击征在临床有效性方面与开放脱位手术相似，但是关节镜手术的主要并发症发生率更低（开放脱位 0%～20%，微创开放 0%～17%，关节镜 0%～5%）[31]。

有几项关节镜技术可用于治疗髋关节全层软骨损伤。微骨折是目前髋关节小面积软骨缺损（≤ 2cm²）的一项治疗选择。该技术微创且无明显的术后并发症报道。许多已发表的研究验证了微骨折术后的临床效果，多数小面积软骨缺损的患者对治疗效果满意[7, 8]。

关于开放脱位自体软骨细胞移植用于治疗中至大面积髋关节软骨缺损的已发表文献很少。自体软骨细胞移植技术在髋关节应用的首次病例报道介绍了一位接受Ⅰ型/Ⅲ型胶原基质自体软骨细胞移植和骨移植治疗广泛软骨缺失和骨坏死的患者[17]，术后 16 个月，患者情况良好并恢复日常活动。另一篇病例报道描述了 1 例既往行自体骨软骨马赛克移植的患者出现了骨软骨栓周围的全层软骨缺失[18]。从膝关节获取软骨细胞后植入Ⅰ型/Ⅲ型胶原基质进行自体软骨细胞移植。术后 2 年随访，患者疼痛消失，增强磁共振显示修复组织良好且关节间隙正常。

笔者进行自体软骨细胞移植时选择聚合物支架或者透明质酸支架填充缺损区。相对于骨膜而言更青睐于选择支架，是因为支架无须切取骨膜并且避免了相关并发症。注射到骨膜下的悬浮软骨细胞是否会生长成为类似正常软骨的结构尚不清楚。透明质酸支架和聚合物支架都是无毒，机械性能稳定的完全可吸收材料，可提供软骨细胞培养的临时支持，而且最终会被软骨细胞本身合成的细胞外基质所替代[32]。在透明质酸支架上植入的人类软骨细胞能够表达和产生Ⅱ型胶原和蛋白聚糖，并下调Ⅰ型胶原的生成，而聚合物支架同样能够支持软骨的再生。在基质诱导的自体软骨细胞移植技术中，笔者应用Ⅰ/Ⅲ型胶原基质（Chondro-Gide®）作为微骨折处渗出细胞的支撑。胶原基质正成为软骨损伤修复的支架选择。培养的软骨细胞植入基质可分化成为类软骨细胞[33]并产生透明软骨表达[34]。

修复软骨缺损的最理想技术应该易于操作，手术并发症低，不须取其他组织，可增强细胞增殖，成熟并维持表型，可使新生成的组织完整有效地与周围关节融合[32]。虽然自体软骨细胞移植在膝关节和髋关节上表现出了良好的效果，但是该技术也有一些不足，尤其是对于中至大面积软骨缺损患者治疗。自体软骨细胞移植手术需要 2 个步骤：关节镜下获取软骨细胞和软骨细胞移植，后者通常需要开放手术，因此会增加患者感染风险而且需要很长的恢复周期。获取用于移植足够数量的细胞需要体外培养软骨细胞的实验室支持，使得该过程成本较高。AMIC 无须获取细胞、培养以及二期移植，因此不会出现软骨取材部位的相关并发症。该手术可一期完成，节省时间和成本。另外，基质诱导的自体软骨细胞移植不需要复杂和昂贵的细胞扩增，因此也不需要专门的机构和实验室，这也降低了成本。

AMIC 对膝关节软骨缺损的治疗效果报道令人鼓舞[20-24]。例如，近期一项纳入 27 例患者临床研究，所有患者术后 12～24 个月五项不同的效果评分均有显著提升。这些结果与笔者报道的 AMIC 治疗髋关节软骨缺损的结果一致。

AMIC 之前是开放手术施行的[22]，导致很多与关节开放手术相关的问题出现，如感染风险和恢复时间延长。AMIC 采用全关节镜下操作技术应用于髋关节是一个潜在优势巨大的进步。

该研究的不足之处在于它是一项对数年来治疗数据收集的回顾性分析。病例选择并不是随机的，那些纳入研究较早的患者接受的是自体软骨细胞移植，而在 AMIC 出现后，纳入较晚的患者采用后者治疗。尽管如此，两组的患者基本特征是相当的。另外一个不足之处是临床效果的提升仅仅是单纯依靠患者的改良 HHS 评分来评价。虽然这种评分系统有很好的有效性和可靠性[35]，但是该评分最适用于早期骨关节炎患者的功能评估，而对于年轻和健康患者的关节功能轻微改变的评估或许并不够敏感。无论如何，评分的提高表明了无论是自体软骨细胞移植还是 AMIC 都会使股骨髋臼撞击综合征的患者临床获益。

## 五、结论

142 例接受基质诱导的自体软骨细胞移植或者自体软骨细胞移植治疗的股骨髋臼撞击综合征导致的软骨缺损的患者长期随访结果表明，所有患者临床效果显著提升。两组患者的临床效果提升经改良的 HHS 评估是相似的。该研究表明，对于中至大面积髋关节软骨缺损的患者，关节镜下 AMIC 或许是自体软骨细胞移植的一项可行且性价比较高的替代技术。

**致谢：** 本章的撰写得到了瑞士梅根 nspm 有限公司和 Geistlich 制药公司的支持。

**声明：** 本章作者与他人没有利益冲突。

# 纤维蛋白黏合剂在髋关节镜软骨修复中的应用

## The Use of Fibrin Adhesive for Cartilage Repair in Hip Arthroscopy

第68章

Samuel J. Barke  Richard N. Villar  著

张柏青 译 程 徽 校

## 一、概述

　　股骨髋臼撞击综合征是造成髋关节骨关节炎软骨损伤公认的原因。关节软骨损伤常见于关节镜手术和开放手术[1]，其最早的症状之一是关节软骨下骨的分层[2]。在髋关节镜下，当压力作用于相邻的盂唇时，这种分层会导致关节软骨膨胀，从而产生"波浪"或"地毯"征（图68-1）。

　　如何有效地治疗这种髋臼软骨分层仍存在争议。目前已有治疗膝关节软骨损伤的各种技术[3-5]。髋关节外科医师的选择方案都来源于这些技术。一般来说，外科医师可能会选择先不处理软骨缺损，但首先要处理在股骨头/颈部交界处的凸轮畸形和（或）钳夹畸形这些病因。然而关节镜外科医师最常用的方法是清理关节面以及在软骨下骨行微骨折术，微骨折术的目的可以生成更加稳定的纤维软骨层，并阻止透明软骨进一步分层。Steadman[6]最先报道并在膝关节上运用该技术，后来Philippon[7]将其扩展应用于髋关节。早期结果令人鼓舞，且因技术简单，已广泛采用。

　　然而，组织学研究表明，分层的关节软骨内含有活软骨细胞，但与正常软骨相比细胞含量较低[8, 9]。这表明可尝试合理解剖修复，而不是必须清除软骨损伤区域。

　　因此，作者[1, 10]介绍了一种软骨修复技术，其目的是不切除软骨，用纤维蛋白黏合剂将天然透明

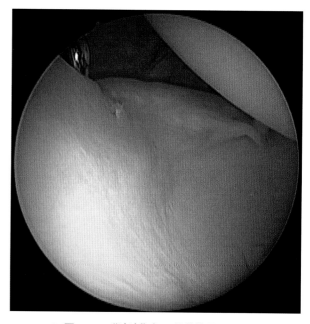

▲ 图68-1 "波浪"征，关节软骨分层隆起

软骨重新黏合到软骨下骨。该技术可用在关节面大体良好（无变薄、粗糙或纤维化）且出现分层的情况下。理论上，间充质干细胞可以穿过纤维蛋白凝块，重新复合目前稳定的透明软骨，并最终分化为软骨细胞。其基本原理如下所述。

## 二、纤维蛋白胶

　　1909年，Bergel等首次用纤维蛋白作为止血剂[11]。1940年，Young和Medawar利用纤维蛋白原实现了周围神经的连接，首次证明了其黏合作用[12]。1944年，报道了一种使用纤维蛋白原和凝血

酶作为生物胶固定植皮的方法[13]。直到 20 世纪 70 年代末 80 年代初，生产浓缩纤维蛋白原的方法才取得了重大发展，创造了一种更有效的纤维蛋白黏合剂[14, 15]。

在凝血酶的催化下，纤维蛋白原转化为纤维蛋白进而形成纤维蛋白胶（图 68-2）。可供选择的运送方法多种多样，但最常用的是将原料存放在两个独立的腔室中。第一种含有纤维蛋白原和凝血因子ⅩⅢ（一种纤维蛋白稳定剂），通常是抑制纤维蛋白溶解的剂（抑肽酶或氨甲环酸）。第二种含有凝血酶，以水溶液氯化钙的形式重组。应用时，将两个腔室的内容物混合在一个公共腔室中即可。

纤维蛋白原（fibrinogen）是一种由两条多肽链组成的高分子量蛋白质（3 400 000Da）。凝血酶通过裂解纤维蛋白肽而产生可溶性纤维蛋白分子，形成纤维和原纤维的三维网络结构[16]。在Ⅷ因子和钙的作用下，纤维网发生交联，最终形成不溶性纤维蛋白凝块。抗纤维蛋白溶解剂，例如抑肽酶或氨甲环酸，以不同的浓度加入到混合物中，可控制纤维蛋白溶解的速度，从而控制纤维蛋白密封剂的余量。

纤维蛋白黏合剂除了作为一种密封剂和止血剂起着不可或缺的作用外，还可通过凝血酶促进多种细胞反应。这些反应包括增加细胞迁移[17, 18]、增殖[19]和存活[20, 21]，并通过凝血酶与各种细胞表面受体的特异性相互作用。

## （一）纤维蛋白胶的外科应用

随着纤维蛋白黏合剂制造技术的发展，成为商业产品可行性增加，各种外科手术可证实其应用的方便性。

纤维蛋白胶在心脏手术中有特殊用途[22]。在心脏手术中，由于体外循环引起的纤维蛋白溶解和血小板破坏，使得出血的风险增加。在心脏和外周血管手术中，加压前在血管吻合口上使用纤维蛋白封闭剂很常见，这证明其优于其他可用技术[23]。为了创造一个新的内皮细胞层，用纤维蛋白胶将内皮细胞黏附到人工移植物上[24]，同时可作为静脉移植物的外部支撑物，还可承受动脉压力[25]。

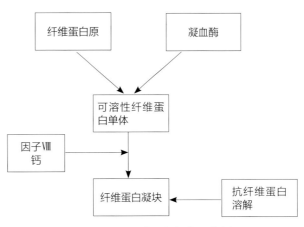

▲ 图 68-2　纤维蛋白凝块形成途径

在胸外科手术中或肺切除术后，纤维蛋白黏合剂可密封肺实质和支气管的漏气[26]，也可在胸腔镜下应用以阻止持续性肺实质漏气[27]。

纤维蛋白黏合剂的止血特性使其特别适用于肝、脾和胰腺切除术中，这些部位经常有大面积出血，用常规方法难以控制。已证明应用纤维蛋白胶可以大大减少失血和输血的需要[28, 29]。在外伤性腹部损伤中也可使用，用于受损的肝和脾实质时可以挽救器官[30]。此外，普通外科医师将纤维蛋白黏合剂用于封闭肠吻合口，恢复肠道的连续性，降低裂开率[31]，还可用于保守治疗肛周瘘[32]。

尤其在乳房或腋窝肿瘤手术中，目前认为纤维蛋白胶是消除肿瘤切除术后积液的一种方法[33]。纤维蛋白黏合剂应用于皮肤和底层肌肉之间，将各层密封在一起，减少残余空间。在整形手术中也有类似的用途，如当有大量的软组织剥离形成肌瓣时，以及用作烧伤清创后的止血剂，抑或用作皮肤移植的黏合剂[16]。

纤维蛋白的结构使其作为药物传递工具和组织工程支架非常有效[16]。这种纤维蛋白胶允许分子通过包裹层进行扩散，从而成为药物传递的有效载体。纤维蛋白胶已成功地应用于抗生素治疗眼部感染[34]、骨髓炎[35]和局部腹膜感染[36]。它还能够用于化疗药物治疗实体肿瘤和骨性肿瘤[37, 38]。

## （二）骨科手术的特殊用途

目前骨科手术中，大多数临床应用是因为纤维蛋白胶的黏附性和支持细胞生长的能力。纤维蛋白胶作为一种止血方法已用于全膝关节置换术（total knee replacement，TKR）中，虽然能有效减少失血，但与更易静脉注射使用的氨甲环酸[39] 相比无明显优势。

纤维蛋白黏合剂在关节软骨损伤修复中发挥了重要作用。在早期应用中，Kaplonyi 等认为它是创伤后软骨和骨软骨碎片再黏合的一种可行方法，并取得了令人满意的结果[40]。然而，结果更可靠的内固定仍然是首选方法[41]。

在关节缺损内，自体软骨细胞移植术和 MACI 均采用纤维蛋白胶将移植软骨细胞黏合。在自体软骨细胞移植术中，软骨细胞首先在体外生长，然后用纤维蛋白胶将骨膜或胶原膜密封，将其保留在软骨缺损处。MACI 将软骨细胞植入一个需要用纤维蛋白胶固定的基质载体上[42]，尽管纤维蛋白胶在这些过程中主要作为密封剂使用，但有证据表明纤维蛋白胶也能促进软骨细胞的迁移和增殖。这些特性使得在直接应用于软骨缺损之前，纤维蛋白胶可用于软骨细胞的悬浮培养。据报道，这种方法在技术上更简单，侵入性更小，并且允许使用在非传统自体软骨细胞移植术的部位[43]。

探讨了纤维蛋白胶在半月板和韧带修复中的应用。使用纤维蛋白胶修复半月板的失败率与现代直接外科修复技术相当，因为后者相对容易，所以手术仍然是首选方法。同样，使用肌腱移植修复前交叉韧带也取得了成功，这意味着纤维蛋白胶技术[44] 已经使用较少且趋于淘汰了。

### （三）髋关节镜检查的基本原理

如前所述，已知在受损软骨[8, 9]中可有少量软骨细胞存活，同样可用纤维蛋白胶固定软骨缺损于软骨下骨[40, 45]。因此在髋关节镜手术中，使用纤维蛋白胶固定软骨膜是一种合理的方法。

然而，除此之外，纤维蛋白胶还可以促进细胞增殖和迁移。Kirilak 等[46] 在体外证明，纤维蛋白胶中的凝血酶可显著促进软骨细胞的增殖活性以及细胞迁移。这表明，即使受损软骨区域的活软骨细胞数量减少，应用纤维蛋白胶也会促进软骨细胞增

殖到正常水平，使未受损区域软骨细胞进行迁移。

下面介绍作者技术，在应用纤维蛋白黏合剂和固定分层软骨区域之前，对软骨下骨进行微骨折术。微骨折术让骨髓中的成分，包括间充质干细胞和生长因子，释放到软骨缺损中[47]。考虑到纤维蛋白胶允许细胞迁移，假设这些间充质干细胞有可能到达软骨分层区域后分化，然后软骨细胞重新填充。微骨折孔也可让纤维蛋白凝块固定的更稳定。

### 三、外科技术

先用射频消融术探针探查周围沟，然后从盂唇外侧切至分层区，随后进入分层软骨后面的区域（图 68-3）。进入后，将微骨折锥探入软骨分层区域后面的"口袋"，从而实施软骨下骨微骨折术（图 68-4），必须确保上覆软骨无进一步损伤。在使用纤维蛋白胶前，必须排空关节内的冲洗液。通过 2 个关节镜针头插入前外侧入路，一个进入中央室的底部（舌骨窝），另一个进入分层软骨后面的口袋（图 68-5）。然后将关节内液体吸干，取出中央室的针头，但保留软骨下骨和分层软骨之间的针头。然后通过保留的针头将纤维蛋白胶注入软骨下口袋。纤维蛋白胶固定时，用带角度关节镜穿孔器将剥离的软骨表面牢牢地压在骨面上（图 68-6）。2min 内纤维蛋白胶固化，重新黏合剥离的软骨表面。多余的纤维蛋白胶经常会溢出到中央腔室，可以用关节镜抓取器取出。当四肢牵引释放时股骨头缩入髋臼，先前分层的软骨表面进一步受压。术后，患者接受简单地镇痛，由理疗师复查，并采用标准化康复计划出院。

### 四、结果

该技术有效性的证据仅为 1～3 年系列病例的结果[1, 10]。本文对 43 例股骨髋臼撞击综合征患者的临床结果进行回顾性分析，并在术前和术后完成改良 HHS。平均改良 HHS 疼痛评分（0 表示完全致残性疼痛，44 表示完全无痛）从术前的 21.8 分提高到术后 28 个月的 35.8 分（$P < 0.0001$）。术后改

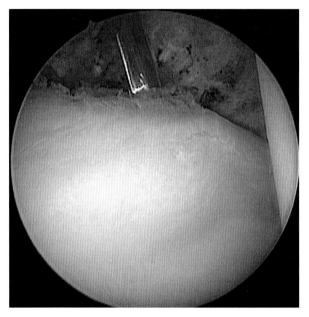

▲ 图 68-3　使用关节镜刀进入分层区域

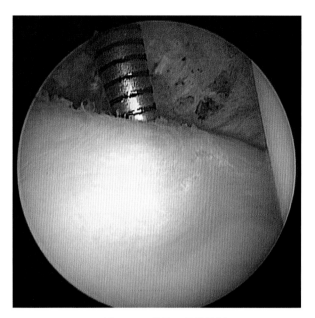

▲ 图 68-4　软骨下骨微骨折

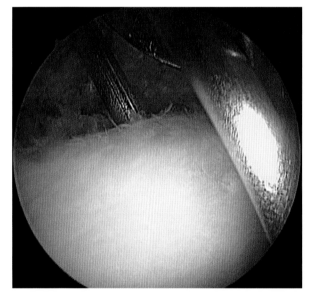

▲ 图 68-5　关节镜针插入"口袋"并涂上纤维蛋白黏合剂

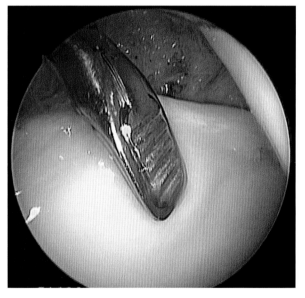

▲ 图 68-6　用关节镜穿孔器确保分层软骨和软骨下骨之间的接触

良 HHS 功能评分从 40.0 提高到 43.6（$P=0.0006$）。术后 1～3 年，评分无统计学意义的变化。

随访期间，3 例患者因症状未改善而再次行髋关节镜检查，均由髂腰肌刺激所致。再次关节镜检查时，检查了先前软骨分层的区域，在宏观上看起来是完整的，并且很好地固定在软骨下骨上。未采集样本进行组织学分析。

## 五、未来展望

未来的进展可增加这种技术的有效性。纤维蛋白胶可用作促进组织愈合材料的支架。在半月板损伤的动物模型中，很多研究已经观察了纤维蛋白胶作为转运介质的使用情况。Ishimura 等[48] 发现，与对照组相比，当骨髓细胞注入纤维蛋白胶时这种效果得到加强，治疗的患者能更早地愈合。Izuta 等 [49] 用纤维蛋白胶作为骨髓间充质干细胞支架也有同样的阳性结果。对照组未见细胞外基质浸润，纤维蛋白胶单独浸润率为 25%，纤维蛋白胶植入间充质干细胞时浸润率增加到 75%。在纤维蛋白胶中加入间充质干细胞也可以提高其他情况的愈合率 [50-54]。

所述技术为治疗早期髋关节软骨损伤提供了一种选择，目的是防止其发展为骨关节炎。然而，虽然上述结果来自迄今为止最大的系列报道，但已发布的系列都很小。为了正确评价该技术，需要进行双盲随机对照试验。目前还没有组织学研究来确定修复的分层软骨的质量和组成，所以无法确定该技术是否在解剖修复中能再生成正常关节软骨。尽管如此，纤维蛋白辅助软骨修复的结果至少与切除和微骨折的结果相当。

# 治疗髋关节软骨病变的新技术

## Novel Techniques in the Treatment of Chondral Lesions of the Hip

Rodrigo Mardones　　Catalina Larrain Birrell　　著

张柏青　译　程　徽　校

**第69章**

## 一、概述

髋关节软骨损伤的诊断是一个挑战，同时损伤也可能是不明原因疼痛的来源。由于关节入口形状和自身呈球形，治疗可能会有困难。对于股骨头软骨损伤的治疗几乎没有太多选择，通常只能做切除、清创、射频软骨成形术和微骨折术[1]。为提高髋关节软骨损伤治疗标准，本章着重介绍2种新技术：①使用间充质干细胞和富血小板的血浆；②自体软骨细胞移植和其他分化干细胞系。本文综述了间充质干细胞和富血小板血浆的应用基础、技术和初步结果。

## 二、软骨损伤

股骨髋臼撞击常导致股骨头和髋臼关节面软骨损伤[2]。常见的情况是，股骨颈和髋臼边缘的异常撞击导致下盂唇脱离和髋臼软骨损伤[3]。根据Nepple等的描述，在关节镜下，股骨髋臼撞击综合征患者的软骨损伤发生率为67.3%[4]。危险因素为影像学上轻度或中度骨关节炎（Tönnis 1级或2级）和α角超过50°[4]。

髋关节软骨损伤的一个特征是软骨脱离软骨下骨（"波动征"），导致"袋状损伤"和软骨肿胀。在膝关节文献中采用的Outerbridge分类系统来对髋关节软骨损伤的严重程度进行分级，但这个分类系统没有将分层作为定义关节退行性变的标准（尽管在Outerbridge上有"波征"的病例归为Ⅲ级[5]）。Konan等最近描述了一个新的髋关节软骨损伤分类系统，将波动征、软骨分层和软骨盂唇损伤的范围和位置纳入评价标准[6]。

### （一）软骨损伤的标准治疗

关节镜下治疗髋关节软骨病变的方式有切除疑似病变部位（边缘修整和股骨颈骨成形术）、清创、软骨成形术和微骨折术。当软骨病变位于股骨头过度覆盖区域时，边缘修整和股骨颈骨成形术可实现软骨病变完全切除。然而，当软骨损伤的范围超出覆盖范围时，只能根据软骨损伤的严重程度选择治疗方法。损伤严重程度用Outerbridge或Konan分型来表示。

#### 1. Ⅰ型或Ⅱ型

热软骨成形术是治疗此类病变的首选方法[7-10]。与机械清创相比，对相邻的软骨损伤的治疗，该方法可形成更好形态学改变，是一种安全的技术。

#### 2. 分层

在软骨损伤中，分层是一个治疗难题。如果关节软骨本身含有大量的活软骨细胞，切除这样一个软骨不稳定的区域似乎适得其反[11]。为了将软骨与软骨下骨重新连接，可通过微骨折产生粘连血凝块或使用纤维蛋白胶等黏合剂来实现。Tzaveas和Villar报道了一系列19名患者使用纤维蛋白胶治疗，在术后6个月和1年显示疼痛和功能改善[12]。

3. Ⅲ型或Ⅳ软骨损伤（全层软骨损伤）

微骨折是治疗全层病变的首选方法，髋关节的适应证与膝关节相似，包括局灶性和包含性病变，通常<2～4cm² 及分层病变。微骨折是一种骨髓刺激的过程，它使未分化的干细胞从软骨下骨的孔洞进入软骨缺损[13]。微骨折区域形成血凝块，多能干细胞和间充质干细胞在血凝块提供的环境下，分化为稳定的纤维软骨组织[14, 15]。一些研究表明，这种技术的中期效果良好；然而这种纤维软骨组织不具备所需的力学性能，最终将失败。失败的结果会导致软骨损伤，比如逐渐进展的软骨破坏和骨关节炎[15, 16]。

（二）软骨损伤的新疗法

如前所述，在微骨折区新形成的纤维软骨不适合长期的负重功能。因为透明软骨具有更大的关节功能潜力，笔者将介绍一些可形成透明样软骨的技术。这些新技术的应用，包括富血小板血浆和间充质干细胞，这些已经在动物和临床研究中得到所期望的结果。

富血小板血浆

富血小板血浆是一种自体天然的生长因子浓缩物，可以从外周血中以最小、简单、低成本的方法获得。将样本离心，根据商用试剂盒，离心1～3次，产生血小板浓缩物，为正常血小板计数的4～10 倍。该浓缩液可通过添加氯化钙或凝血酶激活。富血小板血浆分为自体或异体，后者具有潜在的缺点，包括感染风险和轻度增加的不良反应。一

些商用试剂盒中白细胞的缺失可能起到减少用药部位炎症、增强富血小板血浆效果的作用[17, 18]。表69-1总结了用于术中操作（"操作要点"）的商业系统。

富血小板血浆的作用方式基于血小板功能和α颗粒的激活[19]。在凝血阶段，随着这些颗粒的激活后而发生脱颗粒。这一过程导致有丝分裂因子、趋化因子和形态生长因子的释放，这些因子在愈合和修复过程中发挥重要作用[20, 21]。

作为口腔颌面外科的联合辅助治疗，富血小板血浆开始使用于20 世纪90 年代[22]。10 年后，在骨科手术中得到普及[23]。虽然该疗法的适应证呈指数增长，但并非全是支持其使用的良好证据。骨科发表的研究描述了富血小板血浆在治疗劳损性疾病上的应用（髁上炎[24]、髌骨[25]和跟腱病[26]）、运动医学（前交叉韧带重建[27-31]和肩袖修复[32-35]）、软骨病理学（骨关节炎和软骨局灶性病变[36-40]）、脊柱[41, 42]、创伤（骨折和假关节病[43, 44]）、皮肤损伤的处理（急性和慢性[45, 46]）。然而，临床研究的结果不一致，证实有效果的疾病有髁上炎、髌腱病变、假关节病和慢性伤口管理。患者之间的变异性和商业试剂盒的多样性、制备、实施和应用浓度在产品功效中发挥重要作用，进而影响结果[47, 48]。尽管如此，研究还是一致同意富血小板血浆具有抗炎和促凝血作用。

传统上，髋关节软骨病变的处理方法与其他关节相同，小病变的处理结果与膝关节相似，但髋关

表 69-1　富血小板血浆的商业介绍

| | 血量（ml） | 旋转数量 | 时间（min） | 最终富血小板血浆量（ml） | 最终血小板浓度 | 白细胞 | 激动剂 |
|---|---|---|---|---|---|---|---|
| Cascade®（PRFM） | 9～18 | 2 | 21 | 4～9 | 1～1.5× | 无 | 氯化钙 |
| GPS® | 27～110 | 1 | 15 | 3～12 | 3～8× | 有 | 自体凝血酶＋氯化钙 |
| Magellan® | 30～60 | 2 | 4～6 | 6 | 3～7× | 有 | 氯化钙 |
| BioPlat® | 40 | 2 | 14 | 4 | 7～11× | 无 | 自体凝血酶＋氯化钙 |

Cascade® 为 MTF,New Jersey,US 的产品；GPS® 为 Biomet,Warsaw,Indiana,US 的产品；Magellan® 为 Medtronic,Minneapolis,US 的产品；BioPlat® 为 Bioteccel,Santiago,Chile 的产品

节球状形态、软骨的组成和解剖结构，独特的软骨损伤类型（分层）使得在其他关节使用的技术和结果不能用于有较大损伤的髋关节。髋关节软骨损伤的临床研究仅限于用微骨折和纤维蛋白凝块（纤维蛋白胶）对分层的治疗[12, 16]。这些虽然是小型的临床系列，但对局部软骨损伤有一定疗效。Milano 等对羊的一项研究表明，使用与微骨折相关的富血小板血浆凝块可以使软骨缺损完全填满，其宏观、生物力学和微观特征与正常透明软骨相似[49]。

目前，富血小板血浆血凝块可用作间充质干细胞的载体或膜状载体，这一技术将在后面说明。

总之，在髋关节软骨病变中，几乎没有富血小板血浆血凝块应用的公开证据；然而，从动物和初步临床研究中获得的期待结果以及低成本和低风险特点，支持了其在髋关节镜手术中的临床实践。

### 三、间充质干细胞

对于任何关于干细胞的讨论来说，至关重要的是理解具体指的是什么，关于细胞的起源、分化潜能，以及可能的不利影响，这可能会因不同的亚型而有所不同。

干细胞具有在培养中无限分裂的能力，且有可能产生成熟的组织。可以根据其来源和潜力对干细胞进行分类。因此，胚胎干细胞按起源可分为全能性（起源于胚胎的合子和早期胚泡）和多能性（起源于胚泡内细胞团）以及体细胞或成体干细胞，在发育完全的机体中可找到这些干细胞。根据产生的组织可能是间充质或造血干细胞，或者为多能干细胞[50]。

胚胎干细胞比体细胞具有更大的分化、反应和生长潜力。过去几年中在动物身上进行了广泛的研究[51]。然而，这种巨大的潜能可能会对植入部位的局部刺激产生过度反应，从而导致畸胎瘤[52, 53]。

造血干细胞主要存在于成人骨髓样本中，约占有核细胞总数的 1/10000。已广泛研究它们在血液病治疗中的临床应用。

成人骨髓中含有间充质干细胞，其比例为每100000 个有核细胞中的 1 个，随着年龄的增长而减

少[54]。根据损伤部位释放的生长因子，这些细胞具有分化成骨、脂肪、软骨、腱、韧带、神经和肌肉组织的潜能。成人骨髓间充质干细胞可以从脂肪组织、骨髓和其他组织中获得；但是，骨髓作为供区相比其他供区有几个优点：易于获得，样本纯度更高，细胞生长潜力更大。

用套管针从髂嵴采集的骨髓样本中提取细胞。首先过滤骨髓样本，然后离心分离其细胞成分的密度。然后识别并抽吸单核细胞层，获得含有间充质干细胞的单核细胞浓缩物。这种浓缩物可以直接应用于植入部位，也可以在专门的实验室进行间充质干细胞的扩增和分化（图 69-1）。

临床应用单核细胞浓缩物治疗股骨头缺血性坏死[55-57]，最近在处理膝关节软骨损伤时，关节镜下和组织学上可见有透明软骨生成[58-61]。

总之，单核细胞浓缩物在髋关节病变中的应用对缺血性坏死的治疗是有益的，基于其潜在的益处和良好的初步报告，可应用于其他髋关节病变学，如软骨病变。考虑到年轻患者软骨病变治疗失败的灾难性后果，该手术操作简单、风险小，是一种有希望的替代方法。

### 四、治疗的选择

根据笔者的临床实践，治疗髋关节软骨病变的首选方法是在微骨折区使用富血小板血浆血凝块和单核细胞浓缩物（图 69-2）。以下所述的手术技术已经取得了良好的效果，通过使用 dGEMRIC 序列的 MRI 成像（图 69-2F 和 G）证实再生组织中糖胺聚糖浓度得以恢复。

### 五、外科技术（图 69-2）

在边缘修整和盂唇再造后，评估剩余软骨的状态。如果有软骨损伤（>2cm$^2$），采集 2~4ml 骨髓并用离心法处理，制备间充质干细胞浓缩物（平均14×10$^6$ 个有核细胞 /ml$^3$）。同时，用 50ml 外周血离心两次，制备 4ml 富血小板血浆（6~9×），准备采用自体凝血酶激活。关节软骨损伤的治疗按 Steadman 的描述进行，清除所有残留的不稳定软

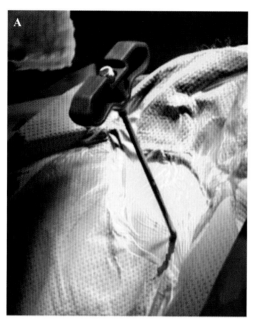
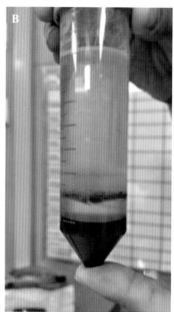
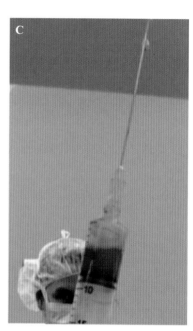

▲ 图 69-1　自体间充质干细胞浓缩物

A. 自体骨髓移植；B. 密度仪分层离心后单核细胞层的鉴定；C. 浓缩自体单核细胞最终视图

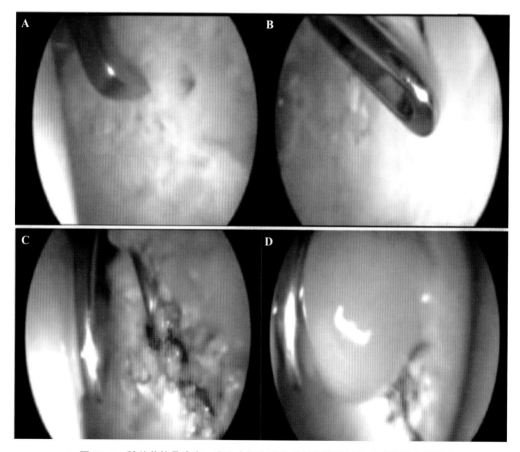

▲ 图 69-2　髋关节软骨病变：富血小板血浆和单核细胞浓缩的手术选择和新技术

A 和 B. 髋关节软骨病变的标准选择。A. 微骨折；B. 软骨膜切除术。C. 新的外科技术。插入开槽套管和面对软骨损伤时针头的位置。D. 富血小板血浆凝块位于微骨折区上方，在其下方注入单核细胞浓缩物

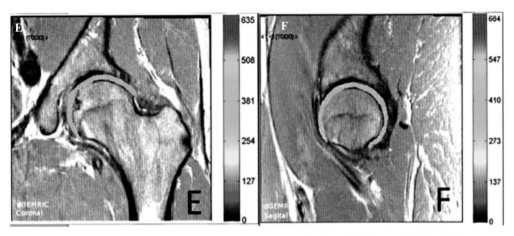

▲ 图 69-2（续）　髋关节软骨病变：富血小板血浆和单核细胞浓缩的手术选择和新技术
E 和 F. 同一患者术后 6 个月的 dGEMRIC 图像，观察到钆均匀分布意味着糖胺聚糖含量恢复

骨，然后去除钙化板。准备好骨床后，暴露的软骨下骨板上有多个孔，每个孔之间的距离为 3～4 mm（图 69-2A）。微骨折术完成时，放松牵引并进行股骨成形术，可获得自由活动范围，髋臼边缘与股骨颈头连接处之间没有异常接触。在程序结束时，重新牵引，然后继续进行手术的最后部分。在激活富血小板血浆和血凝块形成后，通过前入路插入开槽套管。富血小板血浆凝块通过套管插入并放置在微骨折区域（图 69-2D 和 E）。然后用 21 号套管针穿过先前定位的血块和自体骨髓。将间充质干细胞浓缩物注入富血小板血浆凝块下方的髋关节。然后放松牵引，手术结束。

康复方案：每天 8h 被动运动装置活动。两根部分负重的支撑拐杖，持续 6～8 周。允许逐渐进行体育活动。

## 六、结论

由于关节的局限性和球形结构，大面积的髋关节软骨损伤是关节镜治疗的难点，限制了其他需要直接观察的方法的使用。解决这个问题的方法通常局限于切除、清创、热软骨成形术和微骨折。

作者正在研究一种治疗髋关节软骨病变的新方法，包括从自体骨髓中提取间充质干细胞浓缩物，以及从患者自身外周血中提取的富含血小板的血浆凝块。这可能是促进髋关节软骨缺损修复的有效途径。目前正在进行进一步的研究，以确定对患者预后和软骨再生的中长期影响。

# 髋关节同种异体骨软骨移植

## Osteochondral Allografting of the Hip

Simon Görtz  William D. Bugbee  著

钱驿  高奉  译  欧阳侃  校

## 一、概述

随着髋关节镜和软骨影像学的发展，人们对股骨髋臼撞击综合征的概念有了更加深入的认识和理解[1, 2]，这进一步推动了生物学修复和保髋这些替代髋关节置换的治疗方法的发展。尽管在多数临床研究中，全髋置换仍是骨关节炎晚期和失效终点的治疗金标准，但高龄且有一定运动需求的人越来越多，加之假体的寿命问题，使置换成了不那么受欢迎的选择。因此，治疗的重点转移到了纠正形态学异常和修复局部软骨或骨软骨损伤方面，防止疾病进入晚期关节退变。

在过去的40年中，骨软骨移植已经成为关节生物学重建的可行方式，能解决很多骨软骨疾病[3-11]。新鲜的骨软骨异体移植物是一个包含可生长的成熟透明软骨和其所附着的不可生长的软骨下骨部分组成的复合移植物。这形成了一个结构性和功能性的骨关节单元，能够替代受损或患病关节面的相应部分。尽管许多研究已经报道过膝关节异体骨软骨移植可获得良好的疗效[12-16]，但在髋关节方面的研究相对较少，缺乏绝对的证据指出最好的治疗方式。尽管髋关节骨软骨移植的使用指征仍在革新，但本章的许多技术要点已经在膝关节异体移植中经过验证[17]。

## 二、移植物的获取与保存

供体组织的收集、处理、测试遵循美国组织库协会（American Association of Tissue Banks，AATB）制订的指南，获得FDA的授权[18, 19]。大多数组织库都有在24h内从冰冻尸体供体中提取组织的时间限制。在这些供体中，年龄在15—35岁的供体，如果其软骨关节面通过了软骨质量的视检和触检后，会将其纳入供体库中。供体组织通常使用无菌技术收集，用盐水脉冲清洗。这样的处理不能防止或去除所有的污染，所有移植物组织不能认为绝对无菌。严格坚持遵循组织库标准和移植流程十分重要，虽非完全，但执行这些标准能最大程度保证移植组织达到有效移植的质量要求。

和所有的异体移植程序一样，要匹配供体和受体的大小。在髋关节中，常结合带标尺正位X线片和进一步的影像检查，如CT或磁共振，来测量股骨头的大小。测量经过标尺来精确校准，组织库方面直接用测量卡尺在供体股骨头上进行测量。匹配误差在1mm内是可接受的。然而需要注意的是形态可能会存在变异，这在假设股骨头部呈球形的简单测量中不一定能反映出来。手术医师应在实际手术前检查移植组织，检查内容包括确定移植物大小、确定组织和包装的完整性、确定储存和冰冻的情况。

联邦法律要求对供体进行传染病筛查，常规包含详细的医学史和体格检查，还有血清学和细菌学的检查。异体骨软骨移植物经无菌获取，而非灭菌处理，这减少但不能消除移植物收集过程中的污染风险，比如死者死亡后胃肠道菌群的入侵或捐赠者体内的隐性感染所导致的污染。尽管有供者筛选和检测，但任何异体器官或组织的移植仍存在传播传染疾病的潜在风险，已有少数的异体移植物相关的细菌感染的报道。HIV 病毒、肝炎等的血清学筛查的进步提高了异体移植组织的安全性，但仍有微小的风险存在。手术医师和患者都应在使用异体移植物时对严重疾病的传播有清楚的认识，在签署知情同意书的过程中充分讨论细菌或病毒疾病的传播风险。异体组织传播疾病的风险并无可靠的量化数据。在笔者机构过去 40 年中使用了近 1000 例异体移植物，尚无从供体到受体的疾病传播案例记录。

## 三、适应证

尽管有数种仿生学替代方式治疗关节软骨缺损，但同种异体骨软骨移植是目前恢复获得性关节软骨缺损成熟原位透明软骨的唯一治疗方式。考虑到骨软骨的性质，新鲜的同种异体移植物是唯一适合治疗各种关节软骨和骨关节疾病的方式，包括大型的复合骨软骨缺损。

目前髋关节异体骨软骨移植的适应证是经其他治疗无效的有症状股骨头局部损伤。具体包括：

• 髋关节剥脱性骨软骨炎。

• 经严格挑选的局部骨坏死患者（Ⅱ期或有小部分坏死的Ⅲ期）。

• 骨软骨骨折伴或不伴创伤性髋关节脱位。

• 髋关节骨性关节炎早期的囊性病变。

进行软骨修复手术时，合并的病变，如股骨髋臼撞击综合征必须同期进行处理。应该选择年龄和活动水平都不适合全髋置换，局灶性病变，且没有不可修复的全范围骨关节病改变的患者。关节炎症状态是髋关节异体骨软骨移植的禁忌证。

## 四、手术技术

髋关节异体骨软骨移植需行大转子截骨的髋关节外科脱位术，详情见参考文献[20]。显露股骨头，定位损伤区域。目前有几种进行 35mm 直径的圆柱形异体移植骨栓的准备和下压的辅助工具。将导丝垂直插入损伤中心，确定区域大小。用模具确定移植物大小（"雪人"布局），要求其和损伤区域匹配。剩余的关节软骨刮至硬化层，避免损伤邻近软骨，至少去除 3~4mm 的软骨下骨（图 70-2）。如果需要多个骨栓，合理设计骨栓的厚度可以提高完成后的旋转稳定性。损伤较深时，要去除纤维组织和硬化骨，直至新鲜出血的骨床，深度通常不超过 10mm（图 70-1）。除此之外的骨损伤应该用刮匙新鲜化创面后用自体移植物填塞。处理硬化的软骨下骨时可以钻孔至出血。然后拔掉导针，确定整个环的深度（图 70-3）。

确定异体股骨头移植物上对应正常骨的位置。将移植物放入固定器（或者用持骨钳抓紧）。在对应位置垂直关节面进行锯骨；使用合适大小的管锯在冲洗下进行（图 70-4）。在取出骨栓之前，用手术笔做一个标记，作为旋转定位的参考。用摆锯取出骨栓后（图 70-5），根据受体区域的测量数据修整移植物骨部分。用摆锯修整移植物（图 70-6）并用锉刀在 4 个象限中都修整到适当的厚度。通常，这一步需要重复数次，确保厚度精确，过程中保持移植物和受体软骨湿润，切记调整移植物大小而不再调整受体骨槽深度。最后用咬骨钳或骨锉修整骨栓边缘呈斜角状使其容易插入（图 70-7）。

用高压脉冲灌洗系统清洗移植物去除骨髓和碎渣（图 70-8）。用稍大一点的捣棒扩张受体骨槽，避免移植物插入时关节面软骨负荷过大（图 70-

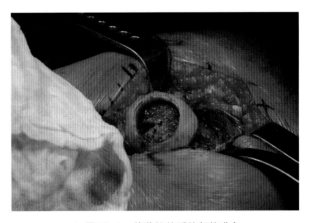

▲ 图 70-1　待移植的受体部位准备
注意最小深度的切除，刮匙清理创面并在坚硬的软骨下骨上钻孔

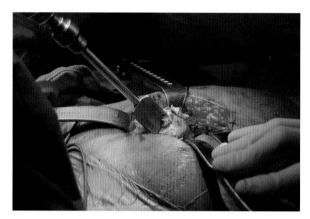

▲ 图 70-2　右髋脱位术后的术中图像
确定合适的移植物尺寸后，损伤区域也做出相应的槽

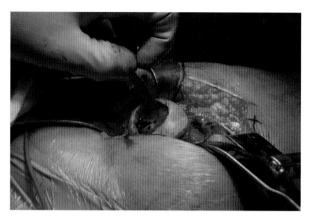

▲ 图 70-3　测量并记录移植物床四个象限的深度
按该测量数据修整异体移植物

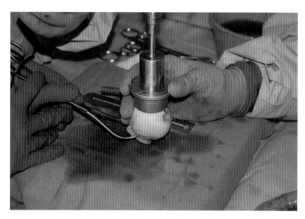

▲ 图 70-4　将导向器置于异体股骨头对应的正常骨区域，边冲洗边锯出圆柱状骨栓

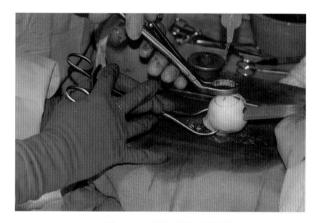

▲ 图 70-5　用摆锯取出骨栓

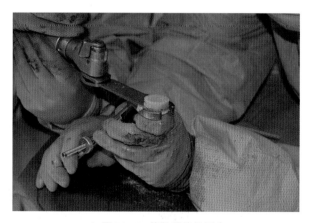

▲ 图 70-6　修整骨栓的厚度

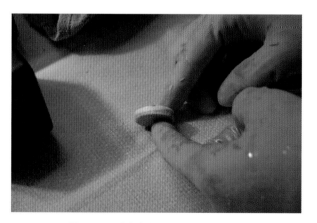

▲ 图 70-7　准备好的异体骨软骨骨栓移植物
注意保留一定软骨厚度同时调整骨栓厚度

9）。此时，如之前所说的，用骨移植填补所有骨缺损（图 70-10）。用手以合适的旋转角度插入移植物。在边与边匹配的情况下，通常可以仅用手来施加适当的压力来安放移植物，也可以使用环形锤轻轻敲

打，要注意尽量减小对移植物和受体关节面软骨的机械刺激。

一旦移植物嵌入完毕，需要决定是否进一步固定。通常，如果移植物很大或者用了多个骨栓，可

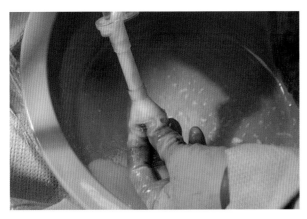

▲ 图 70-8　大量脉冲灌洗去除异体骨栓上的骨髓和碎渣

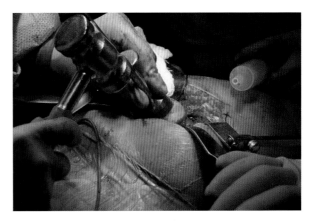

▲ 图 70-9　用扩张器缓慢扩大受体骨槽，让插入更容易

以使用生物可吸收针进行固定。确认移植物稳定和匹配合适后（图 70-11），用大量水冲洗，如果没有别的地方需要进一步手术的，常规关闭伤口。

术后 8～12 周，患者一般保持脚尖点地的负重水平，直到影像学证据显示移植物融合和转子截骨部位愈合。除非同期进行了别的可能影响活动范围的手术，如盂唇缝合，否则活动范围不受限。术后 4 周开始闭链锻炼，术后 3～4 个月恢复不受限的日常活动。术后 6 个月时功能康复达成后，可以参加合适的体育或娱乐活动，但通常要限制冲击负荷。

## 五、临床预后

关于髋关节同种异体骨软骨移植的文献较少，仅检索到 5 篇。1983 年 Meyers 等发表了异体移植治疗股骨头坏死伴部分塌陷的临床结果，首次提出髋关节同种异体骨软骨移植的概念[21]。他们将 5mm 厚带颗粒骨的异体移植物经后路植入。研究将有症状的移植物塌陷和（或）接受了全髋置换定义为失效。他们的术后 18 个月随访期内的成功率为 71%（15/21）。其中，激素性骨坏死的患者成功率仅 50%。他们认为异体骨软骨移植是治疗非激素性股骨头坏死的可行治疗方案。

Evans 和 Providence 发表了一篇关于同种异体骨软骨移植治疗 32 岁男性股骨头负重区创伤性骨软骨损伤的个案报道[22]。他们使用的是 12mm 厚的异体骨栓和转子截骨的方法。术后 1 年随访，HHS 从术前的 64 分提高到了 94 分，且达到了全范围活动无痛。

Kosashvili 等发表了使用新鲜储存的同种异体骨软骨移植物治疗 8 例有症状的骨软骨损伤的临床随访研究[23]。入组病例包括 4 例剥脱性骨软骨炎、3 例骨坏死和 1 例无移位的骨软骨骨折。所有患者术式均为通过改良转子截骨术和外科脱位术进行骨栓移植。患者的平均年龄为 24 岁，平均随访时间为 41 个月。平均 HHS 从术前的 58 分提高到了最后一次随访的 84 分。1 例患者由于疾病进展和症状加重接受了全髋置换。1 例患者移植物塌陷后成功再次植骨了。1 例患者由于持续激惹术后取出了转子固定物。总之，术后 3.5 年的随访内 8 例患者中有 7 例没有进行髋关节置换。

这 8 例患者是 Khanna 等发表的 17 例股骨头新鲜同种异体骨软骨移植长期随访中的一部分患者[24]。17 例患者中，8 例有剥脱性骨软骨炎，6 例有股骨头坏死，2 例有 Legg-Calve-Perthes 病，1 例有创伤性股骨头骨折。所有患者术式均为通过改良大转子截骨和髋关节外科脱位术进行骨栓移植。患者的平均年龄为 25.9 岁，平均随访时间为 41.6 月。他们发现术后 HHS 显著提高（$P < 0.01$），13 例患者有一般到好的结果。1 例患者再次进行了同种异体骨移植，3 例患者进行了或在等待全髋置换。值得注意的是，这 3 例患者中包括了 Perthes 病的患者和激素相关性骨坏死且术后持续进行大剂量激素治疗的患者。2 篇论文的作者都认为同种异体骨软骨移植是治疗股骨头病变的年轻患者的有效方式。

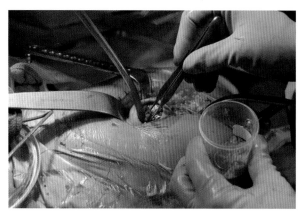

▲ 图 70-10　在植入骨栓前用自体骨填补骨床缺损

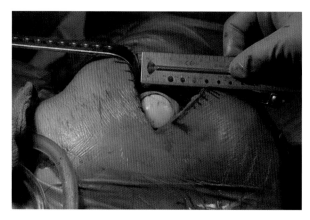

▲ 图 70-11　移植物已植入

要注意表面和周围软骨契合，按压合适，无须进一步固定

Krych 等发表了治疗 2 例关节盂骨软骨损伤的研究 [25]。他们使用切开脱位的方式，1 例患者的移植物来自关节盂，另一例来自内侧胫骨平台。他们发现内侧胫骨的平台很合适。2 例都没有进行额外的移植物固定。术后 12 个月（患者 1）和术后 18 个月（患者 2）的 MRI 显示移植物愈合，且关节面一致。患者 1 术后 24 个月和患者 2 术后 42 个月的放射影像显示较术前关节间隙没有进一步地减少。患者 1 的改良 HHS 术前为 75 分，术后 2 年随访时达到了 97 分，患者 2 术前 79 分，术后 3 年随访时达到了 100 分。且 2 例患者的髋关节疗效评分中的日常活动和运动评分均达到了 100 分。这些病例提示同种异体骨软骨移植可能是治疗年轻和有活动需求的关节盂骨软骨病变患者的合适治疗选择。

## 六、小结和展望

新鲜同种异体骨软骨移植虽已经应用于许多关节疾病的治疗，但其治疗局部股骨头和关节盂损伤的适应证仍在逐步完善的过程中，应该严格挑选患者，充分考虑力学和生物学的禁忌。多数骨软骨手术步骤都较简单的，但要求精确，才能达到可重复的临床结果，最小化手术技术相关的移植失效。尽管有许多临床和基础研究提供了小范围的同种异体移植术的理论基础和有效性证据，但仍需要更多科学的临床实践经验去证实髋关节同种异体骨软骨移植的长期有效性。

# 第十篇　髋关节截骨术

## Hip Osteotomies

**Richard F. Santore** 　著

# 第71章

# 特殊患者与疾病：髋臼发育不良

## Special Patients and Conditions: Acetabular Dysplasia

Cara Beth Lee  Young-Jo Kim  著

肖 凯 程 徽 译 沈 超 校

## 一、背景

髋臼发育不良表现为髋臼变浅、负重面陡峭。这种情况下，髋臼不能完全覆盖股骨头，从而形成股骨头对髋臼边缘及盂唇的剪力[1]，进而加速骨关节炎进展。女性患髋臼发育不良的风险是男性的4～5倍[2,3]，并且存在家族倾向。髋臼发育不良可能是儿童发育性髋关节发育不良的结果[4]，也可能患者在婴儿时期无髋关节疾病史，但在青春期或成年表现为髋臼发育不良[5]。

在几十年前，人们已经明确了髋臼发育不良与骨关节炎之间存在关联。1939年，Wiberg描述了中心边缘角，并将其用于量化髋臼畸形程度[6]。他发现股骨头覆盖率低及髋关节半脱位与骨关节炎早期进展之间存在线性相关。不少作者均观察到，25%～50%的特发性骨关节炎患者中存在髋臼发育不良[2-4]。近期的一项回顾性研究显示，50岁以下接受人工全髋关节置换的患者中，髋臼发育不良是导致48%的患者骨关节炎的危险因素[7]。尽管发育不良与骨关节炎之间存在关联，但是目前还不清楚是否会导致髋关节早期病变。在对286名对侧接受全髋关节置换的患者进行研究发现，中心边缘角<16°及臼顶倾斜角>15°的髋关节，在年龄到达65岁时，均会出现不同程度的功能障碍[8]。作为对比，一篇影像学相关综述显示，中心边缘角<20°且没有髋关节半脱位的髋关节，不是骨关节炎快速进展的预测因素[9]。

一些骨盆截骨术可以通过旋转髋臼方向治疗有症状的髋臼发育不良患者。尽管这些手术技术较为复杂，但是可以显著改善适应证合适患者的生活质量。这类手术在不增加股骨髋臼撞击综合征的前提下，改变髋臼负重区位置，增加股骨头覆盖率，改善髋关节稳定性。手术的初衷是通过改善髋关节力学环境，进而缓解症状，延长自身关节的使用寿命。

文献报道了手术时无骨关节炎或轻微骨关节炎患者术后中长期随访效果良好[10-12]。即使既往认为存在预后不良因素，如高龄[13-15]和术前疼痛严重的患者[11]，术后也可获得满意的疗效。

## 二、患者评估

### （一）病史及物理检查

大多数髋臼发育不良患者表现为隐匿性腹股沟区或髋外侧区疼痛，运动后疼痛加重[16]。患者由于髋外展肌无力及疲劳，导致髋外侧疼痛；腹股沟区的疼痛则可能与盂唇损伤相关。很多患者合并髋关节弹响，但这种弹响常来源于关节外，如髂腰肌肌腱在髂耻粗隆上滑动发生的弹响或髂胫束在大转子上滑动发生的弹响。

除了进行基础的站姿评估、步态评估及关节活动度检查，还要进行一些针对髋撞击、髋关节不稳及外展肌肌力的检查。髋关节前方撞击试验在屈髋

90° 内收内旋时进行。这种情况下股骨头颈交界区潜在撞击灶会与髋臼边缘发生碰撞，出现腹股沟区疼痛则判定为阳性。这种测试不具有特异性，当髋臼边缘或盂唇存在损伤病变时也会出现阳性[1, 17]。需要注意的是，任何髋关节前方的局部炎症（如髂腰肌滑囊炎）及组织结构都有可能在这个检查时受到挤压刺激，从而表现为阳性。一项临床研究显示，97% 的髋臼发育不良患者撞击试验呈阳性，接近 50% 的患者存在跛行，40% 的患者 Trendelenburg 征阳性[16]。Steppacher 等研究发现术前跛行及撞击试验阳性的患者接受髋臼周围截骨术后预后较差，这可能与这类患者关节损伤更严重有关[11]。

恐惧试验可以评估关节前方不稳定及髋臼边缘损伤[18]。检查时对侧髋关节需要极度屈曲，使大腿贴住胸壁，检查侧肢体被动后伸外展外旋。在这种体位下，股骨头可以向前移位并挤压髋臼前缘。如果患者出现恐惧感或髋关节前方疼痛，则判定为阳性。如果髋关节后方或臀部出现不适则考虑髋关节后方撞击。

"自行车"测试可用于明确外展肌无力或功能不全[18]。检查时，患者取侧卧位，被检查侧肢体位于上方，髋关节轻度外展并模仿蹬自行车的动作，检查者在大腿中部向下施加阻力。该试验判定为阳性的标准是腹股沟区或髋外侧存在不适，或大转子后方局部疼痛。侧卧位是评估髋外展肌力量最可靠有效的体位[19]。

有时很难区别疼痛是来源于关节内还是关节周围。通过超声引导下髋关节穿刺注射可以协助明确疼痛的来源[20]。

### （二）影像学

普通 X 线片是诊断髋臼发育不良及制定手术方案必不可少的检查。建议拍摄的体位包括骨盆前后位、髋关节侧位（蛙式位、穿桌位、45°Dunn 位）、假斜位。如果考虑进行骨盆截骨术，还需要拍摄功能位（髋关节外展内旋位）[21, 22]及骨盆站立前后位[23]。

在标准的骨盆前后位片上，骶骨、尾骨及耻骨联合应该在同一直线上，骶尾关节距离耻骨联

合的距离为 2～5cm[24, 25]。如果 X 线片上看不到骶尾关节，那么尾骨尖距离耻骨联合的距离应该在 0～2cm[26]。下述测量指标常用于髋臼发育不良的诊断：Wiberg 外侧中心边缘角[6]、臼顶倾斜角或 Tönnis 角[27]、Shenton 线[28]。外侧中心边缘角的测量方法是股骨头中心到髋臼外缘的连线与通过股骨头中心的骨盆纵轴之间的夹角（图 71-1）。最初的寻找骨盆纵轴的方法是参照骶骨的轴线，也可以选择双侧股骨头中心连线的垂线。正常的外侧中心边缘角范围是 25°～35°，<20° 为发育不良[6]。臼顶倾斜角为髋臼负重区（臼顶硬化带）内外缘之间的连线与骨盆横轴之间的夹角（图 71-1）。臼顶倾斜角正常值为 0°～10°，>10° 为发育不良[27]。Shenton 线为耻骨上支下缘与股骨颈内下缘连接形成的弧线，正常情况下两段弧线间平滑过渡（图 71-2）[28]。当两段弧线间中断超过 5mm 时为发育不良合并关节半脱位[9]。在骨盆前后位片上还有 3 个用于评估髋臼后倾及全髋臼发育不良的指标，分别是交叉征[29]、坐骨棘征[30] 和后壁征[29]。耻骨上支向外侧延续形成了横向的髋臼前壁，坐骨外侧则形成了纵向的髋臼后壁。在正常骨盆前后位 X 线片上，髋臼前缘与后缘在髋臼外侧交汇。当髋臼前壁在外侧超过了髋臼后壁则判定位交叉征阳性，提示髋臼后倾或前覆盖过多（图 71-3）[29]。骨盆的位置会影响交叉征的判定，增加前倾会造成潜在的假阳性结果。当在骨盆前后位 X 线片上发现坐骨棘凸出髂耻线内侧时即可判定坐骨棘征阳性（图 71-3）[30]。坐骨棘征也提示髋臼后倾，但是相比交叉征，其受骨盆倾斜的影响更小[31]。在正常的骨盆前后位 X 线片上，髋臼后缘会穿过股骨头的中心。如果髋臼后缘在股骨头中心的内侧，则为后壁征阳性（图 71-3），提示髋臼后覆盖不足，若合并交叉征阳性可判定髋臼后倾，若交叉征阴性则提示全髋臼发育不良[29]。

假斜位可以在切线方向观察关节的前覆盖[32]，用于评估轻度发育不良，甚至可以发现骨盆前后位片上不可见的关节间隙狭窄[33]。前（垂直）中心边缘角是一个用于评估股骨头前覆盖的指标。测量方

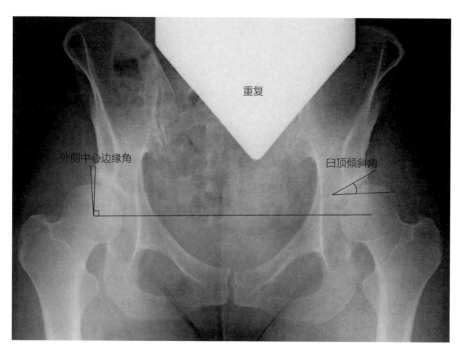

◀ 图 71-1　骨盆前后位 X 线片上测量外侧中心边缘角及臼顶倾斜角（Tönnis 角）的方法
该患者中心边缘角较小，臼顶较倾斜，为双侧髋臼发育不良

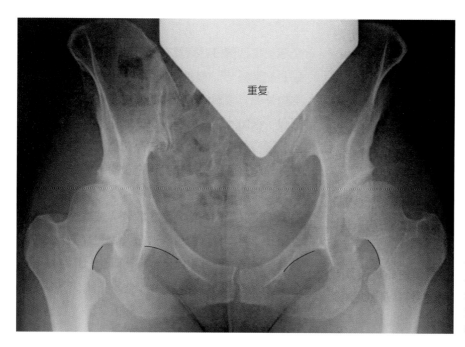

◀ 图 71-2　Shenton 线
正常的髋关节，闭孔上缘的弧线与股骨颈内下方的弧线之间可以平滑过渡。该患者（与图 71-1 相同）为双髋发育不良，右侧 Shenton 线轻微中断，左侧则明显中断

法为连接股骨头中心与髋臼负重区前缘的线与过股骨头中心垂线的夹角（图 71-4）。与外侧中心边缘角类似，前中心边缘角正常值为 25°～35°，<20°为发育不良 [32]。

髋关节侧位 X 线片用于评估股骨近端形态或股骨头颈交界区形态。髋臼发育不良患者常出现髋外翻及股骨颈前倾角增大。随着对股骨髋臼撞击综合征的理解加深，研究发现超过 70% 的髋臼发育不良患者存在股骨头颈交界区畸形 [34]，这种情况下，如果通过骨盆截骨术改善关节前覆盖将可能导致撞击的发生 [35]。尽管蛙式位和穿桌位是最常用的髋关节侧位片，但是哪种更适合髋臼发育不良的评估目前还没有共识 [36, 37]。屈髋 45°Dunn 位目前越来越多地用于临床，以轮辐状 MRI 为金标准，其在诊断凸轮

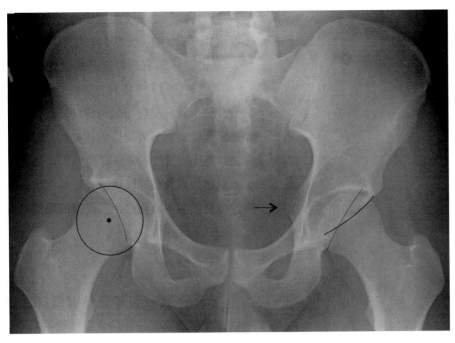

◀ 图 71-3　交叉征、坐骨棘征及后壁征

正常的髋关节，髋臼的后缘（虚线）与前缘（实线）应该在骨盆前后位片上髋臼的最外缘汇合。如果髋臼前缘线在髋臼后缘线的外侧，即交叉征阳性。当在髂耻线的内侧观察到坐骨棘时（箭），即坐骨棘征阳性。如果髋臼后缘在股骨头中心（黑点）的内侧，即后壁征阳性。该患者这三个征象均为阳性

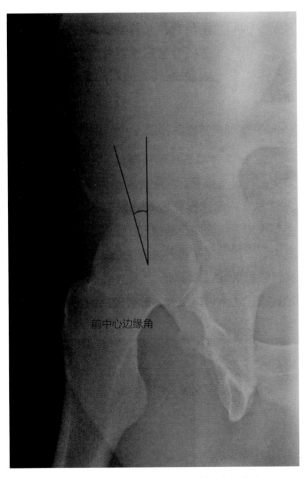

前中心边缘角

▲ 图 71-4　在假斜位片上测量前中心边缘角
该角度为连接股骨头中心与髋臼负重区前缘的线与过股骨头中心垂线的夹角

畸形上具有 96% 的敏感度[38]。α 角可用于评估股骨头颈交界区轮廓[39]，最初在斜轴位 MRI 上进行测量，但是目前也广泛在应用于 X 线侧位片的测量。沿股骨头轮廓作一圆形，股骨头中心到股骨头超过所作圆形的点形成的连线与股骨头颈轴线形成的夹角（图 71-5）为 α 角。正常的 α 角 <55°[40]。

髋关节外展内旋位，或称 von Rosen 位[41]，为模拟髋臼旋转后髋关节外侧覆盖及关节面对应关系的功能位片（图 71-7B）。如果在骨盆前后位片上发现的头臼不匹配或关节间隙狭窄，且在功能位上没有改善甚至更差，则预示着髋臼周围截骨术预后欠佳[22]。

CT 可在二维及三维层面评估骨盆的形态，并且各测量参数与在 X 线片上的测量结果具有较高的一致性[42]。CT 可用来模拟股骨头的覆盖，并且可以用于骨盆或股骨个性化的术前设计[43-46]。CT 的缺点包括可能因体位的原因导致测量误差[47]，此外与 X 线片相似，CT 可能会增加放射相关癌症的发病风险[48]。考虑到髋臼发育不良的患者大多为年轻女性，放射带来的风险会更高[49]，因此笔者中心不再将 CT 检查纳入术前常规。

与 CT 类似，MRI 可以提供详细的骨、软组织、

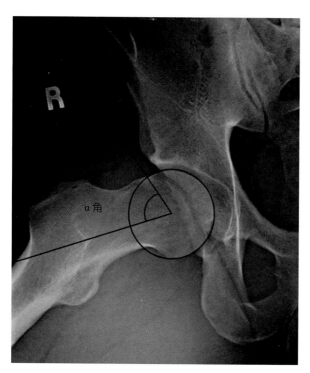

▲ 图 71-5　在 45°Dunn 位片上测量 α 角

沿股骨头轮廓作圆，明确股骨头突出圆形的位置，圆心中点与股骨头突出圆形位置的连线与股骨头颈轴线形成的夹角为 α 角，正常情况下小于 55°

关节内外结构的细节信息 [50]。轮辐状序列可以全范围评估股骨头颈交界区形态及盂唇损伤情况 [51, 52]。MRI 在评估盂唇损伤时是普通放射学影像无法替代的 [53, 54]。通过轴位序列可以在髋臼顶处测量髋臼前倾角，同时，可以通过股骨颈中心层面的横断面与股骨髁层面的横断面进行股骨颈前倾角的测量 [55]。

骨盆截骨术的预后，受进行手术时骨关节炎程度的影响 [11, 56, 57]。生化 MRI 技术可以描述软骨的分层结果和分子构成 [58]，并且可以在普通 MRI 和

放射学影像有阳性发现之前明确软骨的损伤。尽管临床上已经使用了几种生化 MRI 模式，例如 $T_2$ 配准，$T_1$-Rho 旋转坐标系下的自旋晶格弛豫时间和 dGEMRIC，但后者在髋关节疾病方面的应用最为广泛。MRI 延迟增强软骨成像指数与疼痛，以及髋臼发育不良严重程度间都具有良好的相关性，对于明确早期骨关节炎比放射性成像更有优势 [59]。相比普通 MRI、放射学影像及临床评估，MRI 延迟增强软骨成像指数也被证实可以更好地预测髋臼周围截骨术术后短期及中期预后 [60]。

## 三、外科治疗选择

1957 年，Robert Salter 医师最早对髋臼发育不良患者进行了调整髋臼位置的骨盆截骨手术 [61]。既往的手术旨在改善缺损的股骨头覆盖。多种对 Salter 截骨术的改良术式已经在多方面改善了髋关节发育不良的治疗，尤其是成人的治疗。目前最常用的术式包括骨盆三联截骨、髋臼旋转截骨术（rotational acetabular osteotomy，RAO）及髋臼周围截骨术。

### （一）骨盆三联截骨术

Salter 截骨术是从髂前下棘的上方向坐骨切迹方向进行骨盆截骨。以耻骨联合为铰链，髋臼可以向前方及外侧进行旋转 [61]。限制髋臼旋转的因素主要来源于耻骨联合的僵硬，尤其常见于青少年及成人。文献报道了多种基于 Salter 截骨术的改良术式，包括骨盆二联截骨 [62] 及三联截骨 [63-66]，这些术式通过几个切口截骨，改善髋臼的活动度和矫形

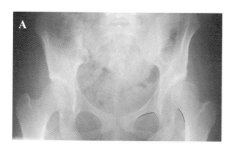
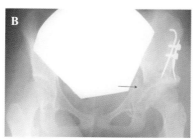
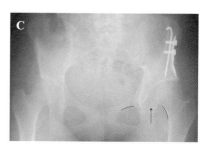

▲ 图 71-6　**Wagner 报道的手术技术**

A. 双侧髋臼发育不良患者的术前骨盆前后位 X 线片；B.Wagner Ⅲ 型髋臼旋转截骨术后，其中Ⅲ型技术联合了髋臼边缘周围髂骨（箭头处）的完全截骨；C. 该患者术后 2 年，股骨头向上方的半脱位改善，但旋转中心有外移，箭头示关节内侧间隙增宽

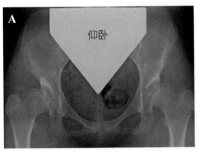
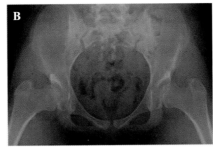
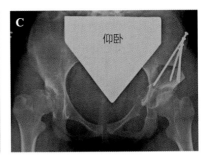

▲ 图 71-7　髋臼周围截骨术

A. 一例多发骨骺发育不良合并髋臼发育不良患者的术前骨盆前后位 X 线片；B. 最大外展内旋功能位片显示股骨头臼匹配良好，股骨头向上方半脱位改善，Shenton 线连续性改善；C. 左髋髋臼周围截骨术术后

效果。目前进行三联截骨时[67, 68]，截骨线靠近髋臼。尤其是坐骨截骨时，截骨线在坐骨棘近端可以避免骶棘韧带和骶结节韧带对髋臼骨块旋转的限制。Tönnis 采用两阶段截骨，即先侧卧位进行坐骨截骨，然后改为平卧位进行髂骨和耻骨的截骨。进一步的改良包括采用内侧切口进行坐骨截骨[69]，或单切口外展肌保护技术入路[70, 71]，进而避免了手术中患者体位的变动。

Van Hellemondt 等对 48 例接受骨盆三联截骨术的患者进行了平均 15 年的随访，88% 的患者末次随访时仍然使用自身的关节，64% 的患者关节功能好或非常好[10]。手术时没有骨关节炎的患者中，80% 的患者在 15 年随访时影像学上没有发现骨关节炎的进展。另外一项研究对 50 名患者（60 髋）进行了平均 9 年的随访，患者满意度 98%，尽管 27% 的患者由于顽固性髋关节疼痛而接受人工关节置换术[72]。

与先前的二联、三联骨盆截骨术相比，Tönnis 改良三联截骨术可以进行更大角度的髋臼旋转，并可以使旋转中心内移。该术式可用于畸形较重的患者，甚至可以应用于持续性半脱位或全脱位的患者[67]。此外，该术至也可应用于骨盆三角软骨未闭合的患者，耻骨上支截骨时应用骨膜外截骨即可[70, 73]。由于该手术会破坏整个骨盆环，因此真骨盆的形态会受到影响，进而可能对骨产道产生影响。该手术的另一个缺点是可能会造成截骨端不稳定及不愈合，对于髋臼旋转角度较大导致截骨端缝隙较大的患者，不愈合风险会更高[74-76]。

（二）髋臼旋转截骨术

Blavier 和 Blavier 于 1962 年首次提出了贴近髋臼的截骨术[77]，后面德国的 Wagner[78]（图 71-6）、美国的 Eppright[79]、日本的 Ninomiya 及 Tagawa[80] 也报道了类似的手术技术，其中后者应用范围最广泛。每种手术均在距离髋臼 1.5cm 左右处进行截骨，并沿着髋臼进行弧形截骨。在手术入路选择上，Wagner 采用延长的髂股入路[78]；Ninomiya 和 Tagawa 联合应用前方的髂股入路和侧卧位的后方入路[80]；后面的改良入路还有经转子入路[81] 联合应用可吸收的内固定物[82, 83]。

现已证实对合适的患者进行髋臼旋转截骨术手术治疗可以获得良好的效果。以关节置换为终点，根据 Wagner 技术进行的同心髋臼旋转截骨术术后 20 年的 Kaplan-Meier 生存率为 86%[84]。术后髋关节的匹配度是影响术后效果的关键因素。Nakamura 等对患者进行了平均 13 年的长期随访，手术时无骨关节炎或骨关节炎轻微的患者中，80% 的功能好或非常好[12]。有几篇文献报道了已出现骨关节炎的患者进行髋臼旋转截骨术手术治疗的 8~12 年随访结果，患者疼痛症状明显改善[85-89]。与预后良好相关的因素包括手术时关节间隙至少 2.5mm[89] 及术前影像学提示关节匹配度良好[90]。对于没有严重骨关节炎的患者，即使患者畸形严重[91-94] 或年龄偏大[13, 14]，髋臼旋转截骨术术后仍可获得良好的预后。畸形纠正不足及术后旋转中心外移是术后骨关节炎进展的与手术技术相关的因素[95, 96]。

髋臼旋转截骨术的最大优势是在不改变真骨盆

形态的前提下进行大范围髋臼畸形的矫正，患者术后骨产道形态不受影响[97]。该手术的一个缺点是，髋臼截骨块周围骨量偏少，很难进行坚强的固定，因此患者术后不能早期负重。此外，由于截骨线离关节很近，会有发生髋臼骨坏死[18, 98, 99]及髋臼骨折[85, 100]的风险。该手术的禁忌证包括头臼匹配欠佳及骨盆三角软骨未闭合，对于外展肌肌力较弱的患者慎用该术式，因为患者术后跛行的时间会延长[80]。

### （三）髋臼周围截骨术

首例髋臼周围截骨术最早在 1984 年进行，Ganz 及同事在 1988 年首次在文献中报道[57]。该手术结合了骨盆三联及骨术及髋臼旋转截骨术的优点。髋臼周围截骨术可以通过单一的手术切口完成，截骨面距离髋臼较近，这就允许髋臼进行大角度多平面的旋转。此外，由于髋臼顶部有足够的骨量，因此可以避免髋臼骨坏死及髋臼骨折的发生（图 71-7）。髋臼周围截骨术还可以保持骨盆后柱及真骨盆的完整性。近期对髋臼周围截骨术的改良带来了更多的优势，如保护外展肌[71]，缩小切口[101]。与髋臼旋转截骨术及三联截骨术类似，髋臼周围截骨术可用于治疗股骨头半脱位的严重畸形病例[102]。该手术最大的缺点是会损伤到骨盆三角软骨区域，因此不建议将其应用于骨骼未成熟的患者。

髋臼周围截骨术的预后与髋臼旋转截骨术及骨盆三联截骨术类似。Matheney 等对 135 例髋（109 例患者）进行了平均 9 年的随访，保髋成功率为 76%[56]，其余 24%（33 髋）因为疼痛需要进行人工关节置换，而被判定为保髋失败。与预后欠佳相关的独立危险因素包括手术时年龄超过 35 岁，关节匹配度一般或较差。如果患者年龄超过 35 岁且关节匹配度不太好，术后失败的风险高达 95%，如果患者只有其中一项危险因素，术后失败的风险为 36%，两种危险因素都没有的术后失败风险为 14%。对 Ganz 最初的 75 髋（63 名患者）中的 71 髋进行了术后平均 11.3 年的随访，82% 的仍在使用自身的关节，73% 的功能好或非常好[103]（基于 Merle

d'Aubigné 评分系统[104]）。在术后 20 年，经这些患者的功能评分较之前有所下降，但保髋成功率仍高达 60%[11]。与长期预后欠佳相关的危险因素包括手术时年龄超过 30 岁、盂唇损伤、骨关节炎较重。在后续的随访中还报道了其他 3 项与预后不良相关的危险因素，包括术前跛行、术后关节前方撞击、术前功能评分较低。

## 四、临界手术病例：高龄及骨关节炎

尽管多篇文献报道了年龄偏大患者接受髋臼旋转类型的骨盆截骨术后预后更差，但是年龄大可能仅代表关节损伤更重。在没有严重骨关节炎的患者中，截骨术后成功率仍然很高。Millis 等报道手术时年龄平均 43.6 岁的一组患者术后 5 年随访，疼痛及关节功能均明显改善，其中术前 Tönnis 骨关节炎 0~1 期的患者，保髋失败接受全髋关节置换术的比例为 12%[27]，Tönnis 骨关节炎 2 期的接受全髋关节置换术的比例为 27%[15]。另外一项对接受髋臼旋转截骨术的患者进行研究显示，无论患者年龄超过 45 岁还是年龄 45 岁及以下，术后平均 8.2 年随访的影像学指标及临床功能均有显著改善[13]。年龄偏大组患者术后 10 年未接受人工关节置换的比例预测为 70%，年龄偏小组为 93.7%。另一项类似的研究显示，年龄超过 50 岁的患者与年龄 50 岁及以下的患者术后关节功能改善的程度相仿，但术后 15 年生存率不同，分别为 71% 和 81%[14]。

髋臼发育不良患者早期常无明显的症状，直到关节损伤发生时才会出现症状而就诊，因此患者常早期出现骨关节炎及合并盂唇问题。一些指标（包括骨盆前后位及功能位头臼匹配度[22]、生化 MRI 显示的软骨分级[60]、部分患者髋关节镜术中情况[105]）可以帮助预测手术预后，选择适合行骨盆截骨术的病例进行手术。

Okano 等对接受髋臼旋转截骨术治疗的 90 髋进行了平均 12 年随访，将术前外展位关节匹配度与骨关节炎进展的相关分析[106]。在关节匹配度好或非常好的 82 髋中，只有 6 髋出现了骨关节炎的进展，而这其中的 5 髋存在股骨头畸形。其余 8 髋的关节匹配度一般，随访中均出现骨关节炎的进展。Murphy 和 Deshmukh 通过对接受髋臼周围截骨术的患者进行了至少 2 年的随访，通过研究影像学参数与手术失败的关系，得出了相似的结论[22]。术前 Tönnis 骨关节炎 0～2 期的且骨盆前后位外展位片显示关节匹配度好的 40 髋中，只有 1 髋术后失败。术前 Tönnis 骨关节炎 3 期的 8 髋中，有 1 髋术后失败（术前功能位关节间隙变窄）。

在平片上显示关节退变的患者中，生化 MRI 可以对骨关节炎进行定量。目前只有 MRI 延迟增强软骨成像结果与骨盆截骨术的预后间存在相关性。一项前瞻性队列研究显示，1 例术后早期失败的患者与髋臼周围截骨术术后预后良好的患者相比，dGEMRIC 分数更低，且 Shenton 线中断[60]。患者术前及术后前 / 外侧中心边缘角、Tönnis 角间无明显差异。多变量分析显示 dGEMRIC 指数是预测截骨术后失败风险的重要指标。

髋关节镜越来越多地与骨盆截骨术联合应用[105]，它可以明确关节内损伤程度，进而明确是否值得需要行进一步骨盆截骨术。Fujii 等对接受髋臼旋转截骨术手术的患者进行随访发现，即使术前放射影像学上显示轻微的骨关节炎[107]、严重的关节内损伤，尤其是股骨头软骨下骨外露，常预示着术后骨关节炎进展。

## 五、结论

髋臼发育不良可以导致关节疼痛、功能受限及加速骨关节炎进展。对此类患者进行放射影像学评估时，应拍摄的体位包括骨盆前后位、假斜位、45°Dunn 位及功能位。那些手术时年龄＜35 岁、关节活动度良好、无跛行、无关节前撞击、轻度到中度髋关节疼痛的患者在骨盆截骨术后，往往得到良好的中长期疗效。与预后良好相关的影像学因素包括功能位关节匹配度良好、功能位半脱位改善、MRI 显示无盂唇及软骨病变。对于放射影像学显示有骨关节炎，但不确定是否可以行骨盆截骨术的患者，生化 MRI 及关节镜检查可以提供更多的关节软骨健康程度的信息。旋转髋臼类骨盆截骨术对手术技术要求较高，对于合适的病例，可以纠正畸形改善症状。

# 髋关节截骨术：髋臼
## Hip Osteotomies: Acetabular

Richard F. Santore 著
任宁涛 程 徽 译 沈 超 校

## 一、髋臼周围截骨术简史

20 世纪 80 年代末，Ganz 等报道了髋臼周围截骨术（又称 Ganz 截骨术、Bernese 截骨术），从根本上提高了成年（骨骼发育成熟）患者症状性髋关节发育不良的治疗效果[1]，该术式的优点为可各向旋转髋臼、旋转中心可适度内移和保持后柱的完整。随着时间的推移，在 DDH 治疗方面髋臼周围截骨术逐渐取代了股骨转子间内翻和外翻截骨术，相对于其他截骨术而言（如三联截骨、Wagner 和日本旋转截骨、Sutherland 截骨、Tönnis 截骨），髋臼周围截骨术在临床上越来越受到推崇。

由于提出该术式的医师在骨盆骨折的治疗方面特别知名，所以最初髋臼周围截骨术手术方法参考了骨盆和髋臼骨折开放复位内固定的方式。切口为横行，参考了严重骨盆骨折"前后"手术暴露前方的部分。切口利用 3 个显露"窗"的外侧 2 个，包括股三角神经血管结构的松解和股外侧皮神经主干的切断。通过内侧剥离腹外斜肌和髂肌，外侧剥离外展肌以完全暴露髂骨，髂骨"剥离"与儿童三联截骨相同。来自世界各地的外科医师前往瑞士伯尔尼观察和学习该创新的外科技术，初始被称为"Ganz 截骨术"，但是出于对 Jeff Mast 和其他人贡献的尊重，Reinhold Ganz 教授坚持称为"伯尔尼髋臼周围截骨术"，后髋臼周围截骨术逐渐被用作髋臼周围截骨术的简称。

尽管髋臼周围截骨术最初是由骨盆和创伤外科医师提出的，但小儿骨科和成人矫形以及运动医学的专家对骨盆截骨术的手术技术和适应证改进也做出了贡献，将人们的兴趣范围从"骨盆截骨手术"扩展到了更广泛的"保髋手术"概念，例如，一些曾被认为只有大型开放手术才可能实现的手术目标，现在可以通过关节镜实现。髋臼周围截骨术联合髋关节镜、髋臼周围截骨术联合转子间截骨术（intertrochanteric osteotomy，ITO）、髋臼周围截骨术联合简单或复杂（伴行外科脱位）的股骨颈开放截骨术都已广泛应用。此外三维影像的显著进步也促进了该手术的可视化和术前规划。

髋关节发育不良不能通过一维的观点去判断，需要对髋臼朝向及其前后覆盖异常进行三维评估。15% 的病例伴有髋臼后倾，出现前覆盖相对增加，伴后覆盖相对减少[2]。在早期的髋臼周围截骨术手术治疗时，"常规"的前外侧旋转髋臼出现前覆盖增加导致髋关节屈曲角度丢失，出现前方撞击症状。某些患者需要再次进行翻修，使髋臼更加前倾。此现象引起后期对髋臼矢状面位置的深入研究，一开始仅对这些术后的患者进行研究，后发展到对髋关节发育不良患者的基本评估中。对髋臼后倾的理解，是指在矢状面上的一种扭转异常，在很大程度上是由于早期髋臼周围截骨术手术中过度向前矫正演变而来的。

## 二、诊断

通常，髋关节发育不良患者常在确诊之前就有数年的症状，常被其他医师和治疗师诊断为"腹股沟劳损""肌肉拉伤""阔筋膜张肌疼痛""肌腱炎"和"滑囊炎"。虽然髋关节发育不良特征明显，寻求慰藉的患者会生造出"正常髋关节"的影像学报告。更令人担忧的是"运动性耻骨痛"的诊断。有几次，笔者看到一些患者接受了神经消融手术，并没认识到髋关节发育不良是其引起症状的原因。在2013年，笔者说服1名运动员患者中止了在另一家诊所计划的双侧神经消融。在最后1分钟，一位警惕的理疗师建议她去做髋关节检查。她有双侧发育不良、股骨前倾异常和关节松弛，进行髋臼周围截骨术和转子间截骨术去旋转手术后，症状缓解并重返高尔夫球场。

## 三、影像学评估概述

骨盆前后位片是非常有必要的。深入的研究必须基于标准的前后位片[3]。虽然对于定性诊断而言，完美的前后位片并非必不可少。但是很明显，一个可重复、高质量的骨盆前后位片是手术决策、比较术前和术后效果所必需的。无论前后位片质量和拍片体位如何，完整的获取骨盆前后位片信息有助于减少误诊，如上述运动员"运动性耻骨痛"的诊断就是不正确的。标准的骨盆前后位片，如双侧闭孔对称，骶尾关节中心在耻骨联合上方，有助于正确的诊断和转诊到对应的髋关节亚专科医师。骶尾关节与耻骨联合之间的线性关系有相当大的变异。不做骨盆或髋关节前后位片检查直接行MRI检查，通常会对患者的诊断造成困惑。"标准"MRI本身往往是无用的，因为它可能在小机器上完成，没有关节内注射，没有合适的线圈，没有轴视图。除非使用正确的技术，否则这个昂贵的检查就需要重复检查。是否需要增强来评估盂唇是放射界持续争论的问题，不在本章的讨论范围之内。可以说，无论是否有关节内对比，标准MRI检查都不能用于评估盂唇和关节软骨，只能用于诊断股骨颈应力性骨折或确定患者是否有髋关节骨坏死。

标准的骨盆前后位片上可获得额状面股骨头的覆盖情况（中心边缘角、Wiberg中心边缘角）、髋臼的倾斜（髋臼指数）、股骨头的形态和圆度、关节形合度和Shenton线的情况，是否有外侧铰锁，髋臼前后缘之间的情况。大量的学术文献和教科书章节叙述了所有能从髋关节和骨盆平片上获得的信息。Ganz教授经常说，他几乎可以从一张标准的骨盆前后位片中做出绝大多数关于结构性问题的诊断和治疗决定。Bombelli写了3部关于髋关节发育不良和骨关节炎截骨术的书，他可以花1小时从一张前后位骨盆X线片中提取有关骨小梁应力模式的信息和有关髋关节的细微形态学信息。数字成像的出现提高了骨盆前后位片的价值。重要的是在图像采集时放置标尺，以确保从图像中获得准确的线性测量。角度测量，如中心边缘角和髋臼指数无须考虑放大倍数。

Wiberg中心边缘角是最重要的评估指标[4]，正如Murphy等报道，中心边缘角≤16°是截骨术的明确指征[5]；中心边缘角＞24°则髋关节在正常范围内，但是中心边缘角＞40°，则表示髋臼过度覆盖，存在钳夹型撞击。当角度接近正常（即＞20°）但不在正常范围内时，会出现诊断困难。髋臼指数正常范围为0°～10°。正常髋臼的前后缘应在髋臼外缘汇合，如出现髋臼前缘与后缘交叉则称为"交叉征阳性"，表示髋臼存在矢状面的旋转异常。这种情况可归为髋臼后倾，可见坐骨棘突出在骨盆内，即所谓的坐骨棘征。Kalberer等阐述了交叉征与坐骨棘征之间的固定关系，有助于解决那些先前认为后倾只是正常的髋关节前缘上过度突出引起的争论[6]。这与全髋关节置换术中髋臼杯定位的概念完全相同。全髋关节置换术中髋臼配杯后倾可出现前覆盖过度和后覆盖不足，这是公认的人工髋关节后脱位的危险因素。这对于同时做截骨和髋关节置换医师来说是很直观的，但是对于髋关节镜、创伤骨科或小儿骨科医师来说则不一定。前壁和后壁的评估引出了对站立位骨盆前后位片价值的重要讨论。

平卧位和站立位骨盆前后位片不一致，因为站立时腰前凸会相对小一些。当从平卧位到站立位时，可以将其视为髋臼前倾的动态变化。换句话说，髋臼在站立时比在平卧位时股骨头前部覆盖要少，这就相当于在 X 线片上表现为相对更加前倾。站立位拍片有助于鉴别不明显的交叉征或坐骨棘征。这一点很重要，因为平卧位骨盆前后位片上的轻度交叉征或轻度坐骨棘征通常会在站立位上完全消失，不太可能具有临床意义。因此不要仅通过一个平卧位片决定是否进行关节镜或开放性手术。也就是说，关于腰椎前凸、功能性髋臼位置和髋臼形态之间的关系还有很多有待了解。在这方面脊柱外科已做了可喜的相关研究。除了平卧位和站立位骨盆前后位片外，还包括患侧髋关节的前后位片、Dunn 位片和假斜位片 [7]。如果确认发育不良，还应补充外展内旋髋关节片。伴或不伴去骨盆前倾的 CT 三维重建，使用特殊技术的髋关节磁共振，如髋关节特殊造影、心血管专属线圈的增强像和轴位相等，都越来越多地应用于临床。

关节头臼匹配好，没有固定外侧突出的迹象很重要。当股骨头位于髋臼内时，外展内旋位前后位片有助于证实关节间隙大小及其匀称度。这种功能性 X 线片在一定程度上预测了髋臼周围截骨术后常规前后位片的术后表现。如果在此图像上有外侧铰锁征象，则为髋臼周围截骨术的禁忌证。假斜位片可以评估髋臼前覆盖。DDH 患者股骨头与骨盆之间常有间隙，笔者称之为"关节后间隙"，表示前方发育不良，髋臼周围截骨术增加前方覆盖后此间隙可消失。假斜位上该区域关节软骨间隙变窄是局灶性关节软骨关节间隙丢失的征象，在髋关节早期关节炎的情况下，在前后位片上髋关节负重区变窄之前偶尔可以观察到。

髋关节发育不良常见的是整体发育不良，包括髋臼前、后和外侧覆盖均较正常差。"发育不良"不仅包括髋臼的形状，还可能包括髂骨翼的形状和倾斜度、股骨近端内翻或外翻、股骨近端前后倾、髂前下棘形状的变化和下肢旋转，通常是多层面的。

股骨侧在额状面上需要评估内外翻、股骨头前倾和偏心距。历史上，在自 20 世纪 50 年代末引入 AO 角钢板后，曾使用单纯使用股骨转子间内翻或外翻截骨治疗 DDH 或 DDH 继发性骨关节炎。现在，虽然股骨转子间截骨术是髋臼周围截骨术的辅助手段，但对于整个保髋策略而言，其必需性和重要性不言而喻。

## 四、关节软骨状态评估

对 40 岁以上的患者来说，关节软骨的状况尤其重要，可以从特殊 MRI 中获得。技术包括不加造影剂但关节内注射生理盐水的 $T_2$ 加权 MRI，或用造影剂的 $T_2$ 加权关节 MRI 或 dGEMRIC MRI 或 $T_1$ Rho MRI。在某种程度上，使用哪一种方法取决于特定诊所或机构的放射科医师的专业知识和经验。很少有中心有专门的髋关节磁共振专家。关节软骨异常行髋臼周围截骨术时要谨慎，尤其是中年患者。在不确定软骨情况或者在没有专门的 MRI 技术的情况下，如果存在软骨过度损伤的迹象，特别是股骨头，初步诊断性的髋关节镜可以为是否进行髋臼周围截骨术手术提供直接的视觉证据。在 San Diego，经常采用一次麻醉下同时行髋关节镜联合髋臼周围截骨术手术，Michael Muldoon 医师和笔者在内的 2 个外科医师团队共同完成手术。通过关节镜下直视关节软骨后推翻髋臼周围截骨术计划的患者屈指可数。

## 五、髋臼周围截骨术的年龄上限

笔者曾为一名 60 岁的患者行髋臼周围截骨术手术。然而，对于这个年龄段的人来说，需要各项状况都非常优良才考虑髋臼周围截骨术手术，包括髋关节各向活动好，除了发育不良之外，各类 X 线片未发现其他异常，内旋外展位平片上关节良好，患者拒绝置换意愿强烈，生活态度积极，可接受行髋臼周围截骨术治疗非终身的风险。笔者的一名 60 岁患者是一个有氧运动教练，她在髋臼周围截骨术后 6 个月返回工作岗位。不要盲目进行保髋手术，因为全髋关节置换术是一种非常好和可靠的选择，即使是在患有继发性骨关节炎的年轻患者中。对每个患者的推荐保髋治疗时都要非常谨慎，特别是对40岁以上的患者，对50岁以上的患者要格外谨慎。全髋关节置换术的效果非常好，不应向严重关节炎患者推荐髋臼周围截骨术。特殊情况时，如患者自愿选择，配合他的外科医师，已充分了解手术失败的可能性，则可尝试继续选择髋臼周围截骨术治疗。手术时的年龄和是否存在严重骨关节炎是预测髋臼周围截骨术术后疗效的两个最重要因素。

## 六、关于患者选择的临床因素

根据笔者经验，关节过度松弛是决定是否手术的变量之一，特别是骨性覆盖为临界性时。这尤其适用于先前接受过髋关节镜检查建立通路时前关节囊未修补的患者，关节囊未修补可导致关节过度，有报道称髋关节镜术后出现医源性髋关节脱位[8]。

评估患者关节松弛度是有必要的，包括家族史、指臂征、膝关节过伸、肩关节和指间关节半脱位情况等，需正式记录 Beighton 评分[9]。术前髋关节结构稳定，术后效果一般较好。在这种情况下，即使是影像学提示轻度发育不良术后改善也可能是明显的。在笔者看来，经常忽略了关节松弛对关节症状、纤维肌痛和关节炎的影响。这些患者往往会被认为心理焦虑或是癔症，而事实上，关节松弛对关节症状的影响是深远的。像关节发育不良常常被忽视一样，关节松弛对患者的症状存在复杂的影响也容易被忽视。偶尔有患者告诉笔者，说是第一次向他们提及软组织松弛的严重性，而此通常是被忽视或是被告知这是在跳水和体操等运动的先天优势，或是归因于正常变异。

髋关节镜失败或关节镜手术后已缓解的症状再次复发时，可考虑选择结构性的手术治疗。

## 七、髋臼周围截骨术与髋关节镜手术

如存在适应证，髋关节镜检查可以在髋臼周围截骨术之前进行或同时进行。髋关节镜一般是由运动医学医师操作，但是运动医学医师通常不会做截骨手术，相反，许多进行骨盆和股骨截骨术的外科医师是创伤和（或）成人矫形方面的，这类医师一般不会髋关节镜，有些医师是两者都会做。临床事实是几位医师紧密合作能使得患者受益最大化。髋臼周围截骨术术后行髋关节治疗能否带来好的临床效果尚未通过回顾性研究得到科学的证明。显然，在将髋关节镜纳入手术策略之前，髋臼周围截骨术取得了良好的效果。许多髋臼周围截骨术外科医师在很少或根本不使用髋关节镜的情况下仍可取得良好的效果。然而，进行截骨术时，修复撕裂的盂唇或切除撕裂的圆韧带时髋关节镜是可取的。疼痛的性质、关节咔嚓声和弹响的症状以及体检结果可查出盂唇和圆韧带情况。已有文献证明，修复撕裂的盂唇比单纯切除有更好的临床效果，并且已经在体外试验中得到证明，盂唇的密封圈效应在关节润滑和维持髋关节负压吸引效果方面起着至关重要的作用。因此，在行髋臼周围截骨术时推荐髋关节镜下盂唇修补。

## 八、下肢不等长与髋关节发育不良

髋关节发育不良常伴有双下肢不等长，通常在获得性股骨近端外翻畸形侧下肢长，有时在股骨近端内翻畸形侧下肢短。在可能的情况下，手术计划中应包括纠正明显的下肢长度差。当下肢长度差超过 15mm 并有症状时，笔者会选择在行髋臼周围截骨术时进行股骨转子间缩短截骨。相反，外翻截骨可使下肢延长最大至 30mm。这些患者对术后效果最满意，因为他们术前跛行的大部分原因是下肢不等长，在步态生物力学和下腰部症状方面有持久的改善。无论是由于发育差异还是在全髋关节置换术后的无意延长，患者非常不喜欢穿增高鞋。如果同侧腿长，没有冠状面异常，可以做一个简单的短缩截骨。如果有外翻，则需要髋臼周围截骨术联合股骨转子间内翻截骨术。需要注意的是，内翻截骨不是为了增加关节包容。单独通过髋臼周围截骨术就可以调整包容度。转子间截骨的主要作用是短缩股骨长度，其次是恢复生理性股骨偏心距，并使股骨头旋转中心与大转子尖端的关系恢复正常。

有一小部分但很重要患者亚群，单侧发育不良合并髋外翻和肢体长，在这种特殊情况下，可以单独使用股骨转子间截骨术，完全不需要髋臼周围截骨术。正如 Bombelli 几十年前所教导的一样，转子间截骨术内翻后股骨缩短会导致骨盆倾斜，可出现发育不良的"自行矫正"，即使骨盆侧没有进行任何直接的手术。一个很好的例子是轻度单侧发育不良，髋外翻≥ 144°，同侧腿比对侧长 1.5cm 或以上。术前计划内翻程度。一般来说，在 20°范围内的内翻矫正会导致大约 1.5cm 的缩短。在术前计划和术中判断下肢长度的基础上，可以做额外的楔形截骨术，对下肢长度进行微调。术后，站立位骨盆前后位片可显示髋臼指数显著降低。内翻截骨可解决大部分或全部的发育不良、下肢不等长，以及股骨近端外翻畸形。因此，术前精心策划和术中精准操作的内翻或内翻/后伸截骨及股骨转子间截骨可从一个或多个平面改善股骨头覆盖，改善髋臼指数和外侧中心边缘角，并均衡下肢长度。转子间截骨术也可通过增加截骨部位下方的外旋来调节轴向旋转，因为许多发育不良与过度的内旋和外旋不足有关。

相反，当同侧腿短时，常出现在 Perthes 发病后的髋关节，可以使用开放性楔形外翻转子间截骨术均衡下肢长度差异，最多可合并 30°外翻，延长可达 3cm。术后身高增加和先前下肢长度差异的矫正，常使患者获得满意的效果。笔者喜欢先做转子间截骨术，然后再通过髋臼周围截骨术矫正头臼覆盖。欧洲的同道先做髋臼周围截骨术，再行转子间截骨术。但是笔者认为转子间截骨术术前计划是准确的和预先确定的，髋臼的矫正在术中很容易进行。

## 九、转子间截骨术术后全髋关节置换的计划

转子间截骨术需要考虑术后是否影响后期行全髋关节置换术，以便在股骨干、股骨近端和大转子之间建立适当的关系。任何不适当的位移都会使将来的全髋关节置换术变得困难，术前计划好可降低后期行全髋关节置换术的难度。成人髋关节矫形医师最好同时也做全髋关节置换术，这样可以更加重视截骨后骨关节炎加重再次行全髋关节置换术治疗的难易度。

## 十、前倾角异常

近年来，关于股骨髋臼撞击综合征或 DDH 患者股骨"前倾角"的研究备受关注。对于笔者而言，更主要是关于下肢旋转的问题。有些患者几乎没有髋关节外旋，但内旋可超过 60°。这与典型的股骨髋臼撞击综合征患者相反，股骨髋臼撞击综合征患者几乎总是表现为内旋受限，尤其是髋关节屈曲位。笔者主张使用股骨截骨纠正旋转异常。旋转异常可通过股骨干闭合截骨进行矫正，但笔者经常采用经典角钢板和股骨转子间截骨来矫正异常的下肢旋转。在冠状面上通过内外翻进行颈干角的调整，增加或减少股骨偏心距。在矢状面上进行过度前倾角或术前已知的股骨反倾的调整，而这是引起股骨髋臼撞击综合征的原因之一。在多节段旋转不良的复杂病例中，笔者会同时进行骨盆截骨（髋臼周围截骨术）、股骨转子间去旋转截骨（增加髋关节水平的外旋）和踝关节水平的小腿去旋转截骨，以恢复所有节段的生理旋转，虽此类患者的术后管理有点挑战性，但结果还是相当令人满意的。患者对术后下肢旋转改善满意，也促进了其积极配合康复的信心。如果存在外侧铰锁，可采用其他手术方式，如 Chiari 骨盆内移截骨术、髋臼造盖术或挽救性的股骨转子间截骨术。

## 十一、股骨颈截骨术和髋臼周围截骨术

如果出现凸轮畸形，在行髋臼周围截骨术或转子间截骨术时可一并切除。髋臼周围截骨术可联合进行外科脱位术式。可在髋臼周围截骨术时直接前侧关节囊切开，或联合关节镜下切除前侧或前外侧的凸轮畸形。

## 十二、影像学和关节活动度的综合

术前髋关节活动度有助于术前计划的制订，术前需评估患者仰卧位髋关节屈曲、内收外展和内外旋，俯卧位后伸、仰卧位在髋关节伸直和屈曲 90°时的内外旋。查体结果与影像学检查惊人的一致。例如，一个髋臼前倾角大患者，如影像学所

示，髋臼后缘过度突出和前缘不足，查体时可见俯卧位髋关节被动后伸受限。此类患者大步走时可出现不适，与其他人相比，其步频往往增大，但步伐减小。让这些患者行走时弯腰弓背，患者会高兴地感觉"这种步态比较舒服"。此类情况，行髋臼周围截骨术治疗时可刻意调整髋臼后倾以增加前覆盖，减小后覆盖。如此类患者同时伴有关节松弛的话，即便磁共振上没有盂唇撕裂，也会出现关节弹响和不稳。髋关节后方可因直接撞击，前方可因杠杆原理或半脱位出现前方的软骨损伤和后方的盂唇撕裂。

相反，当出现前缘覆盖增加，后缘减少时则出现髋臼反倾。如前所述，在站立位骨盆前后位片上可见坐骨棘征（在站立前后位片骨盆内侧可见坐骨棘）、交叉征或是髋臼前壁在外侧的交叉现象，由于屈曲时引起的撞击，查体可见髋关节被动屈曲受限。

多数 DDH 患者股骨头外侧覆盖不足，但是也偶尔有可能出现单纯的髋臼前后缘覆盖不足。在典型的 DDH 患者，外侧覆盖可能伴随前壁发育不良或髋臼前后缘整体发育不良。可在通过髋臼周围截骨术实现增加外侧覆盖同时进行髋臼前后覆盖的调整。

## 十三、手术技术

随着髋臼周围截骨术手术的盛行，为了提高其安全性、减少肌肉剥离、保留肌腱附着、保护股外侧皮神经主干等目的，手术技术不断改良。传统的骨盆骨折前入路横切口可导致股外侧皮神经主干切断、股血管血栓形成，髂骨内、外板显露致外展肌无力。三联截骨和其他小儿骨科截骨方式都是从肌肉附着点剥离或肌腱处进行松解，如髂腰肌松解。这些操作所造成的肌肉无力可影响髋关节屈曲和内收外展，这个问题一直存在。波士顿外科医师（Millis 和 Murphy[10]）采用了改良的 Smith-Petersen 神经间切口，从内侧的缝匠肌（股神经）和外侧的阔筋膜张肌（臀上神经）之间的间隔进行显露，从而避免显露髂骨翼外侧。

笔者目前采用的切口是仅在髂嵴外侧的一个半纵向切口，然后在髂前上棘中逐渐拐至外侧，向下大约 3 英寸（1 英寸 =2.54cm）。近端仅暴露髂嵴内侧，而不损伤外展肌的起点。腹外斜肌和髂肌从髂嵴向内侧牵开，并使用纱布填塞，控制出血。然后重点关注远端。为了保护股外侧皮神经，显露通过阔筋膜张肌和缝匠肌之间的自然间隔，在阔筋膜张肌边缘外侧 1cm 纵行切开阔筋膜张肌浅层筋膜，在筋膜下进行显露肌间隙。使用这种方法，股外侧皮神经的损伤发生率非常低。早期，笔者曾锐性剥离缝匠肌在髂前上棘内侧的止点。近 18 年，采用了连带缝匠肌附着点的髂前上棘斜行截骨，避免在缝合缝匠肌附着点时引起的股外侧皮神经损伤。用骨膜剥离器剥离股直肌深层纤维和髂关节囊肌显露前关节囊，沿前关节囊表面放置一把拉钩撬至骨盆，牵开髂腰肌。由于这把拉钩的上举压力，折返头的肌腱被锐性分离并标记，另外一把眼镜蛇拉钩自股直肌下插至骨盆。在髂前下棘游离股直肌直头。近年来，笔者一直保留股直肌直头和反折头。前方关节囊切开可以切除凸轮病灶，但不可进入髋关节深部。当髂前下棘的解剖和位置有明显的变化时，做一个髂前下棘（髂前下棘）截骨，类似于髂前上棘的技术，并钻孔修补或使用缝合锚钉。向内侧牵开髂腰肌 / 腹外斜肌和缝匠肌止点的骨块，显露耻骨，弯的骨膜剥离器剥离骨膜至坐骨。透视下使用带弧度的骨膜剥离器处理坐骨。截骨第一刀位于坐骨，使用弧形骨凿，主要靠透视帮助完成。根据 Howie 的报道，由于 C 臂在手术台下面，所以透视影像是后前位而不是前后位。前后位和后前位之间存在细微的差异，两者放大效应是相反的。后前位时髋臼的后缘将比前后位时大，类似于站立位的前后位骨盆平片，而不是患者仰卧时获得的影像[11]。如之前所描述的方法使用骨凿行耻骨截骨，笔者喜欢使用线锯从后方绕过耻骨，使用拉钩保护闭孔神经血管。这项技术是 1992 年犹他州的 Peter Stevens 在一系列尸体解剖中研究出来的。使用电锯锯断髂骨，从髂前上棘截骨部位的下方开始，或紧贴其截骨面，一直锯到骶髂关节的下缘。由于骨盆翼解剖结构的相关变化，髂前上棘和髂前下棘之间的关系存在巨大的差异，有时从髂前上棘前方看，髂前上棘几乎在髂前下棘正前方，而有时髂前上棘比髂前下棘向上很多。当两者距离远时，髂骨截骨位置位于关节附近的可能性就小得多。当两者距离特别近的时候，一定要注意髂骨截骨可能会进关节。电锯锯至弓状线外侧 15mm 处，此时需要进行一个重要的截骨操作，使用标准骨凿行弓状线截骨，由于这个区域的骨骼厚度和韧性，有些人会使用气钻来进行截骨，但笔者未采用这种方式。这个截骨位置必须避开髋关节和骨盆后柱。接下来行四边体截骨，截骨线位于后柱和髋关节之间，此步可在透视下完成。透视下即可看到坐骨截骨线亦可触及坐骨截骨线。30/30 的 Matta 位骨盆摄片对手术非常有用。C 臂向后旋转 30°（远离术者），向近端旋转 30°。截骨充分时，不需费力手动即可游离截骨块，如截骨块活动受限，则需要检查坐骨和骨盆内缘截骨线以及其是否会师成功。截骨不充分暴力旋转截骨块时，可能导致后柱劈裂和关节内骨折。

在关节松弛患者，不需要行股直肌肌腱剥离，一般选择保留股直肌肌腱，即便是需要切开前关节进行撞击灶切除，也可以保留股直肌肌腱。根据笔者的经验，肌腱剥离缝合后异位骨化和肌腱炎的发生率更高。一旦骨块游离，使用髋臼复位钳复位截骨块，此时会出现滋养孔出血，出血量大，使用骨蜡封堵。术中使用自体血回输机，可使术中输血发生率接近于 0。

## 十四、髋臼截骨块复位

截骨充分后，下一步最重要的是进行髋臼截骨块的旋转。当然目的是恢复正常覆盖，避免出现过度覆盖和覆盖欠佳，大部分患者需要增加前外侧覆盖。在早期，由于前覆盖过大经常会出现术后患者髋关节屈曲角度丢失。伯尔尼大学的瑞士外科医师发现并阐明了该问题。同时引起了临床医师对髋臼旋转的研究，发现大约 15% 的患者有一定程度的前覆盖过度或髋臼后倾，是其发育异常的其中一部分。此时可采用反向髋臼周围截骨术，使髋臼前倾

角增加。

在髋臼复位过程中，有多种方法可以把持髋臼截骨块，如 Schanz 钉、持骨钳和骨盆复位钳等，笔者倾向使用三个骨盆夹，因为 Schanz 钉会在反向旋转时脱扣。术中透视前后位和斜位，检查髋臼的朝向和髋臼前后缘的关系。这是术中最重要且最费时费力的操作。髋臼截骨块复位可能需要多次才能达到各个参数兼顾的满意结果。对于髋臼外侧覆盖和前后缘的相对位置必须格外仔细。在之前的历史上，髋臼骨块的复位通常不精准。计算机辅助复位骨块实际比想象困难。未来可能出现机器人辅助截骨块复位。术中后前位透视有助于评估复位定量定性的准确性。术者多采用平卧位前后位骨盆平片，但其缺点是并非与站立位片完全一致，而后者更加有临床意义。直接数字化便携式 X 线技术的出现，极大地促进了术中前后位骨盆 X 线片的应用。确认复位满意后使用 2 根克氏针临时固定，改为螺钉固定。笔者一般选择 3～4 枚 4.5mm 皮质螺钉，从髂嵴钉向截骨块。20 世纪 90 年代初笔者发展并开始推荐这项技术，以便在截骨术后 6 个月或更长时间内，能够取出所有螺钉。如螺钉在骨盆深面和中上部，取出会困难一些。尽管也可以使用 3.5mm 螺钉，但是笔者更倾向使用 4.5mm 螺钉，因为在螺钉置入和取出过程中不容易断。如有结构性髂骨植骨的话，选择使用 3.5mm 螺钉。关闭切口时需将腹外斜肌在髂嵴的附近进行缝合，使用粗线把髂前上棘截骨块缝合固定，缝合阔筋膜张肌筋膜，注意避免缝住股外侧皮神经。皮肤用皮下可吸收缝线缝合，皮肤上涂抹氰基丙烯酸酯，透明塑料黏合敷料包扎，术后第一天可淋浴，无须任何额外的伤口保护。

## 十五、螺钉取出问题

虽然创伤界的同事常规不取螺钉，但是笔者偏向于所有患者取出。即便是髋臼周围截骨术术后效果满意的患者，在螺钉取出后，他们会感觉更加满意。在普通人群中，轻到明显的镍不耐受的发生率高得惊人。事实上，作为术前处理的一部分，积极

筛查镍不耐受，并在确认或怀疑镍不耐受时使用钛钉。笔者经常会选择取出螺钉，因为它们会干扰未来的手术选择，也会引起一些症状或心理症状，并且在术后多年取出时难度更大。在将来进行全髋关节置换时如果需要取出内固定，会导致感染发生率增加，手术时间延长，而且可能需要多增加一个切口和体位。取钉时机随时间推移而变。之前推荐术后至少 6 个月后才可行螺钉取出。现在如拍片检查骨愈合良好，或有特殊临床原因，如体型较瘦的患者钉头突出造成症状，患者保险即将到期或易地时，会在术后 4 个月选择取出螺钉。当双侧均行髋臼周围截骨术治疗时，会在双侧均行髋臼周围截骨术手术后在门诊同时行双侧螺钉取出。也就是说如果第一侧在 5 个月之前做完，那么年底前可以完成双侧取钉。

## 十六、术后疼痛管理

疼痛管理与全髋关节置换病例的多模式方案非常相似，从成人重建手术角度来看，术后疼痛管理对接受髋臼周围截骨术治疗的患者非常有意义。除了预后较差外，没有什么比术后疼痛更会加重患者心理负担。笔者的方案是脊椎麻醉、鞘内吗啡泵，术前多种止疼药物治疗，术中软组织注射止疼药，静脉使用泰诺和激素、口服 Cox Ⅱ 抗炎药，尽可能避免术后再次使用麻醉药品。在麻醉后监测治疗室（post-anesthesia care unit，PACU）中，所有患者在接下来的 24h 内都未诉疼痛。即使如此，技术仍然没有达到在手术当天和手术当夜不能完全保证无痛。尽量少使用麻醉药品有助于避免便秘和恶心、腹部痉挛和食欲不振。目标是在整个术后在 10 分疼痛中不超过 4 分。虽然笔者给所有患者都开具了 5mg 羟考酮，让他们出院后使用，但在笔者的鼓励下，越来越多的患者根本不采用止疼药。大多数患者可在术后第 4 天出院。

## 十七、髋臼周围截骨术术后无助感

髋臼周围截骨术后可出现无助感，在住院前需与患者交代。尽管大多数患者可以在术后 1 周内和家人一起去餐厅吃饭，但他们在数周内不能独立做任何事情，比如搬运冰箱内物品、整理床铺、做饭和独立洗澡。这是一个比疼痛更严重的问题，需要通过适当的支持系统提前解决。这确实是一种暂时但却相当重要的创伤后应激障碍。将此作为术前谈话的一部分，对于患者来说是有好处的。当右髋行髋臼周围截骨术治疗时，大约 6 周或更长时间内都无法驾驶车辆，所以对此类想要尽快工作的患者可租用手动车。轻劳力职业患者，如律师、注册会计师或办公人员。如他们坚持尽早返回岗位，可以在 2 周内返回工作岗位。较为现实的是一般术后 6 周返回工作岗位，术后 3 个月可独立行走，工作时间长可达 8h 以上。关于重返工作岗位的问题往往更多的是雇主的规章制度问题，这些规章制度往往阻止其尽早返回工作岗位，除非他们非常积极。体力要求高的职业，如消防员、运动员和水手，至少需要 6 个月或更长时间才能恢复正常工作。笔者一般交代所有患者术后坐轮椅 2 个月，这极大地促进了他们进行更多感兴趣的职业和非职业活动的能力。

## 十八、血液管理

所有患者采取低张脊椎麻醉，术中静脉注射氨甲环酸以减少出血。现术中出血量较少，患者入院时仅检测血型。笔者已有 20 多年没有术中输血的病例了，术前也不用自体血储备。髋臼周围截骨术的平均预计失血量为 150～700ml。术中使用自体血回输，以使术后输血率尽可能接近 0。极个别的术中出血量较多，采用术中自体血回输也可以轻松搞定。这种情况下，备 2 个单位血，只是以防万一。笔者曾经有段时间不放引流，但由于经常需要穿刺积液之后又开始放引流，24h 后拔除。当血红蛋白低于 7.0g/dl 时同时伴有症状时，可考虑输血，我们的输血率约为 2%。

## 十九、术后康复

术后当日患者即可坐和站立。通常，手术当天行走障碍是脊椎麻醉后低血压的缘故。无体位性低血压时，鼓励患者用助步器在手术当天和术后第 1 天下地行走。无静脉留置管和尿管时，术后第 2 天可进行淋浴。患者从助行器过渡到拐杖无不适时，术后第 3 天可进行爬楼梯训练。术后第 3～6 天可出院，主要看早期康复的速度来定。麻醉后引起的便秘可能延长住院时间。外地患者可以在术后 5～7 天乘车或乘坐飞机回家，可扶双拐术腿免负重下地，接踵行走。术后 4 周后，下肢重心可逐渐转移到术腿，同时开始水疗。术后 6～8 周左右可发展为单拐，术后 10 周下肢可全部负重，3 个月内禁止直腿抬高。

## 二十、深静脉血栓的预防

与关节置换一样，在术后 23h 内需进行下肢深静脉血栓的药物预防，可使用下肢气压泵治疗 10 天，然后使用阿司匹林 162mg/d，持续使用 60 天。

## 二十一、结果

许多文献均有关于髋臼周围截骨术术后效果的报道，本书有一章节专门介绍了髋臼周围截骨术术后效果。如术前无骨关节炎或早期并发症，术后髋关节生存时间至少 10 年，许多患者髋关节正常运作时间可能更长。笔者对自己的患者解释术后 10 年或更长时间内保髋率大约为 75%。但是须与患者交代手术不一定能治愈他们的病情或保证消除所有的疼痛。术前需告知所有的患者，术前关节内软骨的任何损伤都是不可逆的，剩余关节软骨面较小，无法恢复正常。因此，关节软骨的单位负荷还是有不确定的增大，但与术前相比，髋臼的矫正改善了负重区负荷的分布。

# Birmingham 髋臼周围交锁截骨术

## Birmingham Interlocking Peri-Acetabular Osteotomy

Jason Brockwell　John N. O'Hara　David A. Young　著

张蔷程徽译沈超校

# 第73章

## 一、Birmingham 髋臼周围交锁截骨术

Birmingham 髋臼周围交锁截骨术（Birmingham interlocking peri-acetabular osteotomy，BIPO）[1] 是 Tönnis 截骨术的一种改良方法 [2, 3]，原本一刀笔直的髂骨截骨变为三刀相连的截骨。由于可以避免伤及三角软骨，它可被用于处理成人及儿童任意类型的髋臼发育不良。应用这种方法可以治疗髋臼发育不良和髋臼后倾引起的过度覆盖以及髋臼内陷（也被称为反向髋臼周围截骨术）。

术中当中央髋臼骨块（central acetabular fragment，CAF）被旋转到位后，髂骨截骨面形成"交锁"（图 73-1），这种方法可以精确固定并获得即刻稳定性，承载力足够完全负重下地以及后续的快速康复。髂骨截骨三刀之间的截骨角度决定了最终的矫正程度。

中央髋臼骨块将外固定器作为杠杆进行旋转复位，根据髋臼畸形的方向和严重程度选择外固定器的安放平面。

由于髋臼后柱在骶棘韧带的近端被截开，中心骨块可以在三个平面上自由活动，不存在任何来自后方的阻碍。因此 BIPO 不会出现在髋臼周围截骨术中心骨块从后柱分离后旋前时"Trousdale"点（图73-2）附近常见的截骨不全。"Trousdale"点是位于后柱垂直截骨最下方与坐骨截骨相交的那一点，而这一位点很难通过前方的单一切口到达。

BIPO 有 2 个切口，使用后方小切口在坐骨截骨前将坐骨神经从坐骨切迹游离至股方肌处。侧卧位截骨时伸髋屈膝，使得坐骨截骨时坐骨神经松弛。接着将患者平卧，经 Salter 切口行耻骨与髂骨截骨。变换体位的过程中无须反复消毒铺单。

本手术的目的是来纠正臼顶负重区（Tönnis 臼顶倾斜角）至水平、髋臼前倾角 [4] 至 0°。而这些将作为计算截骨位置和外固定器安装位点时的重要参照。

容量性研究显示 BIPO 的中心骨块与髋臼周围截骨术 [5] 中的骨块大小近似。

## 二、手术技术

患者平卧于手术台，以方便术中拍摄髋关节或骨盆前后位片。手术单折叠后垫于患者臀下或卷起

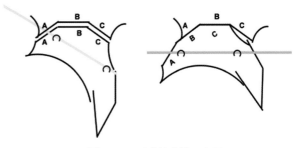

▲ 图 73-1　手术的关键示意图

手术的关键是在髂骨上截出三个相连的平面，平面间夹角（本例 30°）反映了中心骨块的旋转角度。将外固定器置入中心骨块中髋臼畸形的平面中，这样才能最大限度地游离并操作骨块进入预想的矫正位置

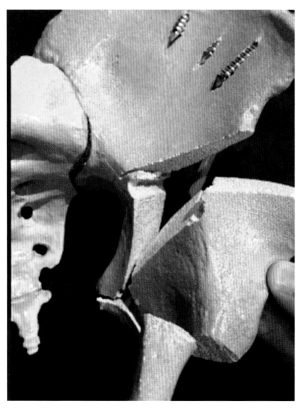

▲ 图 73-2　"Trousdale" 点

"Trousdale"点位于髋臼后截骨与坐骨截骨下端的交点，中心骨块可在卡主

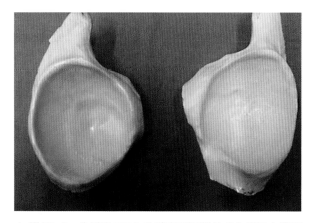

▲ 图 73-3　分别用 BIPO 和髋臼周围截骨术在假骨上截下的髋臼骨块

用简单的排水法测量显示体积近似

放于两侧，便于术者或助手在术中撤出（这有助于术中变换体位，从侧卧位行坐骨截骨后转为平卧位行髂骨和耻骨截骨）。尿管并非必需，可根据麻醉的类型选择。接着患者取侧卧位准备经臀后方切口行坐骨截骨。

根据术者的偏好，可以在患者胸部前方或后方放置体位架。用一条 10cm 宽的弹力绷带将胸部固定于体位架。铺单时用 U 形大单遮挡脐和臀沟并沿脊柱上行，将患者下肢彻底游离出。大单沿前正中线铺至脐远端，并将吸引器管和电刀线固定在患者前方。可以在患者翻身时自由的移动无菌单、吸引器管或电刀线，不影响手术台的无菌。后方切口位于大转子和坐骨结节连线的中点，斜行长 5～10cm，长度可根据患者的体型调整。如果同时要做股骨截骨，通常会经股骨侧切口行坐骨截骨。

助手操作患肢伸髋屈膝松弛坐骨神经，同时轻度内旋利于术中显露。

切开皮肤及皮下脂肪后，用电刀切开臀大肌表面的肌筋膜，用手指沿肌纤维走行方向钝性分离臀大肌。在游离坐骨神经过程中，应用自动拉钩将臀大肌牵开，接着用指尖或血管钳的尖端分离坐骨神经周边的界面。最后自坐骨切迹延伸至股方肌的空间游离坐骨神经出长 10～12cm。

截骨平面由髋臼下沟确定，而髋臼下沟清晰可轻易触及。在髋臼下沟一线自坐骨大切迹至闭孔截断坐骨。绝不能截入坐骨小切迹：如果截入，骶棘韧带会粘连髋臼骨块影响其准确地旋转，同时 Adson 沟内的阴部血管和神经也可能被损伤。

术者用非优势手的示指牵开坐骨神经将其保护在坐骨结节位置，使用弧形组织剪在肌腹中点分离小旋转肌群；用 Lanes 骨撬（分别置于坐骨切迹和闭孔处）显露坐骨。一旦骨撬到位，就可以放开保护坐骨神经的手指。截骨前无须预先钻孔。

首先将尖铲长柄 Lexer 骨刀放置于髋臼下沟可触及的最深处，截断两把骨撬中间的坐骨，这段骨最宽（2.5～3cm），骨刀在这一步不应截透内侧皮质，接着用骨刀分别从两把骨撬处向上向下斜行延伸完成边缘截骨。最后再彻底打通内侧皮质。如果未进行上下边缘截骨就打通内侧皮质，骨刀的刀刃会被外侧皮质夹住。截骨块的活动性可以通过在截骨最深处放置完全插入的骨刀或骨膜剥离器并扭转来测试。在这一阶段，务必确保坐骨截骨完全，否则从接下去的前方切口无法显露这一位置。

缝合切口并覆盖无菌敷料后，将患者从侧卧位改为平卧位。首先移除患者身前或身后的体位架，与麻醉师配合将患者拉平，平卧后仔细查看患者的水平状态，并适当调整骨盆至彻底水平。

笔者更习惯使用 Salter 比基尼切口，当然也可以使用 Smith-Petersen 切口，向内下方完成髂腹股沟显露至坐骨切迹和耻骨上支。软组织完整袖套样分离。紧接着在髂前上棘以上用直角钳在髂骨翼平面对称性分离软组织。软组织分离要一直在股外侧皮神经内侧进行，可用手指或剪刀向远端钝性游离此神经，再用塑料或橡胶环套住以便保护。

在一些病例中，确实需要用手指进行远端的钝性分离，打开髂腰肌和前关节囊／股直肌之间的间隔。

一旦耻骨上支上外侧的深面显露出来，用一把血管钳自血管和闭孔膜浅面穿过闭孔，其尖端可以标示最佳截骨的位置，截骨时还可以保护下方的闭孔血管和神经。骨膜下剥离周围的软组织，接着用一把骨撬（钝性 Hohman 或 Lanes）耻骨上支的另外一侧。再用一把血管钳向远端分离软组织，为接下去的截骨创造空间，注意不要伤到闭孔神经血管束。

在四边体平面使用往复锯垂直截断耻骨上支。相比于骨刀，使用往复锯可以使截骨位点尽可能偏外，而骨刀有向内滑动的风险。尽可能偏外的耻骨截骨可以保证最大的截骨断面，降低未来不愈合的风险。如果不选用全程往复锯截断的话，也可以用锯在骨上锯出刻痕，再用直或弯骨刀完成剩下的截骨。如果选择在髂耻粗隆以外截断耻骨，则有可能进关节。如果无法确定，可以在术中应用 C 臂透视确认，当然这不是必要的。最后应用骨刀或 Cobb 骨膜剥离器确定截骨端的可移动性。

接下来，所有注意力都集中在髂骨截骨上了。O'Hara 坐骨切迹拉钩（图 73-4）在剩下的步骤中会起到保护坐骨神经的重要作用。最关键的骨性标记物就是坐骨切迹的最深处。中央截骨（图 73-5 中"B"）要在此处以上并保持水平。内侧截骨（图 73-5 中"C"）要尽可能深的截入坐骨切迹，外侧截

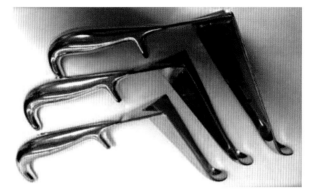

▲ 图 73-4　O'Hara 坐骨切迹拉钩

骨（图 73-5 中"A"）需和内侧截骨镜像对称，通常位于髂前上棘之上。如果没有改变前倾角，三面截骨的长度应该是相等的。截骨初学者喜欢中央截骨（图 73-5 中"B"）的长度超过内侧截骨（图 73-5 中"C"）以留给自己回旋余地。如果计划调整髋臼前倾角，习惯将 BC 截骨拐角向内移 2～3mm（图 73-6）。许多医师喜欢用电刀或画线笔标记截骨位置。我们更倾向在截骨前应用 3.2mm 钻头分别在 AB 和 BC 拐角处钻孔标记。

1 号 Schanz 钉打在内侧截骨（C）内侧缘下方 1～1.5cm 邻近四边体的位置（图 73-5）。如果需要调整髋臼前倾角，则 Schanz 钉应按需内旋或外旋打入（图 73-7 至图 73-9）。外固定器安放在骨畸形的位置，注意此时坐骨神经存在损伤风险，可以对钻头设置限深，限定为股骨头直径的深度。2 号 Schanz 钉可以先打出孔，但在截骨彻底完成之前并不置入 Schanz 钉。

这时，许多术者都倾向用 C 臂透视确定纠正的角度，而根据经验，这没有必要。

应用 12mm 长度的往复锯片进行截骨（图 73-10）。往复锯要保持垂直，并时刻与 1 号 Schanz 钉的方向平行。当最终三面截骨连为一体，截骨才算完成。主要的粘连部位都在后方角落里。不要试着用骨刀完成截骨，否则会出现一些难以去除的骨脊。用 Cobb 骨膜剥离器或长柄骨刀在截骨部位扭动确认截骨完成。接着置入 2 号 Schanz 钉，2 个 Schanz 钉之间安装外固定器。屈髋向外侧和远端阔筋膜张肌的方向牵拉外固定器，中心骨块就被彻底游离，

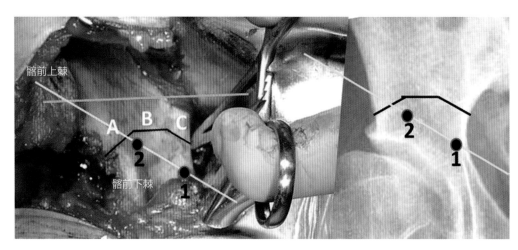

▲ 图 73-5　髂骨截骨

计划外旋 30°，术中为计划好的截骨标记画线并设计打钉位置。三条截骨线等宽，由内到外分别标记 A、B 和 C。B 截骨水平（与术中绿线平行）。C 截骨（与当前负重区平行）向内延伸终止于坐骨切迹最深处（止血钳所指位置）。A 截骨（是 C 截骨的镜面截骨）起始于外侧关节囊 / 股直肌反折头水平（髂前上棘位置以上）。将 AB 截骨和 BC 截骨交汇点用 3.2mm 钻头提前钻孔标记。1 号 Schanz 钉打在 C 截骨远端 10～15mm 的位置，邻近四边体。2 号 Schanz 钉打得越远越好（以提供最佳的力线优势和最稳定的固定），使用器械可以旋转 30° 纠正畸形（黄线所示），通常位于 AB 截骨交汇点附近

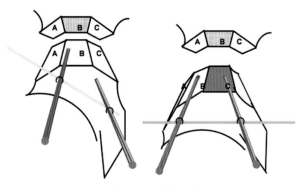

▲ 图 73-6　截骨示意图

当单纯纠正外侧覆盖时（本例 30°），要把 Schanz 钉打入矢状面或轴位平面，且截骨面等宽。这样当旋转髋臼骨块时，骨块的 C 面就能贴敷又稳定地坐在髂骨的 B 面上，这种情况下无法调整前倾角。而如果 C 截骨宽于 B 截骨，截骨面交锁就不会很顺利；所以在术者能够熟练施行手术之前，建议术者可以把 B 截骨稍稍宽出 C 截骨 1～2mm

将外固定器牵拉至设计好的矫形位置，此时外固定器的横杆水平，Schanz 钉垂直。转到矫形位置后，用 1 个 2mm 克氏针从髂峰打入固定，接着术中拍片确认旋转角度，透视角度需要约 10° 内旋以确保与前后位 X 片投射角度一致。要确保旋转骨块的后壁坐在股骨头中心的位置，这样才能保证前倾角是准确的、眉弓是平的。

有 2 种方法最终固定截骨。一种是使用 2～3 枚 6.5mm 部分螺纹（螺纹长度 16mm）的松质骨螺

钉从髂骨板打入，一种是使用 3 孔动态加压钢板放在垂直于 1 号 Schanz 钉孔朝向骶髂关节的方向，再用 2 枚加压螺钉固定。在截骨块被牢固固定前，不要去除 2 号 Schanz 钉，其作用是检查截骨固定的牢固性，并在牢固固定之前保持正确的前倾角（图 73-11）。术中操作产生的骨块可用来打压植骨填补小空隙。伤口周围局部注射一组 100ml 混合的长效麻醉药，内含氨甲环酸、肾上腺素和酮咯酸[6]。

最后在髂前上棘钻孔，固定之前离断的腹股沟韧带。

分两层仔细地将腹部肌肉重新缝合在髂骨翼上，髂前上棘以下的剥离软组织尽量不修复，避免损伤股外侧皮神经，不用放置引流。

## 三、术后康复

最舒服的体位是在可调节床上屈髋屈膝，或在腿下垫入枕头。悬挂双杠对于康复是有帮助的。在患者感觉适宜的前提下，术后可以开始即刻负重行走，在走路无跛行时即可放弃助行器。

## 四、手术器械

本术式应用的器械大多数都是被广泛采用的器械。只有以下几种特殊器械：① O'Hara 坐骨切迹

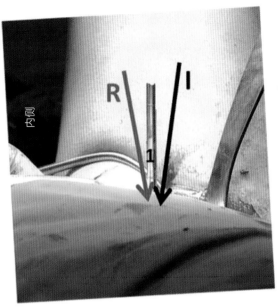
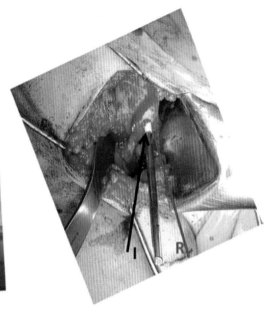

▲ 图 73-7　打入 1 号 Schanz 钉（调整前倾角）

左图：头侧视角；右图：术者视角。1 号 Schanz 钉打在四边体附近，如果不调整前倾角，则 1 号 Schanz 钉在两个平面上都垂直。如果需要减小 15° 前倾角，那么 1 号 Schanz 钉就会出现 15° 的内旋（紫线）。如果需要增大 15° 前倾角，那么 1 号 Schanz 钉就会出现 15° 的外旋（黑线），轻度偏外

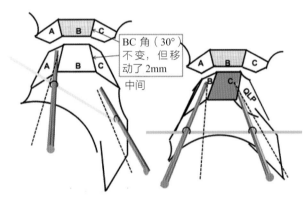

▲ 图 73-8　减小前倾角时的截骨。当调整外侧覆盖（本例 **30°**）同时减小前倾角（如 **15°**）时，**Schanz** 钉应打在 **15°** 内旋的位置（与原始虚线相比），同时 B 截骨应比 C 截骨宽一些，**BC 截骨交汇点向内侧移位 2～3mm**（B 截骨与 C 截骨之间产生 **5mm** 差异）。这样截骨就会是中心骨块在髂骨上外旋。中心骨块的 **C** 截骨可以舒服稳定地坐在髂骨的 **B** 截骨上，而 **B** 截骨的前方顶在 **A** 截骨面的近端

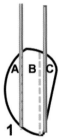
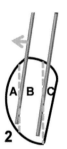
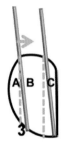

▲ 图 73-9　髂骨截骨后的断面图

1. 初始 Schanz 钉位置和截骨（绿虚线）显示无前倾角纠正。请注意，即使四边体是内旋状态也可以忽略。2. 初始 Schanz 钉位置和截骨显示前倾角减小 10°（绿箭头）。请注意 B 截骨比其余截骨宽 3～4mm，而相邻四边体的内旋使得中心骨块可以轻松外旋。3. 初始落定位置和截骨显示前倾角增加 10°（绿箭头）。和前一种一样，B 截骨略宽，四边体外旋使得矫形更加轻松

拉钩；②双面尖头往复锯锯片（图 73-10）；③钻头限深器，避免 Schanz 钉打入过深伤及坐骨神经。

　　O'Hara 坐骨切迹拉钩是 Rang 拉钩的改良版，尖端更长以便独立应用，而不像最初设计的 Rang 拉钩那样需要成对应用[7]。O'Hara 拉钩放置在真骨盆，拉钩的尖端可置入坐骨切迹，防止往复锯锯片

尖端损伤坐骨神经。Rang 拉钩尖端更短，一端在骨盆，另一端在髂骨外板，而汇合于坐骨切迹。如果使用 O'Hara 坐骨切迹拉钩，则在术中不需要进行髂骨的外侧剥离。O'Hara 坐骨切迹拉钩由 Phoenix Surgical 制作（www.phoenixsurgical.co.uk），有 3 种型号。

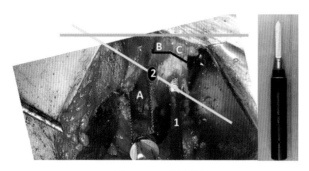

▲ 图 73-10　髂骨截骨

标记显示 ABC 截骨面等宽（如果想调整前倾角，B 截骨要宽于 C 截骨）。三面截骨都会用到往复锯。本照片中锯片在 A 截骨处，截骨时手要稳、锯片要坚硬。首先用摆锯在骨上打出痕迹，一旦皮质被突破，锯片要严格垂直向下，除非为了连接截骨面时进行的小范围截骨。有一个例外就是 C 截骨，一旦突破皮质，最好沿着截骨面的内侧下行，故意截到坐骨切迹拉钩的位置完成内侧截骨，接着将锯片外移垂直完成 B 截骨面会师的截骨。右图：倾向应用的 Synthes 公司制造的往复锯

## 五、结果

再次回顾了笔者前 100 位手术的患者共 116 例髋。

1992—1996 年（我们开展这一手术的前 5 年），25% 都进行了术后 CT 复查，以检查矫正的准确性，发现所有平面的矫正度数与术前计划的差距都在 5° 以内。有 2 例需要翻修，1 例由于过度覆盖出现前撞击，还有 1 例于 1993 年手术严重发育不良，矫

正度数为 45°，2008 年复查时发现前倾角过度矫正超过 15°。

10 例患者出现并发症（9%），并发症率（前 116 例）与其他髋臼周围截骨术式相比较低，不愈合率也相对较低。生存曲线见图 73-12。

笔者还使用这一术式复位并包容 Perthes 病患者的股骨头[1]。除了股外侧皮神经损伤以外，这一术式并不会引起严重的并发症。最初一组患者现在已进入 20—30 岁的年龄区间，有 4 例接受了关节置换手术。其余患者的髋关节功能良好，平均的髋骨关节炎评分[8] 在 85～96 分，UCLA 活动评分[9] 中位数为 5 分，平均 6 分。

笔者也曾将该术式与外翻截骨联用，用于恢复患者的下肢长度和功能。

尽管说任何一种骨盆截骨都不容易做，但 BIPO 的所有截骨都是在直视下完成的，术中令人棘手的情况也相对较少。

笔者认为：CT 平扫指导下的精确术前规划、矫形时灵活运用 Ilizarov 原则、直视下交锁截骨可重复性高和截骨后固定牢固是这一术式成功的关键。这一术式与其他骨盆截骨手术相比长期随访疗效至少持平或更佳。没有患者出现影响术后满意度的并发症。

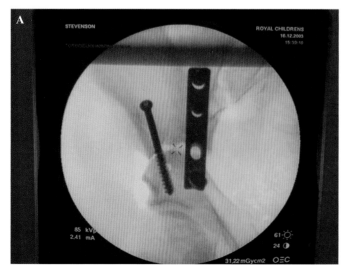

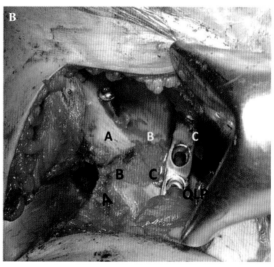

▲ 图 73-11　固定和植骨后的影响

植骨取自锯片和钻头上的碎屑。注意髋臼前后柱的完美位置关系（画面轻度内倾 10° 以纠正平行视差）

## Birmingham 髋臼周围交锁截骨术
## 治疗发育不良结局（人工关节置换术）

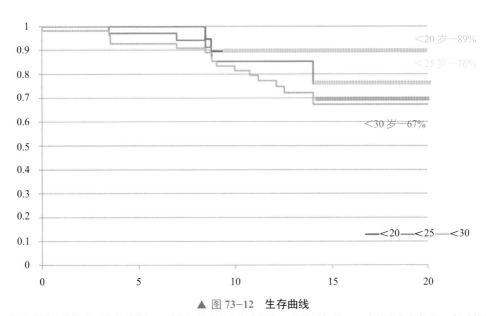

▲ 图 73-12　生存曲线

接受关节置换作为统计学终点，按年龄分组。越年轻的患者生存率越高，截骨时年龄＞20 岁的患者在术后 20 年时的生存率为 89%

# 第74章

# 微创髋臼周围截骨术
## Mini–Incision Periacetabular Osteotomy

Kjeld Søballe　Anders Troelsen　**著**
郑　萍　程　徽　**译**　沈　超　**校**

## 一、背景

保留关节的外科治疗思维和入路已经向微创化方向发展。历史上，髋臼周围截骨术的手术入路以广泛地剥离和软组织损伤为特征。自从伯尔尼团队发明髋臼周围截骨术以来，的截骨方式一直没有变化；但是，手术的发展都是为了尽量减少软组织损伤。并发症少、手术创伤小、不影响长期疗效是髋臼周围截骨术最佳手术入路的前提。

髋臼周围截骨术手术入路的选择决定会出现哪些手术并发症及其风险高低。特别是出现神经血管并发症的概率取决于切口的方向和软组织的剥离程度。术前应告知患者手术风险、并发症发生的概率，以及预期髋关节生存时间和术后髋关节功能。手术持续时间、术中出血量、输血要求以及髋臼截骨块的旋转移动程度都可能受到手术入路的影响[1-10]。

髂腹股沟入路、Smith-Petersen入路及改良入路是髋臼周围截骨术手术的传统手术入路[1-5]。已经有研究报道了当采用这些入路进行手术时，髋臼截骨块可以放置在最佳的矫形位置。但是，术中仍然需相当广泛的软组织剥离和肌肉剥离，因此，来自丹麦奥胡斯大学医院（Aarhus University Hospital）的资深作者（KS）发展了一种新的创伤更小的经缝匠肌髋臼周围截骨术手术入路[11]。与髂腹股沟入路相比，该入路降低了血管并发症的发生风险[12]。髂腹股沟入路、改良的Smith-Petersen入路和新的经缝匠肌微创手术入路相继开始应用于临床，后者自2003年4月开始使用。发明这种手术入路的目的是在不影响髋臼最佳矫形的前提下，能减少手术创伤，降低术中及围术期并发症发生率。

## 二、手术技术[1]

### （一）微创入路

微创入路的手术技术已经被描述过，包括在透视下5步截骨的操作指南[11, 16]。视频教程可见于 http://www.vjortho.com/streaming/jbjs.cfm?c=4075&b=783617706001&m=s.

患者取仰卧位置于透光床上。手术铺单要求允许手术侧的下肢能活动自如。术中全程需要透视评估，透视设备需要放置在恰当的位置，以获得前后位和60°假斜位的影像。

---

1　确认使用的所有材料均有版权
　　以前出版的描述手术技术的文本已经许可后重印
　　引自Journal of Bone and Joint Surgery American, March, 2008, 90, 3, New Minimally Invasive Transsartorial Approach for Periacetabular Osteotomy, Troelsen, 493–498.

切口始于髂前上棘，并沿缝匠肌向远端延伸。切口长度约 7cm。仔细切开筋膜，分离并保护股外侧皮神经。为了有利于横向牵开软组织，在截骨术中保持髋关节半屈位。使用骨撬就是为了这个目的。从髂前上棘开始，使用骨膜剥离器沿髂骨内板经行骨膜下分离，直至弓状线。为了能更好地显露，在髂前上棘的连接处切断腹股沟韧带。然后将骨膜剥离器置入缝匠肌的内侧，并沿其肌纤维的方向钝性分离缝匠肌，深部筋膜锐性分离。然后将骨膜剥离器替换为钝头骨撬，牵开位于髂骨内侧的髂腰肌和缝匠肌。然后可以开始截骨（图 74-1）[11]。

进行该入路大约需要 5min。很明显，此入路无法提供经典入路的截骨术中的直视下显露，因此，在经缝匠肌髋臼周围截骨术术中截骨时，对透视的使用和理解至关重要。外科医师辐射暴露为平均每台手术 35s[18]。

### （二）截骨的操作

#### 1. 耻骨截骨

使用骨膜剥离器骨膜下剥离耻骨上支。耻骨截骨要在耻骨上支的内侧，这是非常重要的，否则截骨面太厚会导致截骨困难，截骨块移动困难或移动不能。将一个弯曲的钝头骨撬放置在耻骨上支后方的闭孔肌凹处。关键是将骨撬置于骨膜下以保护闭孔动脉和神经。然后，将 U 形骨撬置于截骨位置的前方和内侧，以便在内侧牵开髂腰肌，保护髂动脉、静脉和股神经（图 74-2）。然后用弯骨刀在直视下对耻骨上支进行截骨。必须完全截开耻骨截骨后再撤出骨撬；否则，重新放置骨撬时，骨撬会容易滑入截骨断端而使置入困难。当耻骨完全截断时，外科医师通常能够听到和感觉到（截骨阻力的消失）。在手术过程中应充分利用这种感觉，避免造成截骨不全、截骨过深骨刀进入软组织。

#### 2. 坐骨截骨

当进行坐骨截骨时，U 形骨撬仍放置在它原来的位置以向内牵开髂腰肌。用一把长剪刀直接在耻骨截骨断端外侧和远侧穿透间隙，继续向下直至髋臼下方的坐骨。保持剪刀在适当的位置，使得 30° 的弯骨刀能放置在坐骨上。骨刀放置的位置是否正确是通过透视（前后位透视影像）来确定的。截骨开始于泪滴远端约 5mm 处。截骨宽度为 1.5 cm，可分 2 步进行截骨：第 1 步从坐骨内侧缘开始，第 2 步将骨刀移向外侧后截骨（图 74-3）。然后，30° 的弯骨刀沿骨盆内侧截骨，直至骨刀的刀刃能骑跨于坐骨内侧。骨刀的位置和截骨方向是在严格的透视下进行的，透视方向是假斜位，它与前后位呈 60° 角（图 74-4）。接着从坐骨的内侧向外侧截骨，

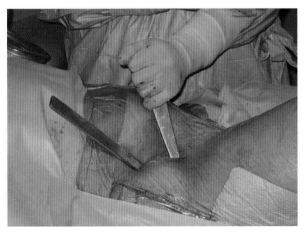

▲ 图 74-1　微创经缝匠肌入路截骨演示

直骨刀用于髂骨截骨的最后一步，骨撬保护内侧结构（转载自 Journal of Bone and Joint Surgery American, March, 2008, 90, 3, New Minimally Invasive Transsartorial Approach for Periacetabular Osteotomy, Troelsen, 493-498.）

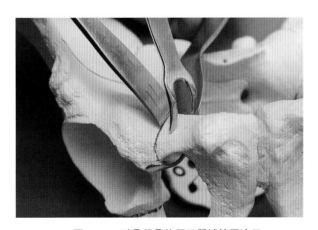

▲ 图 74-2　耻骨截骨位置及器械放置演示

在耻骨后方放置一个弯曲的钝头骨撬来保护闭孔神经和动脉。U 形骨撬将软组织向内侧牵开，弯骨刀用于截骨（转载自 Journal of Bone and Joint Surgery American, March, 2008, 90, 3, New Minimally Invasive Transsartorial Approach for Periacetabular Osteotomy, Troelsen, 493-498.）

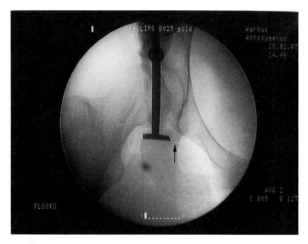

▲ 图 74-3　前后位透视图

图示骨刀在泪点下方坐骨处的外侧放置位置。图上可见坐骨内侧缘截骨（箭）（转载自 Journal of Bone and Joint Surgery American, March, 2008, 90, 3, New Minimally Invasive Transsartorial Approach for Periacetabular Osteotomy, Troelsen, 493–498. ）

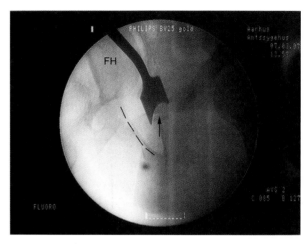

▲ 图 74-4　60° 假斜位透视图

骨刀正确的位置是骨刀缘骑在截骨线上（箭）。虚线示闭孔的耻骨缘；FH. 股骨头（转载自 Journal of Bone and Joint Surgery American, March, 2008, 90, 3, New Minimally Invasive Transsartorial Approach for Periacetabular Osteotomy, Troelsen, 493–498. ）

截骨长度为骨刀宽度的 2～3 倍（图 74-5）。这种截骨线方向沿着髋臼略弯曲。为了使截骨平面沿着最初的 1.5cm 的截骨平面延伸，并且获得近乎水平的截骨，截骨时 30° 的弯骨刀柄方向需推向内侧。当坐骨的后侧面被截断时，如果骨刀向外侧截得超过骨皮质太多，坐骨神经就可能受到损伤。

### 3. 髂骨截骨

首先，沿着骨盆内板在距髋臼约 3cm 处插入 1 根克氏针。这样做是为了确保与关节面保持适当的距离。根据经验，如果截骨线与关节面的间距达到这个距离，就能更容易调整和控制髋臼截骨块。髂骨截骨的第一步从髂前上棘和髂前下棘之间、克氏针的水平上开始。使用摆锯进行截骨，截骨深度为距弓状线约 1cm。有部分患者髂前上棘到关节面的距离相对较短。在这些病例中，建议在髂前上棘下先进行一个小斜面截骨。为了保护髂骨外侧的组织，在髂前上下棘之间沿髂骨外板游离出一个通道，插入一个钝头骨撬。钝头骨撬必须贴近骨面放置，否则会破坏来自臀上动脉的血供。另一把骨撬保护髂骨内侧的结构。截骨的第一步后继续使用宽直骨刀。截骨面的夹角约为 120°，沿髋关节后方向下截骨，直至最初的坐骨截骨面会师，这时后柱仍保持完整。在髂骨截骨的最后一步必须使用放射透视（60° 假斜位）（图 74-6）。

### 4. 髋臼调整

髂骨截骨面中放置骨撑开器。随着截骨的进行，髂骨和坐骨截骨时可使用 30° 骨刀进行确认，以确保充分截骨，没有干扰髋臼截骨块的移动骨桥或骨茬残留。然后在髂骨处使用骨钳复位，骨钳的钳齿分别固定在髂骨的内外板。髂骨的内板是一个斜面，可以预先钻个小洞，以便安全固定持骨钳。这使得外科医师在复位时可以控制截骨块。如果髋臼截骨块被适当的移动和重新定位，在前后位透视中可以观察到耻骨上支向头侧移位、泪滴向头侧、向内侧移位。如果未见这些影像，可能是由于坐骨截骨不充分造成的（图 74-7）。

术中使用已经过验证的测量装置测量髋臼中心边缘角和髋臼指数，以确保获得最佳的矫形位置（图 74-8）[13]。

使用前后位透视影像进行数据测量。测量装置是用小钉定位在两侧髂前上棘上，以保证测量时骨盆是水平的。可通过调整患者的初始体位来避免骨盆的过度前倾和旋转。在小钉连接的力线杆上可以安装 2 个不同的可调量角器。测量髋臼指数时，量角器必须先定位髋臼臼顶硬化带的内外缘。测量髋臼中心边缘角时，量角器需定位股骨头中心和髋臼

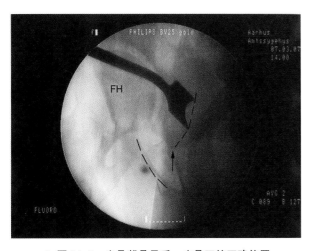

▲ 图 74-5　坐骨截骨最后一步骨刀的正确位置

图中虚线为骨刀的位置，截骨线略弯曲。箭头所指为已经完成的截骨水平。虚线示闭孔的耻骨缘。FH. 股骨头（转载自 Journal of Bone and Joint Surgery American, March, 2008, 90, 3, New Minimally Invasive Transsartorial Approach for Periacetabular Osteotomy, Troelsen,493–498.）

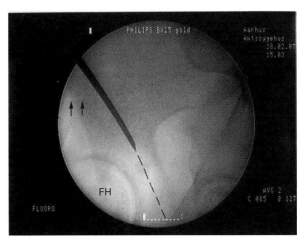

▲ 图 74-6　术中 60° 假斜位透视

图示在第一步髂骨截骨（箭）后使用直骨刀进行截骨。在关节面和后柱之间（虚线）进行截骨全坐骨截骨面，第一步髂骨截骨面与后柱截骨面的夹角约为 120°。FH. 股骨头（转载自 Journal of Bone and Joint Surgery American, March, 2008, 90, 3, New Minimally Invasive Transsartorial Approach for Periacetabular Osteotomy, Troelsen,493–498.）

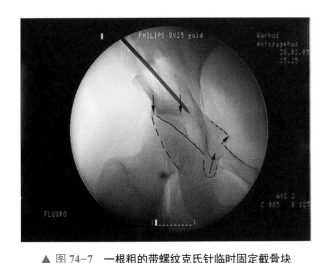

▲ 图 74-7　一根粗的带螺纹克氏针临时固定截骨块

髋臼臼顶硬化带内外缘（箭）在同一水平位置，髋臼的前倾结构（虚线 = 髋臼后缘，实线 = 髋臼前缘），耻骨上支向头侧移位，泪滴向头侧、向内侧移位（转载自 Journal of Bone and Joint Surgery American, March, 2008, 90, 3, New Minimally Invasive Transsartorial Approach for Periacetabular Osteotomy, Troelsen,493–498.）

臼顶硬化带的外缘（图 74-9）。该测量装置易于使用，它能够帮助外科医师评估髋臼复位情况，从而避免矫正不足或矫正过度。髋臼的前后倾无法测量，仍需要根据髋臼前后缘来评估，以确保不存在交叉征 [8, 9, 14, 15]。髋臼后缘应位于前缘和股骨头中心

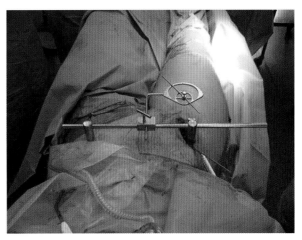

▲ 图 74-8　已经验证的术中测量髋臼中心边缘角及髋臼指数的装置

外侧，前缘应位于股骨头中心内侧。术中可能需要多次调整，可以用粗的螺纹克氏针从髂骨临时固定截骨块。

当不需要进一步调整时，可使用 2 枚不锈钢螺钉从髂前上棘穿入截骨块以固定其位置。用放射透视观察螺钉的位置，可通过对截骨块施力来测试固定的稳定性 [17]。

（三）矫形的手术目的

矫形的手术目的是改善股骨头的覆盖，减少

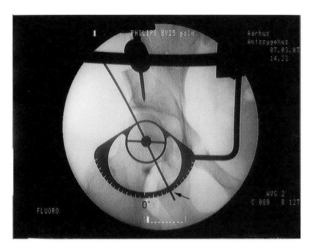

▲ 图 74-9　用于测量髋臼中心边缘角的量角器

它是通过识别股骨头中心和髋臼臼顶硬化带的外缘来测量的。本例中测量的角度为 30°（箭）。0° 可见图中标记（转载自 Journal of Bone and Joint Surgery American, March, 2008, 90, 3, New Minimally Invasive Transsartorial Approach for Periacetabular Osteotomy, Troelsen,493–498.）

髋臼边缘和盂唇的应力，避免半脱位或撞击的进展。手术应该避免股骨头过度覆盖，因为这将导致股骨髋臼撞击综合征，导致另一种关节退变。矫形后髋臼指数和髋臼中心边缘角应尽可能达到正常的解剖（髋臼指数：0°～10°；髋臼中心边缘角：30°～40°）。矫形后髋臼中心边缘角偏离 30°～40° 已被证明会显著增加髋臼周围截骨术失败的风险，增加后期全髋关节置换术发生率[19]。如上所述，手术获得适当的髋臼前倾同样重要。手术结束时评估髋关节活动范围和关节稳定性，有助于外科医师评估髋关节力学的变化和评价是否引起继发性股骨髋臼撞击综合征。最后，患者 / 髋关节的选择对髋臼周围截骨术长期疗效非常重要[19, 20]。

## 三、微创手术的预后

### （一）并发症

在以前关于经缝匠肌微创手术的报道中，没有发现中重度的并发症发生，也没有发现手术技术引起的或神经血管损伤并发症。在这种手术入路中股神经、股动脉和股静脉被肌肉保护[11]。和其他髂股方向的手术切口一样，最常见的并发症是股外侧皮神经支配区域皮肤感觉异常，因为该神经横穿过手

术区域。

### （二）出血和输血要求

微创经缝匠肌入路术中出血量和术后输血较少，术中出血量中位数为 250ml（出血量四分位间距为 150～350ml）。只有 3% 的患者需要输血，输血量的中位数为 2 单位的悬浮红细胞[11]。需要强调的是这种入路手术创伤小，切口小，没有肌肉离断，只有缝匠肌沿肌纤维方向上的钝性分离。此外，手术时间缩短可以减少手术创伤。最初报道的手术中位时间为 1.2h，现在减少至约 0.75h。

### （三）髋臼矫形

虽然微创髋臼周围截骨术不能直视下截骨，但它通过测量术后髋臼中心边缘角和髋臼指数来评价矫形程度，因此并不影响取得最佳髋臼矫形效果[11]。对髋关节三维解剖的理解和放射透视的使用有助于了解最佳的矫形定位。矫形不良已被证实会显著增加矫形手术失败的风险，增加术后全髋关节置换术的发生率。

### （四）髋关节生存率

目前经验报道微创手术入路的术后髋关节存活率非常令人鼓舞。笔者评估了在 2003 年 4 月至 2007 年 5 月采用微创入路进行方法进行手术的 209 名患者，用生存曲线评估髋关节生存率，以接受全髋关节置换作为其生存终点。通过国家登记系统，确保了患者完整的随访。平均随访 6.2 年（范围：3.9～8.1 年）。5 年生存率为 94.7%，8.1 年生存率为 88.6%（图 74-10）。当然良好的预后是部分归因于资深外科医师（KS）的丰富经验以及对适应证选择。术前骨关节炎的存在是预测髋臼周围截骨术术后失败的最重要因素[19, 20]。因此，保髋髋臼周围截骨术的适应证应为髋关节没有或只有轻微的骨关节炎征象（Tönnis 0～1 级）。

## 四、总结

保髋手术，包括髋臼周围截骨术，已经向尽量减少软组织损伤和围术期并发症发生率发展。行髋

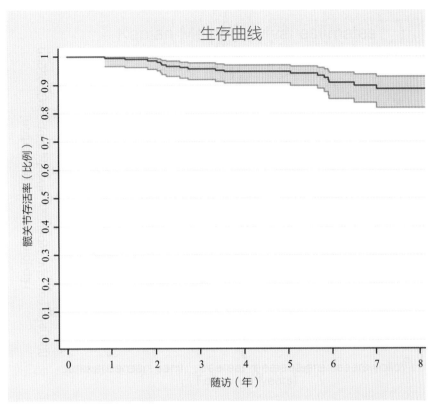

▲ 图 74-10　以全髋关节置换术为终点的 Kaplan-Meier 生存曲线

对国家登记系统中 2003 年 4 月至 2007 年 5 月的 209 名患者进行完整的随访，随访时间为 3.9～8.1 年不等（引自 Soballe K, Troelsen A: Approaches and Perioperative Management in Periacetabular Osteotomy Surgery: The Minimally Invasive Transsartorial Approach, in Pagnano M, Hart RA（eds）: *Instructional Course Lectures* 62. Rosemont, IL, American Academy of Orthopaedic Surgeons, 2013, pp 297–303.）

臼周围截骨术的外科医师应当认识到，实施截骨手术的入路将影响以下几个方面：①并发症的种类和发生率；②手术时间；③术中出血量；④术后输血率。此外，所选择的方法必须允许最佳髋臼矫形。微创经缝匠肌手术方法的目的是减少软组织损伤，并以安全的方式使外科医师能够进行最佳的髋臼矫形。结果显示微创手术方式为良好的髋臼矫形提供了一种安全的方法，并且尽可能减少了手术时间、出血量和输血需求。此外，采用微创方法的髋关节手术，其术后 8 年生存率令人满意。建议将微创入路作为常规髋臼周围截骨术的一种。

# 第75章

# 髋臼周围截骨术的结果
## Results of Periacetabular Osteotomy (PAO)

Brian T. Barlow　Richard F. Santore　著
杨先腾　程　徽　**译**　沈　超　**校**

## 一、概述

自 20 世纪 80 年代末以来，越来越多的文献报道了髋臼周围截骨术的临床结果。现在已有丰富的短中期临床结果，随访时间长达 20 年。本章将详细探讨对结果的了解现状，以及这些数据如何影响当代外科手术决策。简而言之，当适应证仅限于关节匹配度良好且髋关节具有较好活动度的年轻患者时，如果没有术中并发症，则可以预期在头 5 年内约有 95% 的髋关节手术会取得良好的效果。在最长超过 20 年的随访研究表明，髋臼周围截骨术后髋关节的生存率约为 75%。本章节中不可能纳入先前发表的每一篇与此主题相关的有价值的同行评审文章、综述或教科术中与此主题相关的章节。敬请为此工作做出贡献的作者谅解。排除不代表有关材料质量的任何价值判断。

## 二、髋关节发育不良的流行病学和自然史

Stulberg 等的早期工作显示，接受全髋关节置换术的患者中，多达 40% 的患者具有影像学可见的髋关节发育不良证据[1]。William Harris 博士的研究进一步表明，超过 90% 的髋关节炎患者具有明显的形态异常，最常见的是髋关节发育不良或枪柄畸形[2]。实际上，随着时间的推移，"髋关节特发性或原发性骨关节炎"一词已从整形外科词典中消失，

因为已经了解到，几乎所有骨关节炎病例都有先天性、发育性或外伤性病因，其中发育不良是最常见的。这就是成人手术干预背后的理论背景，手术的目的主要是延缓疾病发展，而不是完全消除继发性骨关节炎的发作。然而，目前还没有前瞻性随机的研究比较非手术治疗和髋臼周围截骨的治疗效果。

在最近关于髋关节发育不良流行病学调查一个研究中，Jacobsen 等使用哥本哈根市核心研究数据回顾分析了 65 岁以上的 4000 多名男性和女性的术前后 X 线片，研究结果显示成年后髋关节发育不良与骨关节炎之间存在显著相关性。使用 Wiberg 的中心边缘角、髋臼深度比值和股骨头外露指数，该队列研究的影像学髋臼发育不良的发生率为 5.4%～12.8%[3]。

类似地，在一个队列研究中，Inoue 等回顾了法国和日本患者的泌尿科影像资料，以揭示髋关节发育不良和骨关节炎的患病率。作者道，日本女性髋关节发育不良的发生率高达 11.6%，而法国男性则低至 1.8%。然而，该作者使用中心边缘角<25° 作为发育不良的定义，而以前的报道通常使用中心边缘角<20° 定义为影像学上发育不良。

在一项对 2000 多名 19 岁挪威人的研究中，使用 Wiberg 外侧中心边缘角、股骨头外露指数、髋臼夏普角、髋臼深度与宽度的比值以及髋臼眉弓倾斜角等作为观察判断指标，根据中心边缘角<20° 作为髋臼发育不良标准，髋臼发育不良的总体发生率

为 3.3%，女性为 4.4%，男性为 2.4%。作者还回顾了髋关节活动度的数据，并收集了经验证的问卷调查数据。该研究发现放射影像学上的髋关节发育不良与 EuroQol（EQ-5D）、WOMAC）、超常活动的 Beighton 评分或 BMI 之间没有关联[4]。

在成人髋关节发育不良流行病学的研究中，不可以过度依赖前后位 X 线照片的观察指标。与 X 线片一样，单纯冠状位平面成像不能进行三维结构评估，不足以充分说明髋臼和股骨近端的复杂性。此外，韧带松弛和动态不稳（如关节松弛综合征、Ehlers–Danlos、马方综合征等）可显著影响髋关节发育不良的处理，表面上看，这在静态的普通平片上无法获得相关信息。另外，站立位骨盆前后位 X 线照片比仰卧式前后位骨盆平片可传达更多重要信息，但在综述中很少统计，特别是在回顾性研究中。

髋关节发育不良的长期研究证实，未经治疗的 DDH 患者预后较差。Murphy 等报道了髋关节发育不良患者的长期随访结果，指出中心边缘角<16°时明显预示了结局不良和早期有症状的关节炎的发生[5]。这项研究虽然具有说明性，但其局限性在于它的纳入患者已经在对侧进行了关节置换术。

Stulberg 等研究了 20 名成人髋关节发育不良患者的自然病史，平均随访 22 年。患者确诊的平均年龄为 43 岁，并一直随访至平均年龄 65 岁。所有患者的外侧中心边缘角均<20°，并具有完整的 Shenton 线。到 50 多岁时，该系列髋关节发育不良患者的骨关节炎发生率为 72%。同时 Stulberg 指出，尽管男性仅占研究人群的 25%，但 2/3 未出现症状的是男性。男性髋关节发育不良患者似乎具有更好的自然病程，但为什么会这样，作者没有提出任何的原因分析[6]。

Weinstein 等进行了一项儿童髋关节发育不良的纵向研究，报道了 40 年的随访结果。该研究纳入了 58 例患者 72 例髋（女性 78%）经开放或闭合复位治疗的髋关节发育不良患者。行髋关节复位的平均年龄为 16 个月，有 67% 的患者行闭合复位术，65% 的髋关节在骨骼成熟时达到 Severin Ⅰ 级 /

Ⅱ 级；然而，只有 33% 的患者在 40 岁时仍然保持 Severin Ⅰ / Ⅱ 级[7]。此外，到研究结束时，已有 21% 的人群进行了全髋置换。

## 三、临床结果

Matta 等报道了他们最初施行髋臼周围截骨术手术的 58 例患者，平均随访 4 年。最终的临床随访中，效果被评为优者占 17%，良占 59%，中占 12%，差占 12%。具有理想适应证的患者，在研究期间没有 1 例效果差。作者认为，在严格把握髋臼周围截骨术适应证的前提下，患者疗效稳定且优良，但术前有明显关节炎的患者失败率较高[8]。

2008 年，由 Ganz、Steppacher、Tannast 和 Siebenrock 组成的伯尔尼团队发表了他们早期髋臼周围截骨术手术的 63 位患者的 20 年随访结果。24% 的患者出现骨关节炎进展。总体而言，平均 20 年髋关节的保髋生存率为 60%。预测不良结局的 6 个因素包括年龄、围术期功能水平（Merle d'Aubigné 和 Postel 评分）、前撞击试验阳性、跛行、骨关节炎 Tönnis 分级以及术后股骨头突出指数>20%。在研究期间，骨关节炎 Tönnis 2 级和 3 级者的手术失败率分别为 87% 和 100%。与骨关节炎 Tönnis 2 级、3 级惨淡的结果相比，术后 20 年随访时 Tönnis 0 级或 1 级生存率是 75%。术后股骨头外露指数反映了手术技术的水平。术后股骨外露指数>20% 是晚期骨关节炎的预测因素[9]。通过测量髋臼外侧的股骨头水平距离来计算股骨外露指数。该距离除以股骨头的水平宽度，再乘以 100 即可得出股骨脱出指数的百分比。伯尔尼团队的这项研究代表了髋臼周围截骨术治疗髋关节发育不良的最长随访结果。

Kralj 等报道了他们对髋关节发育不良患者施行髋臼周围截骨术的长期结果，纳入 26 例髋，术后患者接受了 7~15 年的随访。通过 WOMAC 评分、Tönnis 分级、外侧中心边缘角和前中心边缘角进行评估。平均随访 4.5 年时，有 15% 的患者进行了髋关节置换。另外 31% 的髋关节的 Tönnis 分级 > 3 级或 WOMAC 评分降低>20 分[10]。可以预测失败的因素包括年龄较大、术前 Merle d'Aubigné 评分较低、股骨头为非球型、Trendelenburg 征阳性以及术后髋臼后倾、半脱位或脱位。作者发现患者和手术因素都影响了总体生存率。虽然患者因素，如年龄、术前骨关节炎分级和较低的髋关节功能是重要的预测因素，但技术并发症也将明显降低保髋生存率。作者还评论说，髋臼周围截骨术矫正的位置不当也会产生继发的撞击[11]。

来自波士顿儿科研究小组的 Matheney 等发表了他们的髋臼周围截骨术临床结果，109 例患者135 例髋，术后平均随访 9 年。在第 9 年随访时，有 76% 的髋关节得以成功保留，而其余部分均因WOMAC 疼痛评分＞10 或转行全髋关节置换术而失败。Kaplan-Meier 生存率在 5 年时为 96%，但在 10 年时降至 84%。20 例髋（15%）出现并发症。重要的是，在手术后平均 6.8 年，有 11% 的患者需要进行后续的髋关节镜检查以治疗软骨或盂唇损伤。独立的预测因素包括年龄＞35 岁和术前髋臼股骨头匹配度差或一般。年龄＜35 岁且头臼匹配良好的患者失败率为 14%，而年龄＞35 岁且术前头臼匹配较差的患者失败率为 95%[12]。

Hartig-Andreasen 等回顾了来自一个治疗中心的 401 例髋（316 例患者）的髋臼周围截骨术结果，平均随访了 8 年，采用了 WOMAC 评分、影像学结果和生存率进行评估。作者发现，12 年后的总体 Kaplan-Meier 生存指数为 74.8%，与有关髋臼周围截骨术术后保髋时间的其他报道一致。401 例患者中有 69 例（17%）转行全髋置换术，另外 13% 患者的 WOMAC 疼痛评分＞10，均提示临床治疗失败。失败的预测因素包括年龄较大、术前 Tönnis 分级＞2 级、术后关节间隙＜3mm 和术后中心边缘角＜30° 或＞40°。Tönnis 分级和关节间隙对结局的影响说明，需要谨慎选择患者，才能获得成功的髋臼周围截骨术。笔者认为，文献中经常将年龄当作不良结果的预测因素，但这更可能是由于年龄与 Tönnis 分级增加有关，而不是作为独立的预测因素。术后中心边缘角对预后的影响提示髋臼的矫形定位与最终预后之间的关系。尽管这种情况看起来很直观，但目前对这一结论尚无科学的验证[13]。

来自杜克大学的 Garras 等报道了 58 例髋（52 例患者）中髋臼周围截骨术的临床和影像学结果，平均年龄为 37.6 岁。影像学上，作者记录了中心边缘角度和髋臼指数的显著改善。临床上，Merle d'Aubigné 平均分数从 12.6 提高到 18.0。4 例髋（7%）转行全髋关节置换术，平均时间 3 年。并发症包括2 例暂时性坐骨神经麻痹和 9 例股外侧皮神经感觉异常，所有这些均在最终随访时恢复。另外，有 4 例骨不愈合的病例，其中大多数是无症状的[14]。

Pogliacomi 等报道了一系列接受髋臼周围截骨术治疗的 36 例髋关节（32 例患者），平均随访 4 年。有 2 例（6%）需要转行全髋关节置换术。Merle d'Aubigné 评分从 13 提高到 16。该组的并发症包括部分坐骨神经撕裂，1 例畸形愈合和 1 例骨不愈合[15]。

来自华盛顿大学圣路易分校的 Clohisy 等报道了他们使用髋臼周围截骨术治疗严重髋关节发育不良的结果。作者将严重髋关节发育不良定义为髋关节半脱位（Severin Ⅳ）或假髋臼（Severin Ⅴ）。他们的病例包括 13 例患者，平均年龄 17.6 岁。8 例髋关节半脱位，8 例髋关节假髋臼。6 例患者需要进行股骨近端截骨术。外侧和前侧中央边缘角、臼顶倾斜角和髋关节旋转中心都有明显改善。在术后平均 4.2 年的随访中，HHS 提高了 18 分。2 例出现并发症，包括髋臼截骨块的固定失效和坐骨骨不连，并发症在翻修手术后得以解决[16]。

Badra 等报道了 24 例髋臼周围截骨术患者的结果，平均随访时间为 3.5 年。超过 75% 的患者在骨骼肌肉功能评分简表（short musculoskeletal function score，SMFA）上得分＞20，表明髋关节功能水平恢复较高。与先前的研究相似，头臼匹配较差且Tönnis 3 级的患者结果较差。

## 四、超过 40 岁患者行髋臼周围截骨术

在某些研究中，认为年龄的增加可以预示髋臼周围截骨术后髋关节生存率降低。在许多髋臼周围截骨术手术随访中，年龄被认为是与预后较差有关的因素。年龄是否为独立影响因素，还是与年龄相

关的中晚期关节炎的情况，对髋臼周围截骨术术后的效果有所影响还尚未明确。我们认为，与其他相关因素（例如关节的僵硬、跛行、关节间隙逐渐变窄以及其他继发性退行性改变的影像学证据）相比，单独年龄的相关性较小。本文作者对年龄达 60 岁的患者成功进行了髋臼周围截骨术。在进行髋臼周围截骨术手术之前，所有 40 岁以上的患者都需要进行非常特殊的检查和术前告知。下面报道部分高龄患者施行髋臼周围截骨术的治疗结果。

保守治疗髋关节预后网络研究学组（The Academic Network for Conservational Hip Outcomes Research，ANCHOR）报道了一组 70 例（87 例髋）单独接受髋臼周围截骨术治疗的患者，年龄最小为 40 岁（平均年龄 43.6 岁），术后平均随访时间为 4.9 年。尽管没有比较组，但该队列研究显示 WOMAC 和 HHS 评分得到改善，这和先前对年轻患者施行手术的研究结果相似。髋臼周围截骨术后平均 5.6 年，有 24% 的患者已转行全髋关节置换术。骨关节炎 Tönnis 2 级患者术后 5 年转行全髋关节置换术的风险比骨关节炎 Tönnis 0/1 级的患者高 2.2 倍[17]。

Ito 等报道了 36 例 ≥ 40 岁患者和 103 例年龄 <40 岁以下患者的对比研究结果。髋臼周围截骨术手术后，整个队列研究的平均 HHS 评分从 70 增加到 90，两组之间 5 年 HHS 评分相似。然而，术后 10 年保髋生存率在 <40 岁组为 94.4%，≥ 40 岁组为 81.3%，在术后 15 年生存率分别为 86.9% 和 71.2%。作者得出结论，尽管两组的髋臼周围截骨术早期（5 年）临床结果相似，但 40 岁以上患者的结果随着时间的推移持续恶化[18]。

Zhu 等描述了一组平均年龄为 39.5 岁的 36 例患者的髋臼周围截骨术结果。其中 11 例患者同时做了髋臼周围截骨术和股骨软骨成形术。作者平均随访 5.1 年，发现 41 例髋中有 40 例保存良好（97% 生存率），Tönnis 评分较术前无进展。HHS 评分从 63.7 显著提高到 88.4，单独髋臼周围截骨术组与髋臼周围截骨术加股骨软骨成形术组之间的 HHS 评分没有显著差异[19]。

Teratani 等介绍了一组 42 例年龄 >50 岁的患者施行日本弧形髋臼截骨术的结果，对照组为 54 例平均年龄为 32 岁的患者，两组在性别和 Tönnis 分级上进行配对。平均随访时间为 4.4 年，总体结果显示，两组在中心边缘角度、臼顶倾斜角、头臼指数和股骨头偏移指数方面，具有相似的影像学结果。HHS 评分在两组中也有类似的改进。作者得出的结论是，髋臼弧形截骨术在 50 岁以上、骨关节炎 Tönnis 1 级或 2 级患者中是安全有效的[20]。在最终随访时，每组中均有一名患者转行 TIIA。Kaplan–Meier 生存率分析展示，年龄 >50 岁组的 5 年生存率为 94%，而年轻患者组为 96%。

## 五、髋臼周围截骨术与全髋关节置换术的比较

髋关节发育不良继发性骨关节炎的最终治疗方法是全髋关节置换术。本节中回顾文献，旨在比较髋臼周围截骨术与全髋关节置换术的临床结果。

在一项纳入 59 例患者的高质量研究中，Garbuz 等报道以非随机方式对髋臼周围截骨术和全髋关节置换术进行比较，主要对比指标为年龄、性别和并发症。平均随访 4 年，髋臼周围截骨术手术组患者的 WOMAC 评分更差。另外，髋臼周围截骨术组患者的优良率为 73%，而全髋关节置换术组患者具有更好的良优良率，为 97%[21]。

在后来的研究中，Garbuz 等使用生活质量和功能指标比较了 40 岁以上髋臼周围截骨术与全髋关节置换术患者。该组病例包括 28 例髋臼周围截骨术患者和 34 例全髋关节置换术患者，年龄和性别相匹配具有可比性，术后随访了 4 年。作者报道，根据 WOMAC 评分、SF–12 评分和 UCLA 活动能力水平，全髋关节置换术组的转归明显更好。此外，髋臼周围截骨术组患者的并发症发生率为 36%，而全髋关节置换术组患者并发症只有 2%（1/36）。作者得出结论，即使大多数患者的临床结果良好或非常好，全髋关节置换术组患者的生活质量评分也高髋臼周围截骨术组[22]。

Troelsen 等研究了一组 116 例患者中髋臼周围截骨术的结果，平均随访时间为 6.8 年，以确定最

终转行全髋关节置换术手术的影像学预测因素。在9.2 年时，髋臼周围截骨术生存率为 81.6%。预测髋臼周围截骨术失败和转行全髋关节置换术的术前因素包括严重的髋关节发育不良（中心边缘角＜0）、通过 CT 上测得的髋臼前倾降低（＜10°）以及髋臼小体的存在。术后，髋臼小眉弓（眉弓长度＜2.5cm）、外展位影像学检查头臼匹配不佳以及骨关节炎 Tönnis 2/3 级等因素可提示预后不良 [23]。

## 六、合并转子间截骨的髋臼周围截骨术

有时，髋关节畸形除了髋臼外还可能包括股骨近端。虽然髋臼周围截骨术是一种强大的矫形技术，但常常需要同时进行经股骨转子间的股骨近端截骨矫形。本节将回顾合并股骨近端截骨矫形时髋臼周围截骨术的结果。尽管关于髋关节发育不良的股骨前倾的讨论很多，但更重要的方面是旋转不良。拟行髋臼周围截骨术的髋臼发育不良患者有时也存在股骨旋转不良，这种情况并不少见。这种情况通常表现为过度的髋关节内旋，外旋明显丧失。在这种情况下，可单独辅助经转子间截骨重新调整股骨近端的旋转对位，将运动范围重置为功能性旋转平面，当然，也可以同时进行股骨近端延长，内翻截骨也可以用于增加股骨头的包容。

来自华盛顿大学圣路易分校的 Clohisy 研究小组发表了采用髋臼周围截骨术结合股骨近端外翻截骨术治疗 13 例 Perthes 样畸形患者的结果。这些 Perthes 样畸形主要特征是大头髋、短颈畸形和大转子过度生长。平均临床随访时间为 4.5 年，临床结果通过 HHS 进行追踪，并通过 Tönnis 评分进行影像学追踪。在这些患者中，股骨近端截骨的指征是髋臼周围截骨术术后髋关节外展活动度＜20°。作者报道，术后 HHS 评分得以明显改善，包括外侧中心边缘角、前中心边缘角和臼顶倾斜角在影像学上也取得了显著改善。主要并发症包括短暂的坐骨神经和股神经损伤，耻骨和股骨转子部截骨术后不愈合，需要再次手术和植骨处理。许多患者在之前曾接受过髋关节手术，这增加了髋关节重建的复杂

性，并可能导致并发症发生率升高 [24]。

来自伯尔尼团队的 Ganz 等讨论了他们选择髋臼周围截骨术结合股骨近端截骨术的执行原则。他们报道，髋臼周围截骨术结合股骨转子间截骨术的比例从最初的 500 例中的 10% 下降到 2%。作者指出，最近发展的股骨近端截骨术，如股骨颈截骨术、股骨头缩小成形术和头颈相对延长术已取代了传统的转子间截骨术。联合手术的适应证包括 Perthes 样畸形、大转子高位畸形、短颈畸形或先前的内翻转子间截骨术 [25]。

这些瑞士作者描述了 151 例股骨颈相对延长术的结果，其中 23 例与髋臼周围截骨术相结合使用。主要并发症发生率为 2%，其中包括需要全髋关节置换术治疗的股骨颈骨折和需要二次手术的 3 例股骨转子截骨术后延迟愈合。他们还报道了 49 例股骨颈截骨术的结果，其中的 1 例与髋臼周围截骨术联合使用。并发症发生率为 14%，其中包括 10% 的患者截骨术后延迟愈合（主要来自开放楔形截骨术组）以及 4% 的股骨头坏死风险。最后，作者介绍了一组 14 例行股骨头缩小成形术的患者，其中的 11 例合并采用了髋臼周围截骨术，没有患者发生骨坏死或重大并发症。作者的结论是，尽管股骨近端截骨术（proximal femoral osteotomy，PFO）的总体手术随时间下降，但由于髋关节的较高复杂性需要股骨近端截骨术处理，因此需要开发其他强有力的技术来解决股骨近端畸形。这些技术比单独使用髋臼周围截骨术的并发症发生率更高，但是由经验丰富的外科医师实施是足够安全的，完全可以治疗复杂的髋关节畸形 [25]。

Clohisy 等比较了 25 例行髋臼周围截骨术联合股骨近端截骨术的患者与 25 例单独进行髋臼周围截骨术患者的临床结果。当将髋臼周围截骨术 / 股骨近端截骨术组与单独髋臼周围截骨术组进行比较时，基于改良的 HHS 评分，联合组术前的改良 HHS 评分较低，但术后功能与单独髋臼周围截骨术组相似。联合组适应证包括 Perthes 样畸形、髋外翻以及髋臼周围截骨术术后头臼匹配较差。平均随访 44 个月，髋臼周围截骨术 / 股骨近端截骨术组中

的 1 名患者在 5 年后转行全髋关节置换术。作者得出的结论是，联合应用髋臼周围截骨术 / 股骨近端截骨术可获得与单独应用髋臼周围截骨术相同的结果，且并发症发生率相近[26]。

## 七、髋臼周围截骨术治疗 Legg-Calve-Perthes 病

Shinoda 等报道了一组日本弧形髋臼周围截骨术治疗 Perthes 样髋关节发育不良的 16 例。根据 Stulberg 分类系统，术前该组包括 3 例 Ⅱ 型、11 例 Ⅲ 型和 3 例 Ⅳ 型。手术的平均患者年龄为 36.9 岁，平均随访时间为 6.6 年。作者报道尽管运动范围没有明显改善，HHS 评分却提高了 23 分。Stulberg Ⅳ 型髋关节的 HHS 评分改善较小，并且其中 1 名 Stulberg Ⅳ 型髋关节患者在旋转截骨术后约 10 年接受了全髋关节置换术[27]。

### （一）髋臼周围截骨术和股骨软骨成形术

髋臼发育不良伴发凸轮型股骨髋臼撞击综合征并不罕见。下面将回顾讨论髋臼周围截骨术和股骨软骨成形术联合应用的结果。

来自华盛顿大学的 Clohisy 等将 40 例接受髋臼周围截骨术和股骨头颈软骨成形术治疗的患者与 48 例单独接受髋臼周围截骨术治疗的患者（平均随访 3.4 年）的结果进行了比较。两组的改良 HHS 具有可比性，在最终随访时无统计学差异。髋臼周围截骨术联合股骨头颈骨软骨成形术组的 α 角和头颈偏心距明显减少，而髋臼周围截骨术组这些指标没有改变。在试验组中，只有 1 例因继发撞击需再次手术，而在单独的髋臼周围截骨术组中有 4 例需再次手术。在试验组中，没有关节囊粘连、股骨颈骨折、股骨头骨坏死或异位骨化增加，这表明髋臼周围截骨术联合股骨头颈骨软骨成形术不会增加手术并发症发生的风险[28]。

### （二）反向髋臼周围截骨术治疗髋臼后倾

反向髋臼周围截骨术适用于髋臼后倾畸形。后倾畸形可以局限于髋臼，也可以整体存在于半骨盆中。反向髋臼周围截骨术解决了后倾时出现的髋臼

后覆盖不足和髋臼前覆盖过度。相比之下，发育不良导致的畸形通常是发生在前外侧。髋臼后倾和前覆盖过度导致屈曲和内旋髋关节的撞击。

来自伯尔尼团队的 Siebenrock 等最初描述了反向髋臼周围截骨术，报道 22 例平均年龄为 23 岁的患者，术后平均随访 30 个月。髋关节后倾 65% 病例发生在男性中，这不同于典型的发育不良，后者主要发生在女性患者。所有患者均通过交叉征诊断髋臼后倾，83% 的病例合并髋关节后壁征。髋臼后壁征是指髋臼后壁向外延伸至股骨头中心外侧。所有关节切开术的患者均被发现具有髋臼盂唇变性和部分盂唇撕裂或完全性盂唇撕裂。手术的目的是获得 30° 的内旋和 90° 的屈曲。Merle d'Aubigné 评分从 11° 提升至 21°。3 名患者需要额外的手术，1 名患者由于固定松动和矫正位置丢失，另一名患者因过度矫正而导致后方撞击，需要进行外科脱位进行髋臼后缘切除，最后一名患者矫正不足，需要进行二次手术改善头颈偏心距。该组患者中没有需要转换为全髋关节置换术者[29]。

来自犹他大学的 Peters 等报道两组非随机队列的患者，这些患者 1 组接受了反向髋臼周围截骨术手术，一组行髋关节外科脱位（surgical hip dislocation，SHD）并进行了骨软骨成形术和髋臼缘切除术。每组 30 例患者，平均随访 46 个月。髋臼后倾定义为标准的骨盆前后位 X 线片上的交叉征阳性。交叉征象阳性且中心边缘角＜20° 的患者接受反向髋臼周围截骨术治疗，而交叉征阳性和后壁征的患者接受髋关节外科脱位和髋臼边缘切除术治疗。结果显示每组中有 1 名患者需要转行全髋关节置换术。96% 的患者后壁体征得到纠正，但髋关节外科脱位组中的两名患者发生了医源性发育不良。两组的 HHS 评分均显著改善，4 年总生存率为 96%[30]。

### （三）男性患者髋臼周围截骨术

来自波士顿的 Ziebarth 等的研究指出，髋臼周围截骨术术后有近 50% 的男性患者出现症状性撞击。该组包括 38 例平均随访时间为 43 个月的男性患者。作者报道，术后 46 个髋关节中有 19 个髋关

节屈曲减少、内旋减少和撞击征阳性。尽管医源性撞击发生率很高，但影像学上髋关节覆盖率和临床的 WOMAC 评分均得到改善[31]。

### （四）神经肌肉疾病患者行髋臼周围截骨术

来自伯尔尼团队的 Sierra 等报道采用髋臼周围截骨术治疗 9 名继发于脊髓灰质炎的麻痹性髋关节发育不良的结果。术后平均随访时间超过 8.5 年。所有患者的髋臼指数，股骨头突出指数和外侧中心边缘角均得到改善。所有患者均报道疼痛有所改善，但功能改善不大。只有 25% 的患者外展肌力量得到改善。尽管没有患者转行全髋关节置换术治疗，但仍有 50% 的患者随访中存在 Tönnis 分级进展。作者得出结论，尽管功能改善不大，但麻痹性髋关节发育不良的髋臼周围截骨术可有效减轻轻度关节炎患者的持续性疼痛[32]。

### （五）21- 三体综合征（Down 综合征）患者髋臼周围截骨术

21- 三体综合征患者髋关节发育不良的发生率很高。21- 三体综合征患者中，近 30% 存在影像学上的髋关节发育不良 21 三体综合征患者的骨骼肌肉系统的特征是韧带松弛。骨盆截骨术治疗髋臼发育不良的结果通常在 21- 三体综合征患者中比"正常"发育不良患者差，这可能是由于残余的不稳定所致[33]。最近的一篇论文使用术前 CT 来比较两组年龄相当患者的髋臼前倾角，一组为常规发育不良患者，另一组为 21- 三体综合征合并髋关节发育不良患者。每组有 16 名患者，平均年龄为 14.5 岁。CT 测量结果显示，21- 三体综合征患者的髋臼明显后倾，平均水平前倾角为 2°，而正常对照组前倾角平均为 13°，经典的髋关节发育不良的前倾角平均为 21°。这种明显的髋臼后倾趋势可能解释了 21-三体综合征髋臼周围截骨术手术效果相比常规髋臼周围截骨术手术效果不佳的原因。反向髋臼周围截骨术可能是其更好的手术方法[34]。

### （六）关节镜治疗失败后髋臼周围截骨术

来自波士顿的 Kim 等回顾性比较了关节镜下清

理失败后，接受髋臼周围截骨术治疗的 17 例患者与仅接受髋臼周围截骨术治疗的对照组 34 例的比较结果。患者的平均年龄为 31 岁，从影像学上观察，两组患者髋臼发育不良或关节炎的情况没有差异。髋臼周围截骨术联合关节镜组中有 3 例患者进行了全髋关节置换术，而对照组中只有 1 例，尽管这一结果在统计学上并不显著。两组的术前和术后 WOMAC 评分变化相当。该研究未包括两组之间转行全髋关节置换术治疗患者的具体原因分析。作者得出的结论是，髋关节镜检查失败后仍可考虑使用髋臼周围截骨术，并可期望获得良好的效果，但增加了转行全髋关节置换术的可能性。根据这条信息，保髋外科医师可以告知患者，髋臼周围截骨术术前进行髋关节镜"快速探查"可能没有想象的那么好[35]。相反，在着手进行独立的髋关节镜检查之前，必须认识到髋关节发育不良的存在。矫形外科医师的意见对于设计最佳治疗方案可能非常有帮助。现在已经认识到，撕裂的盂唇修复优于切除。然而，由于先天发育不良因素仍然存在，修复撕裂的盂唇而不矫正发育不良会引起另一次盂唇撕裂。

### （七）在同一患者中髋臼周围截骨术和全髋关节置换术比较

来自台湾的 Hsieh 等报道了 31 名髋臼周围截骨术与全髋关节置换术的比较研究结果，他们在同一患者的双髋进行不同的手术进行对照研究。髋臼周围截骨术手术指征为 Tönnis 分级 0～2 的轻度 / 中度骨关节炎。全髋关节置换术适应证为 Tönnis 分级 3 级或更高级别的晚期骨关节炎。髋臼周围截骨术术后的平均随访时间为 5.5 年，全髋关节置换术术后的平均随访时间为 6.7 年。研究展示基于 Merle d'Aubigné 或 WOMAC 评分的结果没有差异。但是，与全髋关节置换术相比，患者明显更倾向保留的自身髋关节。作者指出，有 7 例患者假体过度磨损，而有 12 例患者发生骨溶解，这反映了年轻活跃的患者施行全髋关节置换术令人失望的结果。作者得出的结论是，应考虑及时通过髋臼周围截骨术纠正髋臼发育不良，而不是让患者等待全髋关节置换术[36]。因为具有混杂的变量的影响，例如性能不佳的假体会影响评估，所以很难做出明确的结论。该研究与 Garbuz 等的研究相反，Garbuz 等较早前对髋臼周围截骨术和全髋关节置换术患者进行了回顾，发现全髋关节置换术并发症显著减少，术后满意度提高。

### （八）既往髋关节手术史患者髋臼周围截骨术

Dallas Scottish Rite 团队将以前接受过骨盆 / 髋关节手术的患者与没有进行过手术的对照组患者进行比较，以确定既往手术史是否是预后不良的指标。每组髋臼周围截骨术患者分别为 13 例，平均随访 1 年。既往的手术包括 10 例 Salter 截骨术，2 例 Chiari 截骨术和 1 例股骨近端截骨术。两组的 HHS 和影像学参数（中心边缘角、髋臼指数和股骨头脱出指数）均改善，并且在 1 年时无统计学差异。既往手术组在 6 个月时确实表现出屈曲和外展肌力量下降；但是这种差异在 1 年后就消失了。如可能发生于之前手术中的肌肉损伤，在髋臼周围截骨术术后不会得到改善[37]。

## 八、弧形髋臼周围截骨

在日本，弧形髋臼周围截骨术是常用于治疗髋关节发育不良的术式。这种截骨术使用弧形的骨刀来匹配患者的髋臼弧度。弧形髋臼周围截骨可提供较大的截骨表面，便于截骨愈合，实现稳定的固定，且具有矫正外侧覆盖不足的能力。但是，与伯尔尼髋臼周围截骨术相比，弧形髋臼周围截骨术需要劈开外展肌，不能使髋臼旋转中心内移，并且髋臼缺血坏死的风险增加。但是，术后髋臼骨坏死的发生率很小，这种手术是有效的。弧形截骨术的其他术式还包括 Wagner 圆顶截骨术和 Eppright 撬拨截骨术，在这里不再讨论。

Karashima 等回顾性地比较了两组弧形髋臼周围截骨的疗效，一组为 147 例中度髋关节发育不良（定义为中心边缘角＞0 和 Severin 分级 Ⅲ 级或 Ⅳ A 级），另一组为 44 例严重髋关节发育不良（定义为中心边缘角＜0 和 Severin 分级 Ⅳ B 级）。平均随访时间为 70 个月，最小随访时间为 2 年。总体而言，87% 的患者未表现出影像学上的骨关节炎进展。有影像学进展的患者中有一半发展为严重的晚期骨关节炎。骨关节炎进展不仅限于严重发育不良的患者（中心边缘角＜0 定义为严重发育不良）。股外侧皮神经麻痹在两组中均是常发生的。没有患者发生髋臼缺血性坏死。总体而言，作者得出结论，弧形髋臼截骨术对严重的髋关节发育不良治疗有效，且没有增加并发症[38]。

### 髋臼周围弯曲截骨术关节镜检查

Kim 等报道了 43 例患者联合进行髋关节镜和日本弧形髋臼周围截骨术治疗的结果，平均随访时间为 74 个月。HHS 评分从平均 72 改善到 94。作者发现 38/43 例（88%）患者合并盂唇撕裂，并对这些患者均进行了清创术，没有尝试盂唇修复。报道的并发症包括关节渗透、后柱骨折和深静脉血栓。在研究过程中未发生骨缺血坏死或需要转行全髋关节置换术治疗的患者[39]。

## 九、结论

髋臼周围截骨术是一种功能强大的外科手术方法，可以对患有严重髋关节发育不良的患者的髋臼进行矫形。虽然当前的临床结果在有经验的外科医师报道中是令人鼓舞的，但最好的临床结果是要选择合适的适应证。必要时，可以将髋臼周围截骨术与关节内手术或股骨转子间截骨术结合应用，使患者得到最优化的治疗效果。

# 保髋手术中的股骨近端截骨术
## Proximal Femoral Osteotomy in Hip Preservation

Jaclyn F. Hill   Nicole I. Montgomery   Scott B. Rosenfeld   **著**

陶 可 程 徽 李 虎 李 儒 军 **译** 沈 超 **校**

## 一、概述

股骨近端截骨术很少单独用于保髋治疗。相反，股骨近端截骨术通常与其他治疗手段联合使用，才能够更好地修复病理或畸形部位。例如，在髋臼发育不良的情况下，畸形发生在髋臼侧，因此用骨盆截骨术，如髋臼周围截骨术比股骨转子间截骨术能更好地治疗髋臼畸形[1]。同样地，股骨头骨骺滑脱和 Perthes 病的解剖学异常位于股骨头/颈部，因此最好采用针对该区域的手术（如股骨头/颈部骨成形术和截骨术）进行治疗。更加严重的畸形同时累及股骨近端和髋臼时，髋臼和股骨近端联合截骨术可能会更好地改善预后[2-5]。保髋手术治疗中的股骨截骨术包括股骨转子间截骨术、股骨颈相对延长术（relative femoral neck lengthening，RFNL）、股骨颈截骨术（femoral neck osteotomy，FNO）和股骨头缩减截骨术。本章讨论了单独或与其他方法结合进行的股骨近端截骨术的指征，以保护发育成熟的髋关节。

## 二、髋关节发育不良的截骨术

髋关节发育不良常见的解剖特征包括髋臼对股骨头的覆盖不足以及髋臼承重区的倾斜。这会在髋臼上产生剪切力，并可能导致股骨头向上外方半脱位，以及由于髋臼盂唇和髋臼前外侧骨质的慢性超载负荷。通常，髋臼发育不良合并股骨侧解剖结构异常，包括髋关节外翻和股骨前倾增加。但是，从力学角度来看，最重要的骨畸形还是在见于髋臼侧。

股骨近端截骨术，包括内翻股骨转子间截骨术和用以纠正股骨转子过度生长的股骨大转子下移，通常用于治疗髋关节发育不良[6-9]。尽管这些方法在临床使用已久，但单独的股骨近端截骨术并不能纠正髋臼发育不良的髋关节，因为它不能解决解剖异常的重要方面——髋臼畸形[10]。相反，髋臼截骨术已被证明是治疗发育性髋关节发育不良的最理想选择[1]。可能单独采用转子间截骨术的一种情况是，患者出现非脊柱源性的下肢不等长伴或不伴股骨颈干角增大，导致骨盆倾斜和股骨头轻度覆盖不足，导致功能性髋关节发育不良[11]。如果颈干角正常，可以采用股骨缩短截骨术治疗这种畸形，如果颈干角增加，可以用产生内翻的股骨转子间截骨术治疗。两种截骨术都缩短了肢体长度，从而骨盆倾斜和功能性髋臼发育不良得以矫正。

在涉及髋关节两侧复杂畸形的情况下，可能提示需要与髋臼周围截骨术结合进行股骨转子间内翻截骨术。将股骨近端截骨术与髋臼周围截骨术结合使用的一般指征包括髋臼发育不良伴随股骨颈干角＞130°，或在前后位骨盆 X 线检查中，股骨近端关节表面前倾超过 15°[1]。Ganz 等进一步详细说明了将股骨近端截骨术与髋臼周围截骨术结合的适应证。他所在的瑞士小组建议在髋臼周围截骨术后再联合股骨近端截骨术，可以改善股骨头的覆盖范围 [ 外侧中心边缘角＜25°，髋臼指数＞10°，突出指数＞30°）、包容度（髂坐线与股骨头之间的距离）＞5～7mm 和形合度（宽度＞3mm 的关节间隙）。当符合上述指征时，髋臼周围截骨术和股骨近端截骨术可以在单次麻醉下进行[12]。

采用股骨近端截骨术联合髋臼周围截骨术是基于对影像学研究的评估，包括骨盆前后位、假斜位和功能位（外展内旋），有时还包括 MRI。外展位有助于区分由前外侧迁移引起的关节间隙变窄和由软骨丧失引起的关节间隙变窄。如果关节间隙因外展而扩大，则变窄的原因是前外侧半脱位，这种发育不同可以通过单纯髋臼周围截骨术纠正。此外，如果外展结合 10°～15° 的髋关节屈曲和（或）内旋而使关节间隙增加，则屈曲内旋转子间截骨术可能会有帮助。在内侧形合度完全一致但非球面关节时，内收位可有助于判断外翻转子间截骨术可能带来的益处[12]。MRI 关节造影和 DGEMRIC MRI 可以评估关节内病变，如盂唇撕裂和局灶性关节软骨缺损的位置[13]。内翻、外翻或屈曲转子间截骨术可用于将健康的关节软骨移入承重区。

计划实施转子间截骨术时，应以恢复正常解剖结构为目标。大转子尖端位于股骨头中心近端平均距离为 10.3mm 的位置[14]。它应位于股骨头外侧，其距离等于股骨头半径的 2～2.5 倍[9, 15]。由于较大的内翻矫正可能导致大转子高位并继而发生股骨转子撞击和外展肌无力，因此可以进行大转子的下移和股骨大转子成形术[16]。

股骨近端解剖结构异常同时合并髋臼发育异常可能导致髋臼周围截骨术后髋关节屈曲和（或）外展不足。这种情况可能是髋臼前部缺损的过度矫正引起的，或者相反，存在先前的内翻转子间截骨、非球性股骨头、股骨近端后倾和股骨颈较短的情况。为了避免髋臼矫正后导致的髋关节运动丧失，可能有必要采用外翻、屈曲和（或）旋转的转子间截骨术（可能与股骨颈骨成形术）相结合，对股骨近端进行重新矫正方向[1]。

尽管股骨转子间和转子下截骨术已被广泛应用于矫正股骨畸形，但这些术式在距畸形一定距离的情况下仍会产生一些不良反应。具体来说，手术产生的股骨干内移或外移都会改变肢体的机械轴。转子间截骨术还具有缩短或延长肢体的作用。截骨的位置越远，这些不良结果越多。在股骨头和颈部水平进行的截骨术更接近病理部位，因此不太可能产生继发畸形。由于这些原因，相对的股骨颈延长、股骨颈截骨术和股骨头缩小术被更频繁地用于解决这些复杂的畸形。这些手术通过外科脱位方法进行，使用股骨头支持带血管软组织瓣延长术来保护股骨头的血液供应[17]。相对股骨颈延长指的是因较高的大转子和（或）股骨颈短继发的关节外和关节内撞击以及外展肌无力。这种畸形可被视为 Perthes 病的后遗症，或见于儿童早期接受髋关节发育不良治疗后残留畸形的患者。股骨颈截骨术与股骨转子间截骨术具有相似的指征，但在调整上方关节间隙方面更有效，而引起股骨干的内移 / 外移和四肢长度的改变较少[12]。

股骨头部增大畸形和扁平髋可考虑股骨头切开截骨术。在这种情况下，头部的中心部分变平，将其切除，而圆形的内侧和外侧部分拼放在一起，形成一个较小、更圆的头部，更适合髋臼[17]。尽管这些截骨术可更好地解决畸形部位并减少继发畸形，但它们具有较高的并发症风险，尤其是股骨头缺血坏死，因此应由经验丰富的截骨术医师进行。

## 三、Perthes 病截骨术

对 Perthes 病自然史的长期研究表明，如果髋关节自然病史＞40 年会出现恶化[18]。决定 Perthes 髋关节预后的最重要因素是残余的股骨头畸形及其对髋关节匹配度的影响[19, 20]。

Grossboard 和 Catterall 将髋关节合页状外展描述为当髋关节外展时较大畸形的股骨头撞击髋臼外缘[21, 22]。这种碰撞导致股骨头被髋臼撬开，从而导致旋转中心改变。临床上，这可能表现为外展活动受限和疼痛。髋关节活动时进行关节造影和透视检查可确认是否发生了铰链性外展。治疗方法可能包括外翻转子间截骨术，以将股骨头的下方内侧部分旋转到承重位置，并使股骨头变形的外侧部分远离髋臼边缘。这将带来更大范围的无撞击外展，并通过运动弧度的增加进而提高髋关节的匹配度[23]。

Perthes 疾病和其他导致股骨头骨骺缺血坏死的原因通常会导致髋关节畸形，包括髋内翻、大头髋、股骨头颈偏心距异常，短颈畸形和大转子高位。这些解剖上的缺陷会导致临床上的髋关节撞击、下肢长度差异和跛行。此外，股骨颈缩短和大转子高位缩短了髋关节外展肌的力臂，随后出现了Trendelenburg 征。Morscher 描述了股骨颈延长截骨术可以同时解决这些畸形[24]。在对这种三联股骨近端截骨术的最初描述中，股骨颈通过大转子的下移和股骨干的外移而实现延长[24]。这与转子间外翻截骨术不同，因为股骨干截骨位于小转子近侧，使其随股骨干侧方移动，从而减少了下肢长度的差异。当伴有髋臼发育不良时，可将该方法与髋臼周围截骨术相结合，以改善股骨头的覆盖和稳定性。

## 四、股骨近端三联截骨术：作者对原始技术改良后描述

Hasler 和 Morscher 描述的原始技术涉及 3 个平行的股骨近端截骨术。截骨部位包括大转子的底部、股骨颈的头部边界处以及股骨颈基底部朝向小转子的远端截骨术。作者结合髋关节的外科脱位进行了该手术，发现用于外科脱位的单独股骨转子间截骨术，将大转子切至股骨颈根部就足够了。在完成关节内工作和髋关节囊修复之后，将大转子向下移至股骨外侧，以使前后位 X 线片上的大转子尖端与股骨头中心对齐。大转子可采用 Steinman 针临时固定。接下来，准备股骨以放置植入物。最初的描述包括使用 130° 角钢板，但作者成功使用了股骨近端锁定钢板。如果选择了锁定钢板，则将近端导针穿过大转子插入股骨颈。接下来，在距近端导针约 1cm 处的股骨干截骨部位置入 Steinman 针。将 Steinman 针从远端外侧向近端内侧平行倾斜放置到股骨颈的下方边界，头端朝向小转子穿出。然后使股骨干截骨平行于该斯氏针。接下来，将锁定板放在近端，将大转子固定在股骨颈上。然后，股骨干

外移并固定在钢板上。这导致大转子外下移以及股骨干外移。这两种截骨术相结合使得股骨颈真正延长（图 76-1 ）。

股骨头缩小截骨术的主要指征是治愈 Perthes 病或伴有缺血非对称性中央柱畸形的股骨头增大畸形和。股骨头中央部切除以及游离外侧骨块和固定至内侧，利用了内侧和外侧股骨头血液供应相互独立的解剖学特点[25]，以及来自旋股骨内侧动脉穿入关节内 Weitbrecht 韧带以上更主要分支的恒定血供[26]。

当髋臼发育不良并伴有股骨头畸形时，可以考虑对 2 种畸形进行手术矫正。这可能包括股骨近端截骨术和髋臼周围截骨术的任何组合[2, 27]。基于成像和体格检查可用于帮助选择是否应实施股骨近端截骨术和（或）髋臼周围截骨术。对于髋臼发育不良和关节外病理情况（大转子高位和短颈）患者，髋关节外展程度决定首先选择哪种手术方式。当出现 >20° 外展时，首先进行髋臼周围截骨术，然后在手术过程中做出相关股骨近端截骨术（相对股骨颈延长或股骨转子间截骨术）的决策。当髋关节外展限制在 20° 或更小时，应首先进行股骨近端截骨术，以满足在髋臼周围截骨术期间能进行足够的髋臼矫正。对于关节内病变和髋臼发育不良的患者，术前会拍摄外展和内收位 X 线片。当髋关节为非球形但在外展位上关节形合度较好时，首先进行髋臼周围截骨术，然后再进行或不进行随后的相对股骨颈延长。当髋关节非球形但在内收位上形合度较好时，首先进行髋臼周围截骨术，然后进行股骨转子间外翻截骨术[12]。

## 五、股骨头骨骺滑脱截骨术

股骨头骨骺滑脱会产生复杂的三维髋关节畸形，从而显著改变髋关节的力学和运动模式[28]。与股骨头骨骺滑脱相关的畸形包括股骨近端内翻、后倾和股骨头 - 颈部交界处的偏心距异常。即使是轻度残留变形的滑移也会导致严重的关节软骨损伤[29, 30]。长期随访研究报道，可能有 15%～20% 的股骨头骨骺滑脱患者发展到 50 岁时痛苦不堪的骨关节炎[31]。但是，有报道表明，明显的关节内损伤

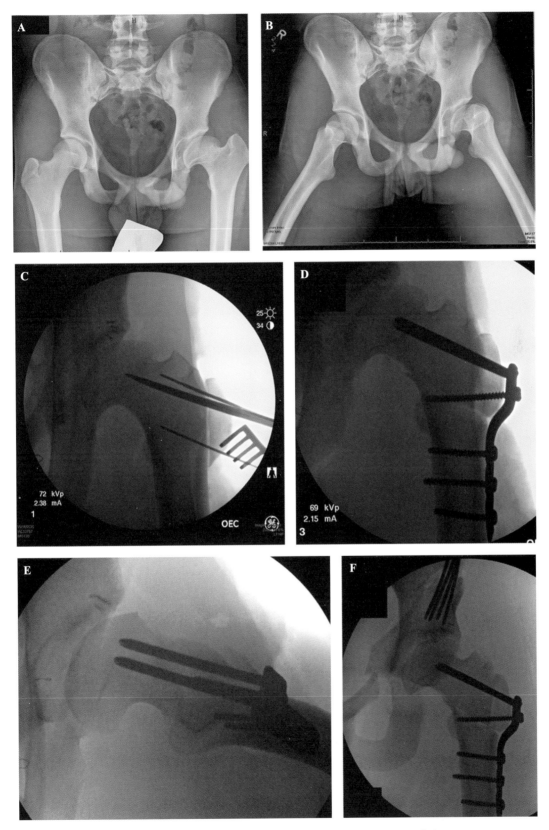

▲ 图 76-1　患者，男，16 岁，有髋部疼痛和残留的 Perthes 畸形

A 和 B. 非对称性股骨头颈部增大畸形、股骨颈短缩、大转子高位和髋臼发育不良。C 至 F. 外科重建包括髋关节外科脱位、股骨颈骨软骨置换术和盂唇修复术以及 Morscher 法股骨转子间截骨术，使得大转子向下移并延长股骨颈。随后在单次麻醉下进行髋臼周围截骨术

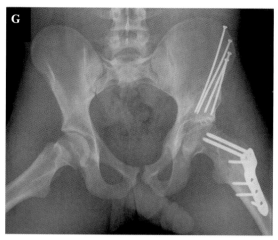
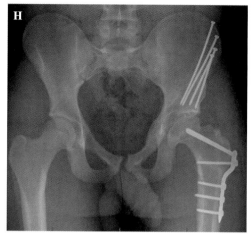

▲ 图 76-1（续） 患者，男，16 岁，有髋部疼痛和残留的 Perthes 畸形
G 和 H. 2 年随访的 X 线片

发生得更快 [32]。

近数十年来经典的外翻屈曲转子间截骨术已被用于解决与中至重度股骨头骨骺滑脱相关的内翻和后倾畸形。经典的矫正主要包括屈曲、内旋和倾度外翻 [28]。在中度和重度滑脱病例中，回顾性研究转子间截骨术的结果，在 71%～92% 的患者中表现良好或优良，平均随访时间为 6.4～24 年 [33-39]。报道的并发症包括骨坏死（2.0%～6.7%）和软骨溶解。最近，股骨头骨骺滑脱畸形已经采用转子间截骨术结合外科脱位、关节镜和（或）前方关节清理术进行治疗，以修复头颈部偏心距畸形以及盂唇清理和修复（图 76-2）[40-42]。产生较少继发畸形的技术，包括通过外科脱位血管瓣松解术（改良 Dunn 术式），进行股骨头下截骨术，这些技术正在被更广泛地使用 [43-45]。该手术具有高度的血管坏死风险，仅应由经验丰富的外科医师进行 [46]。

## 六、股骨近端截骨术用于保髋治疗：总结

进行保髋手术的患者各种病因是固定的。理想的治疗目标是使髋关节力学正常化，缓解当前症状并预防将来的骨关节炎。但是，在许多情况下，已经存在一定程度的关节病，因此未来的髋关节置换术是不可避免的。在这种情况下，必须修改治疗目标，以改善关节功能，减轻症状和延缓全髋关节置换术的时间。尽管成功地完成了解剖学重建，但预先存在的关节炎将导致其中一些患者最终需要全髋关节置换术。当进行股骨近端截骨术时，需要考虑最终手术。这种截骨术可能会改变股骨近端的解剖结构，可能会使髋关节置换术中股骨柄的位置复杂化 [47]。另外，保留的植入物可能会在全髋关节置换术中提出其他挑战。之前的股骨截骨术后全髋关节置换术的技术要求更高，因此需要更高的转子截骨率和更长的手术时间。幸运的是，在某些系列中，这并未转化为更高的并发症发生率 [47]。如果患者需要转换为全髋关节置换术，则在植入物损坏或股骨干管腔变形的情况下，建议分两个阶段进行。

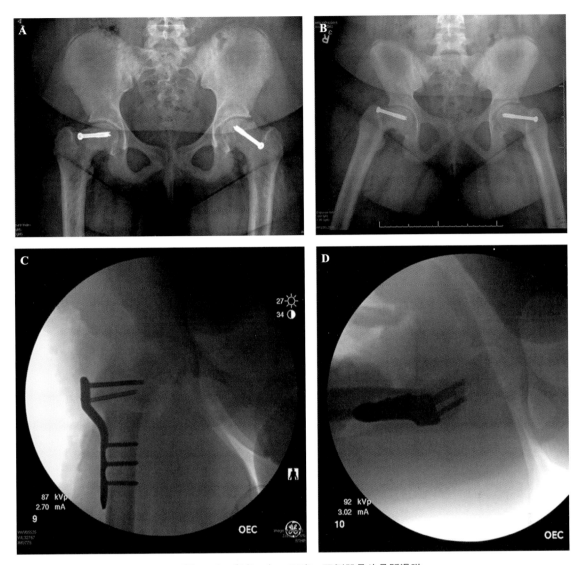

▲ 图 76-2　患者，女，15 岁，双侧股骨头骨骺滑脱

A 和 B. 股骨近端内翻和后倾，大转子高位，股骨头前方偏心距减少；C 和 D. 患者接受了髋关节外科脱位、股骨颈骨软骨置换术、股骨转子下移和股骨转子间屈曲内旋截骨术

# 第77章

# 髋臼周围截骨术联合股骨近端截骨术治疗严重髋关节畸形

## Combined Periacetabular Osteotomy and Proximal Femoral Osteotomy for Severe Hip Deformity

Stephen T. Duncan　John C. Clohisy　著
陶可　程徽　李虎　李儒军　译　沈超　校

## 一、概述

矫正股骨近端和髋臼畸形的截骨术往往单独应用，包括残留的髋臼发育不良或 Perthes 病样畸形。但是，对于更严重的畸形，单独进行这些截骨术可能会导致股骨头覆盖不足、持续不稳定、关节匹配不足或生物力学欠佳。股骨近端截骨术与髋臼周围截骨术的结合，可以对严重畸形的髋关节进行更有效的矫正，从而改善髋关节的覆盖度、包容性和匹配度，同时保持无撞击的功能范围的运动。具有挑战性的复杂畸形需要联用这些外科技术和操作用以治疗决策。本章介绍了股骨近端和髋臼周围截骨术联合使用的适应证、技术要领和预后。

## 二、适应证和术前评估

有许多证据表明在青少年和年轻的成人髋关节进行联合截骨术有很多适应证。患者髋部症状，其体征和症状与其结构性髋关节畸形应当一致[1]。评估活动范围的终点（屈曲、内旋、外旋和外展）还可以帮助确定是否需要进行辅助截骨术，以帮助维持或改善无撞击运动范围或防止残留的不稳定。对于这些有症状的患者，联合使用股骨近端截骨术和髋臼周围截骨术的目标是改善髋关节功能并减轻疼痛[2]。联合手术的禁忌证通常包括晚期骨关节炎（Tönnis 2 级或更严重）、年龄较大（40 岁以上）、形合度严重不良，以及活动受限和（或）活动时

痛苦[1]。

评估髋臼发育不良的程度始于常规的 X 线检查，包括骨盆前后位和假斜位 X 线片。在前后位 X 线片上，可以计算出外侧中心边缘角、髋臼倾角（acetabular inclination，AI）和突出指数[3]。在假斜位上，可以计算前中心边缘角[3]。外侧中心边缘角<20°、髋臼倾角>10°、突出指数>20%、前中心边缘角<20°的髋关节，具有与髋臼发育不良相关的结构不稳定性诊断相一致的特征[4]。

决定是否进行附加股骨近端截骨术和决定截骨术类型，通常有两大类理由。首先，那些髋关节严重髋臼发育异常并伴有髋外翻和（或）股骨前倾异常，以及在用髋臼周围截骨术适当矫正后持续不稳或形合度仍不理想的情况下：在这种情况下，应考虑内翻和（或）去旋转股骨近端截骨术。其次，那些具有类似 Perthes 髋关节、具有特征性的非球面大股骨头、短颈畸形、不同程度的髋内翻、双下肢不等长和大转子过度发育，在这种情况下，可以考虑股骨近端外翻截骨术，通常与大转子处理相结合[2, 5, 6]。可以在截骨时通过股骨去旋转来增加前倾或后倾修复股骨畸形，以提高稳定性并防止继发性撞击。

对于严重的髋关节发育不良的髋关节明显外翻（颈干角>140°）的情况，可以进行术前 X 线片检查以确定是否需要内翻股骨近端截骨术。严重髋关节发育不良的情况下，常常发生股骨前外侧半脱

位，导致匹配度不佳。但是，通过股骨的外展、屈曲和股骨内旋模仿髋臼周围截骨术的效果，如果股骨和髋臼之间匹配度改善，将有助于判断内翻股骨近端截骨术的必要性 [1]。在股骨前倾增加的情况下，摄功能位 X 线片只行股骨外展可能无法改善股骨头残留前外侧半脱位的匹配度。在功能位 X 线片上增加轻微屈曲和内旋消除增大的股骨前倾，如果此时匹配度得到改善，则需要在内翻股骨近端截骨术时进行股骨去旋转。通常，在进行髋臼周围截骨术手术后的手术过程中进行髋关节功能位成像以决定是否行内翻股骨近端截骨术 [2]。通常，内翻矫正的目标是 10°～20°，然后再根据具体情况增加屈曲 / 伸直、去旋转和股骨短缩（图 77-1）。

对于具有非球形股骨头、大转子高位骑跨、外展受限、短颈畸形且肢体可能缩短的 Perthes 样畸形的患者，可以使用外翻股骨近端截骨术来优化匹配度，改善外展度并改善双下肢长度差异 [1, 2]。如双下肢内收功能位 X 线片表现出更好的形合度，则支持外翻股骨近端截骨术的决定。根据畸形严重程度，在髋臼周围截骨术截骨时，可能需要在外翻股骨近端截骨术上增加股骨转子截骨和相对股骨颈延长以保持至少 20° 外展，以防止撞击（图 77-2）。对于最常见的 Perthes 样髋关节畸形，更倾向于先解决股骨畸形，然后在术中评估关节稳定性、匹配度和活动范围后进行髋臼侧重新调整 [4]。

随着畸形严重程度的增加和出现年龄的不一，需要更多的研究来评估关节的健康状况。为了帮助评估股骨头和髋臼软骨表面的完整性，笔者机构使用了磁共振关节造影术，以确定软骨和滑液之间的对比分辨率。通过使用在三个平面（矢状、冠状和斜轴位）上采集的高分辨率软骨敏感图像，并使用快速自旋回波脉冲序列，可以鉴定出盂唇和软骨异常。根据软骨病变的位置，可以计划进行股骨截骨术，以将更健康的股骨头软骨旋转到髋臼中，或者如果软骨病变程度太重，那么保髋手术的临床结果可能会很糟，提示可能需要进行全髋关节置换术。

为了帮助进行诊断检查，也可以使用关节内诊断或治疗性注射来帮助评估复杂手术的收益。注射后疼痛明显缓解，这表明患者将从畸形矫正中受益，髋关节功能得到改善。

## 三、手术技术和要点

髋臼周围截骨术是由 Ganz 等 [7, 8] 率先描述的截骨术。将患者仰卧在可透 X 线的桌子上，以便在截骨术和复位术中进行术中 X 线透视检查。如果笔者想评估关节表面的状况和（或）处理关节内异常，则在开放手术之前先进行初次髋关节镜检查。使用改良的 Smith-Peterson 手术入路 [8]。在大多数情况下，会使用自体血液回输技术。髋臼截骨、髋臼骨折复位和螺钉固定在透下完成。髋臼截骨块使用

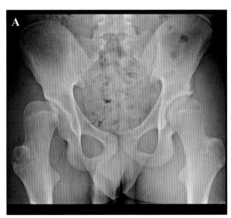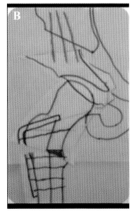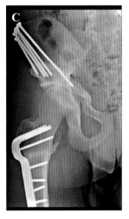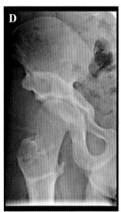

▲ 图 77-1　患者，男，16 岁。患有痉挛性偏瘫、严重髋臼发育不良、髋关节外翻和进行性髋痛 A. 术前 X 线片；B. 术前模板演示了股骨近端截骨术和髋臼周围截骨术的手术计划；C. 患者进行了如下的综合治疗：髋臼周围截骨术、内翻缩短股骨近端截骨术，内收肌松解，腰大肌延长，股骨头颈部成形术和关节囊紧缩术；D. 术后 X 线片显示髋关节稳定性和形合度得到了改善。使用 100° 角钢板固定股骨近端截骨术。该患者在 1 年的随访中取得了优异的结果，Harris 髋关节评分为 95 分

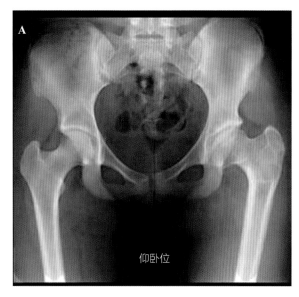

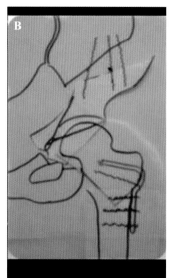

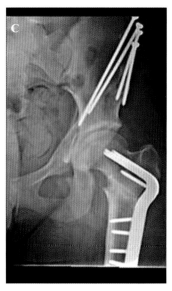

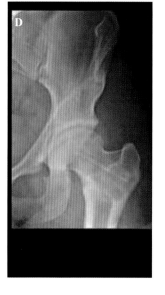

▲ 图 77-2　患者，女，18 岁。左髋骨 Perthes 样畸形，继发髋臼发育不良，股骨近端有医源性内翻畸形
A. 术前 X 线片；B. 术前模板演示了股骨近端截骨术和髋臼周围截骨术的手术计划；C. 她接受了髋臼周围截骨术联合外翻股骨近端截骨术改善股骨头覆盖度和形合度；D.110°角钢板用于固定股骨近端截骨术。拆除内固定物后，髋关节功能良好

3～5 枚 4.5mm 皮质骨螺钉固定。通过前后位透视和假斜位透视检查对畸形矫正进行判断分析，以使外侧中心边缘角为 20°～35°，髋臼倾角为 0°～15°，突出指数为 0%～20%，内移在 0～15mm 及前中心边缘角介于 18°～38°[9]。最终矫正还受到髋臼发育不良的程度和矫正后髋关节关节活动度的影响，目的是保持髋关节屈曲至少 90°。但是，辅助股骨近端截骨术的使用也可以帮助改变髋关节的关节活动度。常规行关节切开术以评估盂唇和股骨头 - 颈部交界处结构。

尽管笔者更倾向用关节镜检查来解决盂唇或关节软骨的问题，盂唇病变也可以通过关节切开，清理或缝合锚定固术进行修复。如果股骨头颈偏心距减少，可以进行股骨软骨成形术以防止继发性撞击[10]。髋关节屈曲并向内旋时，可检查髋臼矫正是否充分，是否需要行骨软骨成形术以解决盂唇和股骨头颈连接处之间的残余畸形。

然后使用股骨近端外侧入路进行股骨近端截骨术。传统的股骨近端截骨术通常是在转子间区域靠近小转子水平使用非楔形截骨技术进行的[11]。术前使用截骨绘图制作的模板可以帮助预测矫正量、植入物大小以及所需的内翻或外翻角度（图 77-1 至

图 77-3）。对于外翻截骨术，可通过缩短截骨术部位来避免肢体过度延长，并可根据术前模板确定所需的切骨量[2]。如果术前髋关节外翻明显，在髋臼周围截骨术前进行股骨近端截骨术有助于促进髋臼的最佳矫正。对于矫正角度＞20°的内翻股骨近端截骨术，可以考虑同时进行转子高度调整以维持外展肌杠杆臂并优化外展肌功能。截骨部位的固定是使用角钢板或股骨近端截骨锁定钢板进行的。可以基于术前模板确定所用钢板角度、偏心距和类型，以实现所需的畸形校正。进行截骨和畸形矫正时，要注意保持股骨近端与远端的骨髓腔对齐，至少远端髓腔与梨状窝对齐，以防止可能出现的损害未来关节置换术的阶梯状畸形（图 77-1 至图 77-3）[12, 13]。

最近，有报道使用关节囊内截骨术，如股骨颈截骨或股骨颈相对延长术实现畸形矫正[14]。囊内截骨术要求剥离股骨头支持带血管软组织瓣，以在整个手术过程中可靠地保护股骨头的血液供应[14]。为了游离上述软组织瓣，需要进行转子截骨术来延长骨膜下软组织瓣，松解范围包括外旋短肌和外侧的支持带血管[14]。使用股骨颈相对延长术时，将大转子残余部分片状切除和将截下的大转子内移固定将有助于纠正 Perthes 病样畸形中股骨短颈畸形和大转子骑跨。尽管对这些新技术具有强大的矫正能力，但它们技术要求非常高，必须严格操作以确保不损伤股骨头的血液供应。

## 四、结果

对髋臼周围截骨术和股骨近端截骨术联合治疗结果的综述仅限于少数文献报道[2, 15, 16]。这些报道中有几篇观察了患者亚群，并且没有专门报道联合手术后的临床结局。Clohisy 等比较了 25 例接受髋臼周围截骨术 / 股骨近端截骨术联合治疗的患者与单纯髋臼周围截骨术的患者，平均随访时间为 3.7 年[2]。髋臼周围截骨术 / 股骨近端截骨术组表现出一致的放射学畸形矫正，两组之间的 HHS 改善相似。两组之间的术后并发症发生率也没有差异。

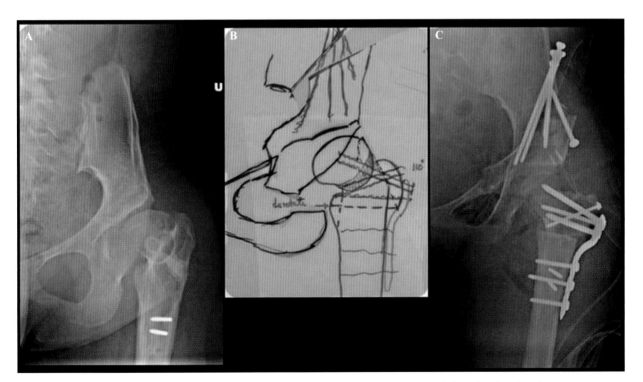

▲ 图 77-3　患者，女，16 岁。在外院接受过骨盆和股骨近端截骨术治疗史的髋关节发育不良
A. 股骨近端患有医源性外翻畸形，股骨前倾过度和髋臼发育不良；B. 术前模板，演示股骨近端截骨术和髋臼周围截骨术的手术计划；C. 患者接受了髋臼周围截骨术、内翻股骨近端截骨术、外科脱位、股骨头颈成形、股骨大转子下移、相对股骨颈延长和髋臼微骨折的联合治疗。110° 近侧锁定截骨板用于固定股骨近端截骨术

### 五、结论

对于涉及髋关节的复杂畸形，建议进行髋臼周围截骨术和股骨近端截骨术。根据笔者的经验，上述联合手术操作可以改进髋关节功能且减轻疼痛。通过适当的术前评估和术中髋关节评价，可以在单次麻醉下进行联合手术。如果正确操作，股骨近端截骨术似乎不会影响髋臼周围截骨术的结果，并且可以改善髋关节的稳定性和形合度，同时还有助于避免继发撞击。随着股骨近端关节囊内截骨术的开展，需要更多的长期研究来将联合手术的结果与经典的股骨转子间截骨术进行比较。

# 第十一篇　关节置换术

## Joint Replacement

**Philip C. Noble**　著

# 部分关节置换
## Partial Joint Replacement

Lourenço P. Peixoto　Peter Goljan　Marc J. Philippon　著
王岩峰　译　柴　伟　校

## 一、股骨头部分缺损的假体置换历史与临床疗效

利用假体代替部分股骨头的想法并不新鲜。Siguier 等在 1999 年提出了一种治疗未累及髋臼的股骨头坏死（Ficat 分级 Ⅲ 级）的手术方法，该方法的术后发病率低于全髋关节置换术，且可以保留股骨骨量[1]。在这项研究中，作者随访了 19 位患者的治疗结果，这些患者在 5 年的时间内进行了 25 次股骨头部分表面置换术。手术通过髋关节前路（Hueter）进行，在随访时间段内翻修率为 24%。Siguier 在 2001 年发表了 7 年的随访结果，在 1991 年 4 月至 1997 年 6 月间，33 例患者中共行 37 例骨水泥型股骨头假体表面置换术。患者平均年龄 43 岁（24—59 岁），术前 Ficat 分级：2 级 1 例，3 级 26 例，4 级 10 例。在这项研究中，术前未使用 MRI 来评估疾病的程度。对术后患者假体进行了平均 49 个月的随访（24～89 个月），因股骨头坏死继续进展，24%（9/37）经由全髋置换手术而被判定为治疗失败[2]。

Squire 等提出通过表面置换治疗股骨头缺血性坏死的结果相似[3]，33 个月的随访中合计失败率为 65%；Beaule 等提出 15 年生存率为 45%[4]；Cuckler 等提出在 3 年的随访中，临床失败率为 40%[5]。Amstutz 等提出使用 THARIES 假体行股骨头部分（50%）表面置换的 3 级和 4 级骨坏死患者术后

10 年假体生存率为 56%[6]。对这些发现并结合其他相似的不良愈后结果分析，结果表明，充分的植骨质量对于决定股骨头表面置换术成功的重要性，特别是在涉及无骨水泥的植骨固定的情况[5, 7]。

## 二、全髋关节置换术

与其他关节相比，对于年轻活跃的患者，在治疗髋部局灶性骨软骨缺损方面的术式选择较为有限。尽管全髋关节置换术后早期患者的满意度接近 100%，但仍存在与该手术相关的术后发病率以及远期关节生存率的担忧，尤其对于年轻的患者。通过 Medicare 数据库，Ong 等发现初次全髋关节置换术后 5 年假体生存率为 96%，全髋关节翻修术后假体生存率为 81%[8]。该研究还指出与接受初次髋关节置换术的患者相比，需要全髋关节翻修术的患者需要再翻修的可能性增加了 5 倍。作为一项创伤较大的手术，全髋关节置换术还需要更长的术后住院时间，且并非没有术后并发症。Soo Hoo 等回顾了加利福尼亚州 1995—2005 年 139399 名行全髋关节置换术的出院患者[9]，他们指出术后 90 天 3.8% 的患者出现术后并发症，其中脱位是最常见的术后并发症（1.4%）。对连续 182146 名初次行全髋置换和全膝关节置换术患者进行回顾，Bozic 等[10] 发现平均住院日为 3.9 天，30 天死亡率为 0.1%，再入院率为 4%。手术并发症和再手术率均为 3%。

考虑到这些结果以及许多相对年轻的患者出现单纯股骨头软骨损伤，笔者认为有必要首先采用比全髋关节置换更保守的方法治疗这些病变。

## 三、软骨修复治疗

众所周知，软骨组织既无神经又无血管，具有较低的转运能力和有限的修复潜力。软骨细胞在周围的胶原蛋白基质中显示出有限的迁移能力，这阻碍了与病变毗邻的正常细胞填补间隙的能力。当损伤扩展到软骨下骨时，多能性间充质干细胞会从骨髓中释放出来，然后填充缺损并最终导致纤维软骨的产生。然而，纤维软骨的生物力学性能比原始关节软骨差，并且对下面的软骨下骨提供的保护较少，这可能会导致疼痛加重和持续残疾，尤其是在运动活跃的患者中。

目前已经出现了许多用于治疗有症状的软骨病变的外科技术，包括清创、钻孔和固定、磨损软骨成形、微骨折以及碳纤维垫的使用。所有这些技术的目的都是诱导纤维软骨修复组织。其他方法，包括软骨自体移植和骨软骨同种异体移植，都旨在用透明软骨修复组织。1971 年，Bentley 和 Greer 首次证明可以将分离的软骨细胞移植到关节正常或患有实验性关节炎的兔子的胫骨关节表面[11]。1994 年 Brittiberg 等[12] 使用自体培养的软骨细胞治疗膝盖全层软骨缺损。在该研究中，移植是在最初的取材手术后 14～21 天进行的，将获得的细胞培养在合适的培养基中以产生 260 万～500 万个细胞。植入时，将细胞注射到准备好的缺损处，然后通过缝合由胫骨近端内侧产生的骨膜瓣将其密封在适当的位置。根据位置，需要进行内侧或外侧关节切开术以进入缺损。目前该方法已改进，其中以相同的方式培养细胞，然后将其直接接种到 Ⅰ／Ⅲ型胶原蛋白支架上，该 Ⅰ／Ⅲ型胶原蛋白支架充当载体，以确保在缺损处更均匀地分布。

自体移植和同种异体移植组织都已被用于填充关节软骨内的缺损，这些缺损最初出现在膝关节中，但现在也出现在髋关节中。关于自体移植的大多数报道大都关于从一处开窗或从多处取组织。在

一项对 2 名遭受外伤性髋关节后脱位的患者的研究中，自体移植被用于治疗股骨头的骨软骨缺损[13]。两者均接受了髋关节脱位手术和自体骨软骨移植。其中一人使用的供体部位是同侧的膝关节，另一人使用的是股骨头下部不承重的部分。对患者的随访有限，但主观和客观结果均为良好[13]。在另一例病例报道中患者在 6 个月的随访中也得到出色的主观结果[14]。笔者曾报道了一个 15 岁的股骨头骨缺损病例，该病例通过自体骨软骨移植得到解决[15]。从股骨头—颈部交界处取软骨，并向移植物施用富含血小板的血浆，患者术后 2 年愈后良好。有了这些成功的报道，在具有大的股骨头软骨缺损的髋关节病例中使用自体骨软骨移植物可能成为一种治疗选择。

软骨修复的分子机制也得到了广泛的研究，有可能作为未来临床应用的指南。成骨蛋白 1（osteogenic protein-1，OP-1），也称 BMP-7，与 IGF-1 结合，似乎是最有希望用于治疗骨关节炎的生长因子组合，因为它们具有协同发挥合成代谢作用的能力，以及它们的抗分解代谢特性不会随着年龄的增长而减弱。然而，尽管有这些早期发现，它们仍不能用于常规临床[16]。自体条件性血清，富血小板血浆和骨髓浓缩液等生物治疗方法由于其直接来源于患者，并且可以轻松地重新施用于患者，因此得到了更频繁地使用。尽管到目前为止，尚无普遍接受的富血小板血浆制备和给药方案，但多项研究表明了其在治疗骨和软组织病理学方面的临床疗效[17]。通过使用细胞表面标志物或克隆扩增，已在人类正常和骨关节炎关节软骨中鉴定出原始干细胞，早期分析其用途的研究表明它们可能是间充质干细胞系的优势细胞来源[18, 19]。但是，还需要进行其他研究来证明如何最好地将此研究结果转换为临床实践。

尽管对软骨修复的生物学方面的知识有所增加，并且出现了先进技术和更耐用的全髋关节置换界面，但笔者仍然认为，对于股骨头全厚度软骨损伤的患者仍然没有理想的治疗方法。通过关节镜实施大小不同的植入来解决股骨头表面部分缺损这一

理念对于外科医师和患者都具有吸引力，因为它将保骨手术与关节镜手术的低发病率结合在一起。以下为笔者对此治疗方案的术前注意事项进行了描述。

### 四、术前注意事项

患有股骨头软骨病变的患者经常表现出腹股沟区疼痛，这种疼痛会因负重活动、扭转或髋部过度屈曲而加剧。体格检查示运动受限，具体取决于症状的持续时间和疾病程度，内旋动作通常最先受到影响。此手术的适应证包括大的（＞4cm²）单独、有症状的股骨头软骨全层病变。这些病变通常与股骨髋臼撞击综合征有关，也可继发于创伤。该治疗的次要适应证是更保守的治疗方法的失败，例如关节镜下微骨折。

### 五、影像学

术前 X 线和 MRI 是必要的，以便充分评估髋关节内的任何病变。采用的 X 线检查包括仰卧位骨盆正位片和侧位（仰卧水平投照）片[20]。X 线片被用于评估髋臼后倾、发育不良、退行性变或可能的股骨髋臼撞击征。根据 X 线测量应包括髋臼倾斜角、Wiberg 中心边缘角、承重区的关节间距和 α 角[20]。磁共振可用于进一步提示成人股骨头缺血性坏死以及发现任何其他软组织病变。

### 六、关节镜下股骨头部分置换术

#### （一）特殊器械

关节镜操作需要使用大型 C 臂及牵引床。此外，髋关节镜检查需要专门的关节镜器械，其中包括套筒和用于操作骨骼和软骨的较长工具。移植物通常包括不同大小的关节面。

#### （二）体位

患者取改良的仰卧位，予全身麻醉、腰丛神经及坐骨神经阻滞，肌松。会阴行软垫保护。术中照相找到患侧髋关节前后点，持续牵引患肢，对侧行对抗牵引，此时可见髋关节"真空征"[21]。

#### （三）手术解剖

大多数患者中，一般可触及大转子和髂上前棘。手术中有风险的结构包括主要的股神经、血管束，该股神经束由股神经、动脉和静脉组成，位于髂前上棘垂直线的内侧。坐骨神经在后入路操作的过程中较为危险，当腿内旋时，损伤坐骨神经的危险更大，因为内旋时神经易于被牵拉至套筒周围。其次，外侧和前外侧入路可能损伤到股外侧皮神经，导致术后神经疼痛症状。

#### （四）操作过程

患肢外展至中立位，脚向内旋，使股骨颈与地面平行。术中照相，通过牵引床（通常总共25～50磅）进行关节牵引，使关节面分离约10mm。牵引满意后，手术台向对侧倾斜10°[21]。

建立 2 个入路。在大转子近端约 1cm，前方约 1cm 处用 6 英寸 18 规格关节镜检查针（导针）建立前外侧入路。术中照相见导针位于髋关节内，导丝穿入，插入 1 个 4.5mm 套筒。将 70° 关节镜沿套筒插入关节腔内，关节腔内加压至 105mmHg，镜下可见股骨头和髋臼。可以根据需要增加牵引力，以改善器械的活动范围和增加镜下视野。关节镜于前入路直视下观察。镜头的位置应该能观察到关节内三角，该三角由前方的股骨头、盂唇和关节囊组成。外侧入路应位于髂前上棘远端及前外侧入路的内侧。通过镜下观察，应见到导针进入关节内三角中，然后沿导针插入 4.5mm 套筒。注意套筒应穿过关节的滑膜层而不是关节囊。镜头可从前方入路观察，以便根据需要重新定位，从而增加视野和方便器械操作。为了获得对大多数负重区股骨头病变的最佳进针点，可将髋关节置于外展、内收、外旋位[21]。

在完成关节内软骨的操作后，沿缝匠肌—阔筋膜张肌间隙钝性分离，将前入路向近端延长 2～3cm，深至股直肌。沿髂股韧带切开前关节囊，在轻度牵引下可以确定股骨头软骨病变的位置。小切口切开以允许表面部分置换假体通过，并使用试模测量缺损的大小。可以将导针插入病变区域。然后将 1 枚 10.5mm 螺钉（图 78-1）插入缺损部位测量偏心距，以便选择合适尺寸的螺钉（图 78-2）。选择合适的假体型号后，将缺损区研磨至合适的尺寸和深度，并准备植入表面置换假体（图 78-3）。使用试验组件进行测试后，放置置换种植体并评估覆盖（图 78-4）。表面置换完成后，放松患肢牵引，重新从外侧插入关节镜以检查关节内。此时，对髋关节施加牵引，以便根据需要对软骨表面进行进一步的成形处理。另外，可以进行微骨折手术来治疗深部的单纯股骨头软骨损伤。髋臼缘修整以及股骨头前部和颈部打磨成形可以纠正残留的撞击。在关节镜直视下，髋关节可进行全方位的运动，以确保表面置换假体与关节表面完美融合，并排除任何撞击。

## 七、术后问题

### （一）康复过程

患者需坚持部分负重以及连续被动运动（continuous passive motion，CPM）机至术后 8 周。术后前 10 天，患者还需要佩戴防旋下肢支具固定和改良的 Bledsoe 支架，并坚持勾脚和穿压力袜 4 周。

由于最初外展和屈伸动作被支具所限制，早期物理治疗的重点是活动范围。康复的下一阶段着重于提高肌肉的耐力，而最后阶段则集中恢复肌肉的

力量，以使患者完全恢复到之前的髋关节功能和运动水平。

### （二）并发症

手术相关的并发症包括假体松动、意外的髋臼软骨损伤、骨折或感染。由于这是利用小切口的关节镜手术，因此可以避免许多与开放手术和髋关节脱位相关的并发症。

## 八、结论

如今，单纯的股骨头软骨损伤的治疗仍然是外科医师所面临的挑战。全髋关节置换术已显示出良好的效果，但笔者认为这不是理想的解决方案，特别是对于年轻的患者，因为他们一生中很可能需要至少进行一次翻修手术。针对晚期病变的软骨修复疗法目前尚无可靠的结果，还需要进行更多与髋关节软骨病变直接相关的研究。关节镜下部分股骨头表面置换术具有与关节镜手术相关的低发病率以及关节置换手术的优点，相信这适用于年轻和高需求的患者。

**潜在利益冲突**：Smith & Nephew[a, b]，Arthrosurface[a]，HIPCO[a]，MIS[a]，Bledsoe[a]，DonJoy[a]，Slack[a]，Ossur[b]，Arthrex[b]，Siemens[b]。

[a]Consulting/Royalty payments，[b]Research or other financial support.

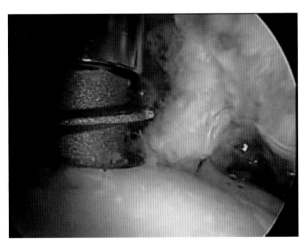

▲ 图 78-1　螺钉放置在缺损的中心，以确定尺寸和固定部分置换种植体

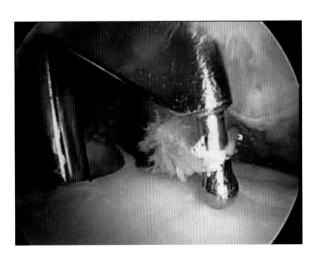

▲ 图 78-2　模板工具确定要处理的缺陷大小

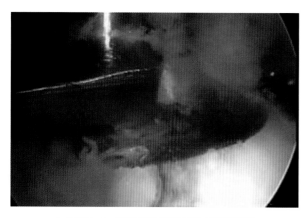

▲ 图 78-3　在缺损处进行扩孔以放置假体

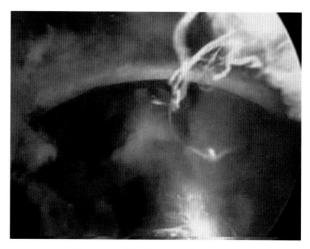

▲ 图 78-4　局部表面植入物放置在桩上

髋关节修复：关节镜、关节置换、截骨与保髋手术国际新进展
Hip Joint Restoration: Worldwide Advances in Arthroscopy, Arthroplasty, Osteotomy and Joint Preservation Surgery

620

# 金属对金属髋关节表面置换术的适应证与结果

## Metal on Metal Hip Resurfacing: Current Indications and Results

**第79章**

Vikram Chatrath　Paul E. Beaulé　著

王岩峰　译　柴　伟　校

## 一、概述

髋关节表面置换对于患有不适合保髋手术治疗的髋关节骨关节炎的年轻患者是一种可行的选择[1]。在保留骨量方面，它比传统髋关节置换术更具优势，股骨近端可以保留足够的骨量，在必要时可以选择行全髋关节置换术[2]。假体接触面积大，具有低磨损率和极高的稳定性，并且脱位风险最小[3]。最近，假瘤的产生也引起了人们的关注，假瘤是一种对金属碎屑的不良组织反应，会导致软组织的严重破坏[4]。尽管这些病变相对少见，但它们通常与术中定位不准（外展角过大）[5]和（或）髋臼假体设计不良[6]有关。髋臼假体外展角过大和（或）覆盖度过低都会使假体接触面边缘压力过大和过度磨损，从而增加软组织侵蚀的风险[6]。目前髋关节表面置换假体主要选择使用骨水泥或非骨水泥的股骨假体与非骨水泥髋臼假体配合。接触面由钴铬合金制成，需要高碳含量才能获得最佳磨损性能[7]。

本章将回顾目前髋关节表面置换假体的设计特点、手术适应证及手术技术，以期优化临床结果。

## 二、髋关节表面置换假体的磨损学和加工工艺

金属对金属界面的磨损率受许多因素影响，其中最重要的是臼杯内股骨头的设计间隙（定义为臼杯的直径减去股骨头的直径）。在髋关节模拟体外实验中表明，保持液膜润滑的最佳直径间隙为$100\sim200\mu m$[7]。这确保了接触界面之间的接触保持极性，意味着股骨头和髋臼内表面在圆顶处接触，从而在支撑界面之间提供了高度的贴合性并避免了绞索。

直径间隙和假体间顺应性与接触面之间的液膜形成密切相关。通过极性接触和直径间隙增加，润滑液会变厚从而减少磨损。假体的表面粗糙度与液膜润滑成反比，最佳粗糙度为$0.01\mu m$。另一个重要因素是球形度（理想情况下$<7\mu m$），因为高点会引起局部应力，从而增加摩擦力。$\lambda$比（液膜的厚度与复合均方根表面粗糙度的比）是一种将表面粗糙度与液膜的厚度相关联的方法，该比值$>3$，有利于使液膜完全润滑[8]。最后，当股骨头的半径尽可能大且直径间隙尽可能小并称为有效半径时，磨损会减少。有效半径可由设备制造商控制[7]。

金属界面由钴铬钼合金制成，而钴铬钼合金又是通过锻造或铸造制成的。两种制造工艺之间没有发现差异；但是碳含量会影响磨损率[8]。一项研究[9]发现利用髋关节体外模拟器研究磨损颗粒，发现低碳锻造合金比高碳锻造和铸造合金产生更多的CoCrMo颗粒。

目前金属界面的金属磨损已被证明受摩擦化学反应的影响[10]。这些反应通过金属表面与滑液蛋白的机械混合而产生摩擦材料[11]。摩擦材料具有纳米晶体结构，晶粒尺寸为$30\sim70nm$[12, 13]。初步研究表

明，摩擦材料对磨损具有有益作用。该摩擦层在高应力条件下可能磨损，并且推测髋臼假体的过度前倾和（或）外展植入可能会破坏该层的稳定性并导致过度磨损。Pourzal 等[14] 已经证明在金属对金属界面的条纹磨损区域中没有摩擦层。对摩擦学的进一步理解可能会改善冶金学锻造工艺，使植入物设计得减少磨损[11]。

金属对金属的磨损会产生非常小的颗粒（0.03～0.12μm）[8-10]。大多数颗粒是氧化铬颗粒[15]。在髋关节表面置换和传统髋关节置换之间未发现颗粒特性的显著差异。粒子特性（主要是 CoCrMo 粒子的数量）受植入时间影响，但尚未证明植入物设计对粒子特性有重大影响[16]。除了目前设计的在 15 个月内回收的植入物外，平均粒子大小（49～57nm）在不同的设计和植入次数之间没有发现不同，平均大小明显 <39nm。

金属 - 金属界面产生的颗粒数量远远超过聚乙烯产生的颗粒数量，且磨损和溶解以产生钴和铬离子。这些离子甚至可以在尿液和血液中正常检测到，但在异常高磨损情况下离子数量会增加（>7μg/L）。对金属碎屑的生物反应一直是非特异性炎症反应，与金属 - 聚乙烯界面产生的反应相似，但规模较小[17, 18]。然而可能出现淋巴细胞浸润，提示过高反应。这被称为无菌淋巴细胞为主的血管炎相关病变（aseptic lymphocyte-dominated vasculitis-associated lesion，ALVAL）或淋巴细胞为主的免疫应答（lymphocyte-dominated immunological answer，LYDIA）[19-21]。目前有报道发现早期的不良组织反应，包括可能导致毁灭性的短期置换失败的假瘤（称为软组织肿块或充满液体的囊肿）[22, 23]。很难确定但这些早期不良反应的根源可能是过度磨损和金属过敏[24]。

近期文献集中讨论股骨假体的大小可能作为独立的危险因素。McBryde[25] 指出，每减小 4mm，失败的风险比为 4.87。有趣的是，实际的股骨假体 >46 mm 的型号与更好的存活率相关。股骨假体大小对髋关节表面置换年限的影响是多因素的，在股骨侧，可能与假体与股骨固定区域以及骨坏死有关，

在这种情况下，股骨较小时骨水泥总量可能超过细胞损伤的阈值[26, 27]。最后，对于大多数髋关节表面置换假体设计，股骨假体越小，髋臼侧的覆盖弧越小，从而对金属 - 金属界面的磨损性能产生不利影响[28]。目前尚不清楚小型号股骨侧的髋关节假体的存活率是否可以提高，因此在考虑对这些患者进行髋关节置换术时应谨慎使用，并且对于那些股骨假体相对较小的女性来说，可能是禁忌的。

## 三、适应证和禁忌证

髋关节表面置换最常见的适应证是年轻活跃的终末期骨关节炎患者。这些患者往往具有较高的活动水平，并可能因保存股骨骨量而受益。一个普遍的共识是在 60 岁以下的男性和 50 岁以下的女性中提供髋关节表面置换术。尽管年龄不是唯一的考虑因素，但在老年患者中最好选择全髋关节置换术。其他要考虑的重要因素是患者的活动水平、总体医疗状况和骨骼质量。女性由于其骨骼较小且可能存在解剖结构发育不良，因此适合行髋关节表面置换的女性相对较少。英国威尔士联合登记处[28] 和澳洲联合登记处[29] 的数据发现性别和股骨头的大小会影响髋关节表面置换假体的寿命。如果股骨头假体 <44mm，则置换术后的翻修率是 >55mm 假体的 3 倍。实际上，研究发现股骨头假体每增加 1 mm，就会使手术失败危险率降低 5%～8%。在男性中，股骨头假体直径达到 54 mm 手术的翻修率达到 2.6%，与其他形式的全髋关节置换术相当。有趣的是，即使股骨头假体尺寸相同，女性的翻修率也比男性高得多，因此作者建议女性不要行髋关节表面置换术。话虽如此，这仅适用于 44mm 及以下的较小的股骨头假体，而使用 >50mm 的较大股骨头假体的女性患者术后表现良好，但这仅占所研究患者的 1%。2012 年澳洲登记处[30] 报道接受髋关节表面置换术的男性比例从 2003 年的 71.2% 增加到 2011 年的 94.3%。对于股骨扭转角特别大的患者，或有股骨骨干畸形或有骨坏死的患者，髋关节表面置换术是一种很有吸引力的替代方法。

对于腿长差超过 2.5cm、股骨近端严重解剖

畸形（Perthes 病或股骨头骨骺滑脱）、Crowe Ⅳ 型 DDH 和炎症性髋关节炎的患者，最好采用全髋关节置换术来治疗[31]。有作者曾描述过表面置换术的风险指数（surface arthroplasty risk index，SARI）[32] 作为辅助选择患者进行髋关节表面置换的工具。它包括患者体重（＜82kg）、有无＞1cm 的股骨头囊肿、UCLA 活动评分和既往有无髋关节手术。2004 年 Beaulé 等报道 SARI＞3 的患者早期翻修和（或）假体松动概率增加了 12 倍。

髋关节表面置换的绝对禁忌证包括股骨头或颈部发生严重的囊性或萎缩性改变，这些患者的股骨头塌陷风险很高。或已证明对金属过敏的肾衰竭患者也不适合。由于金属离子的致畸作用尚不清楚，计划生育的女性最好在手术前生育，或在手术后至少等待 2 年。

## 四、患者评估

患有晚期髋骨关节炎的年轻患者通常表现出髋关节疼痛症状。通常，年轻的髋关节炎患者会出于重返高强度锻炼活动的目的而进行髋关节表面置换术。Le Duff[33] 等提出了高水平的体育活动的平均 10 年翻修率提高了几乎 4 倍。因此应该适当地告知患者，高水平活动很可能会对任何关节置换术（包括表面置换）的长期生存产生负面影响。

体格检查应评估神经血管状况、腿长差异、肌肉力量（特别是外展肌）和运动范围。髋部经过一些活动可再出现的疼痛有助于确认诊断。

### 影像学评估 / 模板

用于评估髋部病变的标准影像学检查包括骨盆前后位片、横断面、侧面和（或）Dunn 氏位片[34]（图 79-1、图 79-2）。大多数接受表面置换的髋关节股骨头 / 颈部前倾角异常，最好在轴向位进行评估[35]。由于髋臼和股骨头的大小是相互匹配的，因此必须考虑关节的另一侧来确定假体大小。股骨头成形后，臼的大小由股骨头的大小决定。髋关节发育不良是一个特殊的挑战，在评估髋臼覆盖缺损量时，应考虑腿长差异和股骨颈外翻。如果术前计划证明

不能充分解决这些问题，那么应选择行全髋关节置换术[36]。此外，还有其他需要考虑的关键因素。

- 5°～10° 相对外翻位置植入，以最大限度地减小拉伸应力[37]。
- 注意股骨角度的异常，尤其是对于股骨髋臼撞击综合征的患者。在轴位面上确定颈部轴线是有必要的，以避免将股骨假体打入到股骨颈后方。如果前倾角纠正不足，术后患者会出现撞击导致的持续性疼痛，运动范围减少[38]。
- 需要注意，为了纠正髋关节角度异常，不同型号 / 移位股骨假体可能导致股骨颈的切割。

## 五、手术入路

旋股内侧动脉和臀下束[39, 40] 是维持股骨近端血供和保护髋部肌肉神经血管的重要结构。任何髋关节表面置换的入路都应保留这些结构。后入路是髋关节表面置换术最常用的方法。它提供了髋臼、后上颈部交界处的绝佳视野，并且可自由伸展活动。然而，对旋股内侧动脉上行分支的损伤可能导致股骨头的血供受到损害。为了避免这种情况，外侧入路和直接前入路已被用于进行髋关节表面置换，而有人采用后外侧入路，并采用大转子截骨术[41] 并合并髋关节前脱位。下面将简要概述。

### （一）前入路

资深作者（PB）使用前路（Hueter）[42] 和矫形外科手术台，因为它提供了一个很好的髋部神经 - 肌肉间平面。患者仰卧在牵引台上，这样髋部可以伸展并在仰卧位外旋。

切口位于髂前上棘后外侧 1～2cm，远侧 2 cm。它沿着一条假想的线斜向经阔筋膜张肌延伸向腓骨小头。将阔筋膜张肌上的筋膜沿直线切开，用尖刀将阔筋膜张肌的深筋膜切开，钝性分离阔筋膜张肌和臀大肌筋膜。髂翼外侧部分后面用蛇形拉钩拉开，钝性剥离暴露腹直肌上的筋膜。然后小心地切开，过程中注意识别和结扎外侧旋支血管。随着股直肌的暴露，股骨头反射性松弛并暴露关节囊。然后进行外侧关节囊切开以暴露股骨头和颈部。小心

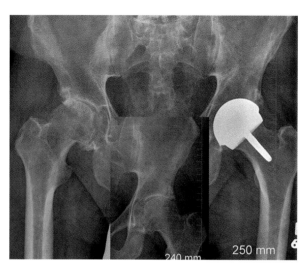

▲ 图 79-1　58 岁男性髋关节置换术后的前后位 X 线片（**CORMET 2000®, Corin, Cirencesterl Gloucestershire**）
患者患有晚期右髋关节关节炎和股骨头囊肿

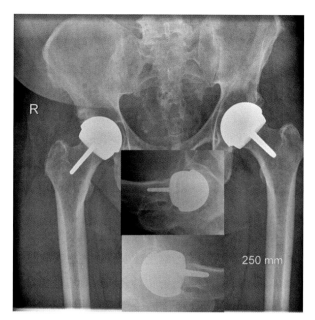

▲ 图 79-2　混合髋关节置换后的正位 X 线片（**Conserve Plus, Wright Medical Technology, Memphis, TN**）
插图示双髋的交叉侧位显示股骨假体的位置

地分离股直肌筋膜可以使股直肌内侧收缩，同时也可以松解内侧关节囊，进一步使大腿的外旋，有利于股骨头 / 颈部连接处的暴露。当使用 Weber spoon 使髋关节脱位，就完成了标准的股骨头准备工作，以准备髋关节表面置换，这将在后面进行描述。为了进行股骨准备，需要将腿外展，脚向外旋转大约 180°。偶尔在体型较大的男性患者中，需松解髂前上棘肌肉止点，以避免损伤肌肉。为了进行髋臼准备，稍屈曲髋关节，脚保持外旋。强烈建议在进行髋关节前路置换之前，先去专业治疗中心学习。

在侧入路手术的患者中，超过 2/3 的患者在股外侧皮神经的分布区域出现感觉障碍[43]。这可能是由于牵开器牵拉而引起的，牵开器会拉伸神经并导致短暂性神经失用。这些患者大多数会在几个月后康复。在学习早期采用前路入路，倾向于将髋臼杯放置成具有更高的外展角度。注意将皮肤切口向远侧延伸 1～2 cm 可以避免臼杯打入器和皮肤之间的挤压，避免了使用偏置打入器。还有一种趋势是，股骨假体的位置有轻微的前移，这与此操作空间难以处理股骨颈有关。

### 1. 粗隆滑移截骨术

Ganz[44] 最先描述用这种方法进行关节囊内股骨髋臼撞击综合征手术。股骨头的血液供应的主要来源是位于股四头肌近端边界的旋股内侧动脉的上行分支。旋股内侧动脉向上走行，穿过下孖肌联合肌腱的前方，闭孔内肌和上孖肌，并在此处穿过骨膜为股骨头提供血供[45]。切口类似于后外侧入路，在解剖并标记保留梨状肌后，进行大粗隆滑移截骨术。这有助于保持股骨头的血液供应，并保护外展肌。然后于止点下方截骨，将肌骨瓣连同外展肌向前上方移动，暴露髋关节囊。切开关节囊，将股骨头前脱位。

该手术最具挑战性的部分是如何获得适当的粗隆截骨块固定。股骨粗隆截骨端不愈合（8%）仍然是一个问题，1/4 的患者需要再次手术取螺钉[46]。

### 2. 后入路

标准的髋关节后外侧入路仍然是髋关节表面置换最常用的方法，建议在首次开始进行髋关节表面置换时使用。皮肤切口以大转子为中心，但切口的近端向后弯曲约 70°。这样可以充分暴露髋臼，而股骨头不会遮挡视线。臀部肌肉放松有助于避免对坐骨神经的过度拉伸，也有利于暴露[47]。沿股骨头行 C 形关节囊切开，避开股骨颈。当股骨头脱位时延股骨颈内侧剥离关节囊，不要向后方剥离。研究表明这两个步骤可以最大限度减少对股骨头血供的损伤[48]。然后切开前方关节囊，准备操作股骨头。

无论使用哪种方法，充分地显露仍然是最重要的。与全髋关节置换术相比，股骨头阻挡了髋臼的视野。

### （二）手术技术

#### 1. 股骨头准备

关节囊切开后，使用撑开器或长的骨撬充分暴露股骨头。使用与术前预计的股骨头试模来确定股骨头的大小。然后将一根导针穿过股骨头。这可以使用各种可用的厂家器械来完成。相对于正常的股骨颈干角，也可以将其插入至外翻 5°~10°，这使最终的颈干角接近 140°。使用量角器对角度进行双重检查。使用与预计的股骨头大小相对应的旋转导向器检查股骨颈内下方是否有任何撞击的骨赘，并清理股骨颈前部。应注意避免清除不必要的骨赘或暴露股骨颈松质骨，这可能在以后导致局部应力或股骨颈骨折增加。

完成这些关键步骤后就可以使用圆柱铰刀和槽型骨刀完成股骨头的准备。这一步根据假体厂家不同操作可能不同。如果对髋臼的假体型号不确定，可以先进行比原计划大一号的扩孔，并在髋臼准备好后完成扩孔。无论哪种情况，股骨头确定型号后都应打入试模并检查是否有切割、骨赘和坐落位置。

#### 2. 髋臼准备和假体打入

对于后入路，在准备髋臼时，通过将关节囊从髋臼上外侧钳夹拉开，以方便安置置换的股骨头。将长的 Hohmann 拉钩放在髋臼的前壁上方。在右臀部的 3 点钟至 4 点钟位置和左臀部的 8 点钟至 9 点钟位置完成此操作。

在后壁下方放置另一个 Hohmann 拉钩（分别用于左 / 右髋关节 3 点钟或 9 点钟位置）。切除盂唇，取出骨赘以确定真正的髋臼壁。开始打磨髋臼的型号要比股骨假体所预计的型号小 3 号。我们先以反钻开始打磨，以确保适当的骨接触，然后开始向前打磨。通过髋臼挫的方向可以对原始的前倾和臼窝

的倾斜度做出合理的判断。每次打磨之间使用刮匙去除任何软组织或硬化区域，并判断打磨深度。根据厂家设计，可以选择小一号打磨以提供 0.75mm 的压配，不同厂家有所不同。然后可以使用试模来检查假体位置并检查压配情况。

髋臼打磨完毕后，用脉冲枪冲洗髋臼骨面。打入髋臼假体。根据各种标志来判断假体的前倾角和外展角。由于没有钉孔判断打磨深度，因此以髋臼壁作为参考，并与髋臼锉作比较。因为臼杯方向和打入深度的重要性，建议术中照相检查情况。根据最近的研究发现，髋臼假体缺乏完整的接触覆盖（部分间隙）并不会增加移位和（或）松动的风险[49]。然后，必须用圆头打入器手动对臼杯的所有四个象限施加压力，以确保压配并防止臼杯旋转。通常在臼杯前缘留出 1~2mm 的骨缘，以避免刺激髂腰肌。

#### 3. 股骨假体打入

非骨水泥型和骨水泥型假体均可用于股骨头置换。不论哪种假体，都应彻底冲洗股骨头，清除所有碎屑，并充分干燥骨面。用 2.5mm 的钻头钻孔来准备硬化区域。然后可以打入生物型股骨头假体。若使用骨水泥型假体，以团状骨水泥覆盖于表面。骨水泥过稀可能因过度渗透导致周围热坏死。然后打入骨水泥型假体，清理多余的骨水泥，并复位髋关节，使骨水泥硬化产生的热量消散。最近的一份研究表明，与骨水泥型股骨头假体相比，多孔涂层生物型假体在短期随访中具有相同的结果[50]。笔者在过去的 1 年中开始使用生物型股骨假体和钛合金钴铬外壳如 Conserve BioFoam®（Wright Medical Technology, Memphis, TN），获得了令人满意的效果（图 79-3）。

患者术后患肢负重 50%，术后挂拐 4 周。这样有利于股骨颈重建并降低骨折的风险。所有患者需预防静脉血栓。患者住院期间使用低分子量肝素抗凝，出院后口服抗凝药物共 4 周。术后 4 周脱拐后进行康复理疗，患者通常在术后 3 周、6 周、6 个月然后每年 1 次复查。

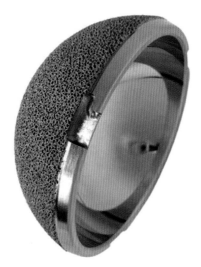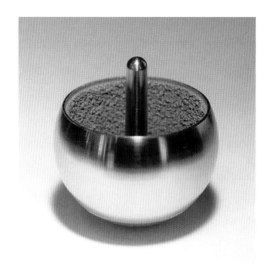

▲ 图 79-3　Cementless Conserve Plus® with BioFoam® Shell 生物泡沫外壳

假体打入后术中照相评估假体位置，然后术中被动检查活动范围。外旋髋关节检查前稳定性、屈曲、内旋、内收和过伸检查髋关节，同时注意检查有无撞击。最后牵拉髋关节，用手指检查髋臼边缘是否完全打入。逐层缝合切口

## 六、渥太华大学使用 Conserve Plus® 假体结果

2001—2009 年，使用 Conserve Plus® 假体对 460 例患者（351 名男性）进行了连续 548 次的髋关节表面置换术，平均年龄为 48.3 岁（18～66 岁）。大多数患者（505 髋）具有骨关节炎的初步诊断。无随访丢失。平均随访 4.9 年（2.5～10.4），有 24 例（4.4%）患者需行全髋关节翻修术（男 16 例，女 8 例，平均年龄 50.1±6.3 岁）：11 例因髋臼侧假体松动，4 例因股骨颈骨折，3 例因持续性无法解释的疼痛，3 例因股骨假体松动，2 例因不良组织反应，1 例因感染。另外 6 名患者需要翻修髋臼侧假体，保留股骨头假体。因无菌性松动而需进行任何翻修，以全髋关节翻修为终点的 5 年生存率为 95.1%（95%CI 93.1%～97.1%）和 93.6%（95%CI 91.2%～95.8%），见表 79-1。

### 表 79-1　金属—金属界面假体的优势和劣势

| 优　势 |
|---|
| • 低磨损率<br>　– 降低骨溶解风险<br>　– 延长寿命<br>• 大直径股骨头<br>　– 改善运动范围<br>　– 减少脱位风险<br>• 保留的髋臼骨量（与金属 – 聚乙烯界面相比） |

| 劣　势 |
|---|
| • 金属离子释放<br>　– 致癌风险<br>　– 染色体变异风险<br>　– 怀孕风险（致畸、突变）<br>• 金属过敏 |

经许可转载，引自 Beaule PE, Mussett SA, Medley JB: Metal-on-Metal Bearings in Total Hip Arthroplasty in O'Connor MI, Egol KA（eds）: Instructional Course Lectures 59. Rosemont, IL, American Academy of Orthopaedic Surgeons, 2010, pp 17-25.

# 年轻患者全髋关节置换术
## Total Hip Replacement in the Young Patient

Hernan A. Prieto　Atul F. Kamath　David G. Lewallen　著

王岩峰　译　柴　伟　校

**第80章**

## 一、概述

全髋关节置换术被认为是目前最可靠、最成功的医疗方法之一，并且具有直观效益[1]，因为它显著地提高了关节炎患者的生活质量，同时保证了他们的自立能力[2]。固定方法和假体界面的改进使得这些手术的适应证得以扩大，包括更年轻、更活跃的患者。历史上，无论年轻患者群体的诊断如何，全髋关节置换术都不耐用，而非常活跃和年轻患者（即年龄＜30岁）的晚期髋关节疾病的治疗一直是一个重大挑战。目前对于早期髋关节病发展相关的病因和病理力学因素的认识已取得进展。进而发现在髋关节疾病中广泛使用保留关节的外科技术可能导致早期关节退行性疾病[3-5]。然而，尽管有这些改善，但对于终末期关节改变和存在致残症状的年轻患者，仍然需要考虑进行关节置换手术。

年轻患者的年龄因素增加了对假体植入寿命的关注。这种耐久性与传统的高松动率和磨损率有关，因此生存率较低[6, 7]。年轻人的全髋关节置换通常可归因于几种特定的潜在病因，包括类风湿性关节炎、创伤后关节炎、化脓性关节炎、Legg-Calve-Perthes病后遗症、股骨头骨骺滑脱、DDH、股骨头髋臼撞击综合征以及缺血性坏死。尽管髋关节融合术仍然是单侧患病年轻患者的一种选择，但许多现在的患者知道髋关节置换的结果，并且不接受髋关节融合术，因为他们更喜欢一种干预措施，

使他们能够保持髋关节运动，并在其生命的活跃阶段尽可能发挥功能。全髋关节置换术可以为这些具有挑战性的患者提供这一选择，当然是短期内，无骨水泥髋臼和股骨固定的进展，加上改良的支撑面材料，使人们对年轻患者群体中的现代全髋关节置换术的寿命重新感到乐观。

本章的目的是讨论年轻患者全髋关节置换术的当前趋势，特别是种假体固定和摩擦界面。

## 二、病因学

在非常年轻的患者中，许多病因会导致早期的关节疾病，促使对手术干预的评估。过去发表的系列文章都集中在年轻患者身上，他们接受全髋关节置换术来治疗类风湿关节炎[7]，而且大多数病例都涉及使用骨水泥假体。随着年轻患者对类风湿性关节炎的诊断和治疗水平的提高，包括抗风湿药物（disease modifying anti-rheumatic drug，DMARD）的发展，与类风湿性关节炎相关的晚期髋关节疾病的发病率显著降低，减少了类风湿性关节炎患者对全髋关节置换术的需求。

在过去，类风湿关节炎病因占年轻患者中全髋关节置换术的25%，其他常见病因包括骨坏死（41%～54%）、儿童髋关节紊乱（股骨头骨骺滑脱、DDH、Legg-Calve-Perthes病20%～36%）后遗症、软骨溶解（1%）[8-11]。继发于与遗传综合征相关的畸形（如成骨不全、脊椎骨骺发育不良、软

骨营养不良）的终末期关节炎也可采用全髋关节置换术治疗，尽管较其他病因不常见。虽然任何先天性或发育性髋关节异常都可能由于关节解剖和负荷的改变而导致过早的退行性改变，但对于某些情况（如髋关节发育不良）而言，这种临床措施似乎比其他疾病（如股骨头骨骺滑脱）更为重要。

在 Mayo 临床研究中，Larson 和他的同事们[12]发现，在既往的股骨头骨骺滑脱患者中，大多数髋关节置换术通常是为了无血管坏死的相关指征而进行的（70% 的严重滑脱和 71% 的急性或急性慢性滑脱），而不是残余股骨髋臼撞击相关的退行性改变。

### 三、固定类型

全髋关节置换术最常见的假体是骨水泥型假体，但随着非骨水泥器械的发展和广泛应用，以及特别是年轻活动患者的早期固定失败，促使了非骨水泥固定在年轻患者中的广泛应用。在髋臼侧，最初测试了不同的固定原理，包括带螺纹的髋臼环和带或不带额外螺钉的压配型髋臼部件。随着时间的推移和经验的积累，最理想的植入材料应该具有良好的生物相容性和三维表面结构，以实现骨整合。这种稳定的生物固定和骨整合旨在避免纤维固定（fibrous fixation）和松动这样的后期症状。

在北美，髋臼和股骨假体的固定方法已经演变为对大多数患者（包括年轻人和老年人）使用压配多孔生物型假体。至少在年轻患者群体中，使用骨水泥股骨假体的全髋关节置换术的结果显示生存率不一致。股骨柄选择的细节通常是外科医师偏好的问题，考虑股骨近端的质量，影响股骨近端形状的先前畸形的存在，以及骨干固定的潜在需要。股骨发育不良的畸形问题包括发育不全、股骨颈前倾过大、髋外翻、干骺端-股骨干匹配不良和大转子位置偏后。归根结底，股骨柄的选择是基于对个别患者具体细节的评价，但骨水泥柄仍有应用情况，甚至在一些骨质非常差年轻的患者中。

### 四、非骨水泥型全髋置换术

无骨水泥固定，结合改良的关节承载材料，即

使在年轻患者中也能提供长期生存。然而，与设计相关的初次全髋关节置换术后，不同的非骨水泥髋臼部件的存活率存在显著差异。与具有三维表面（如钛丝网或多孔金属）的设计相比，细颗粒和羟基磷灰石（beaded and hydroxyapatite-coated）涂层设计的臼杯翻修更为常见[13]。近几年来，随着20世纪90年代末多孔钽的引入，人们对各种多孔金属髋臼部件的开发产生了极大的兴趣。梅奥临床研究表明在使用多孔钽杯的所有年龄患者的第一个10年中没有出现无菌性松动，但还需要进一步的随访来证实这些有益的发现，尤其是在年轻人中[13]（图 80-1）。

Clohisy 等[14]回顾性分析 88 例（102 髋）无骨水泥人工全髋关节置换术患者的临床资料。平均 55个月时，所有无骨水泥柄和 98% 的无骨水泥髋臼部件均得到了良好的固定。在骨坏死全髋关节置换术治疗结果的系统回顾中，Myers 等发现与无骨水泥组相比，骨水泥组与更大的不良结局发生率相关。骨水泥组术后平均 HHS 评分 85.2 分，8.1 年翻修率19.1%。无骨水泥组术后 HHS 评分平均 90.6 分，术后 6.3 年翻修率为 11.4%。类似的结果见表 80-1，

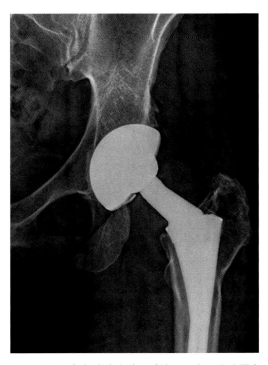

▲ 图 80-1 钽杯高度多孔，随访 **11.2** 年，充分固定

表 80-1　非常年轻患者（30 岁以下）的非骨水泥全髋关节置换术研究总结

| 文　献 | 髋关节（患者）例数 | 非骨水泥柄（%） | 平均年龄（岁） | 平均随访时间（年） | 臼杯翻修（例） | 股骨柄翻修（例） | 翻修率（%） |
|---|---|---|---|---|---|---|---|
| Restrepo 等[9] | 35（25） | 100 | 17.6 | 6.6 | 1 | 0 | 2.8 |
| Wangen 等[15] | 49（44） | 100 | 25 | 13 | 24[a] | 0 | 49 |
| Clohisy 等[14] | 102（88） | 95 | 20 | 4.2 | 7 | 0 | 6.8 |
| Girard 等[10] | 47（34） | 94 | 25 | 9 | 2[a] | 0 | 4.2 |
| Costa 等[16] | 53（40） | 100 | 20 | 4.6 | 2 | 0 | 4 |

a. 所有翻修都为髋臼

总结了近年来年轻患者无骨水泥全髋关节置换术的研究。

## 五、骨水泥型假体全髋关节置换术

由于固定失败和与磨损有关的骨溶解，年轻患者行全髋关节置换术的骨水泥假体的使用寿命受到限制。先前的几份报道显示，骨水泥髋臼假体存活率各不相同，大多数研究主要集中在青少年类风湿关节炎的全髋关节置换手术，其通常使用骨水泥型的股骨假体。

Dorr 等在一组 45 岁以下的患者研究中报道，随着时间的推移，骨水泥全髋关节置换术的翻修率增加，4.5 年时为 12%，9.2 年时为 33%，平均随访 16.2 年时为 67%[17]。在按年龄对结果进行分层后，作者发现 30 岁以下患者的翻修率为 82%，而 30 岁以上患者的翻修率为 56%。

Kerboull 和他的同事[18]评估了 287 例患者平均年龄为 40.1 岁的原发性骨水泥全髋关节置换术

的结果。平均随访 14.5 年。作者发现平均磨损率为 0.12mm/ 年，25 髋需要翻修（8.7%）。68% 的翻修原因是无菌性松动。他们还评估了一部分随访时间超过 20 年的患者。以翻修为终点，生存率为 85.4%。

Keener 和同事们[19]研究了 42 名患者 25 年的结果。总存活率为 63%。无菌性松动占 22 例手术的 77%。髋臼侧的松动更为普遍，并随着时间的推移而继续进展。

表 80-2 总结了年轻患者选择骨水泥全髋关节置换术的研究结果以及相应的翻修失败率。年轻患者使用骨水泥全髋关节置换术的翻修率高于未使用非骨水泥假体的翻修率，包括与髋臼部件相关的失败百分比。

## 六、关节面类型（摩擦界面）

从历史上看，年轻患者的关节置换存活率相对较低，这在不同的研究中都归因于早期使用所有

表 80-2　已发表的关于年轻患者骨水泥全髋关节置换术的研究综述

| 文　献 | 髋关节（患者）例数 | 平均年龄（岁） | 平均随访时间（年） | 总翻修例数 | 臼杯 / 股骨柄失败例数 | 翻修率（%） |
|---|---|---|---|---|---|---|
| Dorr 等[17] | 49（35） | 31 | 16.2 | 33 | NA | 67 |
| Torchia 等[20] | 63（50） | 17 | 12.6 | 27 | 26/16 | 46 |
| Chmell[21] | 66（39） | 19.9 | 15.1 | 35 | 23/12 | 53 |
| Kenner 等[19] | 57（42）[a] | <50 | 25 | 22 | 13/4 | 37 |
| Kerboull[18] | 287（222） | 40.1 | 14.5 | 25 | 15/7 | 8.7 |

a. 术后 25 年存活患者被纳入研究

骨水泥部件、髋臼螺钉设计、传统金属对聚乙烯表面的磨损特性，以及年轻患者较高的活动水平。然而，在过去 40 年中进行的大多数关节置换中，这些因素中最重要的一个是假体摩擦界面的磨损（图 80-2）。为了避免传统聚乙烯的磨损相关限制，关于年轻患者使用的最佳替代的摩擦界面一直存在争议，一些人主张陶瓷对陶瓷、其他人主张陶瓷对聚乙烯、金属对金属和金属（或陶瓷）对高交联聚乙烯（highly crosslinked polyethylene，HXLPE）。与传统金属对聚乙烯磨损率相比，这些假体界面的磨损率较低（表 80-3），因此有人建议使用这些假体界面。

## 七、高交联聚乙烯

20 世纪 90 年代，为了减少超高分子量聚乙烯（UHMWPE）的磨损，人们开始研究磨屑的产生与聚合物结构之间的关系。交联是连接聚乙烯分子的键，在辐照聚乙烯过程中形成，增加耐磨性。这些工艺是现代 HXLPE 生产的基础[22]。

在体外和中期临床随访中，与由非高交联 UHMWPE 制成的传统聚乙烯假体相比，HXLPE 的磨损明显减少[23]。Hermida 等报道了 28mm 股骨头与 HXLPE 衬垫关节的磨损减少了 90%，32mm 时减少了 85%。在本报道中，增加股骨头尺寸并不会显著增加 HXLPE 衬垫的磨损[24]。Thomas 和同事在一项双盲随机对照试验中发现，与传统的 UHMWPE（0.037mm/ 年）相比，HXLPE（0.005mm/ 年）的稳态磨损率显著降低。与 UHMWPE 组 9% 的患者相比，HXLPE 组没有患者的磨损率高于骨溶解阈值（0.1mm/ 年）[25]。

HXLPE 的磨损减少程度与硬质陶瓷或金属界面相似。然而，与陶瓷 - 陶瓷和金属 - 金属耦合相比，HXLPE 确实具有一些明显的实用优势[26]。使用 HXLPE 可以避免使用陶瓷界面时可能出现的假体碎裂问题，应该可以避免使用金属界面时可能出现的局部组织和血清金属离子水平的显著升高。髋—股骨与陶瓷或金属杯缘的撞击比其与交联聚乙烯内衬形成的撞击更令人担忧。此外，当使用交联

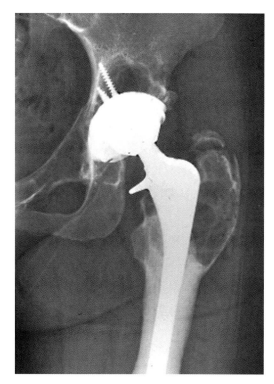

▲ 图 80-2　聚乙烯磨损继发的骨溶解
图示髋臼的 DeLee Ⅰ 区和 Ⅱ 区以及股骨的 Gruen Ⅰ 区、Ⅱ 区、Ⅶ 区均可见过侧头移位（偏心性头位）和放射性透光

表 80-3　备选支承面：线性磨损率

| 材　料 | 磨损率（μm） |
| --- | --- |
| CoCr/PE | 120～200 |
| Ceramic/PE | 80～100 |
| CoCr/HXLPE | 0～25 |
| 金属 – 金属 | 1～5 |
| 陶瓷 – 聚乙烯 | 约 1 |
| 陶瓷 – 陶瓷 | <1 |

聚乙烯衬垫时，外科医师在头部尺寸（即 28mm、32mm、36mm 和 40mm 头部尺寸）、衬垫表面方向（即 0°、10° 和 20° 仰角）和偏移（标准或侧向偏移）方面有更广泛的术中选择。最后，由于人工关节置换假体的成本压力仍在持续，应该认识到交联聚乙烯假体比硬质陶瓷或金属假体的成本要低得多。

## 八、第二代高交联聚乙烯

为了优化耐磨性而不重熔降低机械性能，正

在开发第二代 HXPLE 使用更新的方法来消除自由基。有一种方法是，将与辐射交联的聚乙烯浸泡在维生素 E 中，以消除残留的自由基[27]。另一种方法是采用连续剂量的交联辐射，每次剂量后进行退火以减少自由基[22, 28]。在最近对第二代连续退火 HXPLE 的研究中，D'Antonio 等报道称，5 年以上的平均磨损率为每年 0.015mm，比第一代的退火的 HXPLE 降低了 58%，存活率为 97.8%，无骨溶解报道。此外，臼杯倾斜度不影响磨损[28]。顺序退火的 HXLPE 在 5 年的后续过程中比第一代退火聚乙烯具有更低的磨损；该 HXPLE 还提供了抗氧化性的理论优势。这些新的假体表面材料为全髋关节置换术的寿命提供了希望，15～20 年的临床表现将决定这种交联过程的重要性。

## 九、陶瓷对陶瓷

在美国 FDA 于 2003 年 3 月批准使用陶瓷对陶瓷假体。经过在欧洲的广泛经验，陶瓷对陶瓷假体界面提供了一些好处，使其成为年轻患者潜在的理想假体表面。研究表明，在聚乙烯假体表面上，陶瓷假体表面的磨损率比传统金属假体表面的磨损率低 4000 倍[29]。陶瓷表面是可湿的，这表明可以从关节液中润滑，减少附着磨损[30]。陶瓷假体表面的磨屑也具有很好的耐受性。以氧化铝颗粒为例，与金属和聚乙烯磨屑相比，它们相对具有生物惰性[31]。磨损率的降低与骨溶解率的降低和骨储备的更好保存有关。这在年轻患者进行全髋关节置换术时尤其重要，因为他们更可能需要将来的翻修手术。陶瓷对陶瓷最重要的优点可能是低的骨溶解率。在一项前瞻性多中心研究中，对 1709 个氧化铝陶瓷髋关节进行了回顾，未报道任何骨溶解病例[32]。其他比较研究表明，陶瓷对陶瓷组的骨溶解率为 1.7%，而金属聚乙烯组为 19.4%。在所有受影响的髋关节中，陶瓷对陶瓷组的骨溶解仅限于股骨近端切除水平。与所有其他可用的替代假体表面相比，陶瓷对陶瓷假体具有优异的耐磨性，因此为年轻和高活动水平的患者提供了极好的替代品。

对一系列使用陶瓷对陶瓷假体界面进行全髋

关节置换术非常年轻患者的生存率分析显示，短期到中期的结果令人鼓舞的，生存率为 96%（图 80-3）。D'Antonio 等研究显示陶瓷对陶瓷假体的 10 年生存率显著高于聚乙烯金属假体（分别为 95.9% 和 91.3%；P=0.0122），并且使用新设计的陶瓷对陶瓷无骨水泥关节假体 8 年生存率为 97.7%，与其他比较陶瓷对陶瓷和金属对聚乙烯装置的报道相似[32, 33]。

陶瓷杯有几个潜在的缺点，限制了他们在北美的使用。陶瓷材料的脆性可能导致断裂。氧化铝假体表面的头部断裂率从 0.005%～0.02% 不等[34]，但在新型陶瓷材料和设计中已经降低。据报道，有 2.7%[35]～7%[36] 的患者出现吱吱声。这种现象的确切病因尚不清楚，可能是多因素的。然而，Trousdale 等[37] 表明吱吱声是陶瓷 - 陶瓷润滑的问题，当两个铰接表面之间的膜流体被破坏时，会出现噪音。材料（金属）转移到陶瓷股骨头是唯一的实验条件，导致吱吱声在润滑的工作台顶部加载情

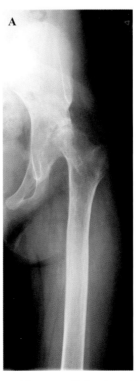
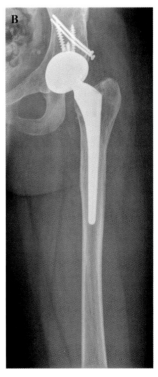

▲ 图 80-3　患者，女，12 岁，患有发育性髋关节发育不良
A. 之前接受过切开复位和 Pemberton 截骨术；B. 患者接受了一种陶瓷无骨水泥全髋关节置换术和股骨头移植。手术后 6 年恢复良好

况。最后，陶瓷和其他硬质假体一样，比金属或陶瓷对聚乙烯关节更敏感。由于存在错位和边缘载荷导致的失控磨损风险，以及不正确的型号造成的冲击风险，使得使用陶瓷或其他硬质假体时的操作要求更高。

## 十、金属对金属

金属对金属假体界面的概念并不新鲜。这个想法最初是由 Wiles 在 60 多年前描述的，30 多年前首次发表在文献中[38, 39]。最初的金属对金属假体缺陷与设计问题有关，包括边缘撞击、间隙不足、制造公差不足和次优材料选择。第二代小头（32mm及以下）金属对金属植入物在欧洲随访 10 年以上的普通人群中显示出良好的效果，并被建议作为年轻活跃患者的替代品。全髋关节置换术使用金属对金属有理论上的优势。金属假体在体外的磨损率比传统的全髋关节置换术低[40]。与较小的头部直径相比，更大的头部直径（36mm 和更大）有助于优化髋关节稳定性，降低脱位风险，并增加活动范围。

在广泛采用新的大头后，患者、外科医师和政府监管机构开始担心金属对金属植入物在表面置换和全髋关节置换术设计中的潜在缺点。新的失败模式、假瘤、过敏反应和金属离子毒性的报道在文献和大众媒体[41, 42]报道。金属磨屑和高的局部组织金属离子水平被认为会导致局部软组织坏死和反应，从而可能导致临床症状和植入假体过早失效。Schmalzried[43] 报道了与金属过敏、淋巴细胞浸润、金属增生和假瘤形成相关疾病谱的相关的局部组织不良反应（adverse local tissue reaction，ALTR）（图80-4）。金属磨屑和腐蚀会导致铬和钴的血清离子浓度过高。虽然血清和滑膜离子浓度在失败的人工关节置换术中有一定的相关性，但血清离子浓度和假体磨损之间的关系不太清楚[44, 45]。金属磨损的可能来源包括杯状错位（例如>45° 倾斜度和 20° 前倾角）和非常大或很小的股骨头直径，这可能导致润滑动力学、边缘负荷的变化以及髋臼边缘磨损的增加[46, 47]。

金属离子和碎片的另一个来源是模块化股骨部件中锥形连接处（也称为头颈连接界面）的腐蚀。局部组织不良反应可发生在因模块化股骨头颈锥度腐蚀而出现在金属对聚乙烯假体界面的患者中，临床表现与失败的金属对金属轴承患者中的局部组织不良反应相似。血清金属水平升高，特别是血清钴水平相对于铬水平的差异性升高，有助于确定与腐蚀相关的局部组织不良反应的诊断[48]。

目前对年轻活跃患者的金属对金属髋关节置换术的耐久性和临床结果有积极的长期研究[49, 50]。这些研究显示，与金属对聚乙烯和陶瓷对陶瓷假体相比，金属对金属假体存活率更高。然而，根据 HHS 和放射学检查结果，多个系统评价显示金属对金属与传统全髋关节置换术在功能预后方面没有显著差异。然而，金属对金属全髋关节置换术患者的并发症发生率是对照组的 3.37 倍[51, 52]。最常见的并发症是脱位、无菌性松动、大转子或髂腰滑囊炎、假体周围股骨骨折和伤口裂开。两项测量金属离子浓度的研究发现，接受金属对金属关节的患者与接受常规关节的患者相比，红细胞、血清和尿液中的金属离子浓度显著升高[53, 54]。鉴于缺乏临床优势、并发症发生率增加、成本增加以及金属对金属全髋关节置换术可能带来的不良医疗后果，这些假体界面在使用时应谨慎[51]。目前，除了少数几个独立的中心仍在选择性地对年轻、高活动水平的男性进行金属对金属表面置换，金属对金属模块化全髋关节置换术已基本被废弃。

目前对数千名全髋关节置换术（采用金属对金属）患者的建议包括每年进行一次 X 线检查和血清离子浓度测量，并对症状性或疼痛性髋关节进行额外成像，以排除软组织肿块和作为疼痛来源的局部组织不良反应。软组织的附加成像可以用超声、CT 或 MRI 来完成。超声是一种有用的筛查方法，但其敏感性随着患者肥胖程度的增加而降低，在检测后部和中部病变方面，其效果不如 CT 或MRI。据报道，利用新的金属伪影减少技术（metal artifact reduction techniques MRI，MARS-MRI）进行的 MRI 研究对检测软组织变化和骨溶解具有高灵敏度[55, 56]。

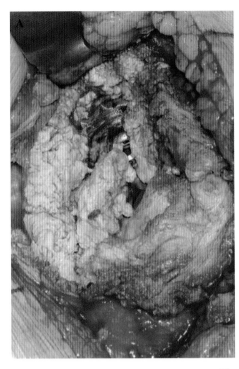
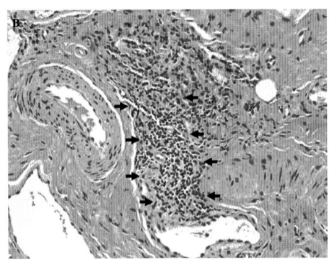

▲ 图 80-4　术中组织标本病理检查

图示血管周围淋巴细胞聚集和慢性炎症与无菌性淋巴细胞性血管炎相关病变（肺泡）一致

## 十一、陶瓷对聚乙烯

聚乙烯髋臼内衬配合陶瓷股骨头已成为目前用于全髋关节置换术最常见的假体界面之一。根据最近的数据，年轻患者硬性表面（金属对金属和陶瓷对陶瓷）的使用率有所下降。Rajaee 等结果显示，金属对聚乙烯的使用率从 2006 年的 21.6% 上升到 2009 年的 25.2%，而陶瓷对聚乙烯从 2007 年的 13.5% 上升到 2009 年的 25.7%。也许是努力寻找耐用的替代假体导致了这一趋势，这些假体不存在与金属对金属或陶瓷对陶瓷相关的潜在问题，也可以通过一些生物力学研究报道，交联的陶瓷对聚乙烯组合显示出比金属对聚乙烯组合低 40% 的稳态磨损率[57]。与金属股骨头相比，陶瓷股骨头具有显著的摩擦学优势，因此磨损率较低。一些临床研究报道，随访 18 年的患者，聚乙烯与陶瓷的平均线性磨损率在 0.03～0.1 mm/ 年[58]。

最近，由于担心钴铬金属头和钛无水泥柄之间可能发生锥度腐蚀，陶瓷头（与金属头相比）对高度交联聚乙烯的使用得到进一步加强。在钛假体柄上使用陶瓷头可以防止因腐蚀而释放铬和钴。并非所有关于陶瓷对聚乙烯的临床结果的报告都是支持性的。在最近的一份出版物中，Migaud 等[59] 比较了 13 年随访后的金属对金属人工关节置换术和历史对照组的陶瓷对聚乙烯。陶瓷对聚乙烯组有较高的骨溶解率( 46% )，但使用的聚乙烯是常规聚乙烯。另一方面，Urban 和同事在一项对陶瓷对聚乙烯的 18.2 年随访研究中发现，在他们的随访对象中，股骨或髋臼的任何部位都没有发生骨溶解[58]。

不幸的是，通过短期的随访，关于高交联聚乙烯陶瓷股骨头的可用数据有限[60, 61]。Garvin 等人在针对 HXPLE 衬里的氧化锆进行的为期 2 年的跟踪研究中，发现线性磨损较低。这一事实对于这种臼杯的继续研究是非常令人鼓舞的。然而，需要随访以确定 HXLPE 对陶瓷头的长期临床性能。

## 十二、作者推荐的年轻患者假体类型

### 1. 固定

• 除特殊情况外，股骨柄和髋臼部件固定首选无骨水泥型（生物型固定）。

- 骨水泥型假体可用于非常差的骨骼质量、改变的骨骼解剖结构和较低的活动水平的患者（即炎性关节炎患者）。

2. 假体设计

- 髋臼部件：半球形，具有三维向内生长表面，并且可以选择多螺钉固定。

- 股骨部件：多种可接受的现代设计（外科医师偏好），由患者特征和解剖学特点进行调整，带有模块化的柄，有时有助于解决一些髋关节发育不良患者遇到的主要解剖畸形或扭转。

3. 界面选择

- 非常年轻（＜20岁）：考虑陶瓷对陶瓷。

- 20—60岁：陶瓷对HXLPE。

- ＞65岁老人：陶瓷（或金属）对HXLPE。

- 挑选出来的"老人"：骨水泥型全聚乙烯臼杯。

- 金属对金属界面不适合于任何情况。

## 十三、讨论

目前，接受全髋关节置换术的年轻患者有望在第一个10年内获得良好的临床和放射学生存率，并有可能获得更长的生存期。新设计和成分材料的使用显著提高了活动期髋关节疾病患者的假体寿命。既然无骨水泥固定如此成功，我们有理由问：对于许多最年轻、最活跃的患者，到手术后第二个甚至第三个10年及以后，替代性的假体界面能否为他们提供持久的解决方案？为了解决这个问题，需要从社区来源获得年轻患者假体性能的数据，以及从集中的单一机构和多中心研究获得更详细的长期数据。这是今后大型区域和国家登记册的重要作用。现在有理由期望这些结果既能指导选择合适的治疗方案，又能作为目前可用的假体设计和关节有效性的指标。

将来，努力改进假体设计（尤其是针对年轻患者）的目标应该是，对已经高度发展和成功的手术进行持续优化。除非能够明确解决重大的临床或设计问题，否则不应引入全新的设计或材料，并且，除非通过逐步进行的设计优化，有限的初始发布和认真研究的过程进行验证，同样也不应广泛使用新的设计或材料。随后应通过大型的国家和地区注册表来监视这些假体的普遍使用情况。将来，基于注册表的研究会越来越多地用于促进上市前批准并提供对新颖技术和设计的全面上市后监视，从而有可能减少与引入新技术和设计相关的延迟和费用。

# 短柄全髋关节置换术
## Short-Stem Total Hip Replacement

Carl C. Berasi IV  Adolph V. Lombardi Jr  著

王岩峰 译 柴 伟 校

# 第81章

## 一、概述

短柄假体最初是为了更好地复制股骨的生理负荷，同时保留骨储备而设计的，现在在全髋关节置换术中越来越流行。短柄以无论股骨远端形态如何都可以提供更好的近端压配为卖点，当与较小切口和手术方法结合使用时，更容易插入。这些因素，再加上较小假体，以及骨和软组织保留特性，使得短柄成为年轻和老年患者的一个有吸引力的选择。

## 二、背景

第一代短柄股骨假体于20世纪70—80年代引入，Pipino于1979年植入了第一个生物动力髋关节假体（Howmedica，现为Stryker）[1]，随后不久Morrey引入了Mayo骨量保留型髋关节假体（Zimmer）[2]。从那时起，许多其他短柄假体被引进，每一种新的假体都声称比以前的设计有所改进。这些短柄依赖于在干骺端或颈部区域内打入假体，并且与它们的标准长度对应物相比，近端体积减小，从而能够以较少的骨切除打入。这将在后续手术操作时保留更多的骨骼，以便在需要翻修的情况下获得更大的骨骼存量。这些假体的支持者认为，更近端的固定将导致更多的生理负荷，从而减少股骨近端的不良重塑。这些骨量保留型假体填补了标准长度假体和髋关节表面置换假体之间的空白，保留了比标准长度假体更大的骨储备，同时也

提供了比表面置换假体更广泛的固定，包括金属对金属以外的界面。

## 三、设计

自从"生物动力"和"Mayo骨量保留髋关节"问世以来，许多短柄设计被引入。这些保守的植入物可以根据设计理念大致分为4组，尽管存在相当数量的重叠：①受Mayo骨量保留髋关节影响的假体（Zimmer, Warsaw, IN）。这种设计采用了具有梯形横截面的双锥形楔块，以实现股骨近端和股骨外侧皮质的多个接触点，提供旋转稳定性和内翻外翻畸形的限制[2, 3]；②短而粗的无颈柄（Proxima, Depuy, Warsaw, IN）。这些干骺端填充设计有一个明显的侧向底部的弧形设计，以更好地接合股骨外侧皮质，最大限度地减少近端股骨的植入下陷和应力遮挡[4]；③颈部保留弯曲的设计，例如股骨颈保留假体（collum femoris-preserving, CFP）（Waldemar Link, Hamburg, Germany）。保留颈部假体在很大程度上取决于股骨颈和邻近的内侧骨区域的固有能力，以向远端转移负荷，并保留供应颈部的旋股血管[5-7]；④缩短的锥形柄（Taperloc Microplasty, Biomet, Warsaw, IN）。短而呈锥形的柄杆可实现近端固定，而与标准长度的传统柄相比，其对股骨干的侵犯更少，而且经验表明，即使放在内翻中，锥形假体的效果也很好[8, 9]。其他植入物，例如锥形直柄Silent（Depuy，Warsaw，IN），不在我们的

分类范围内。这种特别简约的颈部保留设计比如"Birmingham 经头部切除术"（Smith and Nephew Orthopaedics Ltd, Bromsgrove, UK）等表面修复假体所需的骨头去除要少得多，同时还为外科医师提供了选择的界面。

## 四、技术注意事项

无论特殊设计如何，短柄目前可用于标准长度假体的所有手术入路。短柄对于保留组织的入路和较小的切口尤其有吸引力，因为它们的几何形状比标准柄更容易插入。股骨准备通常可以用通道技术完成，避免了扩髓的需要，并可能减少失血和微栓子的发生[3, 10]。当植入这些装置时，必须注意确保适当的股骨颈切除，因为切除水平可能与标准假体中使用的水平有很大的不同，并在干骺端内实现假体的充分固定。随着使用越来越小的假体，这一点变得越来越重要；较小的几何形状会导致更大的载荷转移到周围的骨骼上，从而可能增加骨折或部件移位的风险[11]。在长柄不易放置的情况下，短柄可能特别有利。这些包括干骺端形态不匹配、陈旧的创伤、过度的股骨弯曲、骨干畸形以及股骨存在内固定。

## 五、患者选择

保守柄的患者选择基于多个考虑。短柄最初旨在优化股骨的负荷并最大限度地增加可供将来翻修的骨量。这些特点使它们成为需要全髋关节置换术的年轻患者的诱人选择。在老年患者中，短柄很有吸引力，因为它们有着易于使用、创伤较小的手术入路，并且具有保留骨和软组织等特性；然而，较小的假体轮廓更依赖于骨质量，以实现足够的固定。因此，对于有可能影响骨骼质量的疾病，如代谢性骨病、晚期骨质疏松症或长期不活动的患者，应谨慎使用短柄。虽然通常不被视为使用短柄的绝对禁忌证，但必须注意确保在这些情况下充分固定。

在选择合适的短柄设计尺寸时，一些作者建议将股骨部件加厚以实现更可靠的固定[12, 13]。测量诸如头颈 – 颈 – 骨干（caput-collum-diaphyseal, CCD）角度和皮质指数 [ 皮质指数 =10 ×（a–b）/ a，其中 a 是股骨的外径，b 是小转子水平以下 10 cm 的髓腔内径 ] 已被用于确定符合 / 排除标准[13, 14]。如果在术中发现骨质量异常差，建议使用标准长度的柄。此外，由于这些假体的干骺端负荷，在干骺端 – 骨干连接部既往有创伤或器械植入的情况下，不建议使用这些假体。

## 六、结论

全髋关节置换术中短柄的短期和中期结果在很大程度上是令人满意的，但有几个显著例外（表 81–1）。Mayo 骨量保留髋关节的经验已显示出出色的中期结果，多位作者报道其柄的存活率超过 95%[3, 15]。即使在术中骨折后，也使用该假体实现了良好的固定[16]。股骨颈保留假体在文献中也有广泛报道，平均随访 6.8 年可达到 95% 以上的存活率[17-20]。同样，在其他类型假体中也报道了相似的结果如 Proxima[10, 21]、Metha（B. Braun–Aesculap, Tuttlingen, Germany）[22, 23]、Symbios 的特殊假体（SPS; Symbios, Yverdon–les–Bains, Switzerland）[24]、Citation（Stryker, Stryker Orthopaedics, Mahwah, NJ）[25]、Nanos（Smith and Nephew, Marl, Germany）[26] 和 Global Tissue Sparing（GTS; Biomet, Warsaw, IN）[27]。据报道，使用 Cut 假体（ESKA Implants, Lübeck, Germany）的结果差异很大，存活率从 6.6 年的 98% 到 8 年的 49.6% 不等[28-30]。Ishaque 等描述 Cut 假体无菌性松动的高发生率，伴随着柄外翻和股骨偏移的丢失[29]，以及与疲劳相关的假体周围骨折病例[31]。其他设计也不能避免组件故障。Haasper 等报道了使用股骨颈保留假体时发生的医源性骨折发生[32]，以及 Grupp 等描述了 Metha 假体中钛合金颈杆接合器的故障，促使接合器的成分改变为钴铬[33]。

判定短柄假体的性能也很重要，短柄假体主要的目的是在假体翻修时保留更多的骨量和更加满足生理需求的安装于股骨近端。术中发现在很多标准柄的翻修手术中骨量也是足够的，或者比短

表 81-1　短柄设计的经验总结

| 假　体 | 柄长（mm） | 作者 | 随访时间（年） | 髋关节例数 | 股骨柄翻修例数 | 年龄 a |
|---|---|---|---|---|---|---|
| Mayo 骨量保留保守髋关节假体（Zimmer） | 81～107 | [3] | 6.2（2～13） | 159 | 15 | 51（19—72） |
| | | [15] | 4.7（1～7） | 160 | 4 | 63（42—83） |
| 股骨颈保留假体（Waldemar Link） | 82～135 | [19] | 3.2 | 138 | 1 | 57（22—76） |
| | | [20] | 5.5±1.7 | 150 | 0 | 67±9 |
| | | [18] | 6.8（6.1～7.4） | 50 | 1 | 58（36—82） |
| | | [17] | 6.2（4.3～7.8） | 155 | 1 | 59（27—77） |
| Cut（ESKA Implants） | | [30] | 5.4（1.7～6.4） | 99 | 2 | 50（17—72） |
| | | [29] | 8 | 82 | 31 | 51 |
| | | [28] | 5（3～7） | 123 | 13 | 53（32—69） |
| Metha（B.Braun–Aesculap） | 102.5～122.5 | [22] | 2.8（1.1～5） | 73 | 3 | 49（17—67） |
| | | [23] | 4.9（2.9～7.1） | 204 | 18 b | 60（27—73） |
| Proxima（Depuy） | | [21] | 2.1（1.1～3.7） | 41 | 0 | 49（35—60） |
| | | [10] | 4.1（2～5） | 70 | 0 | 75（50—94） |
| SPS（Symbios） | 116～155 | [24] | 10（8～11） | 131 | 1 | 73（35—83） |
| TaperLoc Microplasty（Biomet） | 95～135 | [39] | 2.2（0.1～5.2） | 269 | 1 | 63（27—91） |
| Citation（Stryker） | 90～105 | [25] | 2.9（2～5.2） | 160 | 0 | 65（29—86） |
| Nanos（Smith and Nephew） | | [26] | 5.2±0.7 | 72 | 0 | 63±8 |
| GTS（Biomet） | 94～140 | [27] | 1.3（0.5～2） | 81 | 0 | 65（43—78） |

a. 以均值（范围）或均值 ± 标准差表示的值

b. 由于颈部 – 阀杆适配器的故障，18 个阀杆修改版本中的 9 个

柄假体的翻修手术中骨量保留较少 [15, 25, 31]。针对短柄是否更加解剖性装载的优点，研究的结果多种多样。Mayo 保留髋的良好试验结果证明相比较同级别的标准长度假体，短柄假体可以减少骨量的流失 [34, 35]。Lerch 等研究使用 Metha 假体的患者的骨重塑。他们发现假体一部分受股骨近端负荷传导的影响；股骨钜和小转子处的骨密度明显增加，并且伴随大转子处的骨密度流失 [36]。分析股骨颈保留型假体的患者揭示，干骺区的骨密度有明显的丢失，提示假体的稳定主要由骨干提供而不是干骺端和固定 [37, 38]。使用短柄假体相对于标准柄可以获得更多的益处，包括术中的并发症（0.4% vs 3.1%）显著降低 [39]，以及降低大腿疼痛的概率 [10]。

## 七、作者经验

### （一）假体

资深作者对 Taperloc Microplasty 假体有着丰富的经验。这套假体有着锥面楔形设计来确保旋转稳定性以及加强近端的负载转移，这种是无领柄更易于自主沉于股骨中。这种假体由钛合金锻造制成（Ti–6AL–4V），并且在假体近端 2/3 有圆周多孔等离子喷涂层。柄有 13 种型号，直径从 5～25mm，长度范围由 95～135mm。所有的柄的颈干角为138°，两种选择：标准型、侧方偏移型。侧方偏移

型是通过柄内侧恒定的 7.8mm 距离实现的。2011年底假体（Tperloc Microplasty Complete）的设计改进包括颈干角改为 133° 加入了大范围剖光的颈前后面、顺滑的远端过渡和一个改良的插入孔。柄远端的多孔涂层逐渐减少。假体远端几何形状的减少使得近端插入假体后远端没有那么多的撞击。TaperLoc 只是通过开槽，不需要钻孔扩髓。

### （二）手术技术

该作者已经应用改良的创伤较小的直接侧方入路超过 10 年[40]，并且开始采用保留肌肉的直接前方入路。改良的创伤较小的直接侧方入路为经过大转子上方的一斜行切口，自近后端至远前方，切口长 10～12cm。顺着皮肤切口切开筋膜，尽可能少地剥离皮下组织，减少损伤区域。

把臀中肌和股外侧肌前方用电刀从大转子处离断。在前方近端沿着臀中肌纤维 45° 方向钝性剥离3～4cm。在远端，于股外侧肌前中 1/3 处切开股外侧肌，使之形成可以脱离股骨前方的袖套。于臀中肌切口处放置一钝性 Hohmann 撑开器，暴露臀小肌和前方髋关节囊。沿着股骨颈上方切开关节囊，也就是右髋的 1 点钟方向。切除股骨头，然后修整股骨并处理髋臼。

保留肌肉前方入路需要在透视引导，患者仰卧在一标准的射线手术台，坐骨结节正对手术台缺口。切口髂前上棘远端 2cm、外侧 2cm 处开始向着膝关节延伸 10cm。暴露阔筋膜张肌，钝性剥离至关节囊。确定股直肌与关节囊交界，电凝旋股动脉。按照术前规划切除股骨颈，并用透视加以证实。首先处理髋臼，打入髋臼组件后移除撑开器，床尾降低，患者置于 Trendelenburg 卧位。用台式拉钩置于股骨近端，也就是悬吊股骨近端。前方关节囊被从转子切开，屈膝，牵拉髋关节并极度旋转，然后用拉钩施加牵拉力，近端股骨被暴露于切口外。两种入路中，术者在测量内植物时都应更激进，作者发现，一般股骨柄需要比标准尺寸大 1～2 号。为了避免内翻，假体应该外翻插入。股骨柄完全插入比拔出有更大的力。

### 八、术后建议

术后应用多模式镇痛来治疗疼痛，并且采用快速康复措施来尽可能快地使患者恢复运动[41]。患者术后即可在可忍受范围内完全负重站立，并且借助拐杖或助行器行走，当患者感觉可以适应后便可不用辅助设备行走。髋部没有特殊注意事项。

### 九、结果

从 2006 年 1 月至 2013 年 4 月，资深作者和他的同事进行了 2456 例全髋置换术，其中 2094 例采用 Taperloc Microplasty 和 Taperloc Complete Microplasty 假体，选择创伤小的直接外侧入路（1194；49%）、保留肌肉的仰卧前侧肌间入路（前方入路；1117；46%）以及标准的直接外侧入路（146；6%）。该研究中有 954 例男性（46%）和 1140 例女性（54%）。患者平均年龄为 63.6 岁（标准差 11.7，范围为 26—96 岁），平均身体最大指数为 30.6kg/m$^2$（标准差 6.9，范围为 17—62 岁）。Charnley 髋关节功能评分，1212 例为 A（49%），782 例为 B（32%），462 例为 C（19%）。最常见的诊断为髋关节骨关节炎（2173 例髋；88%）、股骨头无血管坏死（152 例髋；6%）、髋关节发育不良（48 例髋；2%）、创伤后关节炎（27 例髋；1%）、类风湿性关节炎（23 例髋；1%）。576 例髋置换患者应用了 Taperloc Complete Microplasty 股骨柄（23%）。81% 为高偏假体（水平增加偏心距；1990 例髋）。股骨柄假体的平均长度为 108.2mm（标准差 6.5，范围为 95～132）。

平均随访时间为 32 个月（0～111 个月）。2.7 年时假体生存率为 98.4%，假体失效的节点为任何原因导致的股骨柄翻修。有 39 例股骨柄假体翻修了（1.6%），16 例因为感染（12 例直接侧方入路，3 例前方入路，1 例外侧入路）翻修，13 例是因为假体周围骨折（12 例前方入路，1 例外侧入路）翻修，2 例因为早期假体下沉（1 直接侧方入路，1 例前方入路），4 例因为无菌性松动（3 直接侧方入路，1 例前方入路），1 例因为术后 3 天脱位（直接侧方入路）翻修，1 例因为术中股骨柄砸穿导致术中立即翻修（外侧入路），1 例固定好的股骨柄因为在移除松动的髋臼组件时无法脱出而翻修，1 例因为未知的疼痛翻修而。保守治疗了 3 例假体周围骨折患者（ASI），2 例早期假体下沉（1 例前方入路，1 例外侧入路）。1 例假体周围骨折（前方入路）进行了切开复位内固定术。

## 十、结论

短柄全髋置换术通过不断的改良，改善了患者的预后，并且已经成为最成功的术式之一。这种假体的应用是为了优化股骨柄嵌入股骨的过程，最大化地保留骨量，避免未来的翻修手术。随着小创伤的手术入路的更广泛应用，在任何年龄的全髋置换患者中短柄假体都成了更普遍的选择。根据早期的随访结果来看，短柄假体有着巨大的前景。与任何改良创新一样，全髋置换术应用短柄假体需要长期的随访来证实在中远期短柄假体是否依然预后良好。

# 运动员的髋关节置换

## Hip Replacement in the Athlete

Fintan Doyle    Matthew J. Wilson    著

王岩峰    译    柴    伟    校

## 一、概述

John Charnley 在 1961 年发表了开创性的文章[1]，标志着现代全髋关节置换术进入了新纪元。那个时期髋置换手术的主要指征为继发于退行性疾病的髋部疼痛。他不太可能预料到技术的进步能够改善广大群众的健康和生活质量，最重要的是患者预期的改变。如今，恢复运动的愿望成了全髋置换的指征。然而在 Charnley 的年代，70 年代全髋置换患者年纪已经超过了当时英国的平均寿命，如今的患者术后依然会有几十年的寿命，因此当时患者的预期值低于现在的患者[2]。

随着技术的进步，包括手术技术、植入假体的设计、界面材质和手术经验，全髋关节置换术的指征已经扩展到那些更可能恢复到关节炎之前阶段的年轻患者，使他们能够恢复运动。随着医学文章及媒体报道全髋关节置换术有着良好的术后效果，20 世纪后半阶段患者对手术的预期也提高了。近年来器械公司的营销也影响着患者的预期。尽管直接针对患者的营销在任何国家都是不被允许的，但是网络营销可以不受规则法律的限制[3]。预期增长的时期正好也是"婴儿潮"人群适合全髋关节置换术的年龄，且在心理上和经济上都能接受。目前不清楚世界其他地区是否有相似的人口统计使得患者有相似的需求。因为在接下来的几十年中，由于人口老龄化全髋关节置换术患者数将大幅度增加[4]，运动员做全髋关节置换术的数量会增加，意味着年轻的全髋关节置换术患者的比例增加[5]。

体力活动有益于身体健康，包括社会心理和心脑血管方面益处[6, 7]，全髋关节置换术可以改善患者的运动功能。体力活动也可以通过增加肌肉强度、协调性、平衡和本体感觉增益全髋关节置换术的效果[8-11]。然而专业的体育运动相对于增加的体力活动对髋置换有着短期和长期的不利影响。目前可获得的证据很少，这种针对不同运动量的观念可能导致假体生存期的风险，对于患者来说是可需要承担的。大部分建议是基于调查和专家观点，这些建议是会随着时间而不断发展的。

当运动员做全髋关节置换术后想恢复体育运动必须注意以下几点：①全髋关节置换术会对患者恢复体育运动的能力有什么影响？②体育运动对全髋关节置换术会有什么影响？

## 二、全髋关节置换术对体育运动的影响

已经有多个针对全髋关节置换术对于体育运动的影响研究了，大部分研究显示尽管患者术后可以恢复体育运动，但是大部分参与体育运动的人会有轻微的损害。Ritter 和 Meding[12] 发现全髋关节置换术术后 3 年的体育运动出现明显下降，除了骑行。他们建议"有益的参与"体育运动来降低关节置换术后的风险，如保龄球、徒步、高尔夫和骑行。Zahiri[13] 的实验指出全髋关节置换术术后体育运动

参与者中年龄是显著的决定因素，60 岁以上全髋关节置换术术后患者参与体育运动要比 60 岁以下的年轻患者少 30%。在 Ulm 的骨关节炎的研究中，Huch[14] 评估了 420 例全髋关节置换术术后 5 年的患者发现，虽然患者术后参与的体育运动增加，但是强度和影响程度有所下降。和 Zahiri 一样，他们也指出因为年龄增大导致体育运动下降，尽管 75 岁以上的患者被排除。他们建议体育运动但是也用该避免高损伤性运动。Dubs 等[15] 针对 110 例平均年龄为 55 岁的患者进行研究发现术前 78% 的患者比较活跃，但是术后只有 55% 的患者活跃。他们总结尽管年轻患者对全髋关节置换术术后有较高的期望，但是文献指出很多患者并不会去选择做那些他们所期望水平的运动。

许多试验研究了全髋关节置换术术后参与特定体育项目的结果，Mont[16] 评估了 58 例全髋关节置换术术后的职业网球选手，发现所有的患者在术后 8 年都在继续打网球。特别要指出的是，16 名患者保持了术前的运动强度，尽管会抱怨髋部疼痛但依然违反了术者的建议。这组患者明显是活跃激进的，无法让那些参与休闲运动的患者借鉴他们的运动强度。高尔夫是一项流行的运动，特别是在适合全髋关节置换术的年龄段中，能够继续打高尔夫越来越成为全髋关节置换术的适应证。大部分术者允许患者术后继续打高尔夫，因为高尔夫被认为是一种低强度的运动。Mallon 和 Callaghan[17] 评估了 115 例全髋关节置换术术后的业余高尔夫运动员，他们发现术后 6 年时所有的患者都回归了高尔夫球场并且平均增长的差点（高尔夫运动中给弱者增加的杆数）为 1.1，平均击球距离增长了 3m。然而 41% 的患者在打高尔夫的过程中抱怨疼痛，89% 的患者在高尔夫球场乘坐高尔夫车。

髋关节表面置换已经发展为一种可替换全髋置换的术式，特别是在年纪较轻的患者以及活动量较大的患者中，并且这种术式已经开始应用[18]。髋关节表面置换术的支持者指出该术式尽可能多地保留了解剖结构，大假体头和硬对硬的界面对于运动员来说更适合。然而很少有文献指出髋关节表面置换

术相比较于传统全髋关节置换术对于重返体育运动这一方面有着明显的促进作用。Narvini[19] 评估了 43 例髋关节表面置换术的患者，他指出术后 6 个月时患者的运动量、运动强度以及运动频率增加了。在一个纳入 112 例患者的研究中，Naal 等[20] 报道了术后 2 年时，有更多的患者参与到体育运动中，甚至是高损害的体育运动如网球和一些对抗性运动。超过 50% 的患者在术后 3 个月内重返他们所喜欢的体育项目，令人惊喜的是一些年长的患者（平均年龄 60.2 岁）参与了更多的体育项目，并且相比于年轻患者（平均年龄 46.4 岁）的参与时间更长。Banerjee[21] 调查了 145 名患者中的 159 例表面置换术，在术后 2 年时发现尽管 98% 的患者参与着体育运动，但是在运动数量、频率和运动强度方面有显著的下降。Fouilleron[22] 针对于髋关节表面置换术后进行跑步运动进行了研究，指出 40 名患者中有 33 例术前经常跑步运动，术后依然跑步并且在运动强度方面没有任何改变。

Wylde[23] 比较传统全髋关节置换术患者和髋关节表面置换的患者，他回顾了 911 例全髋关节置换术和 157 例髋表面置换术患者术后 1~3 年的情况。全髋关节置换术组中，34.9% 的患者术前参与体育运动，但是术后 26.4% 的患者不再进行任何体育运动。在髋关节表面置换术中，64.3% 的患者术前参与体育运动，22.7% 术后停止了体育运动。结合年龄和性别因素，Wylde 发现两组患者术后体育运动水平没有明显不同。Schmidutz[24] 近期评估了短柄髋关节置换患者术后 2 年的体育运动，他发现低强度运动的参与水平明显增加，与此同时高强度运动的参与水平明显下降。他还发现男性和女性术后有着相似的运动参与水平，但是男性术前更可能参与高强度的运动，以至于他们的相对参与运动的水平是下降的。

这些文章对于术后重返运动的评判标准是回顾性的短期问卷调查，这种研究容易发生偏倚。对手术不满意的患者可能或多或少愿意去回应调查者。同样地，患者术后恢复高水平运动后不觉得他们有任何问题因此导致调查无法落实。术者的建议和患

者的术前预期也可以造成明显的偏倚增大。这些研究最重要的问题是尽管他们指出全髋关节置换术术后患者可以参与体育运动，但是他们无法保证术后可以做剧烈运动。为了弄清楚这些问题，需要继续研究体育运动对全髋关节置换术近期和远期有什么影响。

## 三、体育运动对全髋关节置换术的影响

体育运动与久坐对全髋关节置换术的影响是相似的，但这种相似很可能只是在早期阶段[25]。年轻运动员接受全髋关节置换术后，尽管假体随着时间流逝必然是有一定期限的，但还是可以尝试延长假体的耐用性，并减小近期及远期的翻修概率。

全髋置换术短期失败的最重要的原因是假体脱位。人体髋关节的正常活动范围是在132°内屈伸进行屈伸活动，以及94°范围内联合旋转[26]。全髋关节置换术术后需要注意限制关节活动，避免活动角度超过生理范围，以及根据术中情况注意额外的活动限制。然而，很多运动项目需要与健康人群相同的关节活动范围，因此脱位的风险是运动员置换髋关节的首要注意事项。髋置换术应用大头成为一种趋势，因为运动过程中大头增加撞击前的运动弧，这样可以减少运动患者脱位的风险。Burroughs等应用解剖髋关节脱位模拟器指出应用>32mm的头进行全髋关节置换术手术，关节活动范围明显增大，当头的尺寸>36mm时可以避免内植物－内植物的撞击[27]。

然而在体内，关节脱位的主要原因是骨与骨间的撞击，这种撞击导致的脱位是不会随着头尺寸的增大而减小的。脱位对于传统术式的患者来说是个创伤很大的并发症，必须明确进行体育运动的愿望是否为全髋关节置换术的主要适应证，因为就算全髋关节置换术术后关节稳定患者也不太可能继续从事所选择的运动。不难理解脱位是运动员患者的首要关注点，但大头可导致体积磨损增加及传到至假体的力增大[28]，应该平衡多个方面做出选择。髋关节表面置换术作为可替代传统全髋关节置换术很有吸引力，髋关节表面置换术可使股骨头有着更大的

尺寸，减小脱位的风险、降低硬－硬界面的磨损率。然而随着对局部淋巴细胞与磨损颗粒反应的研究深入和比较高的早期失败率，应用该种内植物应该慎重[29]。

双动髋置换术的概念在法国流行多年，Philippot证实该术式的假体拥有良好的远期生存率[30]。为了避免脱位这种严重的风险，这种假体在世界其他国家已经越来越多地被应用。未来这种双动髋置换术很有可能代替髋关节表面置换术，因为该假体头大即可减少脱位风险又不存在金属和金属摩擦导致的组织不良反应。然而多界面假体的磨损率以及冲击力对聚乙烯界面的影响在运动员中还不得而知。

手术入路的不同也会影响术后脱位。髋关节置换术后侧入路有着较高的脱位风险，随着软组织的修复，脱位率会下降[31]，但是依然高于前方入路及侧方入路。后方入路的支持者指出便捷的手术入路有利于内植物的安放位置，这是稳定的主要决定性因素。后方入路避开了髋关节的外展肌群，并被证实有着更好的步态力学，因此被认为更适合那些期望继续体育运动的患者。然而到目前为止还没有哪个入路被证实比其他入路显著提升运动功能。大部分体育运动和非体育运动的患者术后都会拥有稳定的关节，最有可能导致手术失败的原因不是脱位而是假体磨损和磨损后带来的问题。

磨损程度主要取决于使用程度而不是时间[32]。体育运动的患者更容易磨损假体界面并且根据不同运动的性质磨损率明显高于不进行体育运动的人。运动员患者更加年轻，因此假体需要能承受更长时间的磨损。假体的磨损程度取决于假体界面的类型、冲击力、运动的频率以及患者的年龄。冲击力的水平直接影响假体的磨损率以及脱位和骨折。Clifford 和 Mallon 把运动程度分为低强度、潜在低强度、中度和高强度[33]。

1983 年 Dubs 等回顾了 110 例接受全髋关节置换术的患者，一半都恢复了体育运动。惊奇的是恢复体育运动的患者假体松动的概率低于那些未参加体育运动的患者，分别为 1.6% 和 14.3%[15]。

Gschwend 等回顾了 2 个队列 50 例髋置换的患者。一个队列的患者未参加任何冬季运动而另一队列参加了阿尔卑斯滑雪，术后 5 年参与剧烈体育运动组的患者的假体磨损率明显高于未运动组，尽管在影像学上未滑雪组假体松动得更多 [34]。

在 Charnley 时代应用聚乙烯衬垫有着比较高的磨损率，并且不适用于运动需求高的患者。制作工艺的进步如自由基淬灭后在惰性环境下辐射交联，可以促进高交联聚乙烯技术的发展，体外实验证实可显著降低磨损率 [35]。抗磨损的发展很明显有益于全髋关节置换术患者长期的预后效果；然而把焦点放在改变机械属性上如降低延展性和防止断裂上，可能使得高交联聚组件更容易碎裂，特别是在参与高强度体育运动的患者中。

不同衬垫材质的假体如金属对金属和陶瓷对陶瓷界面的假体已经发展并上市了，针对那些可能使磨损率更高的年轻、参与体育运动的患者。之前已经阐述过金属对金属界面。陶瓷对陶瓷界面在体外实验中有着比较低的磨损率。然而因为陶瓷垫片碎裂导致的早期置换失败延缓了该型假体的广泛使用，对于高需求的患者恐惧风险 [36-39]。热等规压制可减小晶粒尺寸并且在材质中添加了氧化锆或氧化锶颗粒的技术也被应用，这些技术的进步显著减少了假体碎裂的发生。吱吱声也是陶瓷对陶瓷界面假体的并发症，这种现象主要可能是与假体的设计和手术技术而不是患者的运动水平相关 [40, 41]。听得见的吱吱声被认为对假体没有损害作用，但是会对患者的心理造成明显的影响。可想而知这种吱吱声对于运动员来说影响更大并给运动员带来更大的紧张。可更换的假体界面对运动员患者明显更有益处，因为运动员假体磨损率高。但是每一种界面的衬垫都有其特有的问题，因此在选择界面时应该考虑每个患者的自身情况以及其所选的运动类型量身定制。

对于术者来说，另一种可做的选择就是假体的固定方法。固定的方式有水泥型和非水泥型，固定方式至关重要，因为体育运动会传导至假体 - 骨界面明显冲击力，这在非运动患者中是不存在的。例如，打网球时会髋 / 躯干会产生大的旋转扭矩，并产生极大的扭转力，并传导至假体 - 骨交界处 [42]。相似地，滑雪也会产生巨大的内侧 / 外侧力并传导至髋关节 [43]。骨溶解在全髋关节置换术后早期发生率高，这种现象被错误地归结于使用聚甲基丙烯酸甲酯（polymethyl methacrylate，PMMA）骨水泥，也叫"骨水泥病"。骨溶解实际上是巨噬细胞针对聚乙烯颗粒产生的炎性反应，和骨水泥没有明显的关系。这导致骨水泥型假体的使用量下降，特别是在美国，非骨水泥型假体已经替代了骨水泥型。理想状态下，非骨水泥型假体适合于运动员，因为假体周围持续的相邻骨的重塑，生物固定可以在远期提供更稳定的固定。非骨水泥型假体开始时通过交界处的压配达到稳固，远期通过骨长入的方式，但这种方式有可能不利于早期回归体育运动。非骨水泥假体其他的不利点包括多界面或者潜在界面的磨损增加，以及继发于羟基磷灰石涂层的分层导致的第三体的磨损。

骨水泥技术的支持者声称，至少在股骨侧水泥使得髋关节的解剖恢复得更精确，包括长度、偏移以及髋旋转中心，这些不仅能改善髋的力学和参与运动的能力，还能改善远期假体的生存期。

假体周围骨折及假体断裂很罕见，但是确实存在全髋关节置换术后并发症。患者参与体育运动和高强度或对抗性运动有较高骨折或假体断裂的风险。参与某项特定的运动，不同的假体类型和不同的固定方式可能会产生不同的碎裂方式。大部分文献中骨折的风险与不同的人群相关，风险最高的是老龄人群，老龄人群骨质疏松，会有持续的低能量损伤 [44]。体育运动，至少是低强度运动，事实上就可降低骨折风险，因为运动可以改善骨的矿物质密度、肌肉力量、本体感觉和协调性，从而降低骨折的风险。

从可获得的证据来看，术者很难给予期望在术后参加体育运动的全髋关节置换术患者具体明确的建议。大部分可获得的数据都是采用了专家的观点和术者的调查，这些结果是带有主观性的。Mc Grory 等在 1993 年调查了 Mayo 诊所的 27 个术者并且形成共识，提倡术后做低强度的体育运动，如保龄球、骑行和高尔夫，但是不建议做高强度的体育运动，如篮球、棒球和足球[45]。Healy 等在 1999 年调查了美国髋关节协会的 54 人，并把建议分等级，如允许患者从事的运动，允许根据之前的经验，不建议和未决定几类[46]。高强度和低强度运动之间有着相似的区别，笔者惊奇地发现当 2005 年[47] 重新进行该调查时，很多体育运动被从未定的分类中移进了允许的分类中，这提示术者对全髋关节置换术术后运动的标准可能有所放宽或者是患者术后参与体育运动的需求被接受了。Klein 等调查了美国髋膝协会的 522 位术者和美国髋协会的 92 人，并且发现了术者们相似的态度[48]。

随着未来髋关节置换术的进步，运动员可能使用到类似关节软骨的黏性界面假体。生物材料在发展，包括关节软骨中发现的透明质酸、亲水糖胺聚糖，将生物材料和高密度聚乙烯（high-density polyethylene，HDPE）结合可能创造出天然属性的关节。这可能需要很多年，然而在这材料之前，

HA-co-HDPE 适合进行临床研究[49]。在假体系统中，界面包括两种材质，这两种材料有着不同的界面硬度。陶瓷对金属界面最近发展不错，体外实验指出该界面假体与金属对金属和陶瓷对陶瓷界面假体相比较有着极低的磨损率，并且没有什么并发症[50, 51]。可替代的陶瓷材质如氧化锆和硅氮化物，被应用于电绝缘中，似乎结合了传统的陶瓷耐磨特性和金属的韧性[52]。需要长期随访的随机对照研究来证实这些新材质是否安全，并且是否对全髋置换术后的运动员有益处。

## 四、结论

全髋置换术后重返体育运动的愿望越来越成为手术的普遍指征。尽管全髋关节置换术术后进行日常活动也是有收益的，但是体育运动对于全髋关节置换术的患者的收益能否大于假体所增加的风险还不清楚，只有进行长期的前瞻性研究才能明确回答这个问题。

# 全髋置换术后关节镜检查

## Arthroscopy Following Total Hip Replacement

Joseph C.McCarthy　Leah Elson　Joann Lee　著

王岩峰　译　柴　伟　校

第83章

## 一、概述

全髋关节置换术是一种成功率极高的骨科手术，近年来全髋置换的患者要求越来越高。目前估计每年在美国做全髋置换术就有285000例，预期在2030年数量会翻倍[1]。然而在全髋关节置换术中依然存在一部分手术并不成功的患者。这些全髋置换术的患者术后存在特发的不佳效果[2-4]。

从诊断来说，这群患者甚至使最权威的医学教授犯难，这些患者的症状异常但是没有明确的原因[5,6]。持久并且顽固的疼痛是全髋关节置换术术后最主要的症状，并且人们开始深入调查原因[6,7]。为了确定髋关节疼痛的原因，电生理检查经常被应用。

X线片常规应用以确定假体有无移位，或者探究未知的、关节处第三体金属碎片。血液研究可以反映金属离子增高或者C反应蛋白水平。关节穿刺用来检查局部有无感染。但是，这些方法在明确诊断过程中并不总是那么可靠[8,9]。

X线片不仅在看界面时有明显局限性，在看邻近软组织依然有明显的局限性。如果没有感染或者金属溶解，血样就会呈现阴性结果。由于全髋关节置换术术后的解剖形态学的改变，关节穿刺会变得很困难甚至不可能完成。由于无论是实验室技术还是临床技术都无法正确地找到持续疼痛的原因，因此直观肉眼观测关节可能会更有收益。

开放的关节手术提供了良好的暴露视角来确定假体处的病变。但是，这种方式有很多缺点，包括败血症的风险、异位骨化、术后疼痛、延长的恢复时间以及其他有关开放手术的潜在风险[10,11]。因此关节镜作为小创伤且门诊手术是一种很有吸引力的诊断选择[5,6,12,13]。

关节镜诊断使得术者直接观察并接触到关节，直观检测被累及的髋关节。由于可以直观探查假体界面，术者可以确定金属假体是否有溶解及被腐蚀的征象，可以直接收集液体样本来诊断是否感染，动态评估假体组件的位置来确定假体是否松动[6,12,13]。

硬-硬假体界面对于加速磨损的不利影响最近成为热点话题。金属对金属的关节假体的安装和（或）关节模块的腐蚀，金属离子、磨损碎片和腐蚀产物释放到假体周围的组织中。这可以造成潜在的灾难性反应，包括局部和系统毒性、金属高敏感反应和局部的假瘤形成[14,15]。然而在患者经历金属对金属假体的不良反应时，正确的诊断是很困难的。关节镜可以直视下确定是否有金属溶解以及与其相关的损伤。

McCarthy等发现1例67岁术后疼痛伴髋部肿胀的患者，超声及X线片都提示为阴性结果。进行关节镜探查发现体内的假体发生了腐蚀，导致金属滑膜炎并在关节内表面产生金属颗粒（图83-1）。这些发现明确了之前的不明诊断，翻修为金属对聚乙烯系统，并证实了金属对金属界面的高敏感性[6]。

由于显著特有的髋部疼痛，很有可能置换的关节出现了感染。然而关节置换术后疑似感染的患者关节穿刺很难且很可能培养结果为阴性。关节镜可以被用作诊断工具，用来进行关节液检测以及滑膜活检（图 83-2）。

McCarthy 等报道的 1 个病例，病态肥胖女性由于过于肥胖导致髋关节穿刺抽吸关节液失败，但髋关节镜探查证实了金葡萄球菌感染了髋关节。髋关节镜的手术中该患者被感染的组织被成功清除，并且关节镜收集的液体样品中也检测出金色葡萄球菌感染。术后 3 年的随访发现该患者没有复发疼痛和感染[6]。

全髋关节置换术术后疼痛经常是由假体松动造成的，然而这种松动是很难被确诊的，因为 X 线片无法发现微小的移动也不能动态评估（图 83-3）。关节镜是一种可以动态评估体内假体的方法。

Khanduja 和 Villar 报道了 1 例 53 岁女性病例，该患者手术侧腹股沟和大腿疼痛。所有疼痛的原因，包括感染、金属过敏、X 线的骨溶解征象以及创伤的结果都是阴性。术者对该患者采用关节镜治疗，通过术中动态旋转患肢，成功发现了髋臼假体的微小松动。该患者进行了翻修手术恢复后不再存在此并发症，缓解了患者的症状[12]。

关节镜给全髋关节置换术后髋疼痛的患者提供了微创的确诊方式。髋关节镜技术不仅使术者看到关节表面和骨对假体界面，还提供了评估下肢动态下髋关节的运动学的方法。除了可以提供髋翻修的证据，关节镜技术对该类患者也有着治疗价值[5]。最近，关节镜作为治疗工具治疗全髋关节置换术后的疼痛，并且评估关节镜技术在治疗髋股撞击征和髂腰肌肌腱炎的效果。

骨形态学上的异常在髋关节活动时可导致疼痛和不适，这种异常可以归结于股骨髋臼撞击综合征，髋臼边缘和股骨颈间的撞击扰乱了正常的髋运动的流畅性。股骨髋臼撞击综合征发生于两种情况：①钳夹型，髋臼边缘骨的过度增生；②凸轮型，指的是股骨颈增大。这两种类型都对髋关节有害，会导致髋臼唇损坏和撕裂并导致软骨面的破坏[2, 16]。

多个研究证实关节镜技术可以减轻股骨髋臼撞击综合征的疼痛症状。例如，关节镜手术中的打磨工具可以去除髋臼边缘异常增生的骨质，去除钳夹型股骨髋臼撞击综合征产生的原因[17]。对于凸轮型股骨髋臼撞击综合征，股骨颈重塑可以成功实行。一旦增生骨被去除，股骨髋臼撞击综合征所导致的软组织损伤就会被修复[3, 5]。应用关节镜技术直视下探查关节，关节接触界面和假体-骨间的交界都

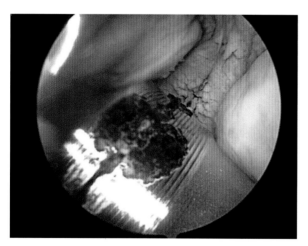

▲ 图 83-1　在本例金属对金属界面的关节置换中，假体的头颈结合部发生了腐蚀
引自 McCarthy JC，Jibodh SR，Lee JA.The Role of Arthroscopy in Evaluation of Painful Hip Arthroplasty.Clin Orthop Relat Res（2009）467：174-180. 经 Springer 许可转载

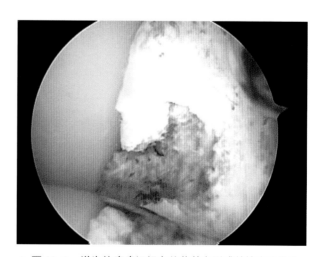

▲ 图 83-2　增生的瘢痕组织在关节前方形成并撞击股骨头
引自 McCarthy JC，Jibodh SR，Lee J.The Role of Arthroscopy in Evaluation of Painful Hip Arthroplasty.Clin Orthop Relat Res（2009）467：174-180. 经 Springer 许可转载

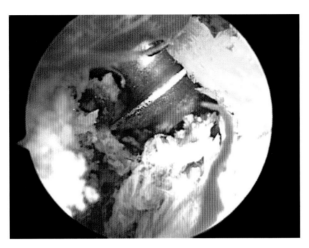

▲ 图 83-3　假体和骨交界处包绕这瘢痕组织，当清除瘢痕组织后显露出纤维组织和松动的髋臼假体
引自 McCarthy JC，Jibodh SR，Lee JA.The Role of Arthroscopy in Evaluation of Painful Hip Arthroplasty.Clin Orthop Relat Res（2009）467：174-180. 经 Springer 许可转载

可被探查。

全髋关节置换术术后患者发生严重的前方腹股沟疼痛可能被诊断为髂腰肌肌腱炎。根据临床实验，这些患者被动活动时可能感觉不到疼痛，但是在主动活动时会感到剧烈疼痛和不适。有研究证实日常活动会加重肌腱炎，这些活动包括上下床、下车以及主动抬起患肢的动作[18]。这种情况下，髂腰肌肌腱炎的普遍原因就是髋臼假体突出髋臼骨的边缘、窝的扭转、撞击髋臼边缘、过度使用综合征、大股骨头假体型号（＞40mm），以及术前腰大肌的挛缩[5, 19-21]。Bajwa 和 Villar 的研究中，24 个髋疼痛的患者中 7 人接受了关节镜下的髂腰肌肌腱炎的治疗。在所有的病例实行松解术后，其他的治疗方式也应用在很多患者身上，包括撞击区的病损切除术、骨赘移除、清创[5]。

## 二、结论

诊疗过程中发现全髋关节置换术术后髋部疼痛，应用关节镜技术可以给术者提供关节内最直观的视野，并探查关节内部分及假体—骨交界处。当使用传统方式不易确诊时，关节镜可以被用来确定是否感染、假体松动、金属溶解及软组织损伤。关节镜技术也可应用于治疗这种患者，相对于关节切开术，关节镜技术更有利。关节镜技术被成功地应用于钳夹型和凸轮型股骨髋臼撞击综合征来治疗这种撞击所导致的并发症，以及髂腰肌肌腱炎导致的疼痛。关节镜技术也可以修复并移除其他损伤如术中发现的坏掉的螺帽或松动的假体零件。因此，在全髋关节置换术后的患者出现特有的疼痛，关节镜技术无论作为诊断工具还是治疗工具都有利于患者。

# 第十二篇　功能结果

## Functional Outcomes

**Nicholas G. H. Mohtadi**　著

# 第84章

## 髋关节术后患者的活动水平、症状和期待目标

## Activities, Symptoms, and Expectations of Patients Undergoing Hip Surgery

Michael G. Hogen　Maureen K. Dwyer　Ugo N. Ihekweazu　Ardavan Ariel Saadat
Krissett A. Loya–Bodiford　Philip C. Noble　著
李　伟 **译**　周启航 **校**

### 一、概述

针对髋关节有 3 种常见的外科手术，包括髋关节截骨术、髋关节镜手术和全髋关节置换术，治疗不同年龄段髋关节的病变。人们普遍认为，手术是为了避免或消除髋关节畸形和功能障碍所带来的疼痛和功能恶化，但是手术真能恢复正常的髋关节功能吗？本章将对 3 种髋关节手术的疗效和每种手术患者的满意程度进行讨论。

#### （一）髋关节截骨术

在过去的 50 年里，研究髋关节发育不良和继发性骨关节炎之间关系的外科技术手段和文献，很大程度上促进了髋关节截骨术的发展。髋关节矫正截骨术的总体目标是重新定位髋臼和（或）股骨头来实现在关节运动时髋臼对股骨头提供更充分包裹，从而增加关节的负重表面积。但很少有文献对患者早期的症状和期望目标进行详细的说明。

少部分研究对有症状性髋关节发育不良患者的活动水平进行量化研究，试图分析髋臼周围截骨术患者的步态和整体活动水平的变化。虽然研究结果显示术后总体改善，但若能早期诊断出髋关节发育不良则能够更有效地改善临床结果。目前老年组患者对髋臼周围截骨术的满意度非常高，但仍需要更多的研究来评估整体年龄组患者的满意度。

#### （二）髋关节镜手术

在进行髋关节镜手术之前，确定每个患者的手术目标和实现的可能性很重要。虽然运动员在髋关节镜手术后回归运动项目的成功率很高，但对许多"非运动员"的患者研究显示，术后 5 年内的活动量没有达到手术时的预期。髋关节内病变患者的主诉是疼痛和由疼痛导致的功能受限，他们描述了一种关节"打软"的感觉。用疼痛测量量表进行研究，如视觉模拟评分量表，发现术后疼痛有显著改善，但也发现患者对于实现术前期望目标的态度太过于乐观。

#### （三）全髋关节置换术

进行全髋关节置换术治疗晚期髋关节骨性关节炎的患者在术前和术后的体力活动水平差异很大，但全髋关节置换术仍是目前治疗该病的唯一方法。虽然不同患者的心理和社会活动等方面存在差异，但患者年龄才是体育活动参与水平的决定因素。手术前，不同患者的期望目标有很大的差异，术后大多数患者报告很少或没有疼痛。随着术后症状的消除和术前目标的实现，患者的满意度高达 90%。与其他手术方式相比，全髋关节置换术的结果是最可

预测的，也是最有可能恢复患侧髋关节功能的手术方式。

### （四）髋关节截骨术

髋关节发育不良是继发性骨关节炎的常见原因，发生在股骨头与较浅的髋臼窝的交界处。髋关节畸形患者的病理形态会导致髋关节的退变，其最终结果是严重的骨关节炎[1]。在过去的几十年里，许多髋关节截骨技术已经发展起来，用于矫正髋关节发育不全患者的病理力学问题。髋关节矫正截骨术的总体目标是重新定位髋臼和（或）股骨头来实现在关节运动时髋臼对股骨头提供更充分包裹，从而增加关节的负重表面积。恢复股骨和髋臼的正常对位增强了关节稳定性，减轻了患者疼痛，从而提高患者生活质量[2]。近 50 年来，人们提出了几种不同类型的髋臼截骨术，包括近关节三重截骨术[3]、无名截骨术[4,5]、球形截骨术[6]和髋臼周围截骨术[7]。

随着外科技术手段的进步和数十年的文献研究表明，髋关节发育不良与继发性骨关节炎之间有着明显的关系，但从患者的角度记录这些手术结果的文献却不多。很少有文献数据对患者最初时期的症状和期望目标进行描述，包括临床因素，如体检等，以及患者在术前和术后的想法和感知。本章的这一部分将集中回答一些关于髋臼周围截骨术的问题。

### （五）截骨患者活动情况

精准的量化单侧和双侧症状性髋关节发育不良患者的活动量是一项具有挑战性的任务。因此，只有少数研究在试图描述进行髋臼周围截骨术的患者术前和术后的活动水平。最近量化髋关节发育不良患者活动水平的方法为：将患者的关节活动能力（步态、步行距离）[8]、日常活动（如使用公共交通的情况）[9]和参加体育活动[10]的能力等作为指标与患者的活动水平联系起来。

Romano 等和 Karam 等的研究表明，进行髋关节截骨术的患者存在步态的改变[8,11]。Karam 的研究试图描述患者在术后行走模式的变化，并评估了进行髋关节截骨术治疗的症状性发育不良患者的活动水平。通过使用 GaitRite® 步行模式系统，他们预先收集了患者步行模式的数据，包括速度、步幅、步长和患肢支撑量的百分比，通过记录一段时间内每天的平均步数来评估活动量。他们发现，大约在髋关节截骨术后 1 年，总体趋势是患者的行走速度、步幅显著增加。没有关节炎的患者的患侧单支撑百分比增加。最后，Karam 研究使用 StepWatch® 计步器系统记录 7 天内每天的平均步数，作为替代指标来描述患者的整体活动水平。

Nunley 等对采用髋臼周围截骨术治疗骨骼成熟的症状性髋关节发育不良患者进行了前瞻性研究。他们从患者术后开始至少随访 24 个月，要求患者完成包括症状和功能问题的问卷调查。在活动能力方面，约 35% 的患者表示难以步行超过 6 个街区，超过一半的患者表示爬楼梯有问题，超过 10% 的患者表示乘坐公共交通工具有困难。此外，近 25% 的人在穿鞋方面有困难，超过 80% 的人在任何椅子上坐超过 60min 都有困难。

2002 年，van Bergayk 和 Garbuz 对 21 例因髋部发育不良[10]而接受 Bernese 髋臼周围截骨术患者的体育活动进行了回顾性评估。使用 Tegner 和 Lysholm 运动活动问卷对患者术前和术后的运动参与水平进行比较。他们发现，经过至少 24 个月的随访，患者的运动水平评分从 1.9 提高到 4.4。他们的研究发现，在功能活动水平方面，得分的增加也对应着功能活动的改善，例如，患者从刚开始被限制工作、不能参与体育活动等，到后来成为休闲运动员，甚至能进行一些竞争水平的运动的变化过程。

### （六）截骨术术前与术后症状

不可忽略早期进行髋关节发育不良诊断的重要性，因为早期诊断[12]可改善整体临床结果。髋关节发育不良的青少年和青壮年患者通常表现为关节炎的症状，即腹股沟疼痛和患者活动水平的降低[13]。但这些症状都是非特异性的，给医师早期发现关节炎的过程增加了难度。因此，髋关节发育不良患者的诊断并没有那么及时准确。在一项对 57 名接受髋臼周围截骨术治疗的患者（72% 为女性）

进行的研究中，Nunley 等发现，从症状出现到明确诊断的平均时间为 61.5 个月，平均要向 3.3 名医师进行咨询，才能明确最终诊断[9]。

不幸的是，目前的文献中很少有明确指出髋关节发育不良患者的确切症状。在一项对 29 例发育不良患者的研究中，Klaue 报道，患者大多数都是青壮年，他们的腹股沟区疼痛会随着长时间坐着或长距离步行而加重。这些患者通常描述自己的臀部有卡顿感或响声，一部分人的症状是在躲闪不及而跌倒后出现的。在 Nunley 的研究中，57 名患者中 97% 认为他们的疼痛是潜伏性的，77% 每天都经历着逐渐严重的疼痛。虽然一些患者存在过髋关节外侧的疼痛，但最常见的是腹股沟区的疼痛。在功能上，85% 的患者在短距离行走时表现为步态障碍，38% 的患者在进行体格检查时表现为臀中肌步态。需要引起注意的是，当患者出现这些症状时，临床医师应充分引起重视，考虑患者是否存在髋关节的病变，并进行病变髋关节的正位和侧位 X 线片。术后，Nunley 研究对象的平均 HHS 从 66.4 增加到 91.7，95% 的患者表明与术前状态[9]相比，功能得到改善或症状减轻。

### （七）患者对截骨手术的期望目标

虽然有几项已发表的研究报道了整体髋臼周围截骨术的结果，但很少有文献报道患者的术后满意度。van Bergayk 的研究报道了对髋膝关节置换术满意度量表（hip and knee arthroplasty satisfaction scale, HKASS）的结果，并作为其研究的次要指标。HKASS 是一个经过验证的四问量表，包含了疼痛情况、工作能力变化、重返运动情况以及患者的整体满意度四个方面。他们发现，患者对手术的整体满意度很高，平均评分为 89.7 分，12 名患者对手术的满意度评分为 100 分（满分 100 分）。虽然这些结果看起来非常积极，但 HKASS 只是在接受全髋关节置换术的老年患者中得到的验证，内容也非常简单，因此可能具有明显的天花板效应。由于先前的研究已经表明，不同年龄段患者的期望目标值存在显著差异，因此，对髋臼周围截骨术后患者满意度不乐

观的报告评估可能来自于进行该手术的年轻患者。

## 二、髋关节镜手术

如果外科医师和患者都认为手术是"成功的"，那么很重要的一点是满足了患者的术前期望目标。"然而，选择接受关节镜检查的患者是出于多种原因——减轻疼痛、恢复关节功能或恢复娱乐和体育活动。"因此，在进行关节镜检查前确定每个患者的主要目标以及达到预期结果的可能性很重要。与接受传统开放手术的髋关节患者不同，大多数关节镜检查的患者更年轻、更具有活力，也存在了不同的目标和期望目标。然而，很少有资料描述接受关节镜检查的患者对髋关节疾病治疗的期望目标。大多数参加高水平比赛的运动员都渴望回到受伤前的水平。但对于爱好休闲运动的老年人来说，术后适度运动可能是一个更容易接受的结果。尽管许多患者报告术后 5 年的活动没有[14]手术时预期的那么活跃，但目前没有对于此类非运动人群期望目标的记载，仍有待考察。

### （一）髋关节镜术后患者活动情况

患者选择进行髋关节置换术治疗髋关节疾病的主要原因之一是恢复他们想要的活动水平。在患者没有骨异常的情况下进行了盂唇清理术的随访研究表明，在关节镜手术后 10 年内，约 85% 的患者能够恢复运动和其他活动[15-18]。有两项研究调查了优秀运动员的运动水平恢复情况。在一组职业足球运动员中，80% 的人能够在髋关节镜术后恢复到受伤前的竞技水平。此外，来自一群参加各种运动（曲棍球、足球、棒球、高尔夫）的精英运动员的患者能够完全恢复到他们受伤前的竞技水平[17]。虽然在这些小而精选的患者群体中的结果是非常令人鼓舞的，但目前尚不清楚的是，同样的结果是否可能出现在休闲运动员或久坐不动的合并股骨髋臼撞击和盂唇病变的患者身上。Byrd 公布了一组研究数据，研究对象包括业余组、高中组、大学组 3 个水平的运动员，其中 87% 的人在手术后 3 个月内能够恢复到以前的比赛水平[15]。这些积极的结果似乎会持续

一段时间，因为 70% 的患者在术后 10 年内的日常生活和体育活动中没有对手术的效果产生不满[16]。因此，大多数选择接受髋关节镜手术治疗单纯盂唇损伤的患者预后目标可期盼恢复正常的日常生活和运动锻炼。

对于接受关节镜治疗的股骨髋臼撞击综合征患者，使用 HOS[19-27] 量表对患者的功能活动参与程度进行评估已经长达 4 年，该评分量表已开发用于评估患者的日常生活能力和（运动）活动能力[28]。总而言之，HOS、日常活动能力评分得分从平均 67 分提高到 84 分，髋关节运动能力得分从平均 49 分提高到 76 分[21, 23, 26, 29-31]。青少年患者术后日常生活能力评分[21, 26] 高于 50 岁以上患者( 93 分 vs. 81 分 )[31] 和伴有软骨病变的患者（68 分）[29]。同样，年轻运动员在运动量表中得分高于 50 岁以上的患者（分别为 86 分和 72 分）和软骨病变患者（50 分）[29]。对所有使用 HOS 随访关节镜下股骨髋臼撞击综合征矫正的患者组，在日常活动和运动功能方面都有改善。

许多研究也表明了关节镜下治疗髋关节撞击症后恢复运动的比率，平均 88% 的患者恢复到损伤前的活动水平[15, 19-27, 32]。有研究显示在平均随访 14 个月后，对于青少年运动员有 97% 的恢复运动率[21, 23, 24]。据报道，职业运动员的回归率也很高，平均 93% 的运动员成功回归[20, 23-25,, 27]。其中有 3 项研究表明了运动员无法返回的活动，包括 2 名足球运动员、1 名橄榄球运动员、1 名曲棍球运动员和 1 名棒球运动员[23, 24, 27]。据报道，大学生重返体育运动的比率较低，平均只有 72% 的学生能够重返体育运动[20, 23]。体育运动中运动员们不能回归赛场的项目很多，包括曲棍球、游泳、曲棍球、马术、田径和棒球。有两项研究还对未界定比赛水平的运动员进行了研究，报道其运动能力回归率为 70%[19, 22]。武术项目似乎特别受股骨髋臼撞击综合征的影响，武术运动员中只有 50% 能够重返赛场，而其他项目运动员中则有 81% 能够重返赛场[22]。手术后参与调查的最常见运动项目包括自行车、徒步旅行、有氧运动 / 健身、游泳、慢跑、足球、曲棍球和滑

雪等[19]。

## （二）髋关节镜手术术前、术后症状

髋关节内病变患者的主诉症状是疼痛和疼痛导致的功能限制[33, 34]，其中位于大腿前部或腹股沟区域的疼痛是最常见的，在前盂唇软骨病变的患者中其发生率在 88%～100%[32, 35, 36]。较不常见的是，患者可能会主诉大腿外侧（37%～59%）[32, 36] 或臀部（17%～60%）的疼痛（在盂唇后部病变患者中更为常见）[32, 36, 38]。这些患者的疼痛分布为 11% 轻度，86%～90% 中度至重度[32, 36]。86% 的受试者将他们的疼痛描述为尖锐痛，80% 的受试者描述为钝痛，70% 的受试者描述为两者的结合[32]。超过一半的患者有着持续疼痛（55%），91% 患者的疼痛与活动有关，在休息期间疼痛会减轻[32]。有一份研究表明 70% 的患者存在夜间疼痛[32]。总的来说，大多数患者说最初的疼痛会发生在特定的运动中（通常是旋转或扭转运动），但随着时间的推移，疼痛发作会变得更加频繁，导致患者持续的不适[35]。

患者有时会描述有关节"脱位"的感觉，这表明可能是由于潜在的盂唇 – 关节囊复合体破裂而导致的结构不稳定[33, 36, 39]。许多研究报道 27%～57% 的盂唇病变患者的活动范围存在缺陷[33-35, 37, 38, 40-43]。活动度的异常首先发生在屈曲和内旋时，因为这些运动将导致股骨头与髋臼前上臼的接触，如果在该区域出现病变，则会出现疼痛[34, 38, 44]。然而，没有研究给出这些患者运动范围缺失的定量数据，也没有数据量化关节运动范围丧失程度与症状进展之间的关系。

有几项研究使用视觉模拟评分量表对髋关节镜术后的疼痛缓解效果进行了调查，其中患者对疼痛的主观评分为 1～10 分，10 分是最严重的疼痛。Larson 等最近的一项研究中观察了 100 名平均年龄 34.7 岁的患者，他们因股骨髋臼撞击综合征而接受了关节镜手术。术前疼痛评分 6.74，术后疼痛评分 1.88，平均随访 9.9 个月，疼痛改善 72%。此外，患者术前撞击综合征检查皆为阳性，而术后只有 14%。并发症包括 6 例髋关节异位骨形成和 1 例

局部坐骨神经支配区神经失用，24h 内恢复正常，并且无患者再次进行关节镜手术，后来有 3 例接受了全髋关节置换术[45]。在 Stahelin 等的另一项研究中，疼痛程度由术前 5.8 下降到术后 1.4，随访 6 个月疼痛程度改善 75%。虽然疼痛水平的降低在整个研究队列中具有统计学意义，但早期骨关节炎患者组（Tönnis 1 级和 2 级）与非骨关节炎患者组（Tönnis 0 级）的疼痛降低较小且无统计学意义。术前，所有患者都有股骨髋臼撞击综合征阳性，而术后只有 23%。随访 6 个月时，随着屈曲角度和内旋角度的增加，患者的移动能力也有明显改善。并发症包括：6 例感觉减退，3 个月后消失。这些研究的结果表明，髋关节镜用于治疗关节病理变化具有减轻疼痛并改善患者的活动能力的效果[46]。

尽管文献中有大量关于髋关节镜术后短期预后的报道，但缺乏长期、高质量的临床研究（Ⅰ级和Ⅱ级）证明该方法用于治疗股骨髋臼撞击综合征以外的疾病的效果[47]。在最近的一项研究中，McCarthy 等通过非关节炎髋关节评分量表对 106 例关节镜患者的功能恢复进行回顾性分析[48]。随访以全髋关节置换术为手术终点，1 年内手术保存率 91%，5 年内保存率 75%，10 年内保存率 63%。62 例关节保留成功的患者，平均预后评分为 87.3 分。在另一项研究中，Byrd 等报道 50 例患者的长期结果（平均年龄 38 岁）[49]。总体而言，关节镜手术使改良 HHS 中位数从术前的 56 分提高到 10 年随访时的 81 分，提高了 25 分。14 例（28%）关节镜手术患者最后接受了全髋关节置换手术治疗，其中以存在病理改变（关节炎或病理性坏死）的患者最为常见。与其他研究相一致的是，在接受了去除疏松体[14]手术的患者身上，观察到的改善最明显。此外，尽管在概念上得到认可，但明确提出的关节镜手术禁忌证仍需根据有据可查的证据予以颁布。尽管许多出版物提供了髋关节镜手术治疗对躯体疏松/骨质疏松、滑膜炎、盂唇撕裂和盂唇囊肿患者长期有效的证据，但许多已发表的研究缺乏足够的时间或严谨性来为髋关节镜手术的广泛使用提供充分的循证支持。

## （三）患者对髋关节镜手术的期望目标

患者术前期望目标的实现是决定髋关节镜术后疗效的重要因素。在一项研究中，要求患者在髋关节镜治疗股骨髋臼撞击综合征术后就疼痛、行走能力、独立性、运动能力、一般身体能力、社会接触和心理健康等方面制订合理可行的期望目标[50]。患者的选择有"明显改善""改善""一定程度改善""没有改善""变得更糟"和"不知道"在手术前，97% 的术后患者希望疼痛"明显改善"或"改善"，83% 的患者希望运动能力得到改善。超过 50% 的人还希望，除了独立性和社会交往外，他们的心理健康状况在手术后也能得到改善。在术后 1 年，要求该组患者再次使用术前用过的相同项目列表来对术后的情况进行评分。这项评估结果显示，就髋关节疼痛情况、运动能力和总体身体能力方面，有 50% 的患者未达到术前预期。超过 1/3 的患者术前对自理能力、行走能力和心理健康的期望目标过于乐观。相反，大多数患者在社会交往方面的预期都达到了。基于这些发现，建议在髋关节镜手术前对患者进行咨询，以设定合理可行的治疗目标，增加手术疗效和成功率。笔者建议患者在手术前，在关节镜下对股骨髋臼撞击综合征进行治疗后，应设定现实的期望目标，以增加成功的可能性。

## 三、全髋关节置换

全髋关节置换术是目前治疗晚期髋关节骨性关节炎的唯一方法[51]。骨关节炎的患者寻求全髋关节置换术来缓解关节疼痛，提高其整体健康相关生活质量[52]。传统上，用外科医师主导（provider-generated）的临床测量来评估髋关节置换术的效果，但在过去的 10 年中，患者主导的评估量表表现出更好的评估效果，因为该量表在选择治疗方案时可以很好地契合患者的需求和期望目标[53]。同时还有一个好处是，通过记录术后的活动水平、疼痛、疾病严重程度以及情感状况，对全髋关节置换术进行纵向评估来确定患者的健康状况[54]。

## （一）全髋关节置换术前后的活动 / 能力

全髋关节置换术患者的体力活动能力差异很大，许多因素都会影响患者手术前后的活动水平[55-57]。

术前，髋关节关节炎患者在进行许多活动方面存在明显困难导致与同龄人相比参与活动的频率较低[54-56]。Wylde 等报道，在全髋关节置换术之前，82% 的患者报告难以进行任何活动，包括"步行运动"和水中有氧运动等其他运动（包括最有挑战性的体育运动）[57]。据研究，在全髋关节置换术之前参加过任何形式的体育活动的患者占 11%，以游泳和自行车为主，他们主要参加游泳或骑自行车运动，大约占 1/5[53]。Huch 等也报道，由于臀部疼痛[54]，几乎没有人参加要求更高的活动（如远足、越野滑雪、健身、跳舞等）。

在全髋关节置换术后，患者通常参加更多的活动，并常常试图恢复发病前的活动能力[54, 55, 57-61]。髋关节置换术后 1～5 年内，患者在休闲、社会交往和日常办公等低活动量需求方面的改善最大[54, 57, 61]。髋关节发病前从事体育运动的患者，术后的恢复时间范围较广，有长有短，取决于每种运动的强度需求[54, 55, 57]。Huch 等对 420 名接受全髋关节置换术治疗的晚期髋关节炎患者进行了一项纵向研究，发现 52% 的患者在术后 5 年时从事某种形式的休闲体育活动[54]。大约有一半的全髋关节置换术患者在术后 5 年内恢复了骑行、徒步旅行或游泳，仅比同年龄段的正常人终身参与率稍低一点，高山滑雪、体操、慢跑、网球和舞蹈的参与率较低（2%～17%）。其中 1/7（14%）的患者每周进行超过 2h 的体育活动。

尽管一些医师反对患者进行高强度运动[58]，但许多研究发现，一部分患者仍会在全髋关节置换术后参加体育运动[54, 55, 59]。Williams 等观察到在术后 1 年（37%）和 5 年（52%）参加中到高强度运动（UCLA 得分 7 分或更高）的患者比例均有增加[55]。总的来说，这些研究表明，虽然一些患者在全髋关节置换术后能够从事剧烈的运动活动，但大多数患者的体力活动仍处在较低水平，如日常的休闲和社交活动。

对于全髋关节置换术，无论是术前还是术后，年龄都是影响患者活动的一个最重要的因素[54-56]。97% 的患者描述年轻时有运动习惯，但只有 36% 的患者在髋关节置换手术前一直坚持运动。虽然全髋关节置换术术后患者的活动水平总体上有所增加[53, 54, 56, 62]，但年龄仍然决定了全髋关节置换术术后参与体育活动的强度水平[63]。Wagenmakers 等对全髋关节置换术术后患者进行了调查，发现患者平均每周进行低强度活动的时间约为 24h[63]。随着年龄的增长和活动水平的下降，研究表明年龄 > 75 岁的患者每周大约参加 17h 的活动，而年龄 < 75 岁的患者平均每周参加 27h 的活动[64]。研究证实性别和 BMI 也很重要的，因为男性比女性更活跃，参与更多的体育活动[54, 55]。如 UCLA 评分所示，BMI 也是预测活动能力下降的一个强有力指标。

## （二）患者对全髋关节置换术术后期望目标

有文献研究表明，手术前患者对髋关节置换术后的预期有很大差异[61, 62, 65-67]。大多数患者都期望全髋关节置换术能够缓解疼痛[61, 62, 65]，76% 的患者希望恢复后不再感到疼痛[62]。至少有 2/3（66%）的患者表示希望全髋关节置换术后能够减少或改善髋关节的疼痛，并不再服用镇痛药[68]。此外，运动范围和肌力有困难的患者更有可能期望目标通过全髋关节置换术来缓解疼痛[61]。

患者对改善行走能力也有很高的期望目标[61, 68]，特别是不需要辅助装置下的行走能力[65]。几乎（96%）每一位患者都期望目标在全髋关节置换术术后，日常功能活动能力能得到改善[62, 65, 66, 69]，包括起床或从椅子上起来（95%～97%）、爬楼梯（95%～98%）、做家务和园艺（95%～97%）、购物（98%）[64, 66]。对于髋关节在最大限制活动度下进行的功能活动也有同样的期望目标，比如穿鞋和穿袜子（94%）、剪脚趾甲等（88%～93%）[64, 66]。大多数对运动活动感兴趣的患者期望他们的个人能力能够在手术后得到提高，80% 的患者期望目标术后关节活动范围能够改善[66, 68]。只有少数患者期望术后性生活得到改善。

术后患者的满意度高达 90%，主要原因是患者症状的消除和术前预期疗效的实现[62, 69]。那些对手术带来的心理变化抱有很高期望目标的患者（占被调查患者的 28%）报告总体满意度最高（96%）[61]。在一些患者中，术后残留的疼痛或并发症引起的症状继续影响患者日常生活的各个方面（如夜间睡眠的质量），这些会导致他们不满意手术效果和无法达到手术预期目标[61]。

目前有许多作者研究了患者因素在制订全髋关节置换术术后预期目标中的作用[61, 62, 66-68]。总的来说，"缓解疼痛"是髋关节置换术前最常见的预期目标[60, 62, 66]，术前残疾程度较高的患者表达了他们对术后疼痛缓解的期望目标更高[66]。使用 WOMAC 评分可以观察到受高等教育的患者与高期望目标值之间的关系[62]。在同一研究中，与其他文献不同的是[66]，并发症评分较低的患者比同组的其他患者的期望目标值高[62]。据报道，年龄会影响患者的预期，比如年轻的患者期望目标能改善心理状态，而老年患者则更多的希望疼痛缓解[69]。年龄在外科医师和患者的术后期望目标值中也起了一定的作用[66]。然而，由于手术技术的改进和全髋关节置换术相关风险的降低，80 岁以上患者的治疗越来越普遍[70]。在比较患者和外科医师的期望目标方面也存在不同的观点[66, 67]。Jourdan 等报道，与外科医师相比，患者的预期更乐观[66]。对于残疾程度较高的患者尤其如此[66]。有研究显示了相反的结论，Moran 等报道英国的外科医师比他们的患者期望目标更高[67]。

### （三）全髋关节置换术前与术后症状

作为疾病终末期的手术，患者想通过髋关节置换术以改善髋关节退行性变化带来的疼痛和功能障碍[51, 61, 62, 68, 71]。关于这点，大多数患者由于髋部的不适而不能行走超过 30min[51]。在一项对 52 名患者的研究中，有 50 名患者表示有强烈的可忍受疼痛并伴有休息时的疼痛。就标准化结果的评估而言，

髋关节置换术前的典型疼痛评分在 WOMAC 疼痛亚量表上为 41～45 分，在 SF-36 身体疼痛亚量表上为 26～33 分，100 分表示完全没有疼痛。相应的身体功能量表评分通常分别对应 37～41 分和 25～34 分[68, 71, 72]。

经过全髋关节置换术手术，几乎每个患者的症状都能有一定缓解，关节功能也在恢复。98% 的患者在术后 6 个月报告疼痛得到缓解，只感到轻微疼痛，且无静止状态下的。对比评分量表，这相当于 SF-36 身体疼痛亚量表提高了 30～40 分，WOMAC 疼痛亚量表提高了 37～40 分。但几乎所有的患者在手术后疼痛都有明显的缓解，大约 20% 的患者仍然报告有一定程度的单侧髋关节疼痛，而年龄和性别匹配的对照组中，只有 5% 的患者报告有一定程度的单侧髋关节疼痛（$P=0.001$）[61, 72]。在功能恢复方面，全髋关节置换术前 SF-36 评分 33～43 分的和 WOMAC 评分 36～40 分的患者，术后评分均有改善，其中 83% 的患者行走能力有改善[51]。

## 四、结论

本章总结了 3 种常见的髋部手术对不同年龄段、不同病理状态患者的治疗效果。关注的重点是每种手术对患者活动水平和髋关节症状的影响，以及每种手术能够有效地满足每个患者群体期望目标的能力。对已发表文献的回顾表明，尽管仍有少数患者感到髋关节疼痛，但是这 3 种手术方式在缓解症状方面都是有效的。尽管 3 种手术的疗效存在差异，但是都具有帮助患者恢复其正常活动的能力。在接受髋关节镜检查或髋关节置换术的患者中，除了最大强度的活动外，关节功能均恢复到接近正常水平，随着患者年龄的增长，对活动强度需求的降低是一个影响多方面的因素，它影响患者功能预期结果的实现。对于髋部发育不良的患者，截骨术已被证明是一种有效的延迟骨关节炎的治疗方法。然而，该手术结果的可靠性和无症状功能水平并没有被证明，还需要依据患者主导的量表结果而进行长期严格的研究来证明。类似的考虑也适用于髋关节

镜检查，对于这些手术疗效的可预测性以及对髋关节寿命的影响仍然存在疑问。在面对常见的关节炎前病态时，与物理治疗和神经肌肉常规训练相比，手术路径的相对有效性，仍有待证据为关节镜手术的操作提供一个合理的依据。比较而言，全髋关节成形术的结果似乎是最可预测的，也是最有可能恢复髋关节正常功能的方法。

考虑到 3 种治疗病态髋关节的方法和手术方式产生的术后差异，建议临床医师为每个患者提供术前咨询，讨论关于治疗方案的可能结果，详细了解每个患者的预期目标及其对术前症状的消失程度的期望目标。

# 第85章 髋关节镜术后康复
## Rehabilitation After Hip Arthroscopy

RobRoy L. Martin　Benjamin R. Kivlan　Keelan R. Enseki　著

李　伟　译　周启航　校

## 一、概述

髋关节镜术后的康复通常是指指导并帮助患者恢复的过程。物理治疗师可以通过及时且适当的治疗干预来帮助手术取得成功，精心制订的康复治疗措施的目标是最大限度地改善患者的舒适感和功能。通常根据患者的组织愈合程度来制订个体化、分阶层的锻炼计划。如果物理治疗师关于髋关节镜的了解不够，可能会对患者的康复产生潜在的负面影响。为了促进患者的康复，手术团队和物理治疗师之间的沟通是至关重要的。本章描述了改善治疗师和手术团队之间沟通的潜在策略，概述了与常见关节镜手术相关的一般术后康复指导方针，定义了患者在不同阶段的进阶标准，并强调了康复过程中的重点和注意事项

关节镜下介入治疗髋关节病变一直是骨科领域和运动医学的研究热点，与更具侵入性的手术相比，较活跃和年轻的人群通常是髋关节镜治疗的对象。髋关节镜的特点加上手术患者的体力活动需求，使得关节镜术后患者的康复方案与普通髋关节手术术后康复方案存在差异（如全髋关节置换术、股骨颈切开复位内固定）。

## 二、一般康复指南

目前已有研究讨论了接受盂唇、骨成形术、囊膜成形术和组织释放术患者的康复原则[1-5]。对于不同的手术类型，恢复的原则也是不同的。传统上，髋关节镜治疗的康复标准是建立在患者组织愈合的时间上的。除了外科手术类型之外，还会有几个因素可能影响患者康复计划的进展。这些因素包括髋关节的关节和软组织病理的位置和范围，以及患者的整体身体状况、预期和活动需求。一项有效的康复计划要考虑以上所有的因素，并根据患者表现的相关功能指标和具体的时间标准对患者进行治疗，使每个患者的康复计划具有个性化。

一般来说，髋关节镜治疗方案有着类似的原则，术后早期都需要物理治疗。一般可在术后1周后开始康复治疗。如果患者身体状况稳定，手术当天就开始康复治疗的情况也不少见。髋关节术后的治疗目标与其他关节镜手术的目标是一致的，都是试图控制术后炎症问题，也可以通过抗炎药物来实现。早期建议进行活动度练习，维持患者活动度，以减少肿胀，改善关节灵活性，并促进关节软骨的恢复。也可以使用持续被动活动锻炼仪器在安全的矢状位范围内缓慢移动髋关节。运动范围也可以通过使用固定自行车，把自行车座位调高，阻力调低。在康复的早期阶段可以引入被动运动活动和手法治疗，让患者的关节可以在多个平面上运动。因此建议将髋关节环转运动作为被动关节活动度治疗的一部分。

为了保护已愈合的髋关节，避免过度运动破坏其愈合过程，有必要用支具来限制髋关节过度屈曲和外展。支具通常需要使用10~14天。大多数

情况下，术后患者无法支撑自身体重，他们会拄着拐杖。建议患者应按照特定的计划每天进行负重时间和次数的练习。在恢复运动或剧烈的劳动活动之前，建议至少进行 10～12 周的负重练习 [1, 2, 6]。这个时间是最保守的估计，并且根据康复计划和患者的个体特征，不同患者该锻炼时长可能需要延长。在少数情况下，康复过程可能会加快。但是，应注意的是要确保康复强度不超过组织的愈合效率。

术后康复指南必须根据关节镜下髋关节手术结果和受影响的机体组织进行相关调整。盂唇、关节囊、骨成形术、软骨、髂胫束和腰肌手术需要对术后患者的活动进行相应的限制调整。治疗师需要对具体的治疗方法有一定的了解，才能更好地提高患者手术的康复效果，并确保康复各个阶段的安全。手术的类型、解剖位置和疾病的严重程度决定患者康复的速度。例如，在髋臼的负重部位有较大的软骨损伤的患者比在非负重部位有较小的软骨损伤，

进行盂唇修复、关节囊紧缩 / 关节囊缝合、骨成形术和软骨手术后的康复原则在本质上更保守，需要延长患者的保护时间。盂唇清创术和组织松解术通常康复进展更快。表 85-1 概述了每种手术方法的康复时间表，并在下面进行详细讨论。

## 三、盂唇清理和修复手术

单独的盂唇清理术一般康复计划进展较快。患者在可忍受疼痛的情况下需要用 2～7 天的拐杖。进行负重、关节活动范围练习、力量加强和恢复活动能力练习时需要在患者状况允许的前提下进行。如果患者的力量很好，负重时能将疼痛降低到最低程度，且行走时不出现偏差，那么可以停止使用拐杖。

盂唇修复后需要保护手术区域，但关节的活动度和承重方面会受到限制。限制时间很大程度上取决于撕裂部位的严重程度与软组织愈合的时间。需要注意的是，这些限制措施并非基于髋关节的相关

**表 85-1　髋关节镜手术术后康复阶段目标**

| 手术类型 | 负重情况 | 运动范围限制 | 第一阶段最大防护（周） | 第二阶段最大防护（周） | 第三阶段最大防护（周） | 第四阶段最大防护（周） | 第五阶段最大防护（周） |
|---|---|---|---|---|---|---|---|
| 上盂唇清创术 | 耐受负重 2～7 天 | 无 | 0～1 | 2～3 | 4～5 | 5～6 | 6～10 |
| 上盂唇修复术 | 负重着地 2～4 周<br>耐受负重 4～6 周 | • 屈曲：90°<br>• 伸展：0°<br>• 外展：25°<br>• 外旋：25°<br>• 内旋：25°<br>• 4～6 周 | 0～4 | 4～6 | 6～10 | 10～16 | 16～24 |
| 盂唇前侧修补术 | 30% 部分负重 3～4 周 | • 伸展：0°<br>• 外展：20°<br>• 外旋：0°<br>• 3～4 周 | 0～4 | 4～6 | 6～8 | 8～12 | 12～16 |
| 骨成形术 | 20 磅部分负重 4 周 | • 屈曲：90°<br>• 外展：25°<br>• 内旋：25°<br>• 2 周 | 0～4 | 4～6 | 6～10 | 10～16 | 16～24 |
| 软骨成形术 / 微裂缝 | 负重着地 6～8 周 | • 屈曲：90°<br>• 伸展：0°<br>• 外展：25°<br>• 外旋：25°<br>• 内旋：25°<br>• 4～6 周 | 0～6 | 6～8 | 8～12 | 12～16 | 16～24 |

研究，而是专家意见，并且可能每个外科医师之间的意见也不一样。通常，术后前 2～6 周可能会限制患者负重着地。在术后第 6 周会逐渐进行负重训练。在这段时间内患者应从部分负重过渡到健侧单拐支撑可忍耐负重。步态训练的重点是恢复步幅和速度的对称性，同时矫正因疼痛或无力而在冠状面出现的偏移。辅助设备在患者不再有负重限制且在无疼痛步态中表现出对称性时停止使用。根据盂唇撕裂的大小、位置和现余的稳定程度，在术后 2～6 周运动范围也会受到限制。术后早期允许的关节活动范围为屈曲 90°、中立位伸髋和外展，内旋和外旋 25° 内。在康复指南推荐的关节活动范围内可以使用连续被动运动来增加矢状面的髋关节运动。物理治疗师需要小心进行活动练习，避免破坏盂唇的恢复。患者负重姿势下扭转或进行旋转运动可能会对损伤盂唇的修复造成影响，因此应避免此类运动，直到盂唇充分愈合为止。在康复早期通常要避免髋部的复合运动，特别是髋部屈曲、内收和内旋（即"冲击测试"位置），有可能会损伤已修复的关节唇。

### 四、囊膜皱襞与囊漏

进行囊膜皱襞与囊漏手术的与关节盂唇修复术的患者有相似之处，都需要对进行手术的区域进行保护。在进行关节囊前部手术的情况下，患者外旋和伸展的活动范围应限制在中立位，外展限制在 20° 内。对于关节囊后部手术的患者，内旋限制在中立位，屈曲 60° 内，内收 10° 承重限制为部分负重的 30%，以防止关节囊压力过大通常持续 3～4 周。可以用热和（或）折叠程序来改善关节囊状态。关节囊修复手术通常在患者有明显多余皱襞或关节囊松弛时进行 [7, 8]。治疗师在关节囊手术区域未愈合之前须避免拉伸该部位。例如，如果关节囊前部做了手术，那么就要禁止外展和外旋，避免破坏手术部位。虽然关节囊后部手术很少见，但也需要注意防止过度屈曲和内旋髋关节。

### 五、骨成形术

进行骨成形术的患者也需要限制活动，以保护骨被移除的手术区域。术后最初的 2 周时间因为疼痛会限制屈曲、内收、和内旋活动度。限制范围为屈曲 90°、外展 25°、内旋 25° 以内，需要很积极地强调根据指导活动度进行恢复锻炼。手术后 2～4 周部分承重的限制为 20 磅。股骨成形术之后的康复主要关注是重塑股骨颈的抗压能力。股骨颈体积较小，骨量较少，容易发生应力性骨折，因此治疗师必须指导患者逐步增加负重，以适应股骨颈骨量较少的特点。

### 六、微骨折和软骨成形术

微骨折和软骨成形术与其他关节手术相似。在臀部进行此手术时也需要保护软骨免受剪切力。此阶段由于疼痛的限制，关节只能进行一些轻柔的活动练习。术后 6 周内，特别需要注意避免屈曲、内收和内旋动作，保守活动指南包括，屈曲限制在 90° 以内，伸展限制在中立位，外展、内旋和外旋限制在 25° 以内，并保持该水平 4～6 周。在 6～8 周后可进展至可忍受负重水平。微骨折手术需要更长时间的承重保护以等待伤口愈合。患者此时必须接受有关负重状态的宣教，避免肢体旋转引起的剪切力。在治疗时也必须要遵循循序渐进的原则以保护愈合的关节面。

### 七、术后报告

治疗师可通过手术操作过程中发现的具体信息报告表来评估患者的术后康复情况。治疗师可以通过术后报告表来了解手术中的具体操作（表 85-1）。此表格还会对可能影响康复进程的共存病理状态进行描述。另外，术后报告表可以概述手术中的发现，包括软骨状况、盂唇、关节囊和撞击类型，还能对髂腰肌和髂胫束进行描述，这将有助于治疗师了解手术流程并给为患者设计适合的运动方案提供思路。例如，关节唇清创术后治疗师可能会通过手术报告表了解转诊患者的状态。如果患者还有潜在的软骨损伤，柔软并显示磨损迹象，则其进展将需要比关节软骨正常的患者慢。同样，软骨缺损的大小和位置决定了物理治疗师如何制订个体化的恢复计划。

有关骨成形术的信息可以概述为有多少骨头被移除，哪里容易发生应力性骨折等。例如，女性＞40 岁、男性＞50 岁的老年人可能因骨质不足，应力性骨折风险较高，通过术后报告表，治疗师和外科团队之间可以进行有价值的信息沟通，沟通的效果会影响患者的术后恢复速度、不同阶段的康复目标等。

## 八、康复进展标准指南

一般康复的方案和指南都适用于大多数关节镜下的髋关节手术，通常分为 5 个阶段。这些阶段包括关节活动度、力量、疼痛和负重状态。在指南中外科医师可以明确使用支具和持续被动肢体活动的时间线，也可以对负重状态（可忍受疼痛负重、部分负重与特定体重百分比或负重着地）和辅具使用的情况进行规定。此外，外科医生可以对每个阶段患者应该完成的预期目标进行范围划定，为每个阶段定义的最短时间可与基于客观的标准一起使用来帮助确定患者何时可以进入下一阶段。进阶恢复标准不应仅基于时间框架，还应基于客观的恢复标准时间框架可以用来估算组织愈合的情况。一旦组织达到愈合状态，还应基于客观标准来评估患者的疼痛程度、关节活动度、力量、本体感觉和协调能力是否达标，以便判断是否适合进入下一阶段。这些基于客观标准的指标还包括整合了关节活动度、功能、本体感觉、协调能力的功能运动。

## 九、康复指南的不同阶段分期

### （一）最大保护阶段

阶段 1 被定义为最大保护阶段。这个阶段的目标是保持现有的关节活动度，防止肌肉无力和萎缩，保护手术修复区域的组织，减轻疼痛和限制过度炎症。在此阶段，使用支具、持续被动活动器并限制负重。强调进行无痛范围内的关节活动度练习运动，并包括升高固定自行车的座椅高度。进行臀部和躯干等长训练以改善腰椎骨盆的稳定性。也可以使用理疗来控制疼痛和炎症。

此阶段满足以下条件方可进阶：①平均疼痛水平＜4/10；②关节屈曲角度：关节活动度＞90°，外展＞25°，内旋＞25°；③髋关节伸展和外展力量 ≥ 3/5。患者还须达到外科医师提出的负重限制下独立使用合适的辅具的能力。

阶段 1 的重点和注意事项如下。

- 充分完成训练量但不要超过。
- 训练目的是躯干 / 核心的稳定能力。
- 以疼痛强度作为锻炼强度的指导。

### （二）适度保护阶段

阶段 2 为适度保护阶段。这个阶段的目标是恢复关节活动角度至正常水平，且一般状态下无疼痛，同时增加力量水平，在不使用辅助设备的情况下达到步态正常。患者可以进步到根据需要使用一个拐杖以防止异常步态。锻炼应包括所有臀部的主动关节活动练习和被动关节活动练习，包括在外科医师嘱咐的限制范围内进行髋关节屈曲结合内收和内旋的练习。重要的是，进行关节活动度活动时不要增加疼痛。需要结合轻柔的分离手法进行被动的关节活动（图 85-1）。主动关节活动范围锻炼应包括侧卧的蚌式运动和屈腿。为了加强锻炼，在没有疼痛症状时可以进行抗阻训练。任何运动都不应增加患者疼痛的症状。锻炼可包括臀桥、平板支撑、坐姿屈髋和 4 个方向的直腿抬高。可以在水中进行运动和步态训练，包括用腿浮标游泳（不踢脚）以及水上慢跑。这个阶段目标需要满足以下条件：①平均疼痛程度＜2/10；②屈曲的角度：关节活动度＞120°，内收和内旋达到健侧的 80%；③髋关节外展和伸展强度＞3+/5。在功能上，患者无须辅助设备即可独立行走。另外，深蹲练习时，患者屈曲角度应至 70°，并通过单腿站立姿势测试（无疼痛、骨盆下降或躯干代偿）。

阶段 2 的重点和注意事项如下。

- 确保髋关节能够进行包括屈曲、内收和内旋在内的复合运动。
  - 分散注意力可能会使患者达到更大的关节活动角度。
- 不要太快地离开辅助设备。

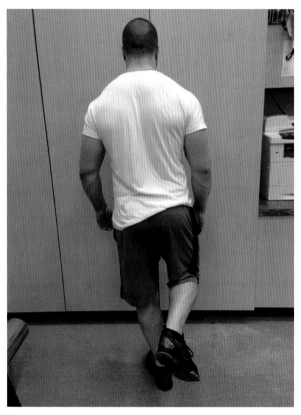

▲ 图 85-1　单腿站立

　　– 必要时使用拐杖。

　　• 可以在水中进行运动和步态训练。

　　– 可以包括用腿浮标游泳以避免踢。

　　– 可以包括悬浮在水中的慢跑。

（三）最小保护阶段

　　阶段 3 为最小保护阶段。这个阶段的目标包括获得 100% 正常的关节活动角度，增加躯干和整个下肢的力量使其接近正常水平，并达到正常的步态模式。此时患者应在不使用辅助装置的情况下行走。患者需要通过适当的牵伸、动态热身、力量、稳定性和本体感受训练对步行中出现的细微问题给予干预纠正。例如，常见的髋关节外旋肌无力和臀中肌无力可能导致过度的外翻。改善下肢生物力学的方法，包括使用矫形器和矫正带来支持内侧纵向。应强调对紧张的组织进行牵伸，以帮助恢复正常关节活动度。可以全面、灵活评估髋关节紧张的肌肉和软组织结构，这包括髂腰肌、梨状肌、臀中肌、股直肌、股四头肌以及髂胫束。例如，对于

支撑相末期站立不稳的患者应注意髂腰肌紧张的问题，因为髋关节伸展受限。因关节囊为首要因素，导致的髋关节运动问题应使用关节松动术进行治疗。应特别注意从无痛关节活动角度恢复到屈曲、内收和内旋，以及屈曲、外展和外旋的具有刺激性的活动动作。这些关节活动角度的受限可以通过分离牵引、长轴牵引和后关节囊松动来解决。力量练习可以包括像双桥在内的闭链运动。

　　一般来说，力量训练的阻力不应超过体重。练习应强调髋关节的臀中肌、臀大肌、深层外旋肌和所有平面的躯干稳定肌。锻炼可包括侧板支撑、迷你深蹲、滑墙、抗阻步行（向前、向后和侧身）、勾脚尖。一旦患者在双侧下肢支撑下有良好的身体功能和运动控制后，就可以进行平衡和稳定训练，平衡训练可以进行单腿平衡训练并强调正确的发力模式使下肢、腰以及骨盆保持稳定。这些活动应在稳定的支撑表面进行，也可以在水中进行功能性运动。在症状允许的情况下，可通过增加阻力等级、提高座椅高度等方法进行固定自行车训练。进入下一阶段的标准为：①一般状态无疼痛；②接近正常的关节活动度；③所有肌群力量 ≥ 4/5。

　　力量和平衡的功能性测试也应该接近正常。患者深蹲试验：髋关节屈曲角度 > 90°，单侧下肢支撑测试，患侧单下肢支撑时间与健侧时间基本相等。星形平衡测试应在后内侧、后外侧、内侧、伸展达到对侧的 75%。

　　阶段 3 的重点和注意事项如下。

　　• 在锻炼和步态练习过程中，保持躯干核心肌肉处于激活状态。

　　– 不要忘记跖屈，因为它们可提供 85% 的前向推进力。

　　• 正常运动。

　　– 包括髋关节内收、屈曲和内旋的复合运动。

　　• 纠正细微的步态变化。

　　– 特别是髋关节过度内旋。

（四）功能进展阶段

　　阶段 4 为功能进展阶段。这个阶段的目标包括

恢复 100% 的躯干和下肢的力量，能够耐受特定的运动姿势并且下肢对线良好。应继续根据需求来进行拉伸使柔韧性达到正常。力量训练应进阶到单侧下肢闭链运动训练，训练阻力在耐受范围内可逐渐增加，并保持较高频率的重复次数（12～25 次）。针对特定运动的锻炼要依照动作要缓慢、可控、非爆发性、非增肌性目的的练习原则。练习应包括在不稳定表面上的臀桥（瑞士球）、单腿支撑身体旋转、加速练习（侧面、向前和向后移动），并向各个方向冲刺移动。平衡稳定练习活动包括由稳定平面过渡到不稳定平面的动态平衡。如果力量足够且没有步态异常或者疼痛就可以进行平地上的慢跑。应该避免剪刀步、跳跃、旋转运动以及在跑步机上跑步。进入阶段 5 的标准包括功能性测试中单腿深蹲双侧对称度，星形平衡测试后内向、后外向和内侧范围距离的对称度达到要求。

阶段 4 的重点和注意事项如下。

- 功能位下进行力量练习。
  - 训练项目对患者实现目的有意义。
- 进度不要太快。
- 时刻注意下肢位置保持正确。
- 不允许错误的技术动作。

（五）专项运动技能的再学习

阶段 5 为专项运动技能的再学习。此阶段的目标为 100% 正常参与与体育和工作有关的活动。通过练习模仿个人活动所需的肌肉的力量训练和功能训练。锻炼项目视个人的功能目标而定，包括快速冲刺、后退跑、剪刀步、交叉移动、卡里奥卡、旋转、扭转、举重和跳跃。恢复竞技运动的标准是患者活动度、力量正常且对称下肢柔韧性良好。功能性测试达标包括中间跳测试双侧对称和在正常范围内修改时间的敏捷性测试。

阶段 5 的重点和注意事项如下。

- 训练计划要与患者情况相匹配，保持更新。

## 十、功能性表现测试

康复阶段的进展需要基于时间和客观指标 2 个因素进行考虑，目前大众对于使用客观的功能表现量表对患者进行评定的兴趣越来越高。功能表现测试的优势是在一个测试项目中便可完成对关节活动度、柔韧性、肌肉力量、耐力、协调性、平衡性和运动控制能力等多方面的评定。功能表现测试已成为评估踝和膝关节的常见评定步骤中的一项，但尚未适用于髋关节病患者。最近，髋关节的系统性回顾研究表明有四项功能表现测试有效[9]，包括深蹲试验[10]、单腿下蹲测试[11, 12]、单腿站姿测试[13] 和星形平衡测试（SEBT）[14-16]和内侧跳试验[17]。因此，一旦时间标准符合，那么将以这些测试作为进阶指标，还可选择改良版的敏捷性 t 试验，该试验已被证实在运动人群中具有可靠性，并且可作为单独的比较双侧敏捷性的试验[18]。

（一）单腿站立试验

单腿站立测试（图 85-1）是对臀中肌力量和平衡能力的评估，要求患者用患肢站立 30s。如果患者出现骨盆倾斜、疼痛或无法维持平衡表明测试失败[13]。单腿姿站立 30s 内引起的疼痛在检测臀中肌、臀小肌肌腱病方面具有高灵敏性（100%）和特异性（97.3%）[13]。

（二）单腿下蹲试验

单腿下蹲测试（图 85-2）是让患者用患腿站立在 20cm 高的盒子上，双臂交叉在胸前，并尽量低的下蹲，连续做 5 个，1 个下蹲 2s。允许患者进行最多 3 次练习尝试。如果符合以下条件，则患者的评级为"好"：①动作流畅，平稳无躯干或骨盆偏离；②下蹲至少屈膝 60°；③髋关节处于内收 / 外展中立位状态；④膝的中心保持在脚的中心的上方，没有外翻或内旋。如果不符合这些条件患者评级为"差"[11, 12]。评级为"差"的患者较评级为"好"的患者单腿下蹲时在髋关节外展肌肉的力量和激活方面更差[11, 12]。

（三）星形平衡测试

星形平衡测试布局（图 85-3）由从中心开始以间隔 45° 角排列的 8 条线组成。可以根据它们在逆时针方向上的位置线标记如下，即前（A）、前外侧

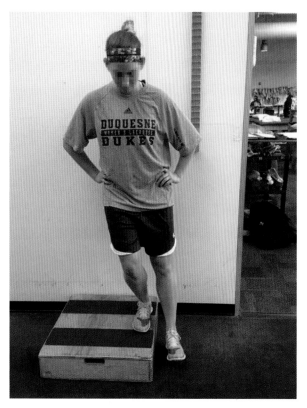

▲ 图 85-2　单腿试验

（AL）、外侧（L）、后外侧（PL）、后侧（P）、后内侧（PM）、内侧（M）和前内侧（AM）。

该测试内容为：被测者单脚站立在中点，测量并记录另一侧下肢沿每条线方向伸出够到的最大距离。受试者应将手放在臀部，并不得移动支撑脚。每个方向可进行 6 次尝试练习和 3 次正式测试。通过将移动距离除以腿长来进行标准化[19]。对于星形平衡测试，后内侧和后外侧的移动距离与髋关节外展和伸展力量相关（r=0.48～0.51）[14-16]。向内侧移动时引起臀大肌在最大等长收缩的 49% 时被激活[16]。星形平衡测试还与髋部关节活动度有关系，髋部屈曲活动度可以解释星形平衡测试评分中的高变异性（92%～95%）[15]。

### （四）深蹲试验

应按照 Lamontagne 等的描述进行[10]（图 85-4）双脚分开与肩同宽，脚尖朝前作为准备姿势。使用标准卷尺以 cm 为单位测量从地板到坐骨最远端的距离。然后指导受试者缓慢下蹲至最低位置或出现疼痛而无法继续动作的位置。再次记录地板到

坐骨最远端的距离，共重复测量 3 次。从每次测量的坐骨到地板的距离中减去 3 个距离的平均值，并标准化为腿长的百分比。与健康对照组（32% 腿长）相比，股骨髋臼撞击综合征受试者的最大下蹲深度（41% 腿长）显著降低[10]。与健康对照组相比，股骨髋臼撞击综合征患者下蹲深度较小且腰—骨盆动力学发生了改变[10]。

### （五）内侧跳测试

内侧跳测试（图 85-5）又被 Kea 等称为单腿跳跃测试[20]。经过改良后，目前已被用于髋关节测试，测试内容包括髋关节缓冲外界冲击力的能力和单腿朝内侧横向跳跃运动的能力。准备姿势为：受试者单腿站立，将脚内侧缘贴紧测量尺起始端，接着尽最大能力向内侧横向跳跃，同一侧腿连续向内侧跳 3 次。最后测量起始位置与第三跳后内侧足跟之间的距离（cm）。不能完成测试的受试者得 0 分。

3 次测量结果取平均值，并将该平均值与受累侧腿长相比，算出数值[20]。与健康一侧相比，受累侧的内侧跳测试成绩明显下降。根据由受试者腿长确定的跳跃距离标准显示，在髋关节功能障碍的患者中，受累侧与健康侧相比存在 13% 的差异[17]。

### （六）改良灵活性测试

改善敏捷性的方法是让患者完成以下任务：①直线向前跑 15 英尺；②向左侧横向移动 15 英尺（不允许使用交叉步）；③直线向后退行 15 英尺；④直线向前跑 15 英尺；⑤向左侧横向移动 15 英尺；⑥后退 15 英尺，越过终点线。然后将运动方向改为向右侧运动重复进行测试。健康成年组患者的平均时间为（9.59±0.57）s。

## 十一、总结

本章描述了如何改善治疗师与手术团队之间沟通的潜在策略，概述了常见外科手术的一般术后康复指南，制订了不同恢复阶段的康复标准，并强调了康复过程中的要点和注意事项。希望本章能帮助物理治疗师制订全面的治疗计划，包括适当的练习时间和强度等，以帮助术后患者最大限度地恢复状态。

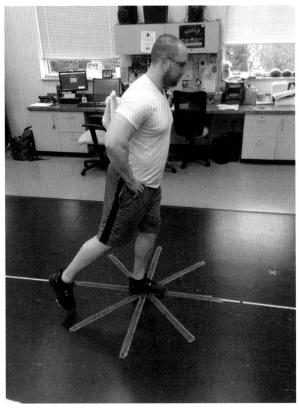

▲ 图 85-3　星形平衡移动测试

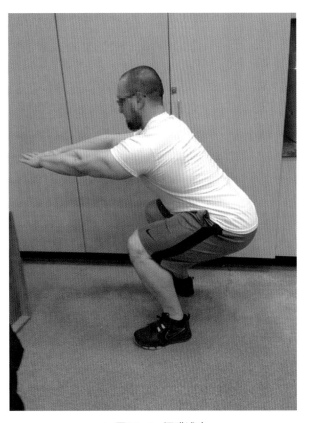

▲ 图 85-4　深蹲试验

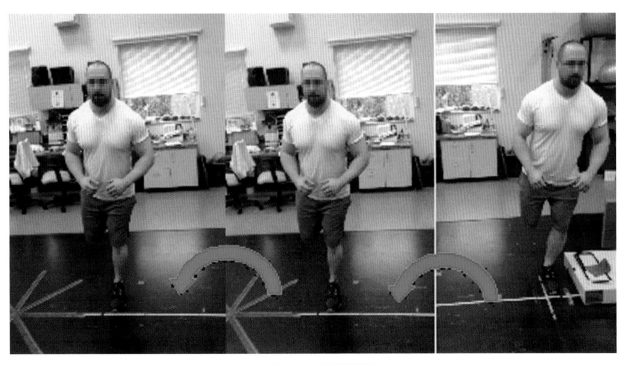

▲ 图 85-5　内侧跳测试

# 有效评分系统对髋关节的重要性
## The Importance of Validated Scoring Systems for the Hip

Nicholas G.H. Mohtadi **著**

周启航 **译** 李 伟 **校**

## 一、概述

为了更好地理解和描述有效髋关节评分系统，需要搞清楚"评分系统"的意义，并明确"已确认 / 有效"的定义。本章中的评分系统具体指疗效测定，也可称为仪器、工具、量表、得分、指数、措施、结果或问卷，本章中这些术语可以互换使用。疗效测定有很多种分类方法，简单点说，任何测量或观察到的东西都能作为治疗结果。其范围可以从简单的关节运动范围测量到包含多方面、复杂、特异性疾病等的健康相关的生活质量问卷调查。疗效测定按目的可分为疾病特异性（如用于评估骨关节炎的量表）或关节特异性（如用于评估髋关节任何病理变化的量表），也可以根据完成量表评估的人员属性进行分类。传统上，量表是由临床医师作为评分人执行的，内容包括客观指标（如放射学评估）、疼痛情况和其他的一些主观测试。这些"基于临床医师"或"临床医师主导"的量表可能存在一定的偏差，无法准确采集患者的真实感受。

因此，最近推出了以患者为主导并由患者操作的量表[1-3]。对这些疗效测定系统进行评分的过程将使信息客观化，从而可以计算出一个数字来表示患者目前的状态。但是，如果量表没有通过验证，则患者主观信息的客观化表达就可能存在缺陷。因此，"有效"意味着在类似的髋关节问题患者中，疗效测定量表已经通过了心理评估，且测定结果对患

者、外科医师等其他人员都具有参考意义。要求量表收集的数据具有以下特点："一定的可靠性，误差在可接受范围，能够重复采集，信息相关性强，价值高，客观可量化，及时准确地反映患者病情随时间的变化情况"，概括为"可靠度、有效性和灵敏度"[4-7]。一个有效的评分结果或评分系统，需要满足有效性、可靠性和敏感性高的特点，并通过该评估过程，最终可以客观有效地呈现评估对象的信息。

如果量角器的两个测量臂足够长并假设已经准确校准，那么它的测量数据则更加精准。实际上，经过验证的评分系统（或结果）相比于采用量角器测量髋关节活动度而言，也存在一定程度的客观性。然而患者和评估人员在实际操作时引入了不确定因素（即主观性）。因此，经验证的评估结果是一个校准后的结果（即最小的固有误差），通过可重复的方式进行测试（如纸质问卷或计算机问卷），并自行管理。因此患者引入的变量可以反映其症状和固有的临床状态。

## 二、开发有效的评分系统或患者自评量表

疗效测定的主要作用可分类为疾病特异性（如用于评估骨关节炎的量表）或关节特异性（如用于评估髋关节任何病理改变的量表）。也可以根据完成评估表的人群分类，比如临床基础和临床执行工

具或 PRO。这些 PRO 的问卷格式通常是自我执行的，患者可在无威胁的环境中完成。应将 PRO 视为报告临床试验的现代金标准。但是，有必要区分患者的自我管理和结果（即这些结果不仅是患者自己实施的，而且是患者自己决定的）。

制订新量表有一个参考范围。这是由 Guyatt 等提出的 Rolls Royce 和 Volkswagen 的成果开发模型的特点[4]。患者输入是 Rolls Royce 模式的重点。项目选择 / 产生是疗效测定量表制订的最重要阶段。此阶段需要输入大量的患者信息（至少 50～100 例患者），确保量表的内容能详尽地覆盖到每一个患者可能关心的疾病 / 问题；即使调查很冗余，但也不要漏掉一个患者，因为如果没有该患者输入，就极有可能遗漏掉重要项目。

例如，有多少男性外科医师会询问女性患者髋关节问题对性生活的影响！在 iHOT-33 和 iHOT-12 中，纳入了以下问题，因为患者认为这是一个重要问题或关注项目[1, 2]：

因为臀部问题，对你的性生活影响多大？
严重影响＿＿＿＿＿＿＿＿完全没有影响＿＿＿＿＿＿＿

列举一个综合性评估量表制订过程的例子，以 167 个项目开始的 ACL-QOL 和 146 个独立项目的 iHOT[2, 8]。

当大体上列举了所有可能用到的项目，下一步就是缩减项目数，即项目缩减。项目缩减需要一组单独的患者（如 iHOT 选取了 150 名患者），要求他们在 0～5 分的数字量表上对每个项目进行评分，其中 0 分表示患者没有遇到该问题，5 分表示患者遇到了该问题且认为是很重要的问题。制订人员会统计每个项目的出现频率，然后进行相应的重要性排序。再要求手术医师对相同量表进行评分，得到一个不同于患者评分的排名[9]。在项目缩减阶段，会运用一些统计学方法来判定各种项目存在的必要性及项目之间彼此内容是否有重复，最后将它们归纳到子量表或相同区域中[2, 3]。

下一步是确定问卷格式，其中包括一些反应调查量表（如 Likert 量表、视觉模拟评分量表、是 /

否量表）。表格制作人员每列出一个具体问题，就会在下面附上评估量表。视觉模拟评分量表能将每位患者的评分很清晰地展示出来并方便计算，所以最常使用[2, 8, 10-12]。视觉模拟评分量表是一段长 10cm 的线段，线段两头分别代表 0 和 100，代表 0～100。例如经典疼痛视觉模拟量表，其中"0"代表没有疼痛，"100"代表最严重的疼痛。视觉模拟评分量表让统计更加简便和直观。由于视觉模拟评分量表评分越高表示疼痛越严重，所以评分越低反而意味着生活质量越好，因此在设计问题和向患者说明时需要阐明这一点。在设计问题的过程中，可能会有一些冗繁的文字，需要适当的进行调整。接着，问卷要在另一组接受一对一调查的晚期关节病患者中进行预试验。这是为了让每个问题都能在合适的语境中以简便明了的方式阐述出来，并被大家理解。通常该过程需要 20 名患者参与[4]。预测试是一个迭代（筛选）的过程，首先记录下每个患者的调查采访内容，接着对问题的措辞表达方式做一些细微的调整，再次进行调查，如此反复直至找到最简单明了的表达措辞。

当疗效测定部分完成时，量表制作的初始阶段就算完成了。目前最常用的量表评分方式是将得分转化成百分制，最后的分值越高代表生活质量越好。根据各种量表评分方式不同，最后可能需要一个转换公式将量表评分数值转换成百分制[13, 14]。当通过公式将数值转换为百分制时，意味着 0～100 间的每个数字都有可能是患者的最后评分。但是，改良 HHS 是个例外，由于该量表的评分方式，患者不可能得到 73 分。

接下来的步骤很关键，包括可靠性 / 复现性、灵敏度 / 最小临床重要差异的确定，以及结构效度的评估。

## 三、什么是可靠的或可重复的结果测量

最常用方法是通过测试评估来确定其意义，使用组内相关统计对可靠性再测试。同一组患者在同一种环境中进行同样的测试，两次测试时间间隔 2 周。假设患者的病情不太可能在 2 周内发生改变，

他们也记不住自己第一次回答问卷的情况。就像对整个问卷或某一模块做可靠性评估一样，对每个问题都进行可靠性评估。可靠性不高的问题将会从调查问卷中删除。可靠性是一个相对术语，一个特定的问题、子量表／模块或整个问卷不太可能在 2 周后在同一个患者身上得到同样的分数。此外，每个问题的答案选项数量也将影响可靠性，根据定义，只有两个选项（是或否）的量表比有 5 个或 7 个选项的 Likert 量表或至少有 100 种得分的视觉模拟评分量表更可靠。例如，有 5 个答案选项的"哥本哈根髋腹股沟评分量表"被认为是高可靠性的问卷 [3]。

也可以从地板或天花板效应的角度审视这些问题，这两种效应都可能影响问卷的可靠性和复现性 [15]。

## 四、什么是"地板效应"或"天花板效应"

当某个问题或问卷中评分较高或较低的患者比重比较高时，就会出现"天花板效应"或"地板效应" [15]。举个"天花板效应"的例子，对采取髋关节镜治疗股骨髋臼撞击综合征的职业运动员使用改良 HHS 评估其恢复情况。改良 HHS 从疼痛（44 分）、步态（33 分）和功能活动（14 分）三方面对患者进行评估。专业曲棍球运动员可能只有在赛季末进行大重量训练和短跑，或者在赛季中期进行背靠背比赛时才会出现问题。毫无疑问他们的结局是不会跛行或需要使用助行器。他们的改良 HHS 评分非常高，按照改良 HHS 的定义，他们的步态和功能活动可能根本不会受到影响，改良 HHS 的最差得分是疼痛模块的 30 分，换成百分制也有 85/100。那么因此得分低是否也需要考虑手术呢？其实也存在一定的疑问。有文献可以证明，有些患者术前得分很高，因此术后不能用这个量表来衡量手术效果 [16, 17]。此外，对于外科手术患者，改良 HHS 不能通过具体的评分提高来体现患者的进步，反过来，也不能通过评分的下降来体现出患者的退步，而这种评分的变化恰恰具有很重要临床和统计意义。如果患者因肢体长度不足和髋关节炎疼痛而导

致永久跛行，则全髋关节置换手术可能会显著改善患者的整体生活质量，但步态的评分结果不一定会改变。治疗前后改良 HHS 步态分析评分都处于较低水平，存在地板效应。在这个阶段，将会删掉具有"地板效应"或"天花板效应"的问题 [15]。

## 五、什么是响应式工具和疗效测定

灵敏度是在评价指标或疗效测定中至关重要的一种心理学特性 [4-6, 18, 19]。灵敏度由很多方面决定，当需要进行不同结果的比较时，它可以作为一个灵活的比较项目。关于灵敏性的测定存在争议，一些作者质疑它是否是疗效测定的必要要素 [20-22]。灵敏性是体现量表变化能力的一个方面，患者的病情改善、恶化或没有改变，都能直接在灵敏性上体现。灵敏性高的问卷在病情稳定的患者中几乎没有差异（例如患者声音改变或病情恶化的显著变化，即变化信号）。

## 六、什么是最小临床重要差异

Jaeschke 等最初将最小临床重要差异定义为"指在不考虑不良反应和成本的前提下，被患者认可的最小临床疗效评价问卷得分变化值" [23]。此后还提出了几种不同的定义。但是，主要概念是测量工具测量"最小变化"的能力 [24]。最小临床重要差异（minimal clinically important difference，MCID）可以用统计学方法定义，例如，采用分布方法或外部标准（如专家意见）或基于患者认可到的评分变化 [23-25]。无论采取什么样的方法定义最小临床重要差异，必须考虑可测量的因素，即仪器固有误差和临床意义。

## 七、什么是有效的疗效测定

简单意义上说，在本章中，有效性是对期望值的衡量 [4-6]。关于有效性有许多不同的描述，最简单的是表面效度。表面效度是指结果看起来试图测量与患者相关的特性事实。理想情况下，疗效测定结果将与金标准进行比较，如果比较贴合标准，可认为该评估工具是有效可靠的。但是，对于大多数

的临床结果，尤其是 PRO，没有金标准参考。因此，在验证疗效测定时，需要强调构型效度的概念。在 Rolls Royce 和 Volkswagen 模式的类比中，大众模式仅依赖于表面效度 [4]。Rolls Royce 的结果开发模型则同时需要几个构型来评估 [4]。一种方法是将新量表与现有评估量表进行比较，并认识到新量表未与金标准进行比较。证明构型效度的另一种方法是建立合理的假设，并使用新量表对其进行检验。例如，可以合理地预测患者的生活质量在手术治疗后会改善，并且这种改善会随着时间的推移而增加。如果患者的其他指标均提示某项问题在改善，但该项评分在此时趋于平稳，则将否定所提出的假设。如果所有其他测量指标（如关节活动范围、肌肉力量、工作强度等情况）均有所改善，且新结果与这些指标一样改善，则测量结果是有效的，并将建立新的结构 [6]。

## 八、什么时候疗效测定生效

当解决了上述所有步骤中的问题时，疗效测定就算生效了。但是，需要批判性地对每个步骤的执行进行评价；是否有足够多的患者信息输入，最重要的是验证过程中患者的参与数量。常听到的一种说法是"我们在研究中采用了有效的疗效测定方法"。SF-36 被认为是一种通过了验证、适于作为一般健康 PRO 测定。其在制订时就按照上述的各步骤和原则进行，目前已在世界各地使用 [26]。然而，如果设计一项随机临床试验，使用 SF-36 作为主要的疗效测定手段来比较手术与非手术治疗股骨髋臼撞击综合征患者的疗效，每组超过数百人的受试者才有可能证明一种手术优于另一种手术的观点。此外，如果两组之间存在统计学显著差异，则该差异不具有临床意义。SF-36 是作为评价一般健康水平的指标设计的，设计过程中没有年轻活跃的股骨髋臼撞击综合征受试者参与。SF-36 上的问题与关节特定结果类似或不特定，如 NAHS、HAGOS、iHOT-33 或 iHOT-12，甚至改良 HHS [1-3, 14]。SF-36 和 HAGOS 之间的比较显示，基线时 SF-36 的平均评分明显高于 HAGOS 基线评分。在肩袖撕裂患者中 SF-36 也得到了类似结论 [11]。

## 九、有效评分系统的重要性

如果评分系统没有经过验证，将无法在现代研究结果中比较患者、评估治疗方案、讨论预期结果以及分配资源。

需指出，最简单的测量方法比如视觉模拟评分量表评估疼痛程度或患者在类似视觉模拟评分量表上对生活质量进行整体评估的量表，可认为是经过验证的评分系统。这种量表的基本问题是从整体健康状况的角度来看，患者变得更为复杂。因此，如果想尽可能全面地对患者进行评估，则评估系统要更复杂、多维化。更高一级的评估系统将是诸如改良 HHS 之类的量表 [16]。但是，该量表的最初作用不是评估患者，经过多次修改以后才使其成为 PRO，并且尚未通过心理计量学的验证过程。NAHS 是一个更复杂的评估系统，其中包括了几个已经过验证的报告部分 [14]。HOS 有两个子量表：日常生活和体育活动 [27-29]。HOS 的信度和效度已经过验证 [27-29]。HOS 不是患者源性的，但运动分量表的组成部分明显不同于其他髋关节问卷 [30, 31]。HAGOS、iHOT-33 和 iHOT-12 可被视为经验证的评分系统 [1-3]。

最后，需要考虑并使用其他评估手段来了解患者其他方面的情况，包括功能评估和影像学检查等。对包括髋关节镜检查在内的髋关节疾病患者评估需要从多方面评估，其中经过验证的评估系统是最重要的一方面。通过这种评估调查，可以清楚地了解髋关节镜的治疗效果。

# 第87章

# 髋关节镜术后生存率和临床结果：如何定义一个好的治疗方案

## Survivorship and Clinical Results After Hip Arthroscopy: How Should We Define a Good Treatment Option?

Philip C. Noble　Ardavan Ariel Saadat　Morteza Meftah　Katherine E. Garrett
Joshua D. Harris　著
周启航　译　李　伟　校

## 一、概述

近年来，髋关节镜手术量的增长展现了其解决关节内外问题的前景，以前这些问题可能需要开放性手术才能解决。开放手术的风险要明显高于闭合手术，且二次手术的概率也更高，但两种方法都存在固有的并发症问题。在关节唇损伤与关节两侧结构异常同时发生的情况下尤其明显，如"混合性"股骨髋臼撞击[1]。这一讨论与髋关节保守治疗在预防或延缓骨关节炎发作方面疗效的问题有重叠，而与手术是开放还是闭合无关。

年轻体力好的髋关节患者手术后的目标通常是去除疼痛，恢复正常关节功能，延迟骨关节炎发作。虽然这些目标都是值得鼓励的，但每一个目标的实现时间存在很大的差别，术前存在髋关节疼痛的患者，大多在术后 1 个月内疼痛会消失[2]，恢复时间取决于骨和软组织切除的程度以及疼痛管理措施。同样，根据活动水平（恢复正常步态 vs. 体育活动 vs. 体育比赛）和髋关节需求，髋关节功能恢复时间在 4～9 个月。相反，证明治疗手段对延迟骨关节炎发作的有效性则比较困难。像这样的确定性纵向研究通常需要 20～40 年的时间，取决于目标人群（受试者）的年龄。

在用关节镜治疗髋关节病变时，患者的生活方式是另一个考虑因素。许多患者是有过[3, 4] 竞技体育史的年轻人，也有的人工作中需要经常使用髋关节，比如运动员、舞蹈家、执法员或体力劳动者[5-8]。这些患者期望关节镜手术能帮助他们缓解症状，恢复工作或业余生活的能力，且不再有疼痛、僵硬、肿胀[9, 10]。虽然外科医生会努力达到患者预期，但任何外科手术都存在一定的局限性，可能会继发或残留髋关节症状 [ 疼痛、肿胀和（或）关节僵硬 ]，使得患者不满意[11, 12] 或临床结果未能匹配患者术前预期[12-18]。

本章将对关节镜手术治疗髋部病变（主要是用于股骨髋臼撞击症的骨软骨成形术和盂唇修补术）的记录进行回顾。然后，将其结果与以前在骨科文献中回顾过的既定手术方法进行比较，从而形成客观的依据以评估这些方法的成功率。

## 二、关节镜手术的临床结果

几项研究显示，髋关节镜手术治疗髋关节内和外病变后的中长期生存率为良好至极佳[3, 4, 9, 11, 13, 19-24]。髋关节镜的主要适应证仍然是盂唇撕裂和股骨髋臼撞击综合征[25]。与开放性手术方法相比，关节镜治疗的并发症发生率较低和恢复过程较快[26-29]，具有特殊的学习曲线和并发症[10, 30]。髋关节镜手术后的特定医源性并发症包括软骨盂唇损伤[31]、牵拉相关神经损伤和神经失用症[32]、关节不稳[33]、股骨颈骨折[34]、罕见的液体外渗至腹腔或胸腔[35]、压迫相关会阴部软组织损伤[36]。这些并发症大多与操作技术相关，并且可通过预防措施避免[24]。

为了评估外科手段治疗髋关节病变的长期结果和手术生存概率，还需结合病理考虑（即关节炎、股骨髋臼撞击）的影响，还必须根据失败方式（如并发症、持续性疼痛、再次手术或转为全髋关节置换术）定义手术终点。

最近的系统回顾表明，手术修复盂唇撕裂可以减轻疼痛，改善功能，提高患者满意度[1, 24, 27, 29, 37, 38]。盂唇撕裂的位置和手术治疗方式的选择（清创与固定）是决定预后的重要因素。髋臼前缘内的盂唇–软骨连接处（也称"分水岭区"），由于力学性能较差、应力负荷较大和血供相对不足，手术不容易成功[39, 40]。

## 三、关节镜手术失败的模式和原生髋关节的生存率

目前有许多经临床验证的患者疗效报告和医生用的评估量表用于量化评估髋关节功能，如 iHOT–12、iHOT–33、HOS、HOOS、NAHS、HHS、MHHS 和 HAGOS。这些评估量表都是按照基本标准来判定髋关节功能是否恢复正常、手术是否成功。以下标准已被用来判断髋关节手术的效果：残留症状[16]、恢复术前活动水平[9]、并发症导致再次手术的概率[24, 41]或进行关节置换手术[3, 4, 8, 10, 12, 19–24, 32, 42]。但是，在回顾这些临床和影像学研究结果时，很明显地发现，按照最初定义的标准判断手术是否成功时会出现显著差异。因此，这导致采用原生髋关节的生存率作为手术终点的确定指标，尽管在此期间患者存在疼痛或损伤[43]。

目前文献中将关节生存率定义为任何再次手术或转为全髋关节置换术。在最近的一项 Meta 分析中，Harris 等[24]报道髋关节镜术后 16 个月内总体平均再手术率为 6.3%。髋关节镜治疗盂唇撕裂的生存率取决于撕裂程度、位置和治疗类型（清创与固定）。在 Byrd 的研究中[44]，平均 4% 的患者在初次手术清创后 5.5 年内会持续发生新的损伤，需要进行二次关节镜清创手术，且长期疗效较好。在对 28 名关节镜治疗盂唇损伤和股骨髋臼撞击综合征的职业曲棍球运动员平均 2 年的随访研究中发现，2 名运动员受伤需要再次进行髋关节镜检查。

多项研究已记录了以全髋关节置换术为终点的髋关节镜检查的短期至长期结果。但是，大多数长期数据还包括未采取治疗措施的股骨髋臼撞击综合征、关节间隙变窄和其他退行性疾病征兆的病例，或接受人工清创术而不是修复盂唇的病例[3, 44–48]。McCarthy 等[3]以全髋关节置换术为手术终点进行研究发现，术后 1 年生存率为 91%，5 年生存率为 75%，10 年生存率为 63%。在 Byrd 等的一项研究中[44]，平均 31% 的髋关节镜患者在 5.2 年时转为全髋关节置换术。Philippon 等[11]随访时间较短（18 个月），转为全髋关节置换术的比率较低（9%）。Meftah 等[23]报道 4% 的患者（2 例患者）4~5 年时转为全髋关节置换术。然而，他们进行髋关节镜手术治疗的指征是术前 X 线片显示关节间隙＞3mm。

已经证实未采取治疗措施或治疗不充分的病理变化是导致持续性疼痛、患者不满意和再次手术的主要原因[12, 49]。未对股骨髋臼撞击综合征进行治疗是导致再次手术或转为全髋关节置换术的主要原因之一，主要是因为股骨髋臼撞击综合征会引起关节炎[12, 23, 32, 45, 48, 50]。Ward 等[12]回顾髋关节镜手术失败模式发现，未经治疗的股骨髋臼撞击综合征或盂唇撕裂伴软骨缺损与低生存率相关。Beck 等[50]还分析了未经治疗的股骨髋臼撞击综合征和关节炎表现对髋关节镜手术的影响，平均 3.1 年时手术失败率为 26%，手术失败的定义为转为全髋关节置换术。关节镜手术失败的常见原因包括未采取治疗措施或未充分治疗的股骨髋臼撞击综合征[48]、关节外撞击[51]和残留囊膜的功能不全[52]。尽管手术治疗股骨髋臼撞击综合征的疗效更好、更长期，但这些手术在预防骨关节炎或延缓其发作方面的作用尚未明确。

## 四、影响关节镜治疗盂唇撕裂和股骨髋臼撞击综合征结果的因素

### （一）骨关节炎

多项研究表明，与股骨髋臼撞击综合征相关的关节炎或软骨和骨软骨损伤的存在及其严重程度是导致临床手术结果较差的强预测因素[3, 4, 8, 10, 12, 18–24, 32, 42]。有证据表明，股骨髋臼撞击综合征可能是骨关节炎发生的潜在因素[2, 14, 50, 53, 54]。Horisberger 等对 20 名接受髋关节镜手术治疗股骨髋臼撞击综合征患者进行了一项研究，这些患者术前均患有骨关节炎和软骨损伤[32]，有 50% 的案例最后转为全髋关节置换术。McCormick 等[42] 还证明在术后 2 年内，关节炎是髋关节镜治疗盂唇撕裂生存率低的重要预测因素。Meftah 等[23] 在平均 8.4 年的随访时间内，对 50 例进行髋关节镜清创术患者回顾性研究中发现，关节炎和未采取治疗措施的股骨髋臼撞击综合征并存可导致较低的生存率。

几项研究想通过术前影像学检查结果预测关节炎的进展，例如是否有软骨下髋臼囊肿[55]，Tönnis 和 Kellgren–Lawrence 分级或关节间隙的大小[2, 3, 45, 55–57]。在对 203 例接受髋关节镜检查的患者进行的影像学分析中，Philippon 等[45] 显示术前 X 线片上的关节间隙变窄<2mm，预示病例有 81% 的概率由关节炎发展为全髋关节置换术。

一些报告显示，与中度或晚期关节炎相比，轻度或无关节炎的股骨髋臼撞击综合征在经过关节镜治疗后的生存率更高[15]。在对 153 例 50 岁及以上进行髋关节镜治疗股骨髋臼撞击症患者长达 3 年的研究中，Philippon 等[58] 发现，无关节炎体征的患者（X 线平片上关节间隙>2mm）的生存率为 90%（避免全髋关节置换术），相比之下，关节间隙<2mm 的患者仅为 57%。同样，Palmer 等[59] 报道在 Tönnis 1 级或关节间隙变窄<50% 的患者中，有 8% 转为全髋关节置换术。在一项对 564 例骨关节炎患者的回顾性综述中，Haviv 等[56] 报道在平均随访 3.2 年时，与未接受治疗的患者相比，接受股骨髋臼撞击综合征治疗的患者转为全髋关节置换术的比率较低（16% vs. 31%）。

术前存在软骨和骨软骨损伤的患者在髋关节镜手术后转为全髋关节置换术也取决于这些病变的严重程度。McCarthy 等[3] 对平均年龄为 39 岁，随访期至少为 10 年的 106 例患者（111 例髋关节）进行了回顾性分析。Outerbridge 0～Ⅱ级全髋关节置换术终点的生存率为 90%。在该研究中，软骨损伤较高的髋关节总体生存率为 63%，需要进行全髋关节置换术的可能性增高 20～60 倍。

### （二）患者年龄

几项研究发现，盂唇撕裂[1, 49, 50] 和股骨髋臼撞击综合征[3, 47, 48, 60] 进行关节镜手术后，老年患者的结果更差。在 Philippon 等最近的一项研究中[58]，50 岁以上患者中有 20% 需要在髋关节镜手术治疗股骨髋臼撞击综合征后 3 年内接受全髋关节置换术。将需要进行全髋关节置换术的患者与不需要全髋关节置换术的患者区分开来的最具区分性的因素是初次手术时关节间隙>2mm。而关节间隙>2mm 的患者 3 年生存率为 90%，2mm 或更小的患者生存率为 57%（P<0.001）。Larson 等的研究支持了类似的结论[60]，他们测量了不同程度关节炎退变患者关节镜下矫正股骨髋臼撞击综合征后髋关节功能的改善情况。许多作者认为这种相关性与一些老年髋关节中存在早期Ⅰ类骨关节炎有关，而与年龄本身无关。然而，McCormick 等的最新研究表明[42]，即使处理了髋关节存在的局灶性关节炎时，年龄本身也是降低手术效果的一个更强的因素。

## 五、骨科术后生存率的客观评价

关节保留手术成功的客观评估受到许多因素的影响，可将这些因素分为如下。

#### 1. 手术成功的多种定义

手术成功包括①疼痛的缓解程度；②患者能够恢复运动；③髋关节功能评分，无论是关节特异性、肢体特异性、疾病特异性、一般健康生活质量、进行给定活动水平的能力。④是否达到术后改善阈值，最小临床重要差异、最小可检测变化、患

第 87 章　髋关节镜术后生存率和临床结果：如何定义一个好的治疗方案
Survivorship and Clinical Results After Hip Arthroscopy: How Should We Define a Good Treatment Option?

者可接受的症状状态。⑤组织健康保持理想状态，影像学所示，确认无退化变化，包括关节间隙变窄、软骨下硬化、软骨下囊肿、骨赘。⑥延迟转为全髋关节置换术手术的时间。

2. 体现患者、外科医生和付款人的次要利益的因素

这些因素包括①继续成功的运动生涯（职业或业余）；②外科手术的丑闻（新的和前沿的手术）；③财务收益 [ 患者和付款人（如保险公司）以外的其他方 ]；④成功避免关节成形术（自然关节 vs. 人工关节）；⑤控制医疗保健费用（政府和保险公司）。由于所有这些因素，包括外科医生和患者在内的手术利益相关者，倾向于分化为两个阵营；那些倡导最新创新的人，有时早期的临床热情更多地基于愿望而非证据；那些不愿采用既定方法获得已知结果的人，即使这些结果被认为是不足的。通常，参与临床决策的所有方都位于两个极端之间，具体偏向取决于他们对实际和潜在风险与收益的看法。在这样的环境中，决策通常受情感而非理性的支配，因此需要一种新的范式作为客观评估新干预措施安全

性和有效性的基础。

评价治疗效果的关键步骤是关于疗效测定的合适标准达成一致。以"关节保留"手术为例，主要指手术预防关节退化和转为进行关节置换手术的能力。次要指标可能包括骨关节炎的体征和症状，包括关节疼痛和关节间隙变窄的影像学证据。相反在更缓和性的手术案例中，以减轻症状（如疼痛、僵硬、肿胀）和恢复术前功能为特征对结果进行更充分的描述。一旦确定了结果指标，就必须设置客观指标，以便根据每个患者或所有患者达到预期结果的程度来衡量手术的相对成功程度。

该任务的一种客观方法是绘制"治疗时间—累积生存率"函数图对结果进行分类。正如 Kaplan-Meier 所恰当地证明的那样，假定在治疗后的第一天就可以达到理想的治疗效果（100%），随着时间的流逝，手术的效果逐渐降低或被关节退变所抵消。通过回顾几十年的骨科文献，可以获得许多不同骨科手术结果的生存率图，包括全关节置换术、截骨术、软骨和半月板再生、髋关节表面置换、髋臼周围截骨术和髋关节镜手术（图 87-1 和图 87-2）。

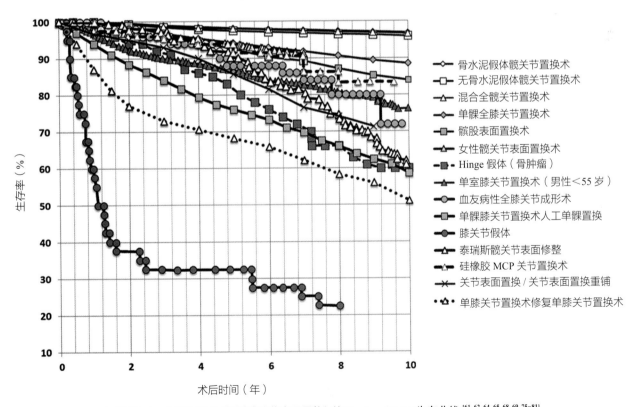

▲ 图 87-1　关节置换术（包括髋关节表面置换）的 **Kaplan-Meier** 生存曲线 [61, 62, 64, 65, 68, 69, 75-81]

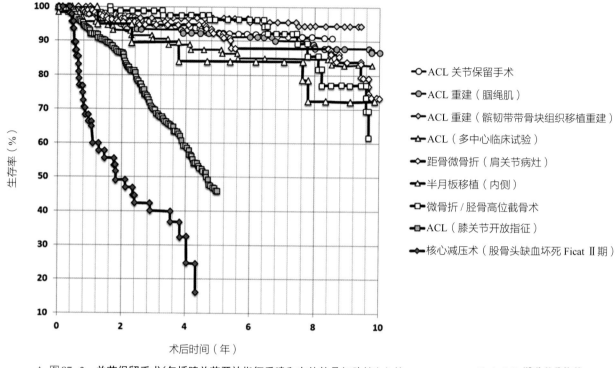

▲ 图 87-2　关节保留手术（包括膝关节开放指征重建和自体软骨细胞植入）的 Kaplan-Meier 生存曲线[17, 63, 66, 67, 82-85]

外科医师很清楚骨科手术成功与失败的标准受许多因素（变量）的影响。变量通常包括患者的年龄和损伤（包括损伤类型和损伤史）、替代治疗的可行性、康复治疗的负担、费用和持续时间、初始治疗失败时的结果和确定性治疗前景。尽管如此，通过筛选研究术后 5 年内失败率在 5%～95% 的骨科手术，可根据经验定义，与"临床灾难"（如股骨头坏死 Ficat Ⅱ 期股骨头髓芯减压术[63]、间置式关节盘膝关节置换术[64]、单室膝关节置换术[65]）相比，几乎观察的所有手术都取得了"显著成功"（如初次髋关节和膝关节置换术）[61, 62]。

"显著成功"手术术后 10 年间典型生存率为 90%～95%，而"灾难性"手术术后 5 年间失败率超过 60%，在 Kaplan-Meier 曲线上，这两组手术曲线分离很明显。在这两条曲线之间有两组结果：生存率为 75%～90%（10 年）的手术，其中一些最初表现良好，但在术后 5～10 年间加速失败（例如微骨折/胫骨高位截骨术、内侧半月板移植[66]、距骨骨软骨（肩）损伤的微骨折[67]）。

这些手术的生存率可归为"一般"类，因为采用这些手术治疗的患者接受再次手术的比率约是"成功"手术比率的 3 倍，每 4 例患者中就有 1 例需在 10 年内进行关节置换手术。归类为"临床失败"的另一组手术显示术后 10 年内的存生存率仅为 30%～60%。这些手术很少见，例如早期单室膝关节置换术[68]、肿瘤切除（累及膝关节）后使用铰链假体[69]。

使用从文献中得出的典型生存曲线，笔者建立了将临床生存率划分为"成功""中等""失败"和"灾难性"的边界（图 87-3）。

## 六、髋关节保留手术结果的分类

通过对已发表的生存率研究报告进行分析，可以了解髋关节保留手术在延长自体髋关节寿命方面的疗效，其中一些研究报告为单一终点，其他的报告中 Kaplan-Meier 生存率曲线图（图 87-4）表明，在年轻的发育不良患者中，Bernese 髋臼周围截骨术[70]和圆顶骨盆截骨术[71]可延长髋关节转为进行全髋关节置换术的时间，在 85%～95% 的病例中至少延长 10 年。然而，其他一系列的髋臼周围骨切除术，其适应证较少，在长期随访中发现，其延长髋关节寿命的效果较差（65%～75%[72, 73]）。相比之下，股骨髋臼撞击综合征和（或）关节唇病变的关

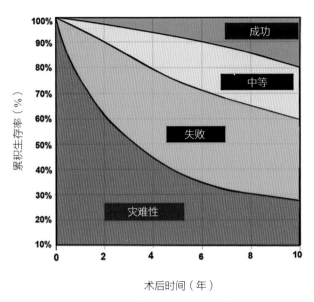

▲ 图 87-3　关节手术分类方案 0～10 年内的 Kaplan-Meier
生存曲线

节镜治疗结果并不令人满意，10 年间有 40%～75%
的患者治疗失败。如果生存率数据叠加在保留关节
治疗分类的区域上（图 87-5），可以看到 Bernese
和圆顶骨盆截骨术在 5～10 年时间内都处于"手术
成功"区域，而关节镜手术位于"效果一般"和临
床"手术失败"之间的边界。仔细检查发现，这些

图中描述的一系列早期关节镜病例包括不同程度的
关节炎和髋关节发育不良病例，以及不同水平的髋
臼股骨头贴合度和覆盖度。如果按这些变量对截骨
术和关节镜手术进行分层，不同患者组的结果就会
出现明显的分离，有些患者在关节镜手术中"预后
良好、成功"，而有些患者在关节镜手术中预后"糟
糕"[3, 16, 20, 23, 24, 45, 48, 71, 73]（图 87-6）。

## 七、结论

髋关节镜治疗盂唇撕裂和股骨髋臼撞击综合
征短期效果明显，症状缓解令人鼓舞，但长期生存
率差异很大。没有准确的数据能证明这些手术是成
功的，部分原因是适应证不断变化和排除标准不断
发展。在短期和中期，关节镜手术似乎成功地缓解
了髋关节症状，改善了功能。关节镜手术的支持者
经常引用手术在保留原生关节和延迟骨关节炎发作
方面的潜在价值，就像髋关节外科医师已经证明髋
臼周围截骨术治疗髋关节发育不良的价值一样。然
而，大量研究表明保髋措施的成功与关节镜手术的
关联性证据并不充分，并且与股骨髋臼撞击综合征

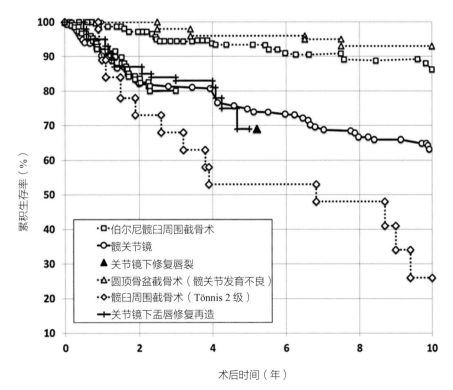

▲ 图 87-4　开放和关节镜髋关节手术的 Kaplan-Meier 生存曲线 [2, 3, 63, 70-72]

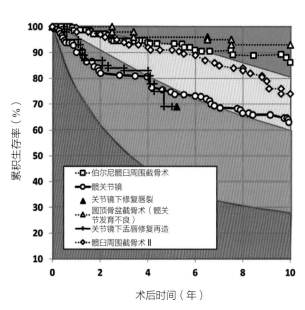

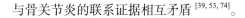

▲ 图 87-5  来自已发表的一系列保髋手术叠加在关节程序分类方案上生存曲线

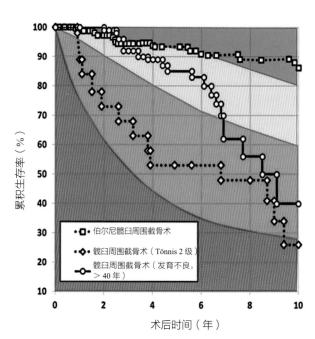

▲ 图 87-6  当代一系列髋臼周围截骨术与老年发育不良和髋关节退行性病变患者的生存曲线的比较（**Tönnis** 等级 **2**）[70, 73, 86]

与骨关节炎的联系证据相互矛盾[39, 53, 74]。

很明显，这些手术的生存率高度依赖于评估髋关节结构异常能力的准确性以及骨关节炎在身体施加的重复应力下是否存在。在获得准确的个体化诊断工具之前，应假设存在退行性变化、关节不稳定和年龄较大等变量，方可帮助早些预测再次手术或转换为全髋关节置换术的时间。

# 第十三篇　髋关节镜检查的全球经验

## Worldwide Experience with Hip Arthroscopy

A. J. M. D. Tony Andrade　著

# 第 88 章

# 髋关节镜检查的全球经验：英国和欧洲篇
## UK and European Experience with Hip Arthroscopy

A.J.M.D.（Tony）Andrade　Tom Pollard　著

郭　斌　译　陈　刚　校

## 一、概述

欧洲是世界第六大洲，占地球土地的 6.7%，即 9938000km$^2$。欧洲的人口总数约为 8.13 亿，有 47 个国家、属地和领土。

从诞生之初起，欧洲就一直密切参与髋关节镜技术的发展，并贯穿整个发展的不同阶段，直到当前也一直如此。100 多年来，欧洲医师和外科医师为髋关节镜发展做出了重要贡献，见图 88-1。

本章旨在归纳欧洲对髋关节镜的所有重要贡献。资深作者（AA）承认个人总结应该是有助于弥补现有文献中的空白，但如果有任何关于欧洲贡献方面的遗漏，我们还是深表歉意。

## 二、关节镜的诞生

欧洲一直是关节镜手术创新的中心。关于使用套管内镜的第一个已知出版物，是瑞典医师 Hans Christian Jacobaeus 于 1910 年发表的。他发表了关于使用内镜在观察封闭腔隙的应用。后来他也指出其可用于膝关节 [1]。

来自奥胡斯的丹麦外科医生兼放射科医师 Severin Nordentoft 随后于 1912 年在柏林举行的第 41 届德国外科医师代表大会上发表了"借助 My Trokart 内镜对封闭腔进行内镜检查"的报告 [2]。他用一个 5mm 的套管针、一个流体阀和一个光学管构造了一个内镜。除了耻骨上膀胱镜检查和腹腔镜

检查，他还报道在膝关节中使用这种内镜设备，特别是用于半月板病变的早期检查。他使用无菌盐水作为光学介质，并奠定了"关节镜检查"流程。

瑞士医师 Eugen Bircher 使用腹腔镜（类似于 Nordentoft 使用的腹腔镜），利用氮气或氧气填充关节，对膝关节进行"关节镜检查" [1]。他在 1921 年发表了 18 种术式，并在进行关节切开之前将其用于诊断半月板的病理性因素。后来他放弃了诊断性"关节内镜检查术"，转而采用双对比造影术（1930 年）。

## 三、髋关节镜的诞生

Michael Burman（纽约）是第一个尝试进行髋关节镜检查的人，于 1931 年公开报道 [3]。他使用液体膨胀来观察尸体标本中的 90 多个关节。其中有 20 个是髋关节，检查时没有牵引。他有关髋关节镜检查所做的许多观察今天仍然适用。然而，据有人透漏，这项工作实际上是在德国德累斯顿进行的。

来自日本的 Kenji Takagi 博士实际上在 1939 年就报道了第一例髋关节镜临床病例 [4]。他的 4 例报道包括 2 例 Charcot 关节、1 例结核和 1 例化脓性关节炎。这些是全球首次在文献中报道髋关节镜病例。

## 四、棒透镜内镜的开发

任何关于髋关节镜的历史记载都必须承认棒状透镜内镜的发展，得益于该项技术，所有使用内镜

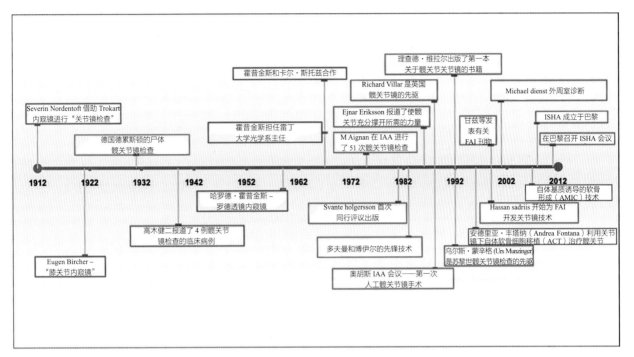

▲ 图 88-1　欧洲一百年来对髋关节镜的贡献

时间轴图显示了欧洲对关节镜发展的重要贡献。蓝色框通常表示关节镜发展的重要里程碑；绿色框显示了非欧洲人进行髋关节镜检查的重要里程碑；红色框表示欧洲临床医师或科学家或欧洲中心进行髋关节镜检查的重要里程碑

的医学专业可发展到今天的水平，而负责此项工作的人是 Harold Hopkins。

Harold Horace Hopkins（1918—1994）生于英国莱斯特，1939 年毕业于莱斯特大学物理和数学研究专业。光学公司 Taylor，Taylor & Hobson 为他提供光学设计入门，他在 1945 年获得了博士学位。他于 1947 年在伦敦帝国学院（Imperial College London）担任研究员，讲授光学技术。

Hopkins 在光学领域取得了许多重大进展。他的"像差波理论"彻底改变了光学设计领域，尤其是医学光学领域。实际成果包括为 BBC 设计了第一台可作为标准定焦镜头使用的变焦镜头，彻底改变了户外活动的拍摄方式。他还参与了 Phillips 激光光盘的设计。

20 世纪 50 年代初期，他与其他人共同设计了一种"纤维镜"（一束柔性的玻璃纤维），在医学和工业上都证明是有用的，为现代光纤电缆和棒透镜内镜（1959 年获得专利）铺平了道路。

Hopkins 的棒状透镜内镜的设计灵感来自于一位利物浦的泌尿科医师 James Gow，他为了寻求更

好的光学器件，还从医学研究理事会中拨出了 3000 英镑的资金。

Hopkins 的棒透镜内镜与其他光学系统不同，它采用了短间隙和厚透镜的配置，可将传输率提高多达 80 倍。这是在 1961 年在里约热内卢举行的国际社会科学会议上提出的，但随后未能吸引到更多的资金。

1965 年，Hopkins 先生在科隆演讲时，来自图特林根的德国仪器制造商 Karl Storz 了解到 Hopkins 先生的工作。Storz 在新系统中看到了前景，并购买了该专利。他们一起通过使用光纤电缆传输他称之为"冷光"的光源来完善 Storz 的应用程序，并在 1967 年取得了设计上的突破，使外科医师能够详细查看和拍摄人体无法触及的区域。这对医学的重要贡献为他赢得了无数奖项，两次获得诺贝尔奖提名[5]。

1967 年，Hopkins 在英国雷丁大学（Reading University）担任应用光学系主任，他在 1977—1980 年担任物理系主任，并于 1984 年退休。他与英国雷丁皇家伯克郡医院的外科医师合作，从事早期的

内镜研究。雷丁大学物理系今天仍以其在光学物理学方面的工作而闻名。1994 年 10 月，他最终在雷丁逝世。

## 五、髋关节镜的临床时代

从 Takagi 和 Burman 的早期工作中汲取灵感，并利用 Hopkins 和 Storz 提供的改进，外科医生得以将髋关节镜带入现代临床时代。

然后可以进一步细分为入门时代（1990 年前）、巩固时代（1990—1999 年）、扩张时代（2000—2010 年）、多元化时代（2010 年以后）[6]。

### （一）入门时代

法国人 M. Aignan 在入门时代做出了第一项杰出贡献。1975 年国际关节镜协会（International Arthroscopy Association，IAA；现为 ISAKOS）在哥本哈根举行的会议上，他发表了对 51 例髋关节诊断性关节镜检查和活检的研究。这篇文章于 1976 年在《IAA 学报》上发表[7]，是欧洲有关髋关节镜的第一篇论文，也是自 1939 年高木发表论文以来的第一篇。

Svante Holgersson 等在欧洲首次发表有关髋关节镜的同行评议出版物（瑞典，1981 年）。他们报道了髋关节镜在评估 13 位青少年慢性关节炎 15 例髋关节中的作用[8]。Henri Dorfmann（法国风湿病学家）从日本的 Mataki Watanabe 博士那里学到了髋关节镜检查技术，并于 1983 年与 Thierry Boyer 一起率先开发了一种不受干扰的技术，于 1988 年出版 60 道手术的外周腔室[9, 10]。作为风湿病学家，他们的研究重点主要集中在滑膜疾病在髋关节病理中的作用上，并且利用这项技术可以探索外周腔室来诊断和治疗滑膜疾病。他们后来发表了一项 12 年 395 例患者 413 次髋关节镜的手术经验[11]。

瑞典外科医生 Ejnar Eriksson 及其同事在 1986 年报道使髋关节充分撑开所需的力量[12]。这项研究评估未麻醉的志愿者，包括 Eriksson 教授本人。

在 20 世纪 80 年代的欧洲，外科医师继续采用最初描述的仰卧入路进行髋关节镜检查。与此同时，在北美，Jim Glick 在大量患者身上使用仰卧位技术时遇到了一些困难。从 1983 年开始，他和 Thomas Sampson 一起开发了一种侧卧位技术[13]，Richard Villar 在 1988 年将这项技术引入英国时也采用了这项技术。

1988 年，IAA 在丹麦的奥胡斯举办了关节镜检查课程，并在此进行了首次现场关节镜手术。他们成功进入中央室，但未进行任何治疗程序。

### （二）巩固时代

Richard Villar 于 1988 年在英国开创了髋关节镜的研究，并于 1992 年出版了第一本关于这方面的教科书[14]。他还在杂志上发表了大量关于髋关节镜检查[15]各个方面的文章，定义了髋关节[16]的关节镜解剖，对盂唇撕裂[17]进行了分类，并报道了髋关节镜检查的结果以及并发症[18, 19]。

与此同时，Urs Munzinger 于 1992 年在苏黎世的舒尔塞斯医院开始髋关节镜检查。在 2 年的时间里，他进行了 19 例手术，并报道 3 例并发症（1 例阴部神经失神经，1 例大阴唇血肿，1 例腹痛发作，不得不放弃局部麻醉下的手术）[20]。

来自意大利米兰的 Andrea Fontana 从 1996 年开始治疗髋关节的软骨缺损[21]。1996—2004 年，他继续对 37 例患者进行了关节镜下自体软骨细胞移植。随后，他在一项先导研究中进行了报道，将 15 名随访 6 年的患者的结果与另外 15 名进行了软骨缺损清创术的患者的结果进行了比较。他在两组术前均表现出相似的 HHS，而自体软骨细胞移植组术后 HHS 有统计学意义的改善（$P = < 0.001$）。这是治疗髋关节软骨损伤的一项重要突破，后来被其他欧洲外科医师采用。

在 2011 年巴黎国际髋关节镜检查学会（International Society for Hip Arthroscopy，ISHA）会议上，Fontana 博士还介绍了一项研究结果，该研究比较了 120 例自体软骨细胞移植的患者（分两阶段进行）和 62 例自体基质诱导软骨形成作为一个单一步骤的过程。他表明两组的术后 HHS 差异无统计学意义，表明自体基质诱导软骨细胞移植技术的结果与自体软骨细胞移植技术相当。

Michael Dienst 及其同事在 1997—1999 年间进行了 35 例无牵拉的髋关节镜检查，从而确定了体内外周间室的关节镜解剖结构[22]。他们描述了一种系统的观察外周间室的方法，该方法建立了该隔室的"诊断回合"。此外，他们评论，为了完整起见，评估髋部中央间室始终需要牵引力。他们将其技术扩展为进入中央室的外围第一技术，该技术于 2005年发表，可最大限度地减小盂唇穿孔或软骨擦伤的风险[23]。

### （三）扩张时代

#### 1. 介绍

这个时代（2000—2010 年）的特点是全球髋关节镜检查数量呈指数增长，而且髋关节镜检查的出版物数量也呈指数增长（图 88-2）。这在很大程度上是因为对髋关节镜检查在处理成人髋关节炎早期中的作用得到证实。

#### 2. 股骨髋臼撞击综合征

发育异常是年轻人髋关节疼痛的重要病因，但促使人们对髋关节镜兴趣激增的原因是股骨髋臼撞击综合征。股骨髋臼撞击综合征定义为在生理运动范围内，股骨头 – 颈部交界处与髋臼缘和盂唇的异常邻接。

英国和欧洲在世界范围内对股骨髋臼撞击综合

征的文献和理解做出了重要贡献。Ganz 和他在瑞士伯尔尼的同事于 1999 年首次报道股骨髋臼撞击综合征作为髋臼周围截骨术后的并发症，当时髋臼骨折的过度闭合和逆行导致了屈曲的撞击和随之而来的腹股沟疼痛[24]。但是，大多数股骨髋臼撞击综合征病例没有既往手术史，通常与关节的股骨（凸轮型畸形）和髋臼（钳夹型畸形）的关节形态细微异常有关，可根据患者活动度的不同而出现不同的症状。除疼痛外，股骨髋臼撞击综合征还会损伤髋臼盂唇和关节软骨，易发生骨关节炎。尽管当代对股骨髋臼撞击综合征机制的理解可能要归功于 Bernese小组[25]，但值得一提的是，Smith-Petersen 早在 60年前就已经将撞击作为髋关节疼痛的原因进行了描述[26]。此外，美国和欧洲的其他学者早在 20 多年前就已将髋关节骨性关节炎的发展与细微的形态异常联系起来[27, 28]。

股骨髋臼撞击综合征的症状最初可能对活动改变有反应，但由于潜在的解剖学问题，许多患者需要手术治疗。股骨髋臼撞击综合征手术的目的是治疗盂唇和关节软骨的继发性损伤，并解决潜在的关节畸形。开放手术最初被提倡[29, 30]，然而，改进的手术技术和器械已经使大多数病例能够在关节镜下进行[31]治疗，而且术后恢复快，并发症少。

有效的新病症和新治疗技术的发展为研究

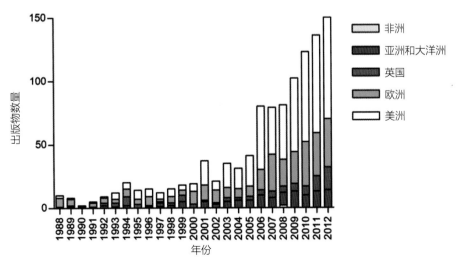

▲ 图 88-2　"髋关节镜检查"的 **PubMed** 点击次数
25 年期间（1988—2012 年）髋关节镜检查的全球爆炸式增长

提供了巨大的机会空间，英国和欧洲继续在这个扩张时代中对髋关节镜和股骨髋臼撞击综合征的相关问题做出重要贡献，特别是在全球文献领域。

### 3. 开创性关节镜股骨髋臼撞击症（FAI）综合征手术

来自瑞士洛桑的 Hassan Sadri 于 1998 年作为 Ganz 教授的同伴，在开放性外科手术治疗股骨髋臼撞击综合征方面获得了经验。他在 1999 年开始发展关节镜技术来治疗股骨髋臼撞击综合征，通过使用尸体标本，Jim Glick 将关节镜设置在仰卧位和侧卧位[32]。因为解剖部门没有牵引床，Sadri 医生使用了一个 AO 牵开器，在手术结束后打开髋关节检查患者的关节镜矫正情况。

Sadri 博士随后开始了关节镜下髋关节手术（在体内），采用仰卧位的牵引台治疗股骨髋臼撞击综合征，但在他的前 25 例患者（其中 1 例持续了 1 年）出现 2 例阴部神经损伤后停止使用该手术。牵引时间平均为 2h，在手术室中他使用了 AO 牵开器技术来治疗临床患者。这样可以安全地延长髋部的撑开时间，而不会引起与牵引床相关的压力影响。他很快就把它更改为一种改良的控制力强的脚踝牵引器（髋关节牵引器，DR Medical, Solothurn，瑞士），并持续使用了 10 多年。通过这个装置，他已经能够令牵引时间高达 5h。他迄今为止最重的患者重 138kg。前 1000 例均为短暂性股外侧皮神经损伤，使用牵开器的神经并发症发生率为 0.3%。并且没有发生过任何针道感染。

Sadri 博士于 2002 年在瑞士骨科协会上报告了一项随机股骨髋臼撞击综合征外科手术研究。该研究将开放性外科手术的结果与关节镜下股骨髋臼撞击综合征矫正术后 2 年的结果进行了比较，结果非常相似。

Sadri 博士于 2001—2002 年首次开始进行盂唇修复，随后在 Andrea Fontana 的工作中，于 2006 年开始在髋关节进行关节镜自体软骨细胞植入。随后，他在 2007 年也开始了关节镜自体基质诱导软骨细胞移植手术。

### 4. 髋关节镜教育

在这个时代，髋关节镜在英国和欧洲的发展是由于这些技术的相关课程的出现。在此之前，欧洲还没有专门的髋关节镜课程。

2006 年在法国巴黎（髋关节镜技术进展；巴黎，2006 年 5 月 22 日至 23 日）、英国沃里克（运动髋关节会议；沃里克，2006 年 10 月 30 日至 31 日）和德国洪堡（国际髋关节镜会议；洪堡；2006 年 11 月）召开了一些会议。

英国的 Richard Villar 已经建立了髋关节镜检查学校，在伦敦开设了髋关节镜检查大师班（设有现场手术和干骨工作室），为了满足不断增长的需求，这些课程在 2007 年增加了频率。尸体工作室也开始于 2007 年，在西班牙巴塞罗那举办了"第一届关节镜髋关节技术国际课程"，在英国伦敦盖伊医院举办了 Richard Villar 的"高级髋关节镜大师班"。这两门尸体课程都得到了 Smith & Nephew 的支持，他们从那时起就一直支持髋关节镜的教育。2010 年，Smith & Nephew 在英国约克郡的约克科技园开设了他们的外科技术中心，为尸体课程提供了一个最先进的场地。Richard Villar 的课程每年多达 3 期，吸引了来自欧洲各地以及更远地方的学员。桑坦德髋关节会议（西班牙桑坦德）于 2009 年首次举行，此后每 2 年举行一次。

ISHA 于 2008 年在巴黎成立，由 Richard Villar 担任主席。从那以后，每年 10 月都会举行年度科学会议，ISHA 是一个不断成长的组织，在髋关节镜手术教育方面处于领先地位。

### 5. 欧洲髋关节镜检查的发展

随着关节镜矫正手术的潜力逐渐被发掘，以及越来越多的课程和髋关节镜会议，人们对股骨髋臼撞击综合征的兴趣激增，自然而然整个欧洲髋关节镜手术的数量增加。此外，关节镜手术在转子周围腔室提供了另一个有趣的焦点和增长。

据估计，2005—2006 年的增长率为 85%。2006—2007 年为 41%，但是在 2007—2008 年，这一比例为 121%；在 2008—2009 年间增长了 85%。

一项受委托的欧洲市场研究（该研究的资深作

者在 2010 年墨西哥坎昆举行的 ISHA 会议上介绍了该研究）提供了按欧洲国家分类的关节镜检查程序（表 88-1）。这表明，德国在 2009 年和 2010 年实施的整形手术数量最多，英国紧随其后。

然而，当考虑每个国家 2010 年的人口数据（表88-2），然后计算每 10 万人口中进行手术的数量（图88-3），就会出现一个截然不同的情况，英国的人均手术数量最高，意大利紧随其后。图 88-4 按顺序显示了这些数字。

市场研究继续提出了一些对今后 4 年的数字增长的预测图（表 88-3），其中大多数欧洲国家的数字预计将增加 1 倍。

### 6. 髋关节镜发展受限

尽管如表 88-3 所示，髋关节镜检查的预期增长很乐观，但不同国家的几个因素共同遏制了这种增长。

2004 年，在丹麦的奥胡斯，病例数从每年 5～10 个（1988 年）增加到每年 30～60 个病例[33]。在 2008 年，手术程序从中央腔室发展到包括外围腔室，特别是开始股骨髋臼撞击综合征手术。

2011 年，丹麦卫生当局通过了一项法律，规定髋关节镜检查是一项区域性服务，规定该手术每年只能在 30 例以上的中心进行，从而将这项服务限制在 10 家医院（7 家公立医院和 3 家私人诊所）。为了继续被允许进行髋关节镜检查，每个单位每年都需要报告数字和结果的数据。

为了满足这些需求，丹麦关节镜和运动创伤学学会资助了国家髋关节镜检查数据库，自 2012 年 2 月以来，已有 7 个中心报告了数据。该国家登记册中已经记录了 270 多次手术的数据，2012 年的数据显示，当年在奥尔胡斯进行了 125 例髋关节镜手术[33]。

与此同时，英国 NICE 成立于 1999 年，旨在减少 NAHS 治疗和护理的可用性和质量上的差异，在 2007 年发布了一份关于关节镜下股骨头 – 血管造影 – 髋关节撞击综合征的手术指南。在这方面，建议"手术应该只由具有关节镜下髋关节手术专业知识的外科医师进行"。此外，"目前关于髋关节撞击手术的关节镜下股骨髋臼手术的安全性和有效性的证据并不充分，因此，在没有特别安排的情况下，我们无法对其进行审核或研究"。

这导致基层医疗信托优先委员会（Primary Care Trusts，PCT）提出了一项建议，即不为常规实践中的股骨髋臼撞击综合征手术提供资金（在国家卫生局内部）。这不可避免地导致英国关节镜下髋关节手术的增长受到抑制，只有某些中心的既定做法能够在 NICE 建议的范围内继续进行这种手术。新中心几乎不可能在英国开发服务。

**表 88-1　各个国家的髋关节镜检查次数**

|  | 2009 年 | 2010 年 |
|---|---|---|
| 德国 | 2800 | 3500 |
| 法国 | 1200 | 1500 |
| 英国 | 2400 | 3000 |
| 意大利 | 2050 | 2550 |
| 西班牙 | 1550 | 1955 |
| 比荷卢联盟 | 380 | 480 |
| 斯堪的纳维亚 | 650 | 800 |
| 合计 | 11 030 | 13 785 |

欧洲委托市场研究的结果显示，欧洲国家对髋关节镜检查程序的数量进行了细分。由 AJMD Andrade 于 2010 年在墨西哥坎昆举行的 ISHA 会议上首次提出

注意：①比荷卢经济联盟是一个国家联盟，由欧洲西北部的 3 个邻国（比利时、荷兰和卢森堡）组成；②斯堪的纳维亚半岛是北欧的历史区域，包括丹麦、挪威和瑞典 3 个国家

**表 88-2　2010 年各个欧洲国家、联盟或地区的人口数据**

|  | 2010 年检查次数 | 人口 |
|---|---|---|
| 德国 | 3500 | 82 282 988 |
| 法国 | 1500 | 64 768 389 |
| 英国 | 3000 | 62 348 447 |
| 意大利 | 2550 | 58 090 681 |
| 西班牙 | 1955 | 46 505 963 |
| 比荷卢联盟 | 480 | 27 704 123 |
| 斯堪的纳维亚 | 800 | 24 521 630 |
| 合计 | 13 785 | 366 222 221 |

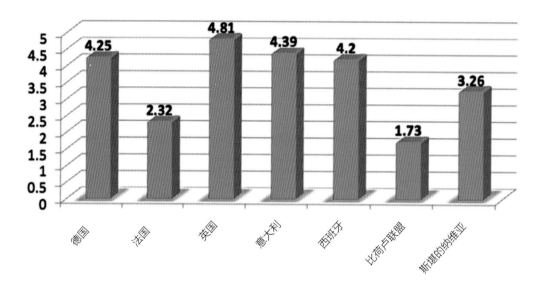

▲ 图 88-3　2010 年每个欧洲国家、联盟或地区的每 10 万人中的髋关节镜检查人数

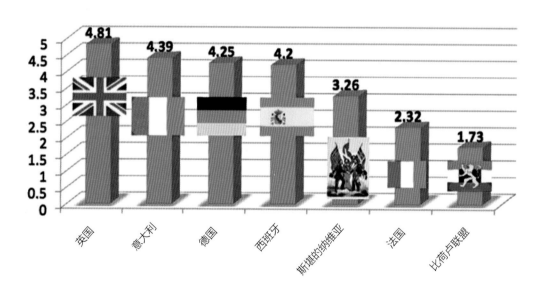

▲ 图 88-4　2010 年每个欧洲国家、联盟或地区的每 10 万人口中的髋关节镜检查数目排序

（四）多元化时代

1. 介绍

这个时代（2010 年后）的特点是在中央、外周和转子周围的关节镜手术适应证不断扩大。另外，为臀下间隙和腘绳肌腱止点问题提供了更多的关注点，并带来了更多挑战。

随着出版物数量的增加，人们试图回答有关股骨髋臼撞击综合征的病因及其与骨关节炎的关系的许多问题。

2. 股骨髋臼撞击综合征的病因学调查及其与骨关节炎的关系

股骨髋臼撞击综合征的病因尚不清楚，尽管小儿髋关节疾病（例如股骨头骨骺滑脱和 Legg-Calvé-Perthes 病）会导致类似的畸形，但只有极少数的股骨髋臼撞击综合征患者报道这种病史。关键问题是：这些畸形在普通人群中有多普遍？他们如

表 88-3　未来 4 年的预计数量

| | 2011 年 | 2012 年 | 2013 年 | 2014 年 |
|---|---|---|---|---|
| 德国 | 4550 | 5915 | 7690 | 9996 |
| 法国 | 1725 | 1984 | 2281 | 2624 |
| 英国 | 3750 | 4688 | 5859 | 7324 |
| 意大利 | 2933 | 3373 | 3879 | 4460 |
| 西班牙 | 2444 | 3055 | 3819 | 4773 |
| 比荷卢联盟 | 600 | 750 | 950 | 1200 |
| 斯堪的纳维亚 | 950 | 1100 | 1200 | 1400 |
| 合计 | 16 952 | 20 864 | 25 678 | 31 778 |

在接下来的 4 年中，每个欧洲国家、联盟或地区的髋关节镜检查的预计数量。请注意，2014 年的数字大约是 2011 年的 2 倍

何以及为什么发展？还有哪些其他因素将决定患有这种畸形的人是否会出现症状？

许多欧洲研究已经检查了一般人群中形态异常的流行病学。Gosvig 及其同事在丹麦哥本哈根进行的最大规模的研究调查了 4151 名个体，发现 17% 的男性和 4% 的女性患有凸轮畸形[34]，15% 的男性和 19% 的女性髋臼窝较深[35]。这些患病率也在其他地方有相似报道，表明异常的髋部形态很常见。

来自荷兰海牙的 Hogervost 等[36] 提出了一种进化论解释，对于凸轮畸形（"跑步者的髋部"）和髋臼内陷（"攀登者的髋部"），以及直立步态与大脑容量胎儿出生之间的冲突，其高患病率可以被解释为在生殖年龄后出现的机械问题缺乏选择驱动。考虑到凸轮畸形和股骨骨骺滑脱形态的相似性，也有人提出[25]，亚临床滑脱可能发生在青春期，导致凸轮畸形的发展和随后的股骨髋臼撞击综合征症状。在一项病例对照研究中，Bernese 小组指出与对照组相比，青春期的男性篮球运动员发生凸轮畸形和髋关节内部旋转的可能性要高 10 倍（较普通青春期男性）[37]。这项研究表明，青春期的高强度体育活动可能会影响髋关节发育和随后的疼痛发展，这对体育学院在发展各个阶段的强度和训练活动类型方面具有潜在的影响。但所有这些发育过程的关键驱动力也可能受遗传影响。来自英国其他中心的初级作者和合作者研究了多种疾病（包括骨关节炎），

研究了股骨髋臼撞击综合征是否具有遗传基础[38]。发现与对照组相比，接受股骨髋臼撞击综合征治疗的患者的同胞中股骨髋臼撞击综合征的相对风险在 2～3，这在统计学上具有显著意义。有趣的是，兄弟姐妹中出现症状的可能性也更高，导致他们得出结论，除了关节形态和活动以外，其他因素也可能调节疾病的进展。有人认为这些可能包括软骨和盂唇的生物耐久性，甚至包括疼痛处理方面的差异。

尽管整形外科界早就怀疑细微的畸形与髋关节骨关节炎有关[27]，但直到最近才明确提出缺乏基于纵向队列研究的令人信服的证据。来自英国伦敦的 Bardakos 和 Villar[39] 研究了 10 年期间 43 例股骨近端枪柄畸形患者。在这 43 例中有 28 例（65%）患有进行性放射学上的骨关节炎，这使作者得出结论是，具有枪柄畸形的轻度骨关节炎的髋关节不一定会迅速发展。

来自牛津大学的 Nicholls 等[40] 的研究小组使用了 "Chingford1000 妇女" 队列，其中在第 2 年和第 20 年获得了骨盆 X 线照片。对基线 X 线片进行形态学测量，然后评估晚期骨关节炎行全髋关节置换术的风险。全髋关节置换术的患者更容易发生凸轮畸形和髋臼发育不良。α 角每增加 1°，全髋关节置换术的风险就增加 6%，中心边缘角（髋臼发育不良的一个参数）每减少 1°，风险就增加 10%。

Gosvig 等对丹麦哥本哈根的 4151 个人进行了

横断面研究[35]，结果显示深髋臼内陷和凸轮畸形与骨关节炎相关，风险比分别为 2.4 和 2.2。

这些研究提供了重要的证据，表明股骨髋臼撞击综合征易患骨关节炎，但也表明这与其他因素如活动水平和未定义的遗传因素调节进展并无直接关系。

### 3. 术前检查的演变

髋关节镜术前检查的主要研究目标是评估关节形态学和了解已经发生的关节软骨损伤程度。前者很重要，因为在形态学的哪些方面需要矫正以及关节镜检查方法是否可行方面为手术策略提供了依据。后者的重要性在于，因为髋关节镜和股骨髋臼撞击综合征手术的结果目前在软骨损伤进展时受到损害。

形态学评估很困难，每种形态各有优缺点，并且在使患者分类的阈值上几乎没有共识，而没有考虑依靠静态成像来推断动态问题的固有问题[41]。尽管如此，Bernese 研究小组的贡献不仅突出了这些标准化问题，而且还提供了评估关节炎前髋关节的特征图集[42]。

股骨髋臼撞击综合征和髋臼发育不良的机械过程导致施加在髋臼关节软骨上的剪切力，导致软骨从软骨下骨分层，直到过程的后期才发生结构性损伤。髋臼关节软骨的损伤先于股骨头的损伤，尽管全层髋臼软骨丢失，但仍可保留。由于在疾病进展之前缺乏关节软骨结构缺失，磁共振关节造影是不敏感的[43]，因此在髋关节镜检查之前作为一种诊断工具价值有限。其他磁共振成像技术，如 dGEMRIC，测量透明软骨中糖胺聚糖的含量。糖胺聚糖含量在骨关节炎软骨结构丧失前下降。

研究小组[44] 研究了无关节间隙损失，伴有和不伴有凸轮畸形的无症状受试者，发现 dGEMRIC 能够识别出髋臼软骨的凸轮髋部糖胺聚糖含量的减少，并指出消耗的严重程度与凸轮畸形的严重程度相关。Bernese 研究小组的进一步贡献是将 dGEMRIC 与术中发现相关联[45]，并进一步确定了其区分撞击的各种发病机制，潜在改善患者选择和了解整个髋关节骨关节炎进展的潜力[46]。

这些复杂的磁共振成像技术有望在髋关节镜检查前对软骨损伤进行敏感的检测，并有助于加深对关节病变的认识。

### 4. 关节病变的术中分型

传统的软骨损伤分类，例如 Outerbridge[47] 所描述的，很可能适用于股骨头损伤，但不适用于髋臼软骨损伤。伦敦大学医院的 Konan 及其同事描述的髋臼软骨病变的关节镜分类[48]，具有很高的观察可信度，可以恰当地描述这种进展，并取代了 Beck 等的分类系统[25]，这是基于开放手术的观察结果。

### 5. 治疗策略和临床试验

从历史上看，在了解股骨髋臼撞击综合征之前，关节镜下处理软骨和盂唇病变并不包括解决潜在的骨畸形。来自英国的 Bardakos、Vasconcelos 和 Villar[49] 回顾性地比较了 24 例行关节镜下髋关节清创术并切除了凸轮畸形的患者，和对照组的 47 例行关节镜下清创术而未切除凸轮畸形的患者。尽管两组均通过手术得以改善，但凸轮切除组的优良或良好结果比例更高。来自英国同一单位的 Malviya、Stafford 和 Villar[50] 的进一步研究表明，77% 的患者在髋关节镜术后 1 年客观地改善了生活质量，反映了许多概述髋关节镜手术益处的病例。

尽管这些研究力图证明了当前的外科手术方法是合理的，但其回顾性或非对比性设计限制了它说服资助机构相信关节镜下髋关节手术的好处。牛津大学和英国雷丁皇家伯克希尔医院的合作者已经研究了进行关节镜股骨髋臼撞击综合征手术（或物理疗法）随机对照试验的可行性[51]。在 2012 年英国髋关节协会年会上对一组外科医师进行调查后，他们发现 77% 定期进行股骨髋臼撞击综合征手术的外科医师愿意招募参与者。一项针对患者的调查显示，新诊断为股骨髋臼撞击综合征的患者中有 90% 愿意参加有手术组和非手术组的试验，前提是非手术组中的患者症状没有改善并有机会在 6 个月内更换为手术组。

因此，似乎有一项试验迫在眉睫，这是令人兴奋的，因为它有机会明确证明临床效果并减轻对持续进行髋关节镜检查的担忧。

6. 国家健康和保健研究所关于股骨髋臼撞击综合征的第二份指南（英国）

在英国进行了进一步的审查，并于 2011 年 9 月发布了最新的指南。这一结果表明，"目前关于关节镜下股骨髋臼手术治疗髋关节撞击综合征的疗效的证据在短期和中期都是充分的"。关于安全性，有公认的并发症。因此，本手术方式可用于正常安排临床治疗，同意和审核与地方审查的结果。还建议"临床医师应将所有接受此手术的患者的详细资料提交给"英国髋关节镜下股骨髋臼手术协会（British Hip Society）建立的髋关节撞击综合征登记簿。仍然有人建议，这个手术"应该只由具有关节镜下髋关节手术专业知识的外科医师来完成"。

但是，现在，只要遵守推荐的特殊安排，就可以确实扩大英国手术中心的数量。

7. 髋关节镜教育

关节镜手术技能训练的研究主要局限于膝关节或肩部关节镜的模拟。来自牛津骨科模拟与教育中心[52]的一项研究对一组骨科实习生进行了模拟髋关节镜技术的检查。本研究比较了随机分组的学员的学习曲线，并对他们的侧卧位和仰卧位进行了中央间室轮诊。作者发现被随机分配到侧卧位的受试者速度较慢，表现也更多变，但在 9 次训练后与仰卧位的受试者表现相同。所有受训者在训练期间都客观地提高了他们的表现，这表明受训者在对患者进行髋关节镜检查之前，可能会受益于模拟训练以获得定位和基本能力。

在当前时代，髋关节镜检查课程和会议在整个欧洲继续蓬勃发展。ISHA 在世界舞台上越来越有影响力，因此，人们尝试将髋关节镜教学标准化。"髋关节镜培训师"将朝着这个方向前进，并且该项标准化教学仍然是潜在的焦点。

8. 未来展望

我们现在正处在一个非常激动人心的髋关节镜时代。未来几年有望为治疗关节软骨损伤所面临的主要挑战提供解决方案。干细胞技术和富血小板血浆的作用还有待确定，对复合软骨—盂唇移植的激动人心的研究应该会产生令人着迷的结果。

完善的软件可以很好地解决标准化术前影像分析（X 线或 CT/MRI）的挑战。用于量化手术矫正并评估其对髋关节运动范围的影响的规划软件已经面世。

也许最诱人的问题是关节镜手术是否可以改变所治疗疾病的自然史，以及是否确实可以延迟甚至阻止以后需要进行关节置换手术。

欧洲临床医师和科学家为髋关节镜的发展做出的贡献已有一个世纪的历史，精心设计和资助的多中心研究将确保欧洲始终处于这一迅速发展的手术领域的最前沿。

# 髋关节镜检查的全球经验：非洲篇

## Africa

Josip Nenad Cakic　著

郭　斌 **译** 陈　刚 **校**

## 一、概述

关节镜是目前诊断和治疗许多关节问题的一种常规外科手术。然而，髋关节不同于其他关节。由于其解剖和位置上的困难，使得关节镜在治疗髋关节疾病中的应用没有像在其他关节中那样迅速扩展。

膝关节和肩关节镜检查是为了保护组织而从开放手术过程发展而来的，而髋关节镜检查则是作为一种全新的过程而开始的。对于髋关节的病理和症状，传统的治疗方法是非手术方式或根治性置换手术。因此，髋关节的关节镜检查提供了一个合乎逻辑的选择，而不是那些看起来很常见但却被忽视的情况。

髋关节镜检查的进展尚在进行，但已经奠定了基础。髋关节镜的最新进展和发展使其成为骨科领域发展最快的外科手术。自从一般关节的关节镜开始扩张以来，在 20 世纪 80 年代初，当髋关节镜在欧洲不到所有关节镜手术的 1% 时，据预测仅在 2013 年底在美国将进行 70 000 例关节镜下的髋关节手术[1]。

## 二、历史

人类的好奇心和探索身体各个部位的渴望并没有完全规避髋关节。第一次尝试髋关节镜是由 M. Burman[2] 博士在 1931 年进行的，当时他在没有干扰的情况下探索了现在所知的外周腔室。Takagi 博士于 1939 年报道了髋关节镜在 4 例患者中的首次临床应用[3]。在这些早期尝试之后，直到 20 世纪 70 年代，髋关节镜检查才开始普及。在国际关节镜协会会议上，Aignan 报道 51 例诊断性关节镜检查[4]。从那时起，髋关节镜的发展已经从缓慢的发展转变为世界上每个角落骨科手术领域发展最快的亚专业（请参见其他章节）。

南非髋关节镜检查的发展遵循了类似的模式。南非髋关节镜发展的主要影响力可归功于 Thomas Byrd 博士，他重新定义了仰卧牵引技术。南非大学的大多数骨外科医师都接受过关于在创伤病例中使用牵引床的培训，因此，在髋关节镜检查中采用仰卧位，并对牵引床进行轻微改动，比 Glick 和 Sampson 推广的侧位更可取。

## 三、南非髋关节镜的演变

南非的髋关节镜检查起步缓慢，在 2000 年才正式开始发展。在此之前，骨科资深成员仅偶尔进行了髋关节镜检查。当时，符合 FCS（Orth）资格的作者（JN Cakic 博士）与 FA Weber 教授进行了下肢关节置换术的进修培训。在这一期间，对髋关节的侵入性较小的方法的探索和需求成为当务之急，促使他成为髋关节专家的进行发展成为合乎逻辑的一步。全膝关节置换术是培训的既定部分，膝关节镜检查已成为许多适应证的可选"逃生"途径。南

非尚无此类选项。在开始之后，南非髋关节镜的发展便遵循了与世界其他地区非常相似的模式。

2000—2001 年，作者开始在威特沃特斯兰德大学使用定制的膝关节镜设备进行尸体训练。作者从 Dr. T. Byrd 的著作《髋关节镜手术学》[5] 中获得理论知识。2001 年 11 月 27 日，第一次由 JN Cakic 医生记录的髋关节镜检查过程。这是采用 Byrd 博士的技术，以仰卧位和牵引的方式取出外伤性游离体。

2001—2003 年，南非的另外 2 名外科医师 J. de Vos 博士和 H. Bosch 博士偶尔使用髋关节镜用于进行活检、取出游离体和诊断性检查，而不是采用开放手术。到 2003 年底，这 3 位外科医师已经完成了大约 50 例髋关节镜检查（个人交流，Smith & Nephew 销售记录），其中作者完成了 24 例。在接下来的 1 年里，手术的数量翻了一番，表明接受这种手术的患者数量稳定但持续增长（Smith & Nephew 销售记录）。

在 2004 年，笔者通过访问美国的培训中心和与仰卧位髋关节镜专家一起工作来扩展他的经验。这次培训首先和 M. Philippon 博士在匹兹堡进行，接着他拜访了纳什维尔的 T. Byrd 博士。这是一次宝贵的经验，使作者的知识和技术技能有了很大的提高。

同年，在一年一度的南非骨科协会大会（South African Orthopaedic Association Congress，SAOA）上，JN Cakic 博士对前 50 名接受髋关节镜检查的患者进行了为期 1 年的随访 [6]。

有 20 位女性和 30 位男性，平均年龄为 37 岁（11—70 岁），他们手术适应证各不相同（表89-1）。

有 4 例患者需要转换为全髋关节置换，1 例骨关节炎，2 例因缺血性坏死继发骨关节炎。其中 1 名患者接受了关节镜检查，最终由另一名外科医师进行了继发于类风湿关节炎的全髋关节置换术。除了转化为全髋关节置换术外，只有 2 名患者存在，持续未缓解的疼痛。无永久性并发症，1 例仅有短暂的阴部神经损伤，1 例有残留的大粗隆滑囊炎。

**表 89-1　前 50 名接受髋关节镜检查的患者的 1 年随访适应证**

| | |
|---|---|
| 慢性疼痛 | 13 |
| 急性髋关节疼痛 | 8 |
| 外伤 | 6 |
| 骨关节炎 | 5 |
| 缺血性坏死 | 4 |
| 圆韧带 | 4 |
| 类风湿关节炎 | 3 |
| 游离体 | 2 |
| 滑膜软骨病 | 2 |
| 败血症 | 1 |
| 色素沉着绒毛状滑膜炎 | 1 |
| 髋关节开放手术 | 1 |

## 四、南非的髋关节镜教育

2004 年，在 Smith & Nephew 的支持下，南非开始了一项教育和培训计划。该项计划的必要性在于，因为在南非由 MediClinic，NetCare 和 Life Group 等医疗机构支持的私营医疗部门，与由大学和医院支持的政府部门之间存在巨大差距，没有足够的资金来开发同样高级的手术室和培训注册服务商或年轻顾问所需的设备。由于这种差异，开始了一项培训计划，该计划仅在私人机构中开展，该机构的财政投资允许开发数字影院和教育工具，以传播关节镜技术的培训。

2005 年，髋关节镜检查培训计划培训了 4 名骨科医师。作者成为 Smith & Nephew 髋关节镜检查培训计划的顾问，在该国执行了大多数手术。

第一届髋关节镜检查课程于 2006 年与国际演讲嘉宾兼课程讲师 T. Byrd 博士共同举办。在约翰内斯堡和开普敦进行了 2 次现场手术，大大增加了对髋关节镜检查的兴趣（图 89-1）。

在 2007 年 ISAKOS 髋关节镜检查教学课程中，南非医生人数众多，这表明人们对髋关节镜检查的兴趣日益浓厚。同年，作者在年度 SAOA 会

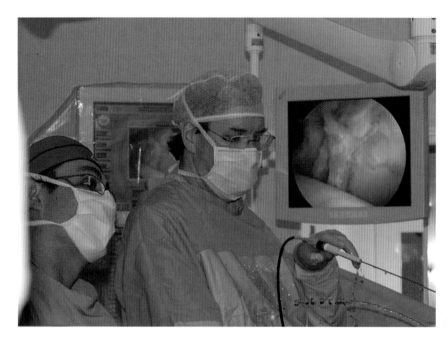

◀ 图 89-1　2006 年约翰内斯堡的伯德博士和卡基奇博士进行了现场手术

议上介绍了 163 例髋关节镜检查患者的 3 年随访情况 [7]，进一步改善了当年的髋关节镜检查的情况（表 89-2）。

在 2003 年 5 月—2006 年 12 月，有 98 位女性和 65 位男性接受治疗，平均年龄为 45.5 岁（11—70 岁）使用 UCLA 活动量表分析 [8]，至少随访 1 年（表 89-3）。

为了尽量减少可能的骨关节炎和年龄对 UCLA 分析的影响，将患者分为 50 岁以下和 50 岁以上两组（表 89-4 和表 89-5）。

128 例年龄 50 岁以下患者，随访 1 年 UCLA 活动量表至 8.0。在这一组中，有 4 名患者需要关节镜下翻修，6 名患者转为全髋关节置换术（表 89-4）。

在 35 例 50 岁以上的患者中，术前 UCLA 活动量表在术后至少 1 年后从 3.8 增加到 5.9。进行了两次关节翻修术，4 名患者需要转换为全髋关节置换术（表 89-5）。

在 163 名患者中，75 名患者在有或无盂唇撕裂迹象的情况下进行了股骨髋臼撞击综合征相关诊断。

这次报道对于提高关节镜作为股骨髋臼撞击的另一诊断治疗方法的认识具有重要意义。在同一届大会上，放射科专家 S. Godinho 博士发表了一篇关于术前评估 [9] 使用的诊断工具的论文。

作者还在 2007 年 SAOA 大会上组织了髋关节镜研讨会，由 Smith & Nephew 公司赞助。目的是提高对股骨髋臼撞击综合征概念的认识，并对基本的外科技术进行教育。那年下半年，6 名对这种手术感兴趣的外科医师参加了一个尸体研讨会。

人们很快就认识到，有必要提高对髋关节镜检查作为一种手术和股骨髋臼撞击综合征对非手术学科的重要性的认识。建立了一个教育路演项目，并在 2007 年为全国的全科医师、物理治疗师和生物动力学家举行了 4 次会议。该教育计划还与南非运动医学协会（South African Sports Medicine Association，SASMA）建立了联系；与各种运动有关的体育医生，更重要的是在高中体育课程中。毫无疑问，髋关节疾病已逐渐成为人们熟知的实体，不再是一个谜。

2008 年，Smith & Nephew 在开普敦举办了第二次髋关节镜检查课程，并举办了尸体研讨会。参加的人数非常多，这是向国际演讲嘉宾和课程讲师 Marc Philippon 博士学习的机会（图 89-2）。

该教育项目一直持续到 2008 年，并将访问外科医师项目扩展到主要来自中东和印度的国际访问

表 89-2　163 例患者的诊断——至少 3 年随访
（2003—2006 年）

| 诊断 | 例数 |
|---|---|
| 盂唇相关 | 50 |
| 急性髋关节疼痛 | 23 |
| 骨关节炎 | 18 |
| 股骨髋臼撞击综合征 | 12 |
| 创伤相关 | 9 |
| 发育性髋关节发育不良 | 8 |
| 圆韧带 | 8 |
| 髂腰肌 | 6 |
| 类风湿关节炎 | 4 |
| 软骨缺损 | 4 |
| 滑膜软骨病 | 4 |
| 缺血性坏死 | 4 |
| 多发性外生骨疣 | 3 |
| 色素沉着绒毛状滑膜炎 | 3 |
| 感染 | 2 |
| 游离体 | 2 |
| 分离性骨软骨炎 | 2 |
| 全髋关节置换术 | 1 |

表 89-3　UCLA 活动量表

| 水　平 | 活　动 | 例　子 |
|---|---|---|
| 1 | 不活跃 | 住宅 |
| 2 | 大部分不活跃 | 最低生活水平 |
| 3 | 轻度活动 | 散步，购物 |
| 4 | 轻度活动 | 久坐的职业工作 |
| 5 | 适度的活动 | 游泳 |
| 6 | 适度的活动 | 轻职业 |
| 7 | 活跃 | 骑自行车，健身房 2/7 |
| 8 | 很活跃 | 定期运动，健身房 3/7 |
| 9 | 冲击运动 | 有时 |
| 10 | 冲击运动 | 经常 |

表 89-4　128 例 50 岁以下患者且至少接受 1 年的随访

| 50 岁以下的 128 位患者 | VCLA 量表 |
|---|---|
| 预操作 | 3.3（1～6） |
| 6 周 | 5.5（2～10） |
| 3 个月 | 6.9（2～10） |
| 6 个月 | 7.5（3～10）1 例全髋关节置换术 |
| 1 年 | 8.0（3～10）5 例全髋关节置换术，4 例翻修 |
| 进展 | 轻度活动至非常活跃 |

表 89-5　35 例 50 岁以上患者且至少接受 1 年的随访

| 35 位年龄在 50 岁以上的患者 | VCLA 量表 |
|---|---|
| 预操作 | 3.8（1～7） |
| 6 周 | 4.6（2～7） |
| 3 个月 | 5.2（2～10）1 例全髋关节置换术 |
| 6 个月 | 5.8（2～10） |
| 1 年 | 5.9（2～10）3 例全髋关节置换术，2 例翻修 |
| 进展 | 轻度活动至中度活动 |

者。约翰内斯堡罗斯班克的运动医学和骨科中心多年来设立了关节镜奖学金，研究员可以向 Mark Ferguson 和 Glen Vardi 学习膝关节和肩关节镜。髋关节镜在 2008 年成为为期 6 个月的研究项目的一部分。

在整个 2008 年，南非外科医师在国际上也更加活跃，多名外科医师参加了 Marc Philippon 博士在韦尔（美国）举行的课程，并定期参加了其他国际会议。

## 五、髋关节镜学会

ISHA 于 2008 年在巴黎成立，作者成为会员。

在接下来的 2 年中，南非的髋关节镜手术呈指数增长。Smith & Nephew 的销售数据显示，2008 年进行了 164 例手术，2009 年这一数字上升到 46 家私立医院的 10 位外科医生执行的 285 例髋关节

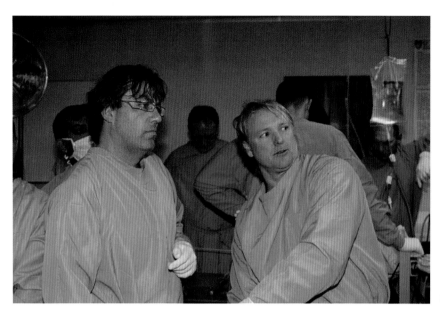

◀ 图 89-2　**Philippon 博士在 2008 年开普敦的尸体研讨会上**

镜手术。其中 5 名外科医师更加经常地开展这项手术，其中一位外科医师开展了 117 例手术。2010 年，手术数量几乎翻了一番，完成了 423 例手术。

作者在墨西哥坎昆举行的第二届 ISHA 会议上介绍了南非的经验 [10]。截至 2010 年，南非有 6 位外科医生进行了 1100 多次髋关节镜检查手术。在这次会议上，另一位南非外科医生 W. Van der Merwe 博士介绍了他的髋关节镜检查的早期结果 [11]。同年，作者受邀加入 ISHA 执行委员会，在国际层面进一步提高了非洲髋关节镜的知名度。

南非髋关节镜学会

那时，南非的髋关节镜检查仅在私营部门进行，没有大学的参与。私家医院的手术直接取决于众多医疗计划的批准，而这些医疗计划在很大程度上并未意识到髋关节镜的发展。显然需要建立一个利益集团或热心髋关节镜外科医师学会，其主要目标是教育和研究，但同时也要与医疗计划及其管理者建立必要的联系，目的是建立必要的教育和培训水平，以执行安全而有效的程序。该兴趣小组将对成为会员并符合某些认证要求的外科医师进行认证。然后，医疗管理员将为关节镜下髋部手术的批准扫清道路，阻止其被归类为"新手"手术。

2011 年 8 月，在英国约克（Smith & Nephew）尸体研讨会上，由 8 位创始人组成了南非髋关节镜学会（South African Society for Hip Arthroscopy，SASHA）（图 89-3）。SASHA 的成立满足了与众多医疗计划建立适当和公正关系的需求。8 位创始成员同意接受成为 SASHA 认证成员所需的培训水平。SASHA 的成员资格并满足其认证要求将使骨科专家得到医疗计划的认可，从而可以保证所执行手术的报酬。SASHA 还成立会员制度，为相关非外科学科的继续教育提供了开放的平台。此外，它的目的是为参与治疗这些髋部疾病的物理治疗师和生物动力学家建立统一的康复协议。SASHA 的另一个目标是建立一个预防性检查计划，该计划涉及 10～11 年级的 15—16 岁的学童。为了实现所有这些目标，SASHA 向所有参与髋关节疾病治疗的专业开放了其成员资格。

对髋关节镜检查感兴趣的外科医师要成为 SASHA 的普通成员，需要 2 次拜访认证的顾问外科医师来观察这些手术。这基本上过滤掉了那些不清楚关节镜下髋关节手术复杂性的外科医师。

正如 James Glick 在"髋关节疾病的关节镜治疗"的前言中指出的那样："如今，外科医生通常使用关节镜来诊断和治疗关节问题。但是，很少有外科医生将关节镜应用于髋关节。而髋关节镜研究较少主要原因在于髋关节的位置较深，很难达到，并且适应证很少。外科医学需进行大量手术来精进这一

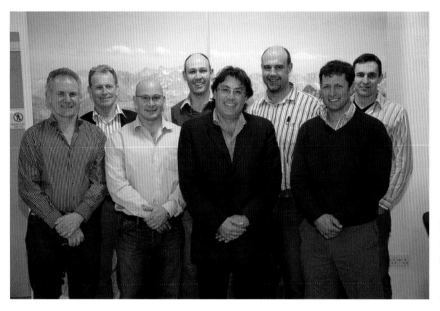

◀ 图 89-3　南非髋关节镜学会的创始人

图中左起依次为 Jan De Vos、Leith Stewart、Hennie Bosch、Thane Munting、Josip N Cakic、Werner Van der Merwe、Adriaan van Huyssteen、Johnny De Beer

过程……而一般的外科医师通常会放弃该手术或将其转给有经验的人。"[12]

在进行困难的训练之前进行此过滤非常重要。我们的行业合作伙伴表明，新手外科医师向髋关节镜的转化率低于 20%。如果外科医师决定继续接受培训，并且这种承诺是可行的，则需要参加全国或国际上至少一次官方尸体研讨会。此后，外科医师将必须在经认可的顾问的协助下最少完成 5 次手术。

## 六、康复协议

针对非外科学科，计划了类似的方法，目的是 SASHA 将提供髋关节镜康复的培训计划。康复协议基于物理治疗师 Barry Getz 和生物动力学专家 Jannie Klingbiel 的研究，他们都是康复小组成员与 JN Cakic 博士紧密合作。该协议已作为电子海报在 2012 年波士顿的 ISHA 年度科学会议上提出[13]。

在南非，由于患者和治疗师的地域多样性，导致治疗患者的方法多种多样，常常导致患者预后不佳，因此显然需要这种方案。iHOT-33（作为 PRO）首次在墨西哥坎昆举行的 ISHA 2010 年度国际大会上公开发布。IHOT-33 用于南非研究，并假设分数在设定的记录时间段（6 周和 12 周、6 周和 12 个月）将保持不变。使用动态髋关节运动模式作为评估工具筛选了患者的康复里程碑，以确定患者在分阶段的康复方案中是否可以"安全"进展（图 89-4）。

对 626 位患者的分析显示，在 12 周的时间里，IHOT-33 的"症状和功能限制"生活质量类别具有统计学意义（$P$=0.0407）。

得出的结论是，实施分阶段的动态髋关节运动筛查测试是一种客观的措施，可帮助患者进行疾病的决策过程。此外，它是减少患者报告的症状和功能限制的早期发作的有效工具。结合使用此客观工具和主观 iHOT-33 问卷，可以为患者评估提供全面的增值功能。

康复协议于 2012 年制订，这一年也引入了针对青少年的预防筛查系统。

2013 年 5 月，SASHA 在开普敦成功举行了首次国际髋关节镜检查会议。SASHA 现在期待着与国际社会的持续合作，特别是与澳大利亚髋关节镜学会建立南半球教育交流计划。

2013 年剩余时间里，康复计划得到了扩展，关节镜外科医生也得到了继续教育。通过提供大量的康复培训课程以及贸易赞助商的积极参与，使之成为可能。

## 七、腹股沟痛

腹股沟疼痛一直是南非研究的重点，特别是运

A

| Patient Name | | Age | | |
|---|---|---|---|---|
| Date of Birth | | Gender | Male | Female |
| Surgery Details | | | | |
| Date of Surgery | | | | |
| Surgeon Name | | | | |
| Examiner Name | | Examination Date | | |

## HIP STAGE 1 – 2 SCREENING (Arthroscopy)
### *Scoring sheet*

| TEST | | RAW SCORE | FINAL SCORE | COMMENTS |
|---|---|---|---|---|
| **HURDLE STEP** *score allocation* | | L | | |
| | | R | | |
| Performs movement correctly without any compensation | 3 | | | |
| Able to complete movement, compensates to complete the fundamental movement | 2 | | | |
| Unable to complete the test or assume the movement pattern | 1 | | | |
| Pain felt during test in any part of the body | 0 | | | |
| **BALANCE** *score allocation* | | L | | |
| | | R | | |
| ≥ 30 seconds (no pain) | 1 | | | |
| < 30 seconds (with or without pain) | 0 | | | |
| **¼ ONE LEG SQUAT** *score allocation* | | L | | |
| | | R | | |
| Performs movement correctly without any compensation | 3 | | | |
| Able to complete movement, compensates to complete the fundamental movement | 2 | | | |
| Unable to complete the test or assume the movement pattern | 1 | | | |
| Pain felt during test in any part of the body | 0 | | | |
| **TOTAL** | | | | |

**RAW SCORE:** This denotes right and left side scoring
**TOTAL:** This is the sum of all the final scores

**FINAL SCORE:** This denotes the overall *lowest score of the raw scores*

## Total score ≥ 5 points may be advanced to STAGE 2 of rehabilitation protocol

▲ 图 89-4 髋关节功能筛查测试问卷（示例）
A. 第 1 阶段

B

| Patient Name | | Age | |
|---|---|---|---|
| Date of Birth | | Gender | Male  Female |
| Surgery Details | | | |
| Date of Surgery | | | |
| Surgeon Name | | | |
| Examiner Name | | Examination Date | |

## HIP STAGE 2 – 3 SCREENING (Arthroscopy)

*Scoring sheet*

| TEST | RAW SCORE | FINAL SCORE | COMMENTS |
|---|---|---|---|
| **OVERHEAD DEEP SQUAT** | | | |
| *score allocation* | | | |
| Performs movement correctly without any compensation | 3 | | |
| Able to complete movement, compensates to complete the fundamental movement | 2 | | |
| Unable to complete the test or assume the movement pattern | 1 | | |
| Pain felt during test in any part of the body | 0 | | |
| **HURDLE STEP** | L R | | |
| *score allocation* | | | |
| Performs movement correctly without any compensation | 3 | | |
| Able to complete movement, compensates to complete the fundamental movement | 2 | | |
| Unable to complete the test or assume the movement pattern | 1 | | |
| Pain felt during test in any part of the body | 0 | | |
| **BALANCE** | L R | | |
| *score allocation* | | | |
| ≥ 60 seconds (no pain) | 1 | | |
| < 60 seconds (with or without pain) | 0 | | |
| **¼ ONE LEG SQUAT** | L R | | |
| *score allocation* | | | |
| Performs movement correctly without any compensation | 3 | | |
| Able to complete movement, compensates to complete the fundamental movement | 2 | | |
| Unable to complete the test or assume the movement pattern | 1 | | |
| Pain felt during test in any part of the body | 0 | | |
| **TOTAL** | | | |

**RAW SCORE:** This denotes right and left side scoring
**TOTAL:** This is the sum of all the final scores

**FINAL SCORE:** This denotes the overall *lowest score of the raw scores*

## Total score ≥ 7 points may be advanced to STAGE 3 of rehabilitation protocol

▲ 图 89-4（续）　髋关节功能筛查测试问卷（示例）
B. 第 2 阶段

C

| Patient Name | | Age | | |
|---|---|---|---|---|
| Date of Birth | | Gender | Male | Female |
| Surgery Details | | | | |
| Date of Surgery | | | | |
| Surgeon Name | | | | |
| Examiner Name | | Examination Date | | |

## HIP STAGE 3 – 4 SCREENING (Arthroscopy)
### *Scoring sheet*

| TEST | | RAW SCORE | FINAL SCORE | COMMENTS |
|---|---|---|---|---|
| **OVERHEAD DEEP SQUAT** *score allocation* | L | | | |
| | R | | | |

| *score allocation* | |
|---|---|
| Performs movement correctly without any compensation | 3 |
| Able to complete movement, compensates to complete the fundamental movement | 2 |
| Unable to complete the test or assume the movement pattern | 1 |
| Pain felt during test in any part of the body | 0 |

| TEST | | RAW SCORE | FINAL SCORE | COMMENTS |
|---|---|---|---|---|
| **HURDLE STEP** | L | | | |
| | R | | | |

| *score allocation* | |
|---|---|
| Performs movement correctly without any compensation | 3 |
| Able to complete movement, compensates to complete the fundamental movement | 2 |
| Unable to complete the test or assume the movement pattern | 1 |
| Pain felt during test in any part of the body | 0 |

| TEST | | RAW SCORE | FINAL SCORE | COMMENTS |
|---|---|---|---|---|
| **STEP DOWN** | L | | | |
| | R | | | |

| *score allocation* | |
|---|---|
| Performs movement correctly without any compensation | 3 |
| Able to complete movement, compensates to complete the fundamental movement | 2 |
| Unable to complete the test or assume the movement pattern | 1 |
| Pain felt during test in any part of the body | 0 |

| TEST | | RAW SCORE | FINAL SCORE | COMMENTS |
|---|---|---|---|---|
| **Y-BALANCE / BIODEX BALANCE** | L | | | |
| | R | | | |

| *score allocation* | |
|---|---|
| Y-Balance distance < 10cm OR BIODEX Balance < 3.9 | 2 |
| Y-Balance distance ≥ 10cm OR BIODEX Balance ≥ 3.9 | 1 |
| Pain felt during test in any part of the body | 0 |

| TOTAL | |
|---|---|

**RAW SCORE:** This denotes right and left side scoring
**TOTAL:** This is the sum of all the final scores

**FINAL SCORE:** This denotes the overall *lowest score of the raw scores*

## Total score ≥ 9 points may be advanced to STAGE 4 of rehabilitation protocol

▲ 图 89-4（续）髋关节功能筛查测试问卷（示例）
C. 第 3 阶段

动性疝与股骨髋臼撞击综合征之间的关系。虽然无法确定股骨髋臼撞击综合征或腹股沟破裂[14]是否是病因，但两者之间的密切关系是无可辩驳的[15]。根据经验，在笔者中心的运动损伤中，有 6% 的运动员出现腹股沟疼痛。大多数是足球或橄榄球受伤，58% 的人以前受过伤。与活动量的增加有直接关系，症状通常是慢性的，其中有 48% 的症状在出现前疼痛超过 20 周[16]。在这当中，典型的症状只在运动时出现，包括短跑、割伤、踢腿和咳嗽时的疼痛。超过 84% 的患者最常见的诊断症状是下腹、耻骨和内收肌的局部疼痛，并伴有伸直腿阻力、仰卧起坐阻力和挤压试验阳性。

对于腹股沟撕裂的处理，目前还没有明确的共识[14]。在没有任何关节内病理学迹象的情况下，应进行彻底的运动评估。我们认为，髋关节筛查计划是预防未来髋关节潜在损伤的重要工具。运动员应接受季前检查，以确定运动功能障碍、姿势异常或力量和柔韧性缺陷。这可以通过功能运动筛选工具、挤压试验、视频分析和（或）等速试验来执行。关于康复，在决定任何手术治疗之前，排除骨盆不稳定的任何其他因素是极其重要的。

只有当保守治疗不能解决骨盆束带的退变或保守治疗因原发病变而加重疼痛时，才应确定原发病变部位并相应地逐步升级治疗。

当保守治疗失败时，建议进行腹股沟手术，但如果是专业运动员，笔者将尝试将其推迟到淡季。手术标准是在出现 3 个诊断体征的情况下典型的腹股沟症状，包括活动和活动后。所有实验室、病理学、临床检查均必须为阴性，不排除在 X 线平片上有股骨髋臼撞击综合征的患者。

涉及外科治疗时，根据 Muschaweck[17]的规定，腹股沟软组织病理学的治疗应遵循外科最小限度修复的原则。

它涉及后壁的开放、腹直肌的前进以及承重板的维护。该治疗的目的是保持解剖结构完整并恢复腹直肌的张力，使解剖层保持在适当位置。如果在检查过程中同时有与髋关节相关的阳性病理迹象，并且放射学检查证实了临床发现，则根据髋关节镜

检查方法的原理在仰卧位进行髋关节镜检查[5]。从髋关节镜检查之后的软组织腹股沟手术开始，以相同的麻醉剂进行这两个操作。

如果运动员另外有静止疼痛，FABER，FADIR 阳性和撞击征象，且 MRI 关节造影证实为盂唇病理，则需进行髋关节镜检查。

在没有上述任何基本症状和腹股沟破裂迹象的情况下，单独进行髋关节镜检查。

单独进行髋关节镜检查或腹股沟手术后无法恢复到先前的运动水平，那么这次手术会被视为失败，此后会分别进行腹股沟手术或髋部病理手术作为再次手术。

使用上述标准进行患者选择，对腹股沟或髋部手术或髋部 / 腹股沟痛运动员的联合手术的结果进行了回顾性评估。

在 2013 年 ISHA 慕尼黑年度科学会议上介绍了南非的经验，其中一次教学课程演讲致力于"腹股沟疼痛和运动性耻骨痛"主题。作者预先提出了南非的经验，该经验支持腹股沟是"运动医学的百慕大三角"这一概念，在人体的这一区域提出了许多未解决的问题[18]。

2006—2014 年间，来自南非罗斯班克运动医学与骨科中心的 2 名外科医师对 644 名男性患者进行了手术（分别进行了 411 例髋关节镜检查和 233 例腹股沟重建术）[19]。从该队列中，总共有 120 名患者报告与髋部相关的病理和腹股沟疼痛的并发症。在这 120 例患者中，有 35 例需要联合手术方法，包括腹股沟重建术（Muschaweck 手术技术）[17]，然后进行髋关节镜检查[5]。此外，在 411 例髋关节镜检查患者中，有 25 例同时出现腹股沟症状。其中 7 例（28%）需要二次腹股沟手术。从另一个角度看，在 233 例腹股沟患者中，有 31 例未进行股骨髋臼撞击综合征治疗。5 例（16%）需要进行二次髋关节镜检查。120 名患者中有 10% 返回第二次外科手术，以解决单次外科手术方法失败的结果。经验表明，需要开发一种计分系统，该计分系统应结合客观和主观措施，以帮助为这些患者制订适当的决策。

## 八、髋关节预防计划

2013 年 SASHA 国际会议促成了外科医师、一群热情的执业医师、物理治疗师和生物神经专家之间更强的跨学科关系，他们都对"髋关节预防"感兴趣，由此"髋关节预防计划"诞生了。文献报道青少年中股骨髋臼撞击综合征的阳性放射学发现百分比很高[20]。寻求放射影像学的另一种方法：是否可以通过非侵入性检测来确定股骨髋臼撞击综合征形态在一般青少年人群中的流行程度，从而预防髋关节并发症的发生？

因此，"髋关节预防计划"建立了一项试点研究，迄今为止已经接触了南非约翰内斯堡的 4 所中学[21, 22]。获得父母 / 监护人 / 孩子和学校的法律同意，总共对 124 名学生（平均年龄 14.5 岁）进行了 15 项手动测试（已发布 12 项，待发布 3 项），确定并在涉及教育和康复的保守管理协议上确定了"危险信号"个体（女性为 16.47%，男性为 17.95%）。如果无效，将进行进一步调查。

最终目标是教育系统采用"髋关节预防计划"作为标准的筛查组件，以帮助预防伤害和保护髋关节。

通过南非髋关节镜检查学会以及与国际姐妹协会 ISHA 的紧密联系，南非骨科外科师生将继续处于关节镜髋关节技术研究和开发的最前沿。

# 髋关节镜检查的全球经验：美国篇

## History of Hip Arthroscopy in the USA

Joseph C. McCarthy　Leah Elson　JoAnn Lee　著

郭　斌　译　陈　刚　校

第
# 90
章

## 一、解剖因素

从历史上看，整形外科医师在进入髋关节的关节内表面时遇到了困难。这种困难使得髋关节镜的发展比其他任何关节都要慢。这可以直接归因于股骨头/髋臼界面的独特解剖特征。首先，髋关节本身深深地凹陷在骨盆中，完全包裹在软组织内。其次，髋关节相对无弹性的韧带，以及由完整的盂唇保持的负压密封，可以抵抗头部从髋臼的脱出。最后，头部和髋臼界面凹凸的互补轮廓使关节镜干预变得困难。

髋关节镜的早期检查始于尸体经验。在这些标本中，外科医师能够识别出安全的外侧和前方入口点，以避免对神经血管系统造成不必要的损害[1]。1931年，来自纽约的Burman发表了他的尸体解剖学著作，证明可以进入关节本身的周围腔室[2]。

## 二、牵引设备

最初用于髋关节牵引的技术仅限于标准骨科手术台。然而，显而易见的是，需要一种更坚固的装置来将股骨头与髋臼分开，特别是对于年轻、肌肉发达的患者。牵引方法从简单的静态机械设备开始，发展到目前允许手术中关节动态运动。在Glick的早期评估中，研究表明多达40%的患者由于关节的阻力而无法仅靠骨科手术台牵引[3]。因此，为髋部开发专门的牵引床已成为成功进行髋关节镜检查

的首要基础。Glick在20世纪80年代后期开始使用这项技术（纽约州阿瑟罗尼克斯）。

McCarthy在同一时间范围内（乔治亚州萨凡纳，Innomed公司）设计了一种专用的髋关节撑开器。该设备是尸体实验室工作6个月以上的副产品。它可以直接连接到手术台上，从而减少了资本支出。撑开器使用了坚固、填充良好的会阴柱、改进的脚踝靴以及可独立进行髋部旋转和屈曲的足部附件（图90-1）。

多年后，Mizuho OSI（加利福尼亚州）开发了专用的髋关节牵引床，可进行仰卧髋关节镜和全髋关节置换术。它的主要缺点是费用高。

2005年，Smith和Nephew（马萨诸塞州安多弗）发布了其撑开器。该装置主要用于仰卧位患者，可在术中屈曲和旋转髋关节。同样，佛罗里达州那不勒斯市的Arthrex公司也将其牵引器推向市场，因为它允许在术中进行动态髋关节运动评估。当在周围腔室进行骨软骨成形术时，这些设备特别实用。

## 三、解剖定位

Johnson和后来的Byrd及其同事发表了以仰卧位进入髋关节的技术，最初是在骨科手术台上进行的[4,5]。然而，1987年，Glick发表了放弃传统的仰卧位代替侧卧位的好处[6]。如今，这两种技术仍在实践中使用。

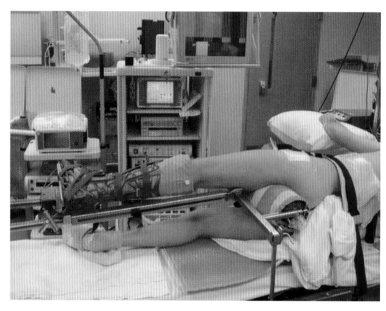

◀ 图 90-1　髋关节撑开器用于侧卧位（由佐治亚州萨凡纳的 Innomed 制造）

### 四、间室通道

Burman 在 1931 年的工作中描述了髋关节仅通过周围间室进入[2]。只有撑开装置可用后，中央间室才可以安全进入。这使得自 20 世纪 80 年代开始在北美诊断和治疗一系列中央室病[7-9]。

### 五、手术入路

随着牵引装置的发展，手术入路成为重要的研究事项。根据患者的位置，入路可分为仰卧位[4, 10, 11]的髋关节入路和侧卧位的髋关节入路位置[6, 12]。

两个入路中的后一个入路允许外科医师完全进入外科手术，同时选择避免神经血管结构的入路。Day、McCarthy 和 Busconi 发表了转子周围的入路，患者选择侧卧位，可以安全进入关节，尤其是中央间室[13]。

Byrd 发表了关于患者处于仰卧位的入路建立以及与周围神经血管结构的关系[5, 11]。

Philippon 最近在发表了有关其他入路的文章，这些入路主要用于在外周间室中进行凸轮畸形或钳夹畸形处理[14]。

### 六、仪器设备

髋关节器械最初是由为肩关节和膝关节镜检查手术设计的工具改造而成。然而，由于髋关节的位置凹陷于深处，这些工具经常被证明太短或进入弯曲关节表面的能力受到限制。

因此，关节镜开发的下一步涉及髋关节专用器械的设计和制造。

最初，Glick、Sampson 和 McCarthy（Arthrex）和 Byrd（Smith 和 Nephew）帮助设计了这些工具。这些新颖的工具更长，包括手动抓手、组织切除器和电动刨刀。另外，伸缩套管被设计为在整个过程中用于维持入路。它们也可以扩展尺寸互换，以适应用于软骨修复或游离体取出的各种仪器。

最初的仪器经过进一步开发，诞生了包括弯曲的抓取器、刨刀、毛刺、软骨镐和电热组件等一系列器械，用于矫正不利的骨骼和软骨形态（图 90-2）。

### 七、影像学

历史上，不存在用于检测滑膜和软骨病理的成像技术。普通的 X 线片只能看到骨形态。计算机 X 线轴向分层造影扫描和 MRI 增强了对血管结构和肌肉组织的检测，但在显示盂唇或软骨形态方面仍有不足。

磁共振造影技术的发展变得至关重要。McCarthy 和 Palmer 在 MGH 首先设计并发表了钆关节造影 MRI，它提供了更好的软骨和盂唇图像分辨率，并允许径向和斜向成像、可视化的髋关节前段、大部分的关节病理发生在那里[15-17]。现在，该技术已成为全世界的金标准（图 90-3）。

最近，主要通过特殊外科医院的 Hollis Potter 博士的开创性工作对非造影 MRI 技术进行了重新审查，并通过使用放射状薄层、高分辨率曝光[18]展示了许多诊断上的改进[18]。

## 八、治疗手术

最初髋关节镜仅用于诊断目的，可以直接可视化髋关节的关节表面或收集样本进行活检。

随着定制外科手术设备的发展以及包括北美在内的众多开拓性外科医师的贡献，该专科自此发展了越来越多的治疗手术，包括清除游离体、进行诊断和治疗。全髋关节置换术后的软组织或假体病理改变，疼痛性股骨髋臼撞击的解剖矫正以及修复盂唇和软骨损伤的能力[8, 9, 14, 19-23]。

## 九、总结

最初，髋关节镜检查的发展明显落后于其他关节。从解剖学上讲，髋关节难以接近并且结构上很稳固。但是，通过创新者的努力，髋关节镜检查已成为开放式关节切开术的一种安全有效的替代方法。它还显著降低了风险，使该术式具有门诊经验，并降低了成本。

手术台的进步使有效的分离成为可能。对患者定位的研究导致完全的间室进入和避免严重的神经血管结构的入路选择。

成像方面的改进对盂唇和软骨组织具有先进的诊断能力。新颖的仪器设计为关节镜髋关节外科医师提供了广泛的选择范围，可用于解决可能导致患者疼痛、不适和制动的病变和解剖异常。

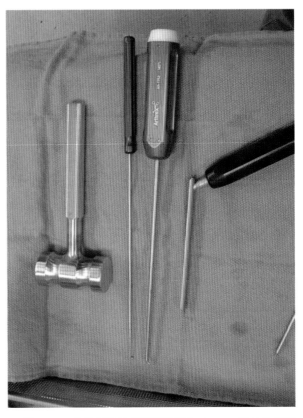

▲ 图 90-2　由佛罗里达州那不勒斯市 Arthrex 设计的专门用于髋关节镜的手术器械

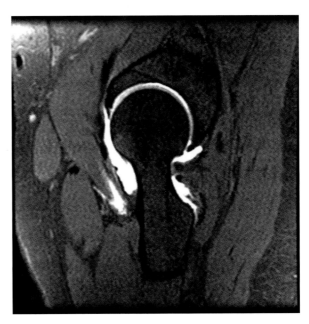

▲ 图 90-3　髋关节磁共振显示前盂唇撕裂

# 第91章

# 髋关节镜检查的全球经验：澳大利亚篇

## Worldwide Experience with Hip Arthroscopy: Australia

John M. O'Donnell 著

郭 斌 译 陈 刚 校

## 一、概述

本篇为澳大利亚髋关节镜检查技术发展的历史性介绍，还讨论了澳大利亚髋关节镜在骨科界的当前地位。

尽管笔者努力确认各个故事并核实日期，但这并不总能做到，有时不得不依靠人们的回忆。对于此篇可能包含的任何错误，我深表歉意。

笔者也尽力从尽可能多的早期参与者那里获得个人故事，如有任何遗漏实属无意。

## 二、澳大利亚髋关节镜的历史

### （一）Berni Einoder

1978 年 9 月，塔斯马尼亚州朗塞斯顿的 Bernard Einoder 博士在澳大利亚进行了首次记录的髋关节镜检查。

Berni 于 1944 年出生于奥地利的菲拉赫（Villach），1955 年与家人一起来到澳大利亚。他在墨尔本的莫纳什大学（Monash University）进行医学培训，并在墨尔本完成了研究生骨科培训后，前往英国和欧洲接受了 2 年的额外培训。在此期间，他拜访了奇切斯特医院的 Brian Elliot 先生，在那里他第一次看到并学习了膝关节镜手术。他购买了关节镜设备，并于 1977 年返回澳大利亚。

当时在这个国家，关节镜还鲜为人知，而关节镜通常被认为是一种"魔鬼的仪器"。墨尔本没有一家大型医院允许伯尼发展对关节镜的兴趣，因此他定居在朗塞斯顿，这是澳大利亚最小的州塔斯马尼亚州的第二座城市（图 91-1）。

他为一位接受了全髋关节置换手术的女士做了他的第一次髋关节镜检查。她的髋部不稳定，而且在一次脱臼后，无法正常复位。当时在水泥中可能没有钡，且她有一块断裂的水泥可能存在于髋臼内聚乙烯成分较多的部分，从而阻止了复位。

Berni 认为他可以检查并通过关节镜去除游离体，但是由于没有髋关节镜检查工具，他首先必须自己制造。当时法规远没有现在严格，因此 Berni 能够在自己的工具棚中设计和制造自己的仪器！

该套件包含一个改良的 Steinman 销钉，用于标记入口并允许关节镜护套通过。香蕉刀片的早期版本，它由一块焊接在手柄上的剃须刀片组成，抓取钳取出骨水泥（图 91-2）。

手术于 1978 年 9 月进行，患者仰卧在手术台上并被牵引。Berni 使用了 2 个入路，它们与当今的转子前入路和前入路紧密对应。在图像增强器的引导下进入髋关节，并成功地发现了一块水泥并从关节上将其去除。直到今天，Berni 仍继续进行髋关节镜检查。

不幸的是，这个病例没有被撰写和出版，他的髋关节设备也没有进入批量生产。

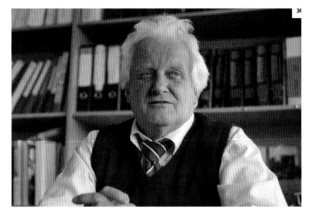

▲ 图 91-1　**Berni Einoder**

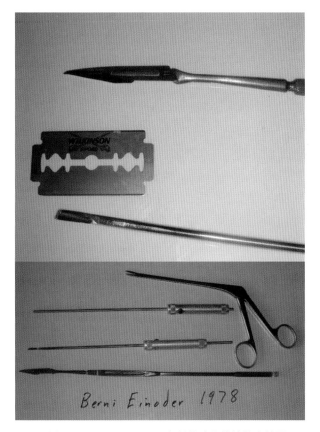

▲ 图 91-2　**Berni Einoder** 自制的髋关节镜检查仪器

（二）David Young

髋关节镜在澳大利亚一直是一种非常罕见的手术，直到 20 世纪 80 年代中期 David Young 开始在墨尔本进行手术。David 在墨尔本出生并受过培训，还在英国的布里斯托尔获得欧洲旅行奖学金进行了进一步的研究生学习。他于 1984 年返回墨尔本，

从事关节镜外科和运动外科的研究。尽管他在早期很少进行手术，但人数逐渐增加。作为髋关节关节镜外科手术的开创者，David 曾经并且仍然是新仪器的创新者和敏锐的设计师。

大约在 1994 年，他深造学习的时候，当时他正在进行髋关节镜检查，并遇到了当时将弯曲仪器引入髋关节的常见困难。当时的标准方法是使用大直径的金属套管或塑料套管、柔性套管，或只是徒手将仪器通过入路。当地的 Dyonics 公司代表 David Veale 也出席了，他们一起设计了一种开槽套管，David Veale 当时是由当地的一家设备制造商亨德里克斯制造的。使用直径相对较小的套管，可以引入弯曲的装置，也可以移除套管，从而大大提高了仪器在关节内的可操作性。

1999 年 8 月，David 在新西兰的一次会议上遇到了 James Glick，并向他展示了开槽的套管。随后在第二年将其包含在 Glick 髋关节镜检查中，此后此仪器已在全球范围内被采用，现在该仪器已以原始设计的某些变化形式被包括在大多数髋关节手术中。

（三）John O'Donnell

John O'Donnell 于 1990 年开始在墨尔本进行髋关节置换术。JohnO'Donnell 也是墨尔本出生并受过训练的骨科医生。

尽管膝关节镜检查已成为骨科训练的标准部分，但它仍然是一个相对粗糙的过程。John 还在英国（布赖顿和布里斯托尔）和几个欧洲城市做过研究生培训，但是当他于 1988 年回到墨尔本并与 Ian Henderson 合作时，他真正地学习了关节镜检查。

Ian 是一位有天赋的关节镜外科专家，经常对膝、肩、肘和踝关节进行关节镜手术。他还是一位出色的老师，很高兴分享自己的知识和技能。

墨尔本成为澳大利亚的髋关节镜检查之都。普通骨科界仍然对关节镜下髋关节手术持怀疑态度。确实，人们经常说这是不可能的，有时甚至被认为是无用和危险的。

### 三、髋关节镜在澳大利亚的发展

在 20 世纪 90 年代初和 90 年代中期，来自澳大利亚其他州的外科医师逐渐开始接受这种手术，但大部分是小规模的。许多人来墨尔本学习这种"新手术"的各个方面，但有些人基本上还是自学的。在这些孤独的关节镜专家中，最著名的是布里斯班的 Bill Donnelly、珀斯的 Greg Witherow、阿德莱德的 Tony Spriggins 和悉尼的 Len Walter。逐渐地，髋关节镜检查的数量在增加。

1992 年，Peter Wilson 在墨尔本为一位非常著名的澳式足球运动员做了髋关节镜检查。这一"罕见的手术"引起了媒体和电视足球节目的极大兴趣，并使公众对这一手术有了更大的认识。

1996 年，一名 37 岁的悉尼全科医师旅行到墨尔本看望 John O'Donnell，并要求进行髋关节镜检查。她已经经历了 15 年的髋部疼痛，并且已经进行了 5 次不成功的开放式髋关节手术。她确定自己有盂唇撕裂，尽管当时可用的影像检查并不能为她佐证。

John 进行了关节镜检查，确定了撕裂，并切除撕裂的盂唇。她的疼痛得到了极大地缓解，并且恢复了非常活跃的生活方式。她对自己的治疗结果感到非常兴奋，以至于她渴望向他人传播这个词，几乎成了福音派，并在 GP 期刊上写文章，并出现在全国各地的会议上，让其他人知道这一奇妙的"新手术"。

结果，看病的人数大大增加，其中包括从悉尼飞往墨尔本进行治疗的大量患者。

增长的第三个刺激因素是 1997 年在堪培拉举行的澳大利亚骨科协会（Australian Orthopaedic Association，AOA）会议。Joseph McCarthy 博士应邀参加了会议，并发表了关于髋关节镜的论文，并与 John O'Donnell 进行了演示。拥有国际交流的人和本地人的身份当然可以提高这一手术的可信度。

渐渐地，在骨科界以及普通大众中，对髋关节镜的兴趣日益浓厚。2000 年，John O'Donnell 从皇家墨尔本医院（Royal Melbourne Hospital）休假，并拜访了美国波士顿的 Joe McCarthy。Joe 大方慷慨地邀请 John 到他的家中与 Brian Busconi 会面，并写了一本书——《早期髋关节疾病检测和微创治疗的进展》。这次会议的结果是，Joe 邀请 John 撰写关于髋关节镜仰卧位的章节。其初稿是在 John 从波士顿飞往伦敦的飞行中写在餐巾纸上的。John 和 Joe 成了坚定的朋友，直到今天仍然如此。

John 继续访问了英国剑桥的 Richard Villar。他在剑桥也很有收获。目前，国际上髋关节镜手术的外科医师人数非常少，大多数人彼此熟识并成为朋友。

### 四、股骨髋臼撞击综合征

可以通过关节镜进行的髋关节手术的种类仍然非常有限。尽管实际上，大多数手术都是针对盂唇进行的。

尽管大多数"盂唇撕裂"实际上是软骨 – 盂唇的损害。成像也仍然相对粗糙。但是，随着 Ganz 在 2001 年发表他的股骨髋臼撞击综合征研究成果，情况开始发生变化。尽管 Ganz 的所有工作都涉及开放手术和髋关节手术，但世界各地的一些外科医师都通过关节镜检查了这种手术的可能性。

在澳大利亚，John O'Donnell 开发了这样一种技术，并于 2002 年进行了他的首次现场股骨髋臼撞击综合征手术。直到此时，髋关节镜检查已经在 2 个截然不同的流派中发展了。在说英语的世界中，几乎所有的髋关节镜检查都仅在髋关节本身即所谓的中央间室进行。相比之下，在法国，特别是早期的髋关节镜检查仅进入所谓的外周间室以去除骨软骨瘤。John 开发了一种技术，该技术包括最初的中央间室关节镜牵引术，但随后增加了关节囊切开术，使关节镜可以进入中央间室。因此，可以识别并用刨刀去除股骨髋臼撞击综合征的凸轮病变。

与开放式手术相比，关节镜手术使该手术可以全天候进行，痛苦减轻得多，康复速度更快，并且可以更快地恢复体育活动。

John 在 2004 年在剑桥举行的 Richard Villar 的国际髋关节镜检查会议上发表了一篇关于该手术 2

年结果的论文，题为"Ganz 病的关节镜切除术"，这是首次在股骨髋臼撞击综合征手术中使用关节镜技术的演示。在同次会议上，他还发表了有关"修订型髋关节镜检查"的论文，并呼吁所有髋关节镜科医师采用统一结果评分标准（图 91-3）。

直到最近，还没有统一、被广泛接受、经过验证的评分可用于比较此类手术的结果。

在澳大利亚，John 和 David 继续在 AOA 和行业赞助的活动上发言，有时是单独的，但更多的是在一起。如此之多，它们几乎被看作是双重行为。墨尔本仍然是澳大利亚的髋关节镜检查中心，尽管进行手术的外科医师人数正在增加，并且每年进行的关节镜检查的总数正在增长约 30%，但在澳大利亚，每年进行的关节镜检查的一半以上仍在墨尔本完成（图 91-4）。

一个针对运动员的在线聊天网站 Injuryupdate.com 询问为什么墨尔本和悉尼之间有如此大的差异。他们普遍选择要么悉尼外科医师不称职，要么墨尔本外科医师"满意"。

然后，他们进行了在线民意调查以尝试解决此问题。票数约为 50/50。

## 五、澳大利亚的髋关节镜教育

在接下来的几年中，陆续有重大进展出现。2007 年，John O'Donnell 发起了一项髋关节镜研究金计划，招募了来自澳大利亚和世界各地的研究人员。第一位是 Michael Pritchard，塔斯马尼亚州的一名外科医师，曾在维多利亚州接受骨科培训。Michael 在接受注册服务商的正式培训期间几乎没有做过髋关节镜检查，但热情地参加了这项工作。

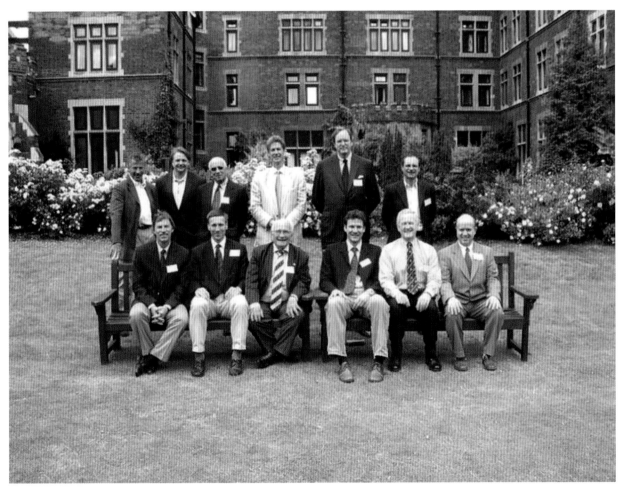

▲ 图 91-3　2004 年剑桥医管局会议　John O'Donnell（右二）

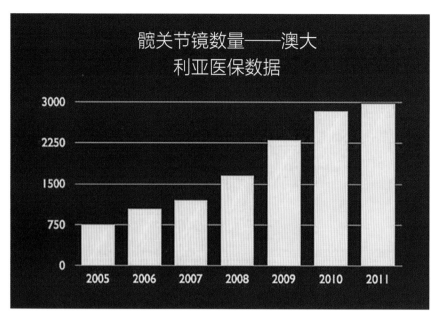

◀ 图 91-4　在澳大利亚进行的髋关节镜检查数量增加

学习结束后，他和 John 成立了澳大利亚髋关节镜检查协会（Hip Arthroscopy Australia，HAA），旨在通过对外科医师的教育和研究来提高髋关节镜检查的知名度。他们还共同完善了股骨髋臼撞击综合征手术技术，并开发了 POD CT 扫描和韧带测试。

HAA 的第三位初始成员是 Amir Takla。Amir 是一名物理治疗师，他自己接受了关节镜股骨髋臼撞击综合征手术。术后，他发现所教的康复方法并没有特别帮助，因此他制订了自己的康复方案，从而极大地加快了重返运动和恢复功能的步伐。

现在，该术式已被广泛教授，并构成了全国许多专业运动髋关节物理治疗师使用的康复程序的基础。

后来，英国外科医师 Parminder Singh 加入了他们的行列，他于 2008 年首次加入研究金，然后回到澳大利亚生活和工作。

自 2008 年起，他们 4 人每 3 个月开办一次 HAA 课程，教授骨科医师和物理治疗师。

### 六、国际髋关节镜学会

2008 年，Richard Villar 和 Joe McCarthy 召集了来自世界各地的 12 位髋关节镜外科医师，组成了 ISHA。John O'Donnell 当选为第一任编辑秘书，

随后在 2011 年当选为学会副主席。该协会增强了全球先锋髋关节镜外科手术医师所感受到的强大纽带，并极大地支持了该手术在澳大利亚的发展。

大多数澳大利亚髋关节镜外科医师都参加过 ISHA 会议，并接受了世界各地实践的最高质量的关节镜髋关节手术。这不可避免地也有助于提高澳大利亚的手术质量。

### 七、澳大利亚髋关节镜学会

ISHA 的成功使笔者倍受鼓舞，并且也希望成立一个澳大利亚协会。作为一个小团体，我们认为还没有足够的资源来组建一个独立的团体，因此笔者寻求在另一个社会中寻找"家"。澳大利亚没有髋关节协会或关节镜检查协会。幸运的是，得到了置换术学会的欢迎，与我们共享许多成员，因为在澳大利亚，所有进行髋关节镜检查的外科医师也都进行髋关节置换术。主席 Warwick Bruce 和关节置换学会秘书 Michael Solomon 给予了极大的帮助和支持，2010 年 6 月 5 日，澳大利亚髋关节镜学会（Australian Hip Arthroscopy Society，AHAS）在关节成形术学会内部组团成立（图 91-5）。

投票表决之前在年度领导层大会上进行的讨论表明，髋关节关节镜检查接受度已经很高。只有 1 票反对。

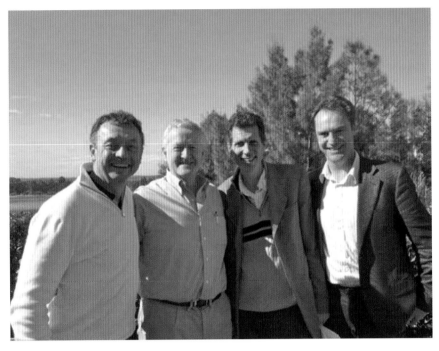

◀ 图 91-5 澳大利亚髋关节镜学会的成立（2010 年）

图中从左起为 Warwick Bruce、John O'Donnell、Michael Solomon 和 Jonathon Bare

John O'Donnell 当选为 AHAS 的第一任主席，Jonathon Bare 当选为第一副主席。两者都不反对。AHAS 现在鼓励对希望进行髋关节镜检查的整形外科医师进行更好的培训，并通过会议、探访和研究为现有从业人员提高技能。

在澳大利亚，幸运的是，没有遇到在许多国家已经放弃了髋关节镜检查资金的国家所遇到的困难，尽管与膝关节和肩关节镜检查相比，外科医师的酬劳非常低。但热爱者仍在继续，而且人数继续快速增长。几位年轻的外科医师热衷于从事包括对髋关节镜检查的兴趣在内的职业，其前景似乎一片光明。

尽管该领域的两位长期领导人，最初是 David Young，然后是 John O'Donnell，也必须很快放慢脚步，但领导层正在转移给年轻的外科医师，包括 Jon Bare、Michael Pritchard、Parminder Singh 和 Phong Tran；墨尔本布里斯班的 Patrick Weinrauch、悉尼的 Michael O'Sullivan。毫无疑问，还有许多其他人会出现。

我们很幸运得到了来自世界各地的其他伟大外科医师的大力支持，这些外科医师现在也是 ISHA 的创始人和领导者。

# 第92章

# 髋关节镜检查的全球经验：墨西哥篇

## Worldwide Experience of Hip Arthroscopy: Mexican Experience

Marco Acuña    Carlos Suarez–Ahedo    Victor M. Ilizaliturri Jr.    著

刘 阳 译 陈 刚 校

## 一、概述

墨西哥最早引进关节镜的是 2 名风湿病学家：Gil Robles 医师和 Gabor Katona 医师，他们都是 Watanabe 教授的学生。1974 年，Noguera 博士首次开展直视关节镜检查。直到 20 世纪 80 年代，在美国完成培训课程后，Vazquez Vela 博士和 Aviña 博士才在国立骨科研究所使用摄像机成像系统开展了第 1 例膝关节镜手术[1]。

## 二、墨西哥髋关节镜的历史

首例髋关节镜手术于 1994 年在墨西哥新莱昂州的蒙特雷市进行。这是由墨西哥社会保障研究所（Mexican Social Security Institute，IMSS）蒙特雷专科医院的 Gutierrez 医师完成的（图 92-1）。该患者有继发于髋臼后壁骨折后形成的髋关节游离体，Gutierrez 医师使用了标准的关节镜设备和标准的骨科手术台进行关节镜下游离体摘除。1994—1995 年间，Gutierrez 医师开展了 3 例髋关节镜手术，包括上盂唇撕裂的部分切除以及 2 例游离体摘除。他在 1999—2000 年之间共开展了 16 例关节镜清理术和部分盂唇切除术。

2000 年，Ilizaliturri 医师[2]在伊利诺伊州罗斯蒙特的骨科学习中心（图 92-3）完成了 1 年的关节镜协会北美大师体验课程后，于 2000 年底在墨西哥城的国家骨科研究所开始尝试髋关节镜的手

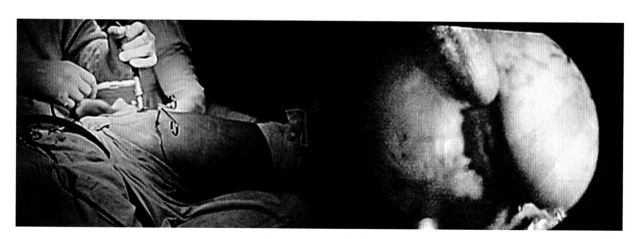

▲ 图 92-1　首例髋关节镜手术

左：1994 年墨西哥第一例髋关节镜病例的手术照片，左髋游离体摘除；右：游离体摘除的镜下照片（图片由 Dr. Marco Tulio Flores 提供）

术（图 92-2）。该大师体验课程的导师包括田纳西州纳什维尔的 Byrd 医师、马萨诸塞州波士顿的 McCarthy 医师以及加利福尼亚州旧金山的 Glick 医师和 Sampson 医师。在 2000—2002 年，Ilizaliturri 医师使用髋关节镜的最常见指征包括有症状的盂唇撕裂、行部分切除术、游离体摘除以及圆韧带损伤的清理（图 92-4）。所有患者均在骨折专用手术台上以侧卧位进行手术，通常只进入中央间室（图 92-5）。早期使用了空心套管等器械。在 2000—2004 年，每年进行 50～70 起病例。当时推崇尽量减少关节镜入路，并于 2002 年正式引入了滑槽套管技术 [3,4]（图 92-6）。

2002 年在墨西哥城的全国骨科大会期间，在墨西哥国家康复研究所进行了髋关节镜现场直播。主刀是 Ilizaliturri 医师，Byrd 和 Sampson 应邀作为嘉宾。整个手术很成功。患者的诊断是内源性弹响髋伴盂唇撕裂。手术清理了撕裂的盂唇，并使用辅助入路到达外周间室，在小转子止点处对髂腰肌肌腱进行松解（图 92-7）。患者取侧卧位，手术器械进入中央间室和髂腰肌滑囊。

2002 年下半年，在与德国的 Dienst 医师会面之后，Ilizaliturri 医师在墨西哥率先常规开展了外周间

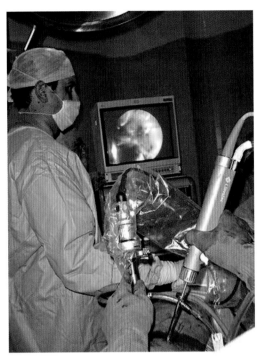

▲ 图 92-2　**Dario Garin** 医师协助 **Ilizaliturri** 医师于 **2000** 年在国家骨科研究所（后来的墨西哥国家康复研究所）进行的首次髋关节镜手术

室的手术，扩大了髋关节镜适应证，为关节滑膜疾病患者提供关节镜治疗 [5]（图 92-8）。2000—2003 年，髋关节镜的主要适应证包括盂唇撕裂、游离体、滑膜疾病问题以及有症状的早期骨关节炎的清理术。

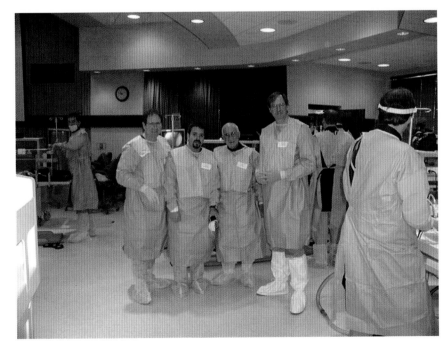

◀ 图 92-3　**2002 年在伊利诺伊州罗斯蒙特的骨科学习中心**
从左起依次为 Sampson 医师、Ilizaliturri 医师、Glick 医师和 Byrd 医师

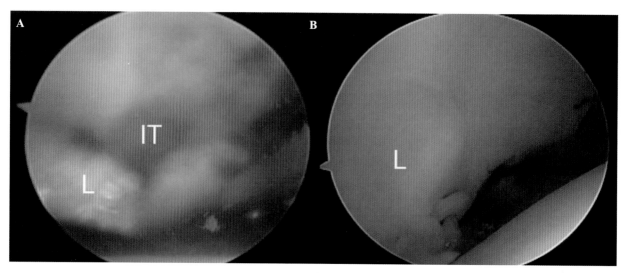

▲ 图 92-4　髋关节镜下图

A. 2000 年左髋关节镜下照片。一个游离体从中央间室取出，在髋臼窝内，该游离体后方有广泛的炎性组织（IT）。盂唇（L）在右边，股骨头在底部。B. 左髋关节镜下照片。左侧可观察到前盂唇（L）撕裂（2000 年）

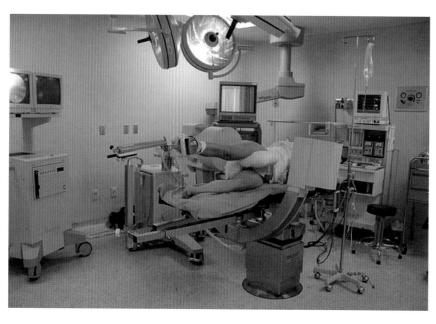

◀ 图 92-5　患者于骨折手术台上，取左侧卧位

仅右脚（手术侧）固定在牵引装置上。一个大的会阴柱水平放置在右腹股沟区，以提供横向牵引力矢量。影像增强器位于手术台下方，以提供右髋关节的正位像

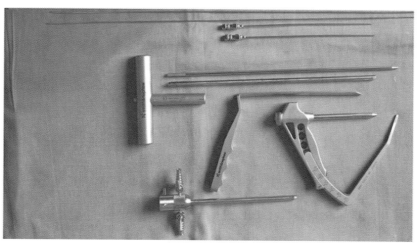

◀ 图 92-6　最精简的髋关节镜设备

由上至下，由镍钛合金导丝、穿刺针、空心交换棒、扩张器、T 形手柄、滑槽插管、瞄准装置和标准关节镜套管组成

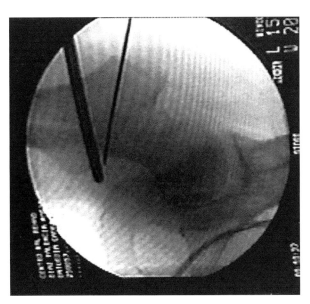

▲ 图 92-7　在小转子平面松解髂腰肌肌腱的透视图
小转子处由一个关节镜头和一个射频钩进行标识（2002）

这段时期的经验促成了技术的完善，并在墨西哥国家康复研究所的基础上建立了内镜保髋手术中心[6]。

2003 年，大家意识到便携且灵活的牵引系统的重要性。施加牵引力可进入中央间室，放松牵引可以进入周围间室。髋关节镜设备适用于不同的医院和手术中心，但无法在没有骨科手术台的地方进行手术。自 2005 年以来，为建立外侧入路而使用便携式牵引系统的必要性逐渐成为共识[7, 8]（图 92-9）。

### 三、股骨髋臼撞击综合征

髋关节镜的最新进展源于对于股骨髋臼撞击综合征的认知，这个理论是由 Bern 团队发现并广为传播的。从 2004 年起，瑞士团队设计的用于处理凸轮型撞击的开放手术逐渐演变为一种内镜技术。墨西哥城的 Ilizaliturri 医师是继纳什维尔（Nashville）的 Byrd 医师、维尔（Vail）的 Philippon 医师、旧金山的 Sampson 医师，英国的 Villar 博士和德国的 Dienst 之后最早采用此项技术的人之一[9]（图 92-10）。

Philippon 医师[10]于 2005 年提出的"盂唇分离和髋臼缘成形技术"，已在包括墨西哥在内的世界范围内采用。2008 年，随着唇缘分离技术的演变，Sampson 医师[11]引入了一种不需要将盂唇与髋臼骨缘分离的方法，在关节囊位于髋臼的骨连接处进入，并从关节囊一侧处理髋臼边缘骨突。随着后项技术的发展，它成为墨西哥 Ilizaliturri 医师的标准操作[12]。同时发展了盂唇修复和盂唇再固定技术（图 92-11）。

Glick 医生[13, 14]早期曾介绍使用关节镜刀扩大关节囊入路，以方便关节镜器械在通道内的操作。关节囊扩大技术逐渐演变为关节囊切开术，在某些病例中使用了关节囊切开术以充分显露髋臼侧和股骨侧的撞击畸形（图 92-12）。这被 Ilizaliturri 医师于 2004 年采用，此后成为他的标准技术。在 2005 年，关节镜刀被射频钩刀取代，关节囊切开以逆向切割方式进行[15]。

2004 年，Ilizaliturri 医师开始研究进入转子周围间隙的技术，最初仅限于外源性髋关节弹响综合征的治疗，然后逐渐发展到用内镜治疗股骨大转

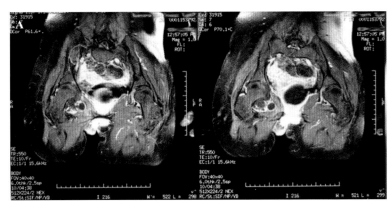
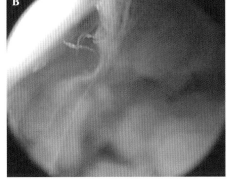

▲ 图 92-8　关节镜治疗
A. 右髋关节滑膜软骨瘤病病例的 MRI；B. 外周间室的内镜视图，显示股骨头下方有多个游离骨软骨瘤

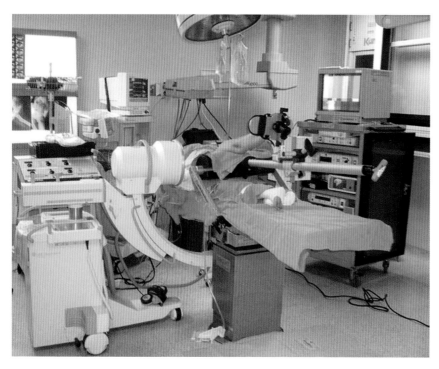

◀ 图 92-9　便携式侧向牵张器，患者右侧卧位

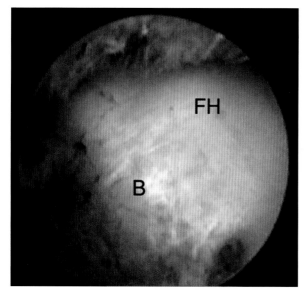

▲ 图 92-10　右髋凸轮撞击畸形的镜下照片
股骨头（FH）在右边（2004），B 为凸起

子疼痛综合征和髋关节周围软组织病变[16-20]（图 92-13）。

## 四、国际髋关节镜学会

在过去的 10 年中，随着行业领袖之间的密切交流，髋关节镜在世界范围内得到了快速发展。这种科学和技术的交流促进了 ISHA 的形成，该学会由波士顿的 Joseph McCarthy 医师和来自英国的 Richard Villar 先生领导。ISHA 于 2008 年在巴黎正式成立，创始成员是法国巴黎的 Thierry Boyer、巴西圣保罗的 Giancarlo Polesello、美国纽约的 Robert L.Buly、墨西哥墨西哥城的 Victor Ilizaliturri、德国慕尼黑的 Michael DienstMünich、加利福尼亚州旧金山的 Tom Sampson、英国伦敦的 Richard Villar、美国韦尔的 Marc Philippon、马萨诸塞州波士顿的 Joe McCarthy、澳大利亚墨尔本的 John O'Donnell、田纳西州纳什维尔的 Thomas Byrd、瑞士日内瓦的 Hassan Sadri（图 92-14）。他们都是世界上一些最重要的行业领袖。

Villar 医师成为 ISHA 的第一任会长，并于 2008—2009 年任职了 2 年，继任者是 McCarthy 医师和 Sampson 医师，他们曾在创始会议上当选为候任会长和副会长。ISHA 的第二届年度学术会议在墨西哥坎昆举行，在这次会议上，Ilizaliturri 医师当选为 ISHA 的第四任会长，并在 2012—2013 年任职。

## 五、墨西哥的髋关节镜教育现况

位于墨西哥城的国家康复研究所通过其助学金计划，已经在髋关节镜领域培训了来自墨西哥国

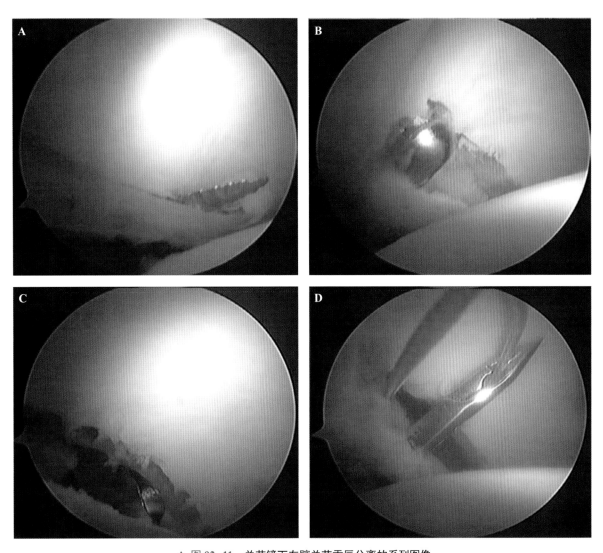

▲ 图 92-11　关节镜下左髋关节盂唇分离的系列图像

A. 用关节镜刀分离软骨盂唇交界处；B. 用刨刀清理并界定内侧边缘；C. 关节镜磨钻打磨成形髋臼边缘；D. 穿盂唇缝合锚钉固定

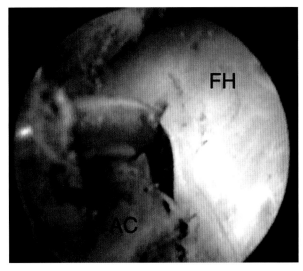

▲ 图 92-12　右髋关节镜下照片

使用射频装置切开前关节囊（AC），股骨头（FH）在右侧

内及哥伦比亚、智利、厄瓜多尔、萨尔瓦多和哥斯达黎加等国医师。这些项目的毕业生已成为本国或墨西哥其他城市的行业精英和公认的髋关节镜专家。

Ilizaliturri 医师通过一项外科医师访问计划接待了来自美国、西班牙、中国香港、智利、哥伦比亚、委内瑞拉、阿根廷、厄瓜多尔等国家和地区的外科医师，促进了髋关节镜领域的国际交流和友谊。

墨西哥髋关节镜的未来是光明的。希望继续为全球的理念、科技和教育发展做贡献。

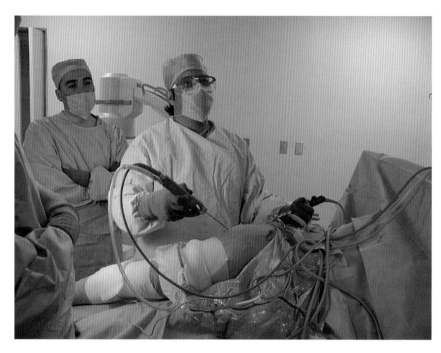

◀ 图 92-13　右髋部的滑囊腔镜
（2004）

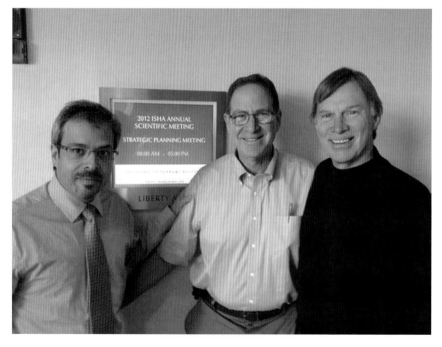

◀ 图 92-14　从左到右：Ilizaliturri
医师、Sampson 医师和 McCarthy
医师

# 髋关节镜检查的全球经验：南美洲篇

## Worldwide Experience with Hip Arthroscopy: South America

Alexander Bent Tomic Loftkjaer　Rodrigo Mardones　著

刘　阳　译　陈　刚　校

# 第93章

## 南美洲

南美地区的髋关节镜发展相对落后。由于缺乏专用器械，并且缺少髋关节镜技术的先行者，因此在不同的南美国家，引入、采用和扩展这类新兴外科技术的速度存在较大差异。阿根廷、哥伦比亚、巴西和智利是在髋关节镜技术的引进和发展方面比较脱颖而出的南美国家。

### （一）阿根廷

Ricardo Munafo 医师是阿根廷最早采用髋关节镜技术的外科医师之一。他于 1978 年开始从事医疗工作，并于 1986—1988 年，在法国"昂热大学中心医院"完成了髋关节手术的专业培训。1999 年，他参加了在加利福尼亚州（阿纳海姆）举行的美国骨科医师学会会议，并且成为 James Glick、Thomas Sampson 和 Joseph McCarthy 等医师举办的关于髋关节镜教学课程讲座的代表之一。Munafo 医师对这些技术产生了浓厚的兴趣，他联系了 Byrd 医师，并于 1999 年 4 月与 Zancolli 医师一起在纳什维尔拜访了 Byrd 博士，在此短暂停留期间，Munafo 医师获得了专用的手术器械，随后在 1999 年 5 月对第 1 例患者实施了手术，从此在阿根廷开展了专业实践。

Byrd 医师于当年晚些时候邀请 Munafo 医师参加了芝加哥学习中心的"大师"课程。课程期间，

Munafo 医师与 Ilizaliturri 医师共享一个工作站，后者之后在墨西哥开创了髋关节镜技术的先河，还第一次遇到了 Marc Philippon 医师（后成为 Munafo 医师的导师之一）。

Munafo 医师刚开始在阿根廷发展这项技术时，主要关注引起髋关节炎的盂唇损伤。2002 年 9 月，他在阿根廷骨科医生联合会会议上介绍了最初的系列患者。由于该系列研究包括 30% 的术前 Tönnis 评分 2 级的患者，因此中期随访结果并不令人满意。

2003 年，Munafo 医师与 Rodrigo Maestu 医师一起创立了关节病研究和治疗中心（Center for the Study and Treatment of Joint Diseases，CETEA）。Munafo 医师持续发展这项技术，并于 2007 年在阿根廷骨外科医生协会的期刊上发表了他的第一批 61 例病例。他发表了一篇结合关节镜和微创治疗的文章。Munafo 医师最近向资深作者汇报说，截至 2011 年 4 月，他已经实施了 975 例关节镜手术[1]。

### （二）哥伦比亚

2002 年，Bernardo Aguilera 医师开始在哥伦比亚开展髋关节镜。Aguilera 博士于 1995 年以骨科医师的身份从事医疗工作，并于 1998 年在柏林洪堡大学附属的 Charite 医院获得了 AO 奖学金。

Aguilera 医师对髋关节镜的最初经验来自教科

书，以及 Richard Villar 和 James Glick 医师的报道。他实施的首例髋关节镜手术是在 2002 年 4 月 4 日。该患者是 1 名 38 岁的女性，患有髋关节发育不良和一处干骺端囊肿，Aguilera 医师准备进行植骨。他计划采用仰卧位，术者可以看到关节腔并确定是否存在关节炎。但由于 Aguilera 缺乏专用髋关节器械，该过程无法顺利完成。

最初，他必须使用膝和肩关节器械、30° 关节镜以及相对较短的器械来开展该项技术。2004 年，他参加了北美关节镜协会的会议，在会议上，他看到专用的髋部器械后，立即在哥伦比亚专门定制了髋部器械。但是他仍然无法获得足够长的骨锉。

2005 年，他参加了由 Giancarlo Polesello 医师在圣保罗举办的课程，Marc Phillipon 医师和 Thomas Sampson 医师担任导师。这是他第一次认识到股骨髋臼撞击综合征的概念，因此他对髋关节镜产生了更浓厚的兴趣。2007 年，他拜访了布 Bryan Kelly 医师，并接触到臀肌清理术和关节镜修复技术。

Aguilera 于 2009 年成为 ISHA 的成员，此后一直积极参与。2010 年他与 J.M. Nossa 医师和 W.Marquez 医师一起作了关于髋关节镜并发症的报告。2011 年 4 月，在哥伦比亚的伊姆巴纳科医学中心主持了第一届国际髋关节镜课程，该课程聚集了髋关节镜领域突出的 16 名南美外科医师共享经验。

Bernardo Aguilera 医师是哥伦比亚 Imbanaco 医学中心保髋保膝部门的成员，目前仍在致力于发展这些相关技术。2002—2012 年，他共完成了 390 例髋关节镜手术 [2]。

（三）巴西

巴西是南美最大的国家，在 26 个州中分布约 2.05 亿人口。人口最为稠密的是圣保罗州，整个州有约 4000 万人，圣保罗市则有约 2000 万人。Giancarlo Polesello 医师目前是圣保罗市圣卡萨大学（Santa Casa de Sao Paulo）医院髋外科部门的主席，这家医院作为该国最大的医学院之一，为患者提供髋关节镜的相关服务。

1999 年，Polesello 医师访问了英国剑桥的 Richard Villar 医师，在那里，他见证了自己的第一例侧卧位髋关节镜手术。当时，髋关节镜技术仍限于切除损伤的盂唇或韧带、摘除游离体、切除滑膜和活检。股骨髋臼撞击综合征还尚未出现在世界舞台上。

回到巴西后，由于缺乏合适的髋部定位器，Polesello 医师在患者侧卧体位时遇到困难。他回顾了 Thomas Byrd 医生的著作，并最终在纳什维尔拜访了他，以学习仰卧体位如何开展髋关节镜手术。

2002 年 6 月，Thomas Byrd 医师以导师身份应邀参加了在巴西举办的第一届髋关节镜课程。并且在课程中实施了现场手术，进一步促进了巴西髋关节镜的发展。

2005 年，Byrd 医师与其他国际专家一起被邀请作为新的髋关节镜课程的导师，包括 Thomas Sampson、Marc Phlippon、Michael Leunig 和 Victor Ilizaliturri 等医师。该课程包括现场手术，这可能是第一个采用塑料模型的髋关节镜讲习班。

到 2007 年，髋关节镜已遍及南美，因此国际公认的专家也包括来自阿根廷的外科医师 Ricardo Munafo 和智利的外科医师 Rodrigo Mardones、Claudio Mella、Christian Foronda 和 Claudio Rafols[3]。

（四）智利

智利的髋关节镜技术也呈指数化发展。在 20 世纪 90 年代初，一些外科医师开始探索髋关节镜技术。其中包括"波多黎各天主教大学"的 Jaime Paulos 医师，"特拉巴哈多医院"的 Eduardo Zamudio 医师和"拉斯康德斯诊所"的 Mauricio Wainer 医师。这些早期的手术并不常见，通常是用于摘除创伤留下的游离体。

当髋关节镜开始被用于股骨髋臼撞击征的治疗时，其手术量大大增加。这几乎同时发生在 3 个不同的手术团队中。

Claudio Mella 医师在拜访了纳什维尔的 Thomas Byrd 和纽约的 Robert Bully 之后，从 2002 年开始

开发用于治疗盂唇损伤及清理的关节镜技术。

Cristian Foronda 医生和 Claudio Rafols 医师访问了圣保罗的 Giancarlo Poleselo 医师，重点研究了凸轮型股骨髋臼撞击综合征的治疗，两人在技术领域齐头并进。

在同一时间，Rodrigo Mardones 医师在智利整形外科大会上与 James Glick 医师会面，建立了工作关系，直至 2003 年 Mardones 医师在罗彻斯特的梅奥诊所做访问学者（研究员）期间。访学期间 Mardones 继续与 Robert Troousdale 合作进行了尸体研究，以确定相对于开放式手术，在关节镜下进行凸轮型撞击病变切除的准确性。这项研究于 2009 年发表，是首次利用尸体研究，将完全关节镜技术与开放技术治疗股骨髋臼撞击进行对比[4]。

3 个不同的外科团队都在治疗股骨髋臼撞击综合征的技术领域齐头并进。

到 2005 年，Mella 医师已经治疗了钳夹型和凸轮型股骨髋臼撞击综合征。Rafols 医师和 Foronda 医师在"DIPRECA 医院"组织了一个关节镜课程，实施了智利的首次现场髋关节镜手术。Mardones 医师组织了首次关节重建课程，该课程是梅奥诊所和"Pontificia Universidad Católica"开展的联合课程，其主题是采用关节镜技术治疗股骨髋臼撞击综合征。

随后，James Glick 医师访问了智利，协助 Mardones 首次在"加泰罗尼亚大学附属医院"（Clínico de la Universidad Católica）实施了 1 例钳夹型股骨髋臼撞击撞击综合征的关节镜下盂唇分离、固定[5]。

自那时起，在 Arenys Med 登记的髋关节镜数量呈指数化增长，智利的手术数量从 2006 年的每年 180 例增加到 2012 年的每年 1890 例，相当于这6 年中的增长率超过 1000%[6]（图 93–1）。据此预测，2013 年智利将在圣地亚哥和其他主要城市的医疗中心（如蒙特港、波多黎各瓦拉斯、瓦尔迪维亚、兰卡瓜、拉塞雷纳、安托法加斯塔和阿里卡）开展 2000 多例手术。目前的髋关节镜技术可广泛用于治疗包括髋臼股骨撞击综合征、炎性疾病、肌肉撕裂和撕脱、盂唇撕裂、软骨损伤、坐骨神经受压及创伤等一系列髋关节疾病。

率先采用这些技术的智利外科医师将继续积极发展这些技术，并在国际会议和期刊（AAOS、AANA、ISHA、ISAKOS、Arthroscopy、JBJS、Cartilage、Revista Chilena de Ortopediay Traumatología、

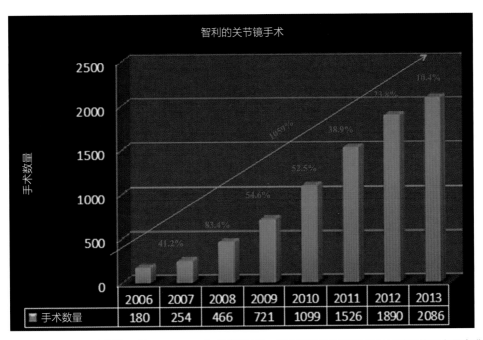

▲ 图 93–1　智利的关节镜手术 2006—2013 年的增长（以一家全国性的医疗用品公司登记的手术量为准）

Revista Argentina de Artroscopía、Revista Española de Artroscopía）方面开展国际合作，提供学术贡献。

髋关节镜的发展历程也是外科手术技术如何发展、扩展并超越国界的完美范例。在过去的 20 年中，从亚洲到北美，庞大的网络使南美外科医师在南美实现了这些技术的巨大拓展。外科医师的开拓精神、同行之间的学术合作，再加上外科医师的奉献精神，推动了医疗技术的发展，促进了髋关节镜手术的进步。

# 髋关节镜检查的全球经验：印度篇
## Hip Arthroscopy in India: A Perspective

Vijay D. Shetty 著

刘 阳 译 陈 刚 校

第**94**章

## 一、概述

在全球范围内，髋关节镜手术的最新发展已使外科医师能够诊断和治疗一些以前未被认识的髋部疾病。运动员和其他年轻人的髋部受伤越来越多地被诊断为一系列形式多样的疾病[1]。随着当前技术的进步，髋关节镜已经可以在不进行关节切开和外科脱位的情况下帮助外科医师治疗一些严重的关节内疾病。近年来，有关髋关节镜的出版物越来越多。但是，在世界某些地区，髋关节镜仍然是许多骨科医师闻所未闻的。在本章中，作者尽力说明印度次大陆的髋关节镜发展现状。

## 二、印度的髋关节镜

Vijay Shetty 在伦敦和剑桥接受了 Richard Villar 关于髋关节镜的访问学者培训。他于 2006 年 1 月返回印度，在孟买一家专门的企业医院开始担任髋关节和膝关节外科的执业医师。在获得必要的投资后，他购买了当时最新的髋关节镜设备，用以发展髋关节镜技术。

他被邀请在印度骨科协会（Indian Orthopaedic Association，IOA）年会的关节镜部分做了演讲。但当时，大多数参会者甚至没有意识到髋关节镜是可行的。巴基斯坦骨科学会主席也是参会者，邀请他到巴基斯坦讲课。在会前晚餐上，当医师们被告知他要发表的是关于髋关节镜的演讲时，直言说这

是在浪费时间！第二天的会议上只有不到 100 人听了他的演讲。

那时，印度次大陆很少进行这种手术，只有传统的骨科手术台，并且当时在孟买无法买到专业髋部器械。

## 三、作者的感受

### （一）髋关节镜技术

在孟买，髋关节镜手术通常是取侧卧位，在增强射线监控及全身麻醉和牵引下进行（图 94-1 和图 94-2）。侧卧体位可以为加长器械提供更好的操控性，特别是在肥胖患者中更容易进入髋关节，因为脂肪组织会倾向于从侧面滑开。牵引装置包括一个足套和一个可拆解的支撑部件（来自 DHS 手术台），用于固定腿部；以及一个填充良好的会阴柱，用于对抗牵引力，保护患者。

将下肢（手术侧）放在轻微屈曲（10°～20°）中，脚保持中立略微向外旋转。将会阴柱向上推向术侧大腿内侧，避免会阴柱压迫跨越耻骨支的阴部神经分支。如 Byrd 等所述，要小心翼翼地持续牵引，直到在透视影像上观察到"真空现象"[2]。通常使用 3 个入路：前外侧、转子近端和后外侧，尽管有时可能需要更多的入口。特殊设计的加长关节镜器械包括一根长穿刺针（Howard Jones 脊柱针，带 Pitkin 金点、Luer 锁扣，重量 15g、长度 155mm；Smith and Nephew，Inc.，Andover, MA, USA），专门设计

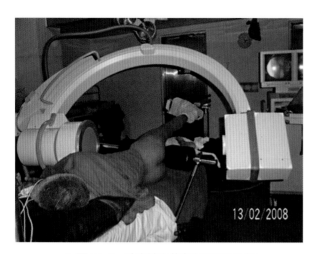

▲ 图 94-1　消毒铺巾前患者的侧卧体位

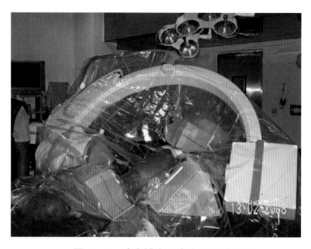

▲ 图 94-2　消毒铺巾后患者的侧卧体位

的柔性导丝以达到髋关节的深度。操作中需注意避免穿透髋臼盂唇。然后用约 40ml 的盐水使关节膨胀，并通过流体回流确认穿刺针进入关节囊内。

手术中始终使用关节镜泵注入生理盐水来保持关节的持续膨胀。尽管 30° 关节镜也很有用，但更常用的是 70° 关节镜。手术结束时，需在医师的直接监督下，小心地移除牵引。

在孟买，平均影像时间为 15s，而整个手术大约需要 40min 至 1h。

（二）常见问题

笔者首次在印度进行髋关节镜手术的患者是一个 11 岁男孩，他患有一过性髋关节滑膜炎。关节镜手术过程是发现关节中有充血的滑膜，于是进行

了滑膜切除术和活检（图 94-3 和图 94-4）。手术效果非常好，该案例报告随后在一个国际性的期刊上发表 [3]。

表 94-1 显示了到目前为止笔者实践中遇到的常见问题和相应的处理。

## 四、印度是否存在股骨髋臼撞击综合征

由于只有少数外科医师在进行治疗性的髋关节镜手术，印度会议上提出的主要问题是印度是否确实存在股骨髋臼撞击综合征。

为调查印度是否存在股骨髋臼撞击综合征，印度开展了一项与主要政府机构合作进行的研究。尽管这是一项非常初步的研究，但它表明，在普查

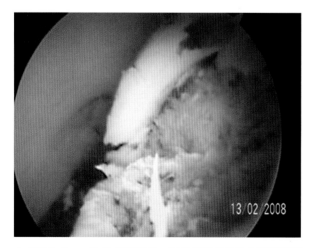

▲ 图 94-3　一名 11 岁男孩的一过性滑膜炎的关节镜下视图伴关节软骨损伤的滑膜充血

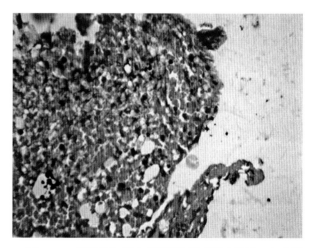

▲ 图 94-4　滑膜的组织病理学图示滑膜增生伴淋巴细胞浸润（HE 染色，400×）

表 94-1 髋关节镜术中常见问题及处理

| 诊　断 | 常规操作 |
| --- | --- |
| 盂唇撕裂 | 修整 |
| 骨关节炎 | 清理术 |
| 软骨瓣 + 骨软骨缺损 | 微骨折 |
| 滑膜炎 | 滑膜切除术和清理术 |
| 游离体 | 清除 |
| 圆韧带撕裂 | 诊断性治疗 |
| 软骨钙质沉着病 | 清理术 |
| 色素沉着绒毛结节性滑膜炎 | 清理术 |

中，印度人群对进展性股骨髋臼撞击综合征测量的敏感性远低于西方人口记录的测量值[4]。

## 五、现状

在印度，治疗性髋关节镜手术主要涉及关节清理术、滑膜切除术、盂唇修整和微骨折手术。尽管在年轻的外科医师中对这类手术的兴趣有所增加，但股骨髋臼撞击综合征手术并不常见。现在，越来越多的年轻外科医师渴望学习如何进行髋关节手术。

## 六、讨论

在印度，髋关节镜仍处于初始阶段。目前，印度的髋关节医师对患者的选择非常谨慎。很少有外科医师进行关节镜下的髋关节重建手术。这表明在印度需要集中精力进一步进行髋关节镜的教育和培训。在印度举行国家级和国际会议也是有必要的，要召集该领域的专家，以学习、分享和交流知识。

板球运动在印度就像一种宗教活动，每个人都希望参与其中。因此，可能会发生越来越多的髋关节运动损伤并得到诊断，从而有助于髋关节镜手术的发展。

## 七、结论

在印度，髋关节镜作为一种外科技术正被医师们迅速接受并提供给患者。有很多热心的年轻外科医师想学习这种方法，并且印度也举行了越来越多的关于髋关节镜的地区和国家科学会议。印度完全接受这项技术只是时间问题。毫无疑问，医疗界将会更加重视髋关节镜技术，并加大在外科医师和患者教育方面的投资。

# 第95章

## 髋关节镜检查的全球经验：日本篇

### The Worldwide Experience with Hip Arthroscopy—Japan

Nobuhiko Sugano　Takashi Nishii　著

刘阳 译 陈刚 校

## 一、概述

近来，关节镜手术对髋臼盂唇的清理、切除或修复的临床疗效引起了广泛关注。

自 20 世纪 80 年代以来，日本已将关节镜应用于多种髋关节疾病的治疗。那时尚无评价髋关节的三维诊断方法，如 MRI 或计算机 X 线轴向分层造影扫描等，只能使用 X 线和关节造影作为髋关节疾患的标准诊断方式，因此，对髋关节疼痛和弹响的患者做出盂唇和软骨损伤的确诊是困难的。而关节镜能用于检查在 X 线片上无法检测到的髋关节内问题，以及确定关节软骨损害的程度。

## 二、日本的髋关节镜发展历程

Suzuki 等在 1984—1985 年期间，对 45 名患者的 49 例髋开展了髋关节镜检查。患者在牵引台上取仰卧位，关节镜经大转子近端 1cm 外侧通过入路[1]。Suzuki 和他的同事发现，在 9 例髋关节疼痛中有 5 例存在髋臼盂唇撕裂，但这些在 X 线片上未发现异常。

Ide 等在 1984 年开始的 4 年中，报道 104 名患者的 196 例髋关节镜检查结果[2]。术中使用仰卧位牵引床，患者双腿持续牵引 20~40kg。他们开发了一项使用 2 个入路的技术，有助于对髋关节进行更全面的观察，并有利于他们进行简单的手术操作，包括摘游离体、清理骨关节炎和切除类风湿关节炎

的滑膜。前入路位于距髂前上棘至耻骨联合连线中点的远端和外侧 1cm 处，外侧入路位于大转子顶点近端 2cm 处。关节镜多被用于疾病诊断和髋关节评估，在 196 例髋关节中只有 11 例进行了外科手术治疗。后来，Ide 等在前入路和外侧入路的中点增加了一个前外侧入路，以开展部分截骨手术[3]。

迄今为止，日本主要将髋关节镜用于治疗髋臼盂唇撕裂或早期骨关节炎，很少有关于股骨髋臼撞击综合征治疗的报道。有可能是日本人平均髋臼深度不够，很少诱发钳夹型股骨髋臼撞击综合征[4, 5]，另外，日本人原发性骨关节炎的发病率也很低，而原发性骨关节炎通常伴随着股骨髋臼撞击综合征中所见的股骨头手枪柄样畸形。

尽管如此，日本有一些髋关节镜的早期采用者，他们在推动髋关节镜作为诊断和评估工具以及治疗工具方面做出了贡献。

## 三、关节镜检作为诊断和评估工具

### （一）盂唇和软骨的评估

早自 20 世纪 80 年代就有报道，一些在 X 线片上无法诊断的髋关节病例，通过关节镜检查发现了盂唇和关节软骨的损伤。

Ikeda 等描述了 7 名年轻患者的髋臼盂唇撕裂的关节镜检查结果[6]，其中 3 名患者在体育活动中出现了急性症状。检查时，所有 7 名患者的关节均出现被动屈曲和内旋疼痛。除 1 例撕裂外，所有撕

裂都位于盂唇的后上部分，在急性病例中，能观察到撕裂周围的血管扩张。几个月后对这些病例重新进行关节镜检查时观察到血管扩张已消失，但撕裂依旧存在。

根据髋关节炎的 4 个放射学分期，Noguchi 对有发育不良型骨关节炎的 120 例髋关节进行了关节镜检查，以明确关节内病理改变 [7]。其中，关节炎病变前期 41 例，早期有 42 例，进展期有 34 例，晚期有 3 例。伴随放射学阶段的演进，关节软骨退变愈发广泛和严重。他们发现，即使关节炎前期，在 X 线片上除了发育不良，没有发现其他异常，但 88% 的病例，有源于髋关节前上区的髋臼盂唇撕裂，85% 的病例，在股骨头和髋臼负重区域的前上部分有典型的关节软骨退变。髋臼的关节软骨退变通常先于股骨头。

Ide 等将盂唇的关节镜检查结果分为 8 种类型 [3]（图 95-1）。在髋关节发育不良引起的骨关节炎的早期阶段，能经常观察到桶柄或 L 形影像特征。在骨关节炎的后期，主要特征是退行性改变或完全撕裂 [8]。

Suenaga 等对 59 例继发于发育不良骨关节炎患者进行了体格检查和髋关节镜检查，以确定屈曲旋转时疼痛与盂唇撕裂间的关系 [9]。关节镜下检查的所有髋关节均在一部分承重区域显示髋臼盂唇未完全裂开或完全裂开。髋关节疼痛分别是对 39% 的患者进行最大屈曲内旋试验和对 27% 的患者进行最大屈曲外旋试验引起的。最大屈曲内旋试验的阳性结果与髋臼盂唇后上半部的不完全撕裂有关。然而，对于后上盂唇完全分离的撕裂，试验结果反而呈阴性。

髋臼截骨重建术是治疗髋关节发育不良，从而改善髋关节疾病症状和防止骨关节炎进一步发展的有效方法 [10, 11]。然而，难以通过放射照片评价截骨术对关节内软骨和盂唇愈合的作用。这里有几篇关节镜下评估与截骨术相关的软骨和盂唇的报道 [12-14]。Yasunaga 等在实施髋臼旋转截骨术时，对 57 名患者的 59 例髋进行了关节镜检查。他们在 4 个关节里找到了关节炎进展的放射学证据，这些证据在手术后 2～5.5 年被归类为 Outerbridge 分类的 4 级。逐步回归分析表明，髋臼或股骨软骨的损伤显著影

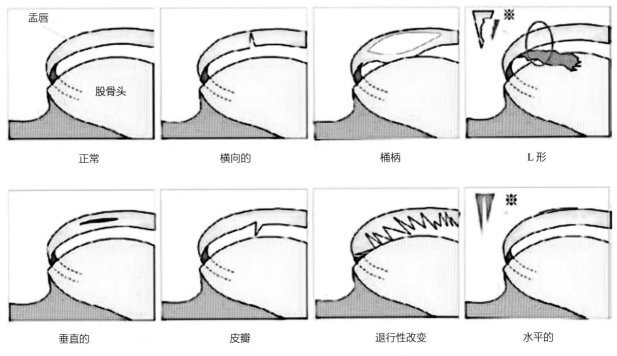

▲ 图 95-1　**Ide 的盂唇损伤形态学分型** [3]

经 Elsevier Limited 许可转载，引自 Yamamoto et al. Arthroscopic partial limbectomy in hip joints with acetabe lar hypoplasia. Arthroscopy. 2005 May;21(5):586-591.

响了髋臼旋转截骨术后关节炎的进展[12]。

Suzuki 等在对 38 名髋关节发育不良的患者于常规截骨术之前和平均 18.9 个月后进行了关节镜检查，以评估软骨损伤和盂唇病变的恢复情况[13]。包括髋臼旋转截骨术 17 例，股骨转子间内翻截骨术 13 例，股骨转子间外翻截骨术 7 例，Chiari 截骨术和股骨外翻截骨术 1 例。其中，在 5 例髋（13.2%）的髋臼侧和 4 例髋（10.5%）的股骨头侧中观察到了软骨修复，有 11 例髋臼盂唇附着在髋关节囊上。

Fujii 等开展了一项对 121 名患者（121 例髋）的观察性研究，这些患者均接受了髋臼移位截骨术和关节镜检查，以明确关节内病变对接受髋臼周围截骨的髋关节发育不良患者的影响[14]。Fujii 等发现在早期骨关节炎的髋关节中，股骨软骨下骨暴露是导致骨关节炎阶段性发展的危险因素。

### （二）啪声或咔嗒声

髋关节附近的啪声或咔嗒声可能是由髂胫束或髂腰肌肌腱等关节外结构引起的，也可能由关节内结构引起。但是，通常很难通过体格检查或医学影像来弄清啪声或咔嗒声的真正原因。

Yamamoto 等对 30 名出现弹响髋的患者（32 髋）进行了关节镜检查，通过向关节腔内注射局部麻醉剂可暂时缓解伴随的疼痛[15]。X 线片显示 11 个关节无异常，19 个关节有髋关节炎，各有 1 名 Perthes 病和滑膜骨软骨瘤病，并引起股骨头变形。除滑膜骨软骨瘤病病例外，通过 MRI 检查了 31 个关节，但未能确定所有病例中发生髋关节弹响的原因。髋关节造影显示了 2 例骨关节炎的关节内游离体。关节镜检查显示，在 X 线片上，所有 11 例放射学正常的髋关节均出现髋臼盂唇撕裂，在 X 线片上提示有骨关节炎的 19 名患者中有 15 例髋臼盂唇撕裂，以及在 2 例骨关节炎中髋臼盂唇与畸形的股骨头不匹配。对于 Perthes 病后股骨头变形的情况，关节镜检查显示由于髋臼撞击股骨头引起的股骨头软骨剥离。治疗性关节镜手术，包括盂唇损伤的部分髋臼缘切除术、游离体摘除术以及股骨头部分切除术，用以修复髋臼盂唇和畸形股骨头的不匹配，清理或修整剥离的关节软骨。这些步骤解决了所有病例的弹响问题。

### （三）圆韧带断裂

据报道，股骨圆韧带的外伤性破裂是髋关节严重疼痛的原因。Yamamoto 等还报道了 1 例圆韧带退变性损伤的 78 岁女性通过关节镜清理术获得了良好效果[16]。

## 四、关节镜作为治疗工具

### （一）关节镜清理术治疗骨关节炎

全髋关节置换术是治疗晚期髋骨关节炎的常规方法。然而，有一些机构将髋关节镜作为保髋措施以减轻疼痛，松解挛缩并防止骨关节炎的进一步发展。Sugiyama 等对 50 名年龄（56 例髋）在 30—78 岁的晚期骨关节炎患者实施了关节镜清理，包括切除损伤的盂唇、清理滑膜、去除了髋臼和股骨头骨赘以及松解髂腰肌[17]。在实施关节镜治疗的 2 年内，有 6 例需要进行全髋关节置换术，但对其余的 50 个髋关节，在充分缓解疼痛的同时，也并未导致骨关节炎的进一步恶化。

### （二）部分盂缘切除术

髋臼盂唇部损伤并非罕见的病理改变，在过去的 20 年中，已有一些用关节镜对其进行治疗的报道。但是，由于病例少，随访时间较短，大多数报道没有提供充足的适应证和疗效信息。

Ueo 等描述了 2 名疼痛原因不明的患者，其 X 线片和关节造影检查均正常，但临床检查高度怀疑髋关节内发生紊乱，因此对这 2 名患者进行了髋关节镜检查。在这 2 例病例中，都可以看到髋臼盂唇在髋臼后缘破裂。通过后入路进行部分切除术，术后 2～3 个月髋关节疼痛明显减轻[18]。

髋关节发育不良的盂唇损伤属于退变性损伤，是由于股骨头的未被覆盖的外侧部分被施加异常应力而导致的[19]。撕裂出现后，股骨头上将出现一个局部应力点，这会快速导致退行性关节炎。因此，髋臼盂缘切除术可能会增加不稳定性，从而导致骨关节炎的进一步恶化。Yamamoto 等在髋臼发育不良继发的前期或早期骨关节炎中，对 10 个髋关节实施了关节镜下部分髋臼盂缘切除术[3]。所有患者均为女性，显示的机械性症状包括"打软腿"、卡住、绞锁或咔嗒声。她们的年龄在 14—62 岁（平均 33.7 岁）。所有患者在手术后 4 天或 5 天内髋关节疼痛得到改善。术后约 8 年的随访中，所有髋关节的机械性症状减弱或消失，X 线片均未显示骨关节炎加重的证据，其中还包括 1 例术前中心边缘角为 0 的显示股骨头侧偏的病例。

#### （三）化脓性关节炎和游离体

髋关节镜使外科医师得以实施滑膜切除术并摘除游离体，且不会导致髋关节脱位或周围软组织结构的广泛损伤。Yamamoto 等对 4 名患化脓性髋关节炎的成年患者实施了关节镜清理术，并且在术中使用大流量冲洗（20～25L 生理盐水）[20]。这 3 名女性和 1 名男性患者平均年龄为 58 岁。从症状出现到实施手术的平均时间为 36 天。病理组织检验结果为金黄色葡萄球菌 2 例，沙雷菌属 1 例，B 族链球菌 1 例。其中 3 名患者的炎症反应在术后 4 周内消退，另一患者 6 周消退。术后随访时间为 1～6 年，在进行最终检查时，没有关节炎或其他并发症的复发。

Okada 等报道，在对 1 名 16 岁的髋关节滑膜软骨瘤病女孩实施的髋关节镜治疗取得成功[21]。手术 12 个月后，该患者未诉疼痛，也没有活动受限。

### 五、小结

日本引入髋关节镜已经 30 多年了。最初的适应证是为了诊断或者与髋臼周围截骨术相结合。发育不良在日本比股骨髋臼撞击综合征普遍得多，这也限制了髋关节镜的使用频率。但是，随着影像学的不断发展以及临床意识的更新，髋关节镜的适应证范围将不断扩大，应用规模也将持续增加。

# 第96章

## 髋关节镜检查的全球经验：中国篇
## Hip Arthroscopy in China

Jason Brockwell **著**

刘 阳 **译** 陈 刚 **校**

## 一、概述

中国占有着东方人口的绝大多数，其中大部分是汉族，尽管北方和南方的地理和气候等环境差别很大，但在人种、语言、饮食和文化方面区别不大。

单就人口数量而言，中国台湾和中国香港地区似乎并不具有代表性，但由于其医疗系统较为发达，或许能显示未来中国医疗的发展趋势。

中国关于髋关节疾病的文献和信息相对较少，但是可以通过与亚洲其他地区的东方人种进行比较和对照来得出一些推论，因此在某些情况下会引用非中国的研究。

## 二、东方人中髋部疾病的发病率差异

东方人中髋部疾病的发生率低于非东方人。不同髋关节疾病的相对发病率也与非东方人群不同。在不同的东方人群中，某些髋部疾病的相对发生率也有所差异。

### （一）髋部发育不良

在中国，髋部发育不良（dysplasia of the hip，DDH）的发生率尚不清楚。然而在日本这种情况却极为普遍，但在证实是襁褓包裹婴儿时（尤其是冬天出生的婴儿）臀部处于伸展位置为病因之后，日本于1973年开始全国教育运动，使得DDH的比率急剧下降[1]。

一篇关于中国中部地区一个大家庭的研究报道表明，冬天出生的儿童DDH发生率较高，这可能与冬天用襁褓包裹婴儿有关[2]。1981年在中国香港发行的《南方华人》中仅有的一项关注DDH的研究，显示该比率大约比西方国家报道的比率低10倍[3]，但最近新加坡的一项研究显示比率稍高[4]。

在华北地区测得的Wiberg中心边缘角比在其他种族中略低[5]。儿童时期（4—9岁）的平均角度为23°（5°～46°），在青春期（10—18岁）中增加到29°（6°～48°），并且成人达到33°（14°～59°）。

### （二）股骨头坏死

股骨头坏死（osteonecrosis of the femoral head，ONFH）在亚洲很常见（东方人群和非东方人群），有些可能与掺入合成类固醇的传统药物有关[6]。

有很多报道传统药物有时会故意掺入合成化合物，尽管这一比例尚不清楚，但据报道，多达50%的传统药物都含有合成化合物[7-12]。若真如此，随着相关法律法规的完善，发病率也会相应减少[13]，但是假冒和掺假药品生产是一个巨大的产业。2007年，中国国家食品药品监督管理局前局长郑筱萸也因收受贿赂违规批准药品通过审查而受到处罚[14]。2012年，在中国全国范围内打击假冒伪劣药品和保健产品销售，逮捕近2000人，并查获了巨额数量的假药，包括癌症、高血压和糖尿病的治疗药物<sup>[15]</sup>。假药和掺假药仍是面临的严峻问题。

### （三）骨关节炎和股骨髋臼撞击综合征

骨关节炎和股骨髋臼撞击综合征在亚洲（包括中国）并不常见。

一项对英国和中国香港地区进行泌尿系统检查的 X 线放射照相的研究表明，中国香港地区的骨关节炎发病率只有英国的一半，分别为 5% 和 10%<sup>[16]</sup>，尽管绝对测量结果显示中国人的髋臼较浅<sup>[16]</sup>，但两者 Wiberg 中心边缘角度并无显著性差异<sup>[17]</sup>。在一项针对 70 岁以上韩国人类似的研究中，男性 X 线片骨关节炎的发生率为 1.7%<sup>[18]</sup>。

中国北京的一项使用与 Framingham 骨关节炎研究相同的标准化工具和方案的调查中，60 岁及以上的男性和女性的髋骨关节炎患病率仅为 0.4% 和 0.6%，这远低于白种人<sup>[19, 20]</sup>。一项全国范围内规模较大但较不严格的研究再次得出结论，髋骨关节炎在中国人群中是不常见的<sup>[21]</sup>。

关于东方人中股骨髋臼撞击综合征发生率的数据很少。大多数放射科和骨科界对这种疾病可能认识不足。

在一项日本的研究中，946 例髋关节置换术中只有 17 例（2%）是因为骨关节炎。在骨关节炎的 17 个病例中，有 6 个病例 [ 即所有其他全髋关节置换术（甲状腺激素抵抗综合征）的 0.6%] 是股骨髋

臼撞击综合征造成的<sup>[22]</sup>。

来自香港未发表的数据研究评估一所大学骨科诊所被诊断为“髋关节疾病”的 60 岁以下的中国成年人，其中 5% 的患者具有股骨髋臼撞击综合征的临床和放射学证据，而 25% 有至少一个股骨髋臼撞击综合征影像学特征。他们多数被诊断为股骨头坏死、炎症性关节炎、小儿髋关节疾病后遗症和感染（Patrick Yung，个人交流）。

在中国和亚洲大部分地区，蹲或坐在地上都是十分普遍的行为（图 96-1）。日本一项使用开放式 MRI 的研究推演了该过程，在 MRI 上可以看到，蹲坐时，股骨头前颈部交界处接近髋臼缘，股骨头从髋臼底部浮起，髋臼缘起支点作用。可想而知，日本人每天蹲下并坐在地板上时都在重复这一过程<sup>[23]</sup>。据此，人们有理由相信这会对髋部造成伤害，但是大概是因为蹲坐较为平缓（与运动相比），这似乎不会造成太大问题。

## 三、解剖学

东方人可能比其他种族具有更高的股骨头颈比例，并且股骨前倾稍微多一些。

泰国的一项研究测量了 102 个股骨，均没有明显的先天性疾病或股骨头部、颈部和轴的畸形，其中包括 50 名男性捐献者和 52 名女性捐献者，平均

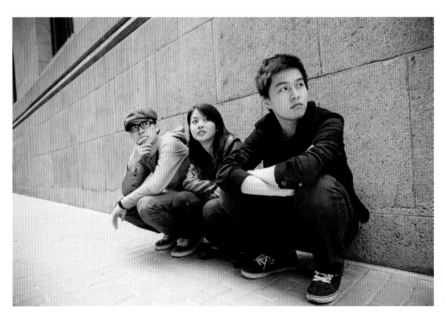

◀ 图 96-1　亚洲人习惯于蹲坐，但似乎对髋关节伤害很小或没有

年龄为 58.8 岁（范围为 25—85 岁）。男性和女性在冠状面和矢状面的头颈比分别为 1.47、1.45 和 1.77、1.83[24]，这是健康的数据，说明不易受撞击的影响。

对比白种人和中国香港地区的华人发现，股骨头部、颈部和股骨近端存在显著差异。在白种人中，男性的前倾角平均为 7°（范围为 -2°～35°），女性为 10°（-2°～25°）。在中国香港地区，男性平均前倾角度为 14°（-4°～36°），女性平均角度为 16°（7°～28°）[25]。这些差异可以解释中国人股骨髋臼撞击综合征的发生率较低的原因。

### 四、中国股骨髋臼撞击综合征的病因

关于股骨髋臼撞击综合征病因的争论不断，大体上是遗传和（或）体育活动。如果股骨髋臼撞击综合征主要是由运动引起的，那么，大众参与休闲体育运动很可能会导致股骨髋臼撞击综合征和骨关节炎的发生率增加，这在解剖学上应该有所发现。

休闲体育活动的群众参与度与经济水平有关，除日本和韩国，大多数亚洲地区的富裕程度不足以支持民众大规模参与休闲体育活动。在中国，通常会选择体育素质较高的年幼孩子进行培养，而其余的普通人群只能通过公众健康措施或场馆进行体育锻炼（图 96-2 和图 96-3）。

近年来，日本和韩国经济水平显著提高，但是比起发展体育事业，仍然更加重视在学术方面的成就。可能将花费几代人的时间并观察大量样本，才能了解从童年开始从事大量体育活动对老年时的影响。中国香港也是经济发达地区，2011 年人均生产总值达到 35 156 美元[26]，但中国香港严重缺乏社区体育设施（图 96-4），儿童参加体育运动受到一定的限制。现在，整个亚洲地区的经济水平正在迅速上升，因此在未来几代亚洲人中可能有症状的股骨髋臼撞击综合征和骨关节炎发生率会呈上升的趋势（图 96-5）。

### 五、运动

多项研究支持这一理论：青少年参与体育运动是股骨髋臼撞击综合征的致病因素。

这个主题的开创性研究来自 Siebenrock[27]，他回顾了 37 位平均年龄为 17.6 岁的男篮球运动员的 72 个髋关节和 38 位年龄相仿的志愿者，这些志愿者没有参加高水平的体育活动。15% 的运动员臀部疼痛且前部撞击试验呈阳性。对照组（志愿者）的髋关节内旋平均为 30°，而运动员为 19°。α 角的最大值[28] 与对照组（47°）相比，运动员的整个股骨头前上节段更大（平均 61°）。运动员在至少一个测量位置上的 α 角大于 55° 的可能性增加了 10 倍。

在美国进行的一项前瞻性研究中，对 67 名男

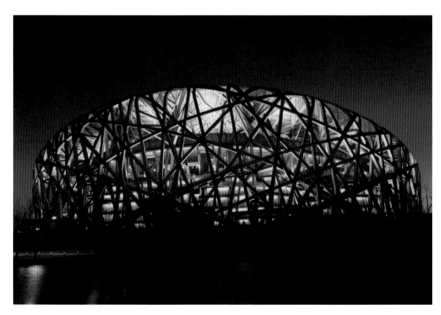

◀ 图 96-2　2008 年奥运会在中国北京举行，为此建造的"鸟巢"奥林匹克体育场

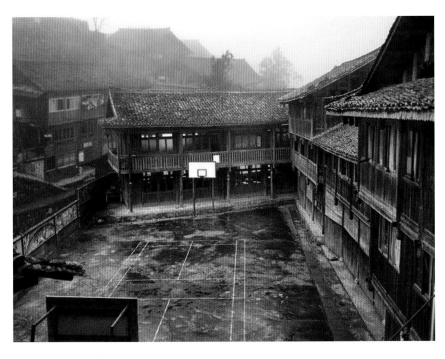

◀ 图 96-3　中国广西农村学校体育设施
©iStockphoto / craftvision，版权所有

性美国大学橄榄球运动员（平均年龄 21 岁）的双髋进行了股骨髋臼撞击综合征的放射学检查。134 个髋关节中有 95% 的至少有一个凸轮或钳夹撞击迹象，77% 有一个以上的撞击迹象[29]。

荷兰进行的一项针对 12—19 岁的 89 位前专业足球运动员和 92 位非专业运动青少年的研究显示，凸轮型畸形在足球运动员中占 26%，而在非专业运动青少年中则占 17%。足球运动员中股骨头的前上扁平化（56% vs. 18%）和突出（13% vs. 0%）比对照组更普遍[30]。

有几项研究关于普通青年人口中股骨髋臼撞击综合征的放射学迹象的研究。挪威的一项大型研究表明，平均年龄为 18.6 岁的 2081 个男女年轻人，在大约 25% 的男性和 6% 的女性双髋中都观察到一种或多种凸轮型畸形。大约 22% 的男性和 10% 的女性参与者的双髋出现一种或多种钳夹型畸形[31]。

一项研究不支持股骨髋臼撞击综合征病因的运动理论。这项美国的研究是将 50 位参加高水平足球运动的年轻人的骨骼成熟度与 50 位未参加运动的年轻人进行对比。在 10—14 岁的男性年龄段和 8—12 岁的女性年龄段中，受试者每年至少 36 周，每周至少进行 3 场高水平的比赛或练习。在对照组相同年龄段中，未参加休闲级别以上且每周少于 2

天且每年少于 26 周的足球或其他运动。每组有 25 名男性和 25 名女性。25 名男性受试者中有 15 名有凸轮畸形的证据，而对照组中则有 14 名男性有这种迹象。25 名女性受试者中有 9 名具有凸轮畸形的证据，而对照组中为 8 名女性。这些差异都不具有统计学意义。与女性相比，男性的凸轮畸形患病率明显更高（29 vs. 17，P=0.016）[32]。笔者得出结论，骨骼不成熟的足球运动并非股骨髋臼撞击综合征的风险因素。混杂因素是对照者参与体育运动的水平，股骨髋臼撞击综合征的总体存在与美国普通人群相似，其中许多儿童相当活跃，因此尽管没有玩有竞争性的足球，但他们可能已经有足够的运动强度而导致畸形，而足球运动额外增加的运动量并未导致股骨髋臼撞击综合征的比率进一步增加。

## 六、遗传学

一项英国研究调查了 64 名因原发性撞击接受治疗患者的 96 个兄弟姐妹，77 位配偶作为对照组。这些患有凸轮畸形的患者兄弟姐妹具有相同畸形的相对风险为 2.8。患有钳夹畸形患者的兄弟姐妹具有相同畸形的相对风险为 2.0。双侧畸形多发于兄弟姐妹，相对风险为 2.6。与对照组相比，兄弟姐妹组形态异常的髋关节的临床患病率也更高（相对

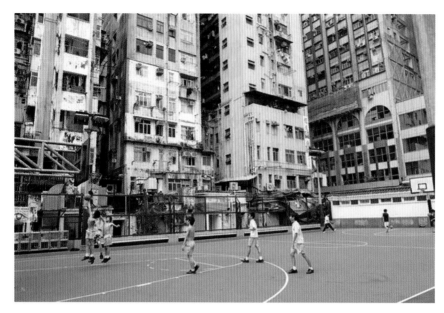

◀ 图96-4　在中国香港地区的社区篮球场地
©iStockphoto/tanukiphoto，版权所有

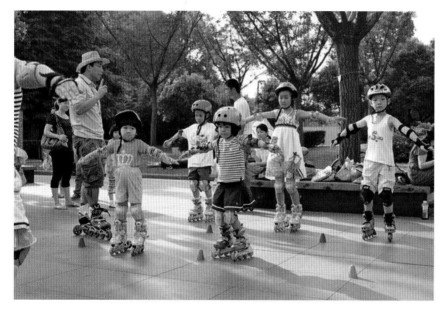

◀ 图96-5　"小皇帝"
在独生子女政策下出生的孩子特别受到父母和祖父母的关注。这种关注是否将转化为提供孩子休闲运动的时间，还是因为他们大量依赖成年人而没有时间，仍有待观察。经济学家预测为后者（©iStockphoto/jacus 版权所有）

风险度 2.5）[33]。这项研究没有解决先天因素和后天培养的问题，因为研究认为在童年时期兄弟姐妹们有相似项目和数量的体育活动。

　　反对运动理论的证据来自比较解剖学和人类学。Hogervorst 和他的同事们检查了各种现代动物物种以及现代人类和人类祖先的臀部和骨盆[34]。

　　他们描述了 2 种定型的哺乳动物髋关节，它们分别被称为"髋直肠型"和"髋圆形型"。髋直肠型的特征是在股骨头或头颈交界处有直的或非球形的截面，具有凸轮或手枪柄式的变形，主要在跑步

者和跳跃者中能观察到。在雄性髋关节中，进化可以解释为髋直肠型中的凸轮撞击是为奔跑做出的适应性改变。

　　髋圆型的股骨头呈圆形，头部颈部偏移空间更大，主要见于攀爬和游泳动物中。

　　在女性骨盆和髋关节中，直立步态与大头颅的胎儿出生之间的进化冲突，可以解释髋底钳夹撞击，因为骨盆的扩大至允许胎儿通过，与需要缩短髋关节旋转中心到重心之间的距离之间有冲突。

　　在哺乳动物的中，与人类一样，严重的撞击形

态是很常见的。圆形股骨头是例外而不是常规。

在屈曲和伸展的有限范围内，四足动物的髋部主要以屈曲的姿势负重。四足动物的直肠位置位于后上方。Hogervorst 假设，这是四足跑步、跳跃或疾驰时蹄部或爪子击打时头颈部交界处的张应力最高的地方。然而，人类的骨盆是垂直的，髋关节在大多时候处于伸展位置负重，以足跟着地，最大的拉伸应力向前约 90° 处，即前上颈 – 头颈交界处，也就是人类凸轮畸形的部位。

是否从事体育活动是近端股骨手枪柄样畸形发展的重要因素，很明显，体育活动会导致髋部变得有症状。

远东地区的外科医师报道，东方年轻患者中有少量有症状的股骨髋臼撞击综合征[35]，运动者比率较高[36]。

## 七、臀肌纤维化

臀肌纤维化和挛缩通常继发于多次注射后，可导致髋关节内收受限[37-40]，患者行走时步幅增大，髋关节被迫外展。有报道称在中国发生率很高，为 1%～2.5%[41-43]。这可能与 20 世纪 70 年代和 80 年代中国使用苄醇作为青霉素的肌内注射溶剂有关[37,39]，因为苄醇被一些作者认为是引起臀肌挛缩的主要原因[40,41]。有一种群众观念，认为注射剂比口服药物"更强"，患者可能期望或要求使用注射剂。

## 八、强直性脊柱炎

中国一些炎症性关节炎的发病率与世界其他地区之间存在差异，例如，中国的类风湿关节炎发病率约为 0.5%，而世界其他地区约为 1%。痛风在中国更为常见。在脊椎关节炎中，亚洲与世界其他地区之间相似[44]。值得一提到是，中国北方和南方之间的强直性脊柱炎的发病率和表现略有不同[45]。约有 25% 的中国强直性脊柱炎患者主诉髋关节疼痛[45]，这与欧洲和南美的数字大致相符[46]，因为在这种情况下，流行病学估计存在许多混杂因素[45,47]。欧洲强直性脊柱炎患者中约有 5% 接受了

髋关节置换术，中国患者接受髋关节置换术的百分比则没有相关报道。

## 九、中国的髋关节镜

股骨髋臼撞击综合征可以说是关节镜干预的最佳适应证之一，但在东方人中相对不常见，在东方，股骨头坏死和髋关节发育不良比较常见，这是关节镜干预较差的适应证，也是中国髋关节镜相对较不够发达的原因之一。

医疗干预率也与经济水平直接相关。根据世界银行的资料，中国是一个发展中国家，2011 年人均国内生产总值仅为 5445 美元[26]。

许多中国人是有医疗保险的，因此不愿意为"生活方式"型（未在医保报销范围内）的医疗干预付费。但随着中国政府增加医疗保健支出并鼓励发展私人医疗保险，这种情况可能会改变。

ISAKOS 和其他组织在中国与本地和国际讲师一起组织了髋关节镜检查课程。通过在尸体上的演示讲课效果相当好。

目前，中国仅进行少量的髋关节镜手术，商业代表非常粗略地估计，全中国每年有 1000 例（人口约 14 亿），而在中国香港地区约有 200 例（人口 700 多万）。

在现代关节镜之乡的日本这个数字要高得多，但与现代西方国家相比仍然很低。

在远东地区，关于髋关节镜的出版物相对较少。文献服务检索系统（PubMed）在 2012 年 9 月搜索"髋关节镜"的中国出版物数量为中国内地 12 种、中国香港 1 种、中国台湾 3 种。

### （一）髋关节镜在髋臼发育不良中的应用

DDH 被认为对于髋关节镜的适应证相对较差。在髋臼发育不良中，盂唇损伤的清理术显示较差的短期效果[48]。令人鼓舞的是，骨盆切开术能够挽救许多关节镜下清理术失败的发育不良型髋关节，并且曾经进行过关节镜下清理术患者的骨盆切开术的结果与未进行过先前治疗的患者无差异[49]。

日本和其他外科医师曾用髋关节镜治疗伴有髋

臼发育不良的髋臼盂唇撕裂，具有良好的短期至中期效果[50,51]，在髋臼截骨术之前评估关节软骨[52,53]，用以治疗截骨术后关节内病理疼痛[54]，同时用截骨术治疗关节内病变[55]。在日本，在 40 多岁和 50 多岁的患者中进行骨盆截骨术取得了成功，虽然他们的关节间隙也明显减少[56,57]。髋关节镜手术可能结合骨盆截骨术治疗髋臼发育不良。

美国[58]和日本[59]的外科医师报道了在儿童股骨头缺血性坏死（Legg-Calve-Perthes 病）和髋臼发育不良中使用关节镜辅助的支架手术，该手术和术后效果都还不够成熟，但该过程比骨盆切开术"微创"，这可能会对关节镜外科医师产生吸引力。

尽管存在技术上的挑战，但仍可能对应用关节镜辅助的骨盆截骨术感兴趣，特别是不喜欢长瘢痕的年轻女性。内窥镜技术尚处于发展初期[60,61]。

在中国唯一的报道中，哈尔滨的外科医师报道了 24 位患者的髋臼旋转截骨术联合关节镜下清理术（29 例髋），平均年龄 38 岁（范围 21—50 岁）。20 个髋关节处于 Tönnis 分级 1 期和 9 个髋关节处于 2 期。24 个病例平均随访了 4.5 年（范围 3~8 年）。16 例髋跛行消失，8 例髋改善。HHS 从术前的 79 分改善到术后的 95 分。在 Tönnis 1 期的 20 个髋关节在手术后保持了 Tönnis 1 期。在 Tönnis 2 期的 9 例髋中，有 5 例髋改善到 1 期，而 4 例髋维持在原来状态。他们得出结论，即使对于年龄较大的 Tönnis 2 期关节炎患者，这种手术也是值得一试的[62]。

来自德国的一项关于关节镜辅助减少儿童髋关节脱位的报道同样令人鼓舞[63]。

### （二）髋关节镜在股骨头坏死中的应用

北京解放军总医院的刘玉杰教授是中国髋关节镜的先行者，并且正在通过关节镜辅助治疗股骨头坏死[64]。他为 Ficat 1 级和 2 级的股骨头坏死进行小直径多钻孔髓芯减压。而对于 MRI 显示滑膜炎和（或）积液的患者，他会在术中同时使用关节镜处理，通常这仅仅用来冲洗积液和清除发炎的滑膜。

他报道 226 例股骨头坏死患者（383 髋），男 169 例（296 髋关节）和女 57 例（87 髋关节），平均年龄 36（14—64）岁，术者在 X 线透视指导下以低速进行了 3.5mm 的 Steinmann 针（斯氏针）钻孔减压。在该研究中，有 209 例进行了髋关节镜清理术。164 例进行为期 35 个月的随访(3~60 个月)。HHS 从术前的 68 分（56~78 分）增加到术后的 79 分（58~92 分）。383 例髋中有 198 例（69.5%）优异，HHS＞80 分，70 例髋（29.5%）良好，HHS 在 70~79 分，17 例髋（6.0%）较差，HHS＜69 分。这 17 例髋关节股骨头塌陷。139 例有积液的髋关节接受了关节镜治疗，在随访期间 139 例髋关节中的 87 例复查了 MRI，发现积液减少了 59 髋，增加了 10 髋。10 例出现并发症，经治疗全部治愈。

刘教授继续使用该技术，因为他认为髋关节镜的风险相对较小、时间相对较短，且有益于患者，但他未进行任何对照研究，因此他的结论尚待进一步论证。

### （三）髋关节镜在臀肌挛缩症中的应用

1978 年，Ma 首次在中国文献中报道了臀肌挛缩症的开放性治疗。该研究[65]和后续的研究[66]都报道了治疗总体效果良好，但恢复速度较慢，并且存在与血肿有关的各种并发症。3 篇中国论文报道了 2 个系列的关节镜下臀肌挛缩松解术[67-69]效果良好。在皮肤上标记出可触及的纤维带，并建立皮下腔隙，使纤维带可见，然后用射频钩刀将其松解。该术式与历史悠久的开放式手术效果相似功，且并发症更少，所以至今仍然被采用。

### （四）髋关节镜在髋臼股骨撞击综合征中的使用

中国关于髋关节镜手术治疗股骨髋臼撞击综合征仅有 1 份报道，该报告来自北京一个专家中心。他们报道 2008—2009 年手术的 21 例病例，效果良好[70]。

### （五）髋关节镜在骨性关节炎中的使用

一篇论文是关于早期疾病的透明质酸注射，中度疾病的关节镜清理术以及晚期疾病的全髋关节置换术[71]。

## （六）髋关节镜在强直性脊柱炎中的使用

强直性脊柱炎的髋关节中的炎症部位推测是软骨下骨髓，无法通过髋关节镜到达[72]。

刘玉杰教授报道，早期强直性脊柱炎的 22 例患者（26 例髋）关节镜清理术短期效果良好，平均年龄 16 岁（14—19 岁）。手术内容包括松解粘连和清理增生滑膜、退化的软骨碎片及软骨下骨的暴露。所有患者均获随访，平均随访时间为 26（6～84）个月。大多数患者术后缓解疼痛，恢复功能和活动度。根据 HHS 和视觉模拟评分评估系统，结果分别为优（6 例）、一般（14 例）、差（2 例）。

没有患者进行全髋关节置换[73]，但是，这个研究的患者群体非常年轻，随访时间也很短，可以预期结果会随着时间的推移而有所恶化。

## 十、未来

随着医学界对髋部疾病的认识不断深入，对早期诊断和转诊的认识不断提高以及髋关节镜医师的增加，中国的髋关节镜手术数量将会增加。

如果开发出成功的关节镜治疗股骨头坏死的方法，或者在 DDH 方面有所发展，并且随着股骨髋臼撞击综合征的普及或认可度的提高，髋关节镜手术有望成为中国的一种常见手术。

# 第十四篇　实践管理与教育

## Practice Management and Education

**Hatem Galal Said**　著

# 第97章 髋关节镜服务工作的开展
## Setting Up a Hip Arthroscopy Service

Richard E. Field　Parminder J. Singh　Mahalingam Karuppiah　Omer Mei-Dan　著

张　晋　译　欧阳侃　校

## 一、概述

目前，只有极少数的骨科医师专门从事髋关节镜手术。对于绝大多数外科医师而言，髋关节镜只是他们治疗患者的手术之一，有时也会选择其他的手术方式进行治疗。外科医师在髋关节镜投入的精力取决于他们对于髋关节镜外科亚专业化的渴望、同事们的期望以及他们对髋关节镜发展前景的评估。本章主要讨论执业地点的选择，髋关节镜服务的商业可行性，可能需要治疗的患者类型，开展该服务可能需要的其他医疗人员，需要的沟通技巧，可能有益的战略联系、患者评估的方法、影像学检查的要求、数据采集的重要性、运营所需的适当设施、患者的教育和预期、办公室人员和髋关节镜计费，以及为患者和医疗人员提供联系电话等方面。

本章中提供的建议主要是针对近期完成骨科专科培训、接受过1～2期的髋关节镜专科培训，对髋关节镜特别有兴趣并有志成为1名髋关节外科医生的人群。随着保髋手术理念的不断深入，预计越来越多对髋关节镜感兴趣的外科医师会去接受髋关节镜专科培训，以便于进一步了解运动相关损伤，同时认识一些其他需要进行保髋手术的疾病。此外，也希望这一章能够帮助那些已经开展髋关节镜服务的外科医师重新思考他们目前的开展状况，向他们提供有价值的策略，并进一步提高他们对髋关节镜的兴趣，提升其专业技能。

## 二、执业地点

不同外科医师提供的医疗服务、公立与私人机构、不同报销制度，以及不同部门、集团或个体经营的内外科医疗机构都存在很大差异。同样，不同医院提供的专项服务和承担的工作量也各不相同。大多数外科医师是通过培训和临床经验获得识别和鉴别疾病的能力。他们的外科手术技能是通过培训、操作和反复训练获得的。由于髋关节镜的优势显著，因此越来越多骨科医师开始开展这项技术。虽然这有利于髋关节镜在临床中的发展，但一些髋关节外科医师在开展以往很少使用的陌生技能时会经历诸多困难。笔者建议，那些渴望开展高效的髋关节镜服务的外科医师应至少每周完成1台髋关节镜手术，并确保在其所在地区有转诊基地以支持该层次的手术服务。虽然一些外科医师在人口密集的地区工作，可能会有充足的病例以使得他们可以在多个执业地点做手术以维持自己的手术技能，但还是建议大多数外科医师最好是在同一个执业地点做手术。这个地点取决于多个因素，例如医院在髋关节镜技术开展中提供的帮助和支持。根据经验，对于渴望从事保髋和髋关节镜的医生，其执业地点最好是选于人口密集的城市地区。虽然一小部分患者会去偏远地方就诊，但这并不典型，而且只发生在那位外科医师拥有强大的转诊体系，具有专业的康复服务支持，并因其专业知识而被广泛认可的情况下。

## 三、制订商业计划

通过医院商业计划书证明某一项新服务或现有服务的开发具有商业可行性的情况，在公共和私人医疗机构中越来越普遍。对于髋关节镜，医院需要权衡投入的成本和在患者可以获得的收益。

在许多国家，经济和政治压力正在降低医疗服务费用的报销比例，这增加了医院购买昂贵设备的风险。应当记住，髋关节镜最初是使用原本用于膝和肩关节的手术设备发展起来的，并且在髋部骨折的牵引床上完成。虽然髋关节镜专用设备具有一定优势，但大多数髋关节镜手术仍可以使用常规的膝关节和肩关节设备完成。在外科医师因医疗机构对髋关节镜服务可行性不认可而遇到阻力时，标准关

节镜设备和少量外科通用设备的结合应能使外科医师开始髋关节镜手术。

表 97-1 是开展髋关节镜服务时需要制订的商业计划中相关信息的"备忘录"。

## 四、患者

患者从髋关节镜手术中获得的益处取决于外科医师的手术水平。通常来说，刚开始开展髋关节镜的外科医师不建议直接治疗专业运动员或精英运动员。他们可能更适合治疗患有先天性髋关节畸形的年轻人，但是他们收到的转诊患者大多是渴望保留或恢复髋关节功能的中年患者或者患有早期髋关节退行性疾病的 40 或 50 多岁患者。在告知这些患者髋关节镜手术的潜在优势时应加倍谨慎。必须花一些时间与患者沟通，以确保医患对手术预期是一致的。

表 97-1　开展髋关节服务时需要制定的商业计划中的成本因素

| 服 务 | 项 目 | 成 本 | 收 入 |
| --- | --- | --- | --- |
| 诊所 | • 咨询服务 | | |
| 影像学 | • X 线片<br>• CT 扫描<br>• 磁共振检查<br>• 运动分析 | | |
| 医院费用 | • 医院人员和培训<br>• 影像增强器<br>• 髋关节牵引床<br>• 髋关节镜设备<br>• 消耗品<br>• 植入物<br>• 存储 | | |
| 住院治疗 | • 日间患者 / 住院 | | |
| 康复前 / 后 | • 物理治疗法<br>• 联合保健服务 | | |
| 业务管理 | • 秘书<br>• 数据采集<br>• 软件支持 | | |
| 市场营销 | • 网站开发<br>• 研讨会<br>• 资料<br>• 广告 | | |

## 五、推荐人

推荐患者寻求专家意见和治疗方案的转诊基地是所有临床服务成功的基石。一般来说，已经治疗了数十年或几个世纪的外科疾病都有一套由初级保健或社区医生建立的转诊途径。但如果治疗方案相对较新，可能未包含在医学院校课程中，则可能未形成明确的转诊流程。虽然初级保健/社区医师正逐渐形成早期干预、保留关节和髋关节镜的理念，但很大一部分髋关节镜患者仍然是由联合保健专业人员推荐。无论哪种方式，外科医师刚开始开展髋关节镜服务时最重要的步骤之一是出去拜访潜在的推荐人，并解释股骨髋臼撞击综合征相关的损伤会如何损伤髋关节，如何识别此类损伤以及如何处理这些损伤。同样重要的是需要向推荐人解释，当正确诊断上述损伤后，保守治疗通常是最有效的。但是当需要手术时，延迟干预会导致关节受损更加严重，疗效也不太令人满意。

互联网的出现和髋关节镜的发展几乎发生于同一时期。因此，髋关节镜相关的许多信息都可以通过互联网获取。与老年疾病不同的是，适合行髋关节镜手术的患者通常熟悉互联网，在求助医疗专业人员之前或同时，他们会在互联网上搜索其所患疾病的相关信息。因此，很大一部分患者就诊前已经从互联网论坛和聊天室内获取信息了。外科医师应该意识到，这些人往往对其他患者最好或最坏的疗效有所了解，但对正确诊断所需的临床检查和可能需要考虑的治疗方案还知之甚少。

很多需要进行髋关节镜手术的患者错误地接受了物理治疗师、接骨医师、脊髓指压治疗师、私人教练、普拉提教练和其他治疗师的诊疗。但是这些患者的症状并不会因为这些治疗而得到改善，对软组织扭伤有效的一些治疗措施可能还会加剧这些个体的临床症状。建议想要开展髋关节镜服务的外科医师与当地联合医疗专业人员建立联系，告知他们可以通过髋关节镜治疗的疾病，并建立沟通渠道，以确保患者做好正确的术前准备和出院后得到正确的康复训练。应当记住，当一个联合医疗专业人员推荐患者来就诊时，在每一个治疗阶段都应该反馈给推荐人患者目前情况，并尽可能在手术治疗后让推荐人一起参与患者的康复。

渴望对专业男运动员、女运动员和精英运动员开展髋关节镜服务的外科医师，应寻求并建立与体育治疗师和俱乐部物理治疗师的联系渠道。这些人经验丰富，能判断哪些患者保守治疗无效、最有可能受益于外科手术。他们也擅长患者的术前准备、术后康复治疗、告知患者手术预期效果以及帮助他们术后顺利重返体育活动。但是，外科医师应该意识到，这相对而言是一个利基市场。职业男运动员，女运动员和精英运动员都受过最良好的教育，能够获得与自身髋关节疾病相关的最好建议。因此，外科医师需要证明他们已经在髋关节镜业内得到认可，具有丰富的手术经验、出版过相关的出版物，并且有能力提供一套多学科治疗方案。

随着初级保健和社区医师对髋关节镜越来越熟悉，来自他们的转诊患者比例将会越来越高。有一事实可能不被理解，并不是每个骨科医师的专业知识都覆盖了髋关节镜。因此，邀请初级保健或社区医师参加讲座是向他们解释髋关节镜包括哪些内容，如何确定合适的患者，并建立和这些同事联络方式的一个宝贵机会。

从其他骨科医师那里获得转诊患者是很困难的。在某些部门里，外科医师有各自的子专业领域，不同子专业同事间的转诊通常被认为对所有人都是有利的。但是，同一部门的髋关节外科医师很少转诊患者给髋关节镜医师。这些可能是由于转诊医师认为髋关节镜是一种浪费时间的手术方案，也可能是转诊医师担心自己会被大家认为能力不足。

最后，与医院的商业发展部办公室人员讨论规划总是值得的。

## 六、沟通

沟通是所有临床服务成功的基石。所有骨科和大多数外科医师都会在网站上向患者提供信息。据观察反馈显示，外科医师的网站需要提供以下有效信息，包括外科医师所治疗疾病的相关信息、指导术后康复训练的可下载手册，以及表明外科医师在其宣传的专业领域中信誉卓著的相关证据。一些外科医师还通过 YouTube、VuMedi 和其他类似的社交软件上传他们的工作视频。向大众直接宣传不同国家外科医生服务的规章制度差异。

在同行评审期刊、书籍章节中发表的论文，以及会议上的演讲稿都清晰地表明了该外科医师正在积极地为他们选择的学科做出贡献，并有能力为患者和转诊患者提供可靠的保障。此外，医学专业相关的文章将有助于提高外科医师在潜在转诊社区中的形象。

定期参加国内和国际髋关节镜会议是至关重要的。从参加这些会议中获得的知识可保证该外科医师"熟知"最新理念、知识和手术技巧。而且，还可以帮助外科医师建立与从事类似工作的同事间的联络群，并与他们保持联系，互相征求意见。在地方基层，在初级保健 / 社区医师、理疗师和其他联合医疗专业人士的会议上发言也是一个很好的机会，可以提高自身在当地医疗保健团体中的知名度，并可以传授知识给基层医务人员。

参加患者保健的物理治疗师或其他医疗专业人员经常会要求参与到门诊的临床咨询以及手术当中，尤其当该患者是由他们转诊的时候。需要注意，在他人参观手术之前，必须获得患者的许可，并且遵守当地医院的规章制度。

## 七、战略联系

没有任何医师可以单独开展髋关节镜服务，开展该服务的首要任务之一是确定哪些人员对开展髋关节镜服务有帮助。其中最重要的是关注肌肉骨骼问题的放射科医师。建议定期开会讨论病例并确定应进行哪些影像学研究，并总结最有价值的意见。许多患者就诊时可能会带来其他医院拍摄的影像学检查。患者带来一叠来自其他医院拍摄的影像学检查结果，这种情况一点都不少见。但通常都缺少检查的放射学报告。因此和放射学同事定期举行会议有助于阅读这些放射学检查，以确保不漏诊异常情况。

如果拥有一支接受过良好培训的手术室团队，他们知道需要什么设备，从哪里获得，如何使用，并且熟悉外科医师的操作方式时，手术会变得简易许多。手术室团队必须熟练掌握患者的体位摆放、影像增强器和设备的放置、术中患者的体位变化，以及外科医师在每个手术步骤中使用到的器械和具体步骤。固定且经验丰富的手术室人员可将耗时长、压力大且难度较大的手术变成一种节约宝贵手术时间的愉快体验。

多学科支撑团队的其他重要成员包括照顾住院患者的病房护士和物理治疗师。这些治疗师必须向患者提供详尽的早期康复锻炼指导，关注术后早期伤口是否渗漏，并与社区同事沟通其康复计划和预期目标。

当外科医师考虑开展髋关节镜服务时，他们还需要一系列的手术设备，这些设备在他们的医院可能无法获得，手术室人员可能也对这些设备不熟悉。因此需要与当地或区域性器械和植入物供应商的代表们进行会面。确保手术室人员知道如何以及何时与他们联系也同样重要。优秀的供应商代表会对手术室人员进行培训，告诉他们如何使用产品并且协助手术，直到手术室人员熟悉新设备及其使用方法。

如前所述，一些外科医师可能有机会对男运动员、女运动员和精英运动员开展髋关节镜服务。在这种情况下，应与体育医师建立工作关系，并与当地体育俱乐部和相关组织建立联系。外科医师、物理治疗师和教练应定期进行沟通，就患者何时可以安全进行体育专项训练达成共识，并共同制订未来的运动损伤预防策略。

## 八、患者的评估

开展髋关节镜服务无须特殊的诊所或办公设施。事实上，大多数外科医师是在门诊发现需要进行髋关节镜手术的患者。如果外科医师的转诊基地允许的话，最好建立一些专门的诊所以进行患者亚群的随访和管理，例如，一个"年轻的成人髋关节"或一个"运动髋关节"诊所。这种方法有两个优点。

首先，诊所的工作人员熟悉患者的信息，可针对性地收集问卷和测量数据以及常用的随访表。其次，对该临床方向感兴趣的同事，如体育医师或外科专科培训医师，将会更有兴趣共同参加或协助门诊服务。如此一来，外科医师可以尽快接触到可为患者治疗计划提供有效建议并做出贡献的同事。

## 九、影像学设备

每一个开展髋关节镜服务的外科医师都需要影像学支持，因此需要与擅长髋部影像学检查的放射科医师建立良好的工作关系。普通的 X 线片可以快速、有效地评估髋关节的结构。必须投入时间与放射科医师沟通，来确保放射科医师知道需要哪些视图以及如何最好地获取这些视图。同时也必须投入时间与放射科同事商定如何进行 CT 扫描，以得到最有价值的意见、重建图和测量值的报告单。同样，应讨论 MR 序列、切片厚度、切片间隔和扫描方向，以获得一致且有意义的结果。此外，当进行 MR 关节造影时，造影剂的使用以及是否使用局部麻醉剂等方面也需要外科医师和放射科医师进行商榷并达成共识。同样，当进行髋关节诊断性注射时，外科医师和放射科医师需要进行商榷用何种局部麻醉药和类固醇药物组合，给患者什么样的日常填写表，以记录其在髋部注射后临床症状变化的程度和持续时间。

## 十、数据采集

现在越来越多的系统软件可用来处理各种问卷调查表，工作人员和患者可使用平板电脑和电子邮件链接直接输入数据。强烈建议每一位刚开始开展髋关节镜服务的外科医师从一开始就使用可靠的数据采集软件。一个不会收集以及回顾结果数据的外科医师永远不会正确地理解他们工作的意义，也无法有效评估干预措施的疗效。他们将无法就其护理下可能出现的疗效向患者提供建议，并且只能引用已发表的文献。他们将永远无法在更广阔的领域分享他们的经验，也将没有任何可供回顾的数据。目前常规使用的疗效评分标准众多，且每个评分都有

其倡导者（见前述）。ISHA 建议使用 iHOT 结果评分系统，因为它已被 3 种语言验证，目前被大多数髋关节镜手术量大的医师所使用。

## 十一、手术室设施

髋关节镜是一个具有挑战性的手术，在狭小的手术室中难度更大。只有愚蠢的外科医师才会试图在一个放不下麻醉设备、图像增强器、髋关节牵引床、设备手推车和工作人员的手术室里工作。除了配备合适的手术室，手术室人员的培训工作也很重要。如果手术团队中成员有与其他髋关节镜专家合作的经历，则最好花一点时间与他们沟通下你在手术室设置、设备要求和技术方面的差异。手术室负责人应尽可能确保大部分员工熟悉他们部门所使用的特殊设备和手术室里的手术操作流程。这种策略可以确保即使某一员工离职、生病和变换工作岗位也不会太影响手术室的工作。在招聘其他手术室员工之前优先，培养髋关节镜核心团队通常更有利。

当髋关节镜作为一种新技术被引入时，建议用图表和照片展示应如何摆放手术室设备。同时还应说明灌注泵、透视板位置和射频探头设置等首选设置。培训手术室人员熟悉患者的体位摆放、准备髋关节牵引床和术中体位变化策略也非常重要。

早期髋关节镜的器械很少。随着髋关节镜技术的不断发展，手术器械也在不断发展和完善，以适应目前常见的各种髋关节镜手术。在开展髋关节镜服务的早期阶段，医院通常会去租用外科医师要求的各种器械。大多数医院都有自己的 30° 关节镜。但是，虽然 30° 关节镜确实在髋关节镜中有作用，70° 关节镜却是最常用的。希望开展髋关节镜服务的外科医师最好将 2 个 70° 关节镜排在购买髋关节镜器械清单的首位。如果租用关节镜，则有租到已经损坏的关节镜的风险，没有比在术中看着模糊髋关节视野更令人沮丧的经历了。

有数家公司提供髋关节镜器械套件。但重要的是，外科医师必须弄清楚每套器械中提供了哪些器械，并确保手术室人员了解不同情况下需要用到哪一个器械、耗材、植入物。此外，判断是否应邀请

公司代表进入手术室。随着患者人数的增加以及团队对髋关节镜设备和技术的熟悉，外科医师或医院自行购买髋关节镜设备可能更有利于节省开支。尽管每个外科医师对设备都有特定的偏好，但列一个设备购买清单也很有必要，这样更有利于外科医师或医院逐步完善自己的设备。

虽然拥有专业的髋关节镜器械和设备是最理想的，但应该记住，髋关节镜是膝关节镜和肩关节镜演变而来的。大约 90% 的髋关节镜操作可以使用标准的刨削器、磨头、锚钉和手术器械。

## 十二、患者的教育和预期

几乎所有要接受髋关节镜手术的患者都会在互联网上"搜索"其病情，了解髋关节镜将如何影响其生活。尽管"在家搜索"可以使患者对疾病有了基本的了解，但可能使部分患者产生不切实际的期望或不适当的焦虑。刚刚开展髋关节镜服务时，外科医师看的患者相对较少。外科医师需要花时间与患者进行交流，讨论术前的准备、告知他们多久无法上班、需要休息多久，告知他们避免开车以及其他需要改变的生活方式。手术后，外科医师需要了解关节镜伤口的愈合率、患者面临的困难以及物理治疗师的贡献。现在，许多医院在其网站上向患者发布建议，互联网搜索也可提供任意数量的患者信息表。随着这些技术的发展，建议外科医师定期审查这些信息，并帮助患者获得最新的指导说明。随着患者人数的增加，这些经验将可以帮助外科医师在包括髋部病理、诊断、预处理、手术、康复和重返体育活动等方面整理自己专属的信息表。供患者从医师网站上自行下载。

## 十三、办公室人员和髋关节镜计费

外科医师的秘书和管理团队负责和患者、医疗专业人员联盟、门诊患者、手术室和病房人员以及医疗保险公司的日常沟通。任何开展髋关节镜服务的外科医师都必须明白，可能需要花费数年时间来获得必要的知识储备，以配合患者各个阶段治疗，并确保在正确的时间向正确的一方提供正确的信息。

髋关节镜服务的计费在医疗保障系统和患者社区之间有所不同。无论当地的计费环境如何，外科医师与编码团队之间的定期接触，有助于髋关节镜及相关手术操作的准确编码。了解髋关节镜所用代码有任何最新变化也同样重要。

## 十四、为患者和医疗保健专业人员提供联系电话

每个医疗保健系统对于患者及其医疗保健团队之间的联系都有不同的规定和期望。无论当地的习俗如何，重要的是给所有患者提供一个电话号码，如果他们遇到问题或并发症，可以 7×24h 随时拨打电话。根据当地情况决定患者是否需立即送去医院，抑或送至外科医师办公室的工作人员或外科医师本人。

## 十五、总结

开展髋关节镜服务所需的步骤取决于是打算在已建立髋关节镜服务的团队中工作还是正在寻求开展一个新的外科医师服务。在过去的 10 年中，骨科、放射科、初级保健和物理治疗团体已经开始认识到髋关节镜可以有效地治疗患者。但是，该项目的成本效益问题还未取得共识。无论打算在哪里工作，都应制订一个商业计划，确认所需的设备和人员、所需投入的成本以及可以产生的收益。

有必要确定在你的职业过程中可以治疗的患者群体，并与医疗保健专业人员建立联系，他们会将这些患者转诊给你。

重要的是要记住，当地的医疗保健社区可能需要一些时间来认识到你的专业知识以及把他们的患者转诊到你这里的益处。

以下列出了成功开展髋关节镜服务的十大建议。

(1) 确保接受过至少一次的髋关节镜专科培训。

(2) 考虑接受一次运动外科专科培训，确保你已对其他保留髋关节的手术干预措施有很好的认识。

(3) 加入需要雇佣外科医师的现有医疗机构中，或确保这项新服务有一个完美的商业规划。一项新服务最有可能在人口密集的城市地区获得成功。

(4) 建立患者转诊至你所在医疗机构的转诊途径，拜访潜在的推荐人并与他们交谈，以解释你所治疗的疾病对他们的患者有什么益处。

(5) 确保你的手术室团队经过适当的培训且能够胜任。

(6) 建立一支多学科团队，对患者进行术前教育并指导其术后康复。为患者的每一个治疗阶段均提供书面信息表，这些信息表应该可以从网站上获得。

(7) 参加会议以了解髋关节镜的最新动态，做到与时俱进。

(8) 每年参加一次或两次尸体操作班，提高你的手术技巧，并拜访其他外科医师，学习他们的技巧和诀窍。

(9) 记录你的工作并定期审核总结。

(10) 加入 ISHA，这样就可以建立自己与国内和国际髋关节镜医师的联络群。

# 教育和髋关节镜
## Education and Hip Arthroscopy

Richard N. Villar 著

张 晋 译 欧阳侃 校

# 第98章

## 一、概述

曾经有一个时期，很少有医师从事髋关节镜，以至于任何形式的培训计划似乎都没有必要。然而，当前髋关节镜手术已经成为骨科实践的主流，随之而来的是责任。外科医师对他的患者负有关键的责任；但是，培训师也肩负着确保他们所教育的外科医师能够达到令人满意的水平的责任。这意味着，不仅外科医师需要掌握髋关节镜的最新进展，而且培训人员同样也需要。可惜有些优秀的外科医师缺乏教学能力。同时，有些优秀的培训师手术技能欠佳。

除了外科医师和培训师的各自职责外，髋关节镜手术相关的诉讼也越来越常见。法院可能会要求外科医师提供适当培训的证据，世界各地的一些医疗保险公司也已经要求提供适当培训的证据，以证明医疗报销是合理的。

近年来培训方法的变化非常迅速，曾经允许在髋关节镜中采用非结构化的培训方法，但现在，在各种压力下，应考虑采用更加结构化、平衡和分层的教育程序。

在来自世界各地的同事的帮助下，我们制订了实用的髋关节镜手术综合教育程序。目的是培养一支技术精湛的髋关节镜外科医师队伍。该程序最初是在行业合作伙伴的大力支持下在英国推出的，但现在已经开始慢慢传播到更远的地方。毕竟，外科手术是由受过高等教育的人进行的体力劳动。因此，患者需要知道他们在麻醉后是掌握在拥有良好技术的手术医师手中。无论他们的外科医师在智力上有多大优势，这一天手术的进展情况才是关键。

## 二、内窥镜技巧与学习曲线

长期以来，人们一直认为内窥镜与开放手术所需要的才能不同。开放式外科医师并非总是能成为出色的关节镜医师，反之亦然。这一发现并非仅限于骨科手术。例如，Rayl 在 1976 年的耳鼻喉文献中总结了这种情况，并描述为"由于最近内窥镜的快速增长导致了对教育培训的需求"，同时支持将电视媒体作为在内窥镜教学中具有价值的一种教育辅助方式[1]。尽管该论文针对的是美国退伍军人管理局，但显然这是一个全球性问题，正如 Chaturachinda 在 1980 年[2] 对 20 世纪 70 年代中期泰国农村地区腹腔镜使用情况的回顾性研究。结果表明，尽管接受了培训，但仍有多达 46% 的被调查医师不经常操作内窥镜手术，其中大多数是因为他们在内窥镜手术过程中遇到了严重的手术并发症。而且因为这些医生器械使用率低，有时低至每个月 2h，根本就没有足够的时间来保持自己的技术水平或对技术的信心。

可能客观地说，进行髋关节镜手术所需的技能与进行其他关节镜检查所需的能力仅部分相似。髋关节比大多数其他关节更深，因此适用所谓的"支轴效应"。支轴效应描述的是器械操作端的大部分在患者体内，仅小部分位于皮肤外，器械所提供的触觉反馈会发生丢失。例如膝关节镜中，由于软组织结构靠近人体表面，因此在手术操作中关节镜的大部分在患者体外。对于髋关节，情况有所不同。在手术过程中，关节镜的大部分位于患者体内，只有一小部分在外面。因此，支轴效应更大。此外，由于 70° 关节镜的视野更加宽广，因此大多数髋关节镜外科医生倾向于使用 70° 关节镜。这与在其他身体部位进行手术时大多数关节镜外科医生使用的 30° 关节镜完全不同。Gallagher 等 [3] 在他们关于内窥镜技能学习的论文中很好地总结了这种情况，他们说尽管三维视觉深度的丢失被认为是获得内窥镜技能的主要障碍，但支轴效应对获得内窥镜手术技能具有更大的负面影响。

关于学习曲线也存在较多争论，包括获得某些手术技能需要花费多长时间，要保持熟练状态需要完成多少操作以及多长时间会出现技能下降。已被广泛接受的是髋关节镜手术具有较长的学习曲线。这并不是髋关节特有的，正如 Jackson 等 [4] 在他们关于模拟关节镜下半月板修复的文章中所描述的。他们研究了 19 名骨科住院医师组成的研究组学习曲线，尽管部分住院医师在第 12 个阶段时会出现一个学习高原期，但另一些会在接下来 9 个阶段里继续有更高的进步。重要的是，住院医师在 6 个月不进行任何手术操作的情况下并没有出现手术技能的下降。对于髋关节镜，Konan、Rhee 和 Haddad 等提出的学习曲线大约需要 30 例手术量 [5]。

如何提供适当的培训也一直存在争议。如 Atesok 等所讨论 [6]，当前对受训者的工作要求迫使他们需要在较短的时间内获得复杂的手术技能。尽管目前缺乏基于实验室的培训在骨科教育方面具有优势的证据，但有潜在的优势。Pollard 等 [7] 声称受训者在对患者进行髋关节镜手术之前，有可能会先从模拟器培训中受益，因此制订基于实验室的培训课程确实有意义。

## 三、培训课程

官方培训课程目前正在全球范围内逐步开展并且涉及的内容已经超出外科专业领域 [8, 9]。髋部手术并不是见证内窥镜蓬勃发展的唯一手术。目前已经存在针对关节镜手术操作的建议指南，包括但不局限于髋关节镜，这迎合了关节镜诊断、操作培训的需要 [10]。当然，并非每个经过正规髋关节镜手术培训的医师都能胜任这种手术工作。Alvand 等的工作是非常棒的 [11]，他们通过 2 个模拟的关节镜任务（一个是肩关节任务，另一个是膝关节任务）观察医学生培训情况。他们认为，有些人尽管经过了集中的训练，但仍无法胜任。因此，髋关节镜可能并不适合所有人。

尽管在过去的几十年，外科医生将新的想法直接实践在患者身上的行为可能被理解甚至被接受，但现在时代已经发生了变化。因此，分阶段和结构化的髋关节镜培训方法更值得推崇。但是应该教多少和什么时候教呢？

英国和世界其他一些国家目前正逐步推广三段式培训体系。它共有 3 个等级，每一级都有各自的具体入学标准，以及一套平衡理论和实践部分的教学大纲。随着受训者在各个等级上的提升，理论课程会减少，而实践部分会增加。该教学程序是基于尸体标本的。

### （一）等级 1

对于等级 1 的受训者，进入的唯一标准是具有从事髋关节镜的意向。他们会参加一个为期 2 天的课程，包含 30% 的理论和 70% 的实践技术。教师与学员的比例为 1：2。无论学员自己是如何设想对患者进行手术，课程中都将先教他们从侧卧和仰卧位进行手术的方式。毕竟，如果外科医师没有亲自进行髋关节镜手术的经验，他们如何能正确决定使用哪种体位呢？等级 1 课程中，学员们也有机会自行决定采用何种体位，因为对某位外科医师有利的事并不一定对另一位外科医师有利。

## （二）等级 2

对于等级 2 的课程，准入的要求更高。学员们应该在完成等级 2 的学习之前，已经完成等级 1 的课程或与之相当的国家级课程。他们需要作为主要术者完成 15 个髋关节镜手术，需参观一个髋关节镜手术量大的髋关节镜中心，并展示他们收集到的数据作为证据，这些数据应该使用公认的手术疗效评价方法。等级 2 的课程为期 1 天，理论与实践的比例为 20%∶80%，教师与学员的比例为 1∶4。

## （三）等级 3

对于等级 3 的课程，准入标准进一步改变。现在，学员们应该在之前已经完成等级 2 的课程或与之相当的国家级课程。他们应该作为主要术者继续完成了 40 例髋关节镜手术。该课程为期 1 天，理论与实践的比例为 10%∶90%，教师与学员的比例为 1∶6。等级 3 的课程是一项动手实践的活动，同时教师的监督力度较低。

即使内容不同，但每个课程的大纲都遵循设定的模式。讲课内容尽量最小化，时长通常不超过 10min。每堂讲课都与随后的实践课相关。每个实践课程都包括一系列的需在该实践课程结束之前学会的手术技巧。同时，在场的教师必须签名以说明他们已经教过某种特定的技术，以及更重要的是，说明学员们已经熟练掌握了该手术操作。为此，该教育程序提供了所谓的"标记表"。只有当学会了所有被推荐的技术，令人满意地完成了所有实践操作并参加了所有的讲座，才会被发予证书。有两个可用的证书。第一个是简单地证明该代表参加了课程。第二个也是代表更加想要的，就是证明该课程被"满意地完成"了。

每个课程的内容均基于来自全球 60 位髋关节镜外科医师的意见。每个人都被提问他们对各种髋关节镜手术的复杂性的看法，评分为 1~4，其中 1 分为简单，4 分为最复杂。最终列出了一个按照复杂程度排序的髋关节镜手术名单，复杂度平均值为 0.93~4。小于 1 的值是因为少数医师未能对该手术给予评价。但是，这张表可帮助制订一个让学员们在 3 个等级培训过程中接受由浅入深的培训课程。

这些课程受到了受训者们和指导老师们的好评，说明这是髋关节镜手术发展中积极的一步。外科医师需要有机会在不影响患者利益的情况下积累经验。髋关节镜协会作为一个整体，也必须能够说，协会正在自我提升，努力达到更高的标准。

# 第99章

# 发育解剖学及其对髋关节功能的影响
## Development Anatomy and Its Impact on Hip Function

Amardeep Singh　Paul E. Beaulé　著
张　晋 译　欧阳侃 校

## 一、概述

成年人髋关节是由股骨头与髋臼相互适应而形成，因此发育过程中任意一个结构的变化都会影响另一个的形态。更重要的是，由于髋关节的发育涉及多个功能不同的生长板，例如股骨头骨骺、小转子和大转子，以及复杂的髋臼软骨成分，因此发育阶段中容易因血管损伤以及创伤的影响而导致各种儿童髋关节疾病，包括 DDH、Legg–Calve–Perthes 病、股骨头骨骺滑脱和股骨髋臼撞击综合征。这具有重要意义，因为髋关节形态学异常可导致特殊的关节软骨损伤以及骨关节炎改变[1]。

## 二、髋关节进化

随着生存环境的改变，双腿直立行走更利于早期人类的生存，使人类更容易从低矮的树枝上采摘水果和其他食物；同时释放双手，得以搬运食物、工具或孩子，让早期人类获得更大的生存优势；帮助早期人类向四周迁移发展，分布到更广阔的地域。因此，髋关节的进化为直立姿势和平衡运动提供了解剖学基础，并兼具力量和活动性。不同于其他物种，爬行动物的股骨形状呈圆柱状，且股骨近端关节面与股骨干长轴位于同一直线上；哺乳动物的肢体活动范围更大，股骨头与股骨干存在偏离，因而具有更好的关节灵活性。在某些哺乳动物（包括人类）中，股骨头和大转子在两者共同的软骨性

骨骺内出现各自骨化中心，并始终保持分离。在其他物种中，这些继发中心会连接形成一个单一的骨性骨骺[2]。

Hogervorst 等[3, 4] 提出了 2 种类型的髋关节：直形髋（coxa recta）和圆形髋（coxa rotunda），这两种类型几乎包括了所有哺乳动物髋的形态并形成一个频谱，而不是一个一分为二的分法（图 99-1）。直形髋的特征是股骨头或头颈结合部横截面呈直形或非圆形，常见于跑步者与跳高者；而圆形髋的股骨头呈圆形，且有充分的头颈偏移，常见于登山者和游泳者。由于人类在进化过程中是从四肢攀爬变为两腿奔跑，这就解释了在患有髋关节力学疾病的年轻患者中会出现一些不同的解剖形态。

## 三、胚胎学和发育

髋关节由可分化成髋臼和股骨头的间充质细胞发育而成，分化始于第 7 周，随之第 11 周时在形成髋关节的软骨前体细胞中可见一道裂缝[5]。初始的凝结物被结缔组织包围，结缔组织形成了未来衬在关节腔的滑膜组织。出生后，髋臼和股骨近端的进一步生长是相互适应的。髋臼的生长和成熟需要以球形股骨头作为模版[6]。反之，球形股骨头的发育需要足够的髋臼覆盖[7]，这是因为股骨近端形态的变化与不同程度的髋臼覆盖有关。更具体地来说，深髋臼与股骨头形态更圆、骨骺的高度增加并向股骨颈方向延伸以及头颈偏心距增加有关。反之，发

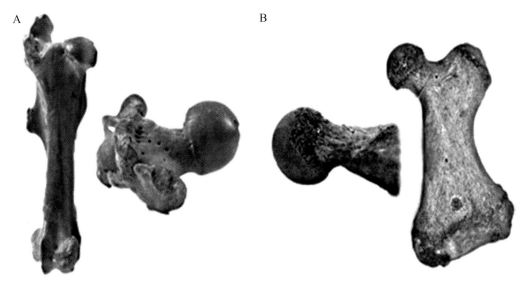

▲ 图 99-1　**2 种类型的髋关节**

A. 直形髋：马；B. 圆形髋：海象。从上背方向看，马的直形髋中股骨头有一段直形部分，并且股骨头相对于颈部的位置不对称，导致股骨头 / 颈结合部一侧的凹陷较浅。海象的圆形髋有一个圆形的股骨头，更加对称地位于一个较长的股骨颈上，以及周围凹陷更深 [ 引自 Hogervorst T. Osteoarthritis: A Consequence of Human Evolution? Bone & Joint360 2012;1（1）:2-6. 经许可转载 [55]]

育不良的髋部与椭圆形股骨头、骨骺的高度降低向股骨颈延伸较少，以及头颈偏心距减小有关 [8]。

（一）髋臼的发育

髋臼由前方的耻骨、上方的髂骨以及下方的坐骨发育而成。髋臼外侧 2/3 覆盖有软骨，其内侧壁由 Y 形软骨和部分的上方髂骨、下方坐骨组成 [9]。Y 形软骨形成髋臼的初级生长中心，并且是耻骨、髂骨和坐骨共有的生长中心。它的形状为 Y 形，由 3 个软骨臂组成：①前方，稍向上倾斜的臂，将髂骨和耻骨分开；②后方水平臂，将髂骨和坐骨分开；③下方，接近垂直的臂，位于坐骨和耻骨之间。Y 形软骨内的骨骺是双极的，肥大细胞层从中央生发区向每个干骺端延伸。髋臼的外侧软骨部分与中轴部分骨骼的软骨骨骺相似，负责髋臼的生长和扩大。

髋臼的关节表面由透明软骨构成，其骨性结构通过膜内成骨和软骨内成骨生长 [9]。盂唇是附着在髋臼软骨外侧边缘的纤维软骨。盂唇横截面为三角形，基部与髋臼边缘相连，顶部为游离缘，起加深髋臼杯的作用。早期退行性改变通常最先在前方的软骨—盂唇交界区出现，因此文献中将其称为"分水岭病变" [10]。McCarthy 等提出，盂唇撕裂可能会

改变髋关节的生物力学环境，从而导致关节软骨变性并最终导致骨关节炎 [11]。类似地，Cashin 等 [12] 确认了整个胚胎发育过程中前后方的髋臼软骨－盂唇复合体持续存在差异。前盂唇与髋臼边缘存在边缘附着，其胶原纤维与软骨－盂唇交界区平行。这使得前盂唇相比将胶原纤维锚定在髋臼软骨上的后盂唇，更不易承受剪切力和更容易受到损伤。最后，前盂唇的发育不良会导致未能从关节表面完全缩回的前盂唇突起发生关节内撞击。

髋臼下方由髋臼切迹构成，并被盂唇纤维延续而成的髋臼横韧带覆盖。髋关节囊附着在髋臼缘，并与关节内侧和盂唇相连续，同时和骨盆的骨膜相连续。髋臼的深度在其发育过程中逐渐增加，这取决于一些因素。首要因素是存在与承重面相匹配的球形股骨头，因为髋臼表面的负荷可刺激髋臼窝的加深。采用动物模型的实验研究表明切除股骨头后，髋臼无法发育，软骨组织萎缩 [13]。

髋臼软骨和周围骨骼也必须正常生长。耻骨、髂骨和坐骨的初级骨化中心在青春期于髋臼内相融合，并由 Y 形软骨分隔。骨性髋臼大约在这个时期出现，并作为耻骨的骨骺，骨化并形成髋臼的前壁。髂骨和坐骨的骨骺经历相似的过程，促进髋臼

进一步生长和加深。尽管最常用的骨龄标记是手和腕以及髂骨突起（Risser 征），Sanders 等[14, 15]发现 Y 形软骨对总体身高生长速度峰值的时期更具预测性。开放的 Y 形软骨的预测价值尚不清楚，但是一旦患者 Y 形软骨发生闭合，那么他很可能已经过了青春快速生长期。

### （二）股骨的发育

股骨骨化是通过 5 个中心（干、远端、头以及大小转子）完成的。出生时股骨干大量骨化，但股骨近端大部分是软骨。股骨近端的骨化中心形成于 4～7 个月。股骨近端具有三个骨骺——股骨近端骺板、大转子生长板和作为两者间连接部的股骨颈峡部生长板[7, 16]（图 99-2）。股骨近端和大转子通过软骨细胞的附加性增殖而生长[17]。股骨颈的形状取决于股骨近段通过骺板纵向和稍向内侧的生长和转子生长板、股骨颈峡部发起的向外侧生长之间所取得的平衡[18]。根据 Ward 原理，在股骨近端发育过程中，股骨头上承受的压缩力与股骨颈上方的拉伸力是平衡的[19]。这些骨骺发育发生任何异常改变都可能导致股骨近端畸形。例如，当其他生长板继续正常生长时，单纯股骨近端生长板的血供损害可导致股骨颈的内翻畸形。

大转子的扩张和股骨头骨化中心的扩大持续 5～8 年。大转子在其近端附近经常形成一个额外的骨化中心，该骨化中心与主骨化中心迅速融合。股骨头凹陷的并列区域在骨化中心内形成一明显的凹痕。在这一发展阶段结束时，股骨近端已经形成了功能上分离的股骨头和转子以及颈干角的前倾的最终解剖轮廓。股骨颈前倾角在出生后 10 年内从出生时的 15°～53° 减小为成人常见的平均 15°。股骨的颈干角在出生时平均为 138°，在 1 岁时增加到 145°。行走后逐渐下降，最终为成人的平均值 125°[20]。

在 9—12 岁时，股骨形态无明显变化。股骨头骨骺扩张并向前、中、后方向包绕干骺端，类似于赤道倾斜的形式。而 13—16 岁是一个典型的快速增长时期，这可能是股骨头骨骺更加容易向后滑

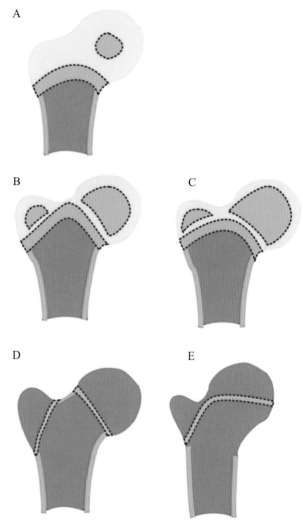

▲ 图 99-2　人体髋关节发育的示意图——股骨近端的骨化
图示 1 岁（A）、2—4 岁（B 和 C）和 >4 岁（D 和 E）的股骨头初级和继发骨化中心，大转子骨化中心和股骨近端骨干生长板。A、B 和 D 为正常发育，显示股骨转子骨化扩张前软骨骨骺峡部的中断，股骨头生长板的正常方向和正常的头颈偏心距。C 和 E 表示软骨骨骺峡部的持续存在，随后与继发骨化中心发生合并，股骨头生长板的水平方向，头颈偏心距减小（引自 Struijs PA, Oostra RJ, van Rijn RR, Besselaar PP（2011）. Abnormal growth of the proximal femur due to apophyseal–epiphyseal coalescence resulting in coxa valga—a report of two cases in adolescents.http:// openi. nlm.nih.gov/detailedresult.php?img=3237046_ORT–0300–9734–082– 507_g003&req=4 © Copyright Policy—open–access）

脱的原因，同时也标志着骨骺生理性闭合。在股骨近端的 3 个活跃生长区域中，股骨头骨骺是第一个闭合的，离心式逐渐融合，最终整个股骨头骨骺闭合。当股骨头骨骺闭合接近完成时，股骨大转子骨骺也开始了类似的过程。

## 四、髋关节发育异常的病因学因素

文献中已经描述了多种被认为与髋关节发育异常相关的因素。例如，与先天性髋关节脱位相关的发育和环境高危因素包括韧带和关节囊松弛（妊娠最后 3 个月母体分泌的松弛素）、胎儿在子宫内姿势（见于臀位）导致的机械力、婴儿的襁褓包裹不当和（或）羊水过少[21]。识别这些与髋关节发育异常相关的危险因素非常重要，因为其中一些因素可以被改进。一个典型的例子就是由于髋关节内收和伸直襁褓体位导致 DDH 风险增加[22, 23]，而发现抱婴儿两侧并保持髋关节屈曲外展时，DDH 的发生率更低[24]。

长期以来被认为与环境因素有关的另一种畸形是与股骨髋臼撞击综合征相关的凸轮畸形。Murray[25] 是第一个描述凸轮畸形（也称倾斜畸形）及其与高运动量水平的关系。最近，一些研究已经开始专注于剧烈运动对股骨发育的影响[26-29]。

Agricola 及其同事[26] 证实美式足球运动员的凸轮畸形或头—颈偏平畸形发生率为 56%，发生率明显高于正常人群的 18%。类似地，Kapron 等[27] 证实凸轮畸形在男性足球运动员中发生率为 57%，Siebenrock 等报道在精英冰球运动员中发生率为 56%[28]。关节力量对髋关节形态发育有重大影响的概念与已被广泛接受的 Hueter-Volkmann 骨科定律是一致的。该定律指出外源性力量可影响骨骺的生长和发育[30]，并常规用于纠正处于成长中的儿童的发育性或获得性畸形[31]。

Siebenrock 等[23] 发现凸轮型股骨髋臼撞击综合征的患者股骨头骨骺的发育存在显著差异。他们发现股骨头—颈偏心距显著减小与骨骺向外侧延伸显著增加有关。更重要的是，在膝关节（胫骨结节骨骺炎）、肘关节（肱骨小头骨骺骨软骨炎）、肩关节（肱骨反扭转）中已经发现体育运动作为一种外源性力量可影响肌肉骨骼结构[32-35]。Carsen 等[36] 发现无症状凸轮型股骨髋臼撞击综合征形态在骨骺闭合的人群中发生率为 14.3%，骨骺未闭的人群中发生率为 0，且这些也仅在男性中发生。此外，有凸轮畸形的人比没有畸形的人活动量大得多。最近一项针对精英篮球和曲棍球运动员的研究，其研究成果也支持骨骼成熟之前不会形成凸轮畸形。该研究发现，年轻运动员较大的 α 角在股骨头骨骺闭合后更为明显[28, 37]。这些发现有力地支持了在骨骼成熟的关键时期某些体育活动可能会影响髋关节的生长和发育这一观点。目前尚不清楚身体活动，特别是体育运动，是如何影响人类股骨近端的发育和凸轮畸形的严重程度和位置，以及男性与女性之间或低强度与高强度运动之间是否存在差异。

最后，DDH 的发病率遵循地理、种族、家庭和性别参数。它在某些人群中更常见，而在其他人群中则很少。DDH 的发病率在兄弟姐妹和近亲中也更高[38, 39]。同样，凸轮或钳夹畸形在兄弟姐妹中出现的风险比对照组更高[40]。双侧畸形和髋关节形态异常的临床症状发生率在兄弟姐妹中出现的风险比对照组更高。

## 五、儿童畸形持续到成年

股骨头骨骺滑脱是一种不明病因的青少年髋关节疾病，且有许多滑脱是临床隐匿或仅轻微症状[41-46]。股骨头骨骺滑脱可以引起明显的畸形或形态变化，隐匿性或轻微症状者也可以导致关节发育异常。Elmslie[47] 发现患有骨关节炎的相对年轻患者中髋关节可能先前就存在畸形。Law[48] 提出髋关节退行性疾病可能与股骨近端轻度滑脱有关。Solomon[49] 发现 196 例原发性骨关节炎患者中，59 例患有股骨头前倾畸形。Goodman 等[50] 推测，异常的后滑脱形态使得股骨颈干骺端前部在屈曲和内旋过程中接触于髋臼前表面，导致该区域更易发生磨损，最终发展为全髋骨关节炎。

Stulberg 等[51] 把明确有轻度股骨头骨骺轻度滑脱或 Legg-Calve-Perthes 病史患者中的股骨头和颈部典型畸形描述为手枪柄畸形，并发现 75 例特发性骨关节炎患者中 30 例患有该畸形。Cashin 等[12] 在胎儿尸体研究中注意到前上盂唇在关节内发生投影，并认为 1 型盂唇撕裂实际上可能是这种投影的残留。

一些影像学研究表明髋关节的形态变化可能

会持续到成年期。Siebenrock 等[52] 在一项 MRI 研究中描述，股骨髋臼撞击的患者相对正常对照组骨骺明显延伸地更高（图 99-3）。在另一项针对 9—17 岁儿童无症状髋部的 MRI 研究中，骨骺未闭组骨骺的延伸比闭合组明显更多。在最近的一项研究中，Carter 等[53] 发现相对骨骺未闭的青少年，骨骼成熟的青少年中凸轮病变位于离骨骺更远的位置，这表明骨骺损伤与凸轮畸形的发生存在因果关系。Monazzam 等[54] 在一项儿童和青少年人群的 CT 扫描研究中发现，凸轮和钳夹畸形分别发生在 10 岁和 12 岁，其患病率与青少年人群中报道的相似。由于受伤、感染或血管损伤而导致的股骨近端过早闭合或 Y 形软骨过早闭合可导致髋关节异常发育。同样地，由于代谢、血管性（Perthes 病）、白血病或其他因素引起的股骨近端缺血性坏死也可导致髋关节发育异常。

## 六、结论

髋部的成功发育和成熟是由各种先天因素、环境和形态刺激共同保证的。股骨近端和髋臼的发育是相互依存的，其中任意一个的变化都会影响另一个的发育。复杂的髋关节发育过程的紊乱通常会导致髋臼和股骨近端形态异常，使关节容易发生特征性的损伤和骨性关节炎。

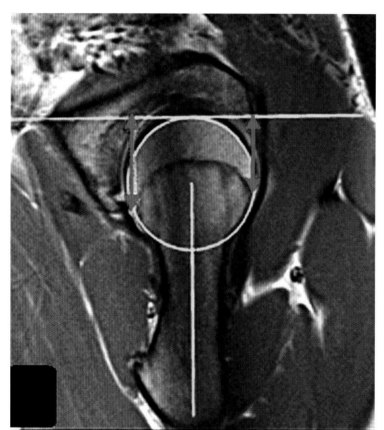

◀ **图 99-3 MRI 显示根据 Siebenrock 等发现的骨骺延伸**[52]

引自 Kienle et al. Femoral morphology and epiphyseal growth plate changes of the hip during maturation: MR assessments in a 1-year follow-up on a cross-sectional asymptomatic cohort in the age range of 9–17 years. Skeletal Radiol 2012 Nov;41(11):1381–1390. 经 Springer 许可转载

# 髋部疾病遗传基础的研究进展
## Research Advances in Understanding the Genetic Basis of Hip Disease

George Feldman　Javad Parvizi　Hind Sawan　著
张　晋　译　欧阳侃　校

第100章

鉴于过去 3 年里高通量 DNA 测序的费用下降了 10 倍，骨科疾病患者可获得或即将获得的遗传信息量将是巨大的。骨科医生如何才能最好地利用这些信息使患者受益？尽管这些信息可应用于很多方面，但本章节重点介绍如何应用这些信息来发现导致髋部骨关节炎易感的新突变或 DNA 变异。早期发现关节疾病的易感基因，可以通过行为改变和非侵入性干预来预防，同时有助于探究疾病代谢机制及相关的治疗和干预措施。

骨关节炎是全世界最常见的致残性关节疾病，仅在美国就有 2700 万人[1]患病，其中仅膝关节和髋关节炎的致残率就和心血管疾病的致残率一样高。骨关节炎是一种复杂疾病，既有环境因素，又有遗传因素。有两项研究表明，遗传因素占其病因的 39%～78%[2]。由成千上万受影响的患者和对照组组成的全基因组关联研究（genome-wide association studies，GWAS）提供的证据表明多个个体风险等位基因对骨关节炎总体易感性的影响很小[3,4]。从这些研究和候选基因的研究中发现了与骨关节炎相关的 DNA 变异。

传统关节炎研究主要是基于"环境和遗传突变会加速软骨降解"的理论。但出乎意料的是，许多与骨关节炎相关的基因都被发现与关节的发育有关，这些基因均不编码与软骨降解有关的蛋白质[5]。

原发性骨关节炎（无基础因素或结构异常情况下发生的疾病）与继发性骨关节炎（由外伤或特定的关节、软骨解剖异常所致）之间的区别正在变得模糊。新的分析技术，如主动形状建模和 MRI，提供了比传统的关节间隙狭窄的放射测量更详细的结构信息[6,7]。这些技术发现即使原发性骨关节炎患者中也存在关节的细微异常，且关节异常的严重程度与骨关节炎发病年龄之间存在相关性。

DDH 就是一个范例，表明出生时存在的细微解剖性关节异常可能是导致骨关节炎的罪魁祸首。DDH 的特征是发育不全，髋臼较小，可导致股骨半脱位，髋臼负重面积减少而出现关节异常磨损。在出生时能通过关节弹响和 Barlou 试验及时发现髋关节脱位，初步筛查 DDH。但这些检查对微小的髋臼畸形相对不敏感，这种微小畸形被认为是导致大多数早发和迟发髋关节骨关节炎的原因。由于很难招募足够数量的发育不良患者以使得 GWAS 研究具有统计学意义，因此针对易感性—诱导突变的研究受到限制。取而代之的是一些在数百例髋关节散发发育不良的人群中测序给定的基因变异体，并和几百例年龄、性别和种族均匹配的人群进行的病例 – 对照关联性分析。这些研究提供了可能引起易感性突变的有利线索，但是许多研究缺乏统计学功效。有趣的是，已知在软骨、关节形成中起作用的 *GDF5*、*TBX*4、*ASPN* 和 *TGF-β* 基因也与骨关节炎相关[8]。表 100-1 总结了 DDH 和骨关节炎的基因学研究结果。

寻找致病性变异体的另一种方法是对大家庭遗

表 100-1　发育性髋关节发育不良和骨关节炎的遗传研究结果的总结

| 作者（年份） | 研究类型 | 结　论 |
| --- | --- | --- |
| Jia 等（2012）[18] | 病例 – 对照关联性分析 | *PAPPA2* 与中国汉族人群散发发育性髋关节发育不良易感性之间的关联 |
| Shi 等（2011）[19] | 病例 – 对照关联性分析 | *ASPN* 和发育性髋关节发育不良的 D 重复多态性之间的关联 |
| Kolundzic 等（2011）[20] | 病例 – 对照关联性分析 | TGF–β1 和 IL–6 与发育性髋关节发育不良相关的重度成人髋关节炎有关联 |
| Wang 等（2010）[21] | 中国汉族人群中 505 例患者和 551 例正常者的病例对照研究 | 在以男性受试者为主的研究中，引起 *TBX4* 基因错义突变的 rs3744448 多态性与发育性髋关节发育不良相关 |
| Rouault 等（2009）[22] | 初步候选位点关联研究 | *HOXB9* 和 *COL1A1* 与发育性髋关节发育不良的关联在小区域法国人群研究中不受支持 |
| Dai 等（2008）[23] | 候选位点关联研究：335 例先天性髋关节脱位人员、622 例带有候选区域的对照者 | GDF5 SNP 与先天性髋关节脱位的显著性关联 |
| Rubini 等（2008）[24] | 连锁排除 | *COL2A1* 和维生素 D 受体从发育性髋关节发育不良连锁中排除 |
| Mabuchi 和 Nakamura（2006）[11] | 全基因组连锁 | 一个日本大家庭中发育性髋关节发育不良与 13q22 号染色体有关 |
| Loughlin 等（2006）[25] | 候选位点关联研究 | 英国白种人群中，钙调蛋白启动子多态性与发育性髋关节发育不良不相关 |
| Jiang 等（2005）[26] | 连锁排除 | 在 81 个中国小家庭中发现 *COL1A1* 基因内的两个多态性位点与 DDH 不相关 |
| Mototani 等（2005）[27] | 候选位点关联研究 | 钙调蛋白基因启动子中的功能多态性 SNP 被发现与日本人群髋关节骨性关节炎有关 |
| Jiang 等（2003）[28] | 候选位点关联研究 | 101 个中国家庭的染色体 17q21 上的微卫星标记（D17S1820）的一个等位基因与先天性髋关节脱位表型的关联 |
| Granchi 等（2002）[29] | 候选位点关联研究 | 初步研究表明 Ⅱ 型胶原和维生素 D 受体多态性可能与发育性髋关节发育不良患者发生骨性关节炎的风险有关 |
| Ingvarrson 等（2001）[10] | 冰岛大家庭的全基因组连锁研究 | 16p 染色体上的基因位点与髋关节早期骨性关节炎有关 |
| Cilliers 和 Beighton（1990）[9] | 非洲大家庭的全基因组连锁 | 早发性（Beukes）髋关节骨性关节炎映射到染色体 4q35 上的 11 cM 区域 |

传的 DDH 进行全基因组连锁分析。这种方法不在研究前假设致病性变异体可能是什么，而是检测具有临床表型家庭成员共同遗传但健康成员不存在的 DNA 区域，因此，可以发现以前不被认为与 DDH 或骨关节炎相关联的新型变异体。由于 DDH 是一种复杂的疾病，并非所有具有潜在致病性变异体的成员都会表现出疾病表型，呈现出不完全的外显率。而且，一些家庭成员仅显示出一部分但不是全部的该疾病征象，并且有一定差异。尽管存在这些干扰因素，仅通过分析那些诊断明确的家庭成员，仍然可以获得明确有价值的信息。过去，许多研究人员都使用了这种方法，但是目前仍未找到所有具

有临床表型的家庭成员共有的变异体[9-11]。

最近，一个包含 72 个成员的四代家庭证实了代—代间存在 DDH 遗传[12]。全基因组连锁分析显示，染色体 3p22.2 上的 2.5 Mb 候选区域是所有表型个体共同具有的[13]。对 4 个具有严重临床表型的远亲个体的外显子进行测序，同时利用远亲家庭成员对同一变异体有孟德尔遗传"过滤"效应来避免诊断的不确定性。这 4 个严重临床表型的远亲个体的测序数据显示，家族中所有表型个体以及健康个体共同存在趋化因子受体（CX3CR1）的变异体。该趋化因子已被证实在骨稳态维持中起作用，但其在软骨生成中的作用尚不清楚[14]。重要的是，全外显子分析揭示了其他潜在"加重病情"突变的作用，这些突变不存在于 3 号染色体候选区域中，但却在严重表型的个体中共同存在，而健康或受影响较小的家庭成员中不存在。尽管这些突变中的一项可能仅在该家庭中发现，但其中一些突变可能在 DDH 散发个体和其他家庭中被发现。

通过相同的全基因组连锁分析并结合第二（或第三和第四）家庭严重表型的成员的全外显子测序，有可能明确出所有具有严重表型的家族成员共有的变异体，并使用这些信息来制定 DDH 的诊断性检测。下图（图 100-1）显示了当前采用的一种可能可以诊断发育性髋关节发育不良散发人群中变异体的策略。在此示例中有 2 个家庭，其中一个与染色体 3p22 关联，另一个与 17q21 关联。

可以看出两个家族中具有严重表型的个体共有的变异体是测试其他不相关的散发者良好的选择。这些共有的变异体也将在动物模型中被验证与 DDH 相关。

全基因组关联研究是将遗传突变与表型差异联系起来的最常用方法。尽管它们已经确认了基因组中数百个遗传基因位点和复杂性状间存在统计学相关性，但它们具有三大局限性。

• 很难确定在这些研究中鉴定出的 DNA 片段的功能意义。

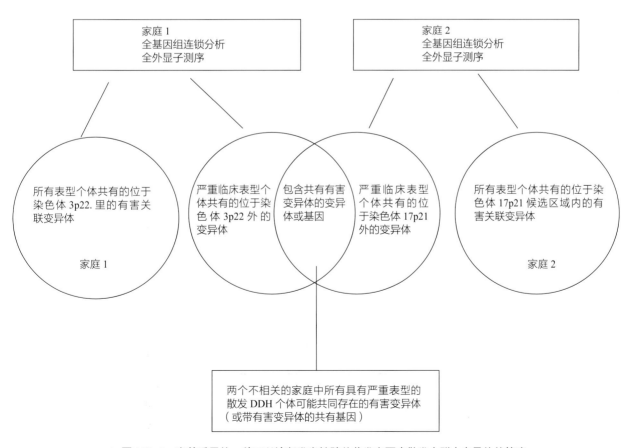

▲ 图 100-1　当前采用的一种可以诊断发育性髋关节发育不良散发人群中变异体的策略

- 在某个人群中辨认出的 DNA 变异体关联性无法复制到其他人群成员中。
- 在最近的 GWAS 研究中，复杂性状的可遗传部分的主要部分尚未被解释。最后一点可以由以下事实解释：GWAS 研究没有收集具有很大表现效应的罕见 DNA 变异体的信息[15]。

有两种替代方法可以克服 GWAS 方法的本身缺陷（检测这些虽然罕见但有重要生物学意义的变异体）[16]。其中之一是使用连锁分析和测序受影响的家庭成员。全基因组测序是在精心挑选的具有一个或两个具有极端表现型的小型人群上进行的，以增大引起表现的变异体的发生率。采用这种策略可对候选变异体进行基因分型，以在更大的人群中得以证实。

第二种方法是使用极端－表型测序（图 100-2）。在这种策略中，精心挑选具有一个或两个极端表现型的小型人群。术后极少发生并发症（例如感染）的患者可能成为这样的一组人群。其他例子包括已知高度暴露于 HIV 病毒但未受到感染的个体或血压分布位于极端的个体们。因为可导致极端表现的变异体在这样的人群中有更高的发生率，因此，即使样本量很小，也可能进行基因分型，以便在更大的人群中得以证实的候选变异体。例如，考虑这样一种情况，在对抗病毒药物阿巴卡韦过敏的极端人群中存在一个使过敏发生率增大了 30 倍的变异体。3%～5% 的人对该药物有威胁生命的过敏反应。如果这种变异体在普通人群中很少见，则需要测序 30 个极端个体才能发现一次。但是在同一基因中存在多个影响表型的罕见突变，那么发现的概率将会增加。

如果变异体存在于功能明显的基因中，即使被测序的序列中基因组数量很少，采用具有增大罕见变异体在极端个体中发生率的策略也可测序出这些基因[16]。为了证实可能的致病变异体，极端个

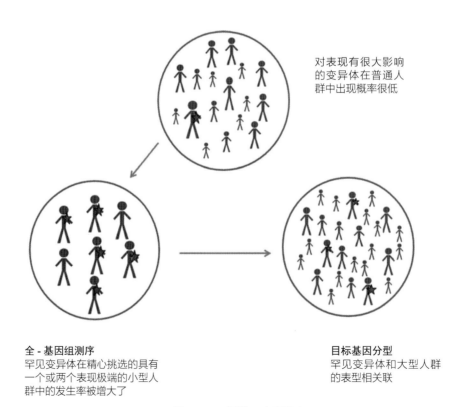

对表现有很大影响的变异体在普通人群中出现概率很低

**全-基因组测序**
罕见变异体在精心挑选的具有一个或两个表现极端的小型人群中的发生率被增大了

**目标基因分型**
罕见变异体和大型人群的表型相关联

▲ 图 100-2　极端－表现测序
与 GWA 研究相比，极端－表现测序是一种在确认罕见候选变异体中具有性价比的策略。在普通人群中，对表现具有很大影响的变异体出现的概率较低。为了以更具成本效益的方式确认变异体，全基因组测序是在精心挑选的具有一个或两个表现极端的小型人群上进行的。引起表现的变异体出现的概率会增加。采用这种策略可对候选变异体进行基因分型，以在更大的人群中得以证实。个体们的大小代表了表现的严重程度，红色星号代表致病变异体

体中的家庭成员将具有重要价值，因为它们可以用在共分离分析中。这项技术被用于识别 Miller 综合征（一种罕见的可引起多种畸形的疾病）的一个基因，该基因发生率在 4 个不相关的个体中被增大了 [17]。

由于下一代测序成本降低了，这种识别罕见高风险遗传变异的方法现在有了更广阔的应用。如果功能性罕见变异体对常见性状有重大影响，那么全基因组测序将能够建立特定基因和骨性关节炎表型之间的具体关系。这些强有力的联系，如单个基因中某一功能变异体被确认具有高风险性，将为药物开发提供有效的治疗靶点。以 DDH 为例，这些变异体的发现有助于确定具有高敏感性和特异性的诊断性试验，从而对缺陷髋臼进行无创性矫正。

# 第101章

# 关节囊切开术前和术后流体力学
## Fluid Mechanics, Pre- and Post-Capsulotomy

Richard E. Field　Francesc Malagelada　Francesco Strambi　著

张　晋　译　欧阳侃　校

## 一、概述

在整个动植物界，细胞的新陈代谢依赖于细胞内和细胞外之间气体、营养以及废物的交换。随着生物复杂性的增加，出现了对细胞外液间隙再补充和再循环的循环系统。Harvey 在 1628 年 [1] 描述了血液循环，Rudbeck[2] 和 Bartholin[3] 于 1653 年描述了淋巴循环，Dandy、Horsley、Blackfan 和 Cushing 在 20 世纪 10 年代描述了脑脊液循环。1964 年，Di Chiro[4] 在《自然》杂志上发表了他的经典研究成果，介绍了放射性核素脑池造影术并展示了一个活跃的脑脊液循环的存在。

每一个循环系统都是为了满足特定的功能需求而发展起来的。血管系统已经进化以满足人体肌肉骨骼、生殖和神经组织的代谢需求。肺脏提供气体交换，胃肠道提供营养补充，肝和肾系统对代谢产物再循环或提取，内分泌系统调节新陈代谢。所有这些功能的关键都在于心脏的发育，以满足供血组织和用血组织得到持续的血液供应。

淋巴液是由终端用血组织对血液不完全吸收而生成的，其流动取决于淋巴道的内在收缩和通过外部组织（如骨骼肌收缩）对淋巴管的外源性压力。

脑脊液是由脉络丛分泌的，分布于脑室系统多个区域并流入脊髓中央管或蛛网膜下腔，最后通过蛛网膜绒毛重吸收回静脉系统中。

相比于血液、淋巴液和脑脊液，我们对滑液循环的了解仍然较浅。已知滑膜组织起源于间叶组织，位于关节的非关节面上，并形成包囊来保护肌腱的运动。它可以分泌并补充滑液，滑液具有润滑并滋养关节软骨的作用。在常见的滑膜组织自身免疫性疾病中，滑液会因局部创伤而分泌增加；在退行性关节疾病中，滑液成分会发生紊乱。

本章回顾了髋关节内滑液循环相关的最新观点，并描述了滑液循环障碍及由其介导的早期退行性改变的可能机制。本章还回顾了目前对盂唇和关节囊损伤是如何影响滑液循环和髋关节润滑的理解。

## 二、髋关节的滑液循环

盂唇将髋关节分为中央间室和外周间室（图 101-1）。轮匝带将外周间室进一步细分为近端和远端间隙。髋臼盂唇有中央间室面和外周间室面。中央间室的关节面与股骨头紧密接触，两个间室间的滑液流动都必须经过股骨头和盂唇股骨头面之间的界面。在外周间室，股骨和关节囊表面都衬有滑膜。在中央间室，滑膜与髋臼窝的关节缘相连，覆盖脂肪垫（图 101-2）、圆韧带，并与股骨头凹的关节软骨相连。正常的髋关节只有几毫升的游离滑液。当关节充气行关节造影时，两个间室的总液体量可达 10~20ml。

髋关节的轮匝带是位于股骨颈水平关节囊的加厚部分。其纤维呈环形走形，而其余关节囊的纤

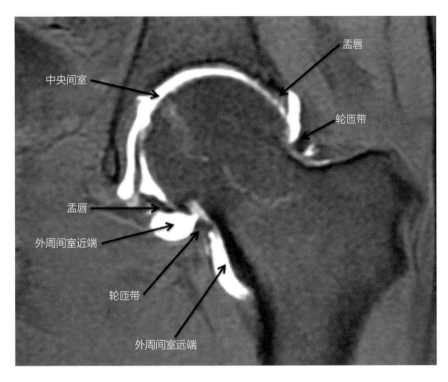

盂唇

中央间室

轮匝带

盂唇

外周间室近端

轮匝带

外周间室远端

◀ 图 101-1　左髋关节的冠状 MRI 图

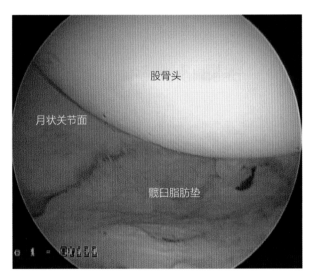

股骨头

月状关节面

髋臼脂肪垫

▲ 图 101-2　月状关节面上覆盖脂肪垫的髋关节镜图像
中央间室通过髋臼盂唇与外周间室近端分开，外周间室近端通过轮匝带（ZO）与外周间室远端分开

维是纵向走形 [5-7]。轮匝带被认为部分包绕或像戒指般完全包绕股骨颈 [5, 6]。当髋关节囊膨胀时，轮匝带是最易识别的结构。在磁共振关节造影图像上，大约 75% 的轮匝带表现为马蹄形结构 [8]。在上方，轮匝带与股骨颈长轴互相垂直。随轮匝带向下走行，逐渐从后外侧绕行至前内侧。轮匝带始终

位于股骨颈的最狭窄处 [8]，这一点刚好支持 Ito 的假说 [6]，即轮匝带起着约束股骨头的作用。部分作者提出，髋关节伸直和外旋时，轮匝带具有"螺丝拧紧"效应，而在屈曲时轮匝带呈拧开和放松状态 [6, 9, 10]。

在正常步态周期和日常生活活动中，髋关节承载的负荷通常为体重的数倍 [11]。这时中央间室和外周间室之间存在压力差。Ferguson 等 [12] 进行了一项尸体研究，髋关节承载正常的步行周期负荷，在中央间室和外周间室分别放置压力传感器，并分别在盂唇完整时和盂唇切除后测量中央间室和外周间室的压力。该研究成果证实，当盂唇完整时，关节负荷会导致中央间室压力升高，而外周间室压力没有出现相应的升高。但是当盂唇切除时，这种压力差消失了。从生理学角度来看，压力差的存在是有积极意义的。当关节承载负荷时，中央间室内的关节滑液可以提供有效的关节表面润滑的作用。但是，即使盂唇完整，由于中央间室压力的反复升高和关节的反复运动，也会有一部分滑液从中央间室泄漏至外周间室。

长期以来，关节软骨润滑、微循环和营养一直

是研究人员感兴趣的主题[13]。在 1984 年，Afoke[14] 提出滑液在髋臼窝和月状关节面之间存在潮汐运动。Afoke 的模型集中在中央间室内的滑液运动。但是，它无法解释产生于压力更低的外周间室的滑液是如何流向压力更高的中央间室，以及滑液又是如何循环回外周间室。

Field[15] 提出存在于中央间室和外周间室之间的滑液呈单向流动。镜下观察外周间室时，被动屈曲关节时可见横韧带在股骨头处发生分离。该分离现象和屈曲过程中轮匝带关闭外周间室近端的过程是同步进行的。基于这一观察结果，进行了一系列的髋关节镜操作，手术中先进入外周间室，置入硬膜外穿刺针，其尖端位于外周间室近端的内下隐窝。撤出关节镜，并在图像增强器监视下注入几毫升的造影剂（Niopam 300, Bracco U.K. Ltd）。造影剂最先聚集于外周间室的内下隐窝。当髋关节屈曲时，可见造影剂进入中央间室的髋臼隐窝（图 101-3A）。随后髋关节伸直时，可见照影剂扩散至月状关节面（图 101-3B）。经过多次屈曲－伸直后，可见造影剂聚集于盂唇－软骨隐窝内（图 101-3C）。

这些观察结果促成了滑液单向流动模型的成立，滑液的产生和气体、营养交换均在压力更低的外周间室进行。关节不负重时，步态周期中的摆动期，中央间室压力出现下降。此时，轮匝带，犹如波纹管，环绕着股骨颈并关闭外周间室近端，此时滑液被泵入髋臼窝内。由于横韧带和股骨头之间的间隙被关闭，因此滑液滞留在髋臼窝内。足踩地时，关节负荷通过压缩脂肪垫将滑液向上驱使至

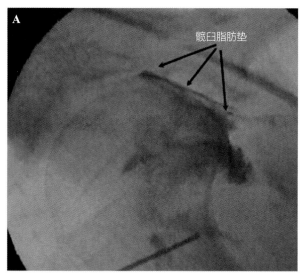

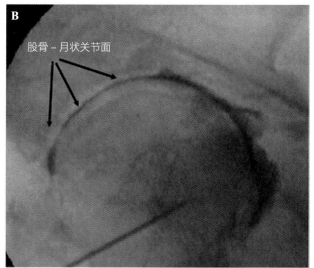

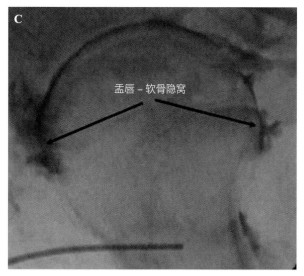

◀ 图 101-3　存在于中央间室和外周间室之间的滑液单向流动
A. 髋关节屈曲时，不透 X 线的造影剂从外周间室近端的内侧流至中央间室髋臼隐窝；B. 髋关节伸直时，照影剂自髋臼隐窝流出，扩散至月状关节面；C. 反复屈伸后，造影剂聚集于盂唇－软骨隐窝内

哈弗斯脂肪垫和髋臼缘之间的通道内。圆韧带的第二个作用可能是作为压缩性雨刷器，加强此过程。滑液向上流至髋臼窝顶点，此处延续的滑膜将滑液引向凹陷的，类似三角形的星状折痕（stellate crease）。星状折痕延伸至月状关节面的中心点（图101-4）。随着关节负荷的增加，滞留的滑液被向外驱使，并越过月状关节面。每个负荷周期中，都有少量的滑液渗入到盂唇软骨隐窝内，此处的滑液可通过盂唇不紧密的地方流回外周间室，以进行下一步的养分和气体交换。

Ferguson[16] 对该阶段的滑液循环进行研究并发现，关节承载负荷时盂唇通过限制关节内液体流出而更均匀地分布关节表面压力，从而降低了软骨的压力峰值，尤其是在高强度负荷下。Dwyer[17] 随后证实盂唇密封效应的完整性取决于关节所处的位置。Dwyer 发现髋关节伸直和外旋时，滑液从中央间室流出的阻力最大，而在关节屈曲和内旋时阻力最小。

这种滑液单向流动的观念与髋臼生物力学的研究是相符合的。在1971年，Greenwald 和 O'Connor[18] 发现低负荷下髋臼的前、后方有2个独立的接触面，这两个接触面随着负荷的增加逐渐向髋臼顶汇集。这个过程所需的负荷量约为年轻人体重的50%和老年人体重的25%。在1983年，Brown 和 Shaw[19] 发现由于股骨头形态的不规则，髋臼顶和股骨头不接触或仅为间接接触，而髋臼的前后方是始终承载负荷的。在1997年，Lazennec[20] 描述了负荷承载下的髋臼窝和关节的形态学变化。在 Lazennec 模型中，髋臼的前后角在低负荷（<0.36倍的体重）下即可发生分离。在体重的36%~38%时，会发生一个过渡期。随着负荷的增加，髋臼窝逐渐展开，后角的偏移量是前角的3倍。Lazennec 认为，髋臼的展开和闭合可以使无应力或应力较小的髋臼释放对股骨头的环抱力，而应力较大时髋臼对股骨头环抱得更紧。髋臼通过前后角分配关节内压力来适应低负荷，而在高负荷时通过增加接触，包括致密的髋臼顶，来获得更有力的支撑。

在所有3个模型中，星状三角区的髋臼关节

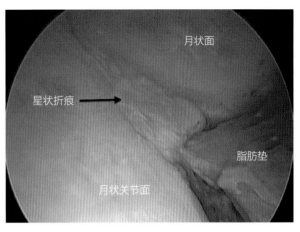

▲ 图 101-4　星状折痕

图中可见凹陷的星状折痕自髋臼窝向上延伸，并穿过髋臼的月状面关节面。脂肪垫通过延续的滑膜，与星状折痕下极相连。脂肪垫和月状关节面之间的正常隐窝持续至星状折痕中，提示滑液流动的一个通道

软骨和股骨之间仅在关节负荷增加的情况下才形成接触。并且，髋臼顶间隙的闭合将迫使滞留的滑液进入股骨 - 月状关节面关节间隙的前方和后方。这些过程也有助于运动面与运动面之间的液体润滑。

## 三、早期退行性改变

许多常见的关节镜下发现可能与关节内滑液流动有关。第一，髋臼缘骨赘的形成是退行性髋关节疾病的最早征象之一。通常，骨赘首先出现在髋臼隐窝的顶点，这里正是滑液在髋臼容积器和星状折痕之间的通道（图101-5）。第二，在早期关节退变中，星状折痕可能会出现被侵蚀的外观（图101-6）。然而，该变化与流体动力学紊乱之间的关系尚未明确。第三，根据囊肿的分布位置，髋臼软骨下囊肿可分为孤立性边缘、多发性或孤立性穹顶[21]。边缘型囊肿的发病机制比较容易理解，即 McCarthy 和 Noble[22] 描述的由反复撞击而导致"分水岭损伤"。出现盂唇—软骨损伤时，软骨的分层可伴随或导致滑液渗入至软骨下。反之，诸如 CT 或磁共振的断层扫描显示孤立性穹顶囊肿与关节腔直接相通。它们通常发生于髋臼前角承载负荷的区域。这些囊肿是否对滑液润滑的骨或软骨表面造成继发损伤，仍有待解释。

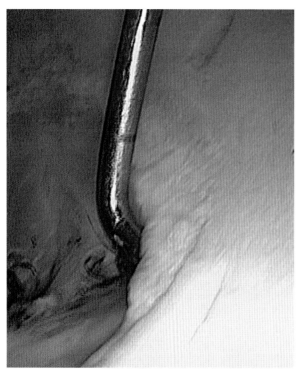

▲ 图 101-5　靠近月状关节面星状折痕的早期髋臼缘骨赘形成

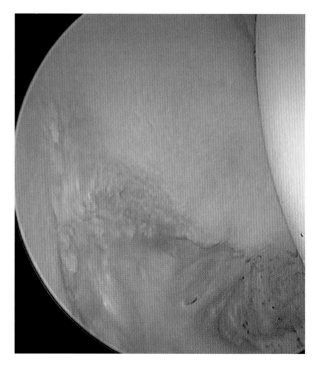

▲ 图 101-6　涉及髋臼窝上缘和星状折痕周围表面的早期退行性改变

## 四、盂唇病变的影响

Crawford[23] 首次研究了盂唇完整性对股骨头稳定性的作用。该作者在正常髋关节盂唇上制造15mm 的撕裂，发现在关节的极限活动范围内股骨头相对髋臼的稳定性下降。Dwyer 对此继续研究，把凸轮畸形合并盂唇损伤和无凸轮畸形的正常髋关节进行了比较。Dwyer 发现，旋转运动时，凸轮畸形组的盂唇维持中央间室压力的效果更差。但这种差异在模拟步态和弯腰中没有出现[24]。

## 五、关节囊病变的影响

探讨关节囊结构和病变对髋关节内滑液循环影响的研究工作较少。Crawford[14] 分别对处于完整状态、关节囊切开后、关节囊切开合并前上盂唇切开15mm 的尸体髋关节稳定性进行研究。关节囊切开和盂唇切开可使将股骨自髋臼窝向外牵引 3mm 所需的平均力量分别下降 43% 和 60%。而且，关节囊切开比盂唇切开对股骨头脱位影响更大。

许多关节镜医师常规行前方关节囊切开以显露外周间室。关节囊切开后是否要进行正式修复尚有争议。最新的一篇研究髋关节囊在正常状态（稳定）和病变状态（不稳定或僵硬）中作用的综述中，Domb[9] 纳入了 80 篇文献。尽管其中一些文献讨论了关节囊松弛和关节囊切开术可能破坏轮匝带作为戒指的锁紧效应，但没有一篇文献讨论关节囊切开术对滑液循环或关节润滑的影响。

滑液单向流动模型是基于轮匝带的波纹管效应，以将滑液从外周间室泵入中央间室的髋臼窝内。近期一篇文献中，纳入了手术前后磁共振资料完整的 18 例髋关节镜手术患者，比较了手术前后股骨颈周围关节囊和轮匝带的厚度。后方、上方和下方的关节囊和轮匝带厚度（以 mm 为单位）无明显变化（平均值，轮匝带：5.53 vs. 5.26，8.37 vs. 7.32，4.29 vs. 4.48；关节囊：2.79 vs. 2.73，4.35 vs. 3.91，2.50 vs. 2.77），但前方的轮匝带术后明显更薄（平均值，轮匝带：6.62 vs. 5.14，$P < 0.05$；关节囊：3.88 vs. 3.47）。轮匝带与髋臼地标（髋臼缘、窝和髋臼直径）之间的距离在手术前后无显著变化。虽然并非所有患者都进行了正式的前方关节囊切开，

但术后前方关节囊变薄了 10%，前方轮匝带变薄了 22%。这种结构变化对滑液循环或关节润滑是否有影响，还有待确定。

## 六、总结

髋关节和其他滑膜关节的流体力学仍然知之甚少，几乎没有科学证据支持已经提出的各种理论。

滑液循环对维持关节健康的作用也知之甚少。目前，针对保留关节的手术干预方式越来越多。随着人们对保留盂唇－软骨完整性和术后关节囊重建的兴趣日益浓厚，希望将来的目光转移到关节周围的滑液流体运动，滑液在维持关节正常生物力学中的作用，以及如何将它与退行性关节疾病的进展联系起来。

# 髋关节疾病影像学诊断的研究

## Research into the Application of Imaging to the Diagnosis of Hip Disease

Jason D. Alder    Steven S. Chua    Collin D. Bray    Joshua D. Harris    Andrew R. Palisch
Philip C. Noble    著

王娟 译 黄添隆 校

本章将描述和强调用于诊断髋关节疾病的新兴成像技术。包括骨关节炎在内的关节软骨损伤，已经成为髋关节肌肉骨骼成像研究的一个关键组成部分。正在进行的工作集中在识别软骨损伤的形态学、生理学和分子标记。随着膝关节软骨定量成像技术的进展，最近对髋关节的研究也有所扩展[1]。成功应用于早期检测退行性变化的 2 种方法是超声和 MRI，前者能够显示软骨组织的内部紊乱，后者能够显示软骨组织的成分变化，反映为糖胺聚糖、胶原蛋白和水的含量[2]。这在"软骨病理解剖成像"一章中有简要介绍。关于髋关节影像的更全面的细节，读者可以参考 Sutter 及其同事发表的综述[3]。

## 一、关节软骨的超声成像

超声用于关节成像具有无创、无电离辐射、快速、多平面评价等优点，并可显著提高关节内注射的准确性[4]。这使得其在风湿病学中广泛用于研究炎症性关节病[5]。欧洲学者报道超声在骨表面异常和结晶性疾病的评估、诊断上优于常规放射和临床检查[6, 7]。此外，超声可以为操作者提供准确引导关节穿刺和关节内药物注射的可能性，且在床边或门诊即可方便进行[7, 8]。然而，对最佳声窗和操作技能的要求限制了该技术在包括手、腕和踝关节等小关节中的应用。对于肩关节和髋关节等大关节，关节紊乱的诊断依赖于超声医师的操作技能和经验。

超声在髋关节的应用包括评估和确认关节炎症的存在，发现早期骨赘形成，准确完成关节内类固醇注射及关节穿刺抽液以进行相关检验[7, 8]。这种检查方式也为软骨成像提供了希望，它可以通过回声特性的区域差异更直接地显示组织内部结构的病理变化[4, 7]。膝关节超声显示健康的透明软骨为均匀的无回声带（图 102-1A）[8]。在骨关节炎进展过程中，可以发现特征性的超声改变 [ 软骨边缘模糊、失去均质性、局灶性和弥漫性变薄，和（或）组织完全丢失 ][7, 9, 10]。在膝关节，图 102-1A 显示的健康软骨的低回声与图 102-1B 和图 102-2B 显示的膝关节骨关节炎的病理表现形成明显对比，后者表现为低回声的正常透明软骨严重丢失伴随呈高回声的骨赘。附图中的 X 线图更好地展示了这一发现（图 102-2B ）。

超声成功应用于关节软骨成像在很大程度上取决于操作者获得最佳声窗和垂直入射角的能力。这通常需要将关节摆放到合适的位置。虽然高频传感器能获得高分辨率的图像，但其有限的组织穿透能力限制了其在小关节的使用，而大关节必须使用低频传感器，特别是膝关节和肩关节[4]。因此，髋关节超声成像需要一个独特的凸弧形探头，不同于膝、踝、肩和肘关节使用的线性探头[7]。这就在超声机器本身的成本之外又增加了一笔可观的成本。平片虽然是评价骨关节炎的金标准，但超声可能有助于评估骨关节炎和炎性关节病的软骨损伤和关节

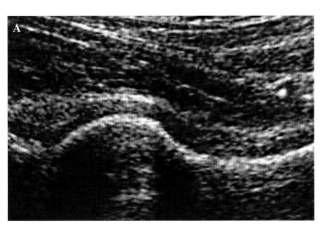
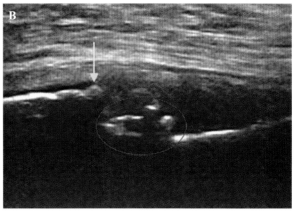

▲ 图 102-1　正常无症状的髋关节

A. 纵向超声图像显示正常低回声透明软骨；B. 髋关节骨关节炎的纵向超声图像显示骨赘（箭）和游离体（椭圆形）。Dr. T. S. A.Geertsma, Ziekenhuis Gelderse Vallei, Ede, The Netherlands.© 版权所有。http://www. ultrasoundcases.info/Slide-View.asp

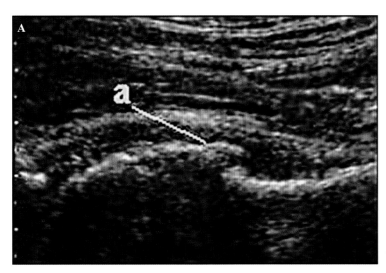
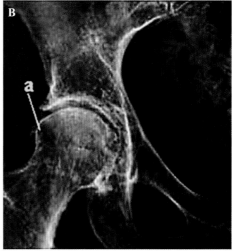

▲ 图 102-2　异常髋关节超声图像

A. 超声图像显示正常低回声透明软骨丢失和高回声骨赘形成；B. 图 102-1B 中纵向超声所显示的骨赘（a）。Dr. T. S. A.Geertsma, Ziekenhuis Gelderse Vallei, Ede, The Netherlands.© 版权所有。http://www. ultrasoundcases.info/Slide-View.asp

积液。

## 二、骨关节炎的磁共振成像

用于研究关节软骨的磁共振关节成像序列包括 3 个平面的脂肪抑制 $T_1$ 加权 FSE 图像[11]。传统磁共振节成像序列与 IDEAL-SPGR 对比显示，IDEAL-SPGR 序列在发现软骨病变方面的特异性低于关节镜[12]。此外还发现，磁共振关节造影在评估软骨病变方面的敏感性高于非对比 MRI（41% vs. 18%），而这两种技术的特异性相近[13]。

## 三、软骨的定量成像技术

软骨绘图是对整个关节软骨的厚度和状态的测量。此外，还可以观察软骨厚度的区域性差异，为保髋手术的手术计划提供有用的信息[3]。反映软骨生物化学变化和差异电荷密度的新的 MRI 序列也提供了前景。虽然在临床中还不常用，dGEMRIC、$T_2$ 软骨绘图、$T_1 \rho$ 成像和钠成像等新技术为髋关节软骨病变的模式和复杂性提供了新的信息。

## 四、软骨磁共振延迟增强扫描

这个缩写词（dGEMRIC）指的是静脉注射带负电荷的钆造影剂（二乙烯三胺戊酸钆）后进行的 $T_1$ 加权序列扫描[14]。所得图像反映带负电荷的糖胺聚糖（主要是角蛋白和硫酸软骨素）在关节软骨内的区域分布。由于钆造影剂和糖胺聚糖都带负电荷，它们在化学上是相互排斥的。静脉注射钆造影剂后，如果造影剂摄取高，则代表糖胺聚糖含量低（反之亦然）。钆造影剂使 $T_1$ 弛豫时间（ms）按其浓度成比例缩短。因此，$T_1$ 弛豫时间越短，关节软骨中钆造影剂的浓度越高，糖胺聚糖的比例越低。糖胺聚糖的丢失是髋关节骨关节炎进展过程中的早期事件；因此，通过 dGEMRIC 间接观察，可以监测保髋手术对关节炎进展的影响[15-17]。这一序列的优点在于，它可以在标准磁共振序列和平片上出现明显形态学改变之前就检测到软骨损伤（图102-3）。

在症状性[18]和无症状[19]股骨髋臼撞击综合征（凸轮型）患者的髋关节均观察到软骨损伤。自由基 MRI 和 dGEMRIC 序列的应用加强了对前上象限内关节软骨和盂唇的观察，这些结构在标准条件下是难以评估的[15, 20]。dGEMRIC 的一个缺点是，钆剂注射是有创操作，静脉穿刺时会引起疼痛，会延长扫描时间，注射后至扫描前需要活动关节，并可能导致肾源性系统性纤维化[21]。

## 五、$T_2$ mapping

磁共振 $T_2$ mapping 的原理是 $T_2$ 弛豫时间是基于自由水离子在软骨细胞外基质中移动和与阴离子交换电子的能力[21]。在正常软骨中，$T_2$ 弛豫时间主要取决于 II 型胶原纤维网络中水分子的各向异性运动。$T_2$ 值自表层向深层逐渐减小，但软骨表面的反光膜（lamina splendens）除外。一旦关节软骨发生病理改变，水含量增加且胶原蛋白—糖胺聚糖成分发生变化，$T_2$ 弛豫时间就会增加，见于骨关节炎[22]、年龄较大[23]和 BMI 较高者[24]。

根据不同回声时间（times to echo，TE）生成

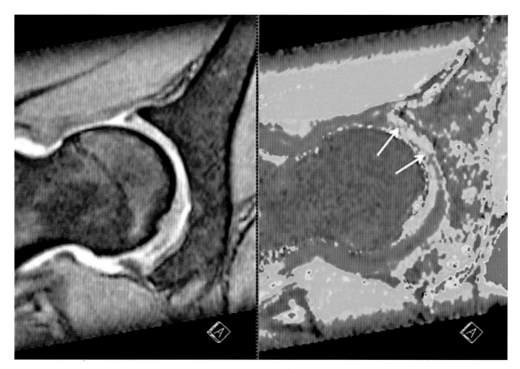

▲ 图 102-3　髋关节患者的 MR 关节造影与关节内摄取 Gd-DTPA2（钆喷酸葡甲胺）后 dGEMRIC 扫描图像的对比
$T_1$ 值变化提示软骨层内钆剂摄取增加。对比发现这与髋关节上部中央和周围区域的重度软骨损伤相对应。引自 Bittersohl et al, Orthop Rev(Pavia).2011;3:e11. Published online Jun 29,2011. doi:10.4081/or.2011.e11. B. Bittersohl et al., ©2011 版权所有。本项工作经 under a Creative Commons Attribution NonCommercial 3.0 License (CC BY-NC 3.0). Licensee PAGEPress, Italy 许可

的 $T_2$ 加权图像构建指数衰减曲线，用于量化 $T_2$ 值。来自不同 MRI 序列的 $T_2$ 加权图像可以用来评估软骨的含水量，但必须注意，因为各种系统缺陷和伪影，包括受激回波、偏共振信号和涡流，会造成 $T_2$ 量化的变异[25]。

大多数已发表应用 $T_2$ mapping 的研究都是在膝关节进行的，因此，髋关节成像仍缺乏验证性数据。Mosher 及其同事[26] 在之前的工作中发现，高能撞击伤后，由于组织固结，水含量相应减少，膝关节软骨的 $T_2$ 弛豫时间缩短。此外，撞击伤后观察到的弛豫时间缩短最明显的是软骨浅表区域，即产生峰值压应力的部位[27]。评估运动对软骨健康影响的研究表明，在进行低强度运动的个体，膝关节软骨的 $T_2$ 弛豫时间小于久坐或中高强度运动者，提示了 $T_2$ 弛豫时间的 U 形现象[28]。很可能运动并不是影响软骨的唯一因素，BMI、运动生物力学、关节对线和遗传基因都在发挥作用。尽管 $T_2$ mapping 是一项能够评估软骨含水量空间变化的强大技术，但这种成像方法确实存在一些不足，包括不同研究者报道的 $T_2$ 值存在差异，难以区分反光膜和浅表区，特别是在较薄的软骨，以及会影响 $T_2$ 图像解读的魔角效应[21]。然而，随着这项技术的改进和完善，该方法可用于评估髋关节软骨，这可能对了解髋关节软骨病变的大分子改变非常有益。

## 六、$T_2^*$ mapping

$T_2^*$ mapping 是对软骨表面 $T_2$ 弛豫时间变化的定量评估，可以创建三维体绘制图像[3]。它比标准 $T_2$ mapping 的扫描时间更短，基于水分子和胶原纤维网络的相互作用对 $T_2$ 信号弛豫的影响。$T_2^*$ mapping 已被证明是一种可行的快速生化成像技术，以显示软骨状态的早期变化，但其具有局限性，这可能会降低其在临床中的价值。$T_2^*$ mapping 的一个关键优势是不需要静脉注射造影剂或钆剂，且与常规 MRI 具有良好的对应性[29]。骨关节炎患者的软骨 $T_2$ 值升高，而 $T_2^*$ 值降低[1]。髋关节 $T_2$ mapping 的体积平均和低空间分辨率的影响，使 $T_2^*$ mapping 显示出明显的优势[1]。软骨损伤的股骨头标本显示，

$T_2^*$ 值降低（提示较严重的骨关节炎），与 Mankin 评分升高相关[30]。$T_2^*$ mapping 的局限性在于缺少 180° 重聚焦脉冲，使其对骨软骨界面存在的磁化率伪影更敏感，并且在对球形关节成像时，如髋关节，必须密切注意 55° 夹角时出现的魔角效应[29]。

## 七、$T_1$rho（$T_1\rho$）

$T_1\rho$ mapping 是一种新兴技术，应用自旋锁定脉冲确定细胞外基质中水和糖胺聚糖之间的相互作用，从而估计软骨中蛋白多糖的丢失。自旋锁定脉冲是施加共振的低功率射频脉冲，可将磁化矢量锁定在旋转框架中[3, 31]。软骨的 $T_1\rho$ 值随着年龄增长[32] 及在骨关节炎早期升高[33, 34]，并已被证明可预测 2 年随访时软骨的进行性丢失[34]。另外，研究提示 $T_1\rho$ 成像对股骨髋臼撞击综合征患者早期软骨损伤具有敏感性[35]。虽然利用髋关节软骨弛豫时间已计算生成 $T_1\rho$ 伪彩图，但其临床相关性尚未得到广泛评价。与 $T_2$ mapping 一样，这种方法的优点是不需要注射造影剂或额外的特殊硬件（与 dGEMRIC 相比）。缺点是较高磁场中 $T_1\rho$ 的高特定能量吸收率[21]。

## 八、磁共振钠成像

与 dGEMRIC 一样，磁共振钠成像也是基于软骨细胞外基质中存在负离子固定电荷密度（fixed charged density,FCD）的概念，这与糖胺聚糖浓度相关[36]。由于负离子固定电荷密度与带正电的钠离子处于平衡状态，钠离子浓度是测量关节软骨糖胺聚糖含量的一种灵敏方法[37-39]。然而，关节软骨内钠的固有浓度较低，导致磁共振信号弱且扫描时间长。此外，钠离子的 $T_2$ 弛豫时间非常短，使用常规 MRI 设备时需行多核扫描，这限制了这种方法的应用[40]。更高磁场强度（3T、7T）和多通道双调谐质子 / 钠线圈技术使钠成像的临床应用更具可行性[41]。然而，这项技术仍会受滑液中高钠浓度的影响，使得对关节面附近钠离子浓度变化的检测更具挑战性。尽管如此，可以通过抑制滑液中的信号来提高评估软骨的效率[40, 42]。图 102-4 是 Gold 等提

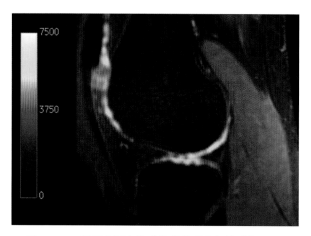

▲ 图 102-4　健康志愿者的膝关节的磁共振钠成像（28 岁，3T 线圈）

质子扰相梯度回波图像，分辨率为 1.25mm×1.25mm×4mm。图片由 Garry Gdol, MD 提供

供的一例健康膝关节的磁共振钠成像[11]。

## 九、糖胺聚糖-化学交换饱和转移

糖胺聚糖-化学交换饱和转移（glycosaminoglycan-chemical exchange saturation transfer，gag-CEST）是一种较新的质子技术，通过检测软骨表面移动糖胺聚糖中的可交换质子来评估膝关节软骨的糖胺聚糖含量[1, 43, 44]。这些变化在退变过程的早期即可观察到。Schmitt 及其同事报道，作为软骨中糖胺聚糖含量的标志，gag-CEST 和钠成像之间具有良好的相关性[45]。然而，这项技术在髋关节的适用性还没有得到证明，甚至在膝关节这种新的技术也不是没有缺陷。该技术对 pH 值、水和胶原含量变化过于敏感，这可能会影响不稳定质子的交换率，并使难以对比分析不同机构开展的研究数据[21]。此外，磁场均匀性和磁化率伪影会使结果的解读复杂化。最近对该技术的改进主要集中在改善磁场的不均匀性和提高效率方面[46]。Gag-CEST 已用于评估自体骨软骨移植后软骨修复组织的糖胺聚糖含量[47]。

## 十、弥散技术

弥散技术用于评估关节软骨内水分的弥散速率，受细胞外基质降解影响。其中一种技术是DESS，可同时获得 T$_2$ 加权图像的三维融合伪彩图和表观弥散系数（apparent diffusion coefficient，ADC）[48]。在髋关节方面，Knuesel 等报道，DESS 显示髋关节软骨损伤的严重程度高于常规 T$_1$ 加权自旋回波序列，建议更早检测关节软骨的变化[49]。这是一个指导保髋手术有价值的工具，可能通过在疾病更早期发现退变而改善预后，这是常规磁共振所能实现的[50]。然而，T$_2$ 分量对三维伪彩图的相对贡献取决于扫描的翻转角，导致对所得图像解读的不准确性，这一事实限制了 DESS 的应用[51]。

弥散张量成像（diffusion tensor imaging, DTI）是一种测量关节软骨中胶原的各向异性分数的方法，这是一个组织降解的生物标记[52]。这与最近一项对 OARSI 等级大于 0 的软骨样本的研究是一致的，该研究应用 DTI 发现关节样本较深区域的各向异性分数明显降低。这与软骨退变早期胶原纤维失去各向异性的现象是一致的。组织内蛋白多糖方向的改变会对水的弥散产生定向限制，导致软骨内水分子的各向异性运动。这种弥散各向异性的三维分布（各向异性分数）是胶原结构的间接测量指标[53]。DTI 的缺点包括低信噪比、需要高分辨率图像、扫描时间长及对运动伪影的敏感性[21]。

超短回声时间成像已应用于肌肉骨骼系统的检查，来明确急性前交叉韧带损伤[54]和半月板钙化[55]病例是否存在亚临床半月板撕裂，因此该技术有可能应用于髋关节。这种方法可显示软组织（包括半月板）内部结构变化的细节，因此如果在髋关节可以达到与膝关节相同的分辨率，就可以用来评估盂唇的病变。超短回声时间利用了常规成像通常捕捉不到的快速 T$_2$ 衰减信号[1]。然而，如果应用双反转恢复序列，则可抑制脂肪和水的信号，从而高对比度显示钙化软骨区域。

## 十一、盂唇的功能成像

髋臼唇被认为具有控制滑液在中央间室和外周间室之间流动的作用，由此提出盂唇的功能是调节液体交换[15, 56-58]。近年来，通过动态 X 线成像，明确了不同屈伸角度下外周间室和中央间室之间单向流动的路径。研究者假设滑液在关节腔内的进出维持了关节软骨的营养状态。Ferguson 等报道，盂唇将中央间室密封，使关节内滑液充盈，从而在功能负荷下维持润滑[15, 59]。Field 等[56] 和 Dwyer 等[57, 58] 分别为患者和尸体标本注射造影剂，进一步阐明了盂唇调节滑液流动的功能。这些研究表明，盂唇将滑液保持在中央间室内（即关节面之间），直到关节被放置在一个盂唇失去与股骨头有效密封的位置。此时，滑液从中央间室向外周间室流动；然而，关节内的流体压力保持在最小值。

Noble 等使用 3-Tesla 强度磁场进行了磁共振成像研究，以确定髋关节中央间室和外周间室之间液体流动的位置及该处盂唇股骨衔接的形态特征。在加载装置上将尸体髋关节安放在功能位并进行加载。然后，经建立在髂骨方形区（髋臼底）内的入路向中央间室注入溶液，直到盂唇失去密封作用，允许液体进入外周间室。然后将夹具固定在标本上以保持其位置，并对标本进行扫描（图 102-5）。这些实验数据可以让我们更好地理解手术修复前、后盂唇在股骨髋臼撞击综合征中的作用。

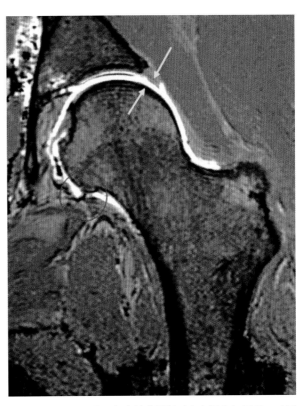

▲ 图 102-5　经髋臼底注射造影剂对中央间室加压后，对尸体左髋关节标本行 $T_1$ 磁化准备快速梯度回波序列扫描
可见液体经上方的盂唇（箭）和下方的髋臼横韧带（红色圆圈）向外周间室转移

## 十二、圆韧带成像

髋关节疼痛的鉴别诊断应考虑圆韧带损伤，部分圆韧带撕裂可能导致髋关节微不稳[60-62]。圆韧带的 MRI 成像尚处于起步阶段，其研究主要集中在解剖学方面。Blankenbaker 等[63] 对 116 例患者进行了 MRI 关节造影评估，以探寻圆韧带撕裂的诊断标准，结果发现 12 例患者为部分撕裂。与正常结构相比，部分撕裂的细微 MRI 表现很难辨别。因此，需要收集大量病例，仔细分析在髋关节内病变背景下圆韧带的影像学表现。

## 十三、总结

目前，超声、X 线和 MRI 是髋关节成像的主要手段，但它们提供的关于髋关节关节软骨的信息有限。下一代高分辨率 MRI 的核心是评估关节软骨成分的信号变化，以发现早期骨关节炎。这些技术包括 dGEMRIC、$T_2$ mapping、$T_2^*$、$T_1\rho$、钠成像、gag-CEST 和弥散成像，这些技术分析关节软骨内的蛋白多糖和水成分，从而提供有关软骨表面情况和病变的信息。每种方法都各有优点和缺点。在普遍、广泛的临床应用之前，还需要进一步研究。

# 第 103 章

# 髋关节手术中的细胞治疗
## Cell Therapy in Hip Surgery

M. Munir Khan　Paul Genever　James B. Richardson　Andrew W. McCaskie　著
王娟　译　黄添隆　校

## 一、概述

髋关节病变多种多样，从骨折到慢性退行性疾均包括其中。尽管病理范围广泛，基础治疗通常需要组织修复或再生，如骨愈合和软骨修复。细胞生物学一直是理解骨科疾病的关键要素，并对临床治疗起到了指导作用，比如生物材料的应用，并且目前细胞本身作为一种潜在的治疗方法在逐渐兴起。组织工程并不是一个新学科，早在 20 世纪 90 年代初就被定义为"一门涉及生命科学和工程学的跨学科科学，旨在研究修复、维持或改善组织功能的生物代用物"[1]。最近，出现了一个更具有临床针对性的术语——再生医学，其目的是寻求替换或再生"人类细胞、组织或器官，以恢复或建立正常功能"的方法[2, 3]。在此背景下，本章重点介绍与髋关节手术相关的新兴细胞治疗手段。

## 二、干细胞及分化潜能

干细胞具有独特的生物学特性，包括自我更新和分化潜能，在胚胎发育的不同阶段都有干细胞的参与。最原始的干细胞被称为胚胎干细胞（embryonic stem cells, ESC）。受精后不久，胚胎细胞为全能细胞，可以分化成机体发育所需、包括胎盘和脐带等胚胎外支持组织的所有类型的细胞。在 5—6 日龄的胚胎中，囊胚内细胞团中的细胞[4]表现出多能性，能够分化成除胚外组织以外的所有类型的细胞。因此，这类具有多能分化能力的细胞不断地被研究，包括生物学及未来可能的临床应用研究。2012 年，诺贝尔奖授予 Gurdon 和 Yamanaka，以表彰他们对人成熟细胞（体细胞）重新编程的研究[4, 5]。这些影响深远的研究持续了 40 余年，最终利用成熟细胞创造出了一种具有多能分化潜能的细胞类型。这类细胞被称为诱导多能干细胞（induced pluripotent stem cell, iPSC）。

## 三、具有临床潜能的成体细胞

成人身上还存在能够分化成若干细胞系的细胞。这些细胞有多种类型，而在骨髓中发现的在临床转化方面引起了极大的关注，将进一步讨论。起源于中胚层的骨髓基质细胞（bone marrow stromal cells, BMSC）被称为间充质基质细胞（mesenchymal stromal cells, MSC）[6]，最初是在骨髓中发现的[7]。随后，从滑液[8]、滑膜[9, 10]、骨膜[11]、椎间盘[12]、脂肪组织和关节软骨[13]等多种结缔组织中也分离得到了此类细胞。在实验室条件下，它们是多能的，可以分化为软骨、骨骼和脂肪（图 103-1）[14]。存在于不同组织腔室内的外观很相似的细胞，可以通过研究其表面标记物，即分化抗原簇（cluster of differentiation, CD）来识别。这些标记物可以反映细胞的分化、迁移、附着于基质元素和其他功能。最初识别间充质细胞是根据其黏附塑料或玻璃的能力。在实验室内，将贴壁的间充质基质细胞与其他

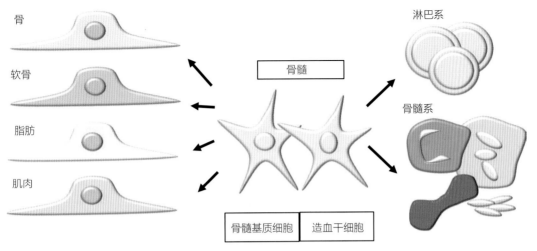

▲ 图 103-1　骨髓基质细胞和干细胞及其特征性细胞分化

骨髓细胞（如造血细胞）一起培养时，其他细胞在传代中逐渐死亡，但间充质基质细胞仍然存活。这项技术简单而快速，但获得的是骨髓中具有黏附特性的混合细胞群，其中只有少量是真正的干细胞。体外培养还会导致间充质基质细胞丧失分化能力及衰老。为了避免这些问题，需要对间充质基质细胞进行前瞻性鉴定。常用于检测间充质基质细胞表面抗原簇的标记物有 CD73、CD90 和 CD105[14, 15]。同时还需检测其他常驻骨髓细胞（如造血细胞）表面存在但间充质基质细胞不具有的表面标记物（CD14- 或 CD11b-，CD19- 或 CD79-，CD34-，CD45- 和 HLA-DR）。此外，细胞标志物与细胞增殖和分化成不同谱系的能力有关。CD106 阳性细胞成骨能力较低，更容易形成脂肪和软骨[16]。这些细胞增殖迅速，具有多能性。另一方面，CD106阴性细胞生长缓慢，主要向成骨谱系分化[17]。另一个重要的表面标记是 CD271，这是一种在骨髓基质细胞上发现的跨膜蛋白，在骨科手术中有潜在的应用价值[15]。CD271 阳性细胞具有比阴性细胞更强的矿化能力[18]。这种通过标记物选择细胞的方法可以精细控制细胞的筛选，因此具有治疗应用价值。在骨髓中发现的另一种干细胞类型来自造血细胞家族，即 CD34 阳性细胞。关于这类细胞有大量临床经验，主要是在血液病学和血液系统恶性肿瘤治疗领域。目前的临床采集技术不再从骨盆采集骨髓，而是利用人粒细胞集落刺激生长因子刺激骨髓，从而将细胞释放到外周血中[19]。利用分离机从外周循环中回收目标细胞，来完成细胞收集。然后将细胞在低温下保存。

截至撰写本书时，在临床转化方面，成体细胞群比胚胎干细胞和诱导多能干细胞更具优势。它们相对容易获得，涉及的监管和伦理问题更少。若其安全性得到证实，这类细胞将在肌肉骨骼修复中有很大的潜在用途。这就需要对其作用机制进行深入了解，并需要严谨的术语，以避免与多能细胞相混淆[20]。成体来源的细胞群更贴近临床，将是本章其余部分介绍的重点。

## 四、肌肉骨骼修复策略

传统的组织工程策略包括细胞、支架和其他因素。"支架"为细胞提供三维空间环境，并引导所需的细胞功能，例如骨移植可以促进骨生成。在干细胞生物学中，三维微环境被称为巢，可以影响细胞的命运。有些调控是基于细胞与小范围基底膜接触关系的物理调控，而有些调控来自局部的生长因子。这些因素可以用来开发治疗方法（图 103-2）。

### （一）细胞采集

正如前面讨论的，成人体内存在着适合用于修复的细胞，采集这类目标细胞群可以作为治疗的基础。采集细胞需要特殊的技术，包括两种方法。第一种方法是将采集到的细胞在实验室中进行扩增。

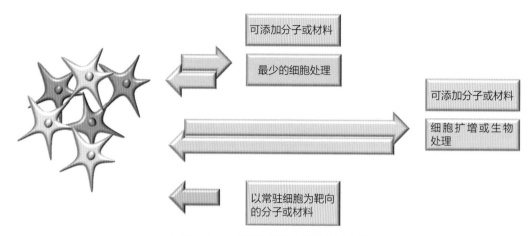

▲ 图 103-2　常见细胞治疗策略的示意图

这意味着细胞发生分裂，直至达到所需的细胞数量和类型。软骨细胞扩增采取的就是这种方法，这对间充质基质细胞群也同样适用。生物处理是在高度规范的实验室中进行[21, 22]，该过程需要两个操作阶段（采集和再植入），中间间隔一段生物处理期。

第二种方法不进行细胞扩增，是一个最低程度受到人为干预的过程。这意味着所需的细胞数量和类型必须通过"采集"过程来获得，例如，从骨髓、外周血、脂肪和脐带等组织中离心和浓缩[23-25]。采用这种方法，整个过程可以在离患者更近的地方进行，并可能受到不同监管系统的制约。值得注意的是，这两种技术都需要将细胞回输到患者体内。

**（二）细胞与构建环境**

材料和支架可作为细胞治疗的补充。一个例子是在实验室中通过生物处理将支架和细胞结合以制作成组织结构，例如软骨生物反应器。细胞和材料的引入或结合也可以在手术中进行，例如纤维蛋白[26]。

**（三）构建环境**

骨髓刺激术（微骨折）使骨髓细胞进入关节腔，创造一个可以实现修复的环境。这种方法的一个理论延伸就是所谓的智能生物材料。这种材料提供刺激使常驻细胞实现修复，且不需要在手术中额外注入细胞。尽管植入材料的性质和所需的手术技术尚未完全成熟，这仍是一种具有吸引力的方法，

因为其参与细胞源于患者的常驻细胞群且保存了完整性。

**（四）异体细胞**

最后的治疗策略是使用异体细胞。这是一个比较现成的方案，使用已扩增的细胞。其市场规模在扩大，并在治疗费用方面具有优势。为了实现有效转化，这一方法需要解决生物相容性、免疫反应[27, 28]和传播疾病等问题。

**（五）多模式治疗**

细胞治疗的首次应用将不会是全面的治疗方案。更有可能的是，细胞治疗将作为现有手术治疗的辅助手段，或是某种手术的延伸发展，例如微骨折术。这将为现有手术增加一个组织再生的步骤，例如在有早期退行性改变和软骨损伤时进行的撞击综合征手术，就是一种多模式治疗 / 手术。

**（六）临床应用**

髋关节软骨紊乱可以是广泛性的，也可以是局灶性的。后者通常与股骨髋臼撞击综合征、发育不良或股骨头坏死相关。股骨髋臼撞击综合征的概念是由 Ganz 等[29]提出的，是一个关节软骨退变的动力性原因，本书其他章节中有详细介绍。由其产生的撞击会导致盂唇、软骨盂唇和软骨损伤。手术的目的是去除病因并消除骨性撞击，而且显然有必要修复已有的组织损伤。已有证据表明根据髋关节软骨的状况可以预测髋关节镜手术的预后[30]，因此对

于局灶性软骨缺损和早期骨关节炎，再生治疗是一种明确的治疗选择，且必须同时处理诱发因素，如撞击和盂唇损伤等。

### （七）微骨折术

多种关节镜和开放手术技术已被应用于膝关节软骨再生治疗，但至今在髋关节的应用还很少。其中一项技术是微骨折术，它建立了关节腔和骨髓之间的联系，其机制被认为是直接从骨髓中募集常驻祖细胞来填充软骨缺损。由此形成的软骨主要是纤维软骨，但也有发现部分透明软骨[31]。Byrd 等[32]报道髋关节微骨折手术的预后，9 例髋臼软骨局灶性Ⅳ级缺损患者中，3 例接受了撕裂盂唇切除和微骨折。在术后 2 年最后一次随访中只有这 3 例患者能够恢复积极的生活方式。Haviv 等[33]报道了一组 135 例髋关节镜治疗的髋臼软骨Ⅱ级和Ⅲ级病变的病例，与没有接受微骨折术的患者相比，29 例接受微骨折和股骨头骨软骨成形术的患者获得了更好的疗效。Philippon 等[34]报道 9 例接受微骨折术的患者，再次关节镜探查时发现其中 8 例缺损填充率达到 95%～100%。Horisberger 等[35]发现对于软骨缺损严重，特别是股骨头软骨也有缺损的股骨髋臼撞击综合征患者，髋关节镜下清理联合微骨折术的预后较差。最近，一项对接受髋关节镜手术的专业运动员的研究显示，"髋关节镜下行或不行微骨折术的重返运动率"无明显差异[36]。在髋臼边缘可以观察到层状剥离的不稳定软骨瓣，这可能进展为更严重的髋关节退行性改变。Sekiya 等[37]和 Tzaveas 等[38]报道通过软骨下骨微骨折并缝合软骨瓣或使用纤维蛋白胶成功修复了不稳定的软骨瓣。微骨折后可增加一步自体基质诱导软骨生成。这项技术是将软骨基板（Ⅰ/Ⅲ型胶原）基质放置于软骨缺损微骨折处，以稳定血凝块。这项技术在膝关节手术中的应用经验是令人鼓舞的，接受治疗的患者术后 24 个月仍可得到改善。据报道，同样的技术已开始用于治疗髋关节软骨缺损[39]。

### （八）自体软骨细胞移植

为了实现更高质量的膝关节软骨再生，Brittberg 等于 1994 年提出了自体软骨细胞移植技术[40]。该手术分为两步，并且已用于膝关节软骨再生。与膝关节微骨折术相比，"特征性软骨细胞移植"技术在术后 36 个月时临床预后较好[41]，在术后 1 年时软骨结构恢复较好[42]。一项研究[43]显示，对于症状持续时间较短（＜3 年）的患者，自体软骨细胞移植技术的临床预后优于微骨折术，这突出了早期进行此项治疗的重要性。为进一步改善预后，进行自体软骨细胞移植时加入了模拟三维培养环境的基质，形成了第二代自体软骨细胞移植技术。相关动物和人体研究均报道了优良结果[44, 45]。此外，自体软骨细胞移植已用于治疗髋关节软骨损伤。Akimau 等[46]报道应用第一代自体软骨细胞移植治疗 1 例创伤后骨坏死、软骨缺失的患者。用大转子骨瓣填充骨缺损后，将取自健康膝关节软骨、经体外筛选和扩增的自体软骨细胞植入。二次关节镜取出的活检组织显示为纤维软骨和少量透明软骨的混合体。术前，患者的 HHS 为 52 分，需扶拐行走。术后 16 个月时，髋关节评分提高到 76 分，能够"原地跑步，步行超过 1 英里"。术后 18 个月时复查 CT 显示关节间隙得到恢复。本章的一位作者（JBR）随访这例患者 11 年，其髋关节评分一直保持高分（89 分），并可以全职工作。

Fontana 等[47]在一项回顾性比较研究中报道了两阶段自体软骨细胞移植治疗与简单清创相比较的结果。纳入病例的平均软骨缺损面积为 2.6cm²。术后 74 个月时，自体软骨细胞移植组患者的 HHS 为 87 分，高于对照组的 56 分，然而该研究缺少 X 线或二次关节镜随访。自体软骨可以取自髋关节或膝关节，膝关节供区症状可在关节镜术后 2～12 个月内消失[48]。自体软骨细胞移植治疗的缺点在于需进行体外细胞增殖及附加关节镜手术。目前，有一些关于膝关节细胞治疗的随机试验，并有大量的综述。有些学者认为自体软骨细胞移植优于其他治疗方法[43, 49]，特别是对于较大的缺损，但是也有学者持不同的观点[50, 51]。一篇由 104 名英国医师形成的共识总结提出，接受细胞治疗对于膝关节软骨修复非常重要[52]。随着时间的推移，争论将变得更加清晰，因为自体软骨细胞移植只需要在中期时比其他治疗方法提高 20% 的有效性，就具有更高的成本效益了[53]。

### （九）马赛克 / 自体骨软骨移植

用取自关节非承重区的小型自体移植物来填补关节软骨缺损的技术被称为马赛克 / 自体骨软骨移植术。这项技术已被用于治疗膝关节软骨缺损，也有一些应用于髋关节的报道。用于髋关节时，有些医师从膝关节取材，另一些医师则在股骨头下外侧部分切取移植物。该技术需要将髋关节脱位，很难在关节镜下进行。使用这项技术的经验非常有限，相关研究多为病例报道和 10 例以下病例的研究。马赛克技术已被用于治疗继发于创伤性脱位、骨坏死、儿童股骨头骨骺缺血坏死（Legg-calves-Perthes 病）和骨骺发育不良的股骨头和髋臼软骨缺损。文献[54-57] 报道，马赛克移植物与受区结合良好，患者髋关节功能得到改善。为避免供区损害问题，Myers[58] 和 Krych[59] 分别报道了使用同种异体骨软骨栓移植物治疗软骨缺损。这两项研究都显示预后良好。然而，正如上文所说，这种技术需要通过开放手术使髋关节脱位，无法在髋关节镜下完成。

### （十）成人骨髓细胞

以上述各种方法的成功为基础，成人骨髓细胞（如间充质基质细胞）可以代替或联合软骨细胞，进一步增强生成组织的质量和数量。在膝关节方面，已有将间充质基质细胞培养扩增用以修复软骨的病例报道[60-62]。2010 年，Nejednik 报道了一项纳入 74 例患者的队列研究，提示培养的骨髓来源细胞与软骨细胞同样有效[63]。最近，将筛选和扩增的骨髓来源细胞作为胫骨截骨联合微骨折术后的辅助治疗，初步报道的结果是令人鼓舞的[64]。在这项随机对照试验中，接受筛选和培养扩增间充质基质细胞治疗的患者预后显著改善，其 Lysholm 评分提高比对照组多 7 分。两组患者均接受了截骨和微骨折治疗。外周血来源干细胞（peripheral blood-derived stem cells, PBSC）也是已用于治疗膝关节软骨损伤的细胞类型[65]。最近，Saw 等[66] 报道了将单纯软

骨下骨钻孔术与软骨下骨钻孔联合透明质酸和外周血来源干细胞注射治疗进行比较的研究结果。组织学检查显示，联合透明质酸和外周血来源干细胞注射组软骨修复的质量较好。最近一篇关于干细胞治疗人类软骨缺损的系统回顾得出结论，尽管"非人类"研究不断有新发现，但仍没有足够证据表明该项技术对人类有益[67]。希望有类似技术可在髋关节镜手术中应用，以治疗创伤性局灶性软骨缺损、撞击综合征盂唇病变合并的软骨缺损或股骨头缺血性坏死。

## 五、骨再生

骨的再生是许多非关节疾病的重要方面，例如骨折修复。最近一项研究表明，与骨髓来源的间充质基质细胞相比，骨折不愈合部位间充质基质细胞的成骨分化和矿化能力较低，至少在体外是这样的[68]。在这种情况下，提供具有足够修复功能的健康干细胞可促进骨折愈合。间充质基质细胞的确切作用机制尚不清楚。这种促进作用可能不仅与祖细胞的活性相关，还可能包括其他机制，如旁分泌和免疫调节[20, 69]。间充质基质细胞被移植到骨痂内中时，表达骨钙素和 I 型胶原的 mRNA[70-73]，这表明它们可能直接分化为成骨细胞。动物研究报道的骨再生方法有单独使用骨髓来源的间充质干细胞（bone marrow-derived MSCs, BMMSC）[74]，骨髓来源的间充质干细胞与生长因子（BMP-7）联合使用，或使用经基因修饰表达载体编码因子（如 BMP）的骨髓来源的间充质干细胞[75, 76]。关于人体骨再生的研究报道较少，有些研究使用带有陶瓷支架的间充质基质细胞[77, 78]，另一些研究将间充质基质细胞经皮注射到骨折不愈合部位[79]。

股骨头缺血性坏死有多种原因，但常见于接受类固醇激素治疗和有酗酒史的患者。在激素相关缺血性坏死中，病变区域内及周围的成骨祖细胞数量减少[80, 81]。这些细胞向成骨谱系分化的潜能降低[82]，而向脂肪细胞分化的能力增强[83]。间充质基质细胞可被移植到股骨头缺血区。有一项研究[84] 纳入了 1 例激素诱发股骨头坏死患者和 4 例膝关节缺血性坏

死患者。这组患者年龄较低，范围为 9—27 岁（长期应用大剂量激素治疗白血病）。在透视下行髓芯减压后，将细胞注入缺血区。术后 16 个月随访时，所有患者均对治疗有反应。另一项研究[85]将 100 例患者随机分配到转子下注射骨髓来源的间充质干细胞组或髓芯减压术组。术后 5 年随访时，在 5 年的随访中，骨髓来源的间充质干细胞组 53 例患者中只有 2 例出现骨坏死进展，而髓芯减压组超过 20% 的患者需行二次手术，如带血管蒂腓骨移植或全髋关节置换。Kawate 等[86]用自体间充质干细胞和 β-磷酸三钙复合颗粒治疗了 3 例激素诱发 Ⅲ 期骨坏死患者，所有病例均同时行带血管蒂腓骨移植。术前所有髋关节均有塌陷，但随访 34 个月时仅 2 例有进展。但在研究期间，骨坏死没有进一步发展。

### 六、安全与监管

患者安全显然是任何干预措施的首要任务，尤其是基于细胞的新方法。所有这类治疗都应遵守监管机构（如欧洲药品管理局、英国药品和保健品管理局）的相应规定，以保障患者安全。细胞的生物处理，特别是对于需要扩增数量的细胞，必须严格监管以保证质量。监管机构对治疗进行分类，然后规定各类治疗应遵循的监管路径。为避免管理混乱，正确命名细胞治疗是非常重要的，例如多能干细胞群与成体基质细胞群的命名，特别是在生物活性仍然存在一些不确定性时[20]。在撰写本文时，成人来源细胞产品的安全状况是值得肯定的，在关于关节内自体培养扩增细胞修复软骨[87]和血管内间充质干细胞在其他方面应用[88]的近期文献综述中没有发现患者安全性问题。

### 七、技术与转化

基于干细胞的治疗必须逐步转化到临床。这将需要严谨的体外实验和必要时的临床前期体内试验。重要的是，要强调细胞治疗在膝关节和髋关节的应用方法有所不同。其成功应用需要手术技术和工具的发展，使细胞和材料能够在关节镜下使用。此外，临床试验需要严谨地设计和实施方案，并制订适当的方法和结果测量指标。这种方式可同时确保安全性、有效性及健康经济性评估。细胞和再生治疗将利益相关者联系在一起（患者、临床医师、监管机构、卫生保健服务提供者及生产者），所有人都必须有效地合作，将这些治疗方法应用于临床。随着对细胞修复过程认识的深入，迎来了实施髋关节骨和软骨修复临床策略的前所未有的契机。

# 第104章

# 股骨髋臼撞击综合征的计算机导航手术
## Surgical Navigation of the Hip for Femoroacetabular Impingement

Jaron P. Sullivan    Timothy Bryan Griffith    Caroline N. Park    Anil S. Ranawat 著

王 娟 译 黄添隆 校

## 一、导航技术

传统上，开放手术是治疗股骨髋臼撞击综合征的金标准；但是近年来，关节镜手术因其微创和康复时间短的优势而逐渐流行起来。遗憾的是，在与开放手术的较量中，关节镜技术并未完全取胜，原因是关节镜技术的学习曲线比较长，这与多种因素有关，其中一个因素是应用二维图像很难完美展现髋关节的三维形态。在改进股骨髋臼撞击综合征关节镜手术方面，计算机辅助技术（computer aided service，CAS）是一个具有吸引力的提议。最近的应用案例显示，利用该技术可实现精准骨切除，明确撞击位置，并预判关节活动度的改善情况。

导航程序可在手术中引导术者技术前计划精准地实施骨切除成形。导航手术可概括为 3 个步骤：数字化、注册和跟踪定位。数字化需要利用患者的MRI 或 CT 图像对骨结构进行虚拟三维重建。注册是在术中将标记放置于特定解剖标志后，将计算机程序与手术台上患者的方位进行匹配关联。跟踪定位是对手术器械进行导航、准确控制切除骨量的重要步骤。导航跟踪可基于术前三维重建图像，或由术中透视引导，也可以不依赖影像技术。影像导航是根据骨性解剖标志的定位针进行注册。例如，骨盆的定位针放置于髂前上棘和耻骨结节。根据这些定位针可在虚拟空间中构建骨盆的数字化图形，并按骨盆前平面（the anterior pelvic plane, APP）定向，

使其与术前 3D MR 或 CT 数据相匹配。术中透视导航利用装有校准跟踪器的特殊设计 C 形臂采集多平面系列图像，从而进行注册。无影像导航则是利用安装在骨盆上的光学红外跟踪器，配合标定髂前上棘和耻骨结节的校准光学指示器实现注册，然后将术中图像与术前数据相匹配。对于由复杂的三维骨形态异常导致的股骨髋臼撞击综合征，大多数导航程序采用基于 3D CT 的技术，直接进行骨结构注册，或利用特殊透视技术进行 3D 到 2D 注册。

Monohan 等开发了一种编码器连接系统用于跟踪手术器械，以消除标准光学跟踪系统常遇到的因位置传感器与接收器之间有障碍物而导致信息丢失的问题[1]。这个系统的独特之处在于它将软组织和骨结构的解剖相结合，并在手术器械过于接近神经血管结构时提醒手术医师。在一项前期试验中，10位参与者使用或不使用该计算机辅助系统完成导航任务，结果显示使用该系统时手术时间缩短 38%，手术器械路径缩短 78%[2]。这个系统的临床可行性一经确定，将很有希望替代光学跟踪系统。

另一项关于凸轮型撞击综合征术中利用导航追踪技术行骨切除成形的研究，评估比较了不同经验外科医师切除操作的准确性，并利用假骨模型比较了开放手术与导航关节镜下骨切除的准确性[3]。所有病例的术前计划均根据 CT 扫描和 BrainLAB 导航系统（Feldkirchen, Germany）制订。术后均行 CT 扫描，测量旋转平面上 1:30 和 3:00 位置的 α 角。

使用导航系统的医师分为三组：有经验的股骨髋臼撞击综合征手术医师、有经验的非股骨髋臼撞击综合征手术医师和成人重建外科专科培训医师。三组医师术后在 3 个平面上测量的 α 角均相近。这一结果表明计算机辅助技术可最大化缩短股骨髋臼撞击综合征手术学习曲线，弥补术者经验的不足，实现与经验丰富医师同水准的骨切除。

最近，Tannast 等发表了应用于股骨髋臼撞击综合征手术的关节活动度分析技术，这是他们先前研究的延续[4]。作者此次应用的软件是将撞击检测和关节活动度分析技术与术中彩色编码地图相结合[5]，实时指导术中骨切除操作。这一导航程序利用 MARVIN 应用框架[6]，根据 MR 或 CT 图像重建患者骨盆的三维模型。术前进行关节活动度分析，然后根据术前计划进行虚拟凸轮区成形，确保术后关节活动范围超过撞击弧。在软件中将一个半透明球形叠加在模型股骨头上，来描画术前和术后的股骨头形态，确保其球形轮廓，防止过度切除。根据安放在股骨上的动态参考基准（dynamic reference base, DRB）将三维虚拟模型与患者的解剖进行配准注册，用另一个动态参考基准对磨钻进行校准。在屏幕上以彩色编码距离地图高亮显示预先计划的切除区域，红色代表磨骨前状态，当磨钻距离切除目标 1mm 以内时变为绿色。开始使用磨钻切除凸轮区域后，通过实时跟踪磨钻并以地图上的颜色改变指示切除深度，引导手术医师完成预定目标。

该导航装置的可行性和准确性已经通过 18 例相同股骨假模的三维模型进行了测试。由 2 名医师对 3 种不同情况分别各实施 3 种不同的骨软骨成形操作，即每位医师进行 9 项手术。建立术后模型，与术前计划进行对比。结果显示，股骨颈处术前计划和实际磨骨面的平均距离为 0.41mm，观察者内和观察者间一致性均较高。在 18 例假骨手术中，术前计划与实际磨骨量的差值均小于 1mm。按计划磨塑 α 角的精度为 0.1°±0.6°。这些结果表明了这一计划和跟踪系统的准确性，似乎解决了以前所有应用程序的局限性。接下来的研究将是测试这一系统在实际关节镜手术中的适用性。

## 二、机器人辅助技术

导航计算机辅助技术允许制订准确的术前计划，进行虚拟的术中评估和跟踪。无法控制的环节是精准实施手术。这就是机器人手术的用武之地。机器人手术是计算机辅助技术的最新进展，将导航生成的定量计划翻译为自动化的机械操作。手术器械安装在机械臂上，从而部分或完全自动化实施整个手术过程。机器人手术提供了无与伦比的灵巧度和精确度，并可实现无人或远程手术[7]。

目前应用最广泛的机器人手术系统是达芬奇机器人平台。到目前为止，应用该设备进行股骨髋臼撞击综合征手术的相关研究一直显示很有前景，表明机器人技术有可能允许骨科医师在远程实施有限空间内的复杂手术[8]。已经有许多机器人手术系统应用于骨科手术，尤其是全髋和全膝关节置换术。"Haptics"，一种利用半主动引导机器人的触觉反馈技术，已在骨科取得了成功。Cobb 等在一项前瞻性随机对照研究中使用 Acrobot 触觉引导单髁机器人膝关节置换系统（Acrobot, London, UK），与使用传统截骨导向器相比，显著提高了植入物定位的精确度[9]。美国也开发了类似的触觉导航系统（MAKO Surgical, Fort Lauderdale, FL）。这个系统已成功应用于膝关节单髁置换术和全髋关节置换术中髋臼假体定位，获得了优越的影像学和功能预后[9, 10]。

本章高年资作者使用触觉引导系统进行了机器人辅助股骨侧骨软骨成形治疗股骨髋臼撞击综合征的研究。16 个相同的凸轮型撞击征假骨模型，由同一位医师模拟开放股骨髋臼撞击综合征手术来处理。其中 8 例手术采用徒手操作技术，8 例使用 MAKO 机器人辅助系统。在使用机器人辅助技术的模型，根据术后目标形态来定义三维触觉体积（3D haptic volume）。切除成形完成后，对所有模型骨进行扫描，测量切除弧度、切除骨体积和切除深度等数据，并与术前计划进行比较。徒手操作组的切除弧平均误差为 42.0°±8.5°。机器人辅助组的切除弧平均误差为 1.2°±0.7°，明显小于徒手操作组（$P<0.0001$）。此外，机器人辅助组的过度切除明

显少于徒手操作组（P<0.01）。所有徒手切除均造成过度切除，平均体积误差为（758.3±477.1）mm³，而机器人切除的平均体积误差为（31.3±220.7）mm³。

根据所有现有的技术，可以提出一个未来机器人辅助股骨髋臼撞击综合征手术的手术策略（图104-1）。术前需进行3D CT检查，明确凸轮型病变（如α角）和（或）钳夹型病变（如外侧中心边缘角）的形态学特征。注册骨盆和股骨的方向。术前使用碰撞算法（collision-based algorithms）评估虚拟关节活动度，据此计划切除体积，以达到最佳的术后无撞击关节活动度，这在目前利用HipMotion软件（Bern, Switzerland）成像可以实现[5, 11]。计算出的切除弧度和深度可以用与股骨头重叠的钟面表示。然后，使用6°机器臂通过触觉引导手术医师围绕计算的切除区域进行操作，并利用虚拟边界保证精准的骨切除及防止骨和周围软组织的医源性损伤。机器人引导的磨钻和关节镜将与骨结构跟踪标记同步注册，以增强术中可视化并允许实时跟踪。最后，

术中可对骨切除是否足够进行实时动态评估。

## 三、总结

关节镜或关节镜辅助技术治疗股骨髋臼撞击综合征将长期存在，并为患者提供优于开放手术的诸多益处。然而，撞击部位切除不充分仍是髋关节镜手术中存在的问题，这归因于手术技术的难度及术前规划和术中判断切除是否充分的局限性。目前绝大多数髋关节镜翻修手术是针对切除不充分的情况，除非手术质量得到提高，否则临床结果可能下降。计算机辅助技术对于改进关节镜下股骨髋臼撞击综合征手术是一个具有吸引力的建议。本文中讨论的技术原型已经显示出令人鼓舞的体外试验结果，但其临床成功和商业可行性还有待证明。关于凸轮型撞击，目前的文献支持测量虚拟模拟关节活动度来帮助计划骨切除，而不是根据α角。按照这个原则，理想的计算机辅助技术解决方案应该在术前明确撞击区，根据虚拟无撞击关节活动度计划骨

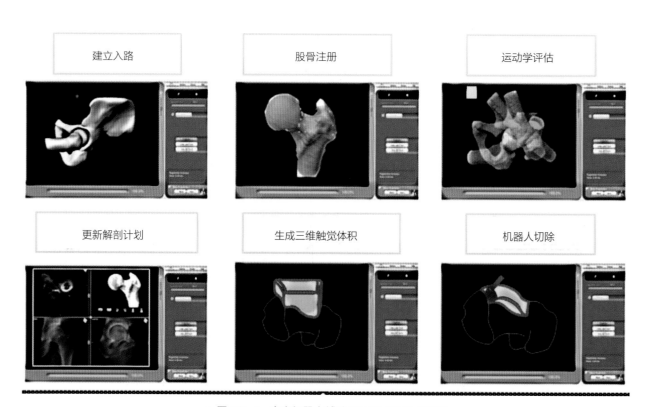

▲ 图104-1　未来机器人辅助FAI手术的手术策略

建立入路　　　　股骨注册　　　　运动学评估

更新解剖计划　　生成三维触觉体积　　机器人切除

切除，术中跟踪关节镜和手术器械的动作，引导手术医师在虚拟界限内准确切除，并且促进术中动态评估关节活动度以确保足够和准确的切除。最终，只有通过改善临床结果、降低技术难度、不增加手术时间及降低手术成本，上述计算机辅助技术系统才真正可行。虽然这样理想的系统目前尚未出现，最新的研究表明，距离不依靠视觉估计和降低骨科领域技术难度的目标已经不远了。计算机辅助技术在持续快速扩展，保证手术准确性和精确度，从而最终改善患者的预后。

# 髋关节手术的预后
## Outcomes Following Hip Surgery

Nicholas G.H. Mohtadi 著

王 娟 译 黄添隆 校

## 一、概述

前几章讨论了健康相关生活质量的评估和有效评分系统的重要性。本章将讨论髋关节手术患者的预后指标，然后讨论用于髋关节镜手术的特殊预后标准，并确定未来的研究需求。

## 二、髋关节手术患者的预后指标

为了衡量任何治疗干预的预后（如髋关节疾病年轻患者的手术治疗），必须了解最终结果取决于 3 个独立的因素或变量。

首先，需要考虑患者因素。患者的人口统计学资料、特定的髋关节疾病、该病的自然发展史、疾病的程度、该病对患者的影响及任何相关的特征或并发症都可能影响手术治疗的预后。为了更好地理解不同研究报道的手术治疗结果，有必要了解患者群体、采样框架及各个研究如何选入患者。通过在不同组之间匹配尽可能多的特征，可以解释这类患者的多种特征。然而，接受药物或手术治疗的患者组可能有固有的偏倚（即影响结果的特征的不平等权重）。这些偏倚很可能不被知晓、预测或预料到。因此，消除患者相关偏倚的唯一方法是将患者随机分配为一个治疗组和一个其他处理组。

随机临床试验（randomized clinical trial, RCT）研究设计是处理患者间差异的最佳方法，以衡量特定治疗的预后。这可以用文献中的一个例子来说明。Larson 和 Giveans 的一项优秀研究比较了盂唇再固定 / 修复术和盂唇清理术，结果显示使用改良 HHS 评估，再固定组的短期和长期疗效更好 [1, 2]。术前尽最大可能考虑和匹配了患者组间的差异。作者还比较了许多变量的基线水平，以证明两组之间是否存在明显差异。作者中立地指出："虽然可能受其他变量影响，但是初步结果表明，盂唇再固定术取得了更好的 HHS（改良"HHS"）预后，较前期研究报道的盂唇清理术的优良率更高 [1]。"其他变量"很可能是在选择患者的方式、患者对疾病的认知及他们对治疗方式的反应等方面存在差异。这些患者偏倚在回顾性设计中无法解决。随机对照试验通过将患者随机分配到每个治疗组来最小化患者之间的偏倚。

第二个独立的因素是来自于手术医师 / 手术过程。手术医师在医学上处于一个相对特殊的位置，因为患者的预后或多或少地取决于所进行的手术。手术医师简单地引用文献中的结果并将其应用于自己的患者并不一定是合适的 [3, 4]。假定患者在病情和人口统计学特征上相似，那么使用药物预计会产生类似的效果，从而使得世界各地患者的预后都相似。对于相似患者的手术治疗，情况并非如此，原因有很多，其中最重要的一个原因是髋关节镜的学习曲线很长，这是公认的 [5-9]。因此，手术医师应该以某种有意义的方式来衡量自己的手术结果。手术经验的影响是众所周知的。进行临床试验时通过采用基于专家经验的设计[4]已经解决了这个问题。在这种设计中，患者被随机分配或与施行特定手术的医师配对。手术医师对特定手术可熟练操作，有足够经验。因此，研究结果更可能与手术有关，而不受手术医师影响。以 Larson 和 Giveans 的研究为例，他们再次强调了这一局限性，他们指出"后一研究中再固定组预后改善可能是受股骨头髋臼撞击综合征手术技术提高影响"。这项研究的另一个局限性在于，盂唇组织的质量是决定行盂唇再固定/修复术的术者相关因素之一。如果盂唇无法修复，则该患者不会被纳入再固定组，而会被纳入清理组。如果盂唇是预后的重要因素，那么医师是否修复盂唇的决定就会影响手术结果。也可以认为盂唇质量是一个与患者相关因素。然而，如果是否修复是由手术医师决定的，那么它也是一个术者相关因素。解决这个问题的一种方法是随机决定手术方式，但这在伦理上是很难做到的。作者提出了一个有力的论点，他们说："随着人们越来越意识到髋臼唇的重要性和愈合潜力，我们认为随机让患者接受盂唇切除术是不合适的。"解决这个问题的另一种方法是再固定/修复所有病例，然后根据盂唇组织的质量对各组进行分析。

手术过程也可以通过手术时间、牵引时间（髋关节镜下）、是否发生并发症、术前和术后 X 线表现及手术过程中许多其他技术细节来进行评测。从向保险公司、政府机构或劳工补偿委员会的第三方提供预后信息方面来讲，评估手术过程也是必要的。在这种情况下，需要上报关键绩效指标（key performance indicators, KPI）信息，如安全措施、抗生素使用情况和深静脉血栓预防情况、住院时间、费用[10]。这些预后指标通常是通过可靠有效的方式观察、计数和记录到的客观指标。如果是由一个无偏倚的观察者独立记录，那么这些信息是可信的，被认为是真实的。

第三个独立的变量或因素（本章中最重要的）是预后指标本身。还以 Larson 的研究为例，其主要预后指标是改良 HHS[11]。另外，用视觉模拟评分（0～10 分）和 SF-12[12] 评估疼痛程度。HHS 是在 1969 年提出的，远远早于循证医学概念或患者自评量表的出现[13]。这个以临床为基础的量表后来被修订过，去除了关节活动范围这一测量指标。因此，可以认为该研究的结果并不是最佳的，也就是说，没有以患者为基础而仅以临床评分为依据，由此得出的结论存在偏倚。Larson 的研究如果以视觉模拟评分或 SF-12 评出的疼痛得分为主要预后指标，结论则应该是两种手术之间没有差异[2]。

综上所述，患者、手术医师/手术因素及预后指标都对文献中所报道的髋关节手术预后评价结果有直接和显著的影响。

## 三、常用的预后量表

最近的一项系统性回顾总结了 3 种用于股骨髋臼撞击综合征和盂唇撕裂患者的"患者自评量表"[14]。作者总结了 WOMAC[15]、NAHS[16] 和 HOS[18]。然而，对这些量表的批判性评价将得出这样的结论：WOMAC 是基于患者自行填写的量表，但它是针对比股骨髋臼撞击综合征患者年长且是骨关节炎这种特定疾病开发的。NAHS 由 20 个问题组成，其中 10 个问题直接取自 WOMAC，其余问题是由对不同教育水平的患者和卫生专业人员[16]进行初步访谈得出的共识而确定的。NAHS 是为这类患者设计的，但关于该问卷的响应性尚未见报道[17]。HOS 是用于评估日常生活和参与体育活动的情况[18-20]。然而，HOS 并没有患者参与制订两个组成问卷中的问题[18]。因此，虽然 HOS 是患者自评的，但不是来自于患者[18]。

另一项系统回顾关注的是用于评估髋部和腹股沟疾患的患者自评问卷[17]。该文提出，HOOS 被推荐用于评估骨关节炎患者，而 HOS 推荐用于接受髋关节镜手术的患者[17]。他们说："需要有一份新的患者自评预后问卷来专注于评估年轻活跃患者的臀部和腹股沟疾病。"[17]

最新的系统回顾研究了髋关节镜所用量表的心理测量学证据。作者确定了改良 HHS、NAHS 和 HOS 是 3 种可用的预后评估量表。他们使用 COSMIN 检查表评价了每个量表[22]。基于现有的证据，他们得出结论，NAHS 和 HOS 联合使用应作为接受髋关节镜手术的患者的预后评估方法[21]。他们还表示，"有必要对这两份问卷的有效性和可靠性进行更多的研究"[21]。

髋关节镜相关研究中最常用的预后评分量表是改良 HHS[11, 13]。改良 HHS[11, 13]、Merle d'Aubigne-Postel 量表（Merled'Aubigne-Postel Scale，MAPS）[23-25]、NAHS[16]、Larson 髋关节评分（Larson Hip Score，LHS）[26]、HOS[18-20] 及日本骨科协会采用的臀部残疾评定量表（Rating Scale for Hip Disabilities，RSHD）[27] 在已发表的髋关节镜或髋关节保存手术相关文献中均有应用。最近，有学者报道了另外 3 项预后量表，包括 HAGOS、一个衍生评分（被称为 Vail-10）和 iHOT[28-32]。只有 NAHS、HOS、HAGOS、IHOT 和 "Vail-10" 是专门针对年轻活跃的髋关节疾病患者。

最后，这些量表应当用于随机临床试验、前瞻性队列研究和需要评估治疗时。量表不应只是患者自评的，还应反映评估测量工具的所有重要的心理测量学性质，包括可靠性、响应性和有效性[33-35]。

NAHS 于 2003 年被提出，用于评估髋关节疼痛伴活动受限的年轻活跃患者的术前、术后疼痛和功能[16]。这个工具是一个基于患者、由患者自行填写的问卷，是作为 WOMAC 的改良而设计出来的。其中 10 个问题直接来自 WOMAC，另外 10 个则是新设计的问题。包括 4 个针对髋关节机械症状的问题，6 个评估患者活动水平的问题。这些项目是通过对不同教育水平的患者和卫生专业人员进行试验性访谈产生的。非关节炎髋关节评分是针对患有髋关节疼痛而没有明显 X 线改变的 20—40 岁患者设计。该工具的可重复性已通过间隔 15 天再测信度得到了验证。该工具具有内部一致性，使用 Cronbach 系数 α 进行评估。通过比较 48 例患者的 NAHS 与 HHS 和生活质量量表 SF-12，来确定其结构效度。虽然这一工具试图囊括以前的髋关节量表没有覆盖的年轻人群，但这一方法并不理想，因为在没有统计学支持的情况下，问题总数（20 项）的确定多少有些任意。这可能会导致患有非关节炎髋关节疾

病的年轻活跃患者的相关项目产生错误的描述。此外，半数项目直接取自 WOMAC 指数，该指数是根据更常久坐的老年人的情况生成的。因此，结果可能倾向于天花板效应，从而限制其在更年轻、更活跃的人群中的使用。在 8 篇相关文献中，NAHS 的平均基线得分为 47～70 分。此外，量表中疼痛、机械症状和生理功能部分要求患者回顾过去 48h 内的症状；这个时间范围可能太短，不能真正代表患者所经历的问题。最后，没有关于其响应性的研究报道。

HOS 是专门为更为年轻活跃的 13—66 岁患者设计的[18-20]。HOS 是一个患者自行完成的工具，旨在评估患者自评功能状态；因此，症状没有被纳入功能评估中[18]。HOS 包括 2 个分量表：日常生活活动和体育活动。其中的项目由医师和物理治疗师设计，并通过因子分析进行简化。患者没有参与量表的设计[18]。经 Cronbach 系数检验，该量表具有内部一致性[20]。由于所有患者在入组和平均随访 7 个月之间都接受了干预（即关节镜手术），因此未检测该量表真正的再测信度[20]。通过与生活质量问卷 SF-36 对比，使用 Pearson 相关系数检测聚合效度和发散效度，显示 HOS 具有良好的结构效度[19]。两个分量表中的项目也都显示有响应性[20]。

根据设计，HOS 不代表真正的患者衍生结果，因为它不包括患者特别关注的项目，如症状、工作相关问题、社会问题或情感问题。它应该被认为是一种经良好设计和评价的功能预后量表[18]。HOS 的评分有些复杂，因为每个分量表要分别换算为百分比分值。日常生活活动分量表有 19 个项目，但只有 17 个项目有赋值，不包括与坐和穿鞋袜有关的项目。体育活动分量表有 9 个项目。两个量表上各个项目赋值为 4 分到 0 分，其中 4 分表示"没有困难"，0 分表示"无法完成"。另外，还有一个"不适用"的选项。用项目得分和除以最高总分，再乘以 100，即可算出百分比分值。

最近，2 个新的患者自评量表已经开发出来，即 HAGOS[36] 和 iHOT[37]。HAGOS 是遵循标准化格式设计出来的，从确定特定兴趣人群，到生成项

目、缩减项目，最后验证有效性、可靠性和响应性[36]。该工具的目的是根据 ICF 评估髋部和（或）腹股沟疼痛的年轻至中年、活跃患者的，与损害（身体结构和功能）、活动度（活动受限）和参与度（参与受限）相关的残疾"[36]。项目生成过程是根据文献系统回顾确定的[17]。作者选用了 HOOS 和 HOS 问卷中的项目[18-20, 38]。共有 43 个问题（40 个来自 HOOS，3 个来自 HOS）构成了 HAGOS 的基础。由 2 位骨科医师、1 位内科医师和 4 位物理治疗师组成的专家组又另外增加了 8 个问题。由 20 例患者组成的代表性重点小组增加了 2 个问题，并删减了 1 个问题，从而生成了一份包含 52 个项目的问卷。

项目删减过程纳入了 101 例患者。结合每项问题的频率和对于这些患者的重要性，以及可靠性检验来决定保留哪些项目。经作者们进一步协商，删除了 14 个项目。根据因子分析结果，又去除了最后 1 个项目，最终的问卷共 37 个项目，构成 6 个独立的分量表：疼痛（10 个项目）、症状（7 个项目）、日常生活活动（5 个项目）、体育 / 运动（8 个项目）、活跃程度（2 个项目）和生存质量（5 个项目）[17]。因为有患者（n= 25）和专家组（n=7）参与，对内容效度进行了检测。初次评估后 1～3 周内对 101 例患者中的 44 例进行了再测信度检验，所有分量表的再测信度都非常高，类内相关系数为 0.82～0.91。作者在初次评估后 4 个月检测了 101 例患者中 87 例的反应性。他们将变化分数与询问患者的 7 分制整体感知疗效（global perceived effect, GPE）分数进行了比较。HAGOS 各分量的相关性均高于假设。他们还测量了每个分量表的标准化反应均数（standardized response mean, SRM）和效应量（effect sizes, ES），这两个值明显较高的是 GPE 得分为"明显改善"和"有所改善"的患者。日常生活活动分量表的 SRM 和 ES 分别为 0.90 和 0.77。生存质量分量表的 SRM 和 ES 分别为 1.46 和 1.78。结构效度是通过比较 HAGOS 和 SF-36 来确定的，但是有明显的局限性。SF-36 是一种通用的预后评价指标，与我们所关注的患者相关性不大。因此，

先验相关性比较是令人满意的，但不具有一致性，这一点并不奇怪。最后，PRO 应该能够检测最小重要变化（minimal important change, MIC）和（或）最小重要差值（minimal important difference, MID）。HAGOS 每个分量表的 MIC 在 10～15 分，这是根据报道的标准差的一半估计得出的范围。作者指出了这种局限性。如果将 HAGOS 作为临床试验的主要预后指标，则需纳入更多患者以达到有意义的样本量。

最新倡导的适用于髋关节疾病患者自评预后量表是 iHOT[31]。这个患者自评量表曾被称为"髋关节生存质量"问卷和 MAHORN 髋关节预后工具（MHOT）。这一工具是与 MAHORN 合作开发，旨在评价年轻活跃的髋关节疾病患者的治疗预后。这个预后量表纳入了来自美国、加拿大、英格兰和瑞士的患者，是为患有各种髋关节疾病的活跃患者（18—60 岁，老年，Tegner 活动指数≥ 4）设计的[39]。这项多中心研究招募了由一组国际髋关节镜和关节置换外科医生治疗的患者。经过项目生成（51 例患者、4 名骨科医师和 4 名物理治疗师）、项目删减（150 例患者）和预测试（31 例患者）过程生成了量表，并检测了重测信度（123 例患者）、表面效度、内容效度和结构效度（51 例患者）及关节镜术后 6 个月内的响应性（27 例患者），共 433 例患者。

最初，通过项目删减过程将询问患者而确定的 146 个项目减少到 60 个，并分为 4 个领域：①症状和功能受限；②体育和娱乐体育活动；③与工作相关的问题；④社会、情感和生活方式相关的问题，同时应用视觉模拟量表将项目格式化。通过预测试确定了适当的措辞、内容和格式。再测信度检验显示，60 个问题中有 33 个 Pearson 相关系数大于 0.80。这 33 个问题被制定成一个自填问卷，采用视觉模拟量表反应格式，分值 0～100。"0"分代表生活质量最差，"100"分代表生活质量最好。反映可靠性的类内相关统计量为 0.78，反映内部一致性的 Chronbach 系数（α）为 0.99。患者、开发专家和 MAHORN 组织的广泛参与确保了量表的表

面效度和内容效度。结构效度与非关节炎髋关节评分的相关系数为 0.81。响应性检测采用配对 $t$ 检验（$P \leq 0.01$），效应值为 1.95，标准化反应均数为 1.69，响应率为 6.7。计算得出的最小临床重要差异（minimal clinical important difference, MCID）为 6 分（总分 100 分）。这些特性使 iHOT 成为一个非常有吸引力的预后评价工具，因为最小临床重要差异可以与最小重要变化互换使用，用于计算前瞻研究的样本量。因此，这一效度高、真正以患者为基础、响应性好的问卷被推荐用于随机临床试验和前瞻性队列研究[40]。MAHORN 组织正在进行的一项工作是继续开发包含 12 个项目问卷，即 iHOT-12，来反映较长的版本 iHOT-33。iHOT-12 采用了与原问卷相同的具有相似属性的 12 个问题，包含所有 4 个领域，并被推荐用于临床而非研究目的[30]。由此，忙碌的临床医师用最少的资源就可以进行患者自评预后的评价。iHOT-12 足够简单，可用于电话访谈、纸质或电子问卷，并将患者的应答者负担降至最低。

"Vail-10 问卷"是基于 NAHS、MHHS 和 HOS 中的问题而产生的量表[28, 29]。作者回顾分析了庞大的数据库，包括 2000 多例患者的基线 NAHS、HOS 和 MHHS 评分及其中 1100 多例术后 1 年随访的数据[28, 29]。该研究表明，与 SF-12 问卷相比，这 10 个问题表现出效标效度，没有下限或上限效应及响应性和结构效度[28, 29]。目前还不清楚，如果将这些问题分开以前瞻性方式使用，每个问题本身是否有效。

## 四、未来研究需求

截至 2013 年 6 月，在髋关节镜领域仅发表了 5 篇前瞻性和（或）随机比较研究[6, 41-44]。Pollard 在一项利用髋关节模型比较仰卧位和侧卧位手术的随机试验中谈到了关节镜技术的发展[6]。Ya Deau 随机比较了髋关节镜后附加腰丛神经阻滞的效果，结果显示阻滞患者术后疼痛评分降低。Ilizaliturri 在一项随机试验中比较了两种髂腰肌肌腱松解方法，并将 WOMAC 作为主要预后指标[44]。该研究未显示出差异，但纳入的病例数较少[44]。

Zingg 等在一项前瞻性队列研究中比较了开放手术髋关节脱位（surgical hip dislocation, SHD）和髋关节镜治疗股骨髋臼撞击综合征的效果[43]。"与开放手术髋关节脱位相比，髋关节镜恢复更快，短期效果更好。然而，本研究中凸轮畸形过度矫正和髋关节镜术中盂唇再固定率较低可能会对长期预后产生负面影响。"[43] 最近的一项随机试验比较了女性股骨髋臼撞击综合征患者的关节镜下盂唇修复和选择性盂唇清理术[41]。作者总结道："对于女性股骨头髋臼撞击征患者，与盂唇清理术相比，关节镜下盂唇修复术在髋关节功能方面有更好的改善。"[41] 然而，作者采用 HOS 的日常生活活动和运动分量表作为他们的主要预后评价工具，指出 HOS 使他们的研究显示出 7 分的差异。作者承认，两组患者在基线时差值已超过 7 分，而且由于某些原因，治疗分组并没有对患者实行盲法，这会引入潜在的偏倚[41]。

很显然，在髋关节镜领域，非常需要利用现有的有效预后量表对大量患者进行前瞻性临床研究和随机临床试验。

# 登记系统在记录保髋手术预后中的关键作用

## The Critical Role of Registries in Documenting the Outcomes of Hip Preservation Surgery

Andrew John Timperley　Marcus J.K. Bankes　Siôn GlynJones　Sarah L. Whitehouse　著<br>王　娟　译　黄添隆　校

## 一、概述

关于髋关节保留手术的疗效尚缺乏证据。虽然已经发表了一些病例报道和队列研究，但这些研究的标准通常较低。大多数来自单中心，缺乏对照治疗或安慰组[1-3]。然而，尽管有这些局限性，这些试验及 Ganz[4, 5] 和 Villar[6] 的重要论文，证明了髋关节镜的安全性，特别是在盂唇修复和股骨髋臼撞击综合征手术方面。

认识到现有数据的不足，建立了非置换术髋关节登记系统（non-arthroplasty hip register, NAHR），以收集未采用髋关节置换术治疗的髋关节疾病的预后数据。该登记系统获得了英国髋关节协会成员的一致支持，并于 2012 年 3 月上线。NAHR 的建立使得对任何髋关节疾病都可以在患者一生中、各个治疗医师间采用相同的专属路径来进行研究。值得赞赏的是，收集这些数据将能了解各种髋关节疾病的自然史和手术治疗的效果。登记系统可以证明治疗的有效性，这将使患者受益，并使医疗保健采购人员继续为这些治疗出资。

在 NAHR 中，临床医师能够使用他们自己选择的评分和预后评价方法，收集和显示他们自己所有患者的全部预后和审查数据。可以输入因任何特殊情况而没有接受手术的患者的数据，以便跟踪他们的临床病程。每个患者的一侧髋关节只能启动一个髋关节"路径"，因此即使患者更换临床也不会失

访。如果患者同意医师收集他们的数据，只有当患者接受关节置换术或死亡时才会关闭他们的记录。

为了提高数据收集的依从性，英国 NICE 在其《关节镜下（IPG 408）和开放（IPG 403）股骨 - 髋臼手术治疗髋关节撞击综合征的介入操作指南（interventional procedure guidance, IPG）》中指出，临床医师应向 NAHR 提交详细的资料。对于股骨髋臼撞击综合征，临床医师可以选择只收集初始的最小数据集（类似在国际关节登记系统中的做法）。登记系统可以根据需要收集额外的结果数据。此外，NAHR 为临床医师提供了输入其他问卷或预后评价数据的机会，将这些数据作为他们自己的个性化患者数据库的一部分。

### 建立非置换术髋关节登记系统的受益者

如果能确定所有类型的髋关节非置换手术的适应证，每个人都将受益。

- 患者：只有在可能减轻疼痛、改善功能（从事活动和工作的能力）和（或）防止髋关节炎的进展最终需要髋关节置换的情况下，患者才会接受手术。那些不能从髋关节保留手术（开放手术或关节镜手术）中获益的患者将免于手术风险，即症状恶化和关节退变加速的风险。

- 医疗保健采购人员：资金将拨付于那些将受益于手术的患者，而不会用于预后结果明显

不支持使用现有资源合理性的情况。

• 外科医师：外科医师将能够确定哪些患者会受益于手术，以及哪些手术细节将决定良好的结果。外科医师将可获得有效的预后数据。

## 二、非置换术髋关节登记系统的实用性

NAHR 最初于 2012 年启动，并于 2013 年 11 月进行了一次重大精简，以提高外科医师的参与度。虽然许多关节镜和髋关节保存外科医师在原则上对这个登记系统非常欢迎，但许多人已经有了自己的数据库，因此不愿重复数据输入也就不足为奇了。因此，决定利用英格兰和威尔士几乎所有医院现有的基础设施为英格兰、威尔士和北爱尔兰国家联合登记系统收集数据。这一决定是合理的，使外科医师参与数据收集过程的必要性最小化，从而可增加录入的患者人数。

此外，对最小数据集（minimum data set, MDS）进行了定义。术前包括专门的 iHOT-12 和 EQ-5D[7]。这与英国的髋、膝关节置换患者自评预后评价（Patient Reported Outcome Measures, PROMS）项目[8] 相一致。重新设计了纸质问卷，以帮助完成此过程（章末附件）。虽然开发纸质系统似乎已经过时，但电子数据输入硬件配备情况在不同医院之间差异很大，特别是在诊所和手术室中。虽然平板设备的出现为术前数据收集提供了便捷解决方案，但这些设备的维护和盗窃仍然是一个主要问题。显然，对于那些拥有不易损坏的电子系统的机构，NAHR 完全可以在没有纸质表格的情况下使用。然而，术后数据的收集是电子形式的，目前是在术后 6 个月和 12 个月时通过电子邮件发送在线表格的链接来邀请患者完成调查问卷。

### （一）患者填写部分

知情同意书概述了对于患者 NAHR 的目的、所需的数据类型、对数据安全和保密措施的说明，以及患者自愿参与登记系统并可随时撤回同意的声明。患者签署知情同意书，并填上他们的姓名、出生日期、地址及最重要电子邮件地址。电子邮件地址是用于收集术后功能评分的，必须填写。

简化版 iHOT-12[9] 因其简易性和有效、可靠、响应性好的实际情况，被用于评估健康相关生活质量和治疗后的变化。它也被证明具有与完整版本的 iHOT-33 非常相似的特征，简化后并没有丢失太多信息，而且与牛津大学髋膝评分一样仅有 12 个问题，便于使用[10, 11]。对 iHOT-12 上每个问题的回答是在 100mm 长的直线上标记一个点代表分值，0 分为最差，100 分为最佳。得分是所回答问题的平均分，允许患者省略关于性活动的问题。用尺子测量直线上的标记，尽管这对于大多数单位来说是不实际的。因此，在黑线下方添加一个假尺，以方便数据输入，尽管这可能受患者优选数字的影响。然后将每个值输入 NAHR，系统自动计算平均值。术后 6 个月和术后 12 个月时，患者在线使用屏幕上的滑动条完成 iHOT-12。

欧洲生活质量五维度问卷（The European Quality of Life 5-Dimensions questionnaire, EQ-5D-5L）已建立成熟，可快速填写且已被患者接受，因此被选择作为标准化的整体健康工具[12, 13]。EQ-5D 的设计是由患者对其健康状况的偏好进行量化而生成一个综合指数（效用），来描述和评估其健康状况。EQ-5D 量表由 5 个项目（维度）组成，用以描述被调查者自身的健康状况：活动能力、自理能力、日常活动、疼痛 / 不适和焦虑 / 抑郁。被调查者可以从 5 个严重程度来评估他们各个维度的健康，这与最初的 EQ-5D-3L 的 3 个严重级别相比，显著提高了可靠性和敏感性（区分能力），同时保持了可行性并潜在地降低了上限效应。EQ-5D 的第二个评分部分是利用视觉模拟量表让患者给自己的健康状况打分。对于在线输入初始数据和患者在线完成术后 6 个月和 12 个月预后随访，EQ-5D-5L 的格式都是很容易复制的。

尽管这些预后量表很简洁，患者完成治疗后问卷的依从性仍是不同的，作为髋关节保留手术的一个重要人口统计群体，年轻男性的完成率尤其低。NAHR 系统可以识别没有填写完表格的患者，因此可以通过电话或进一步的电子邮件进行提醒。患者

签署知情同意书时确保其理解 NAHR 的目的是一个至关重要的步骤。人们还希望，不断发展的移动设备数据输入接口技术和生物特征安全措施将提高填写电子问卷的便利性。

（二）外科医师填写部分

虽然手术提供了一个检查患者数据的好机会，但通过患者的标识签和其在知情同意书上填写的电子邮件地址可以很容易获得其人口统计学数据。对于英国国家医疗服务系统内的患者，很容易查到其国家医疗服务系统编号，该编号往往显示在标识签上。这个编号也用于国家关节登记系统，对于关联两个登记系统内的患者是至关重要的。对于私人患者，如果转诊证明没有包含国家医疗服务系统编号，可以从其家庭医师那里获得。

最小数据集表格中列出的诊断类别相当全面，可以选择多个诊断。由于诊断股骨髋臼撞击综合征亚型存在的困难及由此导致的观察者间变异，学者们同意使用股骨髋臼撞击综合征这一简单总称来代表凸轮型、钳夹型和混合型，及其合并的盂唇和软骨损伤。"不明原因髋部疼痛"和"运动过度"的诊断也列入了表中，用于髋关节骨性结构正常和关节镜下无异常发现的情况。最小数据集表格要求填写手术地点、手术时间、术者、患者的体重和身高及手术是在关节镜下、开放的还是两者结合完成的（如关节镜下处理中央间室后再行小切口股骨颈成形术或骨盆截骨术）。最小数据集收集的手术细节都是那些明确的。虽然初次看到时感觉缺乏细节，但是选择收集这些内容是为了确保能够建立所有 3 种股骨髋臼撞击综合征手术和髋关节发育不良开放手术的早期患者预后。登记系统的优势在于其规模和包容性，重要的是确保外科界参与收集简单、明确、实用的数据资料，而不是更广泛、容易被错误解读的数据。

登记系统为外科医师，特别是那些没有自己现有数据库的外科医师，设立了可供选择的扩展数据集（extended data set, EDS），以录入更多的手术细节，从而提供个人活动数据，如每年做多少例软骨

微骨折。这些信息有助于规划服务，而且肯定比大多数普通医院系统提供的信息更详细。虽然这可以进行一些基本的分析，但扩展数据集的设计还不够详细，无法对不同的技术进行科学比较，比如盂唇修复术是否优于盂唇清理术。这是因为影响保髋手术结果的无数其他因素是不可能控制的，其中许多因素尚未被完全理解，而只能通过适当的科学试验来回答。然而，大家希望继续发展扩展数据集，并尽快纳入量化软骨损伤严重程度和范围的方法。

（三）非置换术髋关节登记系统数据库和外科医师报告的其他特征

虽然 NAHR "前端" 的设计与纸质问卷相对应，以方便数据输入，但数据收集软件固有的灵活性允许输入最小数据集和扩展数据集以外的数据，包括由各种髋关节预后评估工具收集的数据，如 UCLA 活动评分[14]、改良 HHS[15]、NAHS[16] 及 HOOS[17]。该系统还允许临床医师输入描述既往放射学检查和手术的类型和时间信息，以及影像学检查得出的数据。

根据诊断和手术方法，NAHR 自动为外科医师生成报告，显示连续 6 个月内接受手术的患者的术前、术后 6 个月和术后 12 个月评分，为外科医师快速反馈他们保髋手术的范围和类型以及他们的临床预后。NAHR 内的报告工具允许外科医师通过最小数据集和扩展数据集中的项目进一步查询自己的数据，例如，在特定日期范围内接受关节镜下凸轮畸形切除和盂唇清理的男性患者。这使得 NAHR 可以作为一个在线数据库，保证外科医师能够随时、安全地使用多个设备来访问自己的患者数据，并且有稳定的备份。

## 三、非置换术髋关节登记系统作为研究工具

最近从英国医院病例统计数据库获得的数据表明，髋关节镜手术在 2001—2011 年间增长了 450%（图 106-1）[18]。

这种快速扩张可能会在其他国家得到反映，如美国在 2012 年进行了大约 10 万例髋关节镜手术。

这突出表明需要更高质量的证据来确定髋关节镜的疗效性，目前看来，髋关节镜在专业中心之外的地方应用广泛。诸如 IDEAL 协作网等组织已经证明，引入新手术方法的路径是有缺陷的，许多手术方法和设备在没有充分证据的情况下被广泛使用[19]。该组织建议分阶段引入新技术（表 106-1）。

骨科界已经开始为评估不同类型的关节镜手术采取重要步骤。2012 年，美国骨科医师学会在一批国际专家的领导下，举办了一场髋关节镜国际研讨会。其目的是确定评价这项新技术的最佳机制，会议的结果发表在一系列论文中[20-22]。主要结论集中在当前的实践和评价这一新技术的最佳机制，强调了当前实践的异质性，并认识到正在进行的几种不同的手术，包括股骨髋臼撞击综合征手术、盂唇的处理和治疗骨关节炎的手术。这些手术的实施方式往往存在相当大的差异，且患者常同时接受多种手术操作，给对新手术的评估带来了困难。作者认为评估的主要对象是股骨髋臼撞击综合征手术，因为它有减缓髋关节骨关节炎进展的潜力。研讨会针对未来随机对照试验的设计、预后和非手术对照提出了建议。

国家临床优化研究所也呼吁对髋关节镜进行进一步的评估（特别是股骨髋臼撞击综合征手术）。

实现这一目标有两种可能的方法：通过建设良好的登记系统或进行随机对照试验。本节的其余部分将对目前和正在开展的研究进行总结，以收集证明髋关节镜和股骨髋臼撞击综合征手术有效性的证据。

（一）正在进行和计划中的随机对照试验

随机对照试验是确定新治疗或干预措施疗效的金标准。与队列研究相比，它们的主要优势是能够严格控制研究人群、干预措施及使用对照组。这意味着所有参与研究的患者可能都具有精确的表型，并且接受相同的干预，研究中其他各组的患者也都应如此。然而，外科随机对照试验花费巨大，需要大量可行性和前期试验，而且手术平衡心理（即相信新手术和其他治疗同样有效）常导致招募问题而阻碍研究的进行。尽管存在这些局限性，2014 年全球范围内共有 4 个关节镜股骨髋臼撞击综合征手术的随机对照试验在进行招募（表 106-2），这 4 项试验都在美国国立医学图书馆临床试验注册中心网站（ClinicalTrials.gov）上进行了注册，并且有 1 项可行性试验在英国国际标准随机对照试验号注册库（ISRCTN）网站上进行了注册。四项随机对照试验中 3 项在北美进行，另一项在英国进行。多数

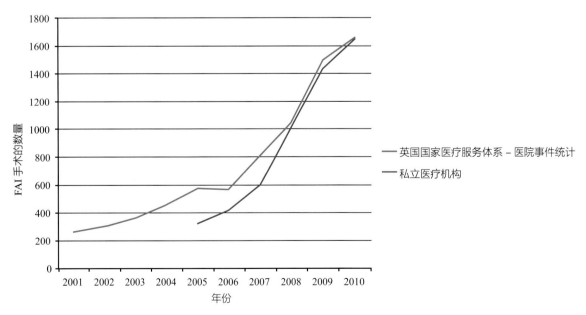

▲ 图 106-1　关节镜下股骨髋臼撞击综合征（FAI）手术的时间趋势（2001—2011 年）

**表 106-1　引入新外科技术的各个阶段（基于 IDEAL 协作框架）[19]**

| IDEAL 框架 | | | | |
|---|---|---|---|---|
| 第 1 阶段：想法问题 | 第 2a 阶段：发展 | 第 2b 阶段：探索 | 第 3 阶段：评估 | 第 4 阶段：长期研究 |
| 该技术或设备能否实现特定的物理或生理目标？ | 什么是最佳的技术或设计？最适用于哪些患者？ | 最广泛应用的结果是什么？能否就试验问题达成一致意见？ | 与目前的治疗标准相比，这一技术的效果如何？ | 该技术的长期效果和预后是什么？ |
| 目标 | | | | |
| 概念验证 | 安全性，有效性 | 有效性 | 相对有效性 | 质量保证 |
| 患者基础 | | | | |
| 单一至几例 | 几十例 | 几百例 | 几百例以上 | 几百例以上 |
| 最佳研究设计 | | | | |
| 前人之见，结构化病例报道 | 前瞻性发展研究 | 前瞻性合作观察研究（ⅡS 阶段）或可行性随机对照试验（或两者） | 随机对照试验 | 观察性研究或全面疾病登记系统内的随机试验 |
| 各阶段技术示例 | | | | |
| 基于干细胞的气管移植治疗气管狭窄 | 口内镜下肌切开术治疗食管贲门失弛缓症 | 腹部单切口腹腔镜手术 | 微创食管切除术 | 治疗病态肥胖的捆扎带胃减容术和胃旁路术 |

**表 106-2　ClinicalTrials.gov 上注册的全球正在招募的 4 个关节镜股骨髋臼撞击综合征手术随机对照试验的详细信息**

| 研究资料来源：ClinicalTrials.gov | 干预 / 比较措施 | 主要预后指标 | 地点 / 国家 | 开始日期 |
|---|---|---|---|---|
| 股骨髋臼撞击综合征试验（FAIT） | • 手术与非手术对照<br>• 病例数：120（二期 300 例）<br>• 中心数：9 | 术后 12 个月的髋关节预后评分 | 牛津大学 | 2013 年 4 月 |
| 股骨髋臼撞击综合征随机对照试验（FIRST） | • 手术与"安慰剂"手术对照<br>• 病例数：50<br>• 中心数：1 | 术后 24 个月的髋关节预后评分 | 加拿大麦克马斯特大学 | 2012 年 9 月 |
| 股骨髋臼撞击综合征的髋关节镜与保守治疗对比 | • 手术与非手术对照<br>• 病例数：140<br>• 中心数：1 | 未知（处于可行性研究阶段） | 加拿大西安大略大学 | 2011 年 4 月 |
| 股骨髋臼撞击综合征的物理治疗与手术治疗对比：随机临床试验 | • 手术与物理治疗对照<br>• 病例数：60<br>• 中心数：1 | 术后 24 个月的髋关节预后评分 | 美国马迪根陆军中心 | 2013 年 3 月 |

研究将髋关节股骨髋臼撞击综合征手术与非手术对照进行比较，而 1 项研究将股骨髋臼撞击综合征手术与"安慰剂"手术进行比较（表 106-2）。这些试验都采用患者自评量表作为主要预后指标，本质上基本是务实的，目的是反映当前的临床实践情况。

只有一个试验（FAIT）发表了可行性研究[23]。这是一个平行的两组对比的多中心随机对照试验。该试验的第一阶段表明，患者对股骨髋臼撞击综合征手术在短期内改善疼痛及在长期内预防 / 减缓骨关节炎的能力感兴趣。这意味着相关研究应该解决这两个问题。

### （二）非置换术髋关节登记系统作为评估髋关节镜疗效的工具

髋关节非置换术登记系统也可能成为评估髋关节镜和股骨髋臼撞击综合征手术疗效的工具。理论上，一个成功的登记系统，如英格兰和威尔士的国家联合登记系统[24]，能够获得某个临床领域当前实践的 80% 以上的病例。在这种情况下，可以对常用的手术方式在手术内植物失效、并发症和不同手术入路等方面进行准确的比较。因此，只要手术量足够，登记系统就有可能对手术疗效得出准确的结论。英格兰和威尔士国家联合登记系统是一个非常成功的登记系统的极佳例子，它使目前的实践和不同设计的髋膝关节置换术的疗效得以准确评估，并可以早期识别失败的假体。

### （三）登记系统的局限性和数据关联的必要性

尽管有这些明显的优势，登记系统也有一些局限性。其中最大的局限性是需要收集大量的手术病例，以便得出有统计学意义的结论。这意味着手术的数量和外科医师的贡献比例都必须很高。在国家联合登记系统中，这是新内植物涉及的一个特殊问题，这些内植物通常最初使用量很小，使得离群值难以识别[25]。最近关于金属对金属植入物的问题最能说明这一点，这些问题在 2008 年的队列研究中被发现，而在 2011 年的国家联合登记系统中才被当作离群值[26-28]。

目前，英国每年进行的髋关节镜手术不到 4000 例。由于手术方式的异质性，即使依从性达到 100%，除最一般的结果外，很难对其他结果得出有统计学意义的结论。尽管如此，考虑到目前髋关节镜手术数量的增加和人群中股骨髋臼撞击综合征和盂唇撕裂等病变的发生率，NAHR 在不久的将来很可能具有巨大的价值。特别是，NAHR 收集的非手术数据可能有助于比较手术和非手术干预的结果。这可能具有特殊的价值，考虑到 NAHR 还收集 EQ-5D 等成本—效用指标。

另外，关联数据集提供了一种提高依从性和登记系统输入数据的质量的方法，特别是在开发的早期阶段。就像医院事件统计和国家患者自评预后评价数据库增强国家联合登记系统一样，NAHR 数据集也可以通过定期上传队列研究和随机对照试验的数据得到增强或验证。这种方法提供了额外的优势，能够比较来自两个不同但互补的数据源的结果，并有助于改进 NAHR 的数据分析方法，特别是有助于改进较小登记系统内检测离群值的统计方法。

## 四、总结

数据收集文化正在英国骨科领域发生改变，这确实令人兴奋。越来越多的外科医师认识到，提高医疗质量的最佳方法是让专业人员合作，从而组织、收集和解释质量结果数据。髋关节非置换术登记系统就是一个收集纵向数据的登记系统。其他登记系统已经为提高医疗质量做出了重大贡献，包括英国国家髋部骨折数据库（the National Hip Fracture Database, NHFD）、创伤审查和研究网络（the Trauma Audit and Research Network, TARN）及英格兰和威尔士国家联合登记系统。

骨科登记系统的数据是复杂的，需要临床医师的背景和解释。

努力提高结果透明化将不可避免地加速允许患者和医疗保健购买人员对数据进行审查。骨科医生有必要参与并协助定义收集数据的规范，并在专业领域内使用数据。

**致谢：**作者感谢 NAHR 工作组的宝贵贡献，即 Tony Andrade 先生、Tim Board 教授、Max Fehily 教授、Paul Gaston 先生、Damian Griffin 教授和 Matt Wilson 先生，以及 Johan Witt 先生的协助。

附件

| 外科医生 |
|---|

扩展数据集（可选）——手术细节

| 髋臼 | | |
|---|---|---|

| 盂唇清理 | ☐ | 盂唇切除 | ☐ | 盂唇修复 | ☐ |
|---|---|---|---|---|---|
| 单纯边缘切除 | ☐ | 边缘切除 – 盂唇再固定 | ☐ | 棘下切除 | ☐ |
| 软骨清理 | ☐ | 微骨折 | ☐ | 软骨再固定 | ☐ |
| 移植 / 自体软骨细胞移植 | ☐ | 其他 | ☐ | | |

髋臼软骨损伤单个最重区的位置和严重程度（Ilizaliturri et al, Arthroscopy, 2008, 24: 534；Konan et al, JBJSB, 2011, 93: 332. ）

| 位置（单选） | | 严重程度（单选） | | | |
|---|---|---|---|---|---|
| 无 | ☐ | 无 | ☐ | 3A | ☐ |
| 1 | ☐ | | | 3B | |
| 2 | ☐ | 1A | ☐ | 3C | ☐ |
| 3 | ☐ | 1B | ☐ | | |
| 4 | ☐ | 1C | ☐ | 4A | ☐ |
| 5 | ☐ | | | 4B | |
| 6 | ☐ | 2 | ☐ | 4C | ☐ |

| 严重程度 | 范围 |
|---|---|
| 1. 波形征，软骨盂唇交界处完好 | A. 病变小于髋臼缘至髋臼窝距离的 1/3 |
| 2. 软骨盂唇交界处分离，但无分层 | |
| 3. 分层 | B. 髋臼缘至髋臼窝距离的 1/3～2/3 |
| 4. 骨裸露 | C. 大于髋臼缘至髋臼窝距离的 2/3 |

| 股骨 | | |
|---|---|---|

| 凸轮畸形切除 | ☐ | 骨赘切除 | ☐ | 软骨清理 | ☐ |
|---|---|---|---|---|---|
| 微骨折 | ☐ | 髓芯减压 | ☐ | 移植 / 自体软骨细胞移植 | ☐ |
| 其他 | ☐ | | | | |

股骨软骨缺损的严重程度（Outerbridge 分级）

| 0 ☐ 正常软骨 | 1 ☐ 表面粗糙，软骨软化 | 2 ☐ 表面不规则，缺损 <50% 软骨厚度 | 3 ☐ 缺损 >50% 软骨厚度 | 4 ☐ 全层缺损 |
|---|---|---|---|---|

| 软组织 | | |
|---|---|---|

| 圆韧带清理 | ☐ | 圆韧带重建 | ☐ | | |
|---|---|---|---|---|---|
| 游离体取出 | ☐ | 活检 | ☐ | 髂胫束松解 | ☐ |
| 髂腰肌松解 | ☐ | 臀肌腱修复 | ☐ | 转子滑囊清理 | ☐ |

（续表）

| 骨盆截骨 | | | | | |
|---|---|---|---|---|---|
| 髋臼周围截骨术 | ☐ | 三部截骨 | ☐ | Chiari 内移截骨 | ☐ |
| Salter 截骨 | ☐ | Dega 截骨 | ☐ | Pemberton 截骨 | ☐ |
| Shelf 造盖成形 | ☐ | | | | |
| 股骨截骨 | | | | | |
| 内翻截骨 | ☐ | 外翻截骨 | ☐ | 去旋转截骨 | ☐ |
| 短缩截骨 | ☐ | 大转子上移 | | 复合截骨 | ☐ |
| 切开复位（发育性髋关节发育不良） | ☐ | | | | |

# 第十六篇 未来发展

## Future Developments

# 髋关节镜的未来
## The Future of Hip Arthroscopy

Joseph C. McCarthy　Philip C. Noble　Richard N. Villar　著
陈　刚 **译**　黄添隆 **校**

在过去的 30 年里，髋关节镜的适应证已经增加到了接近 30 种。这些适应证在教科书里已经一一描述。微创的关节镜手术是骨科发展最快的领域之一，这一现象已经被指数级增长的文献数量以及诸如 ISHA 等组织的建立所证实。这一领域的快速发展也凸显出对髋关节认识的不足。这些局限性能够进一步促使开展更深入的探索，通过不断努力来解决这一复杂关节内和关节周围的各种病变。

未来髋关节手术的发展将是多方面的，而这些发展将会随着技术、生物材料和疗效分析等方面的进步而不断加速。在这一进程中，最关键的就是放射影像学的进步，尤其是可视化动态关节活动及功能性病理分析技术。这将有助于更好地理解遗传性、创伤性和病理性髋关节形态异常。影像信息也极大地改善了外科医师掌握准确的手术指征、制订手术方案和实施精准手术的能力。与手术技术进步相伴而来的是新一代专业化手术床，更复杂的手术器械以及不断改进的可视化关节镜设备。更好的医学教育和影像系统也使婴幼儿和青少年髋关节病变的早期诊断性筛查成为可能，更加关注早期预防工作。

髋关节镜将在以下技术上不断改进和发展，包括病变组织切除或修复技术，以及为关节重建和再生提供选项的技术，特别是在处理关节软骨病损时。这些进步的关键是处理局灶性软骨缺损的植入材料的发展——植入物可以是人工的或生物学的，用以修复广泛损伤或磨损区域的软骨。植入的生物材料无统一标准，包括自体软骨细胞移植、间充质干细胞、富血小板血浆衍生物、黏合剂和透明质酸润滑材料等。手术导航及机器人技术是精确规划和实施这些复杂的关节重建手术的必要条件。

为了能够实施这些复杂的关节内及关节周围手术，外科医师需要接受全面的医学教育和外科技术培训。这些教育与培训是在 AAOS、北美关节镜学会（Arthroscopy Association of North America，AANA）、美国髋膝关节外科医师协会（American Association of Hip and Knee Surgeons，AAHKS）、美国骨科运动医学学会（American Orthopaedic Society for Sports Medicine，AOSSM）、ISHA 及其他国际髋关节学术组织的支持和组织下实施的。专注于保髋手术的学习制度（fellowship）将引领下一代髋关节外科医师的培养。ISHA 这类学术组织可以作为临床、研究中心和多中心前瞻性研究组织者，可以在国际层面发挥领导作用。这些研究都将基于一个被广泛认可的共同语言——iHOT，这是由 ISHA 内的 MAHORN 研究小组开发的一种效果评分量表。ISHA 成员都使用这一评价工具，它能推动产生基于循证医学的短期和长期前瞻性数据结果，这些结果对于改进患者治疗效能是非常必要的。

## 一、先进的疗效评测工具

关节镜手术的未来与整个医疗服务能力休戚相关。随着对骨科手术有效性越来越重视，外科医师被赋予更高的要求，那就是使自己的治疗选择更加合理化。而这些治疗选择应该是建立在临床有效性标准之上的。在最常见的关节镜手术中，手术干预的合理性应该是基于手术能够保留原生关节，延迟骨关节炎的发生以及随后的髋关节置换。当然，在缺乏严格数据的情况下，这种说法仅代表一种期望，而不是有依据的事实。此外，对于关节镜下骨软骨成形术和盂唇修复术，有数据表明手术效果高度依赖于手术时软骨病理的严重程度及其形态，以及外科医师的经验技能。这也说明，只有循证结果和预后影像研究才能成为可靠的术前评估和个体化的预后的预测依据。

## 二、手术培训与指征

关节镜的先驱们一致认为，关节镜的学习曲线是陡峭且充满危险的，并且这些危险随时可能降临到缺乏经验但充满热情的医师头上。这一结论呼吁针对髋关节镜和保髋手术开展专门的培训，尽管能够提供结构化培训和认证的中心还比较少。然而，影响同行和付款人（患者或保险公司）接受髋关节镜手术的一个更基本的问题还是合适的适应证。在有数据能够客观评价髋关节镜的效果以前，任何一次髋关节镜手术都存在不是最佳指征的风险，且医师之间的效果差异也可能使髋关节镜手术效果被认为是不可预测的。髋关节镜相关医学组织和主要倡导者应该紧急优先处理这一事项，首先为关节镜手术制订能被广泛接受的适应证和禁忌证，这也是为了保护髋关节镜的名誉。

## 三、动态诊断影像

目前用于髋关节病理诊断的影像学研究存在的主要问题，就是患者的症状往往出现在动态负荷过程中，常常是由运动或娱乐过程中一些特定的动作引发的。传统的影像学检查只能在站立或仰卧位时完成，此时髋关节处于中立位，很难在这个体位描画出撞击的位点以及可能涉及的髋关节形态学特征。因此，这样的影像学诊断并不是基于患者个人活动或症状做出的，也不是针对患者特异性解剖学异常做出的评估与分析，而仅仅是基于对正常解剖

的普遍认识及由此产生的偏差而做出的评估。这种症状与诊断之间的脱节已经被很多的股骨髋臼撞击综合征翻修病例所证实。这些病例中，不管是磨骨的深度还是范围都有问题，在股骨颈位置的骨成形范围不是太高就是太低。骨成形深度和（或）范围不足都可能导致关节活动度受限而无法恢复运动，同时也存在很高的复发风险。

为了改善今后保髋手术的效果，有必要在以下几个方面对髋关节的生理学作进一步的认识。

（1）关节运动学、骨形态学与髋关节活动需求之间的关系。

（2）关节外来源的骨性撞击和软组织因素对关节活动及撞击的影响。

（3）许多娱乐活动、体育锻炼及职业性活动的运动学和动力学需求，以及由此产生的髋关节症状和关节退变。

（4）为了应对撞击和损伤，当髋关节动态负荷改变时，主动和被动软组织因素所起的作用。

一旦这些问题被阐明，就能够制订个体化的诊断和治疗方案，这些方案将很好地囊括康复及神经肌肉训练的最新进展，他们在防止骨关节炎变化方面和外科手术有相似的作用。

## 四、预后成像

软骨组织的健康状况决定了所有保髋干预措施的预后，不论是在首诊还是在随后的治疗监测期间都是如此。因此，保髋手术的未来与放射医师及影像手段预测髋关节软骨长期生命力的能力密不可分。近些年，已经见证在探测及量化髋关节软骨生化状态的早期改变方面，我们能力的巨大进步。可以预测，这些技术的进步将会使针对软骨的影像学手段更加准确，更加敏感。而且随着更长期且严格的效果研究，诊断和预后的标准也将进一步优化。然而，现有的影像工具在实用性上还是有很多不足，当生物标记物属于某一组织结构时（如软骨），影像学只能反映它们的空间位像。当然，这样的"快照"也是有意义的，髋外科医师知道，经典的关节退变包含了几种组织的变化，分别有软骨下骨、关节囊和盂唇，这些变化最终导致软骨退变。因此，要想

影像学工具更加有效，不应仅仅满足知道结果，必须能够更深入地洞察到髋关节的异常生理过程，能够显示软骨容量及氨基葡萄糖含量的丢失。

## 五、关节松弛

通过研究股骨头颈交界部与髋臼边缘之间的机械性相互关系，已经对股骨髋臼撞击综合征有了一定的认识，然而对髋关节松弛的病理力学机制目前尚不清楚。目前研究发现发育不良的髋关节、股骨头覆盖不良、软组织松弛和盂唇肥大会导致关节不稳定及退变的风险增加。相对于关节囊紧张的患者，生理性关节囊松弛的患者在剧烈活动时更易诱发关节半脱位。但对于特殊体位与关节松弛、覆盖以及半脱位之间的相互定量关系仍不清楚。该问题对于女性患者的治疗效果至关重要。女性患者中，髋关节发育不良和髋关节松弛比股骨髋臼撞击综合征更常见，显著影响到各个水平的运动员和舞者。期望在不远的将来该领域能够有所进展，为髋关节松弛和微不稳的诊治提供合理的科学依据。未来可能会发现，无论何种髋关节手术，任何关节囊切开都会增加关节不稳的风险；需要采取措施确切、耐久地修复关节囊，恢复原生髋关节韧带功能。一旦该结论被确认，可能会给髋关节镜领域带来更为深远的影响。

## 六、规划和实施关节镜手术

对于髋关节镜最常见的批评，是它进入关节后无法检视所有病变部位，处理病变时也受到很大的限制。虽然关节镜不能提供切开手术那样的视野和入路，但 CT 扫描三维重建和磁共振扫描，都使得手术医师能够更好地了解股骨近端以及骨盆的解剖形态，而不用局限于关节镜下看到的局部区域。该两项技术延伸和加强了检测关节形态学改变的可视化与定量化能力，在关节病变的诊断和治疗中具有巨大的潜在价值。另外，由计算机技术实现的定量化手段，也使手术医师能够对常见的骨成形手术作三维术前规划，股骨髋臼撞击综合征行骨软骨成形尤其需要该技术。有了股骨近端及髋臼边缘的三维表面地形图以后，就知道需要做哪些改变才能恢复

髋关节功能，以及手术矫正的深度和部位。

## 七、组织再生的进展

骨科领域再生医学的愿景正在慢慢实现，未来10年，很可能会见证髋关节疾病个体化诊断及肌骨组织缺损治疗的革新。本书的部分章节已经高度评价了一些正在出现的新进展。当前髋关节镜尚存在以下缺陷，没有能够真正有效解决髋关节软骨缺损的方法，无论是局灶性创伤性软骨病灶，还是与盂唇病变及头颈撞击相关的软骨缺损。源于膝关节的成功方案应用于髋关节效果一般，新的方法似乎更加令人期待，尤其是基于细胞治疗以及多孔降解支架的技术。其他可能会取得成功的治疗方法还包括使用培养扩增的间充质干细胞，以及外周血来源的干细胞，特别是联合透明质酸使用。考虑到细胞体外生物处理的成本和障碍，还需要继续探索在手术室现场选择与浓缩具有增强再生潜能的干细胞的方法。

## 八、结论

从作者观点来看，髋关节疾病治疗的前途在于精准化、个体化的诊治，利用不断发展的科学技术，以及使用被普遍接受、有效的评分量表开展全面的效果评估。

运用转化科学的方法，我们预测如下。

- 替代治疗的适应证和局限性将会变得更加清晰。
- 通过不断回顾分析治疗登记系统以及患者效果，为每一个患者选择最合适的治疗方案，这一过程将会得到优化。
- 旨在传授诊断和手术技能的教育方法将不断改进，以降低学习曲线。
- 医师、科学家与骨科厂商之间有益的伙伴关系将促进手术创新。
- 在保关节领域表现卓越的中心将会得到进一步发展，并将致力于继续教育及手术技术改进。

髋关节镜及髋关节微创外科的前途是光明的，而治疗上的百花齐放也将在今后极大地改善患者的治疗。

# 附录 缩略语中英对照

| | | |
|---|---|---|
| ADL | activities of daily living | 日常生活活动 |
| AIIS | anterior inferior iliac spine | 髂前下棘 |
| ASIS | anterior superior iliac spine | 髂前上棘 |
| AVN | avascular necrosis | 缺血性坏死 |
| BMP | bone morphogenic protein | 骨形态发生蛋白 |
| BW | body weight | 体重 |
| CMI | core muscle injury | 核心肌群损伤 |
| COPD | chronic obstructive pulmonary disease | 慢性阻塞性肺疾病 |
| CT | computerized tomography | 计算机体层摄影 |
| DEXRIT | dynamic external rotatory impingement test | 动态外旋撞击试验 |
| DGS | deep gluteal syndrome | 深臀综合征 |
| DHS | dynamic hip screw | 动力髋螺钉 |
| DIRIT | dynamic internal rotatory impingement test | 动态内旋撞击试验 |
| EMG | electromyography | 肌电图 |
| FABER | flexion, abduction, external rotation | 屈曲、外展和外旋 |
| FADDIRT | flexion adduction internal rotation test | 屈曲、内收和内旋试验 |
| FAI | femoroacetabular impingement | 股骨髋臼撞击综合征 |
| GRF | ground reaction force（s） | 地面反作用力 |
| HHS | Harris hip score | Harris 髋关节评分 |
| HPI | history of present illness | 现病史 |
| iHOT | international hip outcome tool | 国际髋关节结果工具 |
| IPI | iliopsoas impingement | 髂腰肌撞击 |
| ITB | iliotibial band | 髂胫束 |
| L | left | 左 |
| MAHORN | multicenter arthroscopy of the hip outcomes research network | 多中心关节镜髋关节结果研究网络 |
| MFCA | medial femoral circumflex artery | 旋股内侧动脉 |

| mHHS | modified Harris hip score | 改良 Harris 髋关节评分 |
| MRI | magnetic resonance imaging | 磁共振成像 |
| NAHS | nonarthritic hip score | 髋关节非关节炎评分 |
| NSAID | nonsteroidal anti-inflammatory drug | 非甾体抗炎药 |
| OA | osteoarthritis | 骨关节炎 |
| ON | osteonecrosis | 骨坏死 |
| ONFH | osteonecrosis of the femoral head | 股骨头坏死 |
| PRP | platelet rich plasma | 富血小板血浆 |
| R | right | 右 |
| ROM | range of motion | 关节活动度 |
| SCFE | slipped capital femoral epiphysis | 股骨头骨骺滑脱 |
| SI | sacroiliac | 骶髂 |
| TFL | tensor fasciae latae | 阔筋膜张肌 |
| THA | total hip arthroplasty | 全髋关节置换术 |
| VAS | visual analog pain scale | 视觉模拟疼痛量表 |
| WOMAC | Western Ontario and McMaster University | 西安大略和麦克马斯特大学 |

# 中国科学技术出版社·荣誉出品

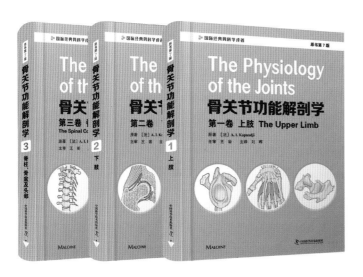

书　名：骨关节功能解剖学
引进地：MALOINE
主　审：王　岩
主　译：刘　晖
开　本：大 16 开（精装）
定　价：236.00 元（各册统一定价）

　　本书引进自法国 Éditions Maloine 出版社，是一套全面系统、提纲挈领又深入浅出的骨关节功能解剖经典著作。全套共 3 卷，内容覆盖上肢、下肢、脊柱、骨盆及头部的所有骨关节系统。书中各章节均从基本解剖结构、结构发育特点、生理解剖功能、临床查体解剖要点和功能解剖等多角度进行了通俗易懂的阐述，同时配有丰富精美的大体图示和三维图示，书末附录还有简单的模型剪纸图解，便于读者直观操作和试验操作，更有利于功能解剖的理解。本书内容系统、阐述简洁，让人一读就懂，可作为内科医师、外科医师，尤其是骨科医师、康复理疗师和初入临床的医学生不可多得的骨关节功能解剖案头参考书。

## 专家推荐

　　法国骨科学教授 Adalbert Kapandji 编著的这部《骨关节功能解剖学》是一部关于骨关节基础、功能解剖和临床生物力学的经典著作。全新第 7 版涉及上肢、下肢、脊柱、骨盆、头部等所有人体骨关节结构，力求从基本解剖结构、结构发育特点、生理解剖功能、临床查体解剖要点和生物力学等多角度为临床医师阐述骨关节疾病的发生和病理状态解剖来源，同时还与时俱进地介绍了骨科最为关注的热点，如腰椎、骨盆功能相关性、步态等内容。书中内容通俗易懂、图片精美细致，且紧密结合行为功能和病理生理状态，贴近临床实际，非常适合国内从事内科、外科，尤其是骨科、康复理疗相关专业人员和医学生阅读参考，特此推荐。

中国骨科继续教育（专委员）主任委员
中国医师协会骨科医师分会 前任会长
解放军总医院第一医学中心骨科 主任医师 技术一级专家

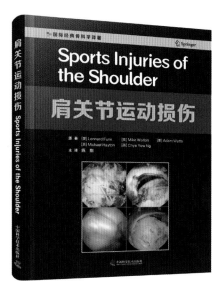

主 译: 陈　刚
开 本: 大 16 开（精装）
定 价: 168.00 元

　　本书引进自世界知名的 Springer 出版社，是一部新颖、独特、全面的肩关节运动损伤参考书。全书共 13 章，先对肩关节的临床解剖与生物力学进行了概述性介绍，然后从基本解剖结构、病理生理学特点、临床表现、治疗方法、并发症处理及预后等方面对各种类型的肩关节运动损伤进行了阐述，最后简明总结了运动康复的基本原则。书中各章章首均列有学习要点，章末设有问答题，有助于读者了解及掌握书中内容。本书内容翔实，图表丰富，可供骨科医师、运动员康复理疗师日常工作中阅读参考，也可作为初入临床的骨科医学生的学习指导用书。

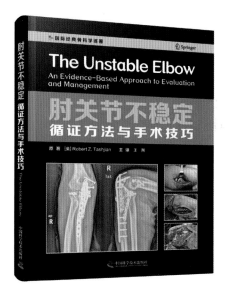

主 译: 王　刚
开 本: 大 16 开（精装）
定 价: 198.00 元

　　本书引进自 Springer 国际出版公司，是一部介绍各种肘关节不稳定疾病治疗策略的指导用书。作者对急、慢性肘关节疾病有着独到的见解，提出的一些手术处理技巧非常实用。全书共四篇 17 章，分别从疾病背景、评估、治疗原则、手术技巧及术后处理等方面详细阐述了各种急、慢性肘关节不稳定疾病的特点及治疗方法，将肘关节不稳定相关方面的知识有机地整合在一起。书中配有大量高清 X 线片及真实病例图片，生动描述了肘关节手术的处理技巧及注意事项，使得手术步骤更加浅显易懂。本书结构清晰，内容实用，图文并茂，可为广大临床骨科医师治疗肘关节损伤提供有益参考。

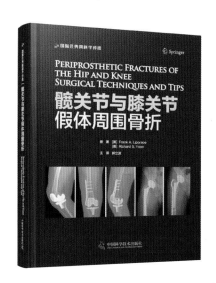

主 译: 郝立波
开 本: 大 16 开（精装）
定 价: 128.00 元

　　本书是引进自德国 Springer 出版社的一部关节外科学著作，共分三部分。第一部分为概论，详细介绍了假体周围骨折的发生率、危险因素、分型、检查和查体、诊断，以及假体周围骨折合并感染的诊断。第二、第三部分则分别对髋关节假体周围骨折（包括髋臼假体周围骨折及股骨假体周围骨折）、假体间骨折和膝关节假体周围骨折进行了深入阐释，展示了相应的诊断、分型和手术治疗方法。本书内容全面、深入、贴近临床，图片丰富、清晰、一目了然，是一部颇具实用性的临床参考书，可供广大关节外科医师、骨科医师阅读参考。

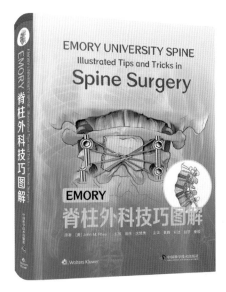

主译：黄 霖 何 达 赵 宇 秦 毅
开 本：大 16 开（精装）
定 价：398.00 元

本书引进自世界知名的 Wolters Kluwer 出版社，由国际著名骨外科、脊柱外科专家 John M. Rhee 教授团队倾力编著，国内 60 家医院 100 余位骨科专家联袂翻译而成。全书共五篇 40 章，全方位系统地介绍了各种脊柱外科手术的方法及技巧。本书编写思路清晰、注重实用，每章均以典型病例带出本章所述技术方法的应用示范，并详细列出各种手术方法的适应证、技巧、术后管理关键、并发症处理等，同时配有大量高清图片帮助读者理解手术细节。纵览全书，编写独具匠心，内容丰富、实用，非常适合广大脊柱外科、骨外科、脊柱脊髓神经外科医师阅读参考，是一部不可多得的临床案头必备工具书。

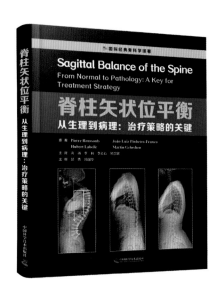

主译：海 涌 李 利 李危石 郑召民
开 本：大 16 开（精装）
定 价：198.00 元

本书引进自世界知名的 Thieme 出版社，是一部系统介绍脊柱矢状位平衡相关理论和临床诊疗应用的专业参考书。书中所述包括脊柱矢状位平衡的概述、脊柱生物力学、个体差异的标准值、脊柱病理生理学、非脊柱侧凸的脊柱失平衡、青少年脊柱侧凸和成人脊柱侧凸等内容，涵盖了近年来有关脊柱矢状位平衡的最新研究进展，根据"从生理到病理"的概念，采用逆向思维方式，切实解决了"从病理到生理"的临床问题。本书内容系统，深入浅出，图表明晰，旨在为脊柱外科及相关专业的临床医生和研究人员了解脊柱矢状位平衡领域的历史发展、最新进展、临床诊治等提供重要参考。

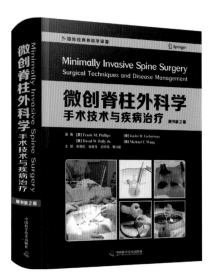

主 译：张雪松 陈雄生 祁同伟 周许辉
开 本：大 16 开（精装）
定 价：428.00 元

本书引进自世界知名的 Springer 出版社，是一部凝聚百余名经验丰富专家的智慧，涵盖微创脊柱外科（minimally invasive spine surgery，MISS）各领域历史沿革及最新进展的著作。著者基于丰富的临床经验，以循证医学证据为导向，引用大量文献，由易到难、由简到繁、由表及里、由具象到抽象、由主干到分支，系统描绘了 MISS 的应用图谱，详尽介绍了 MISS 相关的手术理念、手术工具、减压与融合手术技巧、围术期与并发症处理等内容。本书图片丰富，要点突出，章首列有学习目标，章末对本章进行了概要性总结并配有相关测验及答案，可帮助读者轻松掌握书中内容。

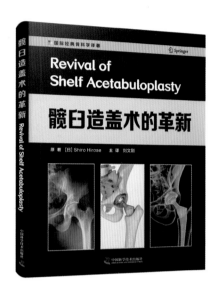

主 译: 刘文刚
开 本: 大 16 开（精装）
定 价: 80.00 元

　　本书引进自世界知名的 Springer 出版社，是一部有关髋臼造盖术治疗髋关节发育不良的实用性骨科著作。全书分 8 章，介绍了髋臼造盖术适应证、优缺点及技术革新方面的最新研究进展及临床应用经验，引用了大量临床病例，详细阐释了各项革新技术的原理、手术细节及术后康复等关键内容，可帮助使用该技术的临床医师迅速掌握髋臼造盖术治疗髋关节发育不良的相关知识及技能。本书内容系统、图文并茂，对临床实践有很强的指导作用，适合广大骨外科及相关专业的医师阅读参考。

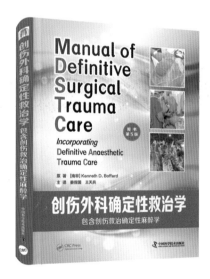

主 译: 姜保国　王天兵
开 本: 大 16 开（精装）
定 价: 298.00 元

　　本书引进自世界知名的 CRC 出版社，由国际创伤外科专家 Kenneth D. Boffard 教授领衔编写，是一本实用性很强的创伤外科著作。全书共五篇 22 章，全方位涵盖了创伤救治的各方面内容，既包括创伤救治体系和沟通原则，又介绍了创伤复苏的生理知识，更重要的是从解剖部位角度，详尽阐述了机体各部分损伤的外科治疗原则和方法，同时还描述了现代技术如胸腔镜、腹腔镜、血管介入技术等在创伤外科中的应用，最后还介绍了创伤救治中麻醉、心理、康复、特殊环境等特殊环节。全书内容系统翔实，更兼具极强的实用性，既可作为广大创伤外科医师的案头工具书，又可作为创伤救治中进行外科手术治疗的经典培训教材。

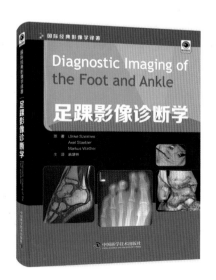

主 译: 麻增林
开 本: 大 16 开（精装）
定 价: 178.00 元

　　本书由德国影像学专家 Ulrike Szeimies 博士、Axel Staebler 教授与足踝外科专家 Markus Walther 教授共同编写，精选汇总了大量的经典病例，密切联系临床实际，图文并茂，可读性强。全书共 11 章，首先较为扼要地介绍了足踝部疾病的影像学检查方法及其新技术进展以及足踝部的临床评价程序及其评价方法，然后较为系统地讲解了踝部疾病、前中后足部疾病、足底软组织疾病、足踝部神经疾病、非局限于特殊部位疾病、累及足踝部的系统性疾病以及足踝部肿瘤的发病机制、临床表现、影像学表现、治疗方法以及预后情况，本书适合于影像科、足踝外科、骨伤科、普通外科以及其他相关学科医生的学习和工作参考。